中国抗癌协会推荐

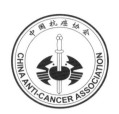

肿瘤临床诊断
与生物免疫治疗新技术

主编 谭 晶 李汝红 侯宗柳

科学出版社

北 京

内 容 简 介

　　本书共10章，分为上下两篇。上篇较系统、全面地介绍了肿瘤学概述、肿瘤流行病学、肿瘤诊断、肿瘤病理诊断、肿瘤组学大数据计算分析与临床应用、肿瘤综合治疗；下篇介绍了肿瘤治疗领域最前沿的肿瘤免疫治疗、肿瘤细胞因子治疗、肿瘤过继性细胞免疫治疗、肿瘤疫苗治疗的基础理论、技术方法、研究进展及其临床转化、治疗特点及应用。本书适用于肿瘤科医师，相关科研人员、研究生参考。

图书在版编目（CIP）数据

　　肿瘤临床诊断与生物免疫治疗新技术 / 谭晶，李汝红，侯宗柳主编 . — 北京：科学出版社，2021.10
　　ISBN 978-7-03-069557-4

　　Ⅰ.①肿… Ⅱ.①谭… ②李… ③侯… Ⅲ.①肿瘤—诊断 ②肿瘤免疫疗法 Ⅳ.① R73

中国版本图书馆 CIP 数据核字（2021）第 158690 号

责任编辑：郝文娜／责任校对：张　娟
责任印制：赵　博／封面设计：龙　岩

科学出版社 出版
北京东黄城根北街 16 号
邮政编码：100717
http://www.sciencep.com

三河市春园印刷有限公司 印刷

科学出版社发行　各地新华书店经销
*
2021 年 10 月第 一 版　开本：889×1194　1/16
2021 年 10 月第一次印刷　印张：26 1/2
总字数：784 000

定价：298.00 元
（如有印装质量问题，我社负责调换）

编者名单

主　　编　谭　晶　李汝红　侯宗柳

副 主 编　王文举　李　琳　张培先　王丽琼
　　　　　刘　慧

编者名单（按姓氏笔画排序）

丁万宝　王　辉　王文举　王丽琼

王春晖　王晓丹　卢久琴　刘　萍

刘　慧　刘师节　孙绍松　李　琳

李　潇　李汝红　李英华　杨　芳

杨　洋　吴仕葱　何　珊　宋琳婧

张培先　林杼颖　周子淇　周友俊

孟明耀　赵艳芳　侯宗柳　秦　榕

袁　媛　袁克华　贾宝龙　高　静

黄　芸　黄文文　解燕华　廖力微

谭　晶　戴　辉

序

  21 世纪，恶性肿瘤正成为世界多国的主要死因，也是提高预期寿命的最重要的障碍。在全世界范围内，恶性肿瘤的发病率和死亡率仍在增长，原因非常复杂，但主要原因是人口数量的增长和结构老龄化，恶性肿瘤危险因素的流行和分布的变化及治疗效果均与社会经济发展有关。由于目前传统手术、放射治疗和化学治疗对肿瘤患者存活率提高不显著，因此，在常规的放射治疗、化学治疗和手术治疗等降低瘤负荷治疗后，如何延长患者的生存期及提高生活质量，已经成为肿瘤治疗的主要目的。随着基础免疫学和肿瘤生物学的迅速发展，人们对肿瘤的发生发展机制有了更多深入的研究，其中"肿瘤免疫治疗"通过重新启动机体的免疫系统，并维持免疫系统对肿瘤的监视与杀灭，增强机体抗肿瘤免疫反应，从而控制与清除肿瘤，在联合治疗过程中发挥较好的作用。

  该书分为上下两篇。上篇较系统、全面地介绍了肿瘤学概述、肿瘤流行病学、肿瘤诊断、肿瘤病理诊断、肿瘤综合治疗，肿瘤组学大数据分析与临床应用。下篇重点介绍了肿瘤免疫治疗、细胞因子治疗、细胞过继免疫治疗、肿瘤疫苗治疗的基础理论、技术方法、研究进展及临床转化、治疗特点、联合应用等前沿内容。与此同时，该书全面、及时地归纳了我国现行肿瘤生物治疗技术临床应用的原则和规范，为我国肿瘤生物治疗的开展和应用提供有力的借鉴。

  该书特色是广泛引用近期最新研究成果，每一章自成体系又互相联系、互相补充，更可贵的是书中引用的部分数据来自著书单位——昆明市延安医院中心实验室、病理科、影像科等的研究成果，尤其是细胞因子诱导杀伤 CIK 细胞的生物信息学研究和部分嵌合抗原受体 CAR-T 的研究均是首次在国内外报道。

  《肿瘤临床诊断与生物免疫治疗新技术》的著书团队有肿瘤诊断的影像科、病理科、核医学科医技人员，也有在临床一线从事肿瘤治疗的临床医师，还有在实验室进行免疫制剂研发的研究人员，他们厚实的理论基础和丰富的工作经验使得该书在编著过程更注重实用性。希望该书的出版能为肿瘤科医师及从事医学、生物学等相关领域的科研人员和研究生提供有益的参考。

郝希山

中国工程院院士

中国抗癌协会原理事长

2021 年 2 月 26 日

前　言

　　根据世界卫生组织的最新流行病学调查数据，恶性肿瘤（癌症）仍是世界多国主要死因。多种因素导致了发病率上升和病死率居高不下，如吸烟、肥胖、环境理化因素、病原体感染等。而传统手术治疗、放射治疗、化学治疗在近 20 年来对肿瘤患者存活率几乎没有显著提高。随着肿瘤学、免疫学及分子生物学等相关学科的迅速发展和交叉渗透，免疫治疗成为继手术治疗、放射治疗和化学治疗之后又一种重要的抗肿瘤治疗手段，也为攻克恶性肿瘤带来希望。肿瘤免疫治疗技术研究的目的和使命是，尽可能快地研制出多种具有独立自主知识产权、简便、长效和持续稳定，甚至具有彻底治愈效果的抗肿瘤免疫制剂，进而更有效地防治肿瘤。

　　《肿瘤临床诊断与生物免疫治疗新技术》共 10 章，分为上下两篇。上篇涵盖了肿瘤学概述、肿瘤流行病学、肿瘤诊断、肿瘤病理诊断、肿瘤综合治疗，系统、全面地介绍和讨论了当今肿瘤诊断和传统治疗，特别介绍了传统治疗对机体免疫系统的影响及与免疫治疗联合应用的疗效。下篇介绍肿瘤治疗领域前沿方向——肿瘤免疫治疗，重点介绍了肿瘤免疫治疗、细胞因子治疗、细胞过继免疫治疗、肿瘤疫苗治疗的基础理论、技术方法、研究进展及其临床转化、治疗特点、联合应用。本书每一章自成体系，又互相联系，互相补充，其特色是与近期新研究成果保持同步，并将最新进展的肿瘤组学大数据分析与临床应用编入本书中，为临床诊断和治疗提供参考。需特别提出的是，书中所引用的部分数据来自本著书单位中心实验室、病理科、影像科等的研究成果，尤其是细胞因子诱导杀伤 CIK 细胞的生物信息学研究和部分嵌合抗原受体 CAR-T 的研究均是首次在国内外报道。希望能对肿瘤科医师及从事医学、生物学等相关领域的研究生和科研工作者提供有力的借鉴。

中国抗癌协会常务理事

云南省抗癌协会理事长

云南省肿瘤免疫防治研究重点实验室主任

2021 年 6 月

目 录

上 篇 肿瘤临床诊疗

下　篇　肿瘤免疫治疗进展及应用

附　录

上　篇
肿瘤临床诊疗

第一章 概 述

第一节 恶性肿瘤的流行病学特征、特性及其诊断和治疗对策

根据世界卫生组织的最新流行病学调查数据，恶性肿瘤（癌症）仍是全球导致死亡的第二大疾病。癌症是一大类疾病的总称，泛指机体各个器官或组织的恶性增生。癌症由肿瘤细胞构成，肿瘤细胞的增殖能力远远快于正常细胞。一方面它们能快速占据生理优势，侵袭周围器官和淋巴结，并能形成远端多器官和多组织的转移。肿瘤的远端转移也是导致患者死亡的重要原因。另一方面由于肿瘤细胞增殖能力强，导致肿瘤细胞基因组不稳定，易发生突变。在各种选择压力下，肿瘤细胞快速进化，表现为免疫耐受和对化学治疗药物的抵抗。

一、全球肿瘤流行病学特征

全球恶性肿瘤的发病率和病死率呈现快速上升趋势。多种因素导致了发病率和病死率的上升，包括全球人口老龄化、人口数量增长、肿瘤检测技术的进步和人口寿命的延长。2018 年，全球有 1810 万恶性肿瘤新发病例，960 万人死于恶性肿瘤。从肿瘤的类型上看，肺癌仍然是所有肿瘤中发病率最高（占所有新发肿瘤的 11.6%）和致死率最高的癌种（占所有肿瘤相关死亡病例的 18.4%）。综合男女性别，在肿瘤的总发病率上，女性乳腺癌的发病率仅次于肺癌，占所有新发肿瘤病例的 11.6%；排名第三的是男性前列腺癌，占总新发病例数的 7.1%；按发病率高低，跟随其后的几大高发肿瘤分别是非黑色素性皮肤癌

（nonmelanoma of skin，5.8%）、胃癌（5.7%）、肝癌（4.7%）、直肠癌（3.9%）、食管癌（3.2%）、宫颈癌（3.2%）、甲状腺癌（3.1%）和膀胱癌（3.0%）等。总体上，肺癌是病死率最高的肿瘤（占所有肿瘤病死病例的 18.4%），胃癌和肝癌并列成为病死率排名第二的肿瘤。紧随其后的高致死肿瘤分别是乳腺癌（6.6%）、结肠癌（5.8%）、食管癌（5.3%）、胰腺癌（4.5%）和前列腺癌（3.8%）等。

在这里需要特别强调，肺癌的防治任重道远。肺癌仍然是发病率和致死率最高的肿瘤。2018 年，全球新发肺癌病例 210 万，180 万肺癌患者死亡，每 5 例肿瘤死亡病例就有 1 例是肺癌死亡病例。从全球范围来看，肺癌在东欧、西亚、北非和东亚地区是导致男性死亡的主要原因。在中国、日本和韩国，肺癌的发病率达到 47.2/10 万。发病率最高人群是东欧、法属波利尼西亚和密克罗尼西亚男性。肺癌发病率最低的是非洲地区东部、西部和中部。肺癌在女性人群中也是发病率和致死率最高的恶性肿瘤。北美、欧洲北部和西部、澳大利亚和新西兰地区也是肺癌女性高发区。中国女性肺癌发病率为 22.8/10 万。中国也属女性肺癌高发地区。中国女性肺癌值得关注的一个问题是非吸烟女性人群中肺癌高发的卫生问题：中国女性肺癌发病率与部分欧洲国家女性肺癌发病率相当，但是中国女性吸烟比例远低于这些国家。因此，导致中国女性肺癌的主要原因不是吸烟。近年来的一些报道指出，中国非吸烟女性肺癌高发

的原因可能与做饭和取暖燃烧烟煤有关。吸烟无疑是导致肺癌的元凶，吸烟史、吸烟量、烟草的品牌、国家戒烟的强度和措施有效性都是导致各个地区肺癌发病率存在极大差异的因素。在全民范围内强制推行有效的控烟措施是降低肺癌发病率的主要手段。根据美国疾病预防控制中心（Centers for Disease Control and Prevention，CDC）的权威数据，美国的吸烟人群数量已经降至历史最低点。2017年，美国吸烟人口占总成年人口的14%，约为3430万。相比2016年下降1.5%，相比1965年42.4%的成年人吸烟率，总体下降了67%。美国于20世纪60年代开启了"控烟时代"并建立了完善的和系统的控烟措施，涉及社区、医疗、健康教育、立法和社会行为等，投入大量的人力物力切实有效地降低美国成年人吸烟率。美国2018年新发肺癌234 030例，发病率自20世纪80年代开始下降，自2005年开始，美国肺癌男性发病率以每年2.5%的速度下降，女性发病率以1.2%的速度下降。由吸烟引起的肺癌男性病死率相比1990年下降了45%，女性病死率自2002年下降了19%。过去几十年，控烟措施效果的显现，进一步加快了病死率的下降。自2011年开始，肺癌的病死率在男性和女性群体中分别以每年2.5%和1.2%的速度下降。

乳腺癌是女性人群中发病率仅次于肺癌的恶性肿瘤，2018年全球有210万例新发女性乳腺癌，4例女性肿瘤患者中就有1例乳腺癌患者。从全球范围来看，乳腺癌在澳大利亚、新西兰、欧洲北部和西部、北美的发病率最高，甚至超越了肺癌。比利时乳腺癌的发病率全球最高，而斐济乳腺癌导致的病死率全球最高。遗传因素和环境因素导致了乳腺癌。包括 *BRAC1* 和 *BRCA2* 基因突变等在内的遗传因素导致了5%～10%的乳腺癌，其余主要由非遗传因素导致。月经期、生育、口服避孕药使用、雌激素使用、饮酒和肥胖均是导致乳腺癌的危险因素。

二、危险因素

肿瘤的病因复杂，研究已发现遗传因素、社会因素、生活方式和环境因素及它们之间的相互作用均是导致肿瘤发生的直接或间接原因。众所周知，基因突变是导致肿瘤发生的直接原因，而

基因突变可能来源于生殖细胞基因突变或者体细胞突变。体细胞突变是后天机体组织和细胞在有丝分裂过程中产生。因此，受外界环境和机体本身DNA错配修复能力的差异影响，细胞分裂次数越多，细胞产生突变的可能性越大。因此，随着年龄的增长，体细胞突变日益增多且在体内得到累积。因此，年龄是肿瘤发生的重要的危险因素。约100例年龄75岁及以上的男性就有21例会发生肿瘤；约100例年龄75岁及以上的女性有18例会发生肿瘤。随着年龄的增长，肿瘤的发病率也在同步增长。据估算，80%的新发肿瘤患者的年龄在50岁以上。此外，肿瘤患者的家族史、遗传易感性、不健康的饮食习惯、吸烟、致癌因素暴露和国家的人类发展指数（human development index，HDI）均有直接关系。

香烟被认为是导致恶性肿瘤发生的最大的危险因素。众所周知，吸烟能导致肺癌的发生；此外，吸烟能增加多种恶性肿瘤发生的风险，包括口腔肿瘤、鼻咽癌、口咽癌、喉癌、食管癌、胰腺癌、卵巢癌、宫颈癌、肾癌、膀胱癌、胃癌、结直肠癌、肝癌、急性髓系白血病等。2014年的数据显示，全球169 180人死于吸烟导致的恶性肿瘤。吸烟是一种可戒的不良生活习惯，无论是主动吸烟还是被动吸烟均能引起肿瘤的发生。吸二手烟也是导致肿瘤的重要原因。美国有3%的肺癌是由于吸二手烟引起的，根据2014年的统计数据，美国非吸烟成年人约5840人由于吸二手烟导致肺癌。吸烟无疑是把自己置身于有害化学物质损伤的环境下，烟草燃烧产生的焦油富含苯并芘、镉、砷和亚硝胺等多种致癌物质，能引起机体DNA损伤，导致基因组和表观基因组的改变，最终导致癌症。其他烟草制品也与癌症相关，包括雪茄、咀嚼式烟草、鼻烟和水烟。它们虽然不被燃烧，但是这些烟草制品可能导致口腔肿瘤、食管癌、胰腺癌。电子烟是一种新兴的使液体尼古丁雾化的电子设备，在青年和青少年人群中较为流行。目前尚未有研究数据评估使用电子烟是否对使用者具有潜在的损害。但是，金属离子和有毒化学物质（如双乙酰）在电子加热线圈接触时，吸入的烟雾可能对肺造成损害。

肥胖是导致恶性肿瘤的第二大危险因素。体重超标会增加多种恶性肿瘤的患病风险，包括子宫内膜癌、食管癌、肝癌、胃癌、肾癌、脑膜

瘤、多发性骨髓瘤、胰腺癌、结直肠癌、胆囊癌、卵巢癌、前列腺癌、非霍奇金淋巴瘤、乳腺癌和甲状腺癌。有证据表明，女性减重能减少其恶性肿瘤的患病风险。目前关于肥胖导致恶性肿瘤的具体机制尚未研究清楚，但是对这一现象有几种可能的解释。体重超重意味着体内存在大量的脂肪组织，这些脂肪组织会引起慢性炎症，导致 DNA 损伤和肿瘤细胞生长；另外，超重可能引起雌激素水平上升和胰岛素抵抗，这些因素可能促进肿瘤进展。那么超重的概念是什么？体重指数（body mass index，BMI）是通过计算一个人身高和体重关系来评价其身体体型状态的关键参数。欧盟标准 BMI > 40kg/m² 属于严重肥胖、39.9kg/m² > BMI > 30kg/m² 属于肥胖、39.9kg/m² > BMI > 25kg/m² 属于过重、24.9kg/m² > BMI > 18.5kg/m² 属于正常范围。

与肥胖、体重和体型相关的生活习惯，包括饮食、运动和饮酒也是导致恶性肿瘤发生的关键因素。肥胖已成为全人类面临的一个重要公共卫生问题。导致肥胖的主要原因是能量摄入与消耗的不均衡。人体每日摄入大量食物，食物消化分解后变成能量，除用于支持人体基本生命活动（如呼吸、血液循环和肠蠕动等）外，多余的能量将在身体以脂肪的形式累积，过多的脂肪累积最终导致身体肥胖。如果增加运动量消耗多余的能量，能减少脂肪的累积控制体重。反之，运动减少将促进肥胖，增加恶性肿瘤的患病风险。另外，饮食习惯与肿瘤发生也密切相关，如果摄入过多高热量食物、饮料、红肉和加工肉将会增加恶性肿瘤患病风险。因此，限制食（饮）用高糖高脂肪食物和饮品，以及限制食用红肉和加工肉，多吃蔬菜、水果和谷物是预防恶性肿瘤发生的良好生活习惯。饮酒是导致恶性肿瘤的危险因素，无论是酗酒、过量饮酒还是中等适量饮酒，均会增加对 6 种肿瘤的患病风险，包括头颈肿瘤、食管鳞状细胞癌、乳腺癌、结直肠癌、肝癌和胃癌。原因可能是乙醇被摄入后代谢成对基因组 DNA 和蛋白有毒性的产物。

病原体感染是恶性肿瘤发生的重要原因。现已知感染人体后能形成肿瘤的病原体包括人乳头瘤病毒、幽门螺杆菌、乙型肝炎病毒、丙型肝炎病毒、HIV、EB 病毒和人类疱疹病毒 8 型等。此外，一些寄生虫对人体的寄生会导致胆囊癌、胰腺癌和膀胱癌。HPV 的慢性感染会导致肛门癌、口咽癌、宫颈癌、阴道癌和阴茎癌。已发现了 100 多种 HPV 亚型，其中有 13 种可导致肿瘤的高危型 HPV（HPV16、HPV18、HPV31、HPV33、HPV35、HPV39、HPV45、HPV51、HPV52、HPV56、HPV58、HPV59 和 HPV66）。HPV 主要通过性行为进行传播，感染 HPV 后，在女性人群中导致的肿瘤最常见的是宫颈癌。但近年来 HPV 疫苗的问世和接种的普及有望降低宫颈癌的发病率。慢性乙型肝炎病毒（HBV）感染能引起患者肝纤维化、硬化最终发展成肝癌。另外，HBV 感染会增加非霍奇金淋巴瘤的患病风险。接种针对 HBV 的疫苗能有效预防病毒的感染。HBV 在我国被列入计划免疫，婴儿出生后就开始接种 HBV 疫苗，我国 HBV 表面抗原阳性的携带者比例逐年下降。但是，在我国仍然存在一定比例的人群没有接种过 HBV 疫苗、接种后未产生抗体或接种疫苗时间较长 anti-HBsAg 抗体转阴，这部分人仍然存在被 HBV 感染的风险。丙型肝炎病毒（HCV）的慢性感染也是引起肝癌发生的主要原因，同是也能增加非霍奇金淋巴瘤的患病风险。HCV 主要通过血液传播、母婴垂直传播和性传播。目前尚未有预防 HCV 感染的疫苗上市，但是已有 Glecaprevir/Pibrentasvir 二联病毒蛋白抑制药等药物上市，可用于抗 HCV 病毒复制，用药后大部分患者体内 HCV 可彻底清除。人类免疫缺陷病毒（HIV）感染机体后，会导致患者免疫功能下降并进一步发展为免疫缺陷综合征。免疫缺陷会导致患者发生机会性感染和肿瘤。HIV 感染患者往往会发生几种特定的肿瘤，包括卡波西肉瘤、非霍奇金淋巴瘤和宫颈癌。HIV 感染者体内出现这些肿瘤也标志着进展为艾滋病患者。EB 病毒（Epstein-Barr virus）感染也能导致多种肿瘤的发生，包括霍奇金淋巴瘤、鼻咽癌、Burkitt 淋巴瘤和弥漫性大 B 细胞淋巴瘤。除病毒感染外，细菌感染也是肿瘤发生的重要原因。幽门螺杆菌（Helicobacter pylori）感染是导致胃癌发生的重要原因。全球有 50% 的人口被幽门螺杆菌感染，但是大部分感染者症状不明显。我国是胃癌的高发地区，因此幽门螺杆菌感染的筛查对我国癌症的防治具有重要意义。

除上述危险因素外，我们日常生活中的空气、水、土地等环境中的致癌物质（如离子辐射、重金属、放射性元素）也是肿瘤发生的重要危险因素。世界卫生组织公布了 120 种 1 级致癌物和 82 种 2A 级致癌物。通常情况下，致癌物对机体产生的影响和暴露后果与致癌物暴露的时间和强度密切相关。因此，工种、职业环境和生活环境通常与肿瘤的发生具有因果联系。早在 18 世纪 70 年代就发现职业暴露与癌症发生具有相关性的是烟囱清洁工睾丸癌发生比例增高，研究发现烟尘能增加肿瘤的患病率。目前已发现因职业暴露导致的癌症包括肺癌、皮肤肿瘤、骨肿瘤、膀胱癌、白血病和间皮瘤。例如：卡车司机、采矿工人、铁路从业工人在工作中暴露于柴油机燃烧尾气可能引起肺癌和膀胱癌；沥青和煤焦油相关材料可能会引起肺癌和皮肤肿瘤；生产皮毛相关制品（如皮鞋等）职业暴露可能会导致鼻腔肿瘤；长时间户外工作接受过多紫外线照射容易引起黑色素瘤。另外，近年来有越来越多的证据表明，经常熬夜会可能会增加女性乳腺癌、胃肠肿瘤和皮肤肿瘤的患病风险。

三、肿瘤的主要病理和生理特征

恶性肿瘤区别于正常组织，最基本特征为无限增殖能力、远端转移能力和侵袭能力。实体肿瘤由肿瘤细胞及其微环境构成，肿瘤像种子一样能诱导其周围基质细胞形成一种特殊的微环境，这种微环境能为肿瘤细胞的增殖和转移提供能量供给和信号，而实现这些功能依赖于肿瘤微环境中多种组成成分之间的相互作用。这种"坏"的微环境能保证肿瘤在其中顺利的增殖、侵袭和转移，并逃过免疫系统的监视。针对肿瘤及其微环境，总结为以下十大特征。充分理解肿瘤的十大病理特征有助于肿瘤病因学研究、药物研发和临床实践工作。

（一）具有永生功能特性

衰老是生命的基本特征，个体外形和功能的衰老是其构成基本单元细胞衰老的综合表现。正常细胞，无论在体内还是在体外均有寿命，细胞的分裂需要经历一系列的细胞周期过程。每次细胞分裂要经历基因组 DNA 的复制和细胞分裂，而细胞每分裂一次其分裂信息将会以"端粒

DNA 缩短"的形式记录下来，端粒缩短到一定时候它将失去对染色体的保护作用，最终导致细胞衰老和凋亡。一般情况下，细胞每复制一次端粒就会缩短，因此端粒是细胞生命期的计数器。而肿瘤细胞在体内、体外表现出了永生的状态，研究表明，端粒酶是使肿瘤细胞表现永生的关键分子。突变后的肿瘤细胞有端粒酶的表达，并且在细胞中过表达，端粒酶能使细胞保持其端粒长度使细胞抵抗衰老表现为永生。体内试验结果表明，端粒酶缺失或抑制，端粒酶活性会缩短端粒长度可使细胞增殖受到抑制，因此抑制肿瘤细胞端粒酶的活性是抑制肿瘤细胞增殖的重要途径。但是，近年来研究发现端粒酶可通过非端粒酶活性途径促进细胞增殖。TERT 是端粒酶的其中一个亚基，TERT 能通过放大 WNT/β-catenin 的信号来促进增殖。

（二）持续自主提供增殖信号

相比正常细胞，肿瘤细胞能自我提供增殖信号刺激细胞增殖。无论是在体内还是在体外，正常细胞的增殖严格受机体调控，其增殖需要依赖外源增殖信号的刺激。这些信号通常来自可分泌的生长因子、细胞外基质和其他细胞通过细胞之间的相互作用提供的信号。但是，肿瘤细胞的增殖不依赖于外源增殖信号，它能通过 3 种方式自主产生增殖信号：①分泌生长因子提供增殖信号；②改变细胞增殖信号传递分子；③改变细胞内信号转导路径来刺激自我增殖。例如：肿瘤细胞能分泌 PDGF 和 TGF-α 刺激自我增殖，肿瘤细胞数量的增加会产生更多的刺激信号，最终形成一个正反馈循环。其次，研究发现肿瘤细胞能通过高表达生长刺激分子的受体（如 EGFR）进而对周围环境中不敏感的低剂量刺激信号产生反应。生长因子受体还能通过配体非依赖的方式被激活，肿瘤细胞通过表达突变型受体实现受体的持续激活。另外，肿瘤细胞能利用（如整合素等）其他细胞外基质受体来传递增殖信号。被细胞外基质结合的整合素能通过激活 Ras/MAP kinase 信号通路促进细胞增殖。Ras/MAP kinase 通路是促进肿瘤细胞增殖的重要信号转导通路。正常细胞中该通路受到严格调控，但是在人类肿瘤细胞中约 25% 的 Ras 蛋白会发生结构上的改变，导致该通路能在无配体刺激的情况下持续激活。在肿瘤细胞中

Ras/MAP kinase 通路可以与其他信号通路相互作用，一个信号刺激可产生多个下游功能的改变。近年来的研究表明，实体瘤肿瘤微环境中的肿瘤相关成纤维细胞和炎性免疫细胞也能促进肿瘤增殖。

（三）增殖抑制调控紊乱

细胞除了接受增殖刺激信号外，增殖抑制也是维持细胞和组织稳态的重要信号。信号分子包括可溶性蛋白和细胞外基质，它们主要通过改变细胞周期，使细胞进入 G0 期及诱导细胞分化为特殊表型的细胞类型。调控细胞周期的一个重要分子是 Rb 蛋白，Rb 蛋白能通过抑制 E2F 转录因子的功能进而阻断多种细胞周期蛋白的表达来对抗细胞增殖。Rb 基因及其调控相关通路功能异常可使肿瘤细胞对增殖抑制调控紊乱。已发现多种肿瘤细胞中 Rb 基因功能异常，其中视网膜母细胞瘤中 Rb 基因发生突变导致视网膜细胞发生恶性转化。其次，人乳头瘤病毒是导致女性宫颈癌发生的 DNA 病毒，其编码的 E7 蛋白能结合 Rb 蛋白抑制其功能。

（四）免疫逃逸

机体免疫系统是抵抗肿瘤起始和发生的主要力量。先天或后天免疫功能的缺失会导致机体易于发生肿瘤。已知天然免疫和获得性免疫均能发挥抗肿瘤作用。在小鼠模型上，删除 CD8$^+$T 细胞、CD4$^+$T 细胞或 NK 细胞均能促进肿瘤的生长。在肿瘤的起始和进展过程中，肿瘤和宿主免疫系统处于长期的"斗争"。免疫细胞通过多种途径识别和杀伤肿瘤，对肿瘤形成了免疫选择压力。肿瘤在免疫选择压力下发生进化（进化的动力来源于基因组的不稳定），这个过程称为"免疫编辑"。免疫编辑的最终结果是免疫系统清除肿瘤或肿瘤发生进展。经过免疫编辑存活下来的肿瘤细胞其肿瘤相关抗原和免疫原性将大大降低，同时能通过旁分泌作用和细胞直接相互作用抵抗免疫系统的清除。HLA-Ⅰ类分子的丢失是肿瘤细胞通过降低免疫原性来逃避机体免疫监视的其中一条途径。HLA-Ⅰ类分子是细胞展示抗原的重要分子，HLA-Ⅰ类分子的丢失将导致肿瘤相关抗原不能被 CD8$^+$T 细胞识别从而逃避 T 细胞的杀伤。另外，在肿瘤微环境中，肿瘤细胞通过分泌 TGF-β 等因子抑制肿瘤浸润型 CTL 细胞和 NK 细胞的功

能。近年来发现，肿瘤细胞除了通过旁分泌也能表达免疫检查点配体 PD-L1 来抑制 T 细胞的功能。PD-1 是通常表达于激活型 T 细胞的表面，与其配体 PD-L1 结合后抑制 T 细胞功能。此外，肿瘤微环境中还存在着 T 调节细胞、M2 型巨噬细胞和髓系来源的抑制细胞（MDSCs），它们能通过分泌细胞因子和免疫抑制配体来维持微环境中免疫逃逸。

（五）炎性促增殖

实体肿瘤微环境充斥着大量的天然免疫和适应性免疫细胞。最初，通过病理检测发现这一现象后，普遍观点认为这可能是机体抗肿瘤免疫反应导致一定数量的免疫细胞的浸润。但是，近年来的研究表明，炎性细胞的浸润可能发挥抗肿瘤免疫反应，也可能对肿瘤具有促进作用。早在 1986 年，Dvorak 就提出"肿瘤是永远不会愈合的伤口"这一结论。伤口的愈合需要炎性反应的介导，说明肿瘤和炎性反应是密不可分的。目前研究已发现，炎性细胞能分泌生长因子促进肿瘤的增殖、分泌促进存活的分子使肿瘤抵抗凋亡、分泌促进血管生成的分子，以及通过分泌胞外基质降解酶和提供激活 EMT 的刺激信号促进肿瘤的侵袭和转移。其次，炎性反应是肿瘤早期发生的重要诱因。其可能的机制是，炎性细胞能产生活性氧自由基，加速肿瘤的基因突变，介导肿瘤的恶性转化。

（六）高侵袭和转移能力

肿瘤的侵袭和转移特性是肿瘤导致患者死亡的主要原因。原发恶性肿瘤可通过循环系统向周围或远端多个组织器官转移并在这些组织定植形成转移灶。肿瘤的侵袭和转移往往是相互耦联的过程。原发实体肿瘤成瘤后会在发生的组织上扩增进而侵犯所在器官和组织；侵犯至附近血管或淋巴管后，肿瘤细胞会进一步突破管道基底膜进入循环系统，从而转移至远端组织器官。转移的肿瘤细胞需要定植到正常组织上，通过发生一系列的生物学过程后，转移肿瘤形成大的转移灶。在肿瘤的侵袭和转移过程中，上皮间质转化（epithelial-mesenchymal transition，EMT）是一个非常重要的生物学过程，它促使肿瘤细胞发生侵袭，对凋亡抵抗及远端转移。现已发现 Snail、Slug、Twist 和 Zeb1/2 是介导 EMT 发生的主要转录因子，它们在多种恶性肿瘤中表达异常。这些

转录因子异常表达引起 EMT 后会导致肿瘤细胞发生一系列的生物学表型的改变。例如：肿瘤细胞的黏附性下降、细胞从多边形转化为纺锤状、细胞的运动性增加及表达细胞外基质降解酶。尚未完全阐明 EMT 发生的起始信号是什么，以及介导 EMT 过程的相关转录因子之间如何调控。但是，目前已有证据表明，实体肿瘤微环境基质与肿瘤细胞之间的相互作用可能是导致其侵袭和转移的重要信号。

（七）血管生成能力增强

肿瘤组织具有快速增殖的特性，因此肿瘤组织需要巨大的血液循环为其生长提供大量的营养和氧气，同时大量的代谢产物和二氧化碳需要从血液循环中排除。新血管的产生是始终贯穿肿瘤发生和发展的重要事件。机体在生长发育和伤口愈合等过程同样也需要新的血管生成，但是正常的血管新生是瞬时的且严格受控。但是在肿瘤生长中，表现为持续的血管新生。血管的新生不仅在肿瘤快速增殖中发挥重要作用，在肿瘤早期微小病灶的形成中也非常关键，血管的新生主要受促进和抑制两类因子调控。然而，不同肿瘤其血管的密度也具有较大差别。例如：胰腺癌被称为"癌中之王"，但是其内部的血管密度相对较低；肾癌和胰腺内分泌肿瘤的血管密度较为丰富。这可能是不同肿瘤其内部促血管新生和抗血管新生分子共同作用决定的。VEGF-A 是促进血管新生的重要分子，在机体生长发育和各项生理过程中发挥了重要作用。肿瘤微环境由于代谢较快，常处于缺氧状态，而缺氧能诱导 VEGF 的表达上调，VEGF 的表达能诱导肿瘤微环境血管丰度的进一步增加。此外，成纤维细胞生长因子（FGF）在肿瘤中的表达持续上调，它在肿瘤的持续血管新生中发挥着重要功能。除了血管生成相关因子的作用外，近年来发现肿瘤中的促炎免疫细胞在血管新生中也发挥了重要作用。已发现的促炎细胞主要是髓系来源的免疫细胞，包括巨噬细胞、中性粒细胞、肥大细胞和髓系前体细胞。这些细胞可以浸润到肿瘤中，随着肿瘤的进展进而启动血管新生机制。此外，这些细胞可以保护肿瘤组织中的血管结构，抵抗靶向内皮细胞抗癌药物的作用。

（八）基因组易突变和不稳定

肿瘤的基因组不稳定主要表现为基因突变、染色体结构改变和基因表达调控紊乱。基因组的不稳定性是肿瘤有别于正常细胞的遗传基础，也是肿瘤细胞获得其重要生物学特性的分子基础。肿瘤细胞在恶性转变中发生一系列基因组的改变，基因组的改变导致细胞的功能改变，而只有具有选择优势的克隆才能被保留下来，且最终在实体肿瘤中占据主导。在正常细胞的有丝分裂中，DNA 复制过程中的突变率是非常低的。而肿瘤细胞在复制过程中，基因的突变率大大增加。它主要通过缺失 DNA 错配修复元件功能和基因组完整性监控相关蛋白功能来增加突变率。例如：*TP53* 是调节细胞周期、细胞凋亡和 DNA 错配修复的重要基因，*TP53* 突变能导致多种肿瘤的发生。随着近年来测序技术的进步，研究揭示肿瘤易于发生 DNA 突变和染色体结构改变的位点可能与肿瘤恶性转变具有直接的因果关系。

（九）对细胞凋亡有抵抗能力

肿瘤细胞除了具有较强的增殖能力外，同时肿瘤细胞也能发生细胞程序性死亡，即细胞凋亡。在肿瘤细胞中癌基因处于高表达，而高表达的癌基因是引起肿瘤细胞发生自发凋亡的主要原因。肿瘤细胞能通过多种途径抵抗细胞凋亡，其中通过 *p53* 基因的突变是最常见的途径之一。据报道：在人类的肿瘤中有超过 50% 的肿瘤发生了 *p53* 基因的突变，导致了 *p53* 蛋白功能的失活。*p53* 蛋白是细胞内检测 DNA 损伤的重要蛋白，当出现 DNA 损伤时，*p53* 能激活细胞凋亡级联反应协同诱导细胞凋亡，而 *p53* 发生突变能使肿瘤细胞对凋亡抵抗。另外，肿瘤细胞能通过分泌 IGF-1/2 和 IL-3 等因子促进自身对凋亡的抵抗。这些分子能激活细胞中 PI3K/AKT 信号通路促进肿瘤细胞的存活和凋亡抵抗。近年来，研究发现肺癌和结肠癌细胞能上调一种 FAS 配体的诱饵受体，这种诱饵受体能通过与 FAS 配体的结合阻断 FAS 配体与死亡受体的结合，进而产生对凋亡的抵抗。

（十）能量代谢异常

恶性肿瘤持续无限增殖决定了肿瘤细胞需要强大的能量代谢用于支撑增殖和细胞分裂。正常细胞在有氧情况下通过糖酵解途径将葡萄糖转化为丙酮酸，丙酮酸最后在线粒体中被分解为二氧化碳和水；在无氧情况下，丙酮酸被代谢为乳酸。

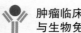
肿瘤细胞为了适应其巨大的能量需求，会重塑其能量代谢方式，主要表现为在有氧或无氧情况下，肿瘤细胞主要以糖酵解作为其能量提供来源。但是，由于糖酵解途径产生的 ATP 远低于三羧酸循环途径，从能量经济的角度上说是不科学的，因为肿瘤细胞必须消耗更多的葡萄糖来补偿三羧酸循环的损失。这与临床上的观察是一致的，肿瘤组织对葡萄糖摄取显著上升，临床上可通过 PET-CT 测定组织器官对核素标记的葡萄糖的利用作为肿瘤诊断的依据。尚不清楚肿瘤为什么会选择低产能的糖酵解途径来代替高产能的三羧酸循环。目前的观点认为，增加糖酵解途径可以产生更多的中间代谢产物，为核苷酸和氨基酸的生物合成提供"原料"，而这些分子能组装成生物大分子为新细胞的产生提供物质基础。

第二节　肿瘤免疫学的发展简史

机体免疫系统是保证人体抵御外部侵袭的重要机制。肿瘤细胞作为自发突变的细胞，机体对其具有强烈的免疫反应，即抗肿瘤免疫反应。1866 年和 1882 年，W. Busch 和 F. Feheisen 分别报道和证实了肿瘤免疫反应的现象：化脓性链球菌感染引起的丹毒与肿瘤的消退存在相关性。1898 年，外科医师 William Coley 利用来自于灵杆菌和链球菌的细菌毒素（Coley 毒素）引起的炎性反应来治疗肿瘤，该治疗能使少数患者出现肿瘤消退。该治疗方法效果不稳定，且当时对该治疗方法的机制不清楚，因此在此后多年肿瘤免疫治疗发展停滞。1960 年，肿瘤免疫治疗开始重新进入人们的视线，瘤内注射或免疫卡美特芽孢杆菌和短小棒状杆菌的提取物能增强患者抗肿瘤免疫力。1973 年，加拿大科学家 Ralph Steinman 发现了树突状细胞，并因此而获得了拉斯克奖和诺贝尔生理学或医学奖，为接下来的肿瘤免疫细胞治疗奠定了基础。随着免疫学和基因工程技术的发展，20 世纪 70 年代和 80 年代开始可以在体外生产干扰素（interferon，IFN）和白细胞介素 -2（interleukin-2，IL-2）等细胞因子，通过给肿瘤患者注射这些细胞因子能激活患者体内的抗肿瘤免疫功能。其中，IL-2 治疗能使部分黑色素瘤和肾癌患者获益。使用重组 IFN-α 能防止部分黑色素瘤患者复发。1975 年，Milstein 和 Kohler 发明了单克隆抗体技术，开创了单抗治疗肿瘤的新纪元，也是肿瘤免疫治疗非常重要的部分。基于单抗的治疗，针对肿瘤主要通过特异结合和封闭促进肿瘤进展的受体及通过抗体依赖的细胞介导的细胞毒活性等功能来实现抗肿瘤免疫治疗。已研发出 Trastuzumab、Pertuzumab 和 Cetuximab 等数十种肿瘤治疗型单抗，每年产生了超过数百亿规模的经济效益。

过继性免疫细胞治疗（adoptive transfer cell therapy，ACT）是肿瘤免疫治疗的另一重要组成部分。1987 年，开始出现了第一代过继免疫细胞疗法，即淋巴因子激活的杀伤（lymphokine-activated killer，LAK）细胞。LAK 细胞与 IL-2 联合使用能使 10% 肿瘤患者有显著的治疗效果。1988 年，Steven Rosenberg 报道了从肿瘤微环境中分离出了肿瘤浸润型淋巴细胞（tumor infiltrating lymphocyte，TIL），并且能在体外进行扩增。这些体外分离的 TIL 能通过 TCR 受体识别肿瘤相关抗原和突变的新抗原进而杀灭肿瘤细胞。利用体外扩增的 TIL 治疗黑色素瘤和其他肿瘤患者能达到超过 50% 的有效率。1991 年，Schmidt-Wolf 报道了外周血单个核细胞（PBMC）经过 IFN-γ 刺激，以及在 CD3 和 IL-2 的作用下能扩增获得一种非 MHC 依赖具有广谱抗肿瘤活性的 T 细胞。经过多年来的有效性和安全性的实验，CIK 细胞作为一种辅助治疗已被证实对血液系统肿瘤和多种实体肿瘤具有消灭微小病灶的作用。近年来，基因工程和慢病毒载体技术的发展，Carl H.June 利用嵌合抗原受体 T 细胞（chimeric antigen receptor T cell，CAR-T）技术对 CD19 阳性的 B 细胞白血病患者产生完全缓解的效果，该结果鼓舞人心，引起全球 CAR-T 研究的热潮。目前，已有多家药厂研发出了针对 CD19 靶点的白血病 CAR-T，并获得了 FDA 批准上市。目前，CAR-T 对实体肿瘤治疗的研究进展相对滞后。但是，随着基础研究对实体肿瘤微环境的进一步解析，近年来的研究集中在免疫检查点分子。目前已研发出针对 PD-1 和 PD-L1 的单克隆抗体来阻断肿瘤微环境对 T 细胞的免疫抑制。

针对 PD-1 的单克隆抗体 Pembrolizumab 等制剂已在多个国家批准上市，该治疗联合化学治疗可对 PD-L1 表达阳性和部分阴性的患者均有较好的治疗效果，该治疗的成功也促使了 James P. Allison 和 Honjo Tasuku 获得了 2018 年的诺贝尔生理学或医学奖，以表彰他们在 PD-1 抗体药物研发和分子机制研究方面的贡献。

第三节 肿瘤诊断技术和治疗技术发展

一、早期诊断技术的新进展

肿瘤的诊断是发现患者肿瘤病灶，明确其类型和分期。它是采取正确治疗方法的前提，在肿瘤治疗环节中起着十分重要的作用，诊断大致分为有创和无创诊断，有创诊断依赖于标本的获取技术及标本的可靠性。目前的诊断方法主要以影像学检查及理化检验作为首要方法发现潜在肿瘤患者，依靠病理学诊断进行肿瘤定性，辅助以影像学证据确定肿瘤发生的范围和对周围器官的影响，对肿瘤进行分期。

（一）病理诊断

组织活检病理是诊断肿瘤的金标准。病理科医师通过切片、染色等方法处理组织标本，显微镜下确定组织的病变情况，明确肿瘤来源和类型。

1.细胞病理学诊断 主要是对各项脱落细胞、穿刺细胞，甚至是外周血涂片细胞进行检查从而做出诊断。

2.组织病理学诊断 获取的肿瘤组织制成病理切片后进行检查从而做出诊断。

3.分子病理学诊断 采用免疫组织化学法、PCR、生物芯片等多种生物技术对肿瘤进行诊断及相关机制研究。

（二）肿瘤标志物

血液肿瘤标志物检查：血液检查是体检中筛查早期癌症的重要手段，检测血液中各种肿瘤标志物指标是否升高，可发现、鉴别各种恶性肿瘤。血液肿瘤标志物特异性好，灵敏度高。例如：甲胎蛋白（AFP）升高常见于肝癌、肺癌、卵巢癌及睾丸癌；癌胚抗原（CEA）升高常见于结直肠癌、胰腺癌、胃癌、肺癌及乳腺癌。由于多数肿瘤标志物虽能对器官进行定位，但并不具有器官特异性，因此对肿瘤的确诊一般还需结合其他检查方法。

（三）影像学检查

1.CT 检查 CT 检查简便、快捷、安全，同时还可以很好地显示肺、肝、肾、胃、胰、食管等器官的具体位置。静脉注射造影剂后血管会进行强化，能够与周围的组织进行区别，因此 CT 可以帮助显示病灶与周围组织器官与血管的关系。CT 同样也可以引导活检组织的获取，多适用于胸腔、腹腔和盆腔的检查。

2.磁共振成像（MRI） 与 CT 相比，MRI 没有电离辐射，MRI 是从切面上显示体内各器官组织的结构位置，对软组织滑膜、血管、神经、肌肉、韧带和透明软骨的分辨率高，尤其适用于头颅、脊椎和软组织的肿瘤诊断。由于该检测区域属于磁场作用，所以体内有磁铁类物质者，均不能做此检查。但此项技术检查时间长，费用相对较高。

3.超声影像诊断 由于人体各个组织的密度不同，所引起的超声波的反射也不同，超声影像诊断可以显示肿块内或脏器内外血管的走行分布及血流等参数，以对脏器和肿块性质的鉴别有所助益。超声诊断对甲状腺癌、乳腺癌、肝癌的诊断意义较高。目前，超声引导下的穿刺细胞学检查和活组织检查已经广泛应用于临床。

4.核医学及分子影像 PET/CT 检测技术通过给患者注射一定量能分布到有肿瘤组织中的放射性药物，然后进行扫描，从而检测出怀疑肿瘤有转移，但无法确定的转移位置，对转移灶的诊断有重要提示作用。PET/CT 分子探针的开发和应用是未来分子影像的发展方向。PET 受体显影原理是以分子探针探测病变组织特异性靶点分布为基础的，因此 PET 可根据靶点的分布特征进行肿瘤诊断、临床治疗、检测疗效。目前已经有多种分子探针的类型，包括细胞增殖类、代谢类、氨基酸类、核苷酸类、胆碱类等。由于 PET/CT 结合分子探针的灵敏度较其他方法高出许多，因此常可以诊断出无临床症状的早期肿瘤、无创下进行良（恶）性的鉴别、寻找原发病灶，还可以进行疗效评估并指导预后。PET/CT 已在乳腺癌、大肠癌、星形胶质瘤、食管癌、胃癌、肺癌等多种肿瘤的诊断中应用广泛，为肿瘤患者的诊断及治疗方案的选择提供了更多的临床诊断和疗效数据。

（四）循环肿瘤细胞检测

在大多数实体瘤中，影响肿瘤患者预后的往往是远处转移而不是原发性肿瘤，循环肿瘤细胞（circulating tumor cell，CTC）被认为与肿瘤的复发和转移密切相关。CTC 脱落后进入血液循环进行迁移，附着在内皮细胞上，产生新的肿瘤。所以，CTC 是肿瘤转移的分子基础，并决定大多数癌症患者的生存期和生活质量。因此，在肿瘤早期诊断中进行 CTC 检测就显得尤为必要。

CTC 可通过常规抽血获得，与传统"金标准"活检相比，具有入侵性更小、安全性和时效性更高等优势。由于外周血中 CTC 含量极少，一般认为外周血中 $10^5 \sim 10^7$ 个单核细胞中才有一个 CTC，因此 CTC 的检测技术要求有极高的灵敏度和特异度。目前 CTC 的分离技术主要分为密度梯度离心法、细胞过滤技术、细胞黏附技术、免疫磁珠分离技术和纳米基质分离技术。所分离的 CTC 可通过免疫细胞化学技术、逆转录聚合酶链反应、流式细胞术和 CTC 芯片技术进行检测。由于 CTC 在原发肿瘤早期就可以发生并在外周血中检测到，因此 CTC 检测成为国际上肿瘤分期系统的标准之一。目前 CTC 技术广泛应用于乳腺癌、结肠癌、前列腺癌和肺癌的早期诊断。

二、肿瘤的综合治疗

医学技术及其他相关学科的发展使临床医师对于肿瘤的治疗有多种选择。然而，对于实体肿瘤外科治疗依然是一线治疗手段，尽可能通过外科治疗降低患者的瘤负荷是肿瘤治疗的首要目标。但是，手术治疗并不能清除微小病灶和其他全身多处转移灶。临床医师在实际工作中需要根据不

同患者的肿瘤类型、分期、是否转移及对周围脏器组织的侵犯情况来选择多种治疗手段的组合来对肿瘤患者制订个性化的综合治疗方案，外科医师通常在术中可采取局部放射治疗、化学治疗灌注、热疗和免疫治疗来实现肿瘤的综合治疗。近年来已有多种治疗方法相继问世，使肿瘤在一定范围内可防可控。

（一）外科治疗

多年来，外科手术是癌症治疗的最重要的手段，目前，它仍然是肿瘤患者的一线治疗手段。研究发现，早期诊断的癌症一期患者接受手术后治愈的可能性是晚期诊断的四期癌症患者的 5 倍以上。尽管手术益处巨大，但并发症也很常见，并且会对患者的生活质量产生许多负面影响。术后加速康复外科由此兴起，逐渐成为解决此问题的一种方法。多项研究发现，能够减少并发症且大幅提高术后生活质量。

（二）放射治疗

1896 年后，放射治疗逐步成为癌症治疗的第二大治疗手段。约 50% 的肿瘤患者依靠放射疗法可缩小或消除肿瘤或防止局部复发。放射治疗在杀灭肿瘤细胞的同时，也有一定的副作用，比较常见的包括全身反应（如乏力、失眠、激动）及食欲缺乏、恶心、呕吐等局部症状。近年来兴起的立体定向放射外科和立体定向人体放射治疗是较为领先的放射治疗方法，与传统放射治疗相比，它可以更精确地将放射线靶向肿瘤，这意味着与传统放射疗法相比，可以使用更高剂量的放射线杀伤肿瘤，对周围健康组织也能更少产生损伤。放射治疗的另一项最新进展是超分割放射治疗的出现，与传统放射治疗相比，患者接受的放射治疗剂量更少，但剂量更高。因此，进行了低分割放射治疗的患者可以在较短的时间段内以较少的治疗时间完成放射治疗。放射治疗对机体免疫应答起到双重作用，肿瘤局部的放射治疗能够启动抗原特异性的 CD8$^+$T 细胞的应答，加强树突状细胞捕获抗原的能力，随后树突状细胞迁移到引流淋巴结，提呈抗原给 T 细胞，增强机体的免疫反应性；放射治疗也能抑制 T 淋巴细胞亚群功能，导致局部淋巴细胞数量减少及功能降低，从而减弱机体的免疫功能。

质子和重离子治疗是放射疗法的前沿学科，

质子或重离子射线治疗肿瘤，是当今国际公认的最尖端的放射治疗技术。质子或重离子经由同步加速器，加速至约70%的光速时，离子射线被引出射入人体。射线在到达肿瘤病灶前，能量释放较少，而到达病灶的瞬间，能释放大量能量。这种被称为"布拉格峰"的能量释放，实现了对肿瘤的"立体定向爆破"，这种物理特性使放射剂量能根据患者的肿瘤大小、形态和位置进行雕琢，达到精准的目的，在杀灭肿瘤细胞的同时还有效保护了正常组织。该方法对脑、前列腺、肺、肝、软组织等常规部位的肿瘤有较好疗效。

（三）化学治疗

细胞毒性化学治疗是第三种肿瘤治疗方法。化学治疗和其他治疗方法一样，也可能会对患者产生不良影响，这些影响可能在治疗期间发生并长期持续，或者可能在几个月甚至几年后出现。但同时，研究也发现部分化学治疗药物可诱导凋亡肿瘤细胞表面暴露免疫原或具有免疫调节作用的蛋白，也可使肿瘤细胞释放免疫活性物质，从而提高机体的抗肿瘤免疫反应，其中的机制包括诱导凋亡肿瘤细胞表面暴露钙网蛋白、诱导凋亡肿瘤细胞表面暴露热休克蛋白、诱导NKG2D配体在肿瘤细胞表面表达、诱导肿瘤细胞表达肿瘤抗原和抗原提呈相关分子及诱导凋亡肿瘤细胞释放内源性危险信号等。在精准医学发展背景下，化学治疗结合基因检测技术，已能告诉临床医师不同患者对不同化学治疗药物的敏感性和耐受性，即药物基因组学。通过基因检测，临床医师可以知道该患者对顺铂类药物或者紫杉醇类药物的敏感性，临床医师可根据基因检测报告为患者制订科学合理的化学治疗方案。2018年12月，FDA批准了名为施维雅（Asparlas）的新疗法，适用于治疗患有急性淋巴细胞白血病的儿童、青少年和年轻人（1～21岁），该药物对急性淋巴细胞白血病患者具有较好的治疗效果。2019年2月，FDA批准了名为Lonsurf的单片片剂，用于治疗某些胃癌患者，与安慰剂+BSC方案相比，Lonsurf治疗使总生存期显著提升、死亡风险降低了31%、中位OS延长了2.1个月。近年来，医学工作者和研究人员正在研究低剂量的化学治疗方案能否起到治疗效果，而不会对其生存产生不利影响。根据发布的临床数据显示，对晚期胃癌的

情况较差或老年患者的Ⅲ期临床试验中，研究人员优化了细胞毒性化学治疗药物奥沙利铂和卡培他滨组合的使用剂量与方法，有效地减缓癌症进展，同时提升了患者的生活质量。

（四）分子靶向治疗

近年的研究技术和理论的发展，我们在肿瘤分子生物学的认识上取得了长足的进步，包括发现和鉴定了许多基因突变，这些基因突变促进了患者的肿瘤增殖和转移。化学治疗是抑制所有快速分裂细胞的细胞毒性，与化学治疗药物相比，针对抑制特定肿瘤细胞增殖和存活的分子治疗药物能更精确地靶向肿瘤细胞，从而避免了药物对健康组织的损害。FDA首次批准了基于特定分子遗传生物标志物的靶向药物来治疗癌症。Larotrectinib（Vitrakvi）已于2018年11月获得FDA批准，用于治疗患有实体瘤且NTRK基因融合标志物呈阳性的儿童和成年人局部晚期或转移性实体瘤患者，该药物不需考虑发生区域和类型。研究人员发现，NTRK基因融合物可促进所有实体瘤的增长达1%。Larotrectinib在临床试验中显示，接受分子靶向治疗的患者中有75%的患者肿瘤完全或部分缩小，该分子靶向药物已被批准临床使用。2019年5月，FDA批准了分子靶向治疗药物Alpelisib（Piqray）为实体肿瘤患者提供了新的治疗选择，PI3K-Akt-mTOR信号通路在多种肿瘤细胞的生长、分化、凋亡等方面都发挥着重要作用，Alpelisib是PIK3CA选择性抑制药，它在治疗晚期实体瘤患者的疾病控制率为58.2%。近年来FDA相继批准了以分子靶向治疗作为基础的靶向治疗药物，为前列腺癌、肺癌、肝癌及白血病患者提供更多治疗选择，也为肿瘤患者带来了新的治愈希望。

（五）免疫治疗

肿瘤免疫疗法是主要依靠激活患者自身免疫系统或者输注外源激活或人工改造的免疫细胞以达到消融肿瘤和消灭肿瘤微小病灶抑制肿瘤进展。近年来，它已成为肿瘤治疗的第五大治疗手段。肿瘤免疫治疗已成为未来肿瘤治疗最有希望和发展前途的手段之一。免疫治疗主要分为细胞因子治疗（如高剂量的IL-2用于治疗黑色素瘤和肾细胞癌，IFN-α用于Ⅲ期黑色素瘤的辅助治疗）、免疫检查点抑制药治疗（如PD-1/PD-L1）和过

继细胞免疫治疗（如 CAR-T、DC-CIK 细胞）。2019 年 7 月 31 日，Yescarta 和 Kymriah 两种新的免疫疗法获得 FDA 批准。两者都是针对 CD19 阳性 B 细胞血液系统肿瘤的嵌合抗原受体 T 细胞疗法，并且被批准用于治疗 ALL 和非霍奇金淋巴瘤的某些患者，该疗法可使急性 B 细胞白血病患者实现完全缓解。但目前只有部分患者能达到较好的治疗效果，因此进一步加强基础和临床研究才能使肿瘤免疫治疗达到最佳的临床治疗效果。近年来，在肿瘤免疫学上，对免疫系统及其与肿瘤细胞的相互作用的科学认识正日新月异，并且大量的肿瘤免疫治疗临床正在如火如荼开展以验证更多新型免疫疗法的疗效。

（六）其他治疗

1. 姑息治疗　姑息治疗贯穿肿瘤患者治疗的始终，在早期治疗阶段，姑息治疗联合其他治疗，主要进行对症治疗，针对肿瘤患者在抗癌治疗中出现的不适症状进行对症治疗；当抗癌治疗难以进行时，姑息治疗便占据主要地位，这个时期主要是对患者进行心理疏导，解除患者痛苦，提高患者生存质量。"医学并不仅仅是装在瓶子里的药"，姑息治疗是人文医学的重要体现，是肿瘤治疗过程当中不可缺少的一环。

2. 营养支持治疗　由于放射治疗、化学治疗常引起消化道消化吸收功能障碍，因此肿瘤患者常因厌食、味觉异常、恶心、呕吐等发生营养不良的症状。恶性肿瘤患者的营养不良问题已引起广大医务工作者高度重视，合理的营养支持治疗在肿瘤治疗过程中显得异常重要。例如：肝肾功能异常患者应注意减少氨基酸的供给，谷氨酰胺强化营养支持可以明显改善肿瘤患者的营养不良等。

第四节　肿瘤精准医学

一、精准医学概念

精准医学是指根据每例患者内在生物学信息及临床症状和体征，形成患者的个体特征谱，制订个体化治疗方案的医疗模式，是生物技术与信息技术在医学临床实践中的交汇融合，是医学科技发展的前沿方向。其本质是通过基因组、蛋白质组等组学技术和医学前沿技术，对于大样本人群与特定疾病类型进行生物标志物的分析与鉴定、验证与应用，从而精确寻找到疾病的原因和治疗的靶点，并对一种疾病不同状态和过程进行精确分类，最终实现对于疾病和特定患者进行个性化精准治疗的目的，提高疾病诊治与预防的效益。精准医学具有高效性、针对性和预防性，随着生活水平的增高，人们对于精准化医疗的需求也在不断升高。

二、精准医学相关产业和技术的发展

精准医学需要精准的诊断工具和相应的标准，后期需要多样治疗方法的支持。因此，所有能够满足临床上进行个体化治疗且提高疗效，减少副作用的方法和技术都可以划为精准医疗的相关范畴。目前现代精准医学分析技术主要包括以下几个方面。

1. 全基因组关联分析技术　是一种通过在人类全基因组范围内寻找某些基因位点差异与某种疾病表型之间联系的方法，通过高通量测序获得患者的 DNA 序列信息，与已有的基因组数据库进行比对筛选基因组变异与疾病之间的关联性，这些寻找到的疾病关联信息是精准医疗得以实现的重要基础。

2. 生物芯片技术　该技术通过微缩技术，根据分子间特异性的相互作用原理，将生命科学中不连续的分析过程集成于芯片表面的微型生物化学分析系统，可以实现对细胞、蛋白质、基因组分的准确、快速、大信息量的检测。生物芯片目前主要用于个体遗传检测、个体健康状态检测和个体化诊疗。现有的芯片包括 DNA、RNA、蛋白质、糖分子、甲基化、细胞和组织等类型。

3. 第二代测序技术（next generation sequencing，NGS）　一个能生成高达 500 千兆碱基（gigabases）数据的大规模平行测序技术。第二代 DNA 测序技术目前使用最为广泛，该技术是

TCGA 和 ICGC 绘制完整的人类癌症基因图谱的主要工具。第二代测序在科学和技术领域迅速获得认可，已成为一个重要研究平台。

4. 其他　通过测序技术分析或者激发突变基因，外源正常基因导入靶细胞，以纠正或补偿因基因异常而引起的疾病。

三、肿瘤精准治疗

肿瘤因其在分子遗传上具有很大的异质性，使得不同肿瘤个体对药物的敏感性和耐药性都有所不同，有时即使是相同病理类型的癌症患者，对抗癌药物的反应也都是不同的。为了避免患者遭受不必要的和副作用大的治疗，肿瘤精准治疗的概念应运而生。肿瘤精准医学要求整合肿瘤患者的表观基因组学、转录组学、蛋白组学、免疫组学及代谢组学等多水平的特征谱，制订基于特征谱的常见恶性肿瘤的分子分型理论，展开诊断、治疗、预后判断的新标准的研究，从而指导临床肿瘤精准医学诊疗方案的研发。精准医疗旨在解决肿瘤间和肿瘤内的异质性，精准医学的目标是使用多种类型的数据将患者分为最有可能对给予治疗发生反应的组别。在这一过程中，识别与治疗反应、疾病起始及疾病进展功能相关的生物标志物是最基本的。分子生物标志物的确定不限于任何特定方法，DNA、RNA、蛋白质、代谢物或微生物都可以单独或者组合用作生物标志物。由于肿瘤主要是由 DNA 突变引起的疾病，因此目前肿瘤精准治疗的主要基础是与肿瘤遗传相关的易感癌基因的发现及在分子水平对这些基因变化的检测，由此提供生物指标和信息，从而达到个体化和预见性的治疗，这些基因包括癌基因、抑癌基因和肿瘤相关基因的突变、过度扩增表达及抑癌基因突变等多种改变与肿瘤的发生发展密切相关，每个肿瘤的发生都与特定的癌基因的突变及下游相关信号通路的异常传导相关，如果能确定这些突变的信息及相关的信号通路，就可以确定药物治疗的靶点，找到干扰通路的基础。例如：BRAF 存在于 40% 以上的黑色素瘤中，虽然靶向 BRAF 突变的药物在早期临床治疗中表现出一定的成功，但联合使用 BRAF 突变抑制药和与 BRAF 突变相关信号通路 MEK 抑制被证明优于单药使用，这些证据表明肿瘤基因突变与药物和治疗反应的相关性，而根据基因突变的信息和组合来决定患者的靶向治疗方案是精准医疗的未来方向。

第五节　肿瘤免疫治疗的未来挑战

癌症并非一种简单的疾病，而是一组异质性疾病。虽然一些癌细胞可以逃避宿主免疫监视并向远处扩散，但大多数肿瘤细胞在疾病的癌前阶段可以从宿主免疫系统中移除。越来越多的证据表明，宿主免疫系统在早期癌细胞的清除上发挥了重要作用。但癌细胞能进化出破坏宿主免疫系统监视和清除的机制。全面了解免疫系统及其与癌症的相互作用对于发展基于免疫的治疗至关重要。目前可用的癌症免疫疗法是从对人类免疫系统的系统认识发展而来的。由于天然免疫系统和适应性免疫系统在免疫监视和免疫防御中发挥着决定性作用。所以利用免疫系统治疗癌症是一种非常有前景的手段。免疫治疗是一个快速发展的领域，代表了恶性肿瘤治疗方式的转变。近年来，抗肿瘤免疫治疗因疗效显著而备受瞩目，免疫疗法联合手术、放射治疗、化学治疗等治疗手段可以明显提高恶性肿瘤患者的存活率，在实践中呈现出常规放射治疗、化学治疗方法无可比拟的优势，但是肿瘤免疫治疗也存在巨大的挑战。

一、免疫逃逸

免疫系统在癌症中起着双重作用：它不仅可以杀伤癌细胞抑制肿瘤的发展，同时免疫杀伤作用可以作为一种天然选择压力对肿瘤进行免疫选择。在长期的免疫选择压力下肿瘤可以通过高频基因突变来使自身适应免疫选择压力，最终肿瘤细胞会进化出抑制局部免疫杀伤的机制，同时肿瘤细胞可以伪装自身使其具有较低的免疫原性。例如：肿瘤细胞通过免疫选择作用丢失 HLA- I 类分子的表达，进而丧失了提呈肿瘤抗原的作用。宿主 T 细胞不能识别此类肿瘤细胞。此外，肿瘤细胞能表达 PD-L1 的表达，通过 PD-L1 与靠近其

T 细胞表面的 PD-1 相互作用抑制 T 细胞的激活。另外，在长期的免疫适应过程中肿瘤细胞可通过改变自身信号通路在肿瘤微环境中建立有利的环境来促进肿瘤的发展和转移。因此，在肿瘤的起始和进展过程中，它主要通过基因突变等手段改变可以被免疫细胞识别的抗原、产生免疫抑制性细胞因子、表达抗凋亡分子、招募免疫抑制细胞等方式实现免疫逃逸。未来的研究需要进一步认识细胞因子和免疫细胞如何在微环境中建立免疫逃逸的机制，研发清除免疫抑制性细胞和中和免疫抑制性细胞因子来激发机体免疫功能来杀伤肿瘤可能是未来的方向。

二、肿瘤微环境对肿瘤的保护作用

CAR-T 细胞疗法已在血液系统肿瘤中取得骄人的进步，但是实体瘤拥有更加复杂的肿瘤微环境。肿瘤微环境是肿瘤组织中除癌细胞外的间质细胞及非细胞组分。肿瘤微环境的存在对免疫治疗构成了两大威胁。

（一）物理屏障

肿瘤微环境的存在造成了肿瘤存在一个相对隔离的微环境。微环境中的成纤维细胞能分泌大量胶原和细胞外基质并与成纤维细胞本身为肿瘤细胞构成了一道铜墙铁壁，这个物理屏障不仅能阻止化学治疗药物的进入同时还能阻止 T 细胞的进入，T 细胞及相关药物进入不了肿瘤微环境也可使肿瘤产生耐药。目前，针对实体肿瘤靶点的 CAR-T 细胞疗效有限，很大程度受制于实体肿瘤微环境的保护作用。

（二）局部微环境免疫耐受保护

肿瘤环境免疫抑制包括具有免疫抑制作用的肿瘤相关巨噬细胞（tumor-associated macro-phages，TAM）、调节性 T 细胞（regulatory T cell，Treg）和髓系抑制性细胞（myeloid-derived suppressor cells，MDSCs）等及免疫抑制因子 IL-10、IL-4 和 TGF-β 等，免疫抑制微环境不仅抑制肿瘤内部的 T 细胞的活性，还会抑制过继性回输 T 细胞的功能，使得细胞免疫在实体瘤的治疗中能发挥的功能大打折扣。因此，未来肿瘤免疫治疗面临来自肿瘤本身和微环境的威胁，可设计靶向免疫抑制性细胞的治疗手段及针对抑制性细胞因子（如 TGF-β）的中和抗体，无论哪种治疗手段，未来的治疗是需要考虑个性化、多因素和综合的治疗手段。

（谭　晶　王文举　黄文文）

参考文献

[1] Bray FJ, Ferlay I, Soerjomataram RL, et al.Global cancer statistics 2018: GLOBOCAN estimates of incidence and mortality worldwide for 36 cancers in 185 countries[J]. CA Cancer J Clin, 2018, 68(6): 394-424.

[2] Feng RM, Zong YN, Cao SM, et al. Current cancer situation in China: good or bad news from the 2018 Global Cancer Statistics[J]. Cancer Commun(Lond), 2019, 39(1): 22.

[3] Abbar B, Veyri M, Solas C, et al. HIV and cancer: Update 2020[J]. Bull Cancer, 2020, 107(1): 21-29.

[4] Spill F, Reynolds DS, Kamm RD, et al. Impact of the physical microenvironment on tumor progression and metastasis[J]. Curr Opin Biotechnol, 2016, 40: 41-48.

[5] Li B, Severson E, Pignon JC, et al. Comprehensive analyses of tumor immunity: implications for cancer immunotherapy[J]. Genome Biol, 2016, 17(1): 174.

[6] Madu CO, Wang S, Madu CO, et al. Angiogenesis in breast cancer progression, diagnosis, and treatment[J]. J Cancer, 2020, 11(15): 4474-4494.

[7] Zhang DC, He WT, Wu C, et al. Scoring system for tumor-infiltrating lymphocytes and its prognostic value for gastric cancer[J]. Front Immunol, 2019, 10: 71.

[8] Forget MA, Haymaker CL, Hess KR, et al. Prospective analysis of adoptive TIL therapy in patients with metastatic melanoma: response，impact of anti-CTLA4, and biomarkers to predict clinical outcome[J]. Clin Cancer Res，2018, 24(18): 4416-4428.

[9] Lemal R, Tournilhac O. State-of-the-art for CAR T-cell therapy for chronic lymphocytic leukemia in 2019[J]. J Immunother Cancer，2019, 7(1): 202.

[10] Liu LL, Bi EG, Ma XZ, et al. Enhanced CAR-T activity against established tumors by polarizing human T cells to secrete interleukin-9[J]. Nat Commun, 2020, 11(1): 5902.

[11] Liao QB, Mao YY, He H, et al. PD-L1 chimeric costimu-latory receptor improves the efficacy of CAR-T cells for PD-L1-positive solid tumors and reduces toxicity in vivo[J]. Biomark Res, 2020, 8(1): 57.

[12] Maly V, Maly O, Kolostova K, et al. Circulating Tumor Cells in Diagnosis and Treatment of Lung Cancer[J]. In Vivo, 2019, 33(4): 1027-1037.

[13] Pak S, Suh YS, Lee DE, et al. Association between postoperative detection of circulating tumor cells and recurrence in patients with prostate cancer[J]. J Urol, 2020, 203(6): 1128-1134.

[14] Souza-Fonseca-Guimaraes F, Cursons J, Huntington ND. The emergence of natural killer cells as a major target in cancer immunotherapy[J]. Trends Immunol, 2019, 40(2): 142-158.

[15] Wang JY, Shen F, Yao Y, et al. Adoptive Cell therapy: A novel and potential immunotherapy for glioblastoma[J]. Front Oncol, 2020, 10: 59.

[16] Berraondo P, Sanmamed MF, Ochoa MC, et al. Cytokines in clinical cancer immunotherapy[J]. Br J Cancer, 2019, 120(1): 6-15.

[17] Ma S, Li XC, Wang XY, et al. Current Progress in CAR-T Cell Therapy for Solid Tumors[J]. Int J Biol Sci, 2019, 15(12): 2548-2560.

[18] Sun WM, Shi QL, Zhang HY, et al. Advances in the techniques and methodologies of cancer gene therapy[J]. Discov Med，2019, 27(146): 45-55.

[19] Ribas A, Lawrence D, Atkinson V, et al. Combined BRAF and MEK inhibition with PD-1 blockade immunotherapy in BRAF-mutant melanoma[J]. Nat Med, 2019, 25(6): 936-940.

[20] Abbott M, Ustoyev Y. Cancer and the immune system: the history and background of immunotherapy[J]. Semin Oncol Nurs, 2019, 35(5): 150923.

[21] Bindea G, Mlecnik B, Fridman WH, et al. Natural immunity to cancer in humans[J]. Curr Opin Immunol, 2010, 22(2): 215-222.

[22] Neelapu SS, Locke FL, Bartlett NL, et al. Axicabtagene ciloleucel CAR T-Cell therapy in refractory large B-Cell lymphoma[J]. N Engl J Med, 2017, 377(26): 2531-2544.

[23] Dawson MA, The cancer epigenome: concepts, challenges, and therapeutic opportunities[J]. Science, 2017, 355(6330): 1147-1152.

第二章 肿瘤流行病学

第一节 概 述

流行病学（epidemiology）是在人类与疾病抗争的漫长历史中逐渐发展形成的一门学科，研究疾病或健康状态的频率与分布及其影响因素，探索病因及流行规律，制定相应的防制措施，并对措施的实施效果进行评价。流行病学研究对象是人，而非实验动物或细胞；所关注的是人群，而非患者个体；研究的内容是疾病的频率、分布及其决定因素。肿瘤流行病学（cancer epidemiology）是流行病学的分支学科，通过将流行病学的思路和研究方法应用于肿瘤，从而研究人群中肿瘤分布规律及影响因素，对肿瘤的病因、发展规律、预后趋势等进行判断，进而制定预防、控制和消灭肿瘤的对策。其主要任务是掌握肿瘤的发病规律，探讨肿瘤的病因，预防肿瘤发生的措施及考核肿瘤预防措施的效果。

肿瘤流行病学的出现和发展有着悠久的历史。1775 年，英国医师 Percival Pott 通过流行病学观察法，发现职业与肿瘤的关联。那个年代在欧洲的男孩中有一种职业是清扫烟囱，而 Percival Pott 发现，英国长期接触烟尘的扫烟囱的男孩阴囊癌的发病率比较高，而同时代德国的烟囱清洁工却没有这种现象，比较发现两国的烟囱清洁工服装上的差异造成了这样的结果，德国男孩的工作装是全封闭的套头装，而英国男孩是普通宽松衣裤，导致阴囊皮肤褶皱容易积聚烟尘，更容易患阴囊癌。1842 年，意大利医师 Rigoni-Stern 在 Verona 进行了一项有趣的癌症流行病学研究，他将修道院的修女患宫颈癌的风险与普通妇女进行了量化比较，发现在修女中宫颈癌非常罕见，而已婚妇女患宫颈癌较多。同时，他还发现修女乳腺癌发病率与其他妇女之比约为 5∶1，其原因可能是由于修女的紧身胸衣过紧所致。Rigoni Stern 的研究可能是现代流行病学史上首个真正意义上的肿瘤流行病学研究。1895 年，德国外科医师 Ludwig Rehn 发现苯胺染料生产厂工人膀胱癌发病率高，这些工厂广泛使用芳香胺作为合成染料的中间体和橡胶及润滑油的抗氧化剂，Rehn 提出芳香胺可能引起膀胱癌。而芳香胺所致膀胱癌风险及其机制直到 20 世纪 50 年代才被确定。进入 20 世纪，肿瘤流行病学更是取得了飞速发展，确定了大量职业暴露与肿瘤的因果关系，人们搞清了煤烟、煤焦油、沥青、页岩和石油中的主要致癌成分是多环芳烃类化合物，长期接触这类化合物的人，其皮肤癌、肺癌的发病率显著增加。人们还逐步明确了石棉与间皮瘤、苯与白血病、皮革工业与鼻咽癌、染料与膀胱癌、电离辐射与多种癌症的关联，由于病因明确，通过采取有效的阻断措施，取得了显著的预防效果。

肿瘤流行病学史上最具里程碑意义的成就是 Richard Doll 和 Austin Bradford Hill 关于吸烟与肺癌关联的研究。20 世纪 50 年代，Doll 和 Hill 就开始随访英国注册医师，采用前瞻性设计，发现每日吸烟 25 支以上的男性，肺癌死亡风险达到非吸烟男性的 32 倍，在女性中是 7 倍，证实了吸烟与肺癌的关联。肿瘤流行病学取得的突出成就还包括 1971 年 Herbst 等正式提出的己烯雌酚与阴道透明细胞腺癌（clear-cell adenocarcinoma，CCA）之间的关系。此外，1982 年，Gerser 基于 42 000 名乌干达儿童队列数据研究提出了 EB 病毒

在 Burkitt 淋巴瘤中的作用及 1985 年 HPV 疫苗在宫颈癌预防中的应用等（图 2-1-1）。

过去几十年来，在肿瘤的化学预防、免疫预防及烟草控制等几个方面也取得了巨大成就，这些成就无不体现肿瘤流行病学在肿瘤防控中的巨大贡献。

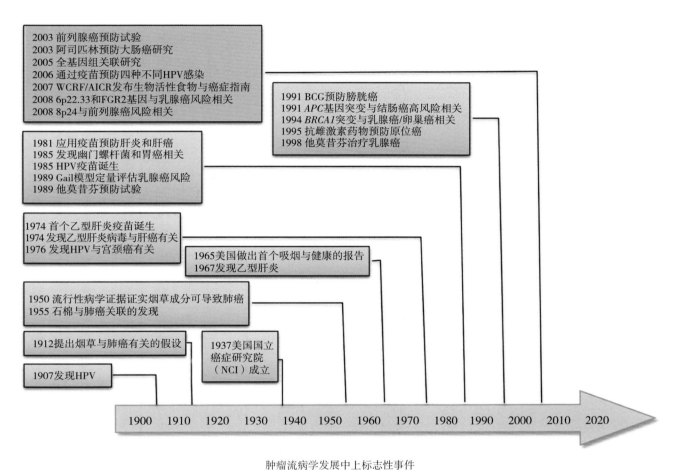

肿瘤流病学发展中上标志性事件

图 2-1-1　肿瘤流行病学发展史

（侯宗柳　杨　洋）

第二节　最新肿瘤流行病趋势

一、2018 年世界范围内恶性肿瘤流行趋势

21 世纪，非传染性疾病（Ncds）是全球死亡的主要原因。而恶性肿瘤正成为世界各国的主要死因，也是提高预期寿命的最重要的障碍。在全世界范围内，恶性肿瘤的发病率和病死率都在迅速增长，原因非常复杂，但主要原因是人口数量的增长和结构老龄化，恶性肿瘤

危险因素的流行和分布的变化及社会经济发展有关。据世界卫生组织（WHO）下属的国际癌症研究机构（International Agency for Research on Cancer）公布的 2018 全球肿瘤流行病统计数据（GLOBOCAN2018），2018 年全世界将有 1810 万例新发恶性肿瘤病例和 960 万例癌症死亡病例（表 2-2-1）。

表 2-2-1 2018 年全球 36 种主要恶性肿瘤发病数及死亡数

肿瘤	新发病例数（所占比例 %）	死亡病例数 （占所比例 %）
肺	2 093 876（11.6）	1 761 007（18.4）
乳腺	2 088 849（11.6）	626 679（6.6）
前列腺	1 276 106（7.1）	358 989（3.8）
结肠	1 096 601（6.1）	551 269（5.8）
皮肤癌（非黑色素瘤）	1 042 056（5.8）	65 155（0.7）
胃	1 033 701（5.7）	782 685（8.2）
肝	841 080（4.7）	781 631（8.2）
直肠	704 376（3.9）	310 394（3.2）
食管	572 034（3.2）	508 585（5.3）
宫颈	569 847（3.2）	311 365（3.3）
甲状腺	567 233（3.1）	41 071（0.4）
膀胱	549 393（3.0）	199 922（2.1）
非霍奇金淋巴瘤	509 590（2.8）	248 724（2.6）
胰腺	458 918（2.5）	432 242（4.5）
白血病	437 033（2.4）	309 006（3.2）
肾	403 262（2.2）	175 098（1.8）
子宫体	382 069（2.1）	89 929（0.9）
唇、口腔	354 864（2.0）	177 384（1.9）
脑和神经系统	296 851（1.6）	241 037（2.5）
卵巢	295 414（1.6）	184 799（1.9）
皮肤黑色素瘤	287 723（1.6）	60 712（0.6）
胆囊	219 420（1.2）	165 087（1.7）
喉	177 422（1.0）	94 771（1.0）
多发性骨髓瘤	159 985（0.9）	106 105（1.1）
鼻咽	129 079（0.7）	72 987（0.8）
口咽	92 887（0.5）	51 005（0.5）
喉咽	80 608（0.4）	34 984（0.4）
霍奇金淋巴瘤	79 990（0.4）	26 167（0.3）
睾丸	71 105（0.4）	9507（0.1）
唾液腺	52 799（0.3）	22 176（0.2）
肛门	48 541（0.3）	19 129（0.2）
外阴	44 235（0.2）	15 222（0.2）
卡波西肉瘤	41 799（0.2）	19 902（0.2）
阴茎	34 475（0.2）	15 138（0.2）
间皮瘤	30 443（0.2）	25 576（0.3）
阴道	17 600（0.1）	8062（0.1）
其他	17 036 901（94.2）	9 489 872（99.3）
合计	18 078 957	9 555 027

肺癌是男性、女性所有恶性肿瘤中最常见的癌症（占总病例的11.6%），其次是乳腺癌（女性）（11.6%）、大肠癌（10.2%）、前列腺癌（男性）（7.1%），同时肺癌也是癌症死亡的主要原因（占癌症死亡总数的18.4%），其次是大肠癌（9.2%）、胃癌（8.2%）、肝癌（8.2%）（图2-2-1）。从发病率看，肺癌是男性最常见的癌症，其次是前列腺癌和结直肠癌。同时，肺癌不仅发病率最高，也是男性肿瘤患者最主要的死亡原因，肝癌和胃癌的死亡率排在第二和第三位（图2-2-2）。女性中，乳腺癌是最常见的癌症，也是癌症死亡的主要原因，发病率排在第二和第三位是结直肠癌和肺癌，死亡率则是肺癌排在第二位、结直肠癌排在第三位，宫颈癌的发病率和死亡率都排在第四位

（图2-2-3）。

GLOBOCAN2018分别统计了男性和女性患者在不同HDI（人类发展指数）水平的恶性肿瘤发病率及死亡率的区别，对于许多癌症来说，与发展中国家和地区相比，发达中国家和地区的发病率通常高出2～3倍，但由于相对落后地区的死亡率更高，导致二者的死亡率水平接近。在男性中，肺癌和前列腺癌在HDI高和极高组与低和中等组的国家中都排在第一位，尽管发病率有相当大的变化（图2-2-4）。女性中，乳腺癌的发病率远远超过其他癌症，在发展中国家和地区，排在第二位的是结直肠癌，而发达国家和地区则是宫颈癌（图2-2-5），这一区别与两种人群的饮食卫生质量及性生活情况有关。

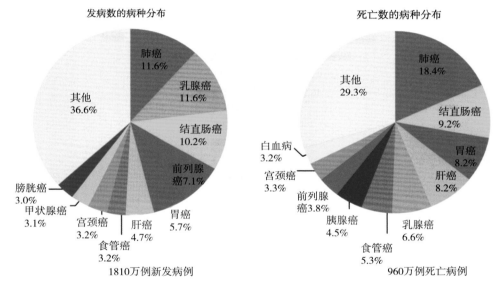

图 2-2-1　常见恶性肿瘤的发病率及死亡率分布比例

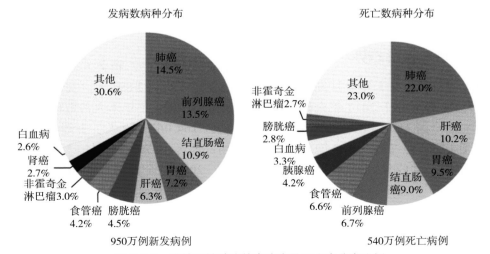

图 2-2-2　男性恶性肿瘤的发病率及死亡率分布比例

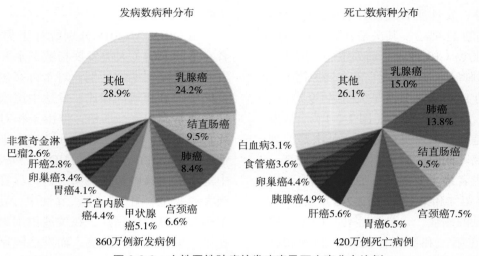

图 2-2-3　女性恶性肿瘤的发病率及死亡率分布比例

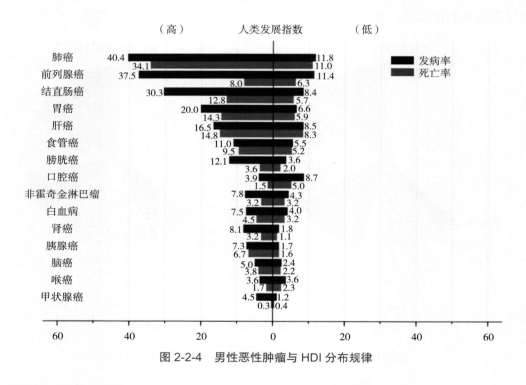

图 2-2-4　男性恶性肿瘤与 HDI 分布规律

二、我国恶性肿瘤流行趋势

我国国家癌症中心在 2018 年 4 月发布我国的癌症统计数据，数据来源于 2017 年全国肿瘤登记中心收集汇总的全国 31 个省（自治区、市、直辖市）的肿瘤登记资料，截至 2017 年 8 月 30 日，全国肿瘤登记中心共收集到全国 31 个省、自治区、直辖市的 449 个登记处提交的 2014 年肿瘤登记资料，其中县级以上城市 160 个、县及县级市 289 个。根据质量控制标准纳入 339 个登记处，其中东部地区 140 个、中部地区 112 个、西部地区 87 个。覆盖人口共 288 243 347 人（包括男性 146 203 891 人、女性 142 039 456 人），占全国 2014 年年末人口数的 21.07%，其中东部地区 164 062 330 人、中部地区 81 477 272 人、西部地区 42 703 745 人。

2017 年全国恶性肿瘤估计新发病例数 380.4 万例（男性 211.4 万例、女性 169.0 万例），平均每分钟有 7 例被确诊为癌症。肿瘤发病率为 278.07/10 万（男性为 301.67/10 万、女性为 253.29/10 万），中标率（中标率：人口标准化率，

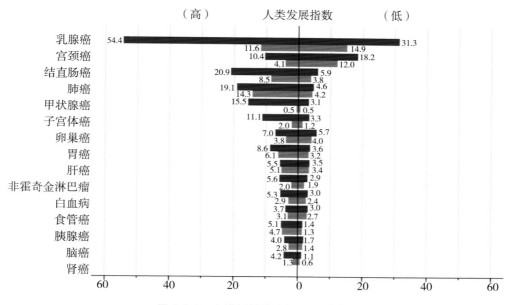

图 2-2-5　女性恶性肿瘤与 HDI 分布规律

按照 2000 年中国标准人口结构）为 190.63/10 万，世标率（世标率：人口标准化率，按照 Segi 世界标准人口结构）为 186.53/10 万（图 2-2-6）。0～74 岁累积发病率为 21.58%。肿瘤病死率为 167.89/10 万，中标率为 106.98/10 万，世标率为 106.09/10 万。0～74 岁累积病死率为 12.00%。其中城市地区 130.6 万例，占 56.88%；农村地区 99.0 万例，占 43.12%。从年龄看，30 岁前恶性肿瘤发病率很低，30 岁以后快速升高，80 岁左右达到峰值，其后有所下降。

不论是城市还是农村，恶性肿瘤都是死亡的最主要原因。2017 年全国癌症病死数 229.6 万例。

其中 0～30 岁组：恶性肿瘤病死率较低；30 岁后快速升高；东部、中部男性 80 岁达到高峰，而后有所下降；西部地区男性及所有地区女性病死率随年龄增长而持续上升，没有下降趋势。

我国发病率排在前五位癌症：肺癌、胃癌、结直肠癌、肝癌、乳腺癌；城市发病率排在前五位癌症：肺癌、结直肠癌、胃癌、肝癌、乳腺癌；农村发病率排在前五位：肺癌、胃癌、肝癌、食管癌、结直肠癌。全国主要恶性肿瘤死亡排在前五位：肺癌、肝癌、胃癌、食管癌、结直肠癌；城市主要恶性肿瘤死亡排在前五位：肺癌、肝癌、胃癌、结直肠癌、食管癌；农村主要恶性肿瘤死亡前五

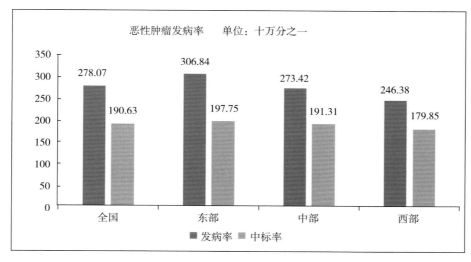

图 2-2-6　我国各地区恶性肿瘤发病率和中标率情况

位：肺癌、肝癌、胃癌、食管癌、结直肠癌。在女性乳腺癌、男性前列腺癌及皮肤癌等肿瘤的发病率和病死率上，我国明显低于欧美国家，而肝癌、胃癌、食管癌等消化道肿瘤则相对较高，这与人种、经济发达程度、饮食习惯等都有关。总体而言，我国东、中、西部地区的癌谱略有不同（表2-2-2，表2-2-3）。胃癌、肝癌、宫颈癌等与慢性感染有关的恶性肿瘤在中、西部欠发达地区的疾病负担较重，而结直肠癌、乳腺癌、甲状腺癌等与较高社会经济水平、西化的生活方式有关的恶性肿瘤在东部发达地区的疾病负担较重。疾病谱的不同在一定程度上反映了我国医疗资源分配的地域差异，因此在欠发达地区及高危地区对重点肿瘤开展基于人群的早期筛查工作，提高预后较好的肿瘤的临床诊治水平，加大力度推进医疗资源公平化，同时在发达地区进一步提高肿瘤监测和筛查覆盖率可能是未来我国肿瘤防控工作的重点。

表 2-2-2　中国各地区发病排名前十位主要恶性肿瘤

全国	东部	中部	西部
肺癌（20.55%）	肺癌（20.17%）	肺癌（20.73%）	肺癌（20.91%）
胃癌（10.79%）	结直肠癌（10.36%）	胃癌（12.56%）	肝癌（11.88%）
结直肠癌（9.74%）	胃癌（10.02%）	肝癌（9.78%）	结直肠癌（10.22%）
肝癌（9.74%）	乳腺癌（8.25%）	结直肠癌（8.60%）	胃癌（9.74%）
乳腺癌（7.33%）	肝癌（8.02%）	食管癌（8.02%）	乳腺癌（6.29%）
食管癌（6.87%）	甲状腺癌（6.51%）	乳腺癌（6.99%）	食管癌（6.04%）
甲状腺癌（4.46%）	食管癌（6.24%）	甲状腺癌（3.39%）	脑癌（2.85%）
宫颈癌（2.68%）	胰腺癌（2.84%）	宫颈癌（3.14%）	宫颈癌（2.85%）
脑癌（2.66%）	脑癌（2.63%）	脑癌（2.55%）	甲状腺癌（2.55%）
胰腺癌（2.42%）	淋巴癌（2.47%）	胰腺癌（2.11%）	胰腺癌（2.10%）
其他（23.00%）	其他（22.49%）	其他（22.15%）	其他（24.57%）

表 2-2-3　中国主要恶性肿瘤分性别发病率　　　　　　　　　　　　　　　　　　续表

男性	女性	男性	女性
肺癌（24.63%）	乳腺癌（16.51%）	膀胱癌（2.87%）	肝癌（5.68%）
胃癌（13.62%）	肺癌（15.43%）	胰腺癌（2.47%）	食管癌（4.29%）
肝癌（12.72%）	结直肠癌（9.25%）	脑癌（2.27%）	子宫癌（3.79%）
结直肠癌（10.13%）	甲状腺癌（7.50%）	淋巴癌（2.24%）	脑癌（3.15%）
食管癌（8.77%）	胃癌（7.25%）	其他（17.04%）	其他（21.14%）
前列腺癌（3.25%）	宫颈癌（6.04%）		

（侯宗柳　杨　洋）

第三节　主要肿瘤的流行病学特点

一、肺癌

肺癌是世界范围内发病率和病死率均排在第一的恶性肿瘤，在所有恶性肿瘤致死的病例中，肺癌占到了近20%。2018年，全世界预计将有210万例新增肺癌病例和180万例肺癌病死病例。

发病率方面，肺癌在我国和东南亚（如缅甸、菲律宾和印度尼西亚）的男性中发病率最高。在美国、英国、澳大利亚、芬兰、荷兰、新加坡等国家，随着吸烟率的下降，出现了肺癌发病率相应的下降。非洲男性肺癌发病率普遍较低。而肺癌致死率方面，则是东欧、西亚、北非大多数国家排在前列。女性肺癌在全世界女性恶性肿瘤中发病率排在第三，女性肺癌发病率最高的是北美洲、北欧、西欧（特别是丹麦和荷兰）、澳大利亚、新西兰及匈牙利。在美国的白种人中，年轻女性的肺癌发病率甚至比年轻男性高。

我国各地区男性肺癌发病率、病死率均排在第一，中部地区男性肺癌年龄标化发病率、病死率最高，这可能与我国男性较高的吸烟率有关。病死率排在第二，发达国家女性肺癌新发病例数低于乳腺癌与结直肠癌，肺癌病死病例数排在第一，发展中国家女性肺癌新发病例数低于乳腺癌与宫颈癌，肺癌病死病例数低于乳腺癌。我国女性肺癌发病率排在第二，但在西部地区肺癌发病例数仍居第一位，所有地区女性肺癌病死率排在第一。发达国家女性肺癌发病率及病死率较高，可能与近年来这些国家女性吸烟率的不断上升有关。我国女性吸烟率较低，但女性肺癌发病率仍高于一些女性吸烟率较高的欧美国家，这可能与女性二手烟暴露、室内油烟与燃料污染明显、室外空气污染有关。我国不吸烟女性二手烟暴露率高达71.6%，农村地区二手烟暴露率（74.2%）高于城市地区（70.5%）。另有研究显示，我国北部、东部地区各省工作场所禁烟率最高，而中、西部地区在公共场所吸烟情况较为普遍。同时，我国西部欠发达地区室内燃料使用情况更为普遍，这些可能是导致西部地区女性肺癌负担较重的原因。

二、胃癌

胃癌一直是世界范围内的一种常见的重要癌症，2018年新发病例超过100万例，估计死亡例数为783 000例。全球每12例肿瘤死亡患者中有1例死于胃癌，胃癌是肿瘤总体发病率排在第五癌症，也是第三大癌症死亡原因，男性的比率是女性的2倍。胃癌在西亚地区发病率及病死率最高，特别是男性中；其次是东亚地区，特别是日本和韩国。而北美洲、北欧和非洲的发病率一般较低。

在我国，胃癌也是非常常见的恶性肿瘤，特别是在农村地区，发病率、病死率都远高于全球平均水平。

胃癌发病率的地区差异，与环境因素有着明显的关联，通过流行病学调查统计，夏威夷的日本移民与同时代的本土日本人相比，胃癌发病率下降，而在夏威夷出生的第二代日本移民的发病率进一步降低，当然，发病率仍然高于当地白种人。幽门螺杆菌是胃癌的主要危险因素，近90%的非贲门胃癌病例是由这种细菌引起的。此外，腌制食品、吸烟、饮酒、水果摄入不足也是胃癌的危险因素。胃癌一般可分为两大类：贲门型与非贲门型。①非贲门型与幽门螺杆菌感染密切相关，近半个世纪以来，而贲门型胃癌的发病率由于幽门螺杆菌感染的控制和预防，一直在稳步下降。②贲门型胃癌起源于食管-胃交界处，具有与食管腺癌相似的流行病学特征。贲门型胃癌的危险因素包括肥胖和胃食管反流病（GERD），Barrett食管（由GERD引起的疾病）也被认为会增加风险。贲门型胃癌的发病率一直在增长，特别是在高收入国家。我国胃癌发病率、病死率由高到低依次为中、东、西部地区。不良饮食结构、不健康的生活饮食习惯、慢性幽门螺杆菌感染可能是胃癌高发的危险因素。我国辽东半岛、山东半岛、长江三角洲、太行山脉和甘肃等地是胃癌高发区域。中部地区胃癌发病率、病死率较高，这与胃癌高发区的分布有一定关系。

三、乳腺癌

2018年在世界范围内将有约210万例新诊断的女性乳腺癌病例，占女性癌症病例的近25%。乳腺癌是绝大多数国家中（185个国家中有154个）女性发病率最高的癌症，也是100多个国家女性癌症死亡的最主要原因。在北欧、北美和澳洲，乳腺癌虽然发病率排在女性癌症第一，但由于先进的治疗手段和条件，病死例数排在肺癌之后。在南美洲、非洲和亚洲等区域的发展中国家，乳腺癌的发病率曾经相对较低，但近年来持续高速增长。在我国，这一趋势尤为明显，主要因素包括经济发展、肥胖、晚育、乳腺癌筛查和意识的提高等。在一些发达国家，包括美国、加拿大、英国、法国和澳大利亚，21世纪初乳腺癌发病率有所下降的部分原因"妇女健康倡议（Women's Health Initiative）"指出，是绝经后激素的使用与乳腺癌风险的增加有关而倡导减少"绝经后激素治疗"。

乳腺癌的病因研究在所有肿瘤中是进展最快、成果最多的研究之一，如 *BRCA1*、*BRCA2* 和其他乳腺癌易感基因的发现和相应的生物靶向治疗药物的开发等，但仍有 90% 以上的乳腺癌病因不明。乳腺癌还具有一些流行病学规律：高 HDI 国家的乳腺癌发病率更高，晚育或不生育、外源激素摄入、酒精摄入、肥胖等都是危险因素，而母乳喂养和体力活动是公认的保护因素。

我国东中部地区女性乳腺癌发病率排在第一，西部地区女性乳腺癌发病例数少于肺癌，但发病率仍排在第一。发病率由高到低依次为东、中、西部地区。我国各地区乳腺癌病死率普遍低于肺癌、胃癌、肝癌、结直肠癌等常见恶性肿瘤。病死率由高到低依次为东、中、西部地区。我国东部地区乳腺癌负担较重，这与东部地区城镇化进程较快有关。城市居民生活方式的不断西化、肥胖率的普遍增高、生育率的相对降低都是导致城市地区乳腺癌发病率不断增高的危险因素。

四、前列腺癌

2018 年全世界将有近 130 万例新发前列腺癌和 35.9 万例前列腺癌病死病例，总体上前列腺癌在男性恶性肿瘤中发病率位居第二，病死率排在第五。在世界上超过 50% 的国家中，它是男性中诊断率最高的癌症，尤其是在北美洲、北欧和西欧、澳大利亚、新西兰及撒哈拉以南非洲的大部分地区。它是 46 个国家的男性癌症死亡的主要原因，尤其是在撒哈拉以南非洲和加勒比地区。在北美洲、北欧和西欧、澳大利亚、新西兰等发达国家和地区，虽然前列腺癌发病率高，但病死率并不高。

前列腺癌病因并不太明确。在美国和加勒比地区及非洲裔男性中发病率最高，具有一定的种族和遗传倾向。近几十年来，前列腺癌的发病率不断增高还和广泛前列腺特异性抗原（prostate specific antigen，PSA）筛查，大量的前列腺增生手术及术后病检等因素有关。20 世纪 80 年代中后期，PSA 检测在商业上得到了广泛的应用，促使人们更多地使用 PSA 检测来进行早期检测和诊断，

发现很多隐性的前列腺癌患者，导致前列腺癌的总体发病率迅速上升。许多早期前列腺癌并不需要过度干预。2012 年，美国疾病预防部门对 PSA 检测的选择进行了改进，最近几年前列腺癌发病率有下降的趋势。在中国、英国、日本、巴西等仍然广泛进行 PSA 检测的国家，前列腺癌的发病率还在继续上升。许多国家的前列腺癌病死率一直在下降，包括北美、大洋洲、北欧和西欧等亚洲发达国家，这得益于这些国家或地区完善的肿瘤诊疗体系，以及前列腺癌手术治疗和内分泌治疗的不断精准化。我国的前列腺癌的发病率明显低于欧美，但随着社会经济发展、城市化进程、人群健康意识的不断增加及人口老龄化的加剧，发病率逐年上升。

五、肝癌

在 2008 年，肝癌将成为全球第六大最常见的癌症，也是全球第四大癌症死亡原因，每年约有841 000 例新病例和 782 000 例死亡。在世界大多数地区，男性的肝癌发病率和病死率都是女性的2 ～ 3 倍。因此，肝癌在全球病例数中排名第五，而在男性癌症病死数排名第二。在发展中国家和地区的男性中，肝癌的发病率尤其高，是发达国家男性发病率的 2 倍。北非、西非、东亚及东南亚是肝癌发病率最高的地区，我国肝癌发病率曾长期占据全国恶性肿瘤发病率和病死率第一的位置；进入 21 世纪，随着乙型肝炎在我国得到良好的控制和预防，肝癌发病率已明显下降。

原发性肝癌包括肝细胞癌（75% ～ 85%）、肝内胆管癌（10% ～ 15%）及其他罕见类型。主要肝癌的危险因素有慢性乙型肝炎病毒（HBV）或丙型肝炎病毒（HCV）感染、黄曲霉毒素污染食品、饮酒、肥胖、吸烟和 2 型糖尿病等。

不同的肝癌高发地区，主要的危险因素也不尽相同。在我国和东非地区，主要的危险因素是慢性乙型肝炎病毒感染和黄曲霉毒素暴露；而在日本、埃及等国家，丙型肝炎病毒感染可能是主要原因。蒙古是世界上肝癌发病率最高的国家，2018 年的发病率甚至是我国的 4 倍，在蒙古地区，乙型肝炎、丙型肝炎及酗酒都是主要的危险因素。肥胖患病率上升则被认为是肝癌低发病地区肝癌发病率增加的主要原因。

肝癌的预防是恶性肿瘤预防工作中发展最快、取得效果最好的。从1982年开始,乙型肝炎疫苗的应用对大多数肝癌病例进行初步预防取得显著效果。WHO建议将乙型肝炎疫苗纳入常规婴儿免疫方案,到2016年年底,已有186个国家将乙型肝炎疫苗纳入其国家免疫计划。许多国家实现了80%以上的乙型肝炎疫苗预防覆盖率,大大降低了乙型肝炎和肝癌的发病率。

我国肝癌发病、死亡从高到低依次为西、中、东部地区。乙型和丙型肝炎病毒感染、黄曲霉毒素、饮酒、非酒精性脂肪肝、肥胖等因素是肝癌的危险因素。1992年全国肝炎病毒感染流行病学调查显示,我国乙型肝炎流行率从高到低依次为东、中、西部地区列。2006年全国调查显示,东、中部地区乙型肝炎流行率大幅降低而西部地区仍保持在较高水平,这与西部各省乙型肝炎疫苗接种率较低相关。西部欠发达地区应注重肝癌危险因素的防控工作,从而降低区域癌症负担。

六、结直肠癌

据估计,2018年将有超过180万例结直肠癌病例和88万例死亡,约占所有肿瘤的10%。总体来说,在所有肿瘤中,结直肠癌的发病率排名第三,病死率排名第二。通过统计HDI指数,结直肠癌的发病率与国家或地区的经济发达程度有很大的相关性,结直肠癌的发病率在发达国家和地区比发展中国家或地区高出约3倍。但在HDI较低的情况下,平均病例病死率较高,所以各地区总体的病死率差别不大。

结肠癌发病率最高的地区是欧洲部分地区(如匈牙利、斯洛文尼亚、斯洛伐克、荷兰和挪威等)及澳大利亚、新西兰、北美和东亚(日本、韩国、新加坡),其中匈牙利和挪威分别在男性和女性发病率中排名第一。

直肠癌发病率与结肠癌有相似的区域分布,但男性和女性发病率最高的分别是韩国和马其顿。在非洲和南亚的大多数地区,结肠癌和直肠癌的发病率都很低。

在全球不同地区,结肠癌和直肠癌的发病率差别很大,发病率可达到6~8倍的差异,这些差异与国家或地区的经济发达程度及HDI等有关。在最近10年中发病率和病死率都在上升的主要包括波罗的海国家、俄罗斯、中国和巴西;加拿大、英国、丹麦和新加坡等国的发病率增加但病死率下降。在美国、日本和法国则是发病率和病死率均下降。世界癌症研究基金会和美国癌症研究所报道,肥胖、酒精饮料及加工肉制品会增加结肠癌和直肠癌的患病风险,红肉的大量摄入会增加结肠癌的患病风险,而体育锻炼可以降低结肠癌的患病风险。

我国东部地区结直肠癌发病率、病死率最高,这可能与东部发达地区人群生活方式明显西化有关。西部地区发病率、病死率与东部地区相似,而中部地区的发病率、病死率则均较低,其原因需要更多相关研究进行深入探讨。大规模人群筛查是降低结直肠癌发病率与病死率的重要途径。目前的筛查方法包括愈创木脂化学法粪隐血试验、免疫化学粪便隐血试验、粪便DNA检测、血清癌胚抗原检测、弯曲乙状结肠镜检查、CT仿真内镜、气钡双重造影、结肠镜检查等。应根据各地区的结直肠癌疾病负担、医疗资源及个体危险因素选择适当的筛查方式。

(侯宗柳　杨　洋)

第四节　肿瘤流行病学的研究方法

肿瘤流行病学根据是否对研究对象实施干预,可分为观察性研究(observational study)和实验性研究(experimental study)两大类,肿瘤流行病学的主要研究领域可归纳为5个方面:①阐明影响恶性肿瘤发病率或病死率的地区间差别和时间趋势的因素。②研究不同社区人群间恶性肿瘤发病率与人们生活方式和环境间的相互关系。③比较患恶性肿瘤和不患恶性肿瘤人群之间可疑危险因素的暴露情况,比较暴露和未暴露于可疑危险因素人群的恶性肿瘤发病情况。④对恶性肿瘤危险因素实施干预并评价干预效果。⑤对恶性肿瘤发病机制和模型进行定性和定量研究,阐明其发病机制。

一、恶性肿瘤常见的测量指标

（一）恶性肿瘤发病率

恶性肿瘤发病率（cancer incidence）是指在一定时间内（一般是一年），特定人群中新发恶性肿瘤病例出现的频率，通常用每十万人的发病例数为基本描述单位。基于不同恶性肿瘤、不同人群的调查统计，可得到不同条件下的发病率，用于更为细致的恶性肿瘤描述和分析。

（二）恶性肿瘤患病率

恶性肿瘤患病率（cancer prevalence）也称流行率或现患率，是指特定时间点一定人群中恶性肿瘤新旧病例合计所占比例，是用来衡量某个时间点人群中某种恶性肿瘤存在数量的指标，同样也是以每十万人的发病例数为基本描述单位。

（三）恶性肿瘤病死率

恶性肿瘤病死率（cancer mortality rate）是指一定时间内特定人群中死于恶性肿瘤的患者的频数，以每十万人的发病例数为基本描述单位。病死率的特定人群可以通过性别、年龄、种族、居住地等加以细化，得到更精确的肿瘤流行病学数据。

（四）恶性肿瘤生存率

恶性肿瘤生存率（cancer survival rate）是指特定的某种恶性肿瘤患者，若干年后存活的例数所占比例，数值为百分比，特定恶性肿瘤患者可以是没有经过治疗的总体生存率，也可以单独统计经过某种治疗的生存率。

二、肿瘤流行病学

研究以人群为对象，以描述、分析和实验流行病学方法为基本手段，在开展对肿瘤病因学研究的同时，探索和评价人群中早期发现、预防和干预恶性肿瘤的方法，并与临床医学相结合，研究和评价恶性肿瘤的治疗措施和效果，为恶性肿瘤防治策略的制定提供了极其重要的线索和依据。肿瘤流行病学的研究方法主要有如下分类。

（一）描述流行病学

描述流行病学研究的主要内容包括现况调查、筛检和生态学研究等，监测也是一种长期、连续的描述性研究。描述恶性肿瘤在不同时间、空间和人群间的分布是肿瘤研究的基础。描述流行病学通过常规监测系统或专项调查获取有关恶性肿瘤分布的资料，包括人口学资料、发病和死亡及疾病进展信息，以及实验检查结果和有关危险因素暴露信息，然后从历史变迁、地区分布和人群特征角度描述恶性肿瘤的分布，进而初步分析影响恶性肿瘤分布的因素，寻找病因线索，为分析性研究提供病因假设。

1. 现况调查　现况调查又称为横断面调查（cross-sectional study），可用于描述肿瘤在特定时间、地区和人群中的分布，描述某些环境和遗传因素与肿瘤之间的关系，为病因分析提供线索。现况研究是肿瘤监测的重要组分，还可用于评价肿瘤防治措施的效果。

2. 筛检　筛检（screening）是指应用快速的试验、检查和其他方法，从表面健康的人群中查出某病的可疑患者。筛检阳性或可疑阳性者应获得进一步的诊断检查，以确认是否发生了恶性肿瘤。如前列腺癌的筛检试验可采用前列腺特异性抗原（PSA）化验进行适龄男性患者的筛查。由于恶性肿瘤的疾病进程较快、治疗方法尚不充分，通常仅对那些有较长的临床前期、检出后也有效的治疗方法、早期发现和治疗可以明显延长生存时间的肿瘤进行筛检，如宫颈癌、乳腺癌、前列腺癌等。

3. 生态学研究　生态学研究（ecological study）是在群体水平上研究人群对某些因素暴露水平与肿瘤发生频率间的相关性。常用的生态学研究方法有生态比较研究和生态趋势研究两种。生态比较研究是指研究人群按地理位置分为不同组别，根据各组人群中某因素的平均暴露水平来比较某时期的疾病频率，比如对比不同地区人均膳食脂肪摄入和结直肠癌的发病率。生态趋势研究是在一个或多个人群中按时间分组，观察疾病频率在时间因素下的变化趋势。

（二）分析流行病学研究

分析流行病学研究（analytical study）主要用于检验病因假设。恶性肿瘤分析流行病学研究主要包括病例-对照研究（case-control study）和队列研究（cohort study）。

1. 病例-对照研究　病例-对照研究（case-control study）是肿瘤病因学研究的常用方法之一，对于一些发病率很低的罕见肿瘤，病例-对照研究有时是唯一的方法。通过比较患某种肿瘤的病例和不患某种肿瘤的对照相对于所研究因素的暴露情况差异，提出该因素是否可能是相应肿瘤的可疑危险因素。病例-对照研究可以人群为基础，也可以医院为基础；可以在一个地区或人群中实施，也可以是大规模、多中心的研究。肿瘤的病例-对照研究已经发现了大量有价值的危险因素线索，如吸烟与肺癌、乙型肝炎病毒感染与肝癌、高脂肪膳食与大肠癌等。在江苏省扬中市进行的一项以人群为基础的病例-对照研究，355 例食管癌患者为病例，配以 408 例人群对照，结果发现食用陈米与男性食管癌联系的 OR 达 9.05。但是，由于肿瘤是复杂多基因疾病，在解释病例-对照研究的结果时必须充分考虑可能存在的偏倚、混杂、基因-基因、基因-环境的交互作用。

2. 队列研究　队列研究（cohort study）包括前瞻性和回顾性队列研究。基于长期的肿瘤登记系统或职业人群，队列研究常可利用已有的登记资料和暴露信息来开展回顾性队列研究。国内、外都曾报道过职业人群中联苯胺暴露与膀胱癌危险性的回顾性队列研究结果。上海南汇、江苏启东和海门地区对不同饮水类型与肝癌关系的回顾性队列研究发现，饮用宅沟水可能与原发性肝癌的发生有关。英国著名的流行病学家 Doll 和 Hill 自 20 世纪 50 年代开始在英国医师中进行的吸烟与肺癌关系的研究，迄今已持续 50 余年，这项研究为证实吸烟与肺癌的病因学联系做出了重要贡献。队列研究以暴露为观察起点，以癌症发病或死亡为结局变量，在推断暴露因素与结局的病因学关系时具有明确的时序性。因此，具有较强的因果推断能力。值得注意的是，队列研究往往需要观察较长时间，其有效性可能受到对象失访、对癌症结局的错误判断和混杂因素的影响，因此特别要注意暴露资料和结局变量的可靠性，要以同样的标准方案对暴露组和非暴露组进行随访，要尽量保持队列中对象的随访率。在资料分析时可用分层或多变量分析等方法来估计和控制混杂因素的影响，并充分考虑变量间的交互作用。

（三）实验流行病学研究

肿瘤实验流行病学是通过对实验样本的干预，观察干预因素与恶性肿瘤关系的一种研究方法。肿瘤的实验流行病学研究，不但有助于干预或预防肿瘤的发生，而且能为肿瘤病因学研究提供有关危险因素或病因的进一步佐证。当试验组或干预组的肿瘤发病率下降且与对照组显著不同时，往往证明所干预因素是相应肿瘤的一个危险因素。近二三十年来，我国已开展了多项肿瘤病因学干预研究，如在肝癌高发地区大范围开展的新生儿乙型肝炎疫苗免疫接种、在河南林县开展的"食管癌营养干预试验"等。

实验流行病学应用最广泛的就是随机对照临床试验，还有社区干预试验和现场试验等。在肿瘤治疗和预防的随机对照临床试验中，一个重要的原则是比较，即必须设立对照组。只有比较才能将观察到的效果归因于所试验的方法或药物。实验研究的另一个要素是随机化，研究对象一定要随机地分配到试验组和对照组，在样本量足够大的情况下，随机化可以确保所比较的两组对象在人口学特征、疾病特征和其他可能存在的混杂因素均衡可比，并由此反映出所研究的药物或干预措施的真正效果。目前，各种对于癌症治疗和预防的新方法、新措施的研究，通过严格的实验流行病学评价，取得不断突破性的进展，为恶性肿瘤的治疗和预防提供了很多新的有力手段。

三、肿瘤流行病学研究原则

肿瘤危险因素的识别，病因的探索，是肿瘤流行病学研究的重要内容，也是主要目的之一。

（一）肿瘤危险因素概述

肿瘤危险因素主要分为环境和遗传两大类，进一步细分可包括行为生活方式、环境因素及机体因素。研究较多的包括吸烟、饮酒、膳食营养、肥胖、环境理化因素、职业因素等。下面以吸烟、饮酒及膳食营养为例进行说明。

1. 吸烟　吸烟是恶性肿瘤危险因素研究中最早、最多、最深入的。WHO 估计 15% 的癌症可归因于吸烟。全球每年因吸烟导致的癌症死亡有 150 万例以上。根据 150 多项流行病学调查报告证实，吸烟可致肺癌，也可使肺癌病死率 10 倍于非吸烟患者，并且吸烟和肺癌还有剂量-反应关系。此外，吸烟还可导致呼吸道、消化道多种恶性肿瘤。我国有超过 3 亿的烟民，15 岁以上吸烟率高达 28.1%，其中男性吸烟率超过 50%。吸烟引起肺癌的机制包括卷烟烟雾中含 3800 多种已知化学物，如尼古丁等生物碱、胺类、脂类、酚类、烷类、醇类、多环芳烃、脂肪烃、杂环族化合物、羟基化合物、氮氧化物、一氧化碳、重金属元素（镍、铜、铬）及有机农药等，其中包含了多种致癌剂、促癌剂和致突变剂引起 DNA 加合物浓度升高，致 DNA 损伤和基因突变，并可导致体内氧化疲劳，产生的氧化剂消耗体内抗氧化剂，需 2 ～ 3 倍的维生素 C 等。

2. 饮酒　早在 1997 年，WHO 即确认了酒精对口腔、咽和食管等部位癌的危险性。过度摄入酒精本身可致癌，如长期饮酒可形成肝硬化继而致肝癌的发生，且可能与结直肠癌和乳腺癌发病相关。与此同时，一些含酒精饮料在加工过程中被致癌物（如亚硝胺、多环芳烃、真菌毒素等）污染，也可导致肿瘤发生危险升高，吸烟又饮酒者可进一步增加某些恶性肿瘤的危险性。

3. 膳食营养　20% ～ 60% 的癌症与膳食营养相关。据估计，发达国家男性癌症的 30% ～ 40%，女性癌症的 60% 可能与饮食有关。膳食营养与机体癌症发病风险的关联，可能通过下述途径实现。

（1）食物中含有致癌物或被致癌物污染：亚硝胺前体（亚硝酸盐和二级胺）广泛存在于自然界，植物亚硝酸盐很易由硝酸盐形成。蔬菜、水果储存过久易存在高浓度的亚硝酸。

（2）黄曲霉污染：米、麦、高粱、玉米、花生、大豆在受热、潮湿等情况下可产生黄曲霉毒素（aflatoxin，AF）。其中 AFB1 致癌作用最强，在低剂量长时间作用下，几乎可使所有实验动物致癌。

（3）被污染的饮用水：含藻类毒素的宅沟水或井水，长期饮用可致肝癌。

（4）食用色素：具致癌性的食用色素有二甲氨基偶氮苯（致肝癌、胆管癌、皮肤癌、膀胱癌等）、氨基偶氯甲苯（致肝癌、肺癌、膀胱癌、肉瘤）、碱基菊橙（致肝癌、白血病、网状细胞肉瘤）等。

（5）香料及调味剂：具致癌作用的有黄樟素（致肝癌、肺癌、食管癌）、单宁酸（致肝癌、肉瘤）等。

（6）烟熏、炙烤及高温烹煮食物：在其烹制过程中，会使蛋白质热解，特别是烧焦的鱼和肉中可产生有致突变和致癌性的多环有机化合物（如多环芳烃、杂环胺）。

（二）肿瘤病因学及因果推导

肿瘤病因学目前比较公认的是 1980 年流行病学家 Lilienfeld 提出的：那些能使人群发病概率增加的因素或当某个因素不存在时，疾病频率就会下降，就是病因。肿瘤病因的因果推导主要包括提出假设、验证假设及病因推断 3 个步骤。

1. 提出假设　通过描述性流行病学研究，探究疾病的"三间分布"特征，从而提出病因假设，这是肿瘤病因学探索的首要步骤。

（1）求同法：求同法（method of agreement）是指在相同事件（疾病）之间寻找共同点。

（2）求异法：求异法（method of difference）是指在事件（或疾病）发生的不同情况之间，如不同发病率之间或发病与不发病者之间寻找不同点。

（3）共变法：共变法（method of concomitant variation）是指如果某因素出现的频率和强度发生变化，某病的频率和强度也随之变化，则该因素可能是该病的病因。

（4）类推法：类推法（method of analogy）是指所研究的某病因未明疾病如果与某病因已经清楚的某种疾病的分布特征相似，那么可以推测两种疾病的病因可能相同。

（5）排除法：排除法（method of exclusion）是指通过对假设的排除而建立假设的方法。对某疾病的可能病因提出几种假设，并根据客观资料逐一排除，最难排除者是该疾病病因的可能性最大。

除了流行病学研究外，许多病因未明的疾病在临床上最先碰到，通过临床的观察、研究和分析，同样可以为病因研究提供线索。此外，利用历史数据或生态学研究结果，均可对病因假设提供有力线索。

2. 验证假设　对病因假设的验证，主要是确定特定因素与结局之间是否存在统计学关联，以及二者之间的关联强度（OR 或 RR）。（具体的方法在本章前面分析流行病学方法的部分已有较详细的描述，在此不再重复。）

3. 病因推断　在分析性研究或实验性研究中观测到的暴露与结局之间的统计学关联，需要进一步审视，排除该关联是虚假关联或间接关联的可能性，方才进入因果推断的过程。虚假关联是指本不存在相关的二者之间，由于研究过程中的某些偏倚或机遇，使得二者间表现出统计学关联，这一联系是虚假的关联，需要控制研究过程中的偏倚及混杂加以避免。例如：前列腺癌在发达地区发病率更高，而发达地区人群对于 PSA 的普查和前列腺穿刺活检的选择率都明显更高，从而有更高的被检出可能。间接关联是指两事件之间本身无关，但二者均与另外某一因素相关，从而导致二者之间出现统计学关联。例如：吸烟可引起肺癌也可引起冠心病，从而导致观测到肺癌的发生与冠心病有关。间接关联的识别需要对混杂及其控制有足够的识别。排除虚假关联及间接关联后，才能进入因果关联的推断过程。肿瘤的病因推断，按照标准进行。

（1）关联的强度：通常以 OR 或 RR 值来表示。关联强度（strength of association）越大，因果关系的可能性越大。

（2）关联的时序性：在因果推断的原则中，先因后果的时序性（temporality）是必须满足的。关于暴露与结局出现的时间顺序，在实验研究及前瞻性队列研究中容易判断，是确定先因后果的最佳研究类型，但是病例 - 对照研究及横断面研究常无法判断。值得注意的是，在肿瘤研究中，由于疾病潜伏期较长，即使在研究开始时，研究对象尚未发病，仍需要在分析时予以考虑，排除可能的已处于疾病状况的研究对象。

（3）关联的可重复性：关联的可重复性（consistency of association）是指因素与结局的关系，在不同时间、不同人群、通过不同研究方法，均可获得相同的结果。重复的结果越多则因果关联的可能性越大。

（4）关联的剂量 - 反应关系：如果随着某因素暴露剂量的增加，观察到人群发生某病的危险性或频率增加，则因果关联的强度增大，称该因素与该疾病之间存在剂量 - 反应关系（dose-response relationship）。如果观察到剂量 -

反应关系，且该关系不能被偏倚或混杂解释，则因果关系成立的可能性较大。有些研究中无法观测到剂量 - 反应关系，并不能排除二者之间的因果关联，须考虑是否存在阈值效应、饱和效应等。

（5）关联的一致性：关联的一致性（coherence of association）是指某因素若为某病的病因，则该因素应该可以解释该病在人群中的分布现象。

（6）关联的特异性：关联的特异性（specificity of association）是指某因素只能引起某疾病，某疾病只能由某因素引起。特异性原则一般适用于传染病，而对于肿瘤的病因而言，特异性是所有准则中最弱的一条，在多因多果的因果模式下，关联的特异性往往不存在，这种情况并不能排除因果关联的可能性。

（7）关联的合理性：关联的合理性（plausibility of association）是指对可能的因果关联，应当在科学上合理解释或运用现代医学理论加以解释。需要所观察到的关联有较高的强度及在其他人群中有类似的结果，尤其在大样本人群中。

（8）实验证据：实验证据（experimental evidence）是指某因素可能导致某疾病，那么，该因素的去除或减少应当可以降低该疾病的发病风险，这是因果关联的另一佐证。

（9）相似性：相似性（analogy）是指如果已知某化学物有致癌作用，那么，与此类似的另一化学物与肿瘤之间的联系是因果关联的可能性较大。

上述因果推导准则，在实际的肿瘤流行病学工作中并不是都可以完全满足，但应该以这些准则为指导思路，进行科学的肿瘤病因分析推导，满足的条目越多，因果关系成立的可能性越大。

（侯宗柳　杨　洋　周子淇）

第五节　肿瘤分子流行病学

一、概述

肿瘤分子流行病学（cancer molecular epidemiology）是采用流行病学的研究方法，结合肿瘤分子流行病学的理论和技术，在有代表性的人群中用定性或定量的方法研究致癌物在体内暴露引起的生物学作用及致癌机制。

肿瘤分子流行病学的主要研究内容包括测量环境及内源性致癌物在体内暴露的剂量，了解致癌物在体内代谢过程的个体差异，确定致癌物与靶器官作用的生物有效剂量及对 DNA 造成的损伤，评价个体对肿瘤的易感性，在分子水平上评价干预效果等。

二、研究对象及方法

（一）致癌物

致癌物是肿瘤分子流行病学的重要研究对象，致癌物的暴露状况可通过各种方式进行检测。分析流行病学可通过调查癌症患者和对照有关因素的暴露史或直接测定外环境中某些可疑致癌物获得信息。如在研究肝癌的致病因素时，除乙型肝炎病毒感染外，黄曲霉毒素也是人们高度怀疑的致病因素，通过在高发区对肝癌患者食用发霉食品进行调查，间接测定对黄曲霉毒素的可能暴露剂量。另外，在肿瘤分子流行病学研究中越来越多地采用已成熟的技术直接测定人体内致癌物 -DNA 加合物及致癌物代谢产物，即通过对体液（如尿液、血清和组织细胞中 DNA 加合物及致癌物代谢产物）的直接定量测定，来评价致癌物在体内暴露的水平（如在研究肝癌危险因素时可应用免疫亲和纯化联用高效液相色谱测定尿液中黄曲霉毒素 B_1 的鸟嘌呤加合物），从而获得暴露信息。由于致癌物在体内暴露的剂量低，因此要采用敏感性高、特异性强且可重复性的检测方法。比较常用的检测方法包括免疫法、荧光法、^{32}P- 后标记法等。荧光法中的色谱 / 质谱法灵敏度可达 $0.1 \sim 1$ 个加合物 $/10^8$ 个核苷酸，而 ^{32}P- 后标记法灵敏度更高，仅需 $5 \sim 10\mu g$ DNA 即可达到 1 个加合物 $/10^{8\text{-}10}$ 个核苷酸。

（二）肿瘤标志物

肿瘤分子流行病学中对肿瘤标志物研究和应用的目的是预测肿瘤风险、评价临床治疗效果、判断预后及指导三级预防。肿瘤标志物作为连接实验室检测和人群为基础的流行病学研究的桥梁，是在癌前病变或癌症中发生生物学或生物化学改变的分子或过程，既可由肿瘤细胞或周围的正常组织产生，又可以是机体对肿瘤刺激的反应性产物，通过对研究对象的定性或定量检测，可以评估致癌物暴露和机体遗传易感性的单独或联合作用，有力地促进肿瘤病因学研究；可以作为临床上评价预后和机体治疗反应的标志来替代临床试验的真正终点，达到证实肿瘤存在、解析病程、评价疗效及复发、判断预后，从而达到辅助临床治疗的目的。

从环境致癌物的暴露到肿瘤的发生、发展过程中，可以从几个方面考虑筛选分子标志物：如环境致癌物在体内暴露的指示物、致癌物代谢的中间产物、致癌物与体内大分子形成的加合物、致癌物造成的 DNA 损伤、遗传易感性因素等。根据研究目的和研究类型不同，筛选不同的标志物。虽然研究者不断探索和尝试用分子标志物去评价人类对致癌物的暴露及其生物作用，但由于人类对肿瘤的病因及发病机制尚不完全明确，研究范围有限，同时受到样本量、检测方法、混杂因素等限制，分子标志物的研究尚有待深入。分子标志物的研究需注意：①实验研究方法需完善，寻找更加敏感、特异且重复性好的检测方法；②应考虑个体在代谢致癌物能力上的差异，因此需发展新的手段在评价体内暴露剂量高低的同时区别个体危险性的大小。在研究分子标志物时通常采用的方法包括横断面研究、病例 - 对照研究、前瞻性研究和干预研究。横断面研究用来了解分子标志物的检出率，建立外环境暴露与体内暴露的联系和剂量 - 反应关系。病例 - 对照研究用来评价分子标志物与肿瘤发生、发展的关系。

（三）肿瘤遗传易感性

随着遗传学的发展，大量证据提示人类肿瘤发生发展与遗传事件有关。多种癌症细胞中都发现了特有的遗传失调现象，包括 DNA 突变、杂合性丢失、染色体易位、DNA 甲基化等变化，涉及细胞的生长、分化、凋亡及 DNA 修复等。肿瘤生长是由于多遗传变异、环境影响及表观改变（epigenetic alteration）累积作用的结果。基因中断 / 基因破坏（gene disruption）是一种遗传学技术，通过在某基因中插入带有选择标记的 DNA 片段使其失活，则可以进行功能机制研究。此外，应注意区别起源于生殖细胞的 DNA 突变与体细胞突变，对具有肿瘤家族倾向性的个体，遗传序列变异体可传递给子代（progeny），并能在个体全部细胞 DNA 中发现，即生殖突变（germline mutation）。生殖突变导致的肿瘤，在起源上被认为是遗传性的。

目前研究较多的肿瘤易感基因：代谢酶基因、免疫反应相关基因、DNA 损伤修复基因、癌基因、抑癌基因等。

1. 代谢酶基因　多态环境致癌物大多数是前致癌物，没有直接的致癌作用，前致癌物需经过体内代谢活化形成终致癌物。使前致癌物激活的酶为 I 相酶，如细胞色素 P450（CYP）酶系统。使致癌物降解失去致癌活性的酶被称为 II 相酶，如谷胱甘肽转移酶（GST）。代谢酶基因多态可以影响酶的活性。因此，研究代谢酶基因多态性对于评价个体对环境致癌因素危险性具有重要意义。

2. 免疫反应相关基因　许多肿瘤的发生与生物致病因素有关，如胃癌的发生与幽门螺杆菌感染密切相关。免疫反应相关基因多态可能影响个体对生物致病因素引起的炎性反应的强度及对肿瘤的易感性，目前研究较多的有白细胞介素 -1（IL-1）、IL-8、IL-10 和肿瘤坏死因子 α（TNF-α）等基因多态与肿瘤的遗传易感性。

3. DNA 损伤修复基因　人类细胞具有一系列 DNA 修复系统，以保护基因组的稳定和完整性，在极其复杂的 DNA 损伤修复体系中，已发现某些基因存在多态性，目前研究比较多的有 5，10-亚甲基四氢叶酸还原酶（MTHFR）、碱基切除修复系统重要基因 XRCC1、XPD，O-6- 甲基鸟嘌呤 -DNA 甲基转移酶（MGMT）、8- 羟基鸟嘌呤 -DNA 糖基化酶（OGG）等，这些基因多态将造成个体对 DNA 损伤修复能力形成差异。

4. 癌基因、抑癌基因　肿瘤发生过程中涉及众多癌基因的激活和抑癌基因的失活，肿瘤相关基因的多态性如果影响到基因表达调控或其产物的功能，就必然会影响到个体对肿瘤的易感性。*p53* 抑癌基因在细胞周期调控和凋亡中都有重要作用，是与肿瘤发生相关性最高的抑癌基因之一。研究发现 *p53* 基因第 72 位密码子基因多态与许多肿瘤的易感性有关。另外，研究较多的还有 *p21*、*Lmyc* 基因多态与肿瘤的发病风险。

肿瘤的遗传易感性机制十分复杂。目前，肿瘤遗传感性研究中涉及基因较多，得出的结论往往不一致，随着高通量技术（如芯片技术）的不断应用和发展，肿瘤遗传易感性研究必将取得重要进展。

（侯宗柳　杨　洋　周子淇）

第六节　肿瘤的预防

一、概述

尽管肿瘤的诊治水平有了很大的提高，但与其他疾病相比，恶性肿瘤终究还是有着很高的病死率，从病因环节入手，预防肿瘤发生，降低肿瘤发病率，仍是肿瘤防治的重要任务。世界卫生组织提出，1/3 的癌症是可以预防的，1/3 的癌症如果能够早期诊断是可以治愈的，1/3 的癌症患者经过治疗可以减轻痛苦，延长寿命。我国癌症的防治工作始于 20 世纪 50 年代，目前已建立较为完善的癌症监测系统。

（一）近期（2010 年）目标

为控制全国癌症病死率的上升奠定基础。主要工作包括建立及完善癌症信息系统，控制吸烟，控制乙型肝炎为主的感染，推行癌症早诊早治计划，倡导"健康生活方式及饮食防病"计划。各项工作应有具体计划及指标，以便实施及评价。

（二）远期（2030 年）目标

全国癌症病死率出现下降。工作重点为继续完善癌症信息系统，继续控制吸烟，控制与感染有关的癌症，扩大癌症早诊早治规模并不断引入新的有效技术，继续倡导健康的生活方式。就全球而言，为了控制癌症流行，各个国家和地区应该制定相应的癌症控制规划。癌症控制的优先领域应该包括杜绝吸烟，限制饮酒，避免裸露于阳光照射，有效控制经性、血液传播和密切接触传播的癌症相关感染，采用健康饮食，摄入丰富的水果、蔬菜，保持能量摄入和常规体育锻炼之间的平衡。

肿瘤的预防分为 3 级：第一级预防，是对危险因素进行干预；第二级预防，着重于早期发现、早期诊断和早期治疗；第三级预防，主要针对改

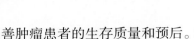

善肿瘤患者的生存质量和预后。

二、肿瘤预防的最新资讯及思考

2019 年 1 月 8 日，美国肿瘤学会主办的《临床医师癌症杂志》发表了美国 2019 年肿瘤统计报告，1991—2016 年 25 年间，美国的癌症患者总病死率下降了 27%，这是肿瘤预防事业不断发展所取得的重大成果。我国的癌症预防整体水平还远远落后于发达国家，有很多值得学习和借鉴的地方。美国在肿瘤预防方面的经验如下。

（一）普及癌症筛查

正如前列腺癌发病率的骤降源于 PSA 前列腺癌筛查一样，防癌离不开筛查。结直肠癌发病率以每年 3% 的速度稳步下降。主要原因就在于筛查的普及。2016 年美国癌症筛查指南推荐，50 岁以上人群每年进行一次肠镜筛查。美国 2000 年的筛查比例只有 21%，但 2015 年已高达 60%。结直肠癌从良性息肉演变至恶性肿瘤通常需要很多年，若能在此期间通过筛查手段早期发现，及时手术则会有很理想的预后。其他诸如幽门螺杆菌筛查胃癌、HPV 筛查宫颈癌等，都是近些年肿瘤预防的重要进展。

（二）新药研发

全球抗癌新药 50% 在美国面对癌症，最近十几年，靶向药物、免疫治疗的研发，让人类有了除了外科手术治疗、放射治疗、化学治疗外的更强有力的武器。据统计，美国的癌症 5 年生存率达到 66%，这与肿瘤就是"绝症"的传统认识已经大不相同了，而新兴的抗癌药是癌症患者"续命"的根本。2015 年统计数据显示，美国在研新药数量约占全球的 48.7%，全球 50% 的新药几乎都在美国；排在第二、第三的英国、日本，占比仅有 8.0%、7.0%；中国仅为 4.1%，和美国相差达 10 多倍，美国是拥有靶向和免疫药物最多的国家，截至 2018 年，美国已经上市了 96 个靶向和免疫药物，中国仅有 33 个。在临床试验方面，截至 2019 年 3 月，全球共有近 30 万项临床试验登记注册，其中约 40% 在美国进行。

（三）严格禁烟

吸烟与绝大多数肿瘤的发生都有着密切的关系，虽然美国男性最多的是前列腺癌、女性最多的是乳腺癌，但这两种癌症生存率都很高。肺癌才是毫无疑问的第一杀手，遥遥领先于第二名。但美国已经看到希望。20 世纪 60 年代开始的控烟运动，吸烟人数 40 年持续降低，而且公共场合全面禁烟。通过几十年的努力，得到了显著回报。公共场合全面禁烟，主流文化对吸烟的负面形象不断强化，使美国吸烟人数 40 年来持续降低。1990—2014 年，美国男性肺癌病死率下降了 43%。我国也是不折不扣的"烟草大国"，烟草消费量居全球第一，男性中吸烟率将近 50%，全面禁烟的道路还有很长要走。

（四）多学科诊疗（multiple disciplinary team，MDT）模式

肿瘤不是一个单一的病，它的发生发展、诊断治疗涉及多学科、跨专业的人才和设备需求。发达国家在肿瘤治疗中更看重团队协作，强调 MDT 模式，在美国的权威医院中，一个典型的癌症治疗团队里，有不同梯队的医护人员：上层的医师团队，根据患者的病情，将内科肿瘤医师、外科肿瘤医师、肿瘤放射治疗医师等组合到一起，形成一个针对性的医疗小组。每位医师发挥自己的长处，共同为患者提供最适合的方案。

（五）重视癌症患者生活质量

在美国，癌症长期被乐观情绪所主导，医院致力于让患者的生命长度和生活质量并驾齐驱。以化学治疗为例，国内的化学治疗一般都是住院进行。在美国，除了部分肿瘤（如血液肿瘤）需要住院化学治疗之外，一般癌症化学治疗都是门诊进行，一次化学治疗一般 3～4h 即可完成。美国医师非常看重患者的感受，他们致力于研发副作用小的新型化学治疗药，对于客观存在的化学治疗副作用，国外也积极进行相关研究（如针对恶心和呕吐），不断有新的镇吐药出现。而对于令人恐慌的脱发，FDA 也批准了一种冷却帽用于预防。

让患者正确认识肿瘤，积极主动预防及配合治疗，并提供高质量、人性化、个体化的预防和诊疗服务，是降低肿瘤发病率及病死率，提高整体预防和治疗效果的根本。

第七节 展 望

肿瘤流行病学在过去的 100 年，从萌芽到飞速发展，为人类认识肿瘤、预防肿瘤、治疗肿瘤做出了巨大的贡献。21 世纪将面临经济全球化、人口老龄化等新问题，随着人类基因组计划的完成和现代分子生物学技术的不断进步，对恶性肿瘤等复杂疾病的认识也在不断深入。与此同时，基因组学、蛋白质组学、代谢组学、宏基因组学等各种新技术的发展，将基因变异、基因表达、蛋白质功能、环境基因组等多方面的信息在不同层面上加以整合，并与大规模的流行病学前瞻性研究设计相结合。新技术的迅速发展和新方法的不断涌现，为肿瘤流行病学在肿瘤病因及预防研究中提供了新机遇和拓展空间，出现了很多新的研究领域和热点。

一、肿瘤危险因素的研究

目前，尚有许多肿瘤（如胰腺癌、胆道癌等肿瘤）的病因不明确。即使是病因学研究较为深入的乳腺癌、结直肠癌等也尚有许多未知的危险因素有待发现。当前的病因学研究除了进一步揭示肥胖、体力活动、膳食、激素、个体易感性、基因与环境交互作用等在肿瘤发生中的作用外，正在探索免疫因子、炎症因子、肠道菌群等在各种肿瘤发生、发展中的作用及意义。探索肿瘤的病因是当前的流行病病因学研究热点。

二、肿瘤筛查策略和技术研究

肿瘤筛查是早期发现肿瘤，以期获得更好预后的肿瘤二级预防策略，开展肿瘤筛查时需要权衡潜在的风险，如过度诊断、射线暴露、假阳性导致的不必要检查、给被检者带来的焦虑压力、成本效果比等。目前，对肿瘤筛查策略和技术的研究非常活跃，研究热点主要集中在新筛查技术的开发和成本效果分析等领域，期待灵敏度和特异度更高，成本更低的简便、无创技术的发现和应用。近年来，已证实低剂量螺旋 CT 检查在吸烟者中可使肺癌病死率降低 20%。对甲状腺癌、前列腺癌等惰性肿瘤，寻找可靠的肿瘤标志物，

更好地反映肿瘤的亚型和生物学行为，避免不必要的治疗，以提高诊治效率，降低诊治成本。这些新兴的思路策略和技术，也是目前肿瘤流行病学研究的热点。

三、应用转化研究

分子生物学的快速发展为暴露标志、效应标志、易感标志和预后标志物的探索和发现提供了越来越多的理论和技术支持，DNA 加合物、非编码 RNA、表观遗传学等理论及实验研究丰富了肿瘤诊治的新思路，将基础理论向临床应用转化，也是肿瘤流行病学的重要方向。

四、大数据挖掘

目前，随着计算机技术在分子生物学领域的广泛运用，肿瘤分子流行病学积累了大量的数据，比如基因测序、各种组学研究都将产生海量的信息数据。而最大挑战是如何在海量数据中挖掘出与疾病相关的有效信息，这就要求流行病学要不断吸收其他学科的先进理论与方法，将流行病学和系统生物信息学等新技术方法进行有效整合和创新，优化数据处理结构和算法，高效获取有效信息，是肿瘤分子流行病学的未来方向。

肿瘤流行病学，经过了一个多世纪的发展，形成了一门系统的、全面的基础科学，人们与肿瘤的抗争还将继续，未来的任务仍然很重，肿瘤流行病学也将与时俱进，不断丰富自身的内容和策略，帮助人们更好理解肿瘤，预防和治疗肿瘤。

（侯宗柳 杨 洋 周子淇）

参考文献

[1] Ferlay J, Colombet M, Soerjomataram I, et al. Estimating the global cancer incidence and mortality in 2018: GLOBOCAN sources and methods[J]. Int J Cancer, 2019, 144(8): 1941-1953.

[2] Siegel Rebeccal, Miller Kimberly D, Fuch Hannah E, et

al. Cancer Statistics，2021[J]. CA Cancer J Clin, 2021, 71(1): 7-33.

[3] Bray F, Ferlay J, Soerjomataram I, et al. Global cancer statistics 2018: GLOBOCAN estimates of incidence and mortality worldwide for 36 cancers in 185 countries[J]. CA Cancer J Clin, 2018, 68(6): 394-424.

[4] Alonso R，Pineros M，Laversanne M, et al.Lung cancer incidence trends in Uruguay 1990–2014: an age-period-cohort analysis[J]. Cancer Epidemiol, 2018, 55: 17-22.

[5] Thun MJ, Henley SJ, Travis WD. Lung cancer//Thun MJ, Linet MS, Cerhan JR, et al. Haiman CA, Schottenfeld D, eds.Cancer Epidemiology and Prevention[M]. 4th ed. New York, NY: Oxford University Press, 2018: 519-542.

[6] De Martel C, Parsonnet J. Stomach cancer. In: Thun MJ, Linet MS, Cerhan JR, Haiman CA, Schottenfeld D, eds. Cancer Epidemiology and Prevention[M]. 4th ed. New York: Oxford University Press, 2018:593-610.

[7] Brinton LA, Gaudet MM, Gierach GL.Breast cancer[M]. Thun MJ, Linet MS, Cerhan JR, et al. Cancer Epide-miology and Prevention. 4th ed. New York, NY: Oxford University Press, 2018: 861-888.

[8] Grossman DC, Curry SJ, Owens DK, et al.Screening for prostate cancer: US Preventive Services Task Force recommendation statement[J]. JAMA, 2018, 319: 1901-1913.

[9] Zhou CK, Check DP, Lortet-Tieulent J, et al. Prostate cancer incidence in 43 populations worldwide: an analysis of time trends overall and by age group[J]. Int J Cancer, 2016, 138(6): 1388-1400.

[10] London WT, Petrick JL, McGlynn KA.Liver cancer[M]. //Thun MJ, Linet MS, Cerhan JR, et al. Cancer Epidemiology and Prevention[M]. 4th ed. New York: Oxford University Press, 2018: 635-660.

[11] Chimed T, Sandagdorj T, Znaor A, et al. Cancer incidence and cancer control in Mongolia: results from the National Cancer Registry 2008–2012[J]. Int J Cancer, 2017, 140(2):302-309.

[12] Arnold M, Sierra MS, Laversanne M, et al. Global patterns and trends in colorectal cancer incidence and mortality[J]. Gut, 2017, 66(4): 683-691.

[13] Rondeau E, Larmonier N, Pradeu T, et al. Characterizing causality in cancer[J]. Elife, 2019, 8:e53755.

[14] Zaatari GS, Bazzi A. Impact of the WHO FCTC on non-cigarette tobacco products[J]. Tob Control, 2019, 28(Suppl 2):s104-s112.

[15] Fouché T, Claassens S, Maboeta M. Aflatoxins in the soil ecosystem: an overview of its occurrence, fate, effects and future perspectives[J]. Mycotoxin Res, 2020, 36(3): 303-309.

[16] Doe JE, Boobis AR, Dellarco V, et al. Chemical carcinogenicity revisited 2: Current knowledge of carcinogenesis shows that categorization as a carcinogen or non-carcinogen is not scientifically credible[J]. Regul Toxicol Pharmacol, 2019, 103: 124-129.

[17] Ohn JH. The landscape of genetic susceptibility correlations among diseases and traits[J]. J Am Med Inform Assoc, 2017, 24(5): 921-926.

[18] Saini N, Sterling JF, Sakofsky CJ, et al. Mutation signatures specific to DNA alkylating agents in yeast and cancers[J]. Nucleic Acids Res, 2020, 48(7): 3692-3707.

[19] Kim H, Nguyen NP, Turner K, et al. Extrachromosomal DNA is associated with oncogene amplification and poor outcome across multiple cancers[J]. Nat Genet, 2020, 52(9): 891-897.

[20] Yu JX, Upadhaya S, Tatake R, et al. Hubbard-Lucey Vanessa M.Cancer cell therapies: the clinical trial landscape[J]. Nat Rev Drug Discov, 2020, 19(9): 583-584.

[21] Bedair A, Mansour FR. Insights into the FDA 2018 new drug approvals[J]. Curr Drug Discov Technol,2021, 18(2):293-306.

[22] Ross T, Pawa N. The multi-disciplinary team-Who is liable when things go wrong?[J] .Eur J Surg Oncol, 2020, 46(1): 95-97.

第三章　肿瘤诊断

第一节　概　述

在临床肿瘤学中，医学影像技术已从基本的诊断工具扩展成个体化医学所倚重的核心技术，可用于肿瘤控制的各个阶段，包括筛查、预后评估、影像引导下活检、治疗规划及疗效评估等方面。现代影像诊断技术方法多样，同一病变在不同影像检查方法中表现各具特点，合理应用不同影像技术，可以全面提供肿瘤的解剖范围、周围组织累及程度、血流、性质、活性及代谢等信息。影像学检查在肿瘤患者的诊断、分期及治疗方案的制定中，占有不可或缺的地位。

影像学检查是肿瘤诊断中的一个重要组成部分，影像诊断方法包括 X 线、CT、MRI、超声和核医学检查等。随着科学技术的发展，影像检查方法也有了突破性的进展，功能成像、分子成像得到迅速发展，一次检查便可获得人体解剖、生理、病理、血流动力学、组织灌注及活体代谢、器官功能等信息。新型融合型影像学设备（如 PET/CT、MRI/ 超声、DSA/CT 和 MRI/PET 等 ）也是影像医学发展的重点方向，使肿瘤影像诊断超过原有的解剖形态学范畴，深入到组织、细胞和分子水平。医学影像学检查不仅着力于肿瘤诊断与治疗环节，而且在疗效评估、复发监测、疾病预防、健康体检、重大疾病筛查、健康管理等环节发挥着越来越大的作用。

2012 年，荷兰学者 Lambin 等首次提出"影像组学"概念，突破了传统医学影像诊断仅限于观察解剖形态学改变的局限。影像组学即通过机器学习算法从 CT、MRI、PET-CT、超声检查等图像中高通量地提取定量特征进行模型构建，为肿瘤的早期诊断、监测及预后提供新方法。影像组学高通量地为我们提供很多肉眼不能获取的定量化肿瘤异质性信息，在与临床信息、基因表型数据互补后，能够更精确地描述肿瘤的生物学特性，从而在肿瘤的诊断、预后预测、疗效评估等方面发挥重要的作用。未来影像组学有希望帮助我们更深入地理解肿瘤发生发展的基因表达模式和病理学变化。虽然目前这项技术仍面临标准化缺乏、自动化分割困难等挑战，但在全世界学者的共同努力下，影像组学有望克服这些困难，为临床提供更有价值的信息。

人工智能、虚拟现实、新材料等技术的发展也在逐渐重塑肿瘤的诊疗领域。Mobadersany 等展示了一种通过深度学习、将数字病理学图像与基因组生物标志物的信息整合，以预测患者预后的方法，其对于神经胶质瘤患者总体生存预测的准确性已经超越了临床分期。以卷积神经网络（convolutional neural network，CNN）和迁移学习为代表的人工智能深度学习的方法，在医学影像中的应用更为广泛。相信不久的将来，人工智能与影像学的结合将有望提高目前肿瘤影像诊断的准确率，使我们跨越目前临床分期和疗效评估的瓶颈，以进一步指导肿瘤的精准治疗。可以预见，人工智能将全面改写肿瘤诊疗流程和规范。

医学影像技术学作为发展最快的学科之一，

新设备、新技术推动其更快地向前发展。医学影像技术学的优势及临床应用价值得到临床医师的广泛认可。医学影像技术人员需不断地更新知识，提升专业能力，参与新技术、新设备临床应用的相关研究，提高图像质量、加快扫描速度、降低CT辐射剂量，获得定量和定性资料，解决更多的临床问题，更好地为患者提供医疗服务。随着 AI 和 5G 的应用，影像检查体位和序列参数的智能化设计，云平台远程网络、5G 高速传输，实时交付，获得同质化的医学影像。

随着新型超声造影剂的研发应用和相关造影成像技术的发展，超声(造影)检测从乳腺、甲状腺、卵巢和胃肠道等肿瘤的诊断中拓展应用于包括肝癌等腹腔肿瘤在内的疾病诊断。此外，内镜检查是诊断消化道和呼吸道早期肿瘤的最重要方法之一。近年来，超声内镜介入技术的涌现，将内镜超声从单纯的肿瘤诊断发展为集诊断及治疗为一体的独特临床手段。

（刘　慧）

第二节　CT 诊断

把传统 X 线摄影和计算机技术相结合。1972 年，X 线计算机体层成像（computed tomography，CT）装置的出现实现了 X 线影像诊断的一个飞跃。与传统 X 线成像相比，CT 图像是真正的断层图像，它显示的是人体某个断层的组织密度分布图，其图像清晰、密度分辨率高、无断层以外组织结构干扰，可直接显示 X 线摄片无法显示的器官和病变，解剖关系清楚，病变显示良好，因而显著扩大了人体的检查范围，提高了病变的检出率和诊断准确率，大大促进了医学影像学的发展（图 3-2-1）。

一、CT 成像原理简介

1. CT 装置　主要由扫描装置、计算机系统和图像显示与储存系统组成。CT 装置利用 X 线的特性，以 X 线束环绕人体检查部位一定厚度的层面进行扫描，由探测器接收透过该层面的人体组织的 X 线量，经模 / 数转换输入计算机，通过计算机处理后得到扫描断层的组织衰减系数的数字矩阵，再将矩阵内的数值通过数 / 模转换，用黑白不同的灰度等级在荧光屏上显示出来，即构成 CT 图像。CT 可以获取不同正常组织和病变组织的 X 线吸收系数，对组织密度进行定量分析，能测出各种组织相对密度的 CT 值。根据检查部位的组织成分和密度差异，CT 图像重建要使用合适的数学演算方式，常用的有标准演算法、软组织演算法和骨演算法等。图像演算方式选择不当会降低图像的分辨率。

2. CT 检查方法　主要包括平扫和增强扫描（图 3-2-2），平扫是指不需要对比剂的扫描；

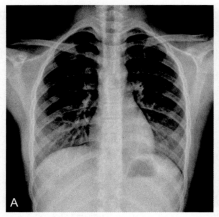
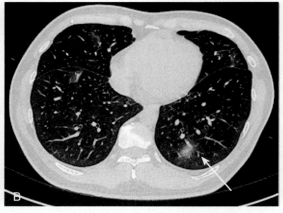

图 3-2-1　传统 X 线平片与 CT 断层图像对比

A. 胸部 X 线正位片，是胸部组织结构前后重叠的图像，位于心后的肺组织较小病变，由于心影重叠会显示不清；B. CT 断层图像，左肺下叶后基底段小斑片磨玻璃密度影，清楚显示（箭头示），没有组织结构重叠，密度分辨率高

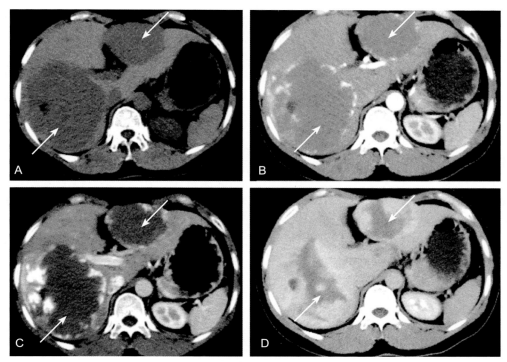

图 3-2-2　肝脏海绵状血管瘤 CT 平扫和多期增强扫描图像

A.CT 平扫，肝脏左叶和右叶分别见一低密度病灶（箭头示）；B～D. 血管内注射碘对比剂后多期增强扫描病灶呈渐进性强化（箭头示），为海绵状血管瘤强化特点

增强扫描是指在血管内注射对比剂后再行扫描的方法，目的是提高病变组织同正常组织的密度差，以显示平扫上未被显示或显示不清的病变，通过病变有无强化及强化类型，有助于病变的定性。根据注射对比剂后扫描方法的不同，可分为常规增强扫描、动态增强扫描、延迟增强扫描、双期或多期增强扫描、CT 灌注成像等方式。

3. CT 检查的安全性　CT 作为一种影像学检查设备，其辐射剂量问题一直受到关注，并且注射的碘对比剂可能出现不良反应和肾毒性。因此，要减少不必要的重复检查，优化扫描方案，采取防护和预防措施。但总体而言，CT 检查所获得的病变检出、诊断和鉴别诊断价值要远远超过这些不利因素影响，对于绝大多数病例，CT 是一种安全、无创的影像学检查技术。随着 CT 新技术的不断发展，新型高端 CT 已大幅度降低了辐射剂量，同时明显减少对比剂用量。

二、CT 在肿瘤筛查中的应用

CT 是利用 X 线进行成像的，X 线有辐射，对人体有伤害，所以一般不用 CT 做常规体检。仅用于其他无创、无辐射检查方法不能替代的肿瘤筛查。

（一）肺癌筛查

在众多癌症中，在近 50 年来肺癌（lung cancer）已悄然成为对人类健康和生命威胁最大的恶性肿瘤之一。研究表明肺部低剂量 CT 辐射剂量低、对人体危害程度小、图像具有分辨率高、无重叠等优势逐渐成为肺部肿瘤早期筛查的首选；实现肺癌早诊断、早治疗，降低病死率，是在国际众多权威医学组织的首选推荐手段。研究表明 X 线胸片检查未能降低肺癌病死率，故目前已经不推荐 X 线胸片检查作为肺癌筛查工具。自 20 世纪 90 年代起，随着胸部低剂量 CT 技术的发展，低剂量 CT 成为肺癌的主要筛查方法，肺癌筛查进入 LDCT 时代。近年，人工智能（artificial intelligence，AI）辅助诊断技术在胸部低剂量螺旋 CT 肺癌筛查中的应用，不仅有助于降低漏诊率，也可以提高工作效率，AI 阅片可在短时间内标记出结节的位置、形态、大小及恶性征象等信息，避免了人工阅片的主观因素偏差，减少漏诊率；另外，医师可对 AI 疑似的肺结节进行薄层原始图像和多平面重建、曲面重建、表面阴影成像、容积再现等图像处理和重建，以观察病灶的大小、密度、形状、病灶与支气管、病灶与血管、病灶与胸膜之间的关系，有助于肺结节的早期定性，研究表明 LDCT 筛查可使肺癌病死率下降 20% 左右。中华医学会放射学分会心胸学组参照国外最新版肺癌筛查指南，并结合国外大型肺癌筛查项目经验及我国目前实际情况达成了共识，推荐在国内肺癌高危人群中进行 LDCT 肺癌筛查，高危人群定义：①年龄 50 ～ 75 岁。②至少包括以下一项危险因素：吸烟 ≥ 20 包 / 年，其中也包括曾经吸烟，但戒烟时间不足 15 年；被动吸烟；有职业暴露史（石棉、铍、铀、氡等接触）；有恶性肿瘤病史或肺癌家族史；有 COPD 或弥漫性肺纤维化病史。指南同时提出了详细的 LDCT 筛查的肺结节随诊方案。基线筛查：若实性结节或部分实性结节直径 ≥ 5mm 或非实性结节直径 ≥ 8mm 或发现气管和（或）支气管可疑病变或低剂量螺旋 CT 诊断为肺癌的肺部单发、多发结节或肺癌包块，应当进入临床治疗程序定义为阳性。其他根据随访中结节的生长特性确定是否进行临床干预（图 3-2-3）。

（二）结直肠癌筛查

电子结肠镜是目前广泛应用于大肠癌检查的一种侵入性检查技术，可清晰直观地观察病变表面情况，如实反映病变表面状况（如肠黏膜的颜色、光泽度等）并可取组织进行病理学检查。但电子结肠镜在结肠的检查中有一定的局限性，只能观察腔内情况，对于病变浸润深度、肠腔外侵犯情况及肠周淋巴结转移情况无法做出判断。此外，电子结肠镜检查毕竟是一种侵入性检查，当电子结肠镜通过肠道时，受检者会感到痛苦，严重者将无法耐受，最终不能顺利完成检查。

CT 仿真结肠镜（computed tomography virtual colonoscopy，CTVC）是对结直肠应用计算机断层扫描，通过 2D 和 3D 成像技术将肠道情况以图像方式显示出来，再运用计算机后处理与自动模拟导航技术全面评估结直肠的一种新的无创检查手段。随着 CT 换代更新及相关软件和辅助技术的日臻成熟，经过国内外研究人员的临床验证与研究，已从一个概念进化成为国际上公认的唯一可以替代光学结肠镜（optical colonoscopy，OC）用于广泛筛查无症状人群结直肠癌（coloretal cancer，CRC）的影像检测手段。研究表明 CTVC 检测结直肠癌与 OC 对比，CTVC 和 OC 检测 CRC 的差异无统计学意义（图 3-2-4）。对于老年患者，一

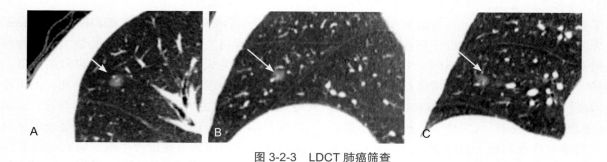

图 3-2-3　LDCT 肺癌筛查

男，56 岁。A ～ C.轴位、冠状位及矢状位均显示，右肺中叶外段一磨玻璃密度结节影（箭头示），直径 8mm。胸腔镜微创手术右肺中叶外段切除病理：原位腺癌

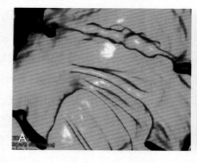
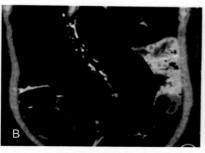
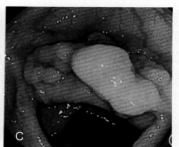

图 3-2-4　升结肠早期高分化腺癌

A. CTVC 示结肠前壁表面欠光整的隆起性病变；B.冠状位示结肠皱襞轻度强化，并不规则增厚；C.常规结肠镜所见与 CTVC 类似

方面，随着机体衰老，自身耐受性下降；另一方面，老年患者常合并心肺功能异常，心脑血管硬化等疾病，受到痛苦刺激可能会诱发一些危及生命的疾病。由于这些因素的存在，使老年结肠癌患者电子结肠镜检查的成功率下降。CT 内镜是一种非侵入性检查技术，与电子结肠镜相比具有操作简单，受检者痛苦小的优点，对于耐受性普遍较差的老年患者这些优点显得更为突出。它类似电子结肠镜不仅可以观察肠腔病变的大小、范围及病例类型，而且通过表面遮盖显示透明技术可以观察结肠全貌，类似结肠钡剂造影。CTVC 是 50 岁以上、具有潜在征候的成年人进行早期 CRC 筛查的恰当选择。

三、CT 不同成像技术在肿瘤诊断及分期中的应用

恶性肿瘤是正常细胞发生遗传改变、失去调控作用后无限增殖的结果，呈浸润性生长，肿瘤新血管的形成对恶性肿瘤的发生、发展、侵袭及转移等均具有重要作用，恶性肿瘤的新生血管发育不成熟，存在结构缺陷。肿瘤影像学表现与其生物学行为及病理基础密切相关，CT 征象与病理学特点关系密切，CT 平扫密度和增强程度与肿瘤

血管、瘤细胞密集区和胶原纤维区的分布及组织病变有关，密度不均匀与黏液样变性、囊变、出血、坏死或钙化相关，CT 平扫和动态增强影像表现反映了肿瘤在大体病理上的表现，例如：胰腺癌的主要显微镜下特征为肿瘤细胞和大片间质纤维化，该病理学基础决定了胰腺癌为"硬癌"，CT 检查示低密度，增强后轻度或几乎不强化；CT 灌注显像在微循环水平上反映肿瘤的血流动力学改变；能谱 CT 是近年来 CT 成像领域发展的一项新技术，应用于肿瘤的鉴别诊断、分型、分期及同源性分析。

肿瘤 TNM 分期对于其临床处理方案的制订及评估预后非常重要，从治疗角度考虑，肿瘤的位置、大小、有无血管神经侵犯、淋巴结转移及其他脏器转移或累及是决定手术策略的主要因素。客观、准确、全面的影像检查及诊断报告对术前分期预测至关重要，但术前做到准确的 TNM 分期并不容易。CT 作为一种影像检查手段，创伤小、扫描速度快、图像质量好，可以有效地显示肿瘤形态、大小和部位，确定肿瘤侵犯范围、淋巴结转移和远处转移等，对肿瘤 TNM 分期具有重要的价值（图 3-2-5）。

近年来，CT 技术的发展主要表现在从非螺旋 CT 到螺旋 CT，从单层螺旋 CT 到多层螺旋 CT，

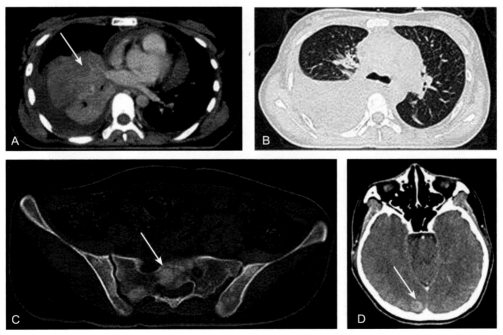

图 3-2-5 右肺腺癌晚期（T4N3M1）

女，30 岁。A. 纵隔窗示：右肺门区肿块（箭头示）侵犯纵隔、心包；胸膜转移，纵隔淋巴结、锁骨上淋巴结转移；B. 肺窗示：支气管血管束增粗及小叶间隔增厚，提示淋巴管转移；C. 骨盆、脊柱多骨见多发高密度成骨转移病灶（箭头示）；D. 头颅 CT 增强扫描见右侧枕叶强化结节（箭头示），提示脑转移。患者 3 个月后病故

从单源螺旋 CT 到双源螺旋 CT。CT 主要的硬件技术发展表现在其探测器、球管、采样重建系统及 3D 锥形束反投影重建法的不断进步上。CT 的图像后处理技术，在多层螺旋 CT 进入临床应用后得到了快速发展，为临床诊断带来了新的立体诊断模式，使 CT 的临床应用有了进一步的突破，可以实现心脏冠状动脉的无创成像，血管的曲面跟踪重建，CT 功能学分析和计算机辅助检测（CAD）等。多种后处理技术的综合应用并且程序化，更加丰富了影像学的信息，将医学影像学技术推向一个更广阔的新阶段。由于人体的结构及相应组织有较强的复杂性，将医学影像后处理技术与 CT 影像的应用进行结合，使得 CT 影像的应用效果得到进一步增强。

（一）多层螺旋 CT 多期增强及图像后处理技术在肿瘤诊断中的应用

多层螺旋 CT 多期增强指注射对比剂后对某一选定层面或区域，在一定时间范围内进行连续多期扫描（常用三期扫描，即动脉期、静脉期和实质期），主要用于了解组织、器官或病变的血液供应状况。MSCT 主要的后处理技术：多平面重组（multi-plane reformation，MPR）、最大密度投影（maximum intensity projection，MIP）、曲面重建（curve plane reformation，CPR）、容积再现（volume rendering，VR）、仿真内镜（virtual endoscopy，VE）、表面遮盖重组（shaded surface display，SSD）等。每种技术都有自身的优点，可以从不同角度显示正常解剖、病变特征及关系，从而更好地描述复杂的解剖细节（图 3-2-6）。

1. 在肺部肿瘤诊断中的应用　MSCT 增强及图像后处理技术是周围型小肺癌的首选检查方法。周围型肺癌早期 CT 表现：磨玻璃密度结节、部分磨玻璃密度结节、实性高密度结节，这些结节具有毛刺、分叶、空泡、胸膜凹陷及周围血管受侵犯等边缘征象，这些征象结合 CT 后处理技术能够充分显示，增强扫描可观察结节与血管的关系，对于早期周围型肺癌诊断有很大的价值（图 3-2-7）。中央型肺癌早期 CT 表现：支气

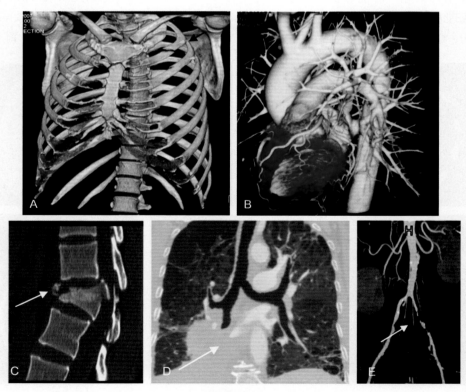

图 3-2-6　CT 图像后处理技术临床应用示意

A. 骨性胸廓 VR 图，直观显示骨性胸廓结构及骨质情况，示左侧第 1、2 肋骨骨折（箭头示）；B. 心脏及胸部大血管 CTAVR 图，直观清晰显示心脏及大血管形态正常；C. 矢状位重建直观显示腰椎体爆裂骨折（箭头示），骨碎片进入椎管；D. 冠状位重建直观显示右肺下叶中心型肺癌支气管截断（箭头示）；E. CT 血管成像，MIP 示左侧髂动脉狭窄（箭头示）

管壁增厚、管腔狭窄、闭塞，其早期即可合并继发改变，包括亚段支气管黏液栓、阻塞性肺炎及肺不张等征象，这些征象 CT 容易显示，有助于有针对性地对支气管进一步检查，对支气管病变的定性诊断提供依据。对于中晚期中央型肺癌，MSCT 增强及图像后处理技术目也是最佳影像检查手段，可直观显示肿块和肿大的淋巴结包埋并侵犯肺门、纵隔大血管，使其变形、狭窄，进而

导致肺淤血、肺缺血及上腔静脉压迫综合征等（图 3-2-8）。

2. 在颈部肿瘤诊断中的应用　颈部肿瘤诊断，MSCT 多期增强及图像后处理技术在判断肿瘤的侧别、数目、部位、大小、形态、边缘、密度、钙化、强化表现、坏死及囊变、与周围组织及血管的关系、颈部肿大淋巴结数目等方面综合观察，便于定性诊断及为临床提供手术方案（图 3-2-9）。

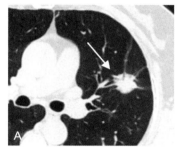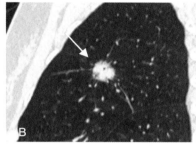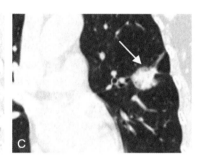

图 3-2-7　早期周围型肺癌 CT 表现

A ～ C. 轴位、冠状位及矢状位均显示左肺上叶尖后段实性结节（箭头示），截面积 1.2cm×1.3cm，表现出肺癌影像征象特点：分叶、毛刺、血管聚束、胸膜凹陷。手术病理：浸润性腺癌

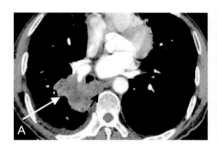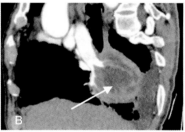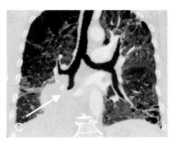

图 3-2-8　晚期中央型肺癌

MSCT 增强及图像后处理技术直观显示；A. 右下肺门区肿块（箭头示）；B. 内部坏死明显（箭头示），肿块及肿大的淋巴结包埋并侵犯肺门、纵隔大血管，使其变形、狭窄；C. 右肺下叶支气管截断（箭头示）。病理：鳞状细胞癌

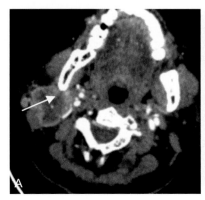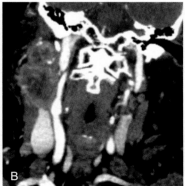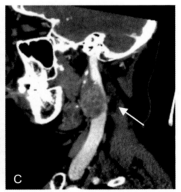

图 3-2-9　腮腺黏液表皮样癌

A.CT 轴位示右侧腮腺软组织肿块，增强扫描肿瘤呈不均匀强化，内部坏死囊变区无强化（箭头示）；B、C. 冠状位及矢状位重建，显示肿瘤形态不规则，邻近结构及血管被推移及受浸润（箭头示），淋巴结肿大提示淋巴结转移

喉癌的诊断治疗中，病变的分型、累及范围、重要结构受累情况的显示与判断十分重要，MPR技术可以根据对喉内及喉外不同结构的观察目的、解剖结构形态特点及解剖方位进行不同方位的图像重建，以清楚显示喉内及喉外结构与病变的解剖关系、受侵程度并进行准确观察与测量，为手术可切除性评价及手术方案制订提供准确客观的影像学依据。CT横轴位+MPR联合应用对观察喉旁间隙受侵、甲状软骨受侵，以及声带、会厌、室带、梨状窝、会厌前间隙、喉外结构受侵情况的准确性、敏感性、特异性较单纯CT横轴位图像观察明显增高（图3-2-10）。

3.在腹部肿瘤诊断中的应用　肝细胞癌（hepatocellular carcinoma，HCC）是我国常见的恶性肿瘤之一。病理HCC分3型：①巨块型，肿块直径≥5cm；②结节型，每个癌结节直径1～4cm；③弥漫型，癌结节<1cm且数目众多，弥漫分布全肝。对于直径不超过3cm的单发结节或2个结节直径之和不超过3cm的结节，称为小肝癌。CT平扫绝大多数HCC表现为低密度，也可为等密度或混合密度。增强扫描HCC的CT表现特点与血供特点有关，肝脏是一个双血供的器官，正常肝组织75%～80%的血液来自门静脉，20%～25%的血液来自肝动脉，而HCC的血供与肝实质相反，因此在多时相增强扫描上有特殊表现。动脉期癌灶一般强化显著单支动脉供血的小病灶可均匀强化，较大的病灶一般有多支动脉

供血，表现为多发斑片状、结节状强化，CT值迅速达到峰值，部分肿瘤内可见肿瘤血管；门静脉期，正常肝实质强化，密度明显升高，肿瘤缺乏门静脉供血表现为相对低密度；平衡期，肿瘤密度持续减低，与周围正常强化肝实质的对比更加明显。因此，肿瘤整体强化过程呈表现"快进快出"表现（图3-2-11）。中央坏死区不强化。肿瘤假包膜一般在门静脉期或平衡期出现强化。静脉内瘤栓，表现为强化时门、腔静脉内低密度充盈缺损，在门静脉期表现最清楚，血管成像可从多角度反映静脉内瘤栓的全貌和范围；淋巴结转移，常见肝门部或腹主动脉旁、腔静脉旁淋巴结增大；胆管受侵犯，可引起上方胆管扩张。

对于胰腺癌，高质量的CT增强检查仍是胰腺癌诊断和分期的首选方法，CT能对胰腺癌的分期及手术可切除性做准确的评价。胰腺CT扫描分为平扫、动脉早期、动脉晚期（胰腺实质期）、门静脉期和延迟期。动脉早期胰腺实质强化不明显，主要评估肿块周围的重要动脉，动脉晚期可以获得正常胰腺组织和肿块间的最佳对比度，是诊断胰腺癌的最佳期相。门静脉期主要用来评估肿块周围重要静脉和肝脏转移情况。延迟期正常胰腺实质内对比剂基本退出，若此时仍可见局灶性强化，多为残留正常胰腺组织和炎症间质的延迟强化，此期也可评估肝脏转移情况。增强后进行数据的三维后处理，2015年美国国立综合癌症网络（NCCN）PC实践指南中强调了MSCT后

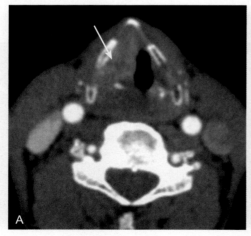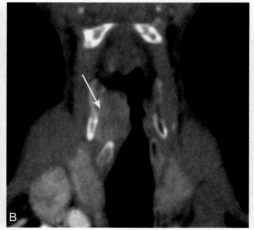

图 3-2-10　跨声门喉癌

A.轴位显示右侧声带增厚并麻痹（箭头示），病变累及前联合及喉旁间隙；B.冠状位直观显示病变范围，室带、声带均受累（箭头示），增强扫描不均匀强化，局部喉软骨欠光整

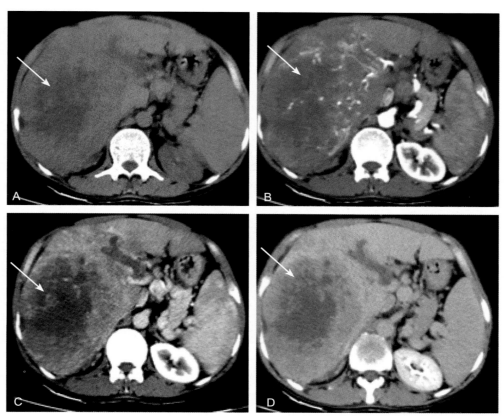

图 3-2-11　巨块型肝细胞癌

A.CT 平扫，示肝右叶巨大低密度肿块（箭头示）；B.增强扫描动脉期，肿块呈明显不均一强化，可见不规则明显强化的肿瘤血管（箭头示）；C.门静脉期，为稍低密度，中间坏死区无强化（箭头示）；D.平衡期，为低密度，见假包膜强化。肝内门静脉瘤栓无强化（箭头示）

处理技术对胰腺癌诊断和可切除性评估的价值，尤其是肿块与血管的关系至关重要。MPR 技术与薄层 MIP 技术类似，可以在多个平面上显示肿瘤与附近重要血管的关系及淋巴结转移的情况；厚层 MIP 技术可以进一步显示血管受侵的程度。CPR 技术采用曲面截取三维容积数据，可以将弯曲的主胰管或血管全程在一个平面完整清晰显示，从而观察到胰腺癌继发的胰管改变，明确血管受侵和狭窄的程度。VR 技术可以非常直观、立体地呈现出受侵犯血管的狭窄和纤曲。总之，多种 CT 三维后处理技术可以给胰腺癌的诊断提供更多的有价值的诊断信息，提高了术前分期的准确性（图 3-2-12）。

肾细胞癌（renal cell carcinoma，RCC）是最多见的肾脏恶性肿瘤，占 80% ～ 90%，男性较女性多见。肾细胞癌起源于肾小管上皮，有十余种亚型，其中血供丰富的透明细胞型多见，预后

相对较好的乏血供乳头状细胞型次之，血供介于前两者之间预后较好的嫌色细胞型较少见，其他亚型均罕见。肾癌 CT 表现：①平扫，表现肾实质内类圆形或分叶状肿块，较大者常突出肾外；体积较小肿块的密度可以较均匀，略低于、高于或类似周围肾实质，较大肿块密度不均匀，内有不规则形低密度区；部分肿瘤内可见点状或不规则形钙化。②增强扫描，大多数在皮质期呈明显不均匀强化，肿瘤内部可见无强化坏死区，而于实质区和排泄期与正常肾实质对比表现为较低密度；相对乏血供性肾癌在增强各期强化程度较低。③其他表现，肿瘤向肾外侵犯，可致肾周脂肪密度增高和肾周筋膜增厚；肾静脉和下腔静脉发生瘤栓时，管腔增粗并于增强检查时显示腔内充盈缺损；淋巴结转移表现为肾门和腹主动脉旁淋巴结增大（图 3-2-13）。

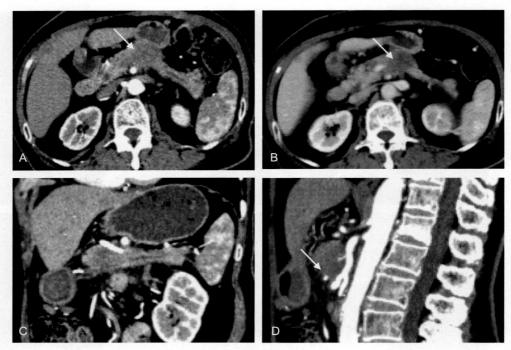

图 3-2-12 胰腺癌

A.CT增强扫描轴位示，胰腺体部肿瘤呈低密度（箭头示），胰腺体尾部萎缩，主胰管扩张，病灶与胃壁间脂肪间隙消失；B.肿瘤包绕脾静脉，使之变细（箭头示）；C～D.冠状及矢状位重建示腹腔干动脉紧贴肿瘤，肿瘤使血管移位，壁毛糙（箭头示）

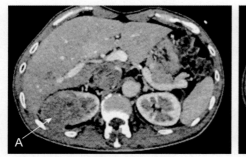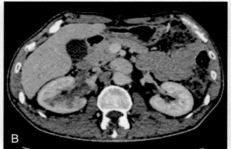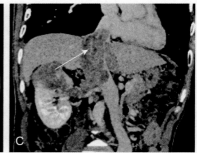

图 3-2-13 晚期肾癌

A.右肾上极肾癌（箭头示），增强轻度强化，突破肾包膜；B.右肾静脉瘤栓形成，肾门旁淋巴结肿大；C.冠状位重建见右肾静脉瘤栓沿下腔静脉延续达右心房（箭头示），表现为充盈缺损

肾脏血管平滑肌脂肪瘤（renal angiomyoli-poma，RAML），常称为错构瘤，是肾脏最常见的良性肿瘤，由不同比例的平滑肌、血管和脂肪组织构成，脂肪组织是RAML的重要诊断依据，病理上需要与肾癌、脂肪肉瘤及平滑肌细胞源性肿瘤鉴别，尤其是乏脂肪型。临床上多无症状，较大者可触及肿块且易自发破裂而导致急性腹痛和休克。CT检查：①平扫，表现为边界清楚的混杂密度肿块，内有脂肪性低密度灶和软组织密度区；②增强检查，肿块的脂肪性低密度区和出血灶无强化，而平滑血管成分显示较明显强化，肿

瘤内可见纤曲扩张的血管影，血管粗细不均匀，相应肾动脉分支增粗（图3-2-14）。

对于结肠镜检查失败的结直肠癌患者，MSCT作为一种检查手段，创伤小，不受肠管狭窄程度的限制，可以有效地显示气体能够通过的部位，对于无法耐受结肠镜检查或结肠镜无法通过的高度狭窄性病变，MSCT可以起到有效的补充作用。MSCT还可以显示肿瘤的形态、大小和部位，确定肿瘤的侵犯范围、淋巴结转移和远处转移等，从而可以较准确地进行术前分期。Fenlon认为CT检查无痛苦，而且不受肠管狭窄程度的限制，可

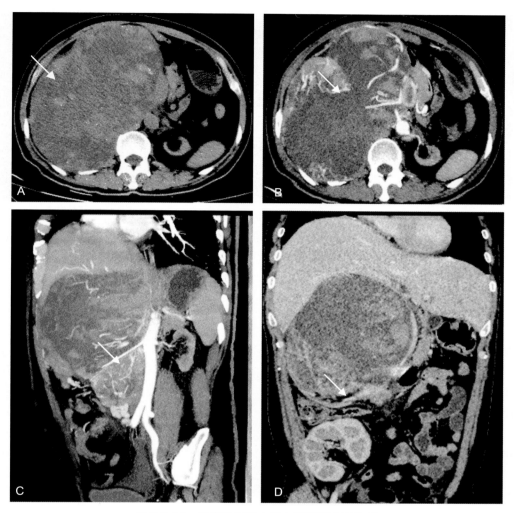

图 3-2-14　乏脂肪型巨大肾血管平滑肌脂肪瘤

A. CT 平扫右侧腹膜后巨大混杂密度肿块（箭头示），左肾明显萎缩，右肾未见显示；B. 增强扫描动脉期显示肿瘤内纤曲扩张粗细不均的血管影（箭头示）；C. 冠状位显示肿瘤血管由右肾动脉供血（箭头示），血管成像显示肿瘤及血管的解剖，追踪静脉显示引流静脉回流到下腔静脉，为手术方案提供有效的指导，为精准医疗提供了保障；D. 冠状位肿瘤下部见少量脂肪成分（箭头示），见移植肾位于右侧髂窝

以显示气体能够通过的任何部位，从而弥补肠镜检查的不足（图 3-2-15）。CTVE 直接显示肿块的表面和远近端情况，有利于肿块的分型，并且可以对整个结肠的情况进行评估。对于结肠癌的分期，有非常重要的帮助，主要是由于它在发现病变的同时，还可以清晰显示对肠管外邻近结构的侵犯及淋巴结的大小。但是，CTVE 受到干扰的因素较多，尤其是检查前肠道的准备。如检查前灌肠不彻底，肠道内粪便及肠液的影响；检查前山莨菪碱的给药时间；肠道的蠕动；肠道内气量的多少（与患者个体差异有关）及检查的顺利与否等因素，都影响到诊断准确率。与电子结肠镜相比，CTVE 不能对病灶进行活检，并且无法做到病灶的微创治疗。

4. 在骨肿瘤诊断中的应用　CT 扫描较 X 线平片检测骨肿瘤的灵敏度高，可以更好地显示骨质破坏及软组织肿块的情况，能显示钙化及瘤骨的细微结构，CT 增强扫描有助于显示骨肿瘤的血供情况，还可以显示病灶与周围血管、组织的关系。MSCT 多期增强及图像后处理技术较 X 线平片能更清晰地显示骨肿瘤的各种征象。例如：骨肉瘤（osteosarcoma）是指瘤细胞能直接形成骨样组织或骨质的恶性肿瘤，影像学主要表现：骨质破坏，肿瘤骨，肿瘤软骨钙化，软组织肿块，骨膜增生

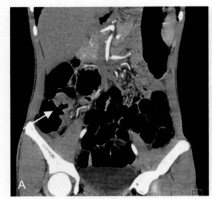 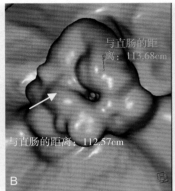 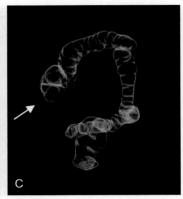

图 3-2-15　升结肠下段腺癌时管腔狭窄肠镜不能通过

A.肠腔内灌注气体形成人工对比，CT 增强扫描冠状位重建显示升结肠下段不规则肿块，表明溃疡形成（箭头示），增强中等度强化；
B.CTVE 技术对病变进行多角度观察，直观显示腔内肿块呈菜花状，中央溃疡形成（箭头示）；C.透明成像技术：升结肠下段形态不规则，
肿块肠段为透明缺失区（箭头示）

和 Codman 三角。CT 能较好地显示肿瘤在髓腔的蔓延范围，发现软组织肿块及肿瘤骨较 X 线平片敏感，同时能很好显示肿瘤与邻近结构的关系、血管神经等结构受侵表现（图 3-2-16）。

（二）CT 灌注成像（CT perfusion，CTP）技术在肿瘤诊断中的应用

CTP 是一种功能成像技术，是指在静脉注射对比剂的同时对选定的层面进行连续多次的扫描，以获得该层面内每一像素的时间 - 密度曲线（time intensity curve，TIC），根据 TIC 利用不同的数学模型计算出各项灌注参数，并通过伪彩色处理获得对应的伪彩色图像。反映血流灌注状态的灌注参数：血容量（cerebral blood volume，CBV）、血流量（cerebral blood flow，CBF）、平均通过时间（mean transit time，MTT）、达峰时间（time to peak，TTP）、毛细血管表面通透性（permeability of surface，PS）、强化峰值（peak high，PH）。通过灌注扫描能准确地获得 CBF、CBV、MTT、PS、PH 等参数，这些灌注参数均为定量指标，可量化反映组织或器官的灌注状态，间接显示扫描区域的功能信息，以此来评价组织器官的灌注状态，提供了更多的疾病信息。既能够反映组织解剖形态的改变，又能够反映组织微观代谢及功能转变情况，其相关参数为评估肿瘤的分级提供了客观的依据。恶性肿瘤的发生、发展、浸润及转移均有赖于肿瘤新生血管的形成。在肿瘤生长过程中，肿瘤组织会产生多种生长因子促进自身新生血管的生成，但肿瘤血管在形态和功能上却与

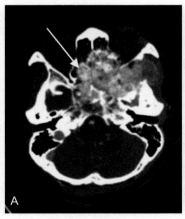 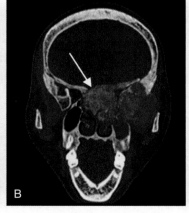 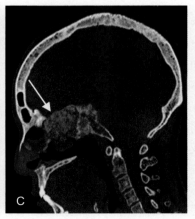

图 3-2-16　颅底骨肉瘤

A ～ C.轴位、冠状、矢状位 MPR 重建图像显示，颅底广泛骨质破坏，以蝶骨为主（箭头示），大量肿瘤新生骨伴软组织肿块形成，累及蝶窦、筛窦、左侧眶内、翼腭窝及颞下窝，左侧颈动脉管、卵圆孔破坏，颅底血管、神经受侵

正常血管千差万别。在形态上，肿瘤血管的排列杂乱无章，内径粗细不均，血管与血管之间广泛吻合交织成网，但内皮细胞间连接不紧密，基底膜缺如或断裂，这时候肿瘤细胞很容易通过基底膜发生浸润和远处转移；与之对应的在功能上即表现为肿瘤血管的通透性明显增加、血流量增大等，而这些信息可通过灌注参数定量化反映。这些功能学的变化要早于形态解剖学变化，为 CTP 预测实体肿瘤疗效提供了理论基础。CTP 作为一种无创性的功能影像学检查方法，可量化反映肿瘤微血管的改变，可反映肿瘤内部的微血管分布及血流灌注情况，对肿瘤的疗效监测及预后具有重要的价值。相比形态学评估方法，CTP 能早期预测肿瘤的治疗效果，指导临床优化治疗方案，避免不恰当治疗带来的经济、身体等方面的损失。

例如：CT 平扫及增强能够为脑部胶质瘤提供解剖、形态、肿瘤强化等信息，而对于肿瘤的生理和代谢方面的数据则不能有效提供。高级别胶质瘤组织中常含有大量的新生血管，新生血管数量的增加会引起肿瘤组织血容量、血流量和毛细血管通透性等参数改变，CTP 能识别上述指标，CBF、CBV、PS 的 CT 灌注参数反映了脑肿瘤的血流动力学特点与肿瘤内部微血管密度情况，不同组织学类型肿瘤或同种组织学类型恶性程度不同脑肿瘤，其病理生理及血流动力学改变也不尽相同，脑胶质瘤恶性程度与微血管结构关系密切，随着脑胶质瘤恶性程度的增加血管生成明显增多，血管渗透性增加，CT 灌注参数能够有效地诊断和鉴别高级别与低级别胶质瘤。Xu 研究显示，低、高级别胶质瘤的病灶 CTP 参数比较，CBF、TTP 等灌注参数，两者之间差异具有统计学意义（$P < 0.05$），具体数据（表 3-2-1）。

常规 CT 检查可提供肿瘤的解剖学影像，若将其与 CT 灌注成像技术联用，不仅可发现有利于诊断的额外信息和线索，而且对肿瘤的分期、分级、预后及对肿瘤的疗效观察也非常有用。

（三）CT 能谱成像技术在肿瘤诊断中的应用

CT 能谱成像（CT spectral imaging）作为一种 CT 成像技术，近年来发展很快，能谱成像突破了传统 CT 形态学诊断标准，通过精准定量分析，客观反映不同病变性质差别，解剖图像、功能图像、代谢图像一步到位，随着能谱技术的发展，对于全身肿瘤的鉴别诊断、分型分期将起到不可估量的作用。不同厂家的设备原理有所不同，包括瞬时双 kVp 切换、相互垂直发射不同能级 X 线的两套球管，扫描时探测器收集不同能级下不同物质的 X 线衰减信息，以及立体双层探测器接收不同能级的 X 线，高低能量直接分离。能谱 CT 利用其四大平台（单能量图像、能谱吸收曲线、物质定量与分离、有效原子序数）及三大后处理工具（最佳信噪比、直方图、散点图），为疾病的诊断与鉴别诊断提供了更加丰富的信息，提高了诊断的准确性。较之常规 CT，单能量图像具有更好的图像质量、信噪比（signal to noise ratio，SNR）及对比噪声比（contrast to noise ratio，CRN），并可有效消除硬化伪影，单能量图像扫描病灶检出率显著高于常规混合能量图像 CT 扫描（图 3-2-17）。不同组织结构与病理类型具有不同的能谱曲线，相似的能谱曲线可以提示相同或相似的组织结构与病理类型。任何一种物质的衰减都可转化为产生同样衰减的两种物质的密度，从而实现物质组成成分的分析与物质的分离。通常选择衰减高低不同的物质组成基物质对，如水和碘、水和钙、钙和碘等，其中最常用的是水和碘。有效原子序数，

表 3-2-1　两种中老年胶质瘤 CTP 参数的比较（$\bar{x} \pm s$）

CTP 参数	高级别胶质瘤		低级别胶质瘤	
	病灶	正常脑组织	病灶	正常脑组织
CBF [ml/（100mg·min）]	122.4 ± 31.9	41.7 ± 11.2	99.7 ± 20.4	40.0 ± 13.7
CBV（ml/100mg）	6.31 ± 1.4	2.6 ± 0.6	6.0 ± 1.3	2.7 ± 1.0
TTP（s）	13.2 ± 2.7	12.5 ± 1.8	17.5 ± 3.1	16.8 ± 3.3
PS（Hu）	16.9 ± 4.1	1.0 ± 0.4	8.1 ± 6.3	1.0 ± 0.4
MTT（s）	14.4 ± 1.6	14.20 ± 1.3	13.9 ± 1.6	14.1 ± 1.5

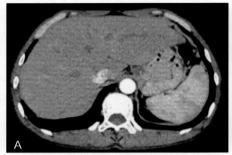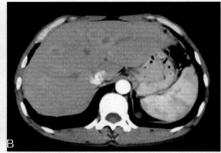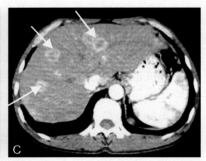

图 3-2-17　肝脏转移性肿瘤

不同单能量：A. 混合能量；B. 70keV；C. 50keV，低 keV 有助于提高密度对比（箭头示），清晰显示病灶

通过计算有效原子序数，可以进行物质的检测、鉴别及物质分离等。能谱图像分析工具反映统计信息，代表物质和组织结构的特性。与常规 CT 相比，CT 能谱成像提供了更多的定量指标和分析工具，能有效提高小病灶和多发病灶的检出率，检出小病灶更敏感，对肿瘤的良（恶）性鉴别，淋巴结转移的判定，肿瘤的分级也有价值。CT 能谱成像综合分析有望在肿瘤的浸润程度、肿瘤的病理类型、恶性程度、淋巴结的转移与否及远处转移灶的诊断方面提供有效信息，在肿瘤诊断与治疗中发挥其作用。

目前，能谱 CT 已逐步应用于多种脏器肿瘤的诊断、分期及预后评价，主要包括肝脏、胰腺、肺、乳腺、甲状腺、卵巢、胃肠道等，并获得了很好的结果。传统 CT 对肿瘤的诊断仅局限于形态学及密度值，能谱 CT 既具有传统 CT 的功能，又能够应用多种参数进行组织成分改变及血供改变的分析，丰富了肿瘤诊断的方法。研究显示，定量测量动脉期及延迟期的碘含量有助于准确鉴别小肝癌与肝血管瘤；能谱 CT 多参数成像可有助于鉴别胃癌与高度侵袭危险性胃间质瘤、小肠腺癌与小肠原发淋巴瘤、肾癌与肾血管平滑肌脂肪瘤等。能谱 CT 对于术前评估胃腺癌分化程度具有一定价值，更有利于指导肿瘤的 N 分期，可作为术前评估胃腺癌分化程度的新指标。能谱曲线可有助于鉴别胃癌和正常胃壁，其变化规律能够反映肿瘤在胃周脂肪间隙浸润的范围，并且胃周脂肪的碘浓度变化与肿瘤浸润程度存在相关性。陈俐君等研究显示，乳腺癌原发病灶与转移淋巴结在能谱曲线、直方图及散点图等方面的一致性有助于淋巴结的定性诊断。胰腺癌是最

具侵袭性的恶性肿瘤之一，早期诊断是提高胰腺癌患者生存率的关键，肿瘤直径 1cm 的 PC 患者术后 5 年生存率为 100%；然而，胰腺癌的早期诊断率仅约为 5%，肿瘤标志物和超声检查在胰腺癌早期诊断中没有价值，CT 能谱成像可发现部分普通 CT 不能发现的早期胰腺癌（图 3-2-18）。在临床影像诊断中，常遇到多发病灶的诊断，准确诊断病灶是否同源，对辅助诊断原发病灶及指导临床治疗至关重要，能谱 CT 的应用增加了同源性病灶的诊断手段。腹部恶性肿瘤与多发转移灶的能量衰减曲线及直方图、散点图图像部分或全部吻合，提示病灶同源，上述能谱多参数成像将在更多方面为肿瘤的诊断和治疗等提供依据。

由于不同物质在不同的 X 线能量下的衰减率不同，这种衰减率能够通过能谱曲线得以直观显示。在物理学上，每种物质都具有其特有的能谱曲线，这就为不同组织成分的鉴别提供了可能。而且，通过能谱分析可以得出物质在不同能量下的 CT 值、IC、WC 及有效原子序数等多个参数值，突破了传统 CT 的单参数成像，将 CT 从传统的解剖诊断学向病理及分子影像诊断学发展。

四、小结与展望

自 CT 出现的 40 多年中，CT 的硬、软件技术经历了几次大的革命性的进步，MSCT 出现在 1998 年，它极大地提高了扫描速度，同时采用的容积采集和重建技术，为后处理技术的发展打下了基础。CT 从最初的横断面为主的结构成像发展到不同显示方式的血管成像、心脏冠状动脉成像、多参数的灌注成像和能量成像；CT 图像后处理技

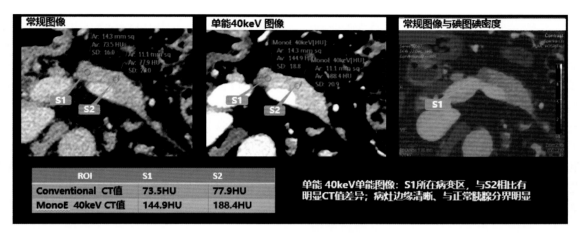

图 3-2-18　能谱成像显示小胰腺癌

碘融合图像：显示小胰腺癌，S1 区域碘剂摄取减低，局部紫红色显示，边界清晰。常规图像未能显示

术已经能为临床提供二维、三维及四维图像，更好地显示各种结构之间的空间关系，全面反映人体组织器官结构和病变的影像学信息。能谱 CT 技术不断发展成熟逐渐应用于临床，传统 CT 仅基于 CT 值单参数成像，而能谱 CT 除了传统 CT 的 CT 值以外，还可以通过多种不同 keV、有效原子序数、碘密度图、碘定量图、光谱曲线等多种不同参数对病灶进行定量、定性诊断。新型高端 CT 成像技术可以得到解剖图像、功能图像及代谢图像，对于肿瘤有望实现早期诊断。随着 CT 新技术的不断发展，CT 已成为影像检查中不可或缺的一环，新型高端 CT 的检查效率、临床学科的覆盖、科研价值在影像设备中拥有无法替代的地位。未来 CT 的技术发展可能集中在能谱 CT 和光子技术探测器 CT 技术上。除此之外，细分市场可能也是 CT 发展的一个方向，如专门用于乳腺检查的乳腺 CT 及专门用于宠物检查的小孔径 CT 等。

（刘　慧）

第三节　MRI 诊断

磁共振成像（magnetic resonance imaging，MRI）是继 CT 后医学影像学的又一重大进步。如果说 1901 年获得诺贝尔物理学奖的 X 射线和 1979 年获得诺贝尔医学奖的 CT 成像技术是 20 世纪医学诊断设备的巨大成就，那么磁共振成像技术的发展则代表着 21 世纪医学影像诊断设备和技术的发展。磁共振成像是随着计算机技术、电子电路技术、超导体技术的发展而迅速发展起来的一种生物磁学核自旋成像技术。此项技术在医学、物理、化学、生物、地质、计量等领域均有巨大的应用价值。从磁共振现象发现到 MRI 技术成熟几十年期间，在三个领域（物理学、化学、生理学或医学）内获得了六次诺贝尔奖，足以说明该技术的重要性。

一、MRI 成像的基本原理

磁共振成像原理：任何原子核都有一个特性，就是总以一定的频率围绕着自己的轴进行高速旋转，把原子核的这一特性称为自旋（spin）。由于原子核带有正电荷，原子核的自旋就形成电流环路，从而产生具有一定大小和方向的磁化矢量。把这种由带有正电荷的原子核自旋产生的磁场称为核磁。人体内有许多磁性原子核，如 ^1H、^{19}F 和 ^{31}P 等。通常情况下，原子核自旋轴的排列是无规律的，但将其置于外加磁场中时，核自旋空间取向从无序向有序过渡。这样一来，自旋的核同时也以自旋轴和外加磁场的向量方向的夹角绕外加磁场向量旋进，这种旋进称拉莫尔旋进，就像旋转的陀螺在地球下的重力下的转动。自旋系统的磁化矢量由零逐渐增长，当系统达到平衡时，磁化强度达到稳定值。如果此时核自旋系统受到外界作用，如一定频率的射频激发原子核即可引起共振效应，这样，自旋核还要在射频方向上旋进，这种叠加的旋进状态称章动。在射频脉冲停止后，自旋系统已激化的原子核，不能维持这种状态，将回复到磁场中原来的排列状态，同时释放出微弱的能量，成为射电信号，把这许多信号检出，并使之能进行空间分辨，就得到运动中原子核分布图像。原子核从激化的状态回复到平衡排列状态的过程称弛豫过程。它所需的时间称弛豫时间。弛豫时间有两种，即 T_1 和 T_2，T_1 为自旋 - 点阵或纵向弛豫时间，T_2 为自旋 - 自旋或横向弛豫时间。人体磁共振成像最常用的核是氢原子核质子（^1H），因为它的信号最强，在人体组织内也广泛存在。

MRI 对软组织有极好的分辨力，对人体没有电离辐射损伤，可以直接做出横断面、矢状面、冠状面和各种斜面的体层图像。各种参数都可以用来成像，不同成像技术能提供丰富的诊断信息（图 3-3-1）。磁共振成像由于具有多于 CT 数倍的成像参数和高度的软组织分辨率，其对软组织的对比度明显高于 CT，神经、肌腱、韧带、血管、软骨等其他影像检查所不能分辨的细微结果得以在 MRI 图像上显示。

二、MRI 检查方法及成像技术

MRI 检查方法的种类繁多，各具其适用范围和诊断价值，应根据检查的目的进行选用。平扫检查包括普通平扫、特殊平扫。对比增强检查包括普通增强检查、多期增强检查、肝细胞特异性对比剂增强检查。MRI 图像具有多个成像参数、

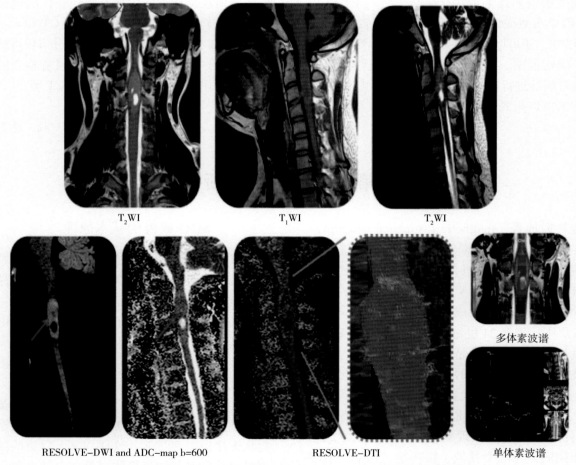

图 3-3-1　颈髓肿瘤 MRI 检查不同序列和不同参数提供丰富信息

女，26 岁，四肢无力进行性加重。颈髓占位（箭头示），T_1、T_2 均表现为混杂信号，RESOLVE DWI 信号增高，ADC 值降低。RESOLVE DTI 提示周围白质纤维束走行受压移位。波谱成像显示病灶内 N- 乙酰天冬氨酸水平明显降低而胆碱水平升高

多种成像序列及多种成像技术的特点，为疾病诊断、病情评估、治疗及预后提供丰富信息。

MRI 常规序列能够显示组织器官的病理、解剖，磁共振新技术的发展不仅可以显示组织器官的细微结构改变（如脑白质纤维束、小静脉等），更可以早期、定量地显示器官功能学改变，乃至代谢、分子生物学的变化。近些年，随着 MRI 设备场强的不断增加，除三维解剖形态可以显示外，还可以得到组织结构的功能数据，如功能磁共振（functional MRI）、弥散加权磁共振（diffusion-weighted MRI，DWI）、弥散张量成像（diffusion tensor imaging，DTI）、弥散峰度成像（diffusion kurtosis imaging，DKI）、体素内不相干运动（intravoxel incoherent motion，IVIM）弥散加权成像、磁共振波谱（MR-spectroscopy，MRS）、磁共振血管造影（MR-angiography，MRA）、磁敏感加权成像（susceptibility weighted imaging，SWI）、磁共振静脉造影（MR-venography，MRV）、动脉自旋标记（ASL）技术等，且 MR 成像技术在不断发展。这些功能成像技术的临床应用，拓宽了磁共振技术的应用领域，使其具有难以替代性。

MRI 检查的安全性，MRI 设备产生强磁场，需要特别注意患者的安全性。MRI 检查的禁忌证：安装有不能行磁共振检查的心脏起搏器；体内有铁磁性内置物，如手术夹、支架、假体、假关节等；妊娠 3 个月以内，幽闭恐惧症。患者及其家属、医务人员进入 MRI 检查室时，严禁携带任何铁磁性物体，否则不但影响图像质量，且有可能导致严重的人身伤害。MRI 增强检查所用的含钆对比剂，有可能引起肾源性系统性纤维化，肾功能严重受损患者禁用此类对比剂；钆有可能在脑部沉积，对神经系统是否会有损害有待进一步观察研究。

三、不同 MRI 成像技术在肿瘤诊断中的应用

（一）弥散加权成像（DWI）在肿瘤诊断中的应用

弥散是物质的转运方式之一，是分子等微观颗粒由高浓度向低浓度区的随机微观移动，即布朗运动。磁共振弥散加权成像（DWI），是利用水分子的弥散特性进行 MR 成像的，其对人体研究深入到细胞水平，反映人体组织的微观几何结构及细胞内外水分子的转运，DWI 是目前唯一能够检测活体组织内水分子扩散运动的无创性检查技术，研究水分子受限弥散的程度、范围及方向。DWI 是利用自身序列的变换来检测水分子的运动状态及速度，一般用表观弥散系数（apparent diffusion coefficient，ADC）值反映水分子在组织内的弥散能力，ADC 值越大，水分子的弥散运动越强，弥散敏感系数用 b 表示，b 越大，弥散权重越大。DWI 图像上的信号受多种因素影响，活体组织中，水分子的弥散运动包括细胞外、细胞内和跨细胞运动及微循环（灌注），其中细胞外水分子运动和灌注是组织 DWI 信号衰减的主要原因。

DWI 在临床上最初用于颅脑疾病的诊断和研究，随着 MR 软件及硬件的不断提升，目前已经用于全身各个器官的不同疾病，肿瘤是其中的重要部分。当组织发生病理改变时，细胞的结构功能发生异常，其扩散系数也随之变化。恶性肿瘤增殖活跃，细胞数量多且体积大，排列紧密，使水分子扩散受限，ADC 值降低。因此，ADC 值能准确地反映肿瘤等病变组织的病理生理状态和空间结构等信息。恶性级别高的肿瘤组织内，细胞增殖周期短，细胞异型，核分裂明显，细胞核浆比例大，细胞密集而细胞外间隙小，水分子不易扩散，ADC 值低，DWI 表现为明显高信号；恶性级别低的肿瘤细胞较少，结构稀疏，细胞外间隙大，水分子容易扩散，ADC 值高，因此 ADC 值与细胞密度呈明显的负相关（表 3-3-1）。DWI 可用于对肿瘤的分级评价，例如：胃肠道间质瘤（gastrointestinal stromal tumor，GIST）是消化道中常见的间叶组织肿瘤，多个 MRI 征象可以对 GIST 的侵袭性进行评估，肿瘤大小、形态、边界、内部信号、ADC 值等，肿瘤危险度越高，细胞密度越高，水分子弥散受限，ADC 值越低，提示 ADC 值有助于术前对 GIST 侵袭性评估（图 3-3-2、图 3-3-3、图 3-3-4）。

表 3-3-1 体部良、恶性肿瘤的 ADC 值比较
$[10^{-3}mm^2/s，（\bar{x}±s）]$

肿瘤分型	病灶数	最大平均 ADC 值	最小平均 ADC 值	平均 ADC 值
良性肿瘤	42	2.67 ± 0.49	1.59 ± 0.00	2.53 ± 0.43
恶性肿瘤	179	2.46 ± 0.38	0.87 ± 0.46	1.04 ± 0.46

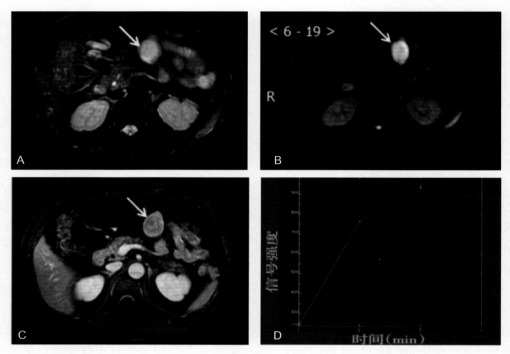

图 3-3-2　1 例小肠低危险度 GIST 典型病例 MRI 相关征象

A. 脂肪抑制 T_2WI 肿瘤呈均匀稍高信号；B.DWI 示肿瘤呈高信号（箭头示），ADC 值：$1.465 \times 10^{-3} mm^2/s$；C. 增强扫描后肿瘤均匀强化；D. 肿瘤时间 - 信号强度曲线呈流出型

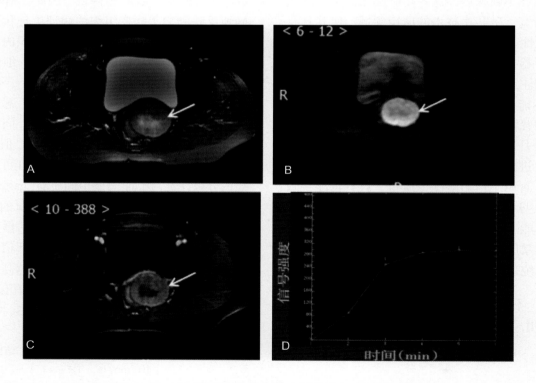

图 3-3-3　1 例直肠中危险度 GIST 典型病例 MRI 相关征象

A. 脂肪抑制 T_2WI 肿瘤呈不均匀高信号；B. DWI 示肿瘤呈高信号（箭头示），ADC 值：$0.972 \times 10^{-3} mm^2/s$；C. 增强扫描后肿瘤呈不均匀强化；D. 肿瘤时间 - 信号强度曲线呈平台型

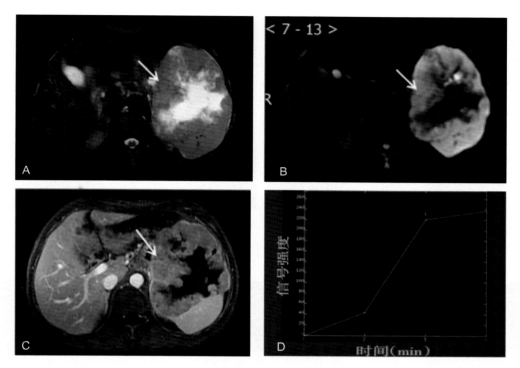

图 3-3-4　1 例胃高危险度 GIST 典型病例 MRI 相关征象

A. 脂肪抑制 T$_2$WI 肿瘤呈不均匀稍高信号，内可见长 T$_2$ 囊变坏死；B. DWI 示肿瘤呈高信号（箭头示），ADC 值：0.613 × 10^{-3}mm^2/s；C. 增强扫描后肿瘤呈不均匀强化；D. 肿瘤时间 - 信号强度曲线呈流入型

（二）弥散张量成像（DTI）在肿瘤诊断中的应用

DTI 是在 DWI 技术上改进和发展的一种 MRI 成像技术，弥散张量不是平面过程，而是从三维立体角度分解、量化弥散的各向异性数据，能更加精细、准确地显示组织微结构（图 3-3-5）。目前弥散张量成像技术应用的领域较为广泛，但主要集中在中枢神经系统病变、周围神经系统病变、脊髓病变、颅内血管等疾病上。肿瘤方面，主要应用于脑部肿瘤，DTI 作为一种新方法不仅在脑肿瘤的定量、定性诊断中具有重要价值，包括良（恶）性肿瘤鉴别、肿瘤分级，而且通过彩色定位图及纤维束示踪成像（FT）技术可以直观地显示肿瘤与白质纤维束的关系，指导神经外科手术（图 3-3-6）。DTI 技术中常用的参数有部分各向异性（fractional anisotropy，FA）值、相对各向异性（relative anisotropy，RA）值、平均弥散（mean diffusivity，MD）值、各向同性（p）值和各向异性（q）值。

（三）体素内不相干运动（IVIM）DWI 在肿瘤中的应用

IVIM 是一种能同时反映生物组织中扩散和灌注信息的成像方法。近年来，随着高场强和 Stejskal-Tanner 梯度线圈出现，IVIM 成像被广泛应用于全身各类病变诊断，尤其在肿瘤诊断方面。DWI 是一种单指数扩散模型，而标准 IVIM 模型是双指数模型，将生物组织分为 2 个区室：①缓慢移动的隔室，其中颗粒以热能的布朗方式扩散；②快速移动的隔室（血管隔室），其中水分子由于血液循环强迫而移动。它应用多 b 值对 DWI 信号强度衰减进行拟合，得到慢速扩散运动系数（slow ADC，D），反映组织扩散情况；快速扩散运动系数（fast ADC，D），即水分子在血管中流动所产生的假扩散效应，反映组织微循环灌注情况；微循环灌注分数（fraction of fast ADC，f）代表快速扩散运动的体积分数。IVIM 双指数模型 DWI 具有将单纯水分子扩散与肿瘤组织微循环灌注信息进行分离并量化的优势。IVIM 弥散加权成像可在不注射对比剂的情况下定量评估并区分组织分子真性扩散和微循环灌注的假性扩散信息，能更准确地反映病变组织的病理生理学变化，近年来 IVIM 成像已成为鉴别病变良（恶）性的研究热点。

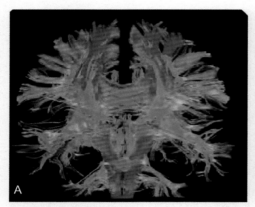
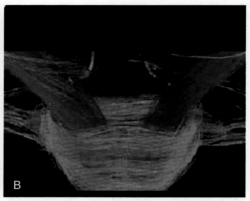

图 3-3-5　脑部正常白质纤维示踪

A、B. 应用线性传播算法沿白质纤维束做连续跟踪定位，在活体上显示出特点的神经纤维走行，继而连续形成白质纤维束

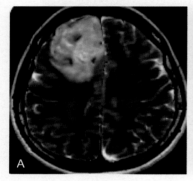
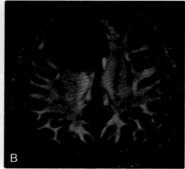
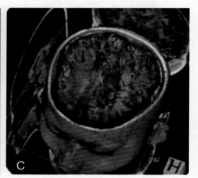

图 3-3-6　脑胶质瘤

A ～ C.T$_2$WI 显示有肿瘤，DTI 清晰地显示了颅内白质纤维束的走行情况，可见病灶内 FA 值降低及白质纤维束中断

（四）磁共振波谱（MRS）在肿瘤诊断中的应用

MRS 是至今仅有基于 MRI 成像原理利用化学位移和自旋耦合现象无创观察活体组织内代谢及生物化学变化的检查技术，是在磁共振成像的基础上又一功能分析及诊断方法，是一种非侵入性研究细胞代谢物定量分析的 MRI 方法。MRS 对一些疾病的病理生理变化、早期诊断、预后和疗效的判断都有非常重要的意义。^{1}H 在人体内含量最多，^{1}H-MRS 应用最多。MRS 利用物理学上的化学位移和自旋耦合现象测定人体代谢物。当代谢物浓度发生变化时，波谱曲线出现不同的峰值和比率，可确定组织出现的代谢异常情况。常规测量的脑部化合物包括 N- 乙酰天冬氨酸、胆碱类化合物、肌酸、乳酸、肌醇、谷氨酸、脂肪等；前列腺化合物包括枸橼酸盐、总胆碱、肌酸等。在病理环境下，代谢产物的浓度、比例会发生变化，

如脑胶质细胞瘤，典型的 MRS 是 N- 乙酰天冬氨酸下降，胆碱峰升高，肌酸不变或下降，乳酸峰出现，显著的乳酸盐升高和脂肪峰的出现提示为恶性肿瘤。如脑膜瘤，起源于脑膜细胞，属脑外肿瘤，由于不含正常神经元，检测不到 N- 乙酰天冬氨酸。典型的 MRS 是 N- 乙酰天冬氨酸峰的消失，胆碱峰升高，Cho / NAA 比率越高脑膜瘤恶性程度越高（图 3-3-7）。

（五）磁敏感加权成像（SWI）在肿瘤诊断中的应用

SWI 是一组利用组织磁敏感性不同而成像的技术，磁敏感性是组织中不同于质子密度、弛豫时间、弥散系数的另一个可以反映组织特性的变量，可以用磁化率来度量，反映物质在外磁场作用下的磁化程度。SWI 可清晰显示肿瘤内微量出血、瘤内静脉，是肿瘤成像的一种有价值的补充序列（图 3-3-8）。

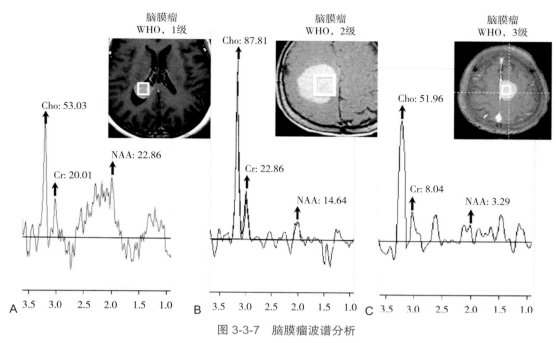

图 3-3-7 脑膜瘤波谱分析

A. WHO 1 级脑膜瘤波谱；B. WHO 2 级脑膜瘤波谱；C. WHO 3 级脑膜瘤波谱。Cho. 胆碱；Cr. 肌酸；NAA. N- 乙酰天冬氨酸

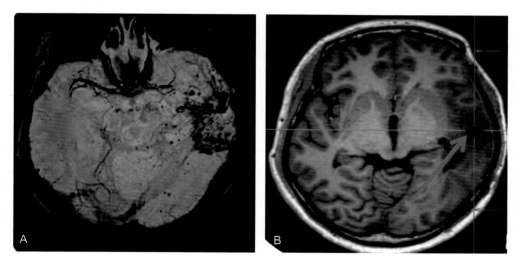

图 3-3-8 肺癌术后颅内转移

A、B. 磁敏感加权成像清晰显示出了左侧颞叶病变内的出血及静脉引流情况（箭头示）

（六）血氧水平依赖功能 MR 成像（fMRI）在肿瘤诊断中的应用

fMRI 是在 MR 成像的基础上获取大脑活动的功能图像，以获取检查者脑实质对所施加的语言、图像、声音等刺激材料进行加工时产生的 MRI 信号并加以分析确定这些刺激与对应脑区的关系，从而分析其引起脑激活的机制。fMRI 技术一般有三种方法，即脑血流测定、脑代谢测定、神经纤维束示踪技术。其中血氧水平依赖成像（biood oxygenation level dependent，BOLD）是最为流行的 fMRI 成像方法。基本原理是人脑皮质神经元的活动伴随着局部脑血流和血氧的变化，引起 T_2^* 的信号增高。反映了相关脑区的激活状态。外科切除脑肿瘤原则是最大限度地切除肿瘤灶，而减少功能区的切除与破坏。术前 fMRI 可显示病灶与相邻功能区的关系，帮助计划手术范围，手术与放射治疗可尽量避开这些功能区域。

（七）磁共振灌注加权成像在肿瘤诊断中的应用

灌注（perfusion）是物质转运的一种方式，是指血流通过毛细血管网，将携带的氧和营养物质输送给组织细胞的过程。研究组织器官的灌注可以了解其血流动力学状态。组织器官的生理性和病理性变化与其血流灌注密切相关，检测组织器官的血流灌注变化可以揭示其病理过程，从而对疾病及早定性、定量诊断。研究灌注的影像学方法有多种，目前磁共振灌注成像（magnetic resonance perfusion weighted imaging，MR-PWI）方法主要有两种：一种是使用外源性示踪剂，静脉团注后采用快速成像序列对感兴趣区进行组织的血流动力学分析，包括动态磁敏感对比增强（dynamic susceptibility contrast，DSC）、动态对比增强（dynamic contrast enhanced，DCE）；另一种是利用动脉血的水质子作为内源性示踪剂的动脉自旋标记（arterial spin labeling，ASL）技术。

DCE-MRI 的基本成像方法为静脉注射对比剂后，利用快速 T_1WI 序列对感兴趣区（ROI）进行连续快速扫描，获得 ROI 内所有像素点的时间 - 信号强度曲线（time-signal intensity curve，TIC），以反映对比剂在组织或器官中浓度的动态变化；通过后处理技术分析曲线，获得一系列半定量和定量参数，DCE-MRI 定量参数包括容量转移常数（Ktrans）、容积分数（Ve）、回流速率常数（Kep）值，能更为客观地反映病灶局部病理生理和功能学特性，包括组织灌注、毛细血管通透性、毛细血管表面积及血管外 - 细胞外间隙（EES）等。而 TIC 的形态与肿瘤血管系统状态关系密切，肿瘤新生血管越丰富，血管通透性越大，血流灌注量越大，对比剂的流入和流出就越快；反之，则相反。DCE-MRI 定量参数能够反映肿瘤的恶性程度和肿瘤的血流灌注特征，反映肿瘤组织的生物学特征，提示肿瘤恶性程度越高，不成熟血管数量越多，血管的通透性也越明显。肿瘤良（恶）性的鉴别，恶性肿瘤微环境具有乏氧、弱酸性等特点，同时癌基因激活表达等情况均可诱导血管内皮生长因子（VEGF）表达增加，从而刺激肿瘤内生成大量异常血管。新生肿瘤微血管由于纤曲而不规则、基底膜不完整及内皮细胞间隙增宽，导致肿瘤血管阻力和微血管通透性增加。因此，

反映肿瘤区域组织灌注和血管内皮细胞完整性的定量 DCE-MRI 参数随之发生改变。如 Yu 等研究鼻咽癌（NPC）组和鼻咽淋巴组织增生（NPLH）组之间的 Ktrans 值差异有统计学意义，NPC 组的值大于 NPLH 组的 Ktrans 值。两组之间的 Kep 和 Ve 差异无统计学意义（图 3-3-9、图 3-3-10）。定量 DCE-MRI 监测肿瘤微血管环境改变可以达到对肿瘤诊断、疗效评估及远期管理的目的。

ASL 技术是一项新兴的磁共振功能检查技术，利用动脉血中水的氢质子作为内源性示踪剂，可半定量测定肿瘤内部血流最大相对灌注量（rCBF），间接预测肿瘤微血管生成情况，其优点是无创、无须使用对比剂、可重复性高等。肿瘤平均 rCBF 值可用于脑肿瘤微血管灌注的评估，可从一定程度上反映胶质瘤级别，随着胶质瘤级别增高而升高。3D ASL 作为脑部肿瘤病变灌注成像的全新解决方案，能评价肿瘤的血供，有助于判断肿瘤的生物学行为（如生长快慢、侵袭性判断），有助于对其进行术前分级，同时病变的灌注信息也有助于临床医师在手术前制订正确的手术方案和风险防范及肿瘤术后残留病变的检测（图 3-3-11）。

四、多模态 MRI 在肿瘤诊断中的应用价值

多模态磁共振成像技术是在常规磁共振成像的基础上，与各种功能磁共振成像技术的一种柔性组合，一次检查提供多种信息，以能综合分析检查部位的形态和功能状况。多模态功能磁共振成像技术除常规磁共振成像技术外，还包括灌注加权成像、弥散加权成像、弥散张量成像、磁共振波谱成像等。联合应用多种功能磁共振成像技术，能在常规磁共振检查的基础上，进一步明确疾病的组织来源及各种病理生理特性。临床上可以根据需要对多模态磁共振成像技术进行自由组合，融合不同模态图像信息，从而实现影像信息的互补、丰富与完善。

（一）在乳腺癌诊断中的应用

乳腺 MRI 对乳腺癌诊断的敏感度为 94% ～ 100%，特异度为 37% ～ 97%。乳腺 MRI 主要从病灶的形态学特征和病灶增强的血流动力学特征两方面鉴别良（恶）性肿瘤。病灶若为圆形或分叶状、边缘光滑，斑片状强化或不强化及病灶早

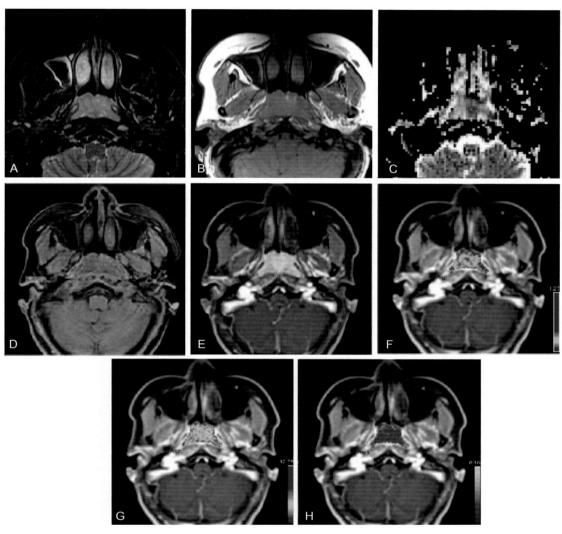

图 3-3-9　鼻咽淋巴组织增生

1 例鼻咽淋巴组织增生（NPLH）的 22 岁女性患者的轴位图像；A. 抑脂 T$_2$WI；B. T$_1$WI；C. 表观弥散系数图；D. 增强前 T$_1$WI；E. T$_1$WI 增强；F. Ktrans 图；G. Kep 图；H. Ve 图

期强化率较低，表现为持续性强化的时间 - 信号强度曲线模式，非肿块样强化乳腺癌倾向于增强后缓慢强化，呈现流入型时间信号强度曲线。病灶若为不规则形状，边缘强化或线状强化，病灶早期强化速率快而明显，中晚期强化率降低呈现流出型时间信号强度曲线，一般考虑为恶性肿瘤。但良（恶）性的影像学特征存在重叠。乳腺 MRI 检查适应证：已确诊乳腺癌病变范围的判断，除外多灶、多中心乳腺癌及对侧乳腺癌，新辅助治疗的疗效评估及残余病变的评估；发现腋下淋巴结转移癌为首发表现、其他检查阴性的原发性乳腺癌；鉴别保乳术后瘢痕与肿瘤复发；乳房成形术后的乳腺检查，乳腺癌高危人群的筛查。虽然

MRI 有对钙化显示不敏感、假阳性率高并且价格较贵、检查时间长等缺点，但 MRI 具有极好的软组织分辨率，无辐射，可多方位多序列成像，对乳腺癌诊断的敏感性高，所以 MRI 检查是乳腺 X 线检查、超声检查的重要补充。

通过对各种 MRI 序列（包括 T$_1$ 加权成像、T$_2$ 加权成像、DWI-ADC、DCE-MRI）组合的比较得出，DCE-MRI 联合 DWI 诊断乳腺良（恶）性病变的准确率、特异度和敏感度均较高，对乳腺病变的良（恶）性鉴别诊断具有较高的临床应用价值。DWI 及其表观弥散系数（ADC）应用于乳腺 MRI 良（恶）性病灶的鉴别诊断已经得到广泛认可（图 3-3-12）。

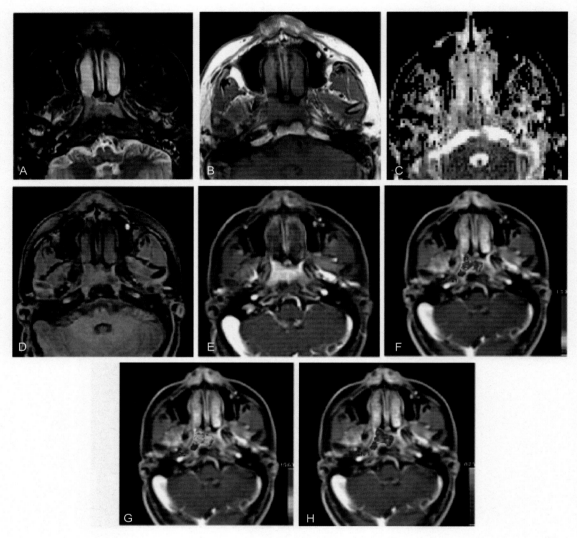

图 3-3-10　鼻咽癌

1 例诊断为鼻咽癌（NPC）的 44 岁男性患者的轴位图像；A. 抑脂 T_2WI；B. T_1WI；C. 表观弥散系数图；D. 增强前 T_1WI；E. T_1WI 增强；F. Ktrans 图；G. Kep 图；H. Ve 图

（二）在前列腺癌诊断中的应用

近年来，多参数 MRI（multiparametric MRI，mp-MRI）越来越多地被运用于前列腺检查中，逐渐被认为是评估前列腺癌（prostate cancer，PCa）最有效的方法。mp-MRI 与传统的形态学成像不同的是 mp-MRI 引入了 DWI、DCE 等功能成像序列，其中 T_2WI+DWI+DCE 的诊断效能最大（图 3-3-13）。更多的量化参数指标使 MRI 从以往只能评估前列腺癌的分期，扩展到不仅能早期检出前列腺癌，还能在术前对 Gleason 评分进行预测（图 3-3-14），指导治疗计划，术后评估疗效。基于 mp-MRI 技术，2015 年，通过对 PI-RADS v1 简化、补充与完善，美国放射学会、欧洲泌尿生殖放射学会和 AdMeTech 基金会共同制定了第 2 版前列腺影像报告与数据系统（PI-RADS v2），对前列腺影像表现进行分级和评分，为前列腺癌的诊断提供了一种半定量的量化标准。PI-RADS 评分系统在前列腺癌检出、定位、术前分期、风险分层及指导靶向穿刺等方面均具有较高的临床价值。Sathianathen 和 Warlick 指出为提高前列腺癌危险度分层的准确性，临床可疑前列腺癌于穿刺前行 mp-MRI 是未来前列腺癌诊疗模式的必然趋势。

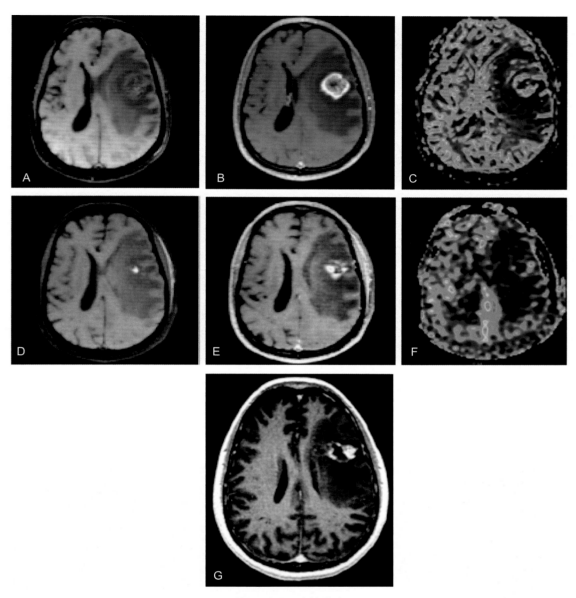

图 3-3-11　脑转移瘤

术后早期 MRI，包括高灌注的肺癌脑转移瘤 ASL，经 MR 随访证实有残余病灶。A～C. 术前 MRI；A、B.SE 抑脂 T_1WI；B. 钆剂增强；C. 动态磁敏感对比增强磁共振灌注；D～F. 术后 48h 内 MRI；D、E. 为 SE 抑脂 T_1WI；E. 钆剂增强；F. CBF-ASL 图，确认残余病变的存在；G. 随访 MRI，GRE 抑脂 T_1WI 钆剂增强，显示残余病灶轻微生长

（三）在直肠癌诊断中的应用

原发性结直肠癌是我国常见的恶性肿瘤，其精准的术前评估对治疗方案、手术方式选择及预后判断具有重要价值，直肠系膜筋膜（mesorectal fascia，MRF）的有无侵犯直接决定新辅助治疗、手术环周切缘阳性率及术后局部复发。MRI 可以清晰地显示直肠癌全直肠系膜切除（total mesorectal excision，TME）手术有关的所有解剖（图 3-3-15），准确评估肿块外缘与 MRF 的距离，

对于制订治疗方案作用显著。《中国结直肠癌诊疗规范（2020 年版）》推荐 MRI 作为直肠癌常规检查项目：对于局部进展期直肠癌患者，需在新辅助治疗前后分别行基线 MRI 检查，以评价新辅助治疗的效果。如无禁忌证，建议直肠癌行 MRI 扫描前肌内注射山莨菪碱抑制肠蠕动；建议行非抑脂、小视野轴位高分辨 T_2WI 扫描；推荐行磁共振弥散加权成像扫描，尤其是新辅助治疗后的直肠癌患者。MRI 良好的组织分辨率能够更好地

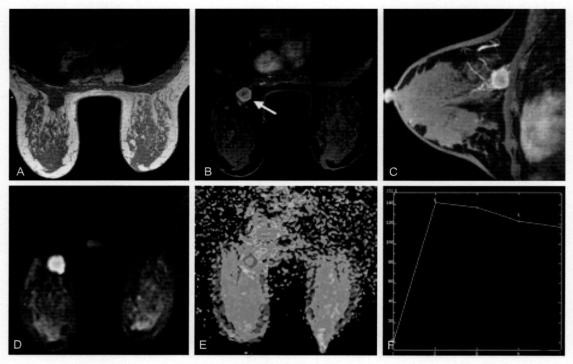

图 3-3-12　乳腺癌

女，49 岁，乳腺浸润性癌，非特殊类型，SBR Ⅱ级。A. 无脂肪抑制 T_1WI 左侧乳腺内上象限病灶；B. 动态增强第 1 期显示病灶呈肿块强化（箭头示）；C. 矢状位显示病灶呈类圆形；D. DWI 显示病灶呈环形高信号；E. ADC 图示最小 ADC 值为 $0.8 \times 10^{-3} mm^2/s$；F. TIC 曲线呈下降型

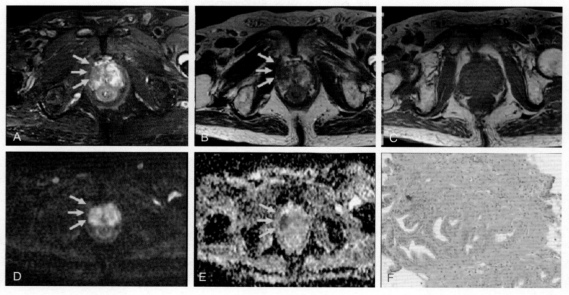

图 3-3-13　前列腺癌（1）

A ～ F. T_2WI 脂肪抑制、T_2WI、T_1WI、DWI、ADC、嗜酸染色。A ～ E. 图像显示前列腺体积轻度增大，边缘不光整，呈分叶状，前列腺右叶中份见结节状异常信号（箭头示），T_1WI 呈略低信号，欠均匀，T_2WI 右侧外周带见结节状相对低信号影；DWI 呈高信号，ADC 呈低信号；境界不清，局部包膜尚完整。精囊腺未见明显异常。F.（右外下）前列腺癌，Gleason 评分 3+4=7 分，癌组织占组织的 16%。免疫组化：P504s（＋），P63（－），CKH（－）

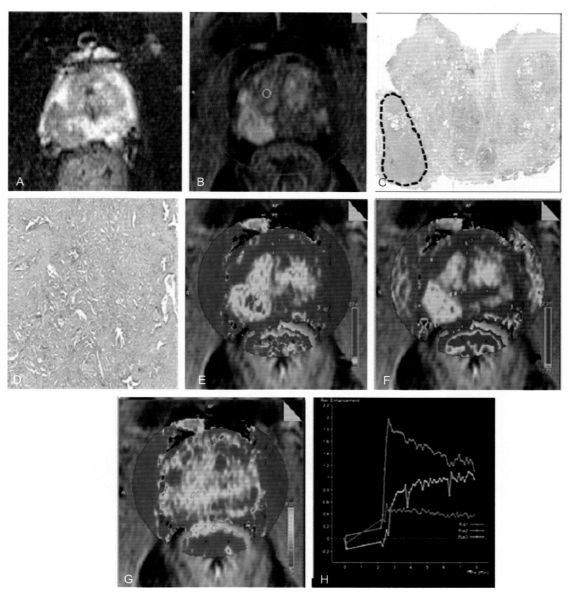

图 3-3-14　前列腺癌（2）

男，64 岁，前列腺癌，PSA 为 12. 41ng/ml。A. T₂WI 图示前列腺右侧外周带低信号区。B. DCE 序列第 5 期图像，ROI 分别放置于外周带癌区（绿）、中央腺体非癌区（黄）、外周带非癌区（红）。C. 同一层面的前列腺大切片病理图，外周带癌区由黑色虚线画出轮廓。D. C 图中黑线区癌灶镜下病理图（HE，×10），Gleason 评分 4+3=7 分。E ～ G. Ktrans、kep、Ve 图，各 ROI（顺序绿、黄、红）参数值分别为 Ktrans 值 1.086min-1、0.741min-1、0.249min-1；kep 值 1.726min-1、1.375min-1、0.498min-1；Ve 值 0.626、0.539、0.539。H. 各 ROI 的信号强度 - 时间曲线

显示直肠壁及周围浸润性改变，尤其是高分辨率 MRI（high-resolution magnetic resonance imaging，HRMRI）、DWI、DCE-MRI、DKI 等成像技术的综合应用，使得 MRI 已成为直肠癌临床诊治及预后全面评估最有效的影像学手段（图 3-3-16，图 3-3-17）。

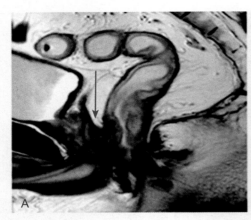
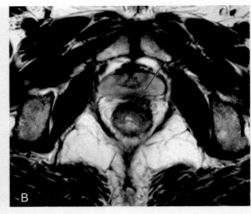

图 3-3-15　T4 期直肠癌，MBF 阳性

A. 肿块累及直肠 1/2 周径，前壁肿块侵犯前列腺后部（箭头示）；B. 前方直肠脂肪间隙消失，MRR 受累（箭头示）

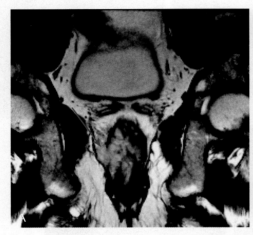
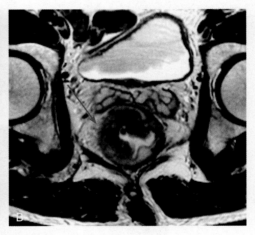

图 3-3-16　直肠癌

A. 直肠下段 T4 期癌：肿块呈明显高信号累及整个肠周，并侵犯右侧肛提肌及内括约肌上缘（箭头示），MRF 受累（阳性）；B. 直肠中段癌：肿块累及直肠 3/4 周径，肿块直接穿透固有肌层浸润到右侧系膜脂肪间隙内，外缘呈毛刺样，肌外膜不连续，MRF 未受累（箭头示）

　　MRI 能对直肠癌多个重要预后因素（包括 T 分期、N 分期、直肠系膜浸润、肛提肌受侵、环周切缘状态、淋巴管血管神经侵犯、肿瘤沉积等）进行全面评估。评估内容包括病变下缘距肛缘距离、病变长度、病变段管壁厚度、病变段肠管的周径、新辅助放射治疗、化学治疗前 mrT 分期、mrN 分期、mr 环周切缘状态、mr 肛提肌、mr 系膜脂肪浸润、mr 淋巴管血管侵犯、mr 肿瘤沉积等 MRI 特征。判定标准：mrT 分期和 mrN 分期以 2016 年美国癌症联合委员会（American Joint Committee on Cancer，AJCC）结直肠癌 TNM 分期标准（第 8 版）为依据。① mrT 分期：T1 ～ 2 期肿瘤局限于黏膜下层或固有肌层，在 T₂WI 表现为中等信号，直肠外膜低信号环完整；T3 期肿瘤呈中等信号在固有肌层内结节状突出并突破肌层外缘，在周围脂肪组织中形成宽基底、索条状或结节状异常信号；T4a 期肿瘤呈异常信号与壁腹膜粘连、分界不清；T4b 期表现为肿瘤侵犯邻近结构或器官，包括前列腺或精囊腺、子宫、宫颈、肛提肌等。② mrN 分期：信号不均匀、边缘不规则、DWI 高信号、DCE-MRI 呈不均匀强化、直径≥ 5mm 的淋巴结为转移阳性。可疑转移淋巴结≤ 3 枚为 N1 期，4 ～ 6 枚为 N2a 期，≥ 7 枚为 N2b 期。③ mr 环周切缘阳性：肿瘤与直肠系膜筋膜两者间距离＜ 1mm。④ mr 肛提肌受侵：结合高分辨 T₂WI 横断位和冠状位及 DWI 综合判断，病变段直肠壁外缘与相邻耻骨直肠肌、耻骨

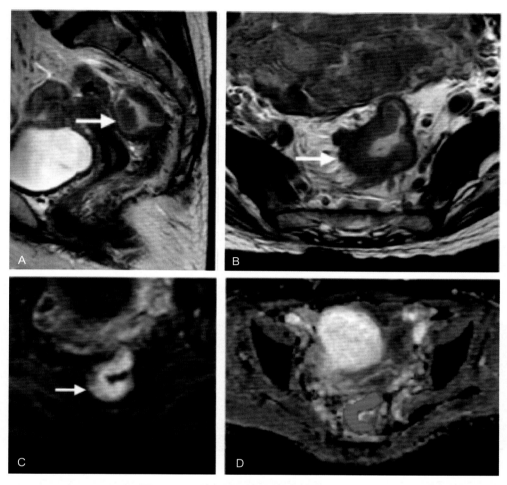

图 3-3-17　直肠中上段直肠癌（T3N1M0）

A. 矢状位 T_2WI 示直肠中上段肠壁异常增厚（箭头示）；B. 横断位 T_2WI 示病变段肠壁固有肌层受侵犯破坏（箭头示），病变向直肠系膜内侵犯，并见增大淋巴结；C.DWI 示肿块明显高信号，外侧轮廓不光整（箭头示）；D.ADC 图呈低信号（红色勾画部分）

尾骨肌脂肪间隙消失或耻骨直肠肌、耻骨尾骨肌增厚、信号增高、边缘锯齿状。⑤mr 系膜脂肪浸润：直肠系膜内见宽基底、结节状或斑片状异常信号。⑥ mr 淋巴管血管侵犯：T_2 高分辨率图像上直肠周围系膜内的血管直径＞ 3mm、流空效应消失。⑦ mr 肿瘤沉积：系膜内或血管引流区域的不规则形结节状异常信号，无淋巴门结构，边缘毛糙。

（四）在脑胶质瘤诊断中的应用

胶质瘤是最常见的颅内原发肿瘤，具有较高的异质性和高侵袭性，且对放射治疗、化学治疗均不敏感，因此患者预后非常差。WHO 将胶质瘤分为 Ⅰ ～Ⅳ 级，级别越高提示恶性程度越高。胶质瘤的一些基因表型和分子特征，是影响胶质瘤治疗和预后的重要因素。因此，2016 年，WHO 在原有组织学分类基础上加入了分子诊断标志物。

MRI 为胶质瘤首选的影像检查手段，凭借其无创、无辐射、多参数成像、良好的软组织分辨力等优点，在胶质瘤的诊断和治疗中起着重要作用。随着 MRI 技术快速发展，多模态 MRI 能更有效地评估肿瘤浸润范围及定位周围重要组织。评价放射治疗疗效，并鉴别假性进展（pseudoprogression，PsP）和疾病进展（progression of disease，PD）。SWI 序列能显示肿瘤内部的出血及小静脉的形成，与肿瘤的病理分级有关，肿瘤内部出血灶的大小、静脉形成的数目与病理级别呈正比。在胶质瘤 ^{1}H-MRS 图像中，NAA 降低、Cho 升高，Cr 随着肿瘤恶性程度的升高而降低，乳酸在高级别胶质瘤及坏死组织中均可升高，脂质在短 Tm 扫描下的高级别胶质瘤中可显著升高；2- 羟基戊二酸（2-HG）MRS 在预测 IDH 突变型胶质瘤方面表现出优异的诊断效能。ASL 可以为胶质瘤分级提供准确的灌注值，在仅含有弥漫性星形细胞瘤、间变性星形细胞瘤和胶质母细胞瘤的样本中，IDH1 突变体和野生型组之间的相对平均 CBF 和最大 CBF 显著不同。BOLD-fMRI 应用于临床，将功能信息叠加于传统解剖图像进行术前定位，可显示重要的脑皮质功能区与肿瘤的解剖关系。DWI 是一种无创的检测活体组织内水分子扩散的方法，由于肿瘤组织内细胞数量增多、黏液密度大、细胞毒性水肿。大多数胶质瘤在 DWI 上呈高信号，ADC 值减低。DTI 参数可有效评估胶质瘤浸润范围，通常将肿瘤与白质纤维束之间的关系分为水肿、移位、浸润和破坏四种。其中被肿瘤浸润和破坏的白质纤维束 FA 值明显降低，且中断

的 FA 值比浸润更低，而移位常因肿瘤挤压所致，FA 值基本正常，是手术中可以保留和放射治疗中需要保护的部分。多参数功能性 MRI 可以全面反映肿瘤内部的灌注、代谢、扩散等情况，为胶质瘤的分级诊断提供重要信息。基于多模式 MRI、组织病理学和患者特征的神经胶质瘤患者生存预测比无多模式 MRI 更准确，对疑似胶质瘤患者的诊断工作（主要通过多模式 MRI）在胶质瘤特征鉴定方面具有很大的潜力（图 3-3-18）。

五、磁共振肝脏特异性对比剂在肝脏肿瘤中的应用价值

钆塞酸二钠（gadolinium ethoxybenzyl diethylenetriamine pentaacetic acid，Gd-EOB-DTPA） 是

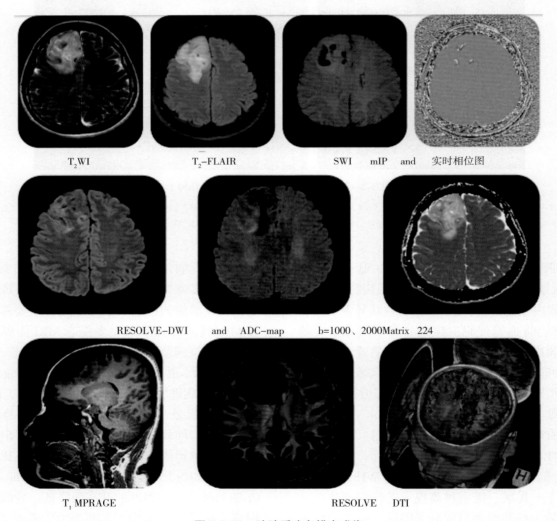

T_2WI　　$T_2-FLAIR$　　SWI　mIP　and　实时相位图

RESOLVE-DWI　　and　　ADC-map　　b=1000、2000Matrix 224

T_1 MPRAGE　　　　　　RESOLVE　DTI

图 3-3-18　脑胶质瘤多模态成像

女，30 岁，头痛渐进性加重 1 年余 MPRAGE 高分辨三维 T_1WI，清晰显示脑内灰白质对比及右额叶肿瘤，SWI 显示肿瘤内出血。RESOLVE DTI 清晰地显示了颅内白质纤维束的走行情况，可见病灶内 FA 值降低及白质纤维束中断

一种同时拥有细胞外和肝胆特异性的双相 MRI 对比剂，能够在相对较短的时间窗内进行肝血管成像、胆管成像、检出和定性诊断肝脏局灶性病变、评估肝功能，实现"一站式"检查。Gd-EOB-DTPA，一方面通过缩短组织 T_1 弛豫时间，可得到与 Gd-DTPA 相似的多期动态增强效果，从而观察肝脏病变的常规多期动态增强方式及其表现；另一方面肝功能正常者注射 Gd-EOB-DTPA 后 10～20min 肝实质最大程度增强，同时胆系也可显影，该期相称为肝胆特异期。Gd-EOB-DTPA 通过肝细胞膜窦面的有机阴离子转运多肽 1B3 进入肝细胞内，再通过主要位于肝细胞膜胆系面上多药耐药蛋白 2 排泄入胆系，比例高达约 50%，且

化学结构不会改变，其余 50% 经肾脏排出体外。Gd-EOB-DTPA 增强 MRI 检查包括动态增强各期及肝胆期两部分，肝癌典型表现为动脉期明显强化，静脉期或延迟期廓清，在肝胆期大多数肝癌因不含正常功能的肝细胞或肝细胞功能异常，不能摄取 Gd-EOB-DTPA 而呈明显低信号，与周围正常肝实质的较高信号对比明显，且病灶边界显示更为清晰，有利于小肝癌的检出（图 3-3-19），并且病灶肝胆期的信号特点与肿瘤的分化程度相关。Gd-EOB-DTPA 增强 MRI 能增加转移灶的检出率，并能提高对病灶的鉴别诊断能力。Gd-EOB-DTPA 增强 MRI 诊断小 HCC（直径 ≤ 2.0cm）的准确度优于 MSCT 多期动态增强扫描、MRI 平

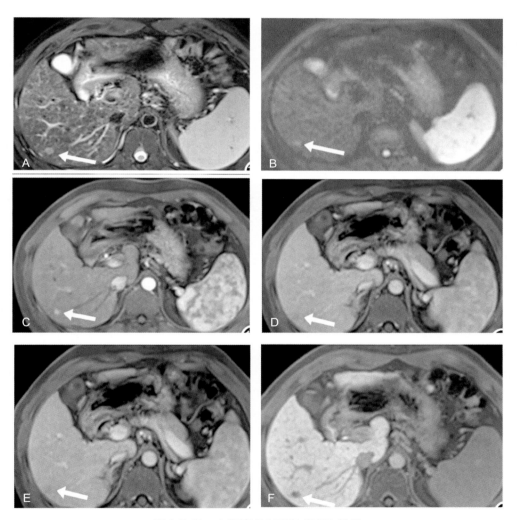

图 3-3-19　小肝癌 Gd-EOB-DTPA 增强

男性，67 岁，体检发现肝脏结节；A. T_2WI 压脂见肝右后叶下段高信号结节（箭头示），直径约 3mm，边界清楚；B. DWI 显示结节呈高信号；C. T_1WI 压脂序列，钆塞酸二钠增强扫描动脉期，结节明显强化；D T_1WI 压脂门静脉期结节强化降低，稍低于周围肝实质；E. 延迟期，结节强化明显消退，低于肝实质信号；F. 肝胆特异期，结节呈明显低信号。病理结果为 HCC

扫及动态常规对比剂增强扫描，对微小病灶（直径 <1.0cm）的检出和鉴别诊断具有优势。中华医学会放射学分会腹部学组于 2016 年 9 月在《中华放射学杂志》发布《肝胆特异性 MRI 对比剂钆塞酸二钠临床应用专家共识》：随着在国内外的广泛应用，Gd-EOB-DTPA 已从单纯诊断肝内局限性病变向评价肝弥漫性病变发展（如非酒精性脂肪性肝病、胆汁淤积性肝病、肝纤维化、肝硬化等），并在预测肝功能、肝移植后肝功能不全等方面初显优势，但其价值仍需进一步的临床研究证实。

六、小结与展望

与传统影像检查相比，MRI 可以将解剖学与功能学结合起来，在宏观及微观方面共同评价肿瘤的特性，更有助于肿瘤的诊断及治疗疗效的评价。近年来，随着 MR 设备不断更新换代，MRI 新技术也迅速发展，不仅为临床医师提供了真实、准确的解剖图像，更对疾病的功能变化、代谢异常等进行早期定量，使疾病的诊断不仅仅局限于大体形态学层次，进入了微观水平，即细胞、分子水平，对肿瘤的良（恶）性鉴别、恶性分级及预后评估有较大价值。

MRI 通过反映肿瘤形态、微血管及肿瘤细胞功能状态对肿瘤的良（恶）性鉴别、恶性分级及预后评估有较大价值，同时还可以反映肿瘤的生长特点及病理类型。多种功能磁共振成像方法的联合可相互补充，常规 MRI 对于鉴别肿瘤良（恶）性的价值有限，多模态 MRI 不仅能提供肿瘤形态学方面的特点，而且能提供病理生理学和生物化学等微观方面的信息，有助于提高肿瘤诊断与鉴别诊断的准确率。

众多基础及临床研究表明，MRI 评估肿瘤血管可以更好地评估肿瘤预后、检验肿瘤的综合性治疗效果、监测肿瘤的复发，如何合理应用种类繁多的 MRI 技术，给众多新兴技术准确定位，是需要实践来验证的复杂过程。

在未来，分子影像诊断信息和多参数 MRI 提供的清晰形态解剖学特征，既可进行肿瘤诊断，又可进行肿瘤分期。PET/MR 将可能是肿瘤精准诊断与分期的理想选择。

（刘　慧）

第四节　超声诊断

一、超声的发展

医学超声影像技术和 X-CT、MR 及核医学成像（PET、SPET）一起被公认为现代四大医学影像技术，成为现代医学影像技术中不可替代的支柱。和其他成像相比，医学超声具有实时性好、无损伤、无痛苦、无电离辐射、低成本等独特的优点。超声影像设备广泛用于临床疾病检查、诊断和治疗中，备受广大医务工作者和患者的欢迎。超声医学是现代医学史中发展最快、普及最广、渗透最深和实用性最强的新兴学科之一。超声医学随着声学物理技术、现代计算机技术的发展而迅速发展。从早期的 A 型、M 型一维超声到实时二维超声、彩色多普勒和能量多普勒显像、动态三维超声，以及二次谐波、超声造影、介入性超声等新技术，在诊断学及治疗学中发挥着日益重要的作用。超声医学已由过去的只显示解剖结构向着同时显示功能信息的方向发展。超声不仅对病灶部位、大小、形态等特征的描述，而且通过彩色多普勒血流显像，能量多普勒血流显像和声学造影技术，观察脏器的血流灌注状态。肿瘤血流的灌入和流出状态，显示病变的血供和代谢状态，为疾病的诊断提供更丰富的信息；以对比剂为载体还可以将某些药物或抗体携带到靶区，依靠超声在局部的照射、微泡破裂释放药物或抗原抗体反应，出现靶区组织的回声改变，以达到诊断和治疗的目的。未来的影像医学将向着生物医学成像（如分子、基因成像）的方向发展。

（一）超声的概述

超声波是一种机械波，其频率通常高于人耳听觉的上限（20kHz）。目前医用超声仪应用的超声波频率甚高，称为高频超声，常用范围在 2 ～ 10MHz。近年来，由于电子和计算机技术、精密机械和材料技术、图像处理和测量技术的迅速发展及人们对超声波的物理的、化学的、生物的机制进一步研究，使超声学成为众多学科的交叉学科，大大扩宽了其应用领域。

（二）医学超声技术的发展及其肿瘤诊疗应用

1. 二维超声成像　B型超声应用回声原理，即发射脉冲超声进入人体，然后接受各层组织界面的回声作为诊断依据。由于B型超声能直观显示脏器的大小、形态、内部结构，并可将实质性、液体或含气性组织区分开来，故医师根据得到的一系列人体切面声像图进行诊断。它所构成的二维（2D）实时动态图像，具有真实性强、直观性好、无损伤、操作方便等优点（图3-4-1）。目前应用最广泛，主要用于心脑血管疾病、腹部脏器损伤、肿瘤、儿科和妇产科疾病及其他疾病的诊断。

2. 介入性超声　介入性超声是在超声显像基础上，应用超声显像仪通过侵入性方法达到诊断和治疗的目的。可在实时超声引导下完成各种穿刺活检、超声造影、抽吸、插管、局部注射药物及肿瘤热消融等治疗（图3-4-2）。

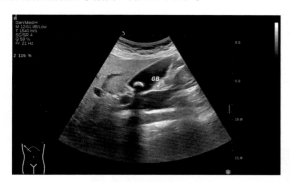

图 3-4-1　二维超声图像（胆囊结石）

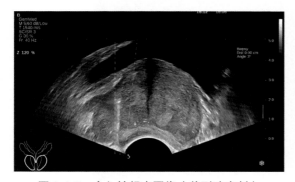

图 3-4-2　介入性超声图像（前列腺穿刺）

3. D型超声显像　彩色多普勒血流成像（CDFI），利用多普勒效应的原理对运动的脏器和血流进行探测，多与B型超声联合应用，用于检测血流速度和方向（图3-4-3）。频谱多普勒为速度/频移-时间显示图，图上横轴代表时间，纵轴代表血流速度，血流方向可通过频谱资料相对零位线显示的位置决定。彩色多普勒超声显像根据红细胞移动的方向、速度、分散情况，调配红蓝基色，叠加在二维图像上，通常将朝向探头方向的血流用红色表示，背向探头方向的血流用蓝色表示，颜色的深度表示血流速度的快慢、流速越快的血流色彩越明亮。

能量多普勒超声显像（CDE）：彩色能量多普勒是一种高敏感度的彩色超声，是以多普勒能量积分为基础的一种彩色超声成像技术，这种彩色编码只反映红细胞的多少，而与血流的方向与速度无关，不受入射角的影响，高灵敏度，可显示微小血流，有助于器官组织血流灌注的彩色显像（图3-4-4）。

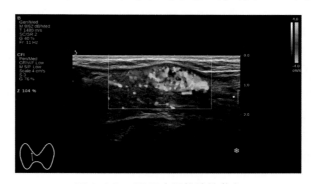

图 3-4-3　CDFI（甲状腺结节）

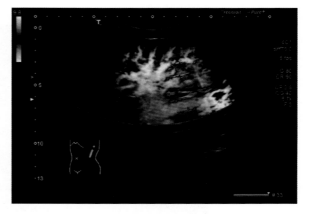

图 3-4-4　CDE（正常肾脏）

4. 声学造影显像　新型声学对比剂结合超声新技术能有效增强心肌、肝、肾、脑等实质性器官的二维超声显像和血流多普勒信号，反映正常组织和病变组织的不同血流灌注，明显提高超声诊断的敏感性和特异性，是目前很重要的研究方向（图 3-4-5）。

5. 谐波成像　超声波在介质中传播时，除具有线性效应外，还具有非线性效应，即指由于弹性介质中分子排列不同，这一密度上的变化使声波各点传播速度不同而导致声波传播过程中形态上发生畸变，即产生谐波。谐波成像包括对比剂谐波和组织谐波成像。自然组织谐波技术融合了多种现代超声技术，如超宽频探头、宽频全数字声束形成器和信号处理技术等。因此，具有良好的信噪比，较强的空间分辨力，在消除近场伪像和旁瓣干扰、增强组织对比度、提高深部组织回声信息量等方面具有显著的特点。

6. 超声弹性成像　超声弹性成像（ultrasonic elastography，UE）是一种新型超声诊断技术，能够研究传统超声无法探测的肿瘤及扩散疾病成像，可应用于乳腺、甲状腺、前列腺等方面。组织的弹性依赖于其分子和微观结构，临床医师通过触诊定性评价和诊断乳腺肿块，其基础是组织硬度与组织病理密切相关。新的弹性成像技术提供了组织硬度的图像，也就是关于病变的组织特征的信息。根据不同组织间弹性系数不同，在受到外力压迫后组织发生变形的程度不同，将受压前后回声信号移动幅度的变化转化为实时彩色图像，弹性系数小，受压后位移变化大的组织显示为红色；弹性系数大，受压后位移变化小的组织显示

为蓝色；弹性系数中等，组织显示为绿色，借图像色彩反映组织的硬度（图 3-4-6）。弹性成像技术，拓宽超声图像，弥补了常规超声的不足，能更准确显示及定位病变。

随着声学原理和电子计算机科学的迅速发展，医学超声影像学的新技术层出不穷，从 B 型超声、彩色多普勒超声发展到三维、声学造影、血管内超声等多种技术，极大地拓展了超声影像学的临床应用范围，特别是对肿瘤的超声诊断、结构成像和血流成像，医学超声诊断技术已成为肿瘤临床诊断中必不可少的方法。

二、常规超声在肿瘤方面的应用

近数十年来，肿瘤的超声诊断虽然已从 A 型超声到 B 型超声、彩色多普勒超声成像、声学造影、三维超声及超声引导下穿刺诊断等各种方法的应用，但迄今为止在临床诊断中仍是以高分辨率、高灵敏度的常规二维超声检查为主体。二维实时灰阶超声是肿瘤诊断的基础。我国从 1958 年应用 A 型超声诊断肿瘤起至今，二维超声对肿瘤的诊断和鉴别诊断中一直起着主导地位，随着仪器的改进，分辨率、灵敏度的提高，目前对直径 1～2cm 的局灶性病变都能良好显示，有的高性能仪器对 0.2～0.5cm 直径的病变也同样能显示清晰，但发现肿瘤及发现肿瘤后的超声诊断和鉴别诊断仍然是超声的重要功能。

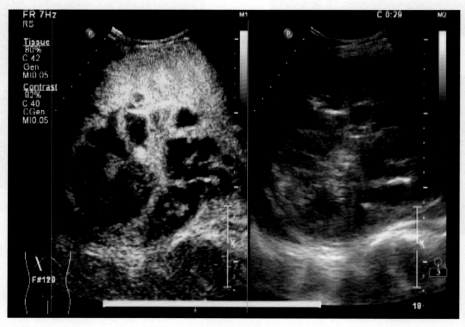

图 3-4-5　声学造影显像（肝脓肿）

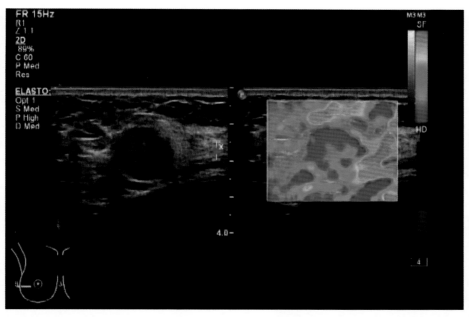

图 3-4-6　超声弹性成像（乳腺结节）

（一）二维超声

二维超声可以清晰显示数毫米内的肿瘤，并对病变部位做多方位的交叉扫查，可以显示肿瘤的部位、大小、形态、边界、有无包膜、内部回声、有无钙化、侧壁声影、后方回声等，其中边界和内部回声是辨别良恶性肿瘤的鉴别点。同时一些新的二维超声分类标准已被广泛应用于临床。

1. 乳腺肿瘤的分类标准　美国放射学会（America College of Radiology，ACR）制定了乳腺影像报告和数据系统（Breast Imaging-Reporting and Data System，BI-RADS）超声分类诊断标准（表 3-4-1）。

（1）乳腺肿瘤分类标准（BI-RADS）：如图 3-4-7 至图 3-4-14 所示。

表 3-4-1　BI-RADS 超声分类及处理建议

BI-RADS	评价	超声表现	恶性风险	建议
0	无结节	临床有体征，超声检查无征象	0	结合其他影像学检查
1	阴性	正常乳腺	0	常规体检
2	良性	囊性、实性、形态规则、边界清楚、肯定的良性钙化，假体置入等	0	定期随访，＞2cm 手术
3	可能良性	不典型的良性结节	＜5%	6～12 个月后复查
4	可疑恶性	实质性、低回声/极低回声、微钙化、无包膜（模糊、成角、分叶和毛刺）、纵横比＞1	5%～85%	穿刺活检或手术，即使阴性细胞学结果，都要定期随访
4a		具有一种恶性征象	5%～10%	3～6 个月后复查
4b		具有两种恶性征象	10%～50%	活检
4c		具有三或四种恶性征象	50%～85%	手术
5	恶性*	超过四项征象，尤其是有微钙化和微分叶者	85%～100%	手术
6	恶性#	经细胞学和组织学证实的恶性病变（未经手术治疗和放射治疗、化学治疗）		

*乳腺恶性结节伴同侧腋窝淋巴结转移，判为 BI-RADS 5 类；#病理证实再复查者

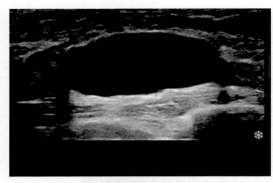

图 3-4-7　乳腺囊肿 BI-RADS 2 类

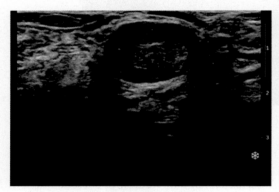

图 3-4-8　乳腺纤维腺瘤 BI-RADS 2 类

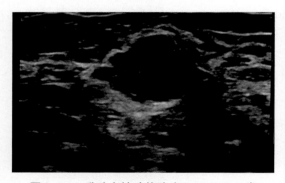

图 3-4-9　乳腺良性叶状腺瘤 BI-RADS 3 类

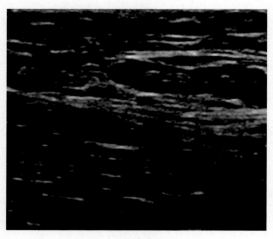

图 3-4-10　乳腺纤维腺瘤 BI-RADS 3 类

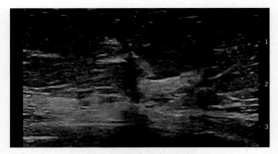

图 3-4-11　乳腺浸润性导管癌 BI-RADS 4 类（一）

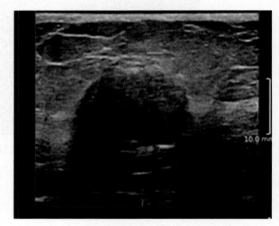

图 3-4-12　乳腺浸润性导管癌 BI-RADS 4 类（二）

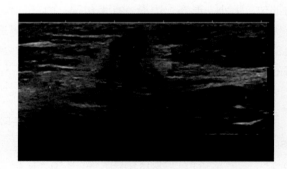

图 3-4-13　BI-RADS 5 类乳腺浸润性导管癌

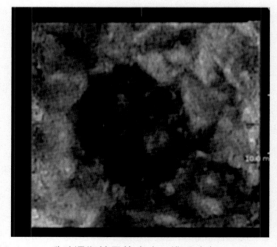

图 3-4-14　乳腺浸润性导管癌（三维重建）BI-RADS 5 类

（2）临床意义及参照：超声诊断乳腺恶性肿瘤在二维声像图上绝大部分有典型的恶性特征，但少部分由于肿块细小超声表现不典型而导致漏误诊，目前超声对乳腺诊断符合率约为88.3%。乳腺良（恶）性肿瘤在包膜、形态、边界、内部回声、砂粒状钙化、彩色多普勒血流情况等方面具有明显差异。可提高乳腺癌的临床诊断符合率，有利于临床制订合理的治疗方案。

（3）超声 BI-RADS 的优点：超声 BI-RADS 分类方法引入了"可能范围"的概念，这不但给临床医师提供更可靠的指导意见，让其充分理解诊断结果所代表的意义与其中含有的风险；另外，为提高超声工作者对乳腺肿块恶性风险分层的评估能力。对于患者，"可能范围"能让他们正确认识自己的身体健康情况，既不会认为是良性病灶而不再复查致使病情恶化或延误治疗，也不会因为对恶性可能性的盲目悲观而导致恐慌。

2. 甲状腺肿瘤的分类标准　目前，超声已作为评价甲状腺结节良（恶）性的首要诊断技术。一些声像学特征（如低回声、边缘不规则、微小钙化、纵横比≥1），已作为恶性甲状腺结节的潜在预测因子。随着超声仪器和诊断水平的进展，美国放射学会（America College of Radiology，ACR）制定了乳腺影像报告和数据系统（Breast Imaging-Reporting and Data System，BI-RADS）超声分类诊断标准。随后，Park 等将甲状腺影像报告和数据系统（Thyroid Imaging Reporting and Data System，TI-RADS）用于指导甲状腺结节的诊断。分析良（恶）性甲状腺结节的征象，研究改良后的 TI-RADS 分类诊断标准，对提高甲状腺结节的诊断价值及临床指导意义。

（1）甲状腺结节超声征象

①结节性质：结节的内部回声依据结节的囊实性成分比例分为实性（囊性部分≤10%）、实性为主（10%＜囊性部分≤50%）、囊性为主（50%＜囊性部分≤90%）和囊性（囊性部分＞90%）。

②实性结节回声类型：实性结节的回声可分为4种类型，极低回声是指结节的回声低于颈前带状肌和甲状腺实质（图3-4-15），低回声是结节的回声高于颈前带状肌但低于甲状腺实质，等回声是指结节的回声与甲状腺实质相似，高回声是指实质的回声高于甲状腺实质。

③结节的形状：结节的形状分为类圆形（在横向或纵向平面，结节前后径≤横径）、纵横比≥1（在横向或纵向平面结节前后径≥横径，图3-4-16）或不规则形（结节不呈类圆形且纵横比≥1）。

④钙化：微小钙化为直径≤1mm的强回声灶；大钙化为直径＞1mm的强回声灶，其后方伴声影，包括弧形钙化、蛋壳样钙化及块状钙化。如果结节中既有微小钙化又有大钙化，归类为微小钙化组。在病理上，微小钙化是直径10～100μm的砂粒体，甲状腺癌特别是甲状腺乳头状癌的特异表现（图3-4-17）。

⑤结节边界：将结节边界分为边界光滑和边界不清（包括毛刺状或微小分叶状边界、边界成角、

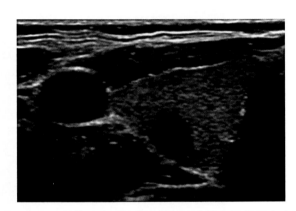

图3-4-15　甲状腺右叶结节，横切，实性，极低回声（结节回声低于其前方的腺体及颈前带状肌），边界不清、不规则，术后病理为甲状腺乳头状癌

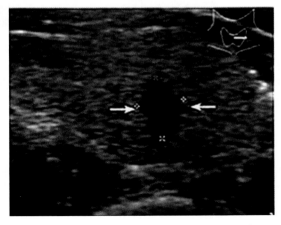

图3-4-16　横切甲状腺左叶结节，实性，低回声，纵横比＞1，边界不清，且成角（箭头示），术后病理为甲状腺微小乳头状癌

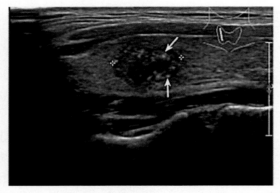

图 3-4-17　纵切甲状腺右叶结节，实性，低回声，边界不清，内可见多发微小强回声钙化灶（箭头示），术后病理为甲状腺微小乳头状癌

边界模糊）。

⑥淋巴结转移征象：判断淋巴结出现转移的可能：圆形或类圆形结节，形态饱满，低回声或不均质回声，淋巴结内可见不规则囊性区，淋巴结内可见微小钙化灶，无正常淋巴结门样结构（图 3-4-18）。

（2）甲状腺肿瘤分类标准（TI-RADS）：见表 3-4-2、图 3-4-19 至图 3-4-24。

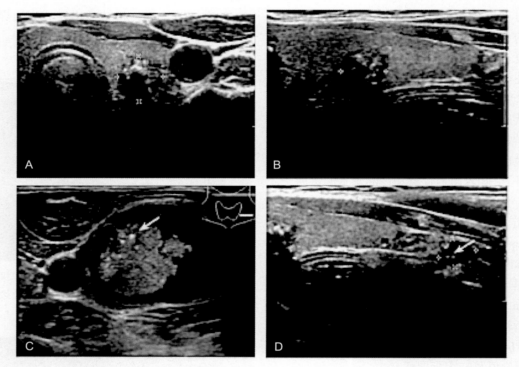

图 3-4-18　45 岁女性患者，左侧甲状腺中部深层肿物，可疑恶性，同时伴有淋巴结转移征象，A、B. 横切甲状腺结节（A）和纵切甲状腺结节（B），甲状腺左叶中部结节，实性，低回声，边界不清，内可见多发强回声微小钙化灶，术后病理为甲状腺（左叶）乳头状癌；C、D. 左下颈 4 区（C）和左下颈气管旁 6 区（D）发现肿物，内可见强回声钙化灶（箭头示）及囊性成分，术后病理为颈部淋巴结转移

表 3-4-2　甲状腺肿瘤分类标准

TI-RADS	评价	超声表现	恶性风险	建议
0	无结节	弥漫性病变	0	结合实验室检查
1	阴性	正常甲状腺（或术后）	0	不需要随访
2	良性	囊性、实性、形态规则、边界清楚	0	长期随访
3	可能良性	不典型的良性结节	< 5%	1 年后复查

续表

TI-RADS	评价	超声表现	恶性风险	建议
4	可疑恶性	实质性、低回声、极低回声、微钙化、边界模糊/微分叶、纵横比＞1	5%～85%	穿刺活检或手术，即使阴性细胞学结果，都要定期随访
4a		具有一种恶性征象	5%～10%	6个月后复查
4b		具有两种恶性征象	10%～50%	活检
4c		具有三或四种恶性征象	50%～85%	手术
5	恶性*	超过四项征象，尤其是有微钙化和微分叶者	85%～100%	手术
6	恶性#	经病理证实的恶性病变		

*甲状腺恶性结节伴颈部淋巴结转移，判为 TI-RADS 5 类；#病理证实再复查者

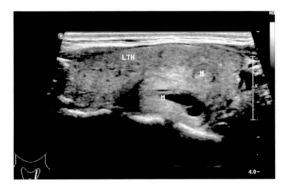

图 3-4-19　TI-RADS 3 类

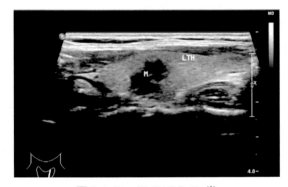

图 3-4-21　TI-RADS 4b 类

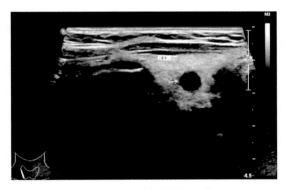

图 3-4-20　TI-RADS 4a 类

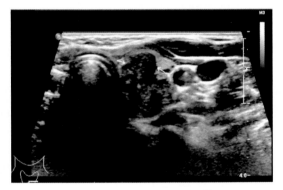

图 3-4-22　TI-RADS 4c 类

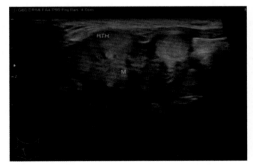

图 3-4-23　TI-RADS 5 类，颈部淋巴结有转移

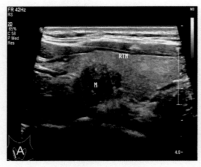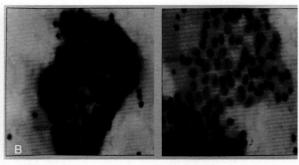

图 3-4-24　同一患者甲状腺结节声像图及病理结果

A. 甲状腺右叶结节，TI-RADS 4c 类；B. 病理染色

（3）超声（TI-RADS）的优点：甲状腺超声 TI-RADS 分类作为一种甲状腺疾病评估手段，不仅规范了甲状腺疾病的超声诊断报告，而且对甲状腺结节良（恶）性鉴别具有较高参考价值。随着 B 型超声和细针穿刺临床应用，甲状腺肿瘤甚至甲状腺微肿瘤被早期发现。

3. 肝脏肿瘤的分类标准　目前超声已成为无创性检查和诊断肝脏实性占位病变的影像学之一，使肝脏局限性病变特别是 < 3cm 病变的检出率有了很大的提高，但对这些病变定性诊断仍然是超声领域研究的课题。

（1）肝脏肿瘤分类标准（LI-RADS）的适应证：见表 3-4-3。

表 3-4-3　LI-RADS Rv2017 适用情况

项目	适用性	具体内容
人群	适用	肝硬化，慢性乙型肝炎病毒感染，HCC 病史，肝移植供体和移植后受体
	不适用	无上述危险因素，< 18 岁，先天性肝纤维化所致肝硬化，肝血管病变所致肝硬化，如遗传性出血性毛细血管扩张症、巴德 - 吉亚利综合征、慢性门静脉梗阻、心源性淤血、弥漫性结节样增生等
检查方法	适用	CT/MRI 多期增强，超声 /CT/MRI 分期增强，肝胆特异性 MR 对比增强
疾病种类	不适用	病理证实为恶性，病理证实为良性非肝细胞来源病变，如血管瘤

（2）肝脏肿瘤分类标准（LI-RADS）：2011 年 3 月，美国放射学会（America College of Radiology，ACR）发布了肝脏影像报告和数据系统（Liver Imaging-Reporting and Data System，LI-RADS）。该影像系统是继乳腺影像报告和数据系统（Breast Imaging-Reporting and Data System，BI-RADS）之后的又一疾病（器官）影像标准化报告及评价系统，旨在解决临床对肝细胞癌（hepatocellular carcinoma，HCC）的 CT 和 MR 征象描述混淆的状态，从而彻底改变目前放射科医师诊断和评价 HCC 的方式。

目前肝脏肿瘤的分类主要参照二维及超声造影（contrast enhanced ultrasound，CEUS）的不同声像学特点进行分级（表 3-4-4，图 3-4-25 至图 3-4-28）。

（3）LI-RADS 的目的：试图将肝病灶分为明确的 HCC（LR 5）或绝对良性（LR 1）。如果病灶只表现了一部分而不是全部的 HCC 或者良性病灶的特征，就划分为 LR 4（图 3-4-25 及图 3-4-26）（可疑 HCC）和 LR 2（图 3-4-27 及图 3-4-28）（可疑良性病变）。中间的一类（即 LR 3）用于不确定的病灶，无提示可能良性或更可能 HCC 的具体征象。LR 3 还包括具有模棱两可的征象而不能归类为可能良性或可能恶性的病灶。

（4）总结与展望：二维超声检查是通过超声判断患者结节的边界、形状及后方回声情况、浸润程度等判定结节的良（恶）性。良性结节诊断依据为结节有包膜，形状规则，边界清晰，后方回声表现为正常或有所增强；恶性结节诊断依据为无包膜，结节浸润性增长，形状不规则，模糊边界，纤维成分较多，后方回声显示为衰减。二维超声对结节良（恶）性鉴别具有良好的诊断价值，依据检查结果能够为患者之后的治疗方案提供更好。

表 3-4-4　肝脏 LI-RADS 分类

分类	评价	超声表现
CEUS LR 1	良性	肝内病灶具有明确良性的影像学特征或随访过程中明确发现病灶消失
CEUS LR 2	良性可能性大	肝内病灶或结节的影像学特征提示良性，但不能诊断为良性。①各时相均为等或低增强；②直径＜10mm 清楚的实性结节；③既往诊断为 LR 3 类，且 2 年及以上直径未增大，如可能为肝硬化再生结节或低级别不典型增生结节
CEUS LR 3	HCC 中度可疑	①直径≥10mm、动脉相等增强、无任何类型廓清（各时相均为等增强）的明确的实性结节；②动脉相低增强、无任何类型廓清、任意大小的明确的实性结节；③直径＜20mm、动脉相等 / 低增强、轻度 / 晚期廓清的明确的实性结节；④直径＜10mm 的 APHE（整体或部分，非环状或周边不连续的环状增强）、无任何类型廓清的明确的实性结节
CEUS LR 4	HCC 可能性大	①直径≥20mm、动脉相低 / 等增强、轻度 / 晚期廓清的实性结节；②直径＜10mm 的 APHE（整体或部分，非环状或周边不连续环状增强）、轻度 / 晚期廓清的明确的实性结节；③直径≥10mm 的 APHE（整体或部分，非环状或周边不连续团状增强）、无任何类型廓清的明确的实性结节
CEUS LR 5	明确 HCC	直径≥10mm 的 APHE 整体或部分均匀或不均匀高增强，轻度 / 晚期廓清的清楚的实性结节
CEUS LR 5V	明确的静脉内瘤栓	静脉内明确的增强软组织，不论是否探及实性回声（动脉相有强化，随后出现廓清）
CEUS LR M	明确或可能的非 HCC 恶性结节	至少动脉相存在一定增强的明确的实性结节，且具备以下 1 项或 2 项：①较肝脏早廓清；②廓清显著，呈"空洞征"；③动脉相环状增强伴随廓清

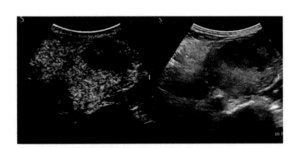

图 3-4-25　CEUS LR 4 类（一）

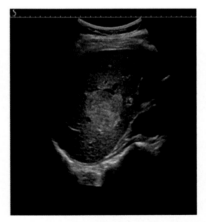

图 3-4-27　CEUS LR 2 类 肝脏海绵状血管瘤

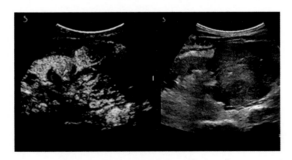

图 3-4-26　CEUS LR 4 类（二）

（二）彩色多普勒（CDFI）和能量多普勒（CDE）

1. 彩色多普勒（CDFI）　彩色多普勒血流成像（color Doppler flow imaging，CDFI）又称为彩色血流图（CFM）是用自相关技术进行多普勒信号处理，把自相关技术获得的血流信号经彩色编

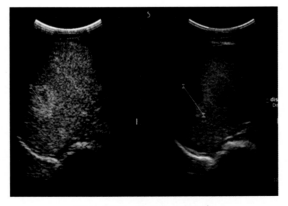

图 3-4-28　CEUS LR 2 类

码后实时地叠加在二维图像上，即形成彩色多普勒超声血流图像。

（1）CDFI 的优点：①快速直观显示血流的二维平面分布状态。②可显示血流的运行方向。③有利于辨别动脉和静脉。④有利于识别血管病变和非血管病变。⑤有利于了解血流的性质。⑥能方便了解血流的时相和速度。⑦能可靠地发现分流和反流。⑧能对血流束的起源、宽度、长度、面积进行定量分析。下面主要讲 CDFI 在肿瘤方面的应用。

（2）肿瘤对 CDFI 情况血流半定量分级法分为四级。

0 级：病灶内未见血流信号（图 3-4-29）。

Ⅰ级：少量血流。可见 1～2 处点状血流，管径＜ 1mm。

Ⅱ级：中量血流。可见 1 条主要血管，其长度超过病灶的半径或见几条小血管。

Ⅲ级：丰富血流。可见 4 条以上的血管，或血管相互连通，交织成网状（图 3-4-30）。

（3）CDFI 在乳腺肿瘤方面的应用：高频 CDFI 对乳腺良（恶）性肿瘤的鉴别诊断有其独特的价值。乳腺恶性肿瘤内血管大都具有走行不规则、粗细不等、血管丰富的特点，这为彩色多普勒超声诊断乳腺肿块提供了病理学基础。

恶性肿瘤的 CDFI 较良性的肿瘤明显增高，且流速较快，阻力指数较高（图 3-4-31）。肿块越大，CDFI 显示率越高，血流越丰富。血流显示多位于周边部，这是因为肿瘤细胞都是从中心向周边逐渐密集所致。当肿瘤中心部位出现穿入彩色血流时，结合二维图像，应考虑恶性。

乳腺良、恶性小肿瘤的 PSV 及 RI 值均有显著性差异，早期乳腺癌检出穿支血管，为高速高阻型；而良性小肿瘤无穿支血流，为低速低阻力指数型（图 3-4-32）。良、恶性乳腺肿瘤的 PSV 分别为（10.23 ± 3.26）cm/s 和（18.65 ± 5.64）cm/s，RI 分别为（0.51 ± 0.08）和（0.69 ± 0.12）。

彩色多普勒的应用，大大提高了乳腺肿块的诊断符合率。作为常规检查方法，它具有无创伤、无痛苦、实时动态、可重复性强等优点，具

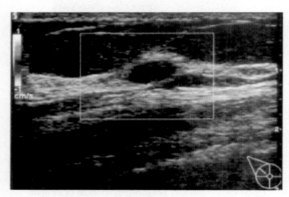

图 3-4-29　乳腺良性肿瘤血流分级 0 级 CDFI

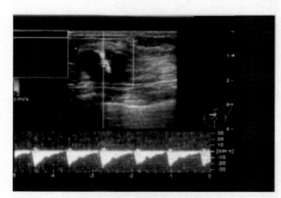

图 3-4-31　乳腺恶性肿瘤呈高阻型血流频谱

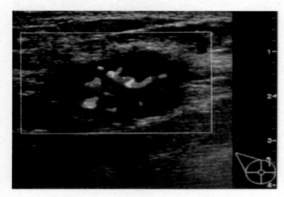

图 3-4-30　乳腺恶性肿瘤血流分级 Ⅲ 级 CDFI

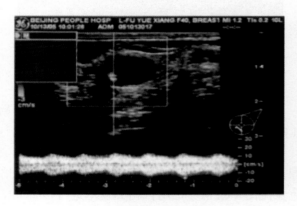

图 3-4-32　乳腺良性肿瘤呈低阻型血流频谱

有较大的临床价值，值得推广，当鉴别比较困难时，还需结合超声造影（contrast enhanced ultrasound，CEUS）及组织穿刺检查（core needle biopsy，CNB）。

（4）CDFI在甲状腺肿瘤方面的应用：CDFI在甲状腺常见肿瘤（甲状腺腺瘤、结节性甲状腺肿、甲状腺癌）具有诊断价值。

①甲状腺腺瘤：二维声像图表现为圆形或椭圆形结节，边界清晰，包膜完整，内部回声多为均匀，后方回声不衰弱。CDFI显示血流绕行，肿块内血流信号较少，血流半定量分级大多在0～Ⅰ级，最大流速 Vmax（29.2 ± 12.6）cm/s，阻力指数 RI：0.574～0.11。

②结节性甲状腺肿：简称结甲。CDFI显示，结节内及周围呈点状或在结节间穿行或绕行的血流信号，也可沿结节包绕成环状。血流半定量分级为Ⅱ～Ⅲ级（图3-4-33）。

③甲状腺癌：分为乳头状腺癌、滤泡状腺癌、未分化的单纯癌和髓样癌等。CDFI见肿块内无血流信号，血流半定量分级呈0～Ⅰ级（图3-4-34），同时也有少部分甲状腺癌血供较丰富，半定量分级呈Ⅱ～Ⅲ级，此时，应结合二维声像图特点分析。当二维及CDFI对肿瘤诊断困难时，还需结合超声造影（contrast enhanced ultrasound，CEUS）和细针穿刺细胞学检查（fine needle aspiration cytology，FNAC）。

（5）CDFI在肝脏肿瘤方面的应用

①恶性肿瘤：肝动脉血流量增加，门静脉血流量减少，病灶内部异常血流信号明显，频谱呈快速动脉血流，可达血流分级的Ⅱ、Ⅲ级［如肝细胞肝癌（HCC）、胆管细胞癌（ICC）、转移性肝癌］。

②良性肿瘤：病灶内部血流信号较少或未见明显血流信号，频谱多为静脉血流和低速的动脉血流，血流分级为0级或Ⅰ级［如肝血管瘤、肝硬化结节、肝局灶性结节增生（FNH）、肝腺瘤］。

③肝囊肿：周边及内部均无血流信号，血流分级为0级。

CDFI可清晰地显示肿瘤内的血流形态，测量肿瘤周边及中心部血流动力学指标，可作为肿瘤定性诊断的基础性方法，也可作为肿瘤的常规检查和高危人群的普查手段，但对于不典型或微小病灶（亚厘米病灶），可结合运用CEUS（超声造影）或UE（弹性成像）检查以提高诊断的准确率。

（6）CDFI在肿瘤化学治疗中的应用：临床治疗方案是在超声引导下腹腔灌注疗法。方法于超声引导下，腹腔内局限积液处定位，向腹腔内注入卡铂200mg，白细胞介素-2为400万U，穿透增厚的腹膜，显示注射器针头，避开肠管，向腹腔注药的同时，开启CDFI功能，可见自注射针头的药液似"孔雀开屏"样喷射状五彩射流征象，继而弥散入腹腔。

腹腔内注入化学治疗药物后，可在腹腔内有较高、恒定、持久的药物浓度，且分布均匀，门静脉和肝脏组织内药物浓度也比较高，能直接杀死腹腔内的癌细胞，并能预防和治疗肿瘤肝转移。

2. 彩色多普勒能量图（CDE） CDE是近年

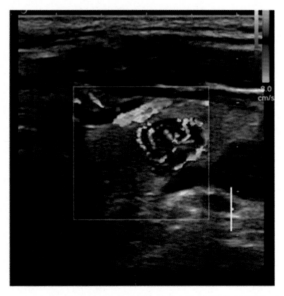

图3-4-33　血流半定量分级Ⅲ级，甲状腺结节性甲状腺肿

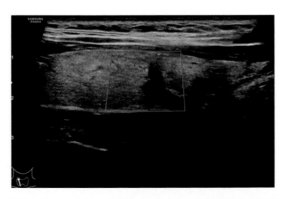

图3-4-34　血流半定量分级Ⅰ级，甲状腺乳头状癌

来出现的一种新的检查方法，CDE 显示的血管长度明显长于 CDFI 检查，而 CDE 显示的血管宽度则小于 CDFI 检查，在肿瘤中此特点表现更为明显，因此 CDE 可以更好地显示肿瘤血管的分布形态，从周边部血管向内部发出穿透支或血管的逐级分支表现出明显的血管树分布特点。

（1）CDE 优点：CDE 观察结果显示，CDE 较 CDFI 显示的血流信号更丰富，在反映血管分布方面优于 CDFI，能较好地显示出血流的连续性。表现出较好的血管树分布特点。由于 CDE 较 CDFI 敏感性高，具有非角度依赖性，因而图像显示的血流丰富、血管数目多、连续性好，不出现镶嵌血流图，且能显示低流速、低流量血流信号，故除用于肝、肾、腹部脏器肿瘤血管探测外，还用于颅脑、小器官、妇产科病变诊断的血流显示，以及肾移植等方面的研究（图 3-4-35 至图 3-4-38）。

（2）CDE 目前存在的缺点：尽管 CDE 具有上述优点，但在鉴别良（恶）性肿瘤方面不能较 CDFI 提供更多的信息，而且具有局限性（如不能显示血流方向和速度），显示的血流为持续性而不具有搏动性等，因此 CDE 目前只能作为 CDFI 的辅助手段。

（3）CDE 在肿瘤方面的临床应用

① CDE 在肝脏肿瘤方面的应用：肝脏肿瘤（尤其是原发性肝癌）具有多血供病理特点。肿瘤早期肝组织周围即形成小的血管丛，但这些微小血管在 CDFI 上难以显示。

肝癌以动脉供血为主，部分伴有门静脉供血。在频谱表现上，动脉和门静脉频谱同时检出。在血管的形态结构显示方面，CDE 显示血管长、分支多，血管树相对完整，尤其是肿瘤内部粗细不一、弯曲绕行的血流信号均能显示。CDE 可显示直径小于 1cm 的病灶周围的血流信号，随着肿瘤增大（1～3cm）环绕形和树枝形血管分布增加，4cm 以上的病灶，该类血管分布呈降低趋势。

肝血管瘤多数为海绵状血管瘤，其病理结构由扩张的血窦构成，并有大小不等的血腔，瘤体血流丰富，流速慢，不易被 CDFI 检测到。肝血管瘤 CDE 特征性表现为"病灶染色"现象。

② CDE 在肾脏肿瘤方面的应用：CDE 在肾脏

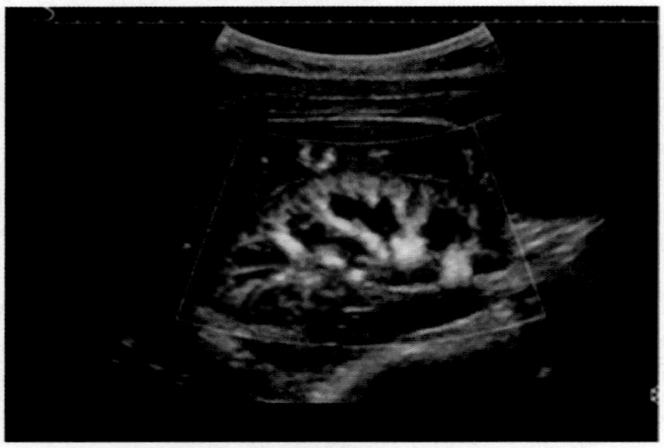

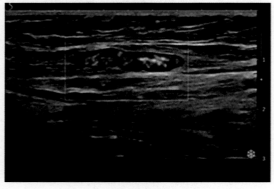

图 3-4-35　肾移植后彩色多普勒能量图

图 3-4-36　乳腺纤维腺癌彩色多普勒能量图

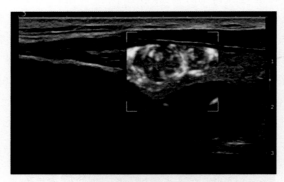

图 3-4-37　结节性甲状腺肿彩色多普勒能量图

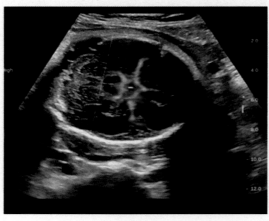

图 3-4-38　胎儿大脑血管彩色多普勒能量图

的应用最早，对正常肾脏肾内血管网显示明显优于 CDFI，显示血管长度也大于 CDFI。CDE 显示皮质灌注的能力可用来评价异常灌注改变，帮助鉴别正常血管变异与肿瘤血管。随着慢性肾病的加重，肾血管阻力增加，血液灌注量减少，因而 CDE 检测肾弓状动脉的峰值血流速度（PSV）与肾功能损害程度呈负相关。

恶性肿瘤均表现为正常肾血管网络内的相对少血供区，瘤体越大越明显，瘤体内的血管来源不定，血管分支形态、数量，以及瘤体内分部均无规律可循。少数瘤体还可见供养血管来自肾外侧皮质血管，不同方向进入瘤体内，血管形成辐条状特征。

肾错构瘤表现为丰富血管网络，CDE 征象为"绒线球"或"筛网状"，类似肝脏血管瘤的 CDE 表现。

③ CDE 在妇产科方面的应用：CDE 在妇产科临床应用包含几乎含有 CDFI 的应用范围，但 CDE 能够探测到更低速度的血流，并且不受多普勒角度的影响。CDE 显示卵巢恶性肿瘤血流信号呈弥散分布，实性乳头状肿瘤血管数目多，赘生物见短粗血管从基底部发出，垂直进入肿块内，如发现滋养血管血流信号，结合血流参数 PI、RI 测值，有助于早期卵巢癌的诊断。CDE 对子宫动脉显示较 CDFI 丰富，分支增多，血管连续性好，有助于对子宫动脉频谱的检测。

（4）总结与展望：彩色多普勒超声是通过高频探头对患者结节进行探查，检查结果显示的图像清晰度高，分辨率也较高，并且能够显示患者结节的血流状态，血流状态是肿瘤发生的重要观察指标。恶性肿瘤内血流供应丰富，血管分布复杂，同时血流速度较快。同时彩色多普勒血流图还能检测患者淋巴结是否有异常及异常程度，诊断鉴定准确率较高。二维超声与彩色多普勒血流图联合对乳腺结节良(恶)性鉴别具有良好的诊断价值，联合诊断的准确率高，同时敏感性及特异性也高于二维超声的检查结果，依据检查结果能够为患者之后的临床治疗方案提供更好的标准。

（三）超声弹性成像技术

超声弹性成像（ultrasonic elastography，UE）基本原理是对组织施加一个内部（包括自身的）或外部的动态或者静态／准静态的激励。在弹性力学、生物力学等物理规律作用下，组织将产生一个响应，如位移、应变、速度的分布产生一定改变；利用超声成像方法，结合数字信号处理或数字图像处理的技术，可以估计出组织内部的相应情况，从而间接或直接反映组织内部的弹性模量等力学属性的差异。该技术具有无痛、无创、无并发症的优点，采用超声系统，价格便宜，检查速度快，临床方便应用检查时不依赖于操作人员，重复性好。

临床上常用的超声弹性成像技术主要包括应变力弹性成像（strain elastography，SE）及剪切波弹性成像（shear wave elastography，SWE），二者的可重复性及再现性均较好，可以以不同的模式评估病灶硬度。

1. 应变力弹性成像（SE）

（1）RTE 评分标准

1 分：病灶整体或大部分显示为绿色。

2 分：病灶显示为中心呈蓝色，周边为绿色。

3 分：病灶范围内显示为绿色和蓝色所占比例相近。

4 分：病灶整体为蓝色或内部伴有少许绿色。

5 分：病灶及周边组织均显示为蓝色，内部伴有或不伴有绿色。

1 ～ 3 分为低弹性评分，4 ～ 5 分为高弹性评分。

超声弹性成像上对于组织硬度的评分标准一般采用日本竹波大学植野教授的 5 分制标准（表 3-4-5）。

（2）RTE 的分级标准

0 级：病灶区呈红—绿—蓝三色相间。

Ⅰ级：病灶区呈均匀的绿色。

Ⅱ级：病灶区以绿色为主，绿色区域面积＞ 50%。

Ⅲ级：病灶区以蓝色为主，蓝色区域面积占 50% ～ 90%。

Ⅳ级：病灶区几乎为蓝色覆盖，蓝色区域面积＞ 90%。

（3）SE 在肿瘤方面的应用

① SE 在乳腺肿瘤方面的应用：SE 对乳腺肿瘤的诊断价值已得到充分的肯定，尤其在鉴别良（恶）性肿块和发现微小病灶方面有显著优势。乳腺内不同组织成分的弹性系数也不同，从大到

小依次为浸润性导管癌 > 非浸润性导管癌 > 乳腺纤维化 > 乳腺 > 脂肪，这为弹性成像诊断乳腺

疾病提供了重要的依据。硬度分级图 3-4-39 至图 3-4-42。

表 3-4-5　RTE 评分标准

评分	弹性评分标准	模拟图	弹性图像
1	低回声区域整个明显变形		
2	低回声区域部分扭曲变形		
3	低回声区域边缘扭曲变形		
4	整个低回声区域没有明显变形		
5	低回声区域及其周边没有明显变形		

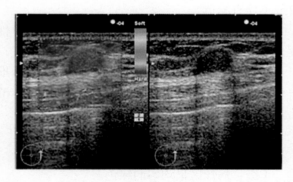

图 3-4-39　硬度分级 1 级，术后病理：左乳腺纤维腺瘤

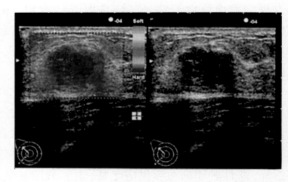

图 3-4-41　硬度分级 3 级，术后病理：右乳腺浸润性导癌

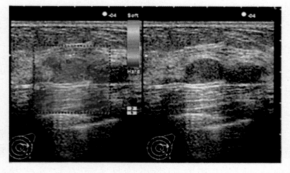

图 3-4-40　硬度分级 2 级，术后病理：左乳腺病伴纤维腺瘤

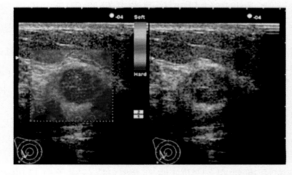

图 3-4-42　硬度分级 4 级，术后病理：右乳腺黏液腺癌

② SE 在甲状腺肿瘤方面的应用：以病灶处颜色的分布及所占比例，将超声实时弹性成像图中病灶硬度分为 5 级，此分级类似于乳腺。0 级：病灶区呈红—绿—蓝三色相间；Ⅲ级以上判断结节恶性的可能性较大。病灶内 50% 以上显示为绿色则定义为绿色为主，表示病灶区质地相对较软；病灶内 50% 以上显示为蓝色则定义为蓝色为主，表示病灶区质地相对较硬。

超声弹性成像技术诊断良（恶）性甲状腺结节时，超声弹性分级 ≤ Ⅱ级结节以良性为主，≥ Ⅲ级结节以恶性稍占多数，超声弹性能够根据甲状腺结节的硬度提供分级信息，从而大大提高了甲状腺良（恶）性结节的诊断率。

2. 剪切波弹性成像（SWE） SWE 是采用探头发射安全的声辐射脉冲控制技术，在组织不同深度上连续聚焦，被聚焦部位的组织粒子因高效振动而产生横向剪切波，再通过超高速成像技术探测剪切波，以彩色编码技术实时显示组织的弹性图，并能通过系统定量分析系统测量组织的杨氏模量值。

（1）SWE 的特点

① 获得定量弹性模量值，避免主观性，能够对软组织的弹性进行实时定量分析，可有效避免评分方法的主观性，通过弹性模量值的变化评估组织的弹性变化，实现组织定征的研究。

② 定量显示组织弹性，通过探头获取，不需向组织施压，避免应变受操作者和（或）组织的影响，在相同压力下，软组织依照自身位置和邻近硬组织的位置，可产生不同的形变。

③ 由探头全自动生成剪切波，扫查技术具有非依赖性，可重复图像模式，弹性模量值重复性较好。

（2）SWE 在肿瘤方面的应用

① SWE 在甲状腺肿瘤方面的应用：甲状腺结节行常规超声检查和 SWE 检查，癌变组织的硬度（114±61）kPa 较正常软组织的硬度（31±12）kPa 和其他结节硬度（34±12）kPa 明显增加，说明 SWE 能为临床甲状腺良（恶）性肿瘤鉴别提供更多的信息。甲状腺不同组织的杨氏模量各不相同，从大到小依次为甲状腺乳头状癌 > 结节性甲状腺肿 > 甲状腺腺瘤 > 正常甲状腺组织及甲状腺囊肿（图 3-4-43、图 3-4-44）。

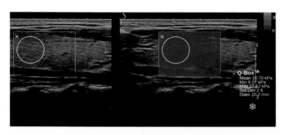

图 3-4-43 正常甲状腺 SWE 值

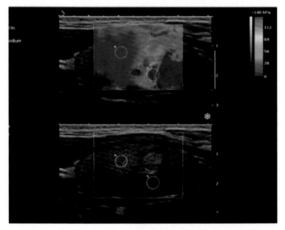

图 3-4-44 甲状腺乳头状癌的 SWE 值

② SWE 在乳腺肿瘤方面的应用：乳腺患者行 SWE 测量，得出良性肿瘤的杨氏模量 100kPa，而乳腺的基本结构物质脂肪和腺体的杨氏模量为 3kPa。乳腺内不同组织弹性值各不相同，从大到小依次为浸润性导管癌 > 腺病 > 腺病伴纤维腺瘤形成或导管内乳头状瘤 > 纤维腺瘤、腺体 > 脂肪，鉴别乳腺良（恶）性病灶时，需综合考虑杨氏模量最大值和平均值，减少漏诊率和误诊率。诊断乳腺良（恶）性杨氏模量平均值的临界值误诊率较低，但有一定的漏诊，诊断乳腺良（恶）性杨氏模量最大值的临界值的漏诊、误诊率均低（图 3-4-45、图 3-4-46）。

③ SWE 在消融方面的应用：射频消融灶的实验研究，射频消融 6min、12min；无水乙醇 15ml 注射消融 6min、12min，测定并比较消融前、消融后气体未消除时、消融后气体消除时消融区的杨氏模量值。实时剪切波弹性成像图像不仅能清晰显示消融区域硬度变化范围，而且二维声像图中强回声气体后方声衰减部分也能得到显示；消融后气体未消除时及消融后气体消除时的杨氏模量值分别为（94.31±23.03）kPa、（89.32±20.77）

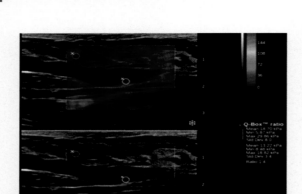

图 3-4-45　乳腺导管内乳头状瘤

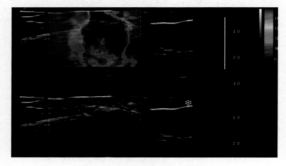

图 3-4-46　乳腺导管癌

kPa。由此可见，实时剪切波弹性成像技术能够几乎不受气体影响定量检测射频消融灶的硬度变化。

（3）展望：SWE 是一种新的评价组织硬度的概念，克服了静态／准静态弹性成像的探头施压力大小、频率等人为因素影响，具有重复性好、快速、无创伤性的优点。SWE 使超声弹性成像技术更加完善，在许多领域中已显示了有效性和优越性，相信该技术在以后临床工作中能帮助医师了解组织特征和病理形态，实现组织的定性研究。

三、超声新技术在肿瘤方面的应用

（一）超声造影

超声造影又称声学造影，是指通过外周静脉注射超声对比剂时（超声微泡对比剂直径小于红细胞），清楚显示微细血管和组织血流灌注，观察待查目标与周围组织的造影灌注特征的差别，以此提高病变的检出率及诊断的准确性。超声造影由于无放射性辐射、操作简单方便、实时显像等优势，极具发展潜力。

1. 超声对比剂简介　自从 1968 年 Gramiak 等首次提出超声造影显像的概念以来，超声对比剂的研发取得突飞猛进的发展。

超声微泡对比剂经历了第一代游离微气泡对比剂，第二代包裹空气的微气泡对比剂之后，第三代微泡对比剂采用了其内包裹有在血液中弥散极低的高分子氟碳气体，使对比剂的稳定性、有效性得到很大提高。微泡超声对比剂基本是一个血池对比剂。并不渗透到血管外组织中，因此超声造影容许超声动态观察脏器的血流情况，包括大血管（构架血管）及微小血管的分布。微泡对比剂的微泡直径绝大多数在 2 ～ 6μm，与红细胞直径相似，自外周静脉快速注射进入人体后，微泡能够通过肺循环进入体循环，可使血液产生强散射，从而使脏器显像增强。微气泡的外壳可以是蛋白质、脂类或生物高分子聚合物，微泡内含空气或其他气体，近年研制的新型微泡对比剂内微泡内气体多为高分子、低溶解度的惰性气体，如氟碳气体或六氟化硫气体，增加了微气泡在人体血液中的稳定性。

目前在我国注册上市可应用于临床的新型超声对比剂为声诺维（SonoVue），声诺维微泡内含高分子低溶解度无毒的惰性气体六氟化硫，包裹的外壳为磷脂。磷脂与人体具生物兼容性，是目前临床应用最多的新一代超声对比剂，具有安全、造影持续时间较长等优点。

近年来，出现了多种新型靶向超声对比剂，主要包括多功能超声对比剂、多模态超声对比剂、双配体及多配体超声对比剂、长循环超声对比剂、免疫型超声对比剂及其他新型靶向超声对比剂。

2. 超声造影的物理基础及成像原理　超声造影技术的物理基础是利用血液中超声对比剂气体微泡在声场中的非线性效应和所产生的强烈背向散射来获得对比增强图像。超声对比剂的气体微泡在不同强度［机械指数（MI）］的声场中会呈现不同的反应和变化。当 MI 较小时，会产生非线性谐波信号。利用微泡在低 MI 声场中的这一特性，采用不同的脉冲编码技术（同向、反向、序列脉冲编码等），选择性提取由微泡对比剂产生的非线性谐波信号而滤除组织产生的线性基波信号，从而实现器官和组织的实时血流灌注显像，这就是目前临床常规使用的各种低机械指数实时超声造影成像技术的基本原理。当 MI 较高时，微泡会发生瞬间爆破，同时释放短暂而强烈的非线性谐波信号。通过发射高 MI 声脉冲瞬间击碎声场中的微泡，再转换至低 MI 条件，就能动态观察微泡对比剂的再灌注过程，定量评估器官、组织及病灶局部血流再灌注情况。

3.超声造影对肿瘤诊断的价值　超声对比剂及超声造影技术的发展成功开辟了全新的超声造影领域，在肝、胆、胰、肾、妇科、乳腺及甲状腺等各脏器疾病肿瘤诊断治疗方面显示出明确的临床价值。

（1）对肝脏肿瘤方面的诊断价值：肝脏超声造影是超声造影应用最早、最多，效果也最为显著的领域。这与肝脏不同于其他脏器的特殊供血方式密切相关。肝动脉与门静脉两系统的供血加之肝脏的实质背景，使肝脏成为造影增强的最好靶器官。肝脏超声造影分为动脉相、门脉相及延迟相，根据病变不同的造影特点进行鉴别诊断。

超声造影应用于肝脏局灶性占位病变的诊断与鉴别诊断：比较有特征性的几种肝肿瘤超声造影模式（图 3-4-47、图 3-4-48）包括良性肿瘤中的血管瘤表现为以周边增强为主、由周边向中心的向心性增强模式；而肝局灶性结节增生（FNH）的特异性表现是动脉相的离心性轮辐状血管的显

示。肝脓肿则表现为动脉相呈不均匀或以周边为主的高增强，内部可见分隔状增强，分隔间为无增强的坏死液化区（图 3-4-48）。相反，绝大多数的恶性病变延迟相都表现为低增强，如典型的原发性肝细胞肝癌表现为动脉相快速增强，门脉相快速退出（快进快出）的特点，即对比剂进入病灶及自病灶内退出（廓清）均早于周围肝实质（图 3-4-49 至图 3-4-51）。因此，实质相观察时，肝癌病灶呈低回声，与周围肝实质仍为造影增强的高回声形成鲜明对比。当然，对于分化程度好的肝细胞肝癌这一特征表现可不明显，需观察较长时间。肝转移瘤病灶的超声造影表现较多样，但仍有一些特征可循，如门脉相和延迟相短暂持续的周边环状增强（图 3-4-50）。除有助于鉴别肝局灶性病变的性质外，肝脏造影还能发现一些常规超声上未能发现的小病灶，如肝癌的周围卫星结节及未能在常规彩超上显示的肝转移瘤结节。肝脏超声造影还能帮助外科医师判断肿瘤的数目与确切部位，穿刺活检时行超声造影可以帮助显示病灶内非坏死区域，提高穿刺活检的阳性率和准确率。评估射频消融治疗后肿瘤是否消融彻底，是否有残存的肿瘤血管存在。

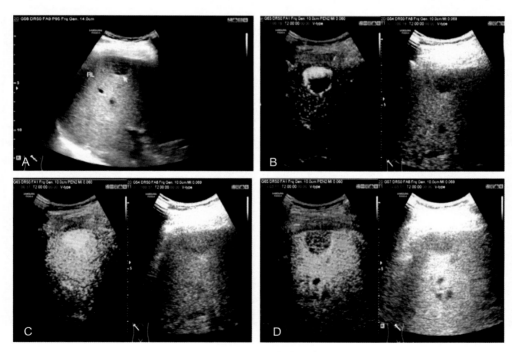

图 3-4-47　肝右前叶血管瘤

A.肝右前叶实性低回声结节，边界清，形态规则，内部回声欠均匀；B.动脉相早于周边正常肝实质增强，为环状结节状高增强；C.门脉相持续为高增强，对比剂由周边向中心缓慢填充；D.延迟相早于周边肝实质消退为低增强

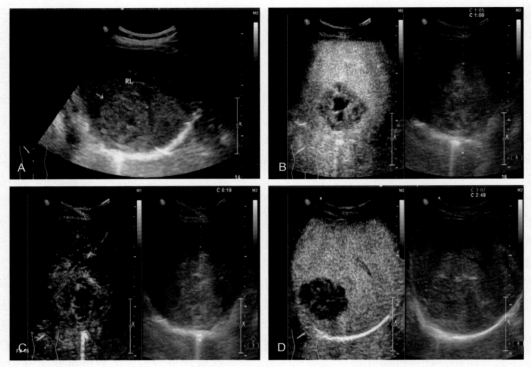

图 3-4-48　肝脓肿

A. 肝右前叶片状异常稍高回声区，边界尚清，形态尚规则，内部回声不均，未见明显液性暗区；B. 动脉相于 19s 开始增强，早于周边正常肝实质增强，为不均匀高增强，增强后中心可见小片状无增强区；C. 门脉相开始消退为低增强；D. 延迟相消退更明显

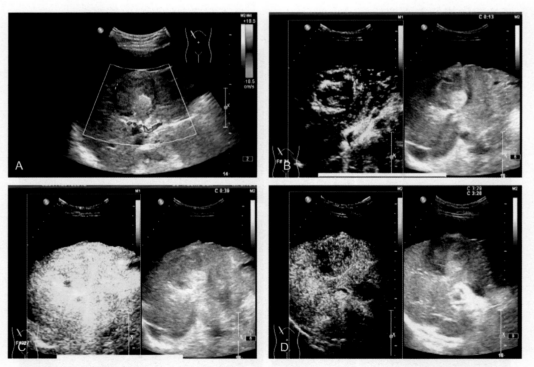

图 3-4-49　肝癌

A. 肝右前叶实性稍低回声包块，边界清，形态尚规则，内部回声欠均；CDFI：周边可见点条状血流信号，其内未见明显血流信号；B. 动脉相早于周边正常肝实质增强，为不均匀高增强，其内可见小片状无增强区；C. 门脉相持续为高增强；D. 延迟相早于周边正常肝实质消退为稍低增强。扫查全肝未见异常低增强区

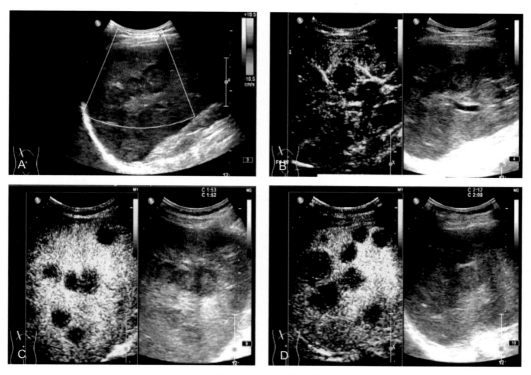

图 3-4-50 肝转移癌

A. 肝内多发实性低回声结节，边界清，形态尚规则，内部回声欠均，呈"牛眼征"；CDFI：其内及周边未见明显血流信号；B. 动脉相几乎与周边正常肝实质同时增强，为不均匀稍低增强；C. 门脉相开始消退为低增强；D. 延迟相消退更为明显，呈"黑洞征"，扫查全肝可见多个异常低增强区

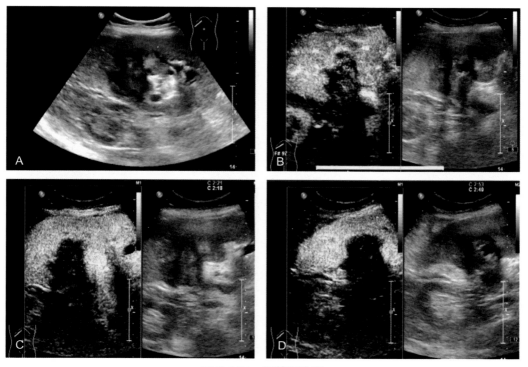

图 3-4-51 胆管细胞癌

A. 肝左内叶近左右肝管汇合处实性占位病变，边界欠清，形态不规则，内部回声不均；B. 动脉相 15s 开始增强，晚于周边正常肝实质增强，为不均匀低增强，约 22s 增强达高峰；C、D：门脉相及延迟相明显消退为低增强。扫查全肝未见其他异常低增强区

（2）在胆囊及胆管肿瘤方面的应用：胆囊是由胆囊动脉供血，与肝脏的血管完全不同，因此造影时相划分为动脉相和静脉相。

①胆囊占位性病变动脉相血管形态特征及超声造影分型标准：均匀点状型，病变内部血管结构只表现为均匀分布的点状，没有明显的长条状、树枝状血管。单支血管型，超声造影动脉相可见一条血管深入病变内部，随后呈现为均匀点状灌注。分支血管型，病变内部可见树枝样分支血管。不规则血管型，病变内部血管扭曲、粗细不规则、见不到树枝样结构。

4种血管形态对于鉴别诊断胆囊疾病的性质至关重要，也是胆囊造影动脉相应关注的造影图像特征。

正常胆囊壁超声造影后动脉相早于肝实质呈均匀的等增强，图像表现为结构连续的线样增强，厚度通常不超过3mm。一般当造影图像出现以下表现时提示胆囊壁的完整性有破坏：胆囊壁连续性中断，这类情况通常多见于胆囊炎伴胆囊穿孔。病变附着处胆囊壁增厚，这类情况通常多见于胆囊占位性病变，尤其以恶性病变多见。胆囊壁与周围组织分界不清楚，这类情况多提示病变突破胆囊壁全层，并有邻近周围组织的侵犯。

超声造影可明确鉴别难以区分的胆囊胆管肿瘤与不移动无声影的黏稠胆泥、结石（图3-4-52）。黏稠的胆泥及阴性结石表现为各期无增强，胆囊胆管肿瘤表现为不同程度增强。

②胆囊局灶性病变

胆囊胆固醇性息肉：是非肿瘤性息肉中最常见的类型，超声造影表现为与胆囊壁呈等增强，分布均匀，较大的胆固醇息肉也可呈稍高增强，以点状型血管形态多见，窄基底，胆囊壁呈线样连续性完整。

胆囊腺瘤性息肉：是临床上较常见的真性肿瘤性息肉，具有一定的恶变倾向，超声造影主要表现为均匀高增强（图3-4-53），部分表现为等增强，以分支型血管形态多见，少数则表现为单支型或点状型血管形态，基底部较胆固醇息肉宽，造影后可易测量其宽度，囊壁呈线样连续性完整，若附着处有异常表现，则提示有恶变可能。

胆囊癌：超声造影动脉相可呈快速高增强，肿瘤体积较大时，其内可见无增强区，部分呈等

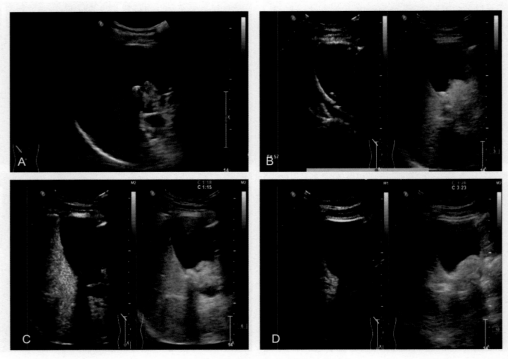

图3-4-52　胆囊多发结石与胆泥形成

A.胆囊内强回声伴声影，改变体位可移动，囊内还探及异常实性回声，形态欠规则，后方无声影；B～D.胆囊壁于动脉相16s开始增强，呈连续线样强回声，胆囊内实性回声于动脉相及静脉相均为无增强

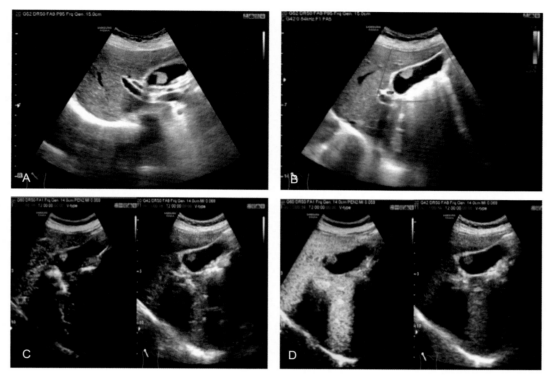

图 3-4-53 胆囊腺瘤

A、B.胆囊壁上实性稍高回声结节,形态规则,呈窄基底,后方无声影;C.动脉相与周边正常胆囊壁同步增强,为均匀等增强,增强后边界清晰,约 19s 增强达高峰;D.静脉相与周围正常胆囊壁同步消退为低增强

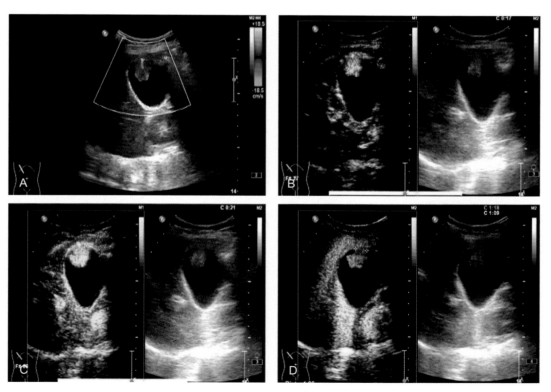

图 3-4-54 胆囊癌

A.胆囊壁底部实性稍高回声结节,边界清,形态欠规则;CDFI:其内可见穿支血流;B、C.动脉相早于周边正常胆囊壁增强,为不均匀高增强,约 21s 增强达高峰,基底宽约 1.1cm;D.静脉相与胆囊壁同步缓慢消退为低增强

或稍高增强，可见不规则血管形态，附着处胆囊壁正常结构消失，静脉相消退较周围正常胆囊壁快，呈低增强；厚壁型胆囊癌应与慢性胆囊炎鉴别，造影后多表现为高增强，胆囊壁正常结构消失，黏膜面不规则（图3-4-54）。

　　胆囊腺肌增生症：造影后病变处周边部分首先增强，向中心灌注动脉期通常为等或稍低增强，静脉相消退明显；另一个显著的造影图像特征为动脉相病变内部可见斑片状的无增强区，这类图像特征多提示罗阿氏窦。

　　（3）在胰腺肿瘤方面的应用：超声造影主要用于胰腺癌与良性、炎性病变的鉴别诊断，绝大多数胰腺癌属乏血供型，超声造影主要表现是与周围胰腺组织相比呈典型低增强，并较周围正常组织消退快，造影后病灶的大小和边界，以及与胰腺周围的组织关系显示更清晰（图3-4-55、图3-4-56）。可观察肿瘤是否侵犯邻近器官和胰周主要血管、有无切除区域外淋巴结受累或远处器官转移（主要是肝转移），是判定胰腺癌可切除性的重要标准。胰腺内分泌肿瘤呈现富血供的典型高增强改变，部分无功能者可表现为低增强，

晚期可表现为等或低增强。胰腺的囊实性肿瘤（胰腺假性囊肿、囊腺瘤与囊腺癌），胰腺假性囊肿是由血液、胰液外渗及胰腺自身消化导致局部组织坏死崩解物等的聚积，不能吸收而形成，囊壁由炎性纤维结缔组织构成，超声造影主要表现为囊壁可强化，而囊内始终无增强（图3-4-57），而囊腺瘤与囊腺癌则表现为囊性成分无增强，而肿瘤的实性部分有增强，二者鉴别困难。团块型慢性胰腺炎与胰腺肿瘤也较难鉴别，通过造影后表现为与周围正常胰腺组织同步增强和消退。

　　（4）对肾脏肿瘤方面的诊断价值：肾脏肿瘤生长依赖于丰富的血供，常规彩超无法清晰显示肿瘤周边及内部血管，超声造影后肾脏肿瘤的轮廓、供养血管的走行、瘤内血供分布及坏死区域得以更加清晰显示，明显提高肾肿瘤检出率。

　　肾脏肿瘤超声造影表现及良（恶）性的鉴别诊断：肾脏恶性肿瘤的造影模式主要表现为早于实质快速增强、快速消退的不均匀高增强，部分肿瘤有出血坏死灶，呈无增强区域，与强化的瘤区形成鲜明对比，部分肿瘤有假包膜形成，超声造影中显示为瘤周高增强环，持续时间长，易于

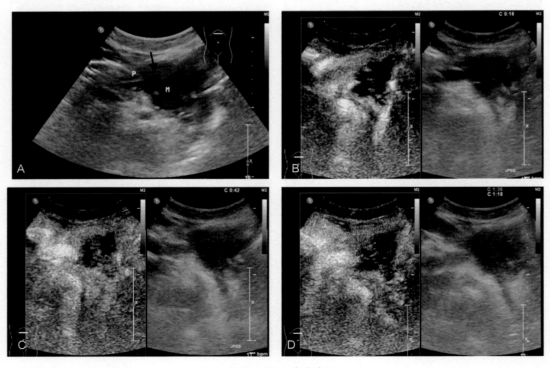

图 3-4-55　胰腺癌

A. 胰尾部实性低回声结节，边界欠清，形态不规则，内部回声欠均；B. 动脉相晚于周边正常胰腺实质增强，为不均匀低增强；C、D. 静脉相缓慢消退为更低增强，病变内始终可见无增强区

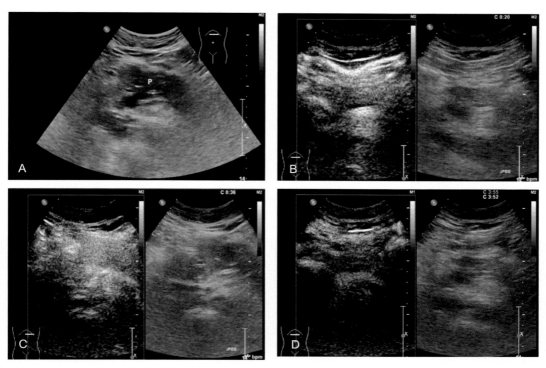

图 3-4-56　自身免疫性胰腺炎

A. 胰腺弥漫性肿大、边缘毛糙，实质回声减低增粗不均；B. 动脉相胰腺实质于动脉相 18s 开始增强，呈均匀中等水平增强，为均匀增强；
C、D. 静脉相缓慢消退为低增强

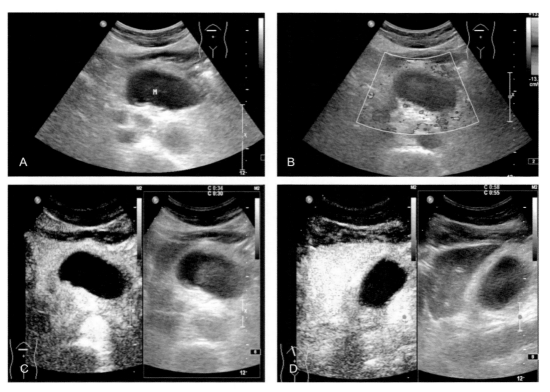

图 3-4-57　胰腺假性囊肿

A、B. 胰体与胃体之间低 - 无回声包块，边界清，形态规则，内部回声欠均；CDFI：其内及周边未见明显血流信号；C、D. 包块囊壁于动脉相 10s 开始增强，包块内部动脉相及静脉相始终均为无增强观察（图 3-4-58）；部分不典型病例也可表现出缓慢充填、延迟消退、增强强度低、均匀或稀疏充填的增强模式。

肾血管平滑肌脂肪瘤多表现为慢进慢退低或等增强，对比剂从肿块周边开始向中央充填，达峰时增强程度不一（图 3-4-59）。肥大的肾柱有时在二维图像上很难与肿瘤相鉴别，超声造影后，表现为全程无肿块轮廓出现，肥大肾柱与正常肾组织对比剂显像均匀一致，延迟期可见全肾血管走行正常（图 3-4-60）。

单纯肾囊肿合并囊内出血或感染时，通过造影便能很容易与肿瘤相鉴别，主要表现为动静脉相均为无增强。

超声造影技术克服了传统彩色多普勒超声的局限性，能够判断肾脏内的发育异常，明确复杂性囊性占位的良（恶）性，能更好地显示肾小病灶细小低速血流灌注情况和缺血区域，为评价肾脏恶性肿瘤的血管生成情况提供了新的手段，诊断效能明显高于常规超声，对肾脏肿瘤的诊断和鉴别诊断具有一定价值。

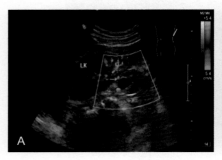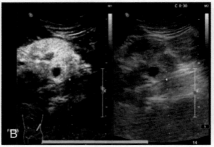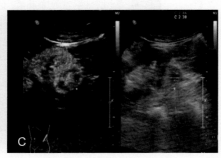

图 3-4-58　肾癌

A. 左肾下份实质囊实混合性结节，边界清，形态规则；CDFI：周边可见点条状血流信号，其内未见明显血流信号；B. 动脉相实性部分几乎与肾实质同时增强，为不均匀高增强；C. 静脉相与周边正常肾实质同步消退为等增强。增强过程中可见周边环状高增强

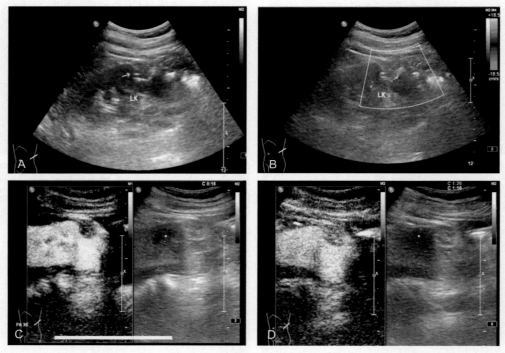

图 3-4-59　肾血管平滑肌脂肪瘤

A、B. 左肾中部实性稍高回声结节，边界清，形态规则，内部回声欠均，CDFI：其内及周边未见明显血流信号；C. 左肾中部实性结节于动脉相 13s 开始增强，晚于周边正常肾实质增强，为不均匀低增强，增强后边界清晰，周边无高增强环，范围无明显扩大；D. 静脉相持续为低增强

（5）对前列腺肿瘤方面的诊断价值：前列腺腺癌是前列腺最常见的肿瘤，但由于早期局限及前列腺内的病灶体积小且呈多灶性生长，给临床检测带来很大困难。前列腺超声造影目的主要是提高肿瘤病灶的检出率。使用经直肠超声造影检测有靶点目标的前列腺穿刺活检，降低穿刺针数。

前列腺病变超声造影的表现：恶性结节显影时间多早于周围正常前列腺组织，呈不同程度增强，多为不均匀高增强，快进快出，存在不对称微血管密集分布，可见穿入性血管通过，局灶性血管

分布缺损，增强后病灶边界不清；临床研究发现，部分恶性结节显影时间也可晚于周围正常前列腺组织，为不均匀低增强；良性结节则呈同步灌注，以均匀等、高增强为主，结节清晰，周边可见环状增强（图 3-4-61、图 3-4-62）。

超声造影能够增强超声对肿瘤的显示，明确肿瘤血管的特征。在前列腺癌与前列腺增生的增强方式上有其不同的特点，对前列腺良、恶性结节的鉴别诊断有一定的实用价值。利用超声造影提高前列腺癌血流的显示已成为未来超声发展的重要趋势。

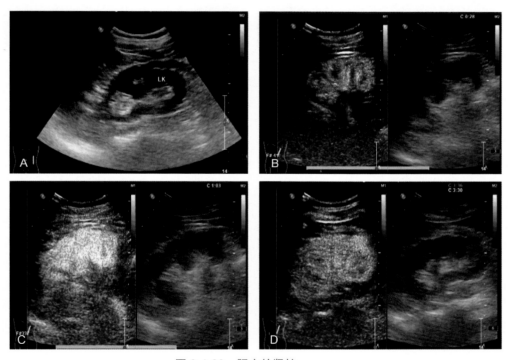

图 3-4-60 肥大的肾柱

A. 左肾中部实性等回声结节，边界尚清，形态规则，内部回声均匀；B. 动脉相与周边正常肾实质同步增强，为均匀高增强，增强后与周边组织融为一体；C、D. 静脉相与周边正常肾实质同步消退为低增强

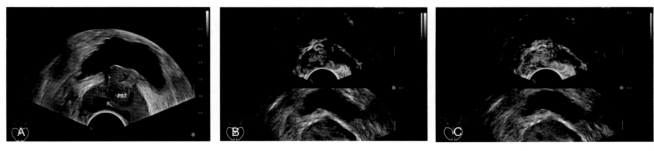

图 3-4-61 前列腺癌（一）

A. 前列腺右侧外腺区实性低回声结节，边界尚清，内部回声尚均匀；B. 动脉相晚于周边正常前列腺实质增强，为不均匀低增强；C. 静脉相与周边正常组织同步消退为低增强

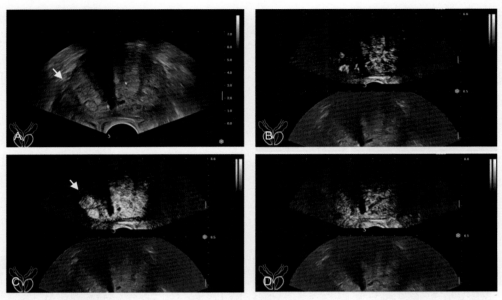

图 3-4-62　前列腺癌（二）

A. 前列腺右侧移行带实性稍高回声结节，边界清，形态规则，内部回声欠均；B. 动脉相显影时间早于周边正常外腺组织增强，呈高增强；
C、D. 静脉相与周边正常组织同步缓慢消退为低增强

（6）在妇科肿瘤方面的诊断价值：超声造影在妇科方面的应用分为两类，一类是通过静脉多普勒增强造影及静脉谐波造影；另一类为宫腔造影，包括子宫、输卵管造影等。

①子宫病变的超声造影：子宫肌瘤与腺肌瘤的超声造影表现：子宫肌瘤的典型表现为瘤体周边呈环状或半环状先增强，然后内部快速增强，消退时瘤体中央先消退，周边仍呈环状增强，与周围肌层分界清晰，最后周边逐渐消退。而腺肌瘤的典型表现为对比剂自病灶周边进入内部，增强不均匀，可见虫蚀样充盈缺损，周边无环状强化，达峰后与肌层无明显界线，消退时与肌层同时消退，仍无明显分界。通过肌瘤与腺肌瘤不同的增强方式可以帮助二者的鉴别，特别是非典型病例的鉴别诊断。此外，在子宫肌瘤的消融治疗中，超声造影也是一个很好的评价消融疗效的影像方法（图 3-4-63）。

子宫内膜癌的超声造影表现：目前将超声造影应用于子宫内膜癌的报道不多，有研究报道，将子宫内膜癌与黏膜下肌瘤作对比分析，通过造影检查发现子宫内膜癌病灶内对比剂出现时间、达峰时间及消退时间明显早于周围正常肌层，造影能清楚显示子宫内膜癌患者子宫肌层被侵犯的程度和深度，对判断肿瘤的分期及指导临床治疗

方案有一定的参考价值。而黏膜下肌瘤与子宫肌层呈同步或略早于后者增强，减退时间略早于子宫肌层，还能清楚地显示了黏膜下肌瘤的血供来源及附着部。

②宫颈病变的超声造影：超声造影较常规超声能更清晰地显示宫颈病灶边界及范围，主要是显示进展期的宫颈癌病灶；宫颈原位癌及早期浸润癌的常规超声声像图与正常宫颈相比无明显改变，超声造影同样无特异性表现。超声造影显示，增强早期宫颈病变区早于子宫体肌层呈高增强；增强晚期病变区中心对比剂消退早于子宫体肌层呈低增强，病变周边消退较晚呈环状稍高增强区，与子宫体形成明显的界线。

③附件区包块的超声造影：超声造影能显示常规超声不能显示的卵巢肿瘤血流灌注特征，一般附件区良性肿瘤的对比剂灌注呈逐渐低灌注，恶性肿瘤呈快速高灌注，良性肿瘤中以囊性为主的包块囊壁、乳头及光带对比剂呈均匀低灌注，实性为主的包块对比剂呈稀疏逐渐低灌注；恶性肿瘤中以囊性为主的包块囊壁、光带及乳头对比剂呈不均匀高灌注，实性为主的包块对比剂呈快速高灌注。超声造影能发现早期附件区恶性肿瘤，有效提升患者的生存率。

④输卵管声学造影：子宫输卵管声学造影属

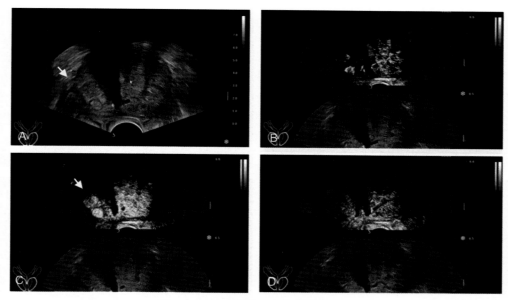

图 3-4-63　多发性子宫肌瘤消融术后

A. 子宫肌壁间多发大小不等的实性低回声结节，边界尚清，形态尚规则，内部回声欠均；B ~ D. 动脉相及静脉相均为无增强，提示消融后肌瘤已完全坏死

于非血管性腔内造影。普通的对比剂是通过过氧化氢、生理盐水等溶剂混合而成，普通对比剂能够检查子宫内病变情况和肿瘤性质。但是在实际应用中具有一定的副作用，如静脉反流、碘油栓栓塞等问题。并且在造影过程中患者具有较大痛苦。而声学造影术在对鉴别和判断子宫输卵管病情方面准确率高，对患者盆腔粘连，输卵管堵塞具有一定的治疗作用，随着对比剂的革新造影技术的不断发展，声学造影技术逐渐完善，为妇科疾病的治疗提供了更加先进的手段，对我国医学发展有重要意义。

（7）在乳腺肿瘤方面的诊断价值：恶性肿瘤的生长、侵袭和转移主要依靠新生血管，新生血管数目增多、基底膜不完整、走行纡曲不规则及动静脉瘘形成是恶性肿瘤迅速生长的特征。肿瘤血管的许多特点都可以用多普勒超声来反映，但是多普勒超声对低流量和低速的血流无法显示，使良、恶性肿瘤之间有很大程度的重叠，对缺乏血供的乳腺癌容易漏诊。超声造影可清晰显示肿瘤血管的形态学特征，微循环灌注及血流动力学，弥补二维超声显示不佳的缺陷，成为鉴别乳腺良（恶）性肿瘤的重要方法。

①乳腺病灶超声造影表现及良（恶）性鉴别诊断：乳腺恶性病灶典型表现为形态不规则，边

缘呈放射状增强，周围见粗细不均、扭曲或穿入血管，对比剂向心性增强，分布不均匀，增强水平高于周围腺体，较大病灶内有时可见灌注缺损区，造影后病灶范围较造影前明显扩大。在对比剂排出过程中，恶性病灶可能出现对比剂滞留现象（图 3-4-64）。

与恶性病灶相比，良性病灶造影后则多表现为形态规则，边缘清晰，血管多分布于病灶周围，管腔粗细均匀，对比剂离心性增强，分布均匀，增强水平与周围腺体相同或高于周围腺体，造影后病灶范围无明显扩大。在对比剂排出过程中，很少出现对比剂滞留。完全无增强也多提示良性病变（图 3-4-65）。

关于乳腺病灶时间 - 强度曲线（TIC），目前经研究分析发现恶性病灶表现为"快上慢下"型，达峰强度（PI）高于良性病灶，而达峰时间（TTP）低于良性病灶。对于 TIC 形态及相关数据的比较，各家研究结果不尽一致，可能在各参数定量分析中，由于检查仪器、造影设置条件、对比剂用量、分析软件等不同，而导致研究结果不一；也可能与乳腺良（恶）性肿瘤本身血供交叉较大有关。

②超声对比剂在乳腺肿瘤诊断方面的应用：鉴别瘢痕与肿瘤复发。瘢痕在造影后仍显示为无

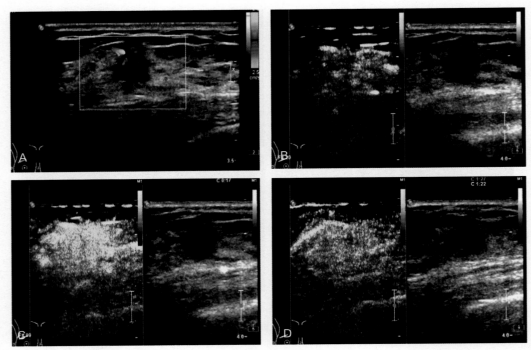

图 3-4-64　乳腺癌

A. 右乳外上实性低回声结节，边界尚清，边缘毛糙，呈毛刺样，内部回声欠均，CDFI：其内可见稍丰富的血流信号；B. 动脉相早于周边乳腺组织开始增强，为不均匀高增强，约 15s 增强达高峰，增强后结节边界不清，范围较前明显扩大，周边可见蟹足样滋养血管； C、D. 静脉相消退为低增强

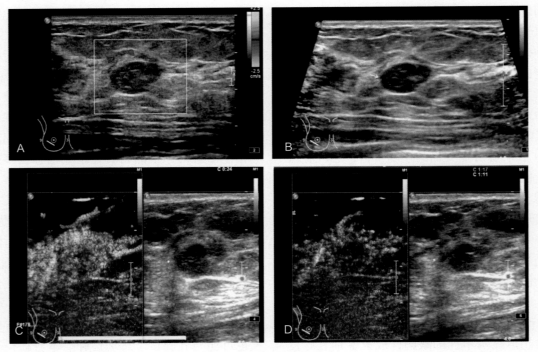

图 3-4-65　乳腺纤维腺瘤

A、B. 右乳 7 点钟方向实性低回声结节，边界清，形态规则，内部回声尚均，CDFI：其内及周边未见明显血流信号；C. 乳腺实质于动脉相 13s 开始增强，右乳 7 点钟方向实性结节晚于周围正常乳腺实质增强，呈不均匀稍低增强，增强后边界清晰，范围无明显扩大，周边可见高增强环，C、D. 静脉相消退为更低增强

血管结构，而肿瘤则表现为多血管。应用超声造影后可以更好地显示乳腺癌的多灶病变和转移淋巴结，从而提高诊断的敏感性。造影后根据肿瘤病灶的多血管区与少血管区的差异引导活检，可提高活检的阳性率，判断局部治疗是否彻底。

总之，超声对比剂和特异性超声造影技术的发展，使我们对乳腺肿瘤的研究进入了一个崭新的阶段，根据肿瘤的特性和研究目的，结合对比剂的性质，采用最适合的超声造影技术，将使超声诊断的准确性不断提高。

（8）在甲状腺肿瘤方面的应用：近年来，随着超声造影技术的迅速发展，高频超声的普及应用，越来越多的甲状腺结节被检出，而超声造影则可以显示组织或病灶的微血管灌注，使早期鉴别诊断甲状腺良（恶）性结节成为可能。

根据对比剂在甲状腺结节内部分布和充填情况，将增强模式分为均匀增强、不均匀增强、环状增强和无增强4种模式。

均匀增强：所观察病灶内部全部区域呈现同一时刻迅速、均匀的增强，所有区域增强强度一致。

不均匀增强：所观察病灶内部呈现前后不一、分布不一的增强，增强强度不一致。

环状增强：指的是病灶内部增强不明显，仅在周边有环状增强信号，内部或有增强，但明显弱于周边增强。

无增强：所观察病灶内部及周边的回声与造影前基本一致，无明显增强信号。

①甲状腺良、恶性结节的超声造影表现

甲状腺腺瘤：甲状腺腺瘤的血供通常比较丰富，彩色多普勒超声常可见到腺瘤周边环绕的血流信号，血管分布有规律，瘤细胞对其破坏较少，

超声造影表现为对比剂进入肿块时间早于周围正常甲状腺组织，廓清时间晚于正常甲状腺组织，呈现"快进慢出"，部分结节也可表现为周边出现环形高增强带，这与甲状腺腺瘤周边血流丰富有关，消退廓清晚于周围正常甲状腺组织，呈明显"快进、慢退、高增强"。研究表明也有部分结节表现为不典型的增强模式。

结节性甲状腺肿：既往研究表明，结节性甲状腺肿的结节内部及周围均被纤维组织包绕、分割，压迫结节间质内血管，使其内的彩色多普勒血流信号稀少，同周围正常腺体组织相比较，超声造影充填稀疏或造影无充填。研究指出，结节性甲状腺肿的 CEUS 表现形式复杂，在显影时间上，与周边甲状腺组织基本同步或稍慢，呈等增强，达峰强度不一致，结节内合并囊性变、钙化区域不充填，消退廓清基本与周围甲状腺组织同步（图3-4-66）。部分结节呈早于周围甲状腺实质增强，部分则相反，廓清时间和周围正常甲状腺组织比较，或早或晚的情况兼有，这可能与其处于不同的病理发展过程及组织学改变有关。

甲状腺癌：目前研究显示肿瘤是血管依赖性病变，CEUS 可显示直径小于 40μm 的小血管，Appetecchia 等研究 10 例甲状腺癌结节注射对比剂后，分析认为甲状腺癌的超声造影表现模式均为"快进"，大部分病例廓清为"快出"，少部分为"慢出"或"快进、快出、高增强"，增强形态不均匀（图3-4-67）；Tessler 等分析认为甲状腺癌的这一灌注形式可能与肿瘤向外浸润，故新生血管边缘区相对密集，而中央区血管稀疏，此种差异加上血管总体分布和血管功能的畸形，使甲状腺癌出现不均匀性增强的 CEUS 特征。Argalia 等认

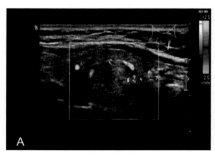
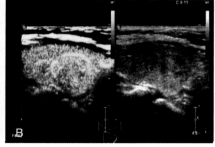
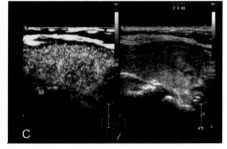

图 3-4-66　结节性甲状腺肿

A. 甲状腺左侧叶实性稍低回声结节；B. 动脉相与周围正常组织同步增强，增强模式为高增强，增强形态为均匀增强，C. 静脉相病灶与周边正常组织呈中等稍低增强。造影过程中结节周边可见环状高增强

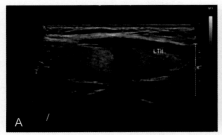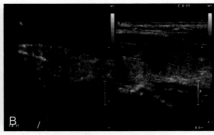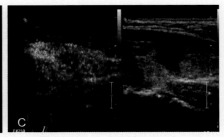

图 3-4-67　甲状腺癌

A. 甲状腺左侧叶实性低回声结节；B.动脉相与周围正常组织同步增强，增强模式为低增强，增强形态为不均匀增强；C.静脉相病灶与周边正常组织呈中等稍低不均匀增强

为，因甲状腺癌结节内部的血管密度较大，分布不均匀性，合并有动静脉瘘，所以为"快进快出"。Jebreel 等报道相对较大的甲状腺癌（直径≥20mm）组织，其血管内皮生长因子表达较良性结节高，内部血管密度也较大。也有学者对 9 个甲状腺乳头状微小癌（直径≤10mm）进行超声造影研究，发现病灶几乎无增强，对比剂几乎无灌注或点状不均匀灌注，主要表现为低增强、弱灌注、灌注缺损等乏血供特征，其灌注模式与结节大小有对应关系，这也可能与肿瘤新生血管功能不完善有关或未处于开放状态。可见甲状腺癌的造影模式表现多样，与恶性肿瘤内血管形成的复杂性及其二维声像图表现多样有关。

通过对超声造影显示的甲状腺结节或病变内的增强区域进行细针抽吸活检有助于提高甲状腺病变活检的阳性率，有效降低了假阴性率。

②超声造影的优势与展望：超声微泡对比剂的出现使局部组织的显影增强，进一步提高了靶器官及疾病诊断效果，且较于其他影像学有不少独特的优点，如可即时操作，并且可在各种场景（床旁、手术室、ICU 等）下进行，对比剂副作用发生率极低，检查前无须进行相关实验室检查，同样重要的是，它可实时捕捉到目标区域瞬间的改变。随着研究的不断深入，超声造影将会应用于越来越多的领域，会对临床疾病的诊断、治疗决策和远期管理发挥重要作用。

（二）超声空间成像

1.三维超声成像技术　三维超声成像（three-dimensional ultrasound imaging，3D）是一种新型超声诊断技术，因图像显示清晰，解剖关系显示明确，越来越受到临床重视。

三维超声成像大致可以分为两大类：静态三维成像和动态三维成像。①静态三维成像：对胆囊、胃、肾、膀胱等脏器，易于从不同方位获取二维图像并叠加组成较清晰的三维图像。②动态三维成像：对心脏搏动、胎儿肢体缓慢活动等能够动态显示，该技术在数秒内连续多次的完成三维图像的采集、重建与显示过程，产生一系列的三维图像。该方法由于受心率、呼吸、肋骨、肺等多种因素的影响，图像采集和三维重建的效果未能尽如人意，有待进一步开发。

（1）三维超声成像技术的方法：先进行二维成像，确定病变区并进行彩色多普勒显像，精确定位后，启动三维程序，开始将探头缓慢匀速平移，直至扫完整个肿块及部分周边组织。超声仪自动对扫描数据进行三维重建，对立体图像进行旋转及任意切割，显示重建与常规超声断面不同的图像，对肿块各层面进行详细观察，包括形态结构、内部回声及其与周边组织关系，观察彩色多普勒血流情况。

（2）三维超声成像原理：三维超声成像通过电子计算机重建按一定规律采集的 一系列 2D 图像信息后形成 3D 图像，短时间内从多平面、多角度采集大量数字信息并分析图像。实时 3D 超声对 3D 空间结构的观察，实现每秒多个立体帧 3D 成像，给临床诊断提供额外的一维视野，最低限度减少低运动图像的伪像。

（3）三维超声成像的优点：能够获得任意平面的图像，并标明其在空间的方向和位置，有利于对图像进行仔细分析，减少主观因素干扰。具有精确的体积计算功能。能够对感兴趣结构重建三维立体图像，使结果直观。三维扫查在瞬间完成，获得的容积数据可以全部被储存起来，数据可以在患者离开后随时调出来进行研究分析，评价存储数据。此外，由于三维超声成像可以从任意角度观察被测物体，因此能够模拟手术。

2. 实时三维超声 -CT/MRI 成像技术　超声具有实时、简便、无辐射等优点，被广泛应用于临床，但当患者脏器或病灶被肺气、肠气遮挡时超声往往无法清楚显示，这在一定程度上限制了超声的使用。CT/MR 拥有更好的空间分辨率，且不受气体、骨骼的影响，但无法实时显像的缺点也导致其不是最理想的检查手段，所以临床需要一种能更准确有效定位并引导的方法。超声 -CT/MRI 融合成像技术成功地将 CT/MRI 的空间分辨率和超声的实时性进行互补，真正做到 CT/MRI 和超声的完美结合，显示出广阔的应用前景。

（1）超声 -CT/MRI 融合成像系统的组成及原理：超声 -CT/MRI 融合成像系统由超声仪、磁定位组件（追踪系统发射器和追踪系统接收器）和融合成像软件组成。融合成像系统是将 CT/MR 等图像信息进行三维重建，利用磁定位系统将 CT/MR 的三维图像与身体实际的解剖结构在空间上完全重叠，并在超声扫查过程中实时地显示扫查切面上相应的 CT/MR 图像。这样，代表实际体内解剖结构的超声图像与已经获得的 CT/MR 图像能一一对应，即可利用 CT/MR 的图像来协助确定病灶在超声图像上的位置。

（2）超声 -CT/MRI 融合成像系统的临床应用：超声 -CT/MRI 融合成像技术可应用于外科手术导航，如神经外科、骨外科和矫形外科、肝脏外科、心脏外科等；放射治疗，如头颈部淋巴结转移的放射治疗、前列腺癌的放射治疗、肝肿瘤的消融治疗等。

（3）超声 -CT/MRI 融合成像系统的不足：病灶对位的准确性可因患者呼吸运动、体位变化及心脏搏动而产生影响，为保证对位的准确性，现有的融合成像系统均要求患者的体位、胃肠道以及胆囊的充盈情况和呼吸时相尽量与 CT/MR 检查时保持一致，屏气后进行融合成像对位。在定位穿刺操作时要求患者要非常配合，否则可能出现穿刺误差，甚至出现穿刺目标脱靶，导致治疗效果不理想或造成严重的并发症，而且融合成像系统准备工作更多，步骤更为复杂和烦琐，因此应用于配准和评估的时间较长。

（4）展望：随着运动补偿及呼吸门控等技术的研发、磁定位器体外定标自动配准的实现、对

位的时间有望更加缩短，对位也将更加精确。而超声 - 超声融合成像技术的发展，有助于弥补超声 -CT/MR 融合成像技术操作不便利、图像传输要求高等缺点，将为肝脏肿瘤微创治疗提供一种更加简便、精准的导向平台。

3.ABVS 自动乳腺超声诊断系统

（1）自动乳腺全容积成像系统（automated breast volume scanner，ABVS）：是近年来由西门子公司推出的应用于乳腺的三维超声成像系统，由 ACUSONS2000 彩色多普勒超声诊断仪、ABVS 自动乳腺容积采集系统和专业乳腺影像处理系统组成，其探头频率 5 ～ 14MHz。可对乳腺进行外侧位、正中位和内侧位扫查，必要时加扫上方位和下方位。扫描最大容积 15.4cm × 16.8cm × 6.0cm（1552.32cm^3），层间距 0.5 ～ 8.0mm，≥ 500 个层面，能自动完成对乳腺的扫查，获取乳腺横切面、纵切面及冠状面的图像信息，为乳腺疾病的超声诊断提供更丰富的信息，提高了乳腺肿块的检出率和诊断的准确率。

（2）ABVS 冠状面图像表现："火山口征"和中 - 高回声边界作为乳腺良、恶性的评判指标。乳腺癌为特征性的呈放射状向肿块聚集的中 - 高回声与低回声相间，即"火山口征"，可出现在多个，甚至全部冠状面图像上；乳腺纤维腺瘤大部分边界清晰。具有完整的中 - 高回声边界，周围腺体回声正常；乳腺导管内瘤除表现为肿块边界清晰外，还可见多层面与之相连的扩张的导管回声，深部层面显示条索状高回声，为扩张导管后方回声增强。

（3）ABVS 系统的优点、缺点及展望：ABVS 扫描成像范围较二维超声广，能清晰地显示乳房的解剖及乳管以乳头为中心呈放射状走行；能提高病灶的检出率；能迅速提供二维超声所不能显示的全新的重建冠状面图像，并能对病灶的立体形态、内部结构、与周围组织的关系，以及肿块对周边乳腺组织及肌肉、筋膜的浸润程度进行更直观、形象的观察，从而为临床诊断及手术方案的选择提供更多信息；对肿块的定位详细、具体、准确，能给临床医师提供精准的肿块位置信息，让医师更进一步了解患者病情。

ABVS 优势众多，极具临床应用价值，但也不可否认地存在着一定的局限性：①部分对疼痛

耐受性差或不能受压的患者（如乳腺癌晚期皮肤表面破溃者），往往不能采集到满意的 ABVS 图像；②位置表浅、质硬的肿块在探头扫过时易出现滑移，重建后的图像失真，不能提供完整的诊断信息；③ ABVS 仅能提供横断面、纵断面、冠状面的二维灰阶图像，不能应用彩色多普勒和频谱多普勒检查等。

相信随着科技的发展，ABVS 的应用将有更广阔的前景，会实现更多的应用价值。

四、超声介入在肿瘤治疗方面的应用

超声介入是现代超声医学的分支，在实时超声引导下，通过穿刺针实现了诊断或治疗的目的。随着超声介入技术的发展，超声介入治疗临床应用广泛，在不同部位的病变区域选择不同的超声介入治疗方法，能更好地发挥超声介入治疗的优势，尤其是一些肿瘤的超声介入治疗手段，已经达到了与外科手术相当的治疗效果。

（一）超声引导介入治疗的应用范围

1. 肿瘤治疗　超声引导肿瘤病变的治疗主要指在超声引导经皮或术中将药物或能量导入肿瘤内部，进行化学消融或热消融治疗。目前超声引导化学消融主要包括无水乙醇、醋酸溶液、热生理盐水、钇-90、磷-32 及各种化学治疗药物的注射。热消融主要包括微波消融、射频消融、激光消融和聚焦超声等。

2. 术中超声　经皮经肝胆管穿刺引流，经皮经肝胆囊穿刺引流，心包、胸腔及腹水穿刺抽吸，腹部脓肿穿刺抽液或置管引流，经皮肾盂置管引流和膀胱穿刺造口，经羊膜腔穿刺注药或引流，经皮穿刺注射无水乙醇硬化治疗肝、肾、卵巢囊肿，经皮穿刺注射无水乙醇治疗肝癌，经皮穿刺抽液治疗胰腺囊肿，经皮羊膜腔穿刺注药，经阴道、经腹壁穿刺取卵，经皮穿刺肿瘤消融治疗。

（二）超声引导下肿瘤的热消融

1. 概述　对于不适宜外科手术治疗或手术后反复复发、转移的局灶性肿瘤，临床常采用安全和有效的原位灭活病灶的热消融疗法，以控制肿瘤进展，并可避免外科手术相关的并发症。目前较成熟的热消融治疗方法有射频消融、微波消融、激光消融高强度聚焦超声等。超声引导下肿瘤的热消融治疗凭借其操作简单易行、创伤性少、疗效确切等优势，已成为原发性肝癌及甲状腺良性结节根治性治疗手段之一。超声具有操作简易、仪器便携、实时引导、穿刺角度灵活、无放射伤等独特优势。

2. 肿瘤热消融的适应证和禁忌证

（1）适应证

①肝癌：不能手术的原发性肝癌包括由于患者的年龄、体质、其他疾病及肝癌的位置等因素不能实施手术，患者不愿意做手术，术中探查不能实施手术的肝癌，手术后复发的肝癌，多个结节的肝癌、转移性肝癌。

②甲状腺：良性，结节直径大于 2cm 或者结节随诊中发现增大；存在主观症状，如颈部不适或疼痛、呼吸或吞咽困难等；美观需要；甲状腺结节导致心理负担重；全身状况差不能耐受手术或拒绝手术。恶性，失去再次手术、放射治疗及化学治疗机会的甲状腺恶性肿瘤复发患者，可通过消融毁损病灶达到灭瘤或减瘤目的，从而改善患者生活质量，延长生存期。清扫术后颈部淋巴结复发转移的。

③周围性肺癌：由于患者的年龄、体质、其他疾病等因素不能实施手术，患者不愿意做手术，转移性肺癌。

④其他：肾癌、乳腺癌、前列腺癌、骨癌、胰腺癌、膀胱癌、子宫肌瘤等。

（2）禁忌证

①甲状腺方面：凝血机制障碍、有严重出血倾向、严重心肺疾病不能耐受治疗的仍视为禁忌。相对禁忌证：结节小于 2cm；穿刺活检结果呈滤泡状或恶性肿瘤；尽管活检结果为良性，但超声像图表现为高度恶性；单发恶性病灶（乳头状癌早期）影像学未发现淋巴结转移者。

②肝脏方面：有严重的凝血功能障碍，经输血、给予止血药等治疗仍无改善。大量腹水，经保肝、利尿等治疗后肝前仍有较多腹水。肝性脑病较重，神志恍惚。肿瘤体积过大（如超过肝脏体积的 2/3），或弥漫性肝癌。有全身任何部位的急性或活动性的感染病变，待感染控制后方可治疗。肿瘤距离肝门部、胆总管、左右肝管、胆囊不足 0.5cm 者慎用。

3. 超声造影在热消融中的疗效评估　超声造影利于治疗前确定病灶数目、范围及制订介入治疗策略。肿瘤消融治疗前需要准确的判定肿瘤的数目及范围，这将直接影响治疗的效果。超声造影可以动态显示局部治疗区域的微循环特点及残存病灶的各种形态动脉相残存病灶，为补充治疗提供导向作用。超声造影可以作为局部治疗后的短期疗效评价。

评价方法：①完全坏死，消融灶于各时期均无对比剂充填，表现为完全无增强。②局部残留，动脉相消融区域内可见不规则增强，静脉相或延迟相消退，术中可对消融区域内有增强的区域内进行补充消融。

（三）超声对比剂载药靶向治疗肿瘤的现状与研究进展

1. 靶向超声对比剂的特点　在载药超声微泡中，应用最为广泛的是脂质体类微泡。作为药物载体，微泡结合超声技术可望实现局部定位给药、保护药物活性基团、延长药物半衰期、延缓药物在体内的释放、减少给药次数和剂量，降低药物不良反应的目的。不同包膜的载药微泡具有各自的特点，与白蛋白类、表面活性剂类及多聚体类微泡相比，脂质体类微泡具有更多优势，原因在于脂质体类微泡具有以下特性。

（1）靶向性：超声微泡经不同的方法处理后，能选择性地靶向于特定器官，达到靶向给药治疗的目的。

（2）提高靶组织药物浓度：将具有较大不良反应的药物（如多柔比星）包裹于超声微泡中，在靶器官局部释放，可达到提高靶组织药物浓度、延缓药物释放、减少剂量、减少给药次数，以及提高药物疗效的目的。

（3）使用安全：脂质体微泡的外壳磷脂膜在体内可以生物降解，对人体无毒无害。

（4）稳定性好：脂质体类微泡化学性质比较稳定，常温下可保存数月不变，适用于工业化生产。

（5）显著增强超声造影效果：类脂类成分形成膜后在水介质中会形成液晶双层，其分子几何形状中疏水和亲水部分大小接近，研究发现这种含有脂质体类的微泡能显著增强造影效果。

（6）传输效率高：脂质体微泡因其壳的固有特性，还可以在其表面装配不同的抗体或配体，实现靶向显影与治疗，从而能有效提高药物的传输效率。另外，微泡破裂时产生强烈的冲击波和高速微射流在血管壁或生物屏障上形成暂时性的微孔，也可以增强药物传输。

（7）降低机体免疫反应：大部分药物（如蛋白类、多肽类药物）在给药后，由于机体的排斥可能引起免疫排斥反应，若将这些药物包裹于超声微泡中后再给药，可使机体免疫排斥反应降低到最低限度，并使药物的生物适应性及稳定性达到最佳。

2. 靶向载药对比剂的制备

（1）超声微泡根据其成膜材料的不同分类

①脂质体类：脂质体类微泡壳膜材料主要为磷脂类。脂质体类微泡具有稳定性好、使用安全、易于靶向修饰、造影效果好、可作药物的载体及成本低廉、易于商品化等优势，是一种理想的成膜材料。但存在声学特性不易控制，声衰减显像较明显，有效增强显影时间较短等问题。杨健等制备了载多烯紫杉醇的脂质超声微泡，并检测了其体外寻靶能力。有学者发现，将表面活性剂、聚合物成分高渗糖类或醇类加到脂质类微泡成膜材料中，以冷冻干燥与声振处理相结合，制备的微泡浓度和粒径均较理想，有效增强显影时间超过30min，不但提高了微泡产率、延长有效增强显影时间，同时还降低了成本。

②蛋白类：蛋白类微泡多以人血白蛋白为其主要囊材，其粒径为 $3\sim7\mu m$，能随血流分布至全身，静脉注射微量便可显示良好造影效果。但存在稳定性差、价格昂贵、尺寸较大、产生异种蛋白免疫反应及产量较少等问题。若加入一些表面修饰物（如糖类物质），形成糖蛋白或蛋白聚糖，能提高微泡产率、稳定性及耐热性，降低成本，改善其不足，并有利于常温保存和运输。杜永峰等通过超声空化法制备出含蔗糖白蛋白微泡，发现当蔗糖浓度达到40%，微泡半衰期可延长到50d以上，96%的微泡尺寸分布在 $2\sim5\mu m$，4℃下保存半年微泡数量和尺寸无明显变化。

③表面活性剂类：表面活性剂由于本身具有良好的起泡性，因而广泛用于微泡的制备研究中。常用的是非离子表面活性剂 Tween 及 Span 系列，其能与多种类型的表面活性剂联用。这类微泡虽然浓度大小适宜，但存在不稳定、存放时间短、不宜包裹分子量小的气体等缺点。王仁奎以 Span60 和 Tween80 为成膜材料，以氮气为内

部填充气体，采用超声空化，所制备包裹诺氟沙星磁靶向微泡平均粒径为 2.5μm，向高脂喂养的兔子注入靶向载药微泡能够准确诊断腹主动脉中脂肪斑块的位置，并在超声指导下实现药物的定点释放。

④多聚体类：多聚体类微泡多以合成的聚合物或天然大分子，如聚乳酸 - 羟基乙酸共聚物（PLGA）、聚乙二醇（PEG）、多聚糖等为壳膜材料，成膜微泡的平均粒径为 1～5μm。此类微泡外壳较厚，也比较硬，抗压性较好，造影持续时间较长。但需要较高声强的超声脉冲才引起微泡的非线性振动或破裂，从而对比成像，易造成细胞溶解、毛细血管破裂、局部渗出、出血或黏膜淤血等生物学效应。李奇林等采用复乳法制备乳酸羟基乙酸共聚物微泡，所制备的微泡平均粒径 1.2μm，常温干燥储存 10 周后，浓度、粒径及 pH 均无明显变化。

（2）超声微泡根据靶向性质不同分为 2 类

①被动靶向：也称作自然靶向，是载药微泡进入体内被肝脾中的巨噬细胞在调理素的协同作用下将其作为外界异物截留并清理与吞噬而产生的体内分布特征。微泡外壳本身的化学和电荷特性也可使微泡滞留于病灶部位，从而在一定程度上使微泡具备一定的靶向特性。但该机制缺乏高度的靶向性和特异性，结合能力低，因此限制了其在靶向对比超声成像技术及药物靶向运输中的应用。

②主动靶向：通过对超声微泡的外壳进行特殊处理，在微泡表面连接上特异的抗体或配体（多糖、多肽等），使微泡能不需要白细胞的介导，直接结合到病灶部位细胞所表达的特异性抗原或受体上，即可达到靶向显影、靶向输药及靶向治疗的目的。此外，利用分子桥的作用，将疾病相关的单克隆抗体与微泡相结合，从而间接地使微泡与病变部位表达的相关抗原结合，也可达到靶向目的。由于这一机制具有高度靶向性和特异性，同时又避免了吞噬细胞对微泡的破坏，因此成为研制和开发无创性靶向超声微泡的主要方式。

3. 载药超声对比剂的在肿瘤治疗中的应用　靶向载药微泡经静脉注入血液后，可通过血液循环迅速聚集于肿瘤靶器官，在超声波的动态监测下，可直观监测微泡到达肿瘤靶组织的情况。同时利用一定强度的超声在肿瘤靶区的体表定位

辐照，超声介导微泡的空化效应会导致微泡在肿瘤靶组织内破裂，微泡所携带的药物会迅速释放到肿瘤靶区，实现靶向释药的目的。另外，超声介导微泡破裂产生的空化效应和声孔效应，不但可使供应肿瘤的微血管栓塞，阻断肿瘤供血，而且可直接损伤肿瘤细胞，促使肿瘤细胞发生结构和功能的改变，导致肿瘤细胞凋亡，更能增加药物的吸收，提高药物的疗效。康娟等研究发现，载多西紫杉醇脂质微泡，在超声波的作用下能在兔肝内定位释放，不但能抑制兔 VX 2 肝癌的微血管生成，还能延缓兔 VX 2 肝癌的增殖，促进其凋亡。

4. 靶向超声对比剂的现状与研究进展　利用超声微泡作为抗肿瘤药物的载体，具有高载药量、稳定性较好、靶向性好、无免疫原性、可修饰、相对无创、同时还可增加疗效及减轻不良反应等诸多优点，在肿瘤的诊断和治疗方面有很大的发展潜力。但在应用微泡传送抗肿瘤药物时，仍然存在一些有待研究的问题及难点：① 提高载药微泡的载药量和包封率。② 提高微泡的稳定性和显影时间。③寻找能主动识别肿瘤特异性标志物的配体，并使其与微泡耦联，以进一步提高其靶向性。④ 安全性有待提高，超声在破坏微泡引起细胞膜穿透性增强的同时也有可能导致周围正常细胞和组织的损伤。这通常是由于相对较高的微泡浓度、较长时间的超声脉冲和较高的超声强度导致的。另外，成膜材料的安全性研究也有待提高，如 Tween80，虽然常用于制备表面活性剂类微泡及用于中药注射剂的增溶等，但研究表明经静脉注射会引起溶血、血压下降及变态反应，目前已禁用于静脉注射。⑤ 超声微泡的部分制备方法，仅适用于实验，无法满足工业化生产。随着国内外对载药超声微泡研究的不断深入及医药生物技术的迅猛发展，超声微泡在重大疾病治疗方面必将具有广阔的应用前景。

随着高新技术的迅速发展，肿瘤靶向治疗（微创介入治疗）已成为近年来发展最为迅速的肿瘤治疗手段之一。它集现代医学影像技术、药物治疗、生物、基因技术等一体，代表着 21 世纪肿瘤治疗的最新发展方向。

（李英华　高　静　吴仕葱
孙绍松　袁　媛）

第五节　SPECT（单光子发射计算机断层显像）

一、SPECT 基本成像原理

SPECT 是 γ 照相机与计算机技术相结合、集功能成像与解剖成像为一体的核影像装置。SPECT 探头围绕身体或受检器官旋转 360° 或 180°，经过完全角度或有限角度的放射性探测采集一系列平面图像，信号经放大和模数转换后送入专用计算机进行三维图像重建，最终获得矢状、冠状断层和任意斜位方向的断层影像。

SPECT 借助于单光子核素标记药物来实现体内功能和代谢显像，这是较 X 线、CT、MRI 和其他影像设备的突出优点。SPECT 三维重建图像较 γ 照相机平面图像更具显著的优势，SPECT 断层显像克服了不同体层组织、器官重叠造成的干扰甚至小病灶掩盖，提高了较小异常和病变的诊断准确率，也使得深部病灶的分辨率和定位准确性进一步提高。SPECT 同时兼具平面显像、断层显像、动态显像和全身显像的功能，在临床医学中有不可或缺的地位。

二、⁶⁷Ga、²⁰¹Tl 肿瘤显像

（一）⁶⁷Ga 肿瘤显像

镓 -67（Gallium-67，⁶⁷Ga）在国内外已广泛用于阳性显像，是一种放射性核素，其化学形式为枸橼酸镓（⁶⁷Ga-citrate）。一般认为静脉注射 ⁶⁷Ga 后可与血浆中的转铁蛋白（transferrin）、铁蛋白（ferritin）、乳铁蛋白（lactoferrin）和含铁细胞（siderophores）结合在肿瘤细胞上形成相应的复合物，然后与肿瘤细胞膜上的特异性转体蛋白受体亲和进入细胞内，分布于胞质的溶酶体中，从而使肿瘤细胞显影。⁶⁷Ga 肿瘤显像中尤其对肺部肿瘤的显像有较高价值。⁶⁷Ga 显像方法简便、准确性较高。对探测有无复发、疗效观察和临床治疗方案制定等有很高的价值。

1. 显像方法

（1）患者准备：停用含铁药物 1 周；腹部检查患者在检查前一日晚上给予缓泻剂或检查前做清洁灌肠，以减少肠道放射性影像。

（2）显像剂：⁶⁷Ga- 枸橼酸为无色透明液体，静脉注射；一般注射量为 111 ～ 370MBq（3 ～ 10mCi），于注射后 40 ～ 70h 进行平面或断层显像，剂量较大时可推迟至第 5 ～ 7 日显像，以降低本底及生理性摄取等干扰，提高靶 / 本底比值，更好地显示病灶。通常先全身显像，如有异常浓聚区再对该部位进行局部断层扫描。

（3）显像条件：单光子发射计算机断层显像仪，配用中能或高能准直器进行全身、局部平面或断层显像。窗宽可设置为 20% 或 25% ～ 30%，分别采集 93keV、185keV、300keV 3 个能峰进行多能峰显像和 93keV、185keV 2 个能峰显像。全身显像矩阵 256×1024，速度 15cm/min。平面显像矩阵 128×128 或 256×256，采集 500k 计数。断层显像矩阵 64×64 或 128×128，探头旋转 360°（双探头为 180°），每 6° 采集 1 帧，30s/ 帧。

2. 影像分析

（1）正常影像：影像的判断分析中必须正确认识 ⁶⁷Ga 在体内的正常分布。正常情况下 ⁶⁷Ga 主要分布在头颈部的鼻咽、泪腺、涎腺和甲状腺；胸部除胸骨柄、胸椎外，妇女月经期、哺乳期或用激素治疗时双侧乳腺可有聚集；腹部的肝、脾、肾和胃肠道；骨骼系统的脊柱、骨盆、长骨干骺和骨骺端。儿童还可聚集于肘、膝、髋关节等。⁶⁷Ga 经静脉注射 24h 后，主要经肾脏排泄，故12 ～ 24h 可见肾及膀胱内出现放射性。

（2）异常影像：一般认为病灶或肿大部位出现放射性异常浓聚为异常表现。根据病灶部位放射性浓聚的程度可按Ⅲ级分类法：Ⅰ级为阴性，病灶部位放射性分布等于或低于周围正常组织或无放射性分布；Ⅱ级为阳性，病灶部位的放射性分布高于周围正常组织，放射性浓聚程度中等；Ⅲ级为强阳性，病灶部位的放射性分布明显高于周围正常组织，放射性浓聚程度高。

3. 临床应用

（1）恶性淋巴瘤：恶性淋巴瘤（lymphoma）包括霍奇金病（Hodgkin disease，HD）和非霍奇金淋巴瘤（non-Hodgkin lymphoma，NHL），是原发于淋巴结或淋巴组织的恶性肿瘤，病灶表现为 ^{67}Ga 异常浓聚影，^{67}Ga 对淋巴瘤的诊断效能受组织类型、大小、部位等影响。^{67}Ga 显像用于淋巴瘤疗效监测也已被证明是有效并且是必要的，对于预后评价及复发探测也极具临床意义。

（2）肺癌：^{67}Ga 在胸部的生理聚集量相对较少，^{67}Ga 显像诊断原发性肺癌的灵敏度为 85%～90%，其检出率与肿瘤的细胞类型和大小有关，直径超过 2cm 的病灶一般平面像都能检出，直径小于 1.5cm 的检出率较低。肺癌阳性率最高为 95.2%，未分化癌为 83.3%，腺癌为 77.9%。

（3）肝癌：原发性肝癌在我国较为常见，^{67}Ga 显像对肝细胞癌诊断的阳性率为 85%～90%，转移性肝癌的灵敏度为 50%，胆管细胞性肝癌的阳性率较低。^{67}Ga 和 ^{99m}Tc- 植酸钠联合显像对肝内占位病变的诊断有特殊价值，硫胶体显像为放射性缺损"冷"区而 ^{67}Ga 显像原减低区出现填充（热区），如能排除肝脓肿，就能诊断为肝恶性肿瘤。两种显像联合应用对肝癌诊断的灵敏度为 81%，特异性为 90%。^{67}Ga 显像属非特异性，与肝血池动态显像和 AFP 联合，则诊断肝癌的符合率可提高至 95%～100%。

（4）其他肿瘤：^{67}Ga 对恶性黑色素瘤（melanoma）及其转移灶的诊断阳性率为 50%～90%，特异性高达 98%；头颈部肿瘤 ^{67}Ga 显像多用于探测治疗后复发者，残留病灶摄取 ^{67}Ga 往往预后不良；^{67}Ga 对乳腺癌、原发或继发性骨肿瘤等的检出率均在 65%～70%。

4. 注意事项

（1）^{67}Ga 显像会受到一些因素的影响而出现假阴性、假阳性，目前一般提倡采用延迟显像及 SPECT/CT 为宜。

（2）骨髓穿刺处可有 ^{67}Ga 的摄取，应注意鉴别。

（3）肠道残余的放射性可导致腹部病灶的错误判断，SPECT/CT、衰减校正有助于诊断。

（二）^{201}Tl 肿瘤显像

铊 -201（Thallium-201，^{201}Tl）主要来源于核医学应用中产生的废物，是一种金属元素铊的同位素，其生物特性与 K^+ 相似，广泛应用于心肌显像，是一种良好的亲肿瘤或肿瘤阳性显像剂。^{201}Tl 在肿瘤部位的摄取程度与肿瘤坏死程度呈负相关性。^{201}Tl 的物理半衰期为 73h，其衰变方式为电子俘获，从而发射出不同能量的 γ 射线（88% 可用于常规探测），^{201}Tl 通过静脉注射的方式给药，血清除很快，在给药后的最初 24h 主要通过尿液排泄。在肉瘤辅助化学治疗前后，^{201}Tl 显像有助于了解肿瘤对化学治疗的相应情况，具有很大的临床应用价值。

1. 显像方法　^{201}Tl 常用静脉注射剂量为 111～185MBq（3～5mCi）。一般静脉注射后 10～20min 进行早期显像，此时靶 / 本底比值较高，是 ^{201}Tl 肿瘤显像的最佳时间，注射后 2～3h 进行延迟显像。不同的脏器可选择不同的体位。

2. 影像分析

（1）体内分布和正常影像：^{201}Tl 为最常用的心肌显像剂，正常情况下心肌显影浓聚明显，胸骨不显影，双肺显影较淡；肝脏、脾脏、肾脏及肠管放射性浓聚程度较高，肝脏浓聚程度低于心肌，在前位显像图上清晰，双肾于后位显像图上清晰，胃、子宫、卵巢、睾丸放射性浓聚程度较低；涎腺、眼窝、鼻及甲状腺放射性分布较高，特别是颌下腺放射性浓聚有时需与颌下淋巴结相鉴别。头颈部、脑部 ^{201}Tl 浓聚很少，整个大脑及小脑放射性分布很低。四肢肌肉显示清楚、对称，四肢关节部位无放射性浓聚。

（2）异常影像：病灶部位出现放射性异常浓聚为异常表现。病灶部位放射性浓聚程度可按Ⅲ级分类法：Ⅰ级为阴性，病灶部位放射性分布等于或低于周围正常组织或无放射性分布；Ⅱ级为阳性，病灶部位的放射性分布高于周围正常组织，放射性浓聚程度中等；Ⅲ级为强阳性，病灶部位的放射性分布明显高于周围正常组织，放射性浓聚程度高。

鉴别肿瘤良（恶）性可采用半定量分析法，应用计算机感兴趣区（region of interest，ROI）技术分别勾画、计算早期和延迟影像肿瘤病灶（T）与相应正常组织（N）的摄取比值，推算出肿瘤滞留指数（RI）。

RI=［延迟相摄取比值（T/N）－早期相摄取比值（T/N）］/早期相摄取比值（T/N）×100%

RI 为正值者多考虑恶性肿瘤，RI 呈负值者考虑为良性病变。

3. 临床应用

（1）甲状腺肿瘤：^{201}Tl 甲状腺肿瘤的早期显像与延迟显像相结合对甲状腺良、恶性肿瘤的鉴别价值较大。^{201}Tl 早期显像对甲状腺癌的诊断阳性率为 97.8%，但对甲状腺良性病变的诊断符合率仅为 39.6%；^{201}Tl 延迟显像对甲状腺癌的诊断阳性率为 87.2%，对甲状腺良性病变的诊断符合率达 83.3%。^{201}Tl 显像不受碘限制及甲状腺功能状态影响，检查前无须停用甲状腺素，检测灵敏度较高，有助于探测分化较好的甲状腺癌转移灶和无碘摄取功能的复发灶，故 ^{201}Tl 显像对甲状腺癌的颈部淋巴结、肺和纵隔转移灶的检出率和术后观察也有价值。

（2）脑肿瘤：常见的脑肿瘤有胶质瘤（glioma）、脑膜瘤（meningioma）、垂体瘤（hypophysoma）、听神经瘤（acoustic nerve tumor）。肿瘤恶性程度越高，对 ^{201}Tl 的摄取越多，如Ⅲ～Ⅳ级胶质瘤摄取显著增加，而Ⅰ～Ⅱ级脑胶质瘤摄取少或不摄取。因而 ^{201}Tl 在诊断高度恶性神经胶质瘤和脑膜瘤有较高的诊断价值。

^{201}Tl 显像对检查颅内肿瘤治疗后是否残存、复发或坏死等有一定帮助，颅内脑肿瘤残存或复发就可摄取 ^{201}Tl，如放射治疗后致脑肿瘤细胞坏死，则无 ^{201}Tl 聚集。半定量分析有助于良、恶性鉴别和评估恶性程度，多数肿瘤与正常脑组织的放射性比值大于 2.5，小于 1.5 则提示良性。

（3）乳腺癌：^{201}Tl 对乳腺癌及转移灶检出率较高，其检出阳性率为 87.5%。病灶的大小对检查的灵敏度有重要影响。

（4）其他肿瘤：^{201}Tl 在探测原发性骨肿瘤累及范围和疗效监测方面有价值，在子宫体腺癌内聚集量多。^{201}Tl 显像可评价肺癌放射治疗后的反应，判断生存时间，评估预后。

三、^{99m}Tc 标记放射型药物肿瘤显像

（一）^{99m}Tc –MIBI 肿瘤显像

^{99m}Tc-MIBI 是一种亲脂性带正电荷的异腈类化合物，^{99m}Tc-MIBI 的临床特性虽类似于 ^{201}Tl，但其成像方面却明显优于铊-201，因为 ^{99m}Tc 具有良好的理化性质及辐射吸收剂量低，允许给予较大量等优点，是一种临床广泛应用的优良心肌显像剂，也是甲状腺显像的最主要显像剂之一。^{99m}Tc-MIBI 同时也是极具有良好前景的肿瘤阳性显像剂，对于骨肿瘤、肺癌、乳腺癌、甲状腺癌等恶性肿瘤的影像诊断展现出越来越大的优势。^{99m}Tc-MIBI 的物理半衰期为 6h，主要通过肝脏和肾脏排泄。

1. 原理及显像剂　^{99m}Tc-MIBI（^{99m}Tc-sesta-mibi）是脂溶性带有正电荷的化合物，肿瘤细胞能浓聚 ^{99m}Tc-MIBI 而显影，其特点是摄取快而排泄相对缓慢，与良性细胞摄取及排泄有显著差异。相关实验研究证实细胞内的 ^{99m}Tc-MIBI 约 90% 浓聚于线粒体内。肿瘤细胞摄取的机制可能是 ^{99m}Tc-MIBI 经被动弥散通过细胞膜进入细胞，由线粒体膜内负电荷的吸引作用进入线粒体。

细胞膜 P 糖蛋白（P-glycoprotein，Pgp）能将离子型脂溶性物质泵出细胞外，Pgp 过表达是肿瘤细胞发生多药耐药（multidrug resistance，MDR）的重要原因之一。研究发现 ^{99m}Tc-MIBI 是 Pgp 的作用底物，Pgp 含量增加，MIBI 被转运出肿瘤细胞外的更多。因此，^{99m}Tc-MIBI 显像可反映肿瘤组织内 Pgp 的水平，可预测 MDR 的发生及化学治疗效果。影响肿瘤细胞聚集 ^{99m}Tc-MIBI 的因素有肿瘤组织类型、血流灌注、肿瘤细胞的增殖活力等（图 3-5-1）。

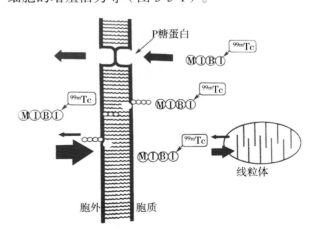

图 3-5-1　MIBI 甲氧基异丁基异腈

2. 显像方法　静脉注射 ^{99m}Tc-MIBI 740～1110MBq（20～30mCi），于健侧的前臂静脉注射，以防止注射静脉回路上出现放射性浓聚灶类同转移淋巴结（如腋下）。注射后 10～20min 采集早期相；2～3h 进行延迟显像。采用低能通用型或低能高分辨准直器。不同脏器采用不同体位，如进行乳腺显像，可使用乳腺专用装置，患者取俯卧位，使乳房自然下垂，采集左、右侧图像；取仰卧位采集前位，采集野应包括乳腺和腋窝。

3. 影像分析　病灶或肿块部位有明显异常放射性浓聚为异常。也可采用半定量分析，勾画病灶 ROI 要避开心脏、肝区高放射性计数及散射所致影响。

4. 临床应用

（1）乳腺癌：乳腺病变良、恶性鉴别的灵敏度约为 85%，特异性约为 80%；恶性 T/N 比值明显高于良性病变。^{99m}Tc-MIBI 显像对乳腺癌的诊断有肯定价值，肿瘤部位有明显放射性浓聚，可呈单灶或多灶性，单侧或双侧乳腺，早期和延迟显像均可见放射性滞留，也可见乳腺外异常局灶性浓聚，包括患侧腋下等；^{99m}Tc-MIBI 显像对致密型乳腺的诊断价值尤为显著。而良性肿块则病灶区无放射性浓聚或在早期相中有轻度放射性浓聚，而延迟相中则变淡或消失。

乳腺癌患者的预后取决于疾病分期，^{99m}Tc-MIBI 显像可同时发现部分腋下甚至乳腺周围其他淋巴结及个别肋骨转移灶，有助于正确判断分期。

（2）肺癌：^{99m}Tc-MIBI 显像肺癌表现为病灶显像剂浓聚影，原发性和转移性肺癌病灶可有摄取 ^{99m}Tc-MIBI，从而得到较高质量的影像（图 3-5-2、图 3-5-3）。对肺癌检出灵敏度为 78%～96%，特异性为 70%～90.9%。肺部肿块 ^{99m}Tc-MIBI 断层显像对纵隔及肺门淋巴结转移的检测效果高于 ^{201}Tl。此外，^{99m}Tc-MIBI 显像还可用于预测小细胞肺癌化学治疗效果及评价治疗反应。对于肺部结节病变的良、恶性鉴别和肺癌纵隔淋巴结转移的诊断具有一定意义（图 3-5-4）。

（3）甲状腺癌：临床上有两种方法来鉴别诊

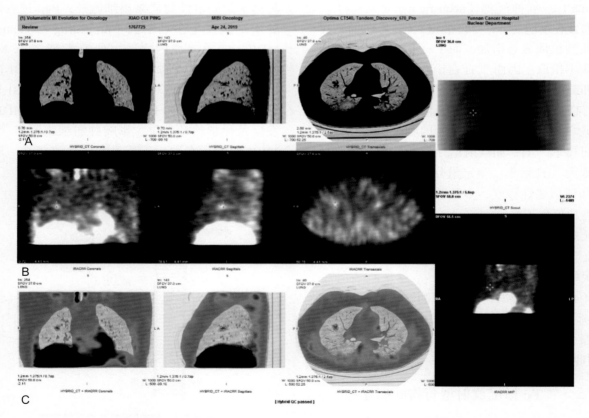

图 3-5-2　^{99m}Tc-MIBI 显像，右肺上叶前段异常放射性浓聚

A.CT 图像；B.SPECT 图像；C.SPECT/CT 融合图像

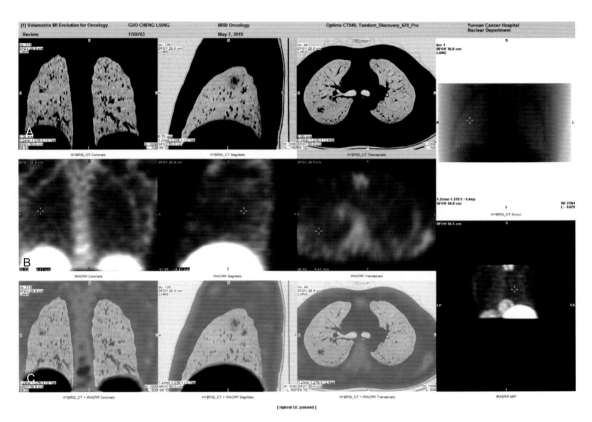

图 3-5-3　^{99m}Tc-MIBI 显像，右肺上叶后段异常放射性浓聚

A.CT 图像；B.SPECT 图像；C.SPECT/CT 图像

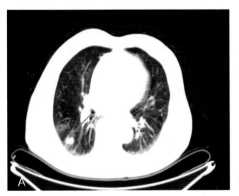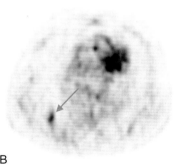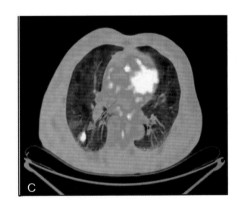

图 3-5-4　肺癌

A.CT 图像；B.SPECT 图像；C.SPECT/CT 图像

断甲状腺癌。①双核素显像，TcO$_4^-$甲状腺静态显像为"冷"结节，在进行 ^{99m}Tc-MIBI 显像，后者原"冷"结节出现放射性填充；②双时相显像，^{99m}Tc-MIBI 早期及延迟显像，正常甲状腺组织或良性病变延迟相放射性分布明显消退，而甲状腺癌延迟相局部肿块区放射性未见明显消退，甚而更加浓聚为"热"区表现。^{99m}Tc-MIBI 对甲状腺癌尤其是无摄碘功能的转移灶诊断具有与 ^{201}Tl 相

同的能力。^{131}I 或 TcO$_4^-$ 甲状腺扫描与 ^{99m}Tc-MIBI 显像可联合应用，更好提高甲状腺癌的阳性诊断率。

（4）脑肿瘤：^{99m}Tc-MIBI 显像在星形细胞瘤、恶性胶质瘤、室管膜瘤中呈中至高度摄取，能更好地确定肿瘤边缘。神经细胞瘤和无性细胞瘤未见 ^{99m}Tc-MIBI 摄取。部分良性脑膜瘤中 ^{99m}Tc-MIBI 摄取也可异常增高，应注意假阳性。^{99m}Tc-

MIBI 与 ^{201}Tl 联合显像，治疗后 ^{99m}Tc-MIBI 与 ^{201}Tl 比值减少，可提供对化学治疗有效的早期信息。

（5）其他肿瘤：^{99m}Tc-MIBI 对骨病的良、恶性鉴别有一定价值。

（二）^{99m}Tc –Tetrofosmin 肿瘤显像

^{99m}Tc–Tetrofosmin 是一种正一价阳离子二磷络合物，具有良好的亲脂性，为一种临床常用的心肌灌注显像剂。相关研究发现它也可在多种肿瘤中浓聚，^{99m}Tc-TF 能在术前无创的探测肺癌的原发灶和纵隔淋巴结转移及乳腺癌的原发灶和腋窝淋巴结转移，在肺癌和乳腺癌的诊断和分期中具有重要的临床实用价值。

1. 显像方法　于病变区对侧手臂或足背静脉注射 ^{99m}Tc–Tetrofosmin 740 ～ 925MBq（20 ～ 25mCi），注射后 10 ～ 15min 采集早期相，120min 做延迟显像。

2. 影像分析　^{99m}Tc–Tetrofosmin 在血液体中清除快，注射后 10min 整个血液中的剂量低于 3.5% 的注射量。静脉注射后 5min 肝放射性强度较高，10 ～ 15min 胆囊放射性最高。正常情况下，^{99m}Tc–Tetrofosmin 显像可见心、甲状腺、肝、脾、骨骼肌、乳腺和肾等显影。双侧甲状腺及双侧乳腺见放射性均匀分布，其放射性浓聚程度明显低于邻近组织，如心、肝。双侧腋窝区呈现放射性减低区。

3. 临床应用

（1）乳腺癌：^{99m}Tc–Tetrofosmin 诊断乳腺癌原发灶的灵敏度达 93%，特异性为 100%，准确度达 94%。^{99m}Tc–Tetrofosmin 可探测小于 1cm 的病灶，最小可检出 0.6cm 的肿瘤，其灵敏度较大病灶低。断层显像诊断病灶的灵敏度虽有提高，但特异性未见提高。^{99m}Tc–Tetrofosmin 有用来评价放射治疗、化学治疗、手术治疗效果和鉴别复发的临床意义。

（2）肺肿瘤：^{99m}Tc–Tetrofosmin 不仅能被肺癌病灶摄取，而且也能被近 50% 的良性病灶摄取，所以灵敏度高，但缺乏特异性，且肺肿瘤的摄取程度与病理组织类型有关。

（3）甲状腺癌：^{99m}Tc–Tetrofosmin 全身显像在探测甲状腺癌远处转移灶方面有一定价值，且不需要停用甲状腺激素。与 ^{201}Tl 或 ^{99m}Tc-MIBI 相比，^{99m}Tc–Tetrofosmin 的 T/N 比值高，图像质量更好。^{99m}Tc–Tetrofosmin 探测分化型甲状腺癌的灵敏度优于超声检查。

（三）^{99m}Tc （Ⅴ）–DMSA 肿瘤显像

^{99m}Tc（Ⅴ）-DMSA 是一种单核化合物，由 ^{99m}Tc-DMSA（二巯基丁二酸）pH 调至 8 而成，此时分子中的锝为 5 价，它是一种良好的肾显像剂，也是一种放射性锝标记的亲肿瘤显像剂。

1. 显像方法　静脉注射 ^{99m}Tc（Ⅴ）-DMSA 740 ～ 925 MBq（20 ～ 25mCi），儿童减半量，采用低能通用型或低能高分辨平行孔准直器，根据不同脏器取不同探查采集部位，注射后 5 ～ 10min 和 2h 行仰卧平面显像，必要时加侧位和断层采集，若有可疑，需加做远处平面或全身显像，必要时 24h 后局部显像。检查前须排空膀胱。

2. 影像分析　^{99m}Tc（Ⅴ）-DMSA 经肾排泄，除膀胱以外各时相中肾放射性最高，胸部早期心血管放射性较高，脑、腮腺、胃肠、甲状腺始终无放射性。肿块或全身其他部位放射性分布高于邻近或对侧相应区为阳性。

3. 临床应用　^{99m}Tc（Ⅴ）-DMSA 主要用于头颈部恶性肿瘤、甲状腺髓样瘤、肺肿瘤及软组织恶性肿瘤的诊断。^{99m}Tc（Ⅴ）-DMSA 显像对头颈部恶性肿瘤诊断阳性率为 75% ～ 79%。有报道显示，头颈部原发性鳞状细胞癌及淋巴结转移性肿瘤的灵敏度分别达 83%、92%，特异性分别为 75%、100%；软组织恶性肿瘤检出率约 60%，原发性软组织肉瘤的灵敏度 > 90%，特异性、准确性均可达 80% 左右。

（四）^{99m}Tc–PMT（吡哆醛 –5– 甲基色氨酸）显像

^{99m}Tc- 吡哆醛 -5- 甲基色氨酸（^{99m}Tc-PMT）的肝摄取率、胆汁排泄率和尿中排出量均比较理想，是一种理想的肝胆显像剂，现广泛应用于临床。

1. 原理　分化好的原发性肝细胞癌或肝腺瘤细胞近似正常肝细胞，都能摄取 ^{99m}Tc-PMT，不同的是，正常肝细胞可经胆道系统排出，而肝癌组织中心因无胆管系统供 ^{99m}Tc-PMT 排出，所以，静脉注射 ^{99m}Tc-PMT 后 2 ～ 5h 显像可见正常肝细胞内的 ^{99m}Tc-PMT 已排出，肝癌及肝腺瘤组织中的 ^{99m}Tc-PMT 因滞留在病变处而呈现异常浓聚区，表现为阳性。

2. 操作方法　检查前 2d，先行肝胶体显像，以确定病变部位。检查前患者禁食 4 ～ 12h，检查当日经静脉注射 185 ～ 370MBq（5 ～ 10mCi）

^{99m}Tc-PMT，于注射后 5 ～ 10min 和 2 ～ 5h 分别采集肝脏的前位、右侧位和后位图像。

3. 临床应用　主要用于原发性肝细胞癌诊断。^{99m}Tc-PMT 诊断原发性肝细胞癌的阳性率为 57% ～ 63%，对原发性肝癌转移灶的检出率近 100%。静脉注射 ^{99m}Tc-PMT 后 5 ～ 10min，肿瘤区为显像剂稀疏缺损区，注射后 2 ～ 5h，原显像剂稀疏缺损区表现为浓聚区，但 ^{99m}Tc-PMT 在转移性肝癌和胆管细胞癌中无聚集，在诊断时应加以鉴别。

（五）^{99m}Tc–MDP 显像

^{99m}Tc- 亚甲基二磷酸盐（^{99m}Tc-MDP）分子结构中含有机的 P-C-P 键，使其不易被磷酸酶水解，生物性能好，在体内极为稳定，且在血液和软组织内清除快，骨组织摄取迅速、摄取率高，静脉注射后 2h 约 50% 聚集于骨表面，其余的经肾脏排出，除肾脏和膀胱外其他器官不显影，靶与非靶组织比值较高，是比较理想的骨显像剂，现广泛应用于临床。

1. 显像原理　^{99m}Tc 标记的磷酸盐类化合物的机制不是十分清楚，一般认为主要吸附于骨的无机物和与有机物结合，即 ^{99m}Tc 标记的磷酸盐经静脉注射后随血流到达全身骨骼，与骨的主要无机盐成分羟基磷灰石晶体发生离子交换、化学吸附及与骨组织中有机成分相结合而沉积于入骨组织内，再利用放射性核素显像仪器（γ相机、SPECT 等）探测放射性核素显像剂在骨骼内的分布情况而形成全身骨骼的影像。未成熟的胶原显像剂的亲和力高于羟基磷灰石晶体，并且非晶体形的磷酸钙的摄取高于成熟的羟基磷灰石晶体（成骨过程：未成熟的胶原—非晶形的磷酸钙—成熟的胶原和成熟的羟基磷灰石晶体）。

进行三时相骨显像时"弹丸"式静注骨显像剂后，于不同时间对病变部位进行动态骨显像可分别获得血流、血池及延迟骨显像的资料。血流相显示大血管走向，因此反映大血管的位置、形态、灌注通畅情况。血池相反映软组织的血液分布，而延迟相反映骨盐代谢活性。

2. 显像方法　放射性核素骨显像可分为骨静态显像、骨动态显像（三时相骨显像）、骨断层显像及骨多模式融合显像。

骨静态显像时经静脉注入 740 ～ 1110MBq（20 ～ 30mCi）^{99m}Tc-MDP（成年人剂量），且注射时应选择远离疑有骨病变的部位，注射后鼓励患者多饮水、排尿，避免污染皮肤或衣物，显像时应取走身上的金属物品。注入对比剂 2 ～ 4h 后显像，探头或显像床以 0.1 ～ 0.3m/min 的速度进行前位和后位全身采集。

三时相骨显像时经静脉"弹丸"式注入 555 ～ 740MBq（15 ～ 20mCi）^{99m}Tc-MDP（成年人剂量）后，即开始动态连续采集：①血流灌注相，1 帧 / 2s×60 帧；②血池相，1 帧 / 1min×5 帧；③延迟相（骨显像），在注射后 2 ～ 4h 采集；④24h 延迟骨静态显像。

3. 影像分析

（1）骨静态显像

【正常影像】　正常成年人全身骨骼显影清晰，放射性左右基本对称（图 3-5-5）；正常儿童、青少年由于处于生长发育期，成骨细胞代谢活跃，且骨骺未愈合，骨骺的生长区血流灌注量和无机盐代谢更新速度快，因此骨显像与成年人有差异，全身骨骼影像较成年人普遍增浓，尤以骨骺部位明显（图 3-5-6）。

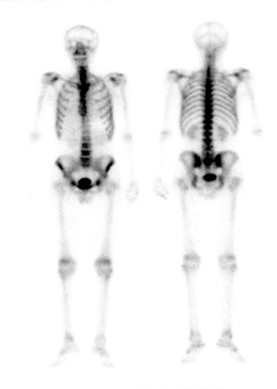

图 3-5-5　成年人正常骨显像

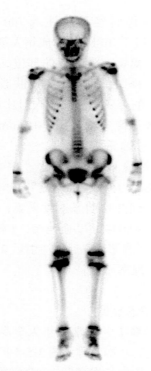

图 3-5-6　儿童正常骨显像

儿童处于生长发育期，骨骺未愈合，骨显像时骨骺位置显像剂分布明显增多

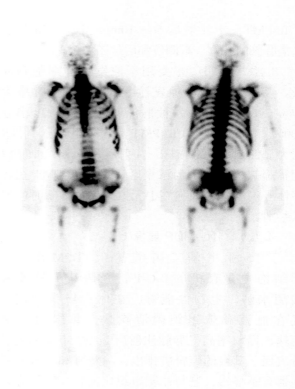

图 3-5-7　超级骨显像　前列腺癌多发转移

①通常骨密质或长骨（如四肢的骨干等）摄取较少，而骨松质或扁骨及长骨的骨骺端放射性摄取较多，显像清晰，并且两侧分布对称均匀。

②在肩胛骨下角、双侧骶髂关节、胸锁关节和坐骨出现放射性浓聚增加（血流较慢）。

③由于脊柱存在生理性弯曲，腰椎上段和胸椎上段在后位图上显示更清楚（离探测器近）。

④骨盆、椎骨等因局部骨质较厚，放射性显示更高。

【异常影像】

①放射性呈异常浓聚增高，是骨显像最常见的表现，呈"热区"。"双密度"表现、线性活性增强，在局部放射性异常浓聚区内有更小、更强的放射性摄取增加的病灶。

②放射性分布减低，呈"冷区"。

①②种表现的组合，"热区"中合并"冷区"，"冷区"可为多发的斑块状，中央为"冷区"，呈炸面圈状，多见于骨肿瘤。

③骨骼显影异常清晰，全身骨骼呈均匀、对称性的异常浓聚，软组织活性低，双肾及膀胱不显影，称为"超级骨显影"（图3-5-7）。

④闪烁现象：某些肿瘤的病灶在治疗后的一段时间，患者的临床表现有显著的好转，但复查骨显像可见病灶部位的较治疗前更为明显，再过一段时间后又消退或改善。是骨愈合的表现，而不是转移性骨肿瘤发展的结果（病灶呈放射性减弱的趋势）。

（2）三时相骨显像

【正常影像】

①血流相：血流相在静脉注入骨对比剂后8～12s大动脉和二级动脉陆续显影，随即逐渐显示软组织轮廓，骨骼部位的放射性分布较少。两侧对应的大血管和各部位显影时间基本一致。

②血池相：对比剂大部分停留在血液中，均匀分布在血管床和血窦内，软组织轮廓更加清晰，密度增加，放射性分布较均匀，骨骼部位的放射性较软组织少，呈稀疏影，大血管影像仍清晰，两侧基本对称。

③延迟相：骨骼清晰显影。

【异常影像】

①血流相异常时可见骨骼局部放射性增高，此时该局部动脉灌注增强，如原发性恶性骨肿瘤、

急性骨髓炎；骨骼局部放射性减低，此时该局部动脉灌注减少，如股骨头缺血坏死、骨梗死及一些骨的良性病变。

②血池相异常亦可见骨骼局部放射性增高或减低，前者以骨恶性肿瘤、急性骨髓炎多见，后者常为骨坏死区。

③延迟相异常影像即静态骨显像。

4. 临床应用

（1）骨转移癌：早期诊断骨转移癌，比X线提前3~6个月发现转移灶，并且一次检查可显示全身骨骼，因而成为首选的检查方法，对恶性肿瘤特别是有骨转移倾向的肺癌（图3-5-8）、乳腺癌、前列腺癌（图3-5-9、图3-5-10）及小儿神经母细胞瘤的患者，应常规做全身骨显像以判断是否发生骨转移及程度、范围。

影像学特征表现为多发的无规则的放射性"热区"（X线出现异常多以"冷区"为主）分布以中轴骨居多，少数表现为放射性减低区，或二者都有。

（2）原发性骨肿瘤：大多数恶性骨肿瘤恶性程度高，血管极为丰富，放射性呈高度聚集。因为它不能对骨肿瘤病变进行定性诊断。也无法确定其软组织的浸润，而临床出现症状往往已有X线表现异常，因此它的主要价值在于能够早期发现浸润部位（此X线所见区域大），并且进行全身检查，及时探查跨越转移病灶。

根据病理类型其在骨显像上有不同的显像特点（表3-5-1）。

少数恶性骨肿瘤因较早侵犯骨膜，症状可早期出现而此时X线仍为阴性，所以对不明原因的骨痛应行骨显像以早期排除骨恶性肿瘤。

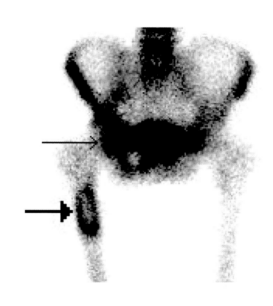

图 3-5-8　肺癌骨转移

右股骨炸面圈征，右髋关节浓聚灶

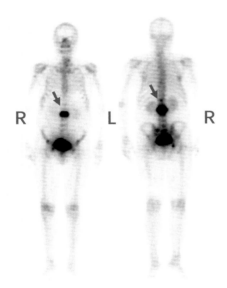

治疗前骨显像

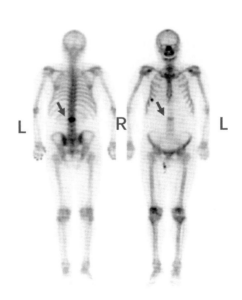

治疗后骨显像

图 3-5-9　前列腺癌患者 ^{153}Sm 治疗前、后骨显像治疗后骨显像见病灶明显减少，腰椎处病灶显像剂分布明显减淡

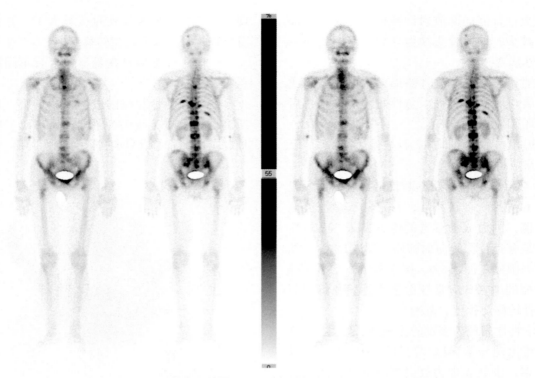

图 3-5-10　前列腺癌多发骨转移

表 3-5-1　骨显像的显像特点

类型	部位	显像特点
成骨肉瘤	股骨下端、胫骨上端、腓骨、髂骨	在"热"区中可见"冷"区
Ewing 肉瘤	多在髂骨、肋骨	可侵犯髓腔，软组织分布均匀
多发性骨髓瘤	多发	多为"冷区"可呈"轮圈征"

在良性肿瘤中，主要用于骨样骨瘤的诊断，X 线常阴性，由于病变周围在有反应性的骨形成，骨显像的典型表现为放射性浓聚，有"双密度"表现。其他的良性骨肿瘤，如骨软骨瘤、成软骨细胞瘤和内生软骨瘤等，骨显像可呈不同程度的浓聚，但都较低。

（3）骨折：骨折的诊断，骨显像的优势是能早期检出 X 线不能发现的外力快速冲击所致手、足、肋等细小骨折及多次超负重引起的应力性骨折，按照骨显像的变化，可将骨折分为三个阶段：第一期为急性期，骨折部位可见弥漫性的放射性聚集增加，并且在弥漫性的本底活性区内可见到独特而明晰的线性活性增高，多与病变部位充血有关。第二期为亚急性期（图 3-5-11），除与病

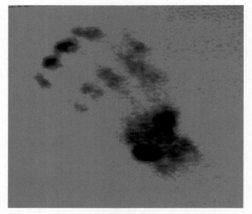

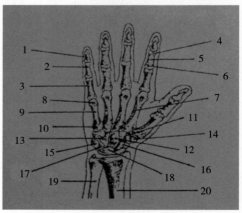

图 3-5-11　左手三角骨骨折

变部位充血外还与骨愈合新骨形成有关，显像剂的摄取在这一期是最强的，如不增强或呈"冷区"示为不愈合或延期愈合。第三期为愈合期，特征是放射性浓度缓慢而稳定地减少直至转为正常，时间为 1～3 年，但骨折部位对位不良和骨折影响到关节形成外伤后节炎者，异常可持续多年。与骨的重塑有关（根据应力骨不断地被溶解并生成新骨）。

因此，所有因怀疑肿瘤有骨转移进行骨显像的患者，应常规了解相关部位是否有骨折病史（尤其是脊椎的压缩性骨折）。应力性骨折和疲劳性骨折损伤与修复同时进行，因而无骨折线和骨折线不明显，表现为放射性浓聚。

（4）骨髓炎：当临床出现症状时，骨显像几乎都可出现异常（在 X 线出现异常 1～2 周前），因此已成为常规检查项目。表现为放射性摄取增加（图 3-5-12）。

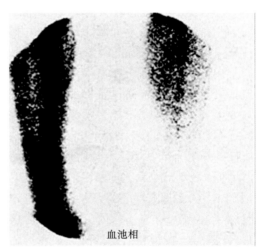

血池相

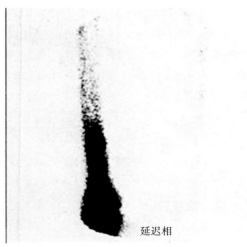

延迟相

图 3-5-12 急性骨髓炎血池相及延迟相

（5）缺血性骨坏死：缺血性骨坏死最常见于股骨头，早期显像示为"冷区"，血管在修复过程开始后，在梗死区边界出现放射性摄取增多。

（6）骨移植的检测：骨移植的监测，术后可摄取显像剂提示骨成活。

（7）代谢性骨病：由于在全身骨显像可见各种"热区"表现，对其进行鉴别有重要的意义。

四、肿瘤受体显像

（一）显像原理、方法及其特点

肿瘤受体显像（receptor imaging）是利用放射性核素标记的受体配体或类似物为显像剂，将配体与肿瘤中高表达的靶组织高亲和力特异性受体相结合的原理，并与放射性探测的高敏感性相结合显示肿瘤受体空间分布、密度与亲和力的一种显像技术。它具有亲和力与特异性较高、放射性标记配体到达靶点和血液清除速度快、穿透能力强、能在较短时间内获得肿瘤与正常组织高对比度的图像、几乎无人体免疫反应发生等显著优点。该显像方法是一种无创的、能在活体内从分子水平上研究肿瘤生物学的新方法，在对肿瘤病因学探讨、早期诊断、指导治疗和判断疗效方面表现出重大的意义，逐步广泛应用于临床。

（二）生长抑素受体显像

研究表明，生长抑素受体（somatostatin receptors，SRS）除在正常靶组织分布外，神经内分泌肿瘤、神经系统肿瘤、产生激素的胃肠道肿瘤均高密度表达 SRS 受体，如垂体腺瘤、胃泌素瘤、血管活性肠肽分泌肿瘤、甲状腺髓样瘤、类癌、原发小细胞肺癌、嗜铬细胞瘤等神经内分泌肿瘤，以及脑膜瘤、星形细胞瘤和少突神经胶质瘤等神经系统肿瘤，其他肿瘤，如淋巴瘤、肾癌、乳腺癌等。故生长抑素受体显像可用于上述肿瘤的诊断。

生长抑素受体显像对于肿瘤的定位与诊断有很高的价值，但生长抑素较难获得，一般用人工合成的生长抑素类似物作为标记配体进行肿瘤受体显像。奥曲肽（octreotide）、RC-160、P587 等都是可标记的生长抑素类似物，但奥曲肽是应用最多的。临床常用的显像剂有 ^{123}I 或 ^{111}In- 奥曲肽、^{111}In-mauritius（lanreotide）、^{99m}Tc 标记的 sandostatin、RC-160（vapreotide）、P587、P829 （dereotide）等。

SRS 对定位神经内分泌肿瘤的敏感度非常高，但由于 SRS 受体在肝、脾、肾等正常组织及白细胞中也有高表达，因此在肝、脾、肾及炎症部位可出现 SRS 受体显像假阳性及其他一些外在或内在的影响因素，所以诊断时应去伪存真。SRS 显像不仅可用于肿瘤的诊断，分期与预后评价，而且在肿瘤导向手术及治疗后疗效评估中也具有重要作用。

（三）血管活性肠肽受体显像

血管活性肠肽受体（vasoactive intestinal peptide，VIP）是由 28 个氨基酸组织的多肽，结构上属胰泌素 - 胰高血糖素多肽家族。血管活性肠肽受体广泛分布于人和动物的多种器官上。利用 VIP 在神经内分泌肿瘤如胃肠及胰腺肿瘤、嗜铬细胞瘤、神经细胞瘤、无功能垂体瘤等，以及乳腺癌、卵巢癌、子宫内膜癌、前列腺癌、膀胱癌、结肠癌、食管癌、小细胞与非小细胞肺癌、脑瘤、淋巴瘤等肿瘤中具有的高表达，可用于以上肿瘤受体显像。

VIP 受体显像对肠道肿瘤的诊断灵敏度优于 SRS 受体显像，目前，$^{123}I/^{131}I$-VIP 已应用于肠道腺瘤与内分泌肿瘤、类癌、胰腺癌、嗜铬细胞瘤、甲状腺髓样癌、胃泌素瘤、Zollinger-Ellison 症等的临床诊断。VIP 受体显像除了诊断肿瘤，还可预测不同肿瘤对 VIP、VIP 类似物或 VIP 受体拮抗药治疗的效果，有助于治疗方案的选择。

（四）雌激素和雄激素受体显像

雌激素受体（ER）显像常用于乳腺癌的初诊、分期、良（恶）性鉴别、疗效监测及肿瘤的 ER 表达水平的测定。ER 显像剂包括 ^{18}F、^{123}I 或 ^{131}I 标记的雌二醇及其衍生物、己雌芬或去甲己雌芬，^{111}In 标记的三苯氧胺类似物等。^{18}F-16α- 氟雌二醇（FES），^{123}I 标记的顺式或反式 -17α- 碘乙烯基 -11β- 甲氧基雌二醇（MIVE）与 16α- 碘代雌二醇（IES）等已应用于临床。

^{18}F-FES 或 ^{131}I-IES 已应用于乳腺癌患者的原发灶及转移灶显像，研究表明乳腺癌的原发灶及转移灶对 ^{18}F-FES 或 ^{131}I-IES 的摄取率与肿瘤组织活检所测定的受体浓度呈良好的相关性。

雄激素受体显像可全面了解体内所有癌灶雄激素分布，故应用于前列腺癌的诊断、分期、预后及激素治疗疗效评估具有重大临床意义。雄激素受体显像剂包括 ^{123}I 与 ^{18}F 标记的睾酮、双氢睾酮（DHT）及其衍生物和马勃诺龙（mib）、^{11}C-17α- 甲基睾酮等。

^{18}F-FCH 显像临床主要用于探测前列腺癌内雄激素受体的分布及数量，为前列腺癌治疗方案的选择提供科学依据，对评价预后、预测疗效也具有主要价值。

（五）RGD 肽类肿瘤受体显像

RGD 肽是一类含有精氨酸 - 甘氨酸 - 天冬氨酸（Arg-Gly-Asp）的短肽，广泛存在于生物体内，作为整合素与其配体相互作用的识别位点，介导细胞与细胞外基质及细胞之间的相互作用，同时具有信号传导功能。人体中最常见的含 RGD 序列的蛋白是细胞外基质和血液中的黏附蛋白，主要包括纤维蛋白、层粘连蛋白原、胶原等。肿瘤细胞或新生血管可以特异表达某些整合素（如 ανβ3），能以一定的亲和力结合 RGD 肽，成为肿瘤治疗的新靶点。因此，RGD 肽在肿瘤治疗中的应用已成为研究热点。近些年来利用放射性核素标记的 RGD 多肽作为整合素 ανβ3 的分子探针已应用于肿瘤显像与治疗研究。放射性核素标记的 RGD 肽是一类很有前景的肿瘤显像剂，放射性核素标记的 RGD 示踪剂与肿瘤新生血管高表达的 ανβ3 整合素的靶向显像，是目前应用前景最好的肿瘤血管生成分子影像学方法。此外，RGD 肽可以诱导肿瘤细胞凋亡且作为载体在肿瘤靶向治疗中发挥重要作用。

（周友俊）

第六节　PET（正电子发射计算机断层显像）

一、PET 基本成像原理

正电子发射计算机断层显像（positron emission tomography，PET）是一种正电子对湮灭产生的双光子成像的设备。它可以定量探测正电子核素的空间分布及随时间延长所产生的变化，不仅打开了无创性的探究人类体内脏器的大门，在心肺疾病及肿瘤方面获得了广泛的应用。PET的优势在于它用于成像的放射性核素（如 ^{11}C、^{15}O、^{13}N、^{18}F）都是人体内的基本元素，这些放射性核素在探究人体生理、生化的代谢方面起着非常重要的作用，而恰恰许多疾病的发生、发展过程，以及在生理、生化方面的改变要早于病理、解剖方面的变化，这也就奠定了 PET 能更加早于其他检查发现、诊断疾病的基础。

（一）PET 成像原理

正电子发射体的放射性核素在组织或脏器中是不可能直接通过测定正电子来达到的。一方面是因为正电子的射程短，不足以穿过较厚的组织或脏器；另一方面是正电子只能以瞬态存在。由正电子核素发射出的正电子在周围介质（如人体组织）中被散射而减慢速度，一旦静止下来就会俘获一个自由电子而形成正负电子对，并在毫微秒内发生质能转换，正、负电子转变为一对能量相等（511keV）、方向相反的光子。这一过程称为电子湮灭（也称电子对湮灭）（图 3-6-1）。

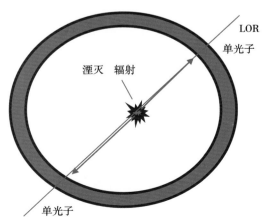

图 3-6-1　正电子湮灭辐射和符合探测原理示意

接收到这两个光子的两个探测器之间的连线称为符合线（line of response，LOR），代表反方向飞行的光子对所在的直线。如果相对的两个探头同时探测到正电子湮灭辐射所产生的两个 γ 光子，那么辐射事件一定发生在两个探测点之间的连线上，这种利用湮灭辐射和两个相对探头来确定辐射发生位置的方法称为电子准直（electronic collimation）。这种探测方式则称为符合探测（coincidence detection）。符合探测线路与单道分析器中的反符合相反，它要求进入两个 γ 探头的两个 γ 光子同时到达，否则就不予接收，因而排除了一些散射光子的进入。符合线路从原理上讲是探测同时发生的闪烁光子，而实际上，由于光子从发射到被转换为最后的脉冲信号经历了多种不确定的延迟，致使符合事件的两个光子被记录的时间间隔展宽了，该时间间隔称为符合窗（coincidence windows）。通常，符合窗的大小为几纳秒到几十纳秒。只有在符合窗范围内探测到的两个光子，才被认为是来自同一湮灭事件而被记录为一个有效信号；相反，超过符合窗范围所探测到的两个光子则被认为是来自两个湮灭事件而不予接受。正因为 PET 成像的这些特点，在 PET 中对射线的线束不采用机械准直，而采用电子准直和符合探测线路。

（二）PET 设备的结构

PET 的结构与 X 线、CT、SPECT 基本相同，主要由扫描机架、主机柜、操作控制台和检查床等部分构成。其中机架主要由激光定位器、探头、探测器电子线路、符合线路等部件构成。主要作用是采集数据。探头是其中最主要的部件，决定着 PET 性能的好坏。主机柜主要由 CPU、输入输出系统及存储系统构成。主要功能是数据存储、图像处理及重建等。操作控制台主要由计算机及软件系统组成。它的主要作用是在操作过程中的控制及图像处理、分析等。

二、PET/CT 显像

PET 的临床应用是核医学发展史上一个重要的里程碑，也是当前分子影像技术最重要而成功的临床应用。分子影像作为当今医学影像学发展的方向，以分子生物学为基础，借助现代医学影像技术真正实现在活体上、用无创伤可视化技术，从细胞及分子水平动态定量测量功能蛋白和功能基因表达及产生作用的实时成像；其优势是动态客观地定量描述启动疾病发生的分子作用、促进疾病发展的基因表达、反映疾病预后的蛋白变化和设计研发新药的靶点定位与机制研究等。由此预示着分子影像将直接影响与变革现代和未来医学模式，承载着基础研究和临床应用的直接联系，是当今转化医学实现最关键的载体。

为解决 PET 图像解剖定位不够准确的问题，在 2000 年左右生产出将 CT 与 PET 有机地融合在一起的显像仪器。原理是在一个机架的前部安装 CT 成像装置，后部安装 PET 成像装置（图 3-6-2）。给患者检查时，检查床首先进入 CT 视野进行 CT 扫描，获得 CT 图像后检查床移动到 PET 视野，进行 PET 显像。之后用 CT 图像对 PET 采集数据

进行散射和衰减校正后，重建出 PET 断层图像，再将 CT 图像和 PET 图像融合到一起，便得到最终我们需要的 PET/CT 图像。由于进行 CT 和 PET 图像采集时，患者体位从未改变，且两种检查的间隔时间很短，所以可以通过计算机软件完美地将两者的图像融合在一起。这种将 CT 和 PET 两者检查融合在一起产生的图像，既解决了 PET 对病灶及解剖结构定位不准确的不足，也弥补了 CT 检查缺乏生理代谢信息的缺陷，使两种检查完美地结合在一起，两种检查方法相互取长补短、优势互补，进一步提高了诊断的灵敏性和准确性，有助于提高治疗的科学性、安全性、有效性，其意义远远大于单独进行 PET 或 CT 检查。它已经成为核医学在临床应用中最大的亮点，在相当程度上代表目前分子影像学发展的前沿，成为多模式影像设备研究的成功典范，经过多期实验的考验和临床的检验，目前在肿瘤学、心血管学等领域及学术研究领域占据了十分重要的地位。

PET 代谢显像就是利用放射性核素标记参与人体正常生理、生化反应的物质（如葡萄糖、氨基酸等），从而参与正常组织及肿瘤组织代谢的一系列反应，根据正常组织与肿瘤组织代谢的差

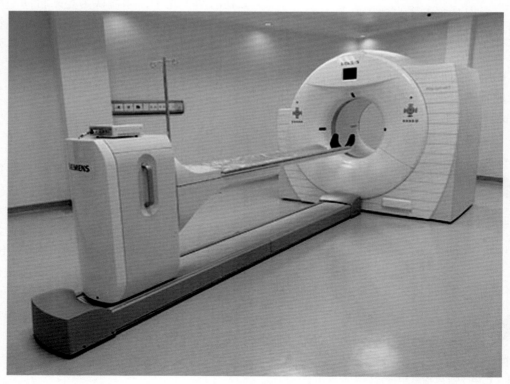

图 3-6-2　PET/CT 仪器

异，在体外应用 PET 探测仪进行显像的过程，常用的示踪剂包括 ^{18}F- 脱氧葡萄糖（^{18}F-FDG）、^{11}C- 氨基酸、^{11}C- 脂肪酸等。

（一）葡萄糖代谢显像

葡萄糖代谢显像（glucose metabolism imaging）是核医学显像中最常见、最经典的显像方法。1930 年，Wargburg 发现，肿瘤细胞即使在有氧情况下仍然采取以糖酵解为主的能量获取模式，并以此命名为 Wargburg 效应。随着近年来对分子影像学研究的深入进展，目前认为 Wargburg 效应是肿瘤细胞的极具特征性的生物现象，这也是利用 ^{18}F-FDG 进行 PET/CT 显像的肿瘤学的理论基础。发生此现象的原因是恶性肿瘤的异常增殖需要大量的能量，糖酵解异常旺盛，因此肿瘤病灶处常出现异常增高并持续存在的 ^{18}F-FDG 摄取，摄取增高程度与肿瘤的分化、大小及肿瘤增殖周期所处不同阶段有着密切的关系；根据其影像学特征，结合半定量分析、病灶的位置及形态等，可以对肿瘤进行早期诊断、疾病分期、疗效检测，甚至对治疗方案的制订也起着至关重要的作用。

1. 显像剂和显像原理 ^{18}F-2- 氟 -2- 脱氧 -D- 葡萄糖（2-fluorine-18-fluoro-2-deoxy-D-glucose，^{18}F-FDG）是一种结构类似于葡萄糖的小分子化合物分子探针，主要示踪葡萄糖摄取和磷酸化过程。^{18}F 可通过一系列生物化学反应置换掉葡萄糖结构中 2 号位上的羟基，从而合成 ^{18}F-FDG。^{18}F-FDG 经静脉注射后，经细胞膜的葡萄糖转运蛋白识别，跨膜转运到细胞内，并被糖酵解途径中第一个关键酶己糖激酶磷酸化，生成 ^{18}F-FDG-6-PO$_4$。但是由于 ^{18}F-FDG-6-PO$_4$ 分子中另一个羟基被脱掉一个氧，不能被糖酵解途径中第二个关键酶磷酸果糖激酶所识别而停止进一步分解代谢，滞留在细胞内可达数小时消失。而且，^{18}F-FDG-6-PO$_4$ 不能自由转运到细胞外，只能蓄积在细胞内。在葡萄糖代谢平衡的状态下，^{18}F-FDG-6-PO$_4$ 滞留量大致与组织细胞葡萄糖消耗量一致，因此能反映体内葡萄糖的利用和摄取水平。

绝大多数恶性肿瘤细胞具有葡萄糖高代谢的特点，细胞内可聚集大量 ^{18}F-FDG，因而经 PET/CT 显像可显示肿瘤的部位、形态、大小、数量及肿瘤内的放射性分布。肿瘤细胞的原发灶和转移灶具有相似的代谢特性，一次注射 ^{18}F-FDG 可进行全身显像，这对于了解肿瘤是否有转移及决定治疗方案具有重要的价值。

大部分肿瘤病理类型（如非小细胞肺癌、结直肠癌、恶性淋巴瘤等）在 ^{18}F-FDG PET/CT 影像中均显示为高摄取（阳性）占位灶。但部分低级别胶质瘤、黏液腺癌、支气管肺泡癌、原发性肝细胞癌、肾透明细胞癌及部分前列腺癌也可以表现为低摄取 ^{18}F-FDG 占位灶。其主要原因可能与葡萄糖转运蛋白表达水平较低、去磷酸化水平较高、肿瘤组织中恶性程度较高的肿瘤细胞数量较少等因素有关。

在正常生理和良性病理改变情况下，一些细胞也可以糖酵解为主要代谢模式满足其行使生物功能所需要能量，在 ^{18}F-FDG PET/CT 影像中显示为高摄取。如红细胞、神经元细胞在生理状态下，骨骼肌细胞在剧烈运动状态下，心肌细胞在缺血、缺氧状态下，脂肪细胞在受到寒冷、紧张等刺激等。另外，由于淋巴细胞、单核细胞等炎症细胞在行使其吞噬功能时，其能量代谢也是以无氧糖酵解模式为主，因此感染、肉芽肿等炎症病变、增生性病变及一些良性肿瘤等非恶性病理改变在 ^{18}F-FDG PET/CT 影像中也可以表现为高摄取灶。这些现象限制了 ^{18}F-FDG PET/CT 在恶性肿瘤鉴别诊断中的应用价值。因此，在临床实践中并不能仅通过 ^{18}F-FDG PET/CT 影像中 ^{18}F-FDG 摄取的高低来鉴别病灶的良（恶）性，还需要结合病灶的 CT 影像改变及临床病史，甚至直接获取病理才能进行恶性肿瘤的鉴别诊断。

2. 适应证

（1）肿瘤的临床分期及治疗后再分期。

（2）肿瘤治疗过程中的疗效监测和治疗后的疗效评价。

（3）肿瘤的良、恶性鉴别诊断。

（4）肿瘤患者随访过程中监测肿瘤复发及转移。

（5）肿瘤治疗后残余与治疗后纤维化或坏死的鉴别。

（6）已发现肿瘤转移而临床需要寻找原发灶。

（7）不明原因发热、副癌综合征、肿瘤标志物异常升高患者的肿瘤探测。

（8）指导放射治疗计划，提供有关肿瘤生物靶容积的信息。

（9）指导临床选择有价值的活检部位或介入治疗定位。

（10）恶性肿瘤的预后评估及生物学特征评价。

（11）肿瘤治疗新药与新技术的客观评价。

3. 显像方法

（1）显像前准备

①基础状态：患者应该能够具备仰卧 30min 以上能力；坐位或卧位保持肌肉松弛；疼痛不能耐受者应在显像前给予患者镇痛药；具有帕金森病、躁狂症等神经精神疾病影响平卧能力患者需要显像，应在药物控制后方可进行；急性心力衰竭、怀疑急性心肌梗死患者需要显像时，必须在专科医师严格监护下进行。注射显像药物前后应禁止患者肌肉过度运动（如频繁说话、嚼口香糖等），让患者待在安静、光线暗淡的房间。

②血糖控制：患者通过禁食（或根据前次就餐种类空腹至少 4h）和禁饮含糖饮料，控制血糖水平在显像药物注射前 <11.1mmol/L；血糖过高应重新调整做检查时间或通过注射短效胰岛素降低血糖水平，在胰岛素注射 2h 后重新测定血糖水平，<11.1mmol/L 方可注射显像药物，否则建议专科医师对患者血糖进行控制后择日进行显像。

③其他准备：检查前应训练患者保持平稳呼吸，减少图像采集过程中因运动造成的伪影。嘱咐患者取下随身携带的金属物品，以免产生硬化伪影。在检查开始前，应嘱患者排空膀胱，限制对肾和膀胱的辐射剂量。

（2）采集病史：对于女性患者要询问是否妊娠、哺乳。孕妇原则上应避免做 PET/CT 检查。询问恶性肿瘤的类型和位置，诊断和处理的日期（活检结果、手术、辐射、化学治疗及骨髓刺激因子及类固醇等药物使用）和目前的治疗手段。以及有无糖尿病史、乙肝和（或）结核病史、药物过敏史、手术史、近期感染等。

（3）注射显像剂：显像药物应该在患侧的对侧进行注射，按体重计算，成人常规注射剂量为 3.7 ～ 5.55MBq/kg；儿童酌情减量。

（4）图像采集：应该在显像剂注射后 45 ～ 60min 进行。一般采取仰卧位，全身采集视野至少包括从颅底到股骨上 1/3 段。手臂最好抬高在头顶上，手臂放在两边可以产生 X 线硬化伪影；对于头颈部显像，手臂应该置于两侧。对于身体局部图像采集而言，则根据临床需要进行。根据显像设备型号不同，每个床位采集时间可以不同，一般在 2 ～ 5min。

CT 对位和图像采集，常规使用 CT 定位扫描后，进行 CT 螺旋采集获得全身或局部断层图像。由于低剂量 CT 采集方法足以用于 PET 图像衰减及病灶定位，CT 采集应使用较低的毫安 / 秒的设置减少患者辐射剂量；如需要应用诊断 CT，可以在 PET 采集后再进行，建议使用标准的 CT mA/s 设置。

PET 采集，由于显像设备型号不同，探头采集计数的灵敏度不同，每个床位采集时间可以不同，一般在 2 ～ 5min；PET 采集部位应该与 CT 扫描位置完全相同；采集模式可应用 2D 或 3D 采集模式；重建参数常规使用 OSEM。

（5）图像融合：常规使用图像融合软件对采集 CT 图像和 PET 图像进行融合显示。典型的图像融合软件包应提供排列 CT 图像、^{18}F-FDG PET 图像和在横断面、冠状面和矢状面的融合图像及最大密度投影图像（MIP），并可进行 3D 电影模式显示，需要时可同时显示具有或者没有衰减校正的 ^{18}F-FDG PET 图像。

（6）延迟显像：由于大部分肿瘤细胞的摄取时间可延迟到药物注射后 2h 以上，临床必要时可进行延迟显像。延迟显像时间可在药物注射后 2 ～ 4h 进行，图像采集模式参照局部采集方案。

（7）动态采集：当需要对图像进行绝对定量分析时，需要采取动态采集模式。采集程序一般为采用床旁注射显像剂后立刻进行，图像分析需采用特殊处理软件。

4. 图像分析

（1）定性分析：通过视觉对显示图像中 ^{18}F-FDG 的摄取程度进行分析的一种方法。可对采集图像的质量、异常 ^{18}F-FDG 摄取的位置、程度及图像融合的精确性等进行初步判断。

（2）半定量分析：半定量分析参数主要包括靶组织 / 非靶组织的 ^{18}F-FDG 摄取比值（T/NT），标准化摄取值（standardized uptake value，SUV），肿瘤代谢体积（metabolic tumor volume，MTV）和糖酵解总量（total lesion glycolysis，TLG）等。临床目前常规采取 SUV 评估 ^{18}F-FDG 的摄取程度

SUV 描述的是 ^{18}F-FDG 在肿瘤组织与正常组织中摄取的情况，SUV 越高，则恶性肿瘤的可能性越大。SUV 的计算公式：

$$SUV=\frac{局部感兴趣区平均放射性活度（MBq/ml）}{注入放射性活度（MBq）/体重（g）}$$

①平均标准摄取值（SUVmean）：SUVmean 是临床最常用的 SUV 参数之一。主要指靶病灶所有像素摄取值的均值。靶病灶大小主要通过感兴趣区勾画而确定，一般以最大像素摄取值的 40% 左右为阈值。

②最大标准摄取值（SUVmax）：SUVmax 是指 ^{18}F-FDG PET 图像中感兴趣区中最大像素摄取值。最大像素摄取值在某种程度上较少受部分容积效应的影响，在小病灶中可能更为适用。

③峰值标准摄取值（SUVpeak）：SUVpeak 是指通过设置固定大小的感兴趣区计算的摄取均值，主要用于疗效评估。

④代谢体积（metabolic tumor volume，MTV）：是指肿瘤组织中具有代谢活性组织的体积，是集代谢及体积为一体的半定量参数，一般由 PET 图像分析软件计算。主要用于疗效评估。

⑤糖酵解总量（total lesion glycolysis，TLG）：是指以肿瘤代谢体积为基础，是一个既能反映肿瘤代谢活性又能反映肿瘤代谢体积的综合参数。主要用于疗效评估。

5. 影像分析

（1）正常图像：^{18}F-FDG 是葡萄糖的类似物，引入机体后在体内的分布与葡萄糖在体内的摄取、利用等代谢过程分布基本一致（图 3-6-3）。正常情况下，葡萄糖为脑部最主要的能量来源，因此做 ^{18}F-FDG PET 检查时，脑是 FDG 积聚最多的器官，比身体其他部位高 10 倍甚至更多（图 3-6-4）。腭扁桃体、腺样增殖体及棕色脂肪也可呈现不同程度的显像剂摄取分布。

正常的腮腺、颌下腺及甲状腺等有时也可呈现轻 - 中度弥漫性的显像剂摄取（图 3-6-5）。由于运动或紧张，眼部肌肉、声带、咬肌、舌肌等面部肌肉，胸锁乳突肌、椎前肌等颈部肌肉经常可出现较高的显像剂摄取。

心肌组织在不同的生理状态下，可呈现不同程度的显像剂摄取（图 3-6-6）；纵隔内由于大血管内含大量血液可呈现轻度显像剂分布。正常肺组织含有大量气体，一般呈现低摄取分布图像；肺门淋巴结特别是老年人，经常可以见到不同程度的摄取；未完全退化的胸腺组织、具有分泌功

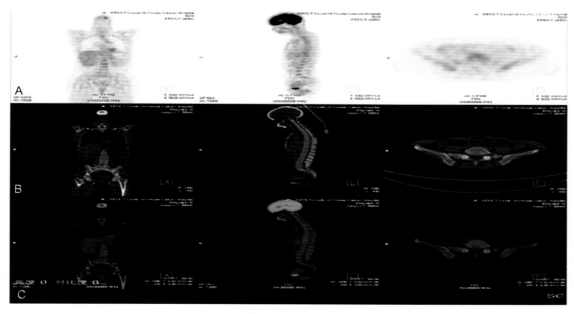

图 3-6-3　正常全身 PET/CT 显像
A. PET 图像；B. CT 像；C. PET/CT 融合图像

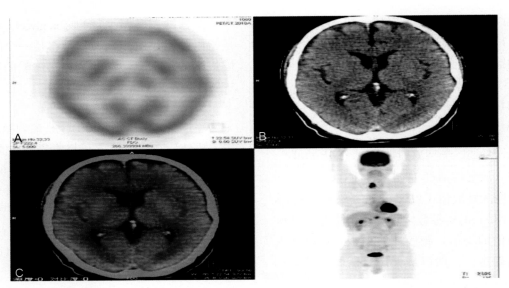

图 3-6-4　正常大脑显像

A.PET 图像；B. CT 图像；C.PET/CT 融合图像

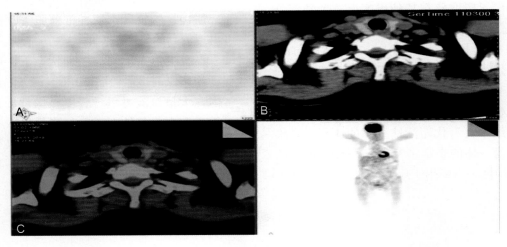

图 3-6-5　正常甲状腺显像

A.PET 图像；B. CT 图像；C.PET/CT 融合图像

能的乳腺及正常食管也常见到轻度显像剂摄取分布。胃及肠道可见不同程度的显像剂摄取，呈连续性，与消化道走行一致。肝脏通常呈弥漫性轻 - 中度摄取，边界较为清晰；脾脏也可呈现轻度弥漫性分布，但一般较肝脏的显像剂摄取要低。由于 ^{18}F-FDG 经肾脏滤过后，不能经肾小管再回收。因此，肾脏、输尿管和膀胱均可呈现较高的显像剂分布（尿液滞留）。前列腺一般呈现较低的显像剂摄取；子宫及卵巢由于女性生理周期的影响，经常在图像中见到不同程度的显像剂摄取分布。

（2）异常图像：在排除正常生理性摄取外，

出现局灶性的异常葡萄糖高代谢病灶均可以视其为异常病灶。

①肿瘤：大部分恶性肿瘤，如非小细胞癌、结直肠癌、原发性肝细胞癌等，在图像中表现为局灶性、较高的显像剂摄取（图 3-6-7、图 3-6-8）。少部分恶性肿瘤，由于葡萄糖转运蛋白表达水平较低、肿瘤组织中肿瘤细胞数量较少等因素，在图像中可表现较低甚至无显像剂摄取，如黏液腺癌、分化型前列腺癌、部分高分化原发性肝细胞癌等。

部分良性肿瘤，如甲状腺乳头状瘤、结肠腺

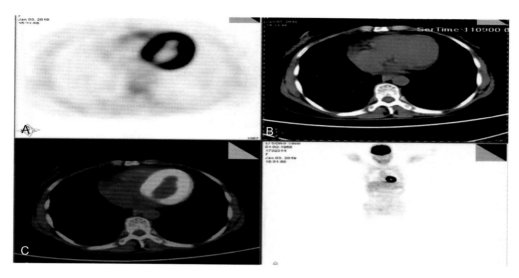

图 3-6-6　正常心肌显像

A.PET 图像；B. CT 图像；C.PET/CT 图像

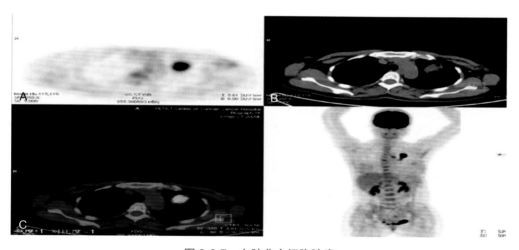

图 3-6-7　左肺非小细胞肺癌

A.PET 图像；B. CT 图像；C.PET/CT 融合图像

瘤样息肉和平滑肌瘤等，在 ^{18}F-FDG PET 检查时也可表现为较高的异常浓聚影。

②炎症：由于炎症也是一种可引起代谢增强的病变，各种原因（如手术、放射治疗或感染等）引起的急性炎症、以肉芽组织增生为主的炎症（如结节病、真菌性疾病或结核性疾病等），以及由于免疫异常等所致的慢性炎症疾病（如溃疡性结肠炎、全身淋巴结病等）在 ^{18}F-FDG PET/CT 图像中也可表现较高的显像剂摄取。由于部分炎性疾病与恶性肿瘤很多时候在 PET 图像上都表现为放射性异常浓聚影，因此很难通过 ^{18}F-FDG

PET/CT 来鉴别，常需要结合患者的具体病史、实验室检查甚至是组织病理学表现联合诊断（图 3-6-9）。

（二）^{11}C– 乙酸盐显像

^{11}C 标记的乙酸（C-acetate）最早被用于心脏有氧代谢研究和肾脏疾病的研究，目前则较多的应用于肿瘤显像。乙酸是细胞内广泛存在的一种能量代谢底物。乙酸进入细胞内以后，通过线粒体定位的乙酰辅酶 A 合成酶 1（ACSS1）和核细胞溶质定位的 ACSS2，合成乙酰辅酶 A，参与脂肪酸合成、进入三羧酸循环提供能量及参与组蛋

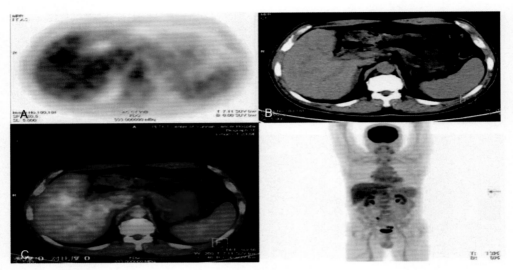

图 3-6-8　原发性肝癌

A.PET 图像；B. CT 图像；C.PET/CT 融合图像

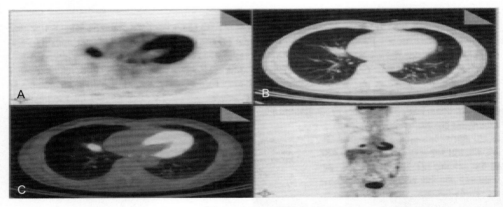

图 3-6-9　右肺炎症

A.PET 图像；B. CT 图像；C.PET/CT 图像

白乙酰化等生化过程。人们对肿瘤组织摄取 ^{11}C-acetate 的确切机制尚不十分清楚，目前认为乙酸盐可以进入肿瘤组织的脂质池中，进行低氧代谢及脂质高合成，肿瘤组织中的浓聚可能与肿瘤组织中脂肪合成增加有关，细胞摄取乙酸盐的量与脂肪合成与磷脂酶形成呈正相关，当肿瘤细胞生长旺盛时，其细胞内的脂肪代谢活跃。还有研究者认为肿瘤摄取乙酸盐主要参与到三羧酸循环中，反映细胞内有氧代谢情况。大量临床研究表明，在检测前列腺癌复发中，^{11}C-acetate 显像的敏感性要明显高于 ^{18}F-FDG。除了在前列腺癌外，^{11}C-acetate 也可用于其他肿瘤显像，包括脑膜瘤、脑胶质瘤、鼻咽癌、肝癌、淋巴瘤、肺癌、结肠癌、卵巢癌和肾细胞癌等。^{11}C-acetate PET/CT 检

查可以作为某些 ^{18}F-FDG PET/CT 敏感性低或呈 ^{18}F-FDG 显影剂低摄取疾病的补充检查。

（三）氨基酸代谢显像

氨基酸是构成蛋白质的基本单位。主要功能是参与蛋白质的合成、转运和调控，体内蛋白质合成的异常与多种肿瘤及神经精神疾病有关。肿瘤细胞高度表达细胞膜氨基酸转运体，增加氨基酸摄取，满足肿瘤细胞生物大分子合成所需要的碳骨架和氮源，保持肿瘤细胞高水平的氧化还原状态。目前，较常用的是 L- 甲基 -^{11}C- 蛋氨酸（^{11}C-MET）。此外，还有 L-1-^{11}C- 亮氨酸、L-^{11}C- 酪氨酸、^{18}F- 谷氨酰胺（^{18}F-GLN）等。

1.^{11}C- 蛋氨酸　^{11}C- 蛋氨酸（^{11}C-methionine，^{11}C-MET）是目前临床上应用最广泛的氨基酸类

代谢显像剂，能够在活体反映氨基酸的转运、代谢和蛋白质的合成。肿瘤细胞合成蛋白质作用增强，所有转运和利用氨基酸的能力增加；肿瘤组织摄取 ^{11}C-MET 与恶性程度相关并明显高于正常组织，而且肿瘤细胞对蛋氨酸的摄取具有分子立体结构特异性，摄取 L-蛋氨酸明显高于 D-蛋氨酸。 ^{11}C-MET 进入体内后在体内转运，可能参与体内蛋白质的合成，或转化为 5-腺苷蛋氨酸作为甲基的供体。 ^{11}C-MET 经静脉注射入人体后，正常生理分布主要见于胰腺、涎腺、肝脏和肾脏等脏器。正常情况下，胰腺和肝脏摄取最高，正常脑实质、双肺、纵隔、脂肪和肌肉摄取 ^{11}C-MET 较低。目前，临床上主要用于脑肿瘤、头颈部肿瘤和淋巴瘤等肿瘤的诊断。特别在鉴别脑肿瘤的良（恶）性、肿瘤复发、勾画肿瘤的浸润范围、早期评价治疗效果等有其特定的临床价值。

2. ^{18}F-谷氨酰胺　 ^{18}F-谷氨酰胺（ ^{18}F-glutamine, ^{18}F-GLN）是一种非常有前景的新型氨基酸类显像剂。谷氨酰胺是人体最丰富的重要氨基酸，对细胞增殖非常重要。肿瘤细胞是一个无限增殖的过程，即无限在进行细胞增殖。肿瘤细胞谷氨酰胺的合成途径常不能满足肿瘤细胞快速增殖的需求，就需要依赖于外源的补充。因此，谷氨酰胺成为肿瘤细胞的"必需氨基酸"。

（四）胆碱显像

细胞中普遍存在磷酸胆碱反应，血液中的胆碱被细胞摄取后可以有不同的代谢途径，如参与氧化反应、神经递质的合成及磷酸化反应等。在肿瘤细胞内胆碱参与磷脂代谢，由于肿瘤细胞具有短倍增时间、代谢旺盛的特点，因此肿瘤细胞膜的合成同样也是比正常细胞快。 ^{11}C-胆碱（ ^{11}C-choline）在肿瘤细胞内的代谢最终产物磷脂胆碱是细胞膜的重要组成成分，故肿瘤细胞摄取 ^{11}C-胆碱的速率可以直接反映肿瘤细胞膜的合成速率，成为评价肿瘤细胞增殖的指标。

^{11}C-胆碱显像在脑皮质、纵隔、心肌及盆腔内本底干扰很小，因此对于这些部位的肿瘤病灶显示要比 ^{18}F-FDG 具有很大的优越性。在对脑肿瘤和前列腺癌的诊断中具有很高的特异性，明显克服了 ^{18}F-FDG 的不足。但是，由于 ^{11}C 的半衰期短，无法进行远距离运输，只有具备回旋加速器及相应合成装置的 PET/CT 中心才能使用 ^{11}C-胆

碱。近年来， ^{18}F-胆碱（ ^{18}F-choline）正在临床试用阶段。

（五）乏氧显像

肿瘤乏氧在实体瘤中普遍存在，被认为是肿瘤进展及对治疗不敏感的关键因素。乏氧可通过诱导肿瘤产生乏氧诱导因子激活肿瘤细胞一系列基因、蛋白的合成和表达，如红细胞生成素、血管内皮生长因子、糖酵解过程中的特异性酶如乳酸脱氢酶 A、葡萄糖转运蛋白 -1、p53 及编码诱导一氧化氮氧化合成酶和黄素氧化酶等，调控肿瘤细胞的生长、代谢、增殖、肿瘤血管生成、侵袭和转移，使肿瘤细胞在适应乏氧微环境的同时也具有独特的生物学行为。肿瘤的乏氧显像，对于肿瘤患者治疗方案的制订及治疗后疗效的评估起着十分重要的作用。

1. 硝基咪唑类显像剂　 ^{18}F-fluoromisonidazole（ ^{18}F-FMISO）是硝基咪唑衍生的显像剂。在 PET 显像中研究最为广泛，也是最先用于人体肿瘤乏氧检测的显像剂。乏氧细胞还原能力强，当具有电子亲和力的硝基咪唑主动扩散透过细胞脂膜，在细胞内硝基还原酶作用下，硝基被还原，还原产物与大分子物质不可逆结合，从而滞留在组织内。在正常氧水平下，硝基咪唑还原后立即被氧化复原成初始状态。 ^{18}F-FMISO 具有较高的乏氧特异性，在乏氧细胞中的结合率为正常含氧细胞的 28 倍。 ^{18}F-FMISO 在动物体内的生物学分布，以小肠、肝脏、肾脏较高，而在血液、脾、心脏、肺、肌肉、骨和脑组织中较低。

2. 非硝基咪唑类乏氧显像剂　具有代表性的主要是 64Cu-diacety-bis-N4-methylthiosenicarbazone（ ^{64}Cu-ATSM）。 ^{64}Cu-ATSM 有着较高的膜通透性，在乏氧组织中的显像剂潴留明显高于正常氧合组织，其机制可能与肿瘤细胞异常线粒体还原功能有关。 ^{64}Cu-ATSM 乏氧显像可提供关于肿瘤的氧合状况从而预估肿瘤的生物学行为，预测治疗效果和患者预后。其他常用的非硝基咪唑类乏氧显像剂还包括 ^{99m}Tc-HL91 等。

（六）核苷酸代谢显像

核苷酸是组成核糖核酸和脱氧核糖核酸的基本单位，参与细胞几乎所有生物学功能。肿瘤细胞无限快速增殖，核苷酸代谢水平往往比正常组织细胞高，导致 DNA 合成增加。较常用的核酸

类代谢显像剂包括 ^{11}C - 胸腺嘧啶（^{11}C -TdR） 和 ^{18}F- 氟胸腺嘧啶（3′-deoxy-3′-Ffluorothymidine，^{18}F-FLT） 等。这类显像剂能参与核酸的合成，可反映细胞分裂繁殖速度的快慢。

3′- 脱氧 -3′-^{18}F- 氟胸腺嘧啶（3′-deoxy-3′-Ffluorothymidine，^{18}F-FLT）：是一种胸腺嘧啶类似物，能够和胸腺嘧啶一样进入细胞内，并被细胞质内的人胸腺激酶 -1（thymidine kinase-I，TK-1）磷酸化，但由于 3′ 端氟原子的置换，其磷酸化后的代谢产物不能进一步参与 DNA 的合成，也不能通过细胞膜返回到组织液而滞留在细胞内，因而有利于肿瘤显像。^{18}F-FLT 是 TK-1 的底物，其摄取依赖于 TK-1 的活性，因此可进行细胞增殖显像，能较准确地评估肿瘤细胞 DNA 的合成和细胞增殖活性。肿瘤细胞往往 DNA 合成补救途径水平增高，关键酶 TK-1 的活性是正常细胞的 3 ～ 4 倍，导致 ^{18}F-FLT 摄取增加，可用于肿瘤的良（恶）性鉴别、疗效评估和预后判断。

（七）肿瘤受体显像

受体显像是利用放射性核素标记受体的配体或配体的类似物作为显像剂，将受体 - 配体结合的高特异性和放射性探测的高敏感性相结合建立的一种显像技术。受体显像可以对恶性肿瘤进行特异性诊断，并因此作为受体介导的靶向治疗及

疗效预测的前提。目前临床上常用的受体显像有整合素受体显像、血管活性肠肽受体显像和生长抑素受体显像等。

1. **整合素受体显像** 整合素是一类异二聚体跨膜细胞表面受体，可与细胞外机质（ECM）蛋白结合，促进细胞的活动和侵袭，在血管生成和肿瘤转移中发挥重要作用。精氨酸 - 甘氨酸 - 天冬氨酸（Arg-Gly-Asp，RGD）是一种多肽，不仅能结合到肿瘤新生血管内皮细胞，还能与肿瘤细胞结合，在整合素识别其特异性配体过程中起到重要的作用。

2. **血管活性肠肽受体显像** 血管活性肠肽（vasoactive intestinal peptide，VIP）是一种由 28 个氨基酸组成的肽，约于 25 年前从猪的肠道中被首次分离出来。VIP 受体有两个亚型：VIP Ⅰ 型受体（VPAC1）广泛存在于多种组织内，如乳腺、肝脏、前列腺和膀胱等。VIP Ⅱ 型受体（VPAC2）主要存在于血管和平滑肌。VIP 受体表达于大多数人类常见的肿瘤，包括乳腺、胰腺、前列腺癌等，放射性核素（如 ^{68}Ga、^{18}F 或 ^{99m}Tc）标记后主要用于胃肠道的神经内分泌肿瘤的显像诊断。

（周友俊）

第七节　常用内镜在肿瘤诊断中的应用

一、常用的不同内镜技术

（一）消化内镜

1. **胃镜** 胃镜是诊断上消化道疾病最重要的检查方法，其长度为 100cm，可替代食管镜，且具有部分十二指肠镜的功能。目前的胃镜是直视镜，可以用来观察咽部、食管、胃、十二指肠球部及降部的病变。

（1）诊断适应证

①有症状：如上消化道出血，上腹肿块且肛门指检发现肿块，消瘦，贫血，腹胀，腹痛伴有呕出蛔虫，黄疸（已除外病毒性肝炎）；锁骨区转移癌需找原发灶；食管、贲门、胃手术后；全身性疾病需了解胃肠道情况；有食管镜诊断适应

证各项症状。

②X 线钡剂发现病变：胃、十二指肠球部降段急、慢性炎症；胃、十二指肠球部降段溃疡；胃、十二指肠球部降段癌，可疑早期癌肿，以及其他良、恶性肿瘤；胃溃疡与胃癌的鉴别；幽门痉挛、梗阻；胃、十二指肠球部降段畸形；上消化道异物。

③胃部检查或细胞学检查发现情况：需进一步确定早期胃癌；发现恶性细胞待鉴别；找到癌细胞未明确受侵范围；锁骨区淋巴结转移癌，原发部位不明；有中、重度腺上皮异型增生；胃黏膜出现明显肠上皮化生；胃异位胰腺。

（2）检查禁忌证

①相对禁忌证：心、肺功能不全；消化道出

血患者，血压未平稳；有出血倾向，血红蛋白低于50g/L；高度脊柱畸形，巨大食管或十二指肠憩室。

②绝对禁忌证：严重心肺疾病；怀疑休克、消化道穿孔等危重症；严重精神失常不合作的精神疾病；口腔、咽喉急性重症炎症内镜不能插入；食管及胃的急性炎症，特别是腐蚀性炎症等；明显的胸主动脉瘤及卒中；烈性的传染病。

（3）并发症：胃镜检查虽然比较安全，但也有一定并发症，严重者甚至可以发生死亡。严重并发症包括心、肺意外，严重出血、穿孔。一般并发症有下颌关节脱臼、喉臼、喉头痉挛、癔症等。对老年及急重症患者应进行监护操作。.

（4）癌前病变的内镜检查及随访：癌前病变（precancerous lesions，PCL）是指从正常组织至发生癌变的阶段，此阶段如不能获得及时有效的治疗，可能会转变为癌。胃癌癌前病变（precancerous lesions of gastric cancer，PLGC）主要有慢性萎缩性胃炎、胃黏膜肠上皮化生、胃黏膜异型增生、胃息肉、胃溃疡、肥厚型胃炎、残胃炎等。对于有癌前病变的患者进行定期的胃镜检查及随访具有重要的意义。

（5）早期胃癌的内镜诊断：早期胃癌（early gastric cancer，EGC）是指胃癌局限于胃黏膜或黏膜下层，而不论病灶大小或有无淋巴结转移，根据浸润深度可分为胃黏膜内癌与黏膜下胃癌。

①根据病灶大小分：小胃癌（癌灶直径6～10mm）、微小胃癌（癌灶直径≤5mm）、点状癌（胃黏膜活检为癌，手术切除标本系列取材找不到癌组织）。

②根据病灶形态分：Ⅰ型（息肉样型），癌块突出约5mm以上。Ⅱ型（浅表型），癌块隆起或凹陷均在5mm以内；Ⅱa型（浅表隆起型，图3-7-1），Ⅱb型（浅表平坦型），Ⅱc型（浅表凹陷型，图3-7-2）。Ⅲ型（凹陷型），癌块凹陷深度超过5mm，但不超过黏膜下层。

由于EGC的临床症状缺乏特异性，早期诊断非常困难。因此，早发现、早诊断是提高胃癌疗效的重要途径之一。目前"胃镜检查＋病理活检"仍然是EGC诊断的"金标准"。但普通电子胃镜检查对胃黏膜微小病变不易观察，且易遗漏，EGC的诊断率极低。随着国内外医疗技术的发展，染色内镜、放大内镜、超声内镜等技术不断出现，

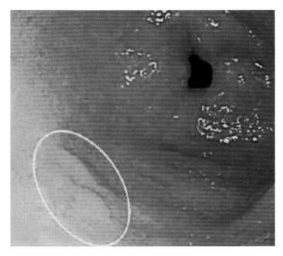

图 3-7-1 浅表隆起型

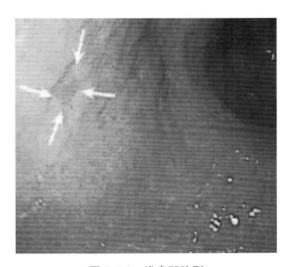

图 3-7-2 浅表凹陷型

弥补了普通电子胃镜这一缺陷，大大提高了EGC的诊断率。

（6）进展期胃癌内镜下表现：进展期胃癌是指癌组织浸润达肌层或浆膜，也称中、晚期胃癌。一般把癌组织浸润肌层称为中期胃癌，超过肌层称为晚期胃癌。内镜下分型多采用Borrmann分型。

Ⅰ型（隆起型癌）：胃癌主要向腔内凸起，形成蕈伞、巨块状、息肉或结节，基底较宽，但胃壁浸润不明显，表现可呈菜花状，多有溃疡或小糜烂，外形不整，生长慢，转移晚（图3-7-3）。

Ⅱ型（溃疡型癌）：胃癌向壁内生长，中心形成大溃疡，溃疡呈火山口样，溃疡底部不平，边缘隆起，质硬，呈环堤状或结节状，于正常邻近胃壁境界清楚，附近胃壁浸润较少（图3-7-4）。

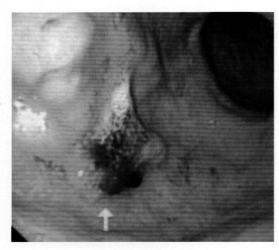

图 3-7-3　隆起型癌

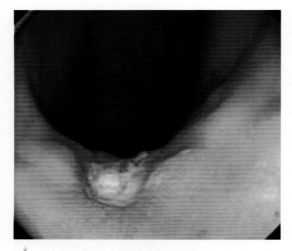

图 3-7-4　溃疡型癌

Ⅲ型（溃疡浸润型癌）：与Ⅱ型类似，也有较大的溃疡，形状不整，环堤较低或欠完整，宽窄不一，与邻近胃壁境界不清，肿瘤呈浸润性生长。

Ⅳ型（弥漫浸润型癌）：主要为胃癌在壁内弥漫性浸润性生长，使胃壁弥漫性增厚但不形成腔内凸起的肿块，也不形成大溃疡，此型亦称为浸润型。因病变可累及胃的一部分或全部，故又分为2个亚型：①只局限胃窦及幽门管，致幽门管变窄；②癌累及胃的大部分或全部，致整个胃壁呈弥漫性增厚，胃壁僵硬，胃腔缩窄，称"皮革胃"。

进展期胃癌的病灶大小在 2 ～ 15cm，好发部位依次胃窦、幽门前区、小弯、贲门、胃体、胃底。其主要临床症状为上腹痛、消瘦、食欲缺乏，呈渐进性加重，贫血与恶病质，可有恶心、呕吐咖啡样物或黑粪，出现转移后有相应的症状与体征。

2. 十二指肠镜　十二指肠镜为侧视型镜，长度120cm，可送达十二指肠空肠曲，进行十二指全段检查，对胃检查显示清晰，但对食管不能满意显示，所以对食管特别是上中段食管不能做出诊断，因此检查的部位主要是胃与十二指肠。可以诊断十二指肠、壶腹部癌，进行逆行的胰胆管造影检查可诊断肝、胆、胰的肿瘤及病变。

内镜下逆行胰胆管造影术（ERCP）：是应用十二指肠镜进行操作的技术，能显示胰管、胆管及其分支，对管腔内和周围病变累及均有诊断价值，已成为诊断胰、胆肿瘤和疾病的主要方法之一。

（1）适应证：肝、胆、胰良（恶）性肿瘤、炎症及结石的鉴别，原因不明黄疸（除外病毒性肝炎），腹痛向腰背放射，可疑胆石症，胆道手术后仍有症状，原因未明消瘦，慢性腹泻，中上腹部包块，Vater壶腹癌，胰腺囊肿，慢性胰腺炎，胃肠道钡剂检查发现胃、十二指肠外压或十二指肠窗扩大，胃癌排除胰腺浸润；转移性腺癌，可疑原发灶来自胰、胆系；体重减轻、糖尿病等。

（2）禁忌证：急性胰腺炎、慢性胰腺炎急性发作，急性胆管感染，急性病毒性肝炎，胆管蛔虫伴有脓血分泌，碘对比剂过敏者，不能耐受或不能配合内镜检查，食管、贲门、幽门梗阻，内镜无法进入十二指肠。

（3）并发症：胆管感染、急性胆管炎，急性胰腺炎。

3. 小肠镜

（1）适应证：消化道出血，经胃镜和结肠镜检查未能发现病变，临床怀疑小肠疾病；原因不明腹痛、呕吐或腹泻，经X线、胃镜和结肠镜检查未发现病变或怀疑小肠病变，不明原因贫血、消瘦和发热等，怀疑小肠良、恶性肿瘤，不完全小肠梗阻，诊断和鉴别诊断克罗恩病或肠结核，小肠吸收不良疾病，协助外科手术中对小肠病变的定位，小肠钡剂检查病变和部位不能确定或症状与X线诊断不符。

（2）禁忌证：有内镜检查禁忌证，急性胰腺炎或急性胆管感染，腹腔广泛粘连。

（3）并发症：穿孔和出血；粗暴插镜引起食管、胃或小肠黏膜损伤；注入大量气体，引起术后腹痛和腹胀；损伤乏特壶腹引起术后胰腺炎；鼻小肠镜插入引起医源性鼻出血。

（4）小肠镜的种类及检查方法

①双气囊电子小肠镜：整个内镜操作系统由主机部分、内镜、外套管和气泵四部分组成。内镜和外套管前端各安装一个可充气、放气的气囊，两个气囊分别连接于根据气囊壁压力不同而自动调整充气量的专用气泵。内镜长 2300mm。可根据小肠病变部位的不同，选择经口或肛门进镜（上、下镜分开）。通常情况，经口进镜可抵达回肠中下段或回盲瓣，经肛门进镜可达空肠中上段，这样交叉进镜可对整个小肠进行完全、彻底的检查。与其他内镜检查相比，小肠镜检查的时间相对较长，平均 90min，在清醒镇静或全身麻醉下检查，患者的耐受性和安全性均良好。

②推进式小肠镜：推进式小肠镜又称经口空肠镜，实际上是上消化道内镜的延长，操作方法与十二指肠镜相似。操作简单易行，易于掌握，准备工作简单，时间一般 30 ~ 40min。可通过活检孔道进行活检和息肉切除、止血、放置鼻饲管，以及帮助有症状的胆管空肠吻合术患者进镜需有一定经验，患者痛苦较大。部分患者可有贲门黏膜撕裂及滑管引起 Vater 壶腹损伤而引起胰腺炎。

③探条式小肠镜：一般长 3m 左右，与十二指肠减压管相似，有两个管道，一个用于注气，另一个用于充盈内镜头端的小囊。该小肠镜镜身细而柔软，患者痛苦相当较小，适用于儿童及一般情况较差的患者，也适用于肠腔狭窄，其他小肠镜不能通过的患者，可以检查全部小肠。缺点是操作较复杂，检查时间长，多不能活检及缺乏转角装置，一旦退镜就不能使镜身再前进，对黏膜观察有盲区，通常仅能观察到 50% ~ 70% 的黏膜。

④肠带诱导式小肠镜：将细聚乙烯塑料管（长 7m，外径 19mm，末端连水囊）经口送入胃内，进入十二指肠后，向囊内注入水或水银，将外面的聚乙烯塑料管盘绕，末端固定于耳部，聚乙烯塑料管随肠蠕动在肠腔内向下前进。可经口或肛门在塑料管的引导下送入。本法操作难度大，一般成功率仅 30% 左右。患者有明显不适及腹痛。检查中牵拉绷紧聚乙烯塑料管时应注意避免小肠挫伤及穿孔。为避免检查中疼痛，需要麻醉药。

优点为可观察全部小肠，可取活检。缺点是麻烦、费时，有肠管狭窄或粘连时易失败，患者痛苦大，不易为患者及医师所接受。因此，此型小肠镜临床使用较少。

⑤术中小肠镜：是在开腹手术时进行的小肠镜检查。怀疑肠道疾病，开腹探查不易确定病变性质及部位，可在术中经口、肛门或肠切口插入小肠镜。操作时由外科医师逐步将肠管套在内镜上配合内镜医师进行检查，不仅能够观察全部小肠黏膜，同时由于光线在肠腔内照射，可透过肠壁发现肠壁内的病变，有助于确定手术病变，并可避免剖开大段肠管寻找病变。该方法可靠性大，对判定原因不明的消化道出血，尤其是血管病变出血更有价值。缺点是需开腹探查，而且有手术带来的危险，对新近有出血的患者及检查时正在出血的患者观察不满意，人为肠套叠可引起肠黏膜损伤。

⑥母子式小肠镜检查法：含有母镜及子镜，母镜长 1995cm，插入部外径 13mm，镜头 4 个转角方向；子镜长 3710mm，插入部直径 5.8mm，头端 4 个转角方向。此型小肠镜的优点为操作简便易行，子镜可通过狭窄部，可取活检。缺点为子镜太细，析像能力较差，且不耐用，超出母镜的距离短，不能观察深部小肠。

（5）小肠肿瘤的镜下表现

①小肠良性肿瘤：小肠肿瘤并不常见，占全消化道肿瘤的 3% ~ 6%，其中 60% ~ 70% 是良性肿瘤。小肠良性肿瘤分为上皮性和非上皮性两大类。上皮性良性肿瘤为腺瘤；非上皮性肿瘤包括肌源性肿瘤、神经源性肿瘤、脉管源性肿瘤、脂肪瘤和其他肿瘤。以平滑肌瘤、脂肪瘤最多见，错构瘤、纤维瘤、血管瘤、神经源性肿瘤则较少见。在大多数患者中是无症状的。

腺瘤：又称腺瘤性息肉，占小肠良性肿瘤的 23%。好发部位依次为空肠、回肠和十二指肠。小肠腺瘤的组织分类与结肠腺瘤相同，分为管状腺瘤、绒毛状腺瘤及混合型腺瘤。小肠绒毛状腺瘤少见，多见于十二指肠。外观与结肠腺瘤相似，山田 Ⅰ ~ Ⅳ 型隆起，表面光滑、粗糙、颗粒状、结节状或分叶状改变，无色泽改变、发红或褪色改变，有时隆起表面出现糜烂或浅溃疡。可单发或多发。腺瘤可仅累及一段小肠或整个小肠，有时也可能与全胃肠道腺瘤同时存在。腺瘤大小不等：小者仅数毫米，多无蒂；大者可达 3 ～ 4cm，常带蒂。

平滑肌瘤：小肠平滑肌瘤为最常见的小肠良性肿瘤，多发生于固有肌层，主要发生于空肠，十二指肠最少。根据肿瘤在肠壁间的部位及生长方式可分为三型，即腔内型、壁间型及腔外型，以腔内型较多见。肿瘤多单发，大小不一，从数毫米至数厘米。平滑肌瘤为一种黏膜下肿瘤，突出腔内的病变呈圆形或卵圆形的无蒂息肉，常有明显光滑的边界，可伴有桥形皱襞，偶有蒂，表面黏膜正常或有炎性充血，可有脐样凹陷。当肿瘤发展到一定程度可压迫肠腔，导致血供不足而引起隆起表面糜烂、溃疡及穿孔。

脂肪瘤：小肠脂肪瘤占小肠良性肿瘤的14%，是脂肪组织异常沉着引起。组织学分为四型：单发局限性脂肪瘤、多发局限性脂肪瘤、弥漫结节性脂肪过多症、弥漫脂肪浸润。临床表现为腹痛、嗳气和黑粪等症状，部分患者无症状，好发于 60 ～ 70 岁年龄组。多位于回肠。该肿瘤为一界线明显的脂肪组织肿块，呈膨胀性成长，多单发，大小不等，血管少，常呈分叶状。内镜表现与其他黏膜下肿瘤相似，但脂肪瘤质软，用活检钳触压肿瘤时可出现受压部位光滑的下陷——"枕头"征。对于无蒂病变，可反复多次在同一部位取活检以便取到位于下面的脂肪组织而明确诊断。

血管瘤：较少见，一般源自肠黏膜下血管丛，也可来自浆膜下血管。可分为血管瘤和毛细血管扩张。血管瘤是真性肿瘤，而毛细血管扩张则是现存血管结构的扩张。血管瘤多发于空肠，其次为回肠，十二指肠非常少见。组织学上可分为毛细血管瘤、海绵状血管瘤及混合型血管瘤。海绵状血管瘤少见，可包绕小肠引起肠梗阻。血管瘤单发或多发，常为一孤立、无包膜的肿块，主要是毛细血管及薄壁的静脉，也可见动脉。血管瘤一般小、无蒂、偶可表现为息肉样病变，与周围黏膜分界清楚，表面暗红色，顶部可有糜烂，形似薄形火山口，周围毛细血管扩张。活检钳压上时组织有柔软感。毛细血管扩张可为遗传性或非遗传性，可单发或为 Osler-Weber-Rendu 病的一部分。典型毛细血管扩张表现为中心有隆起小动脉，细小的卷须样血管从中央向外放散。很少能看见

毛细血管自发出血。在患者贫血时这些病变呈苍白色，不易看见。如果最初的检查结果不能解释消化道出血，在纠正贫血后应重复检查。

Brunner 腺瘤：少见，起源于十二指肠布氏腺，最多发生于十二指肠球部。Brunner 腺瘤是Brunner 腺增生的最常见形式。内镜下于近端十二指肠可见 2 ～ 3mm 多发结节或数毫米至数厘米的孤立息肉。虽然 Brunner 腺位于黏膜下，主要位于黏膜肌层下，但由于腺体可伸入黏膜层，所以内镜活检常可确诊。

神经源性肿瘤：很少见，起源于神经组织，包括神经鞘瘤、神经节瘤和神经纤维瘤。神经纤维瘤相对多见，可见于黏膜下、肌层或浆膜下，多发生于回肠。神经纤维瘤为黏膜下肿瘤，单发或多发，有多发倾向，常无明显包膜，边界不清，中心可有脐样凹陷。

纤维瘤：很少见，由致密的胶原囊及多少不等的成纤维细胞组成，可见于黏膜下、肌层或浆膜层，纤维瘤常界线清楚。

息肉病：家族性结肠息肉病及 Gardner 综合征的息肉主要发生于结肠，但也可累及胃及小肠，表现与结肠相似，组织学为腺瘤。Crohkhite-Canada 综合征少见，以脱发、皮肤色素沉着、指甲萎缩及弥漫性胃肠道息肉为特征。息肉多发生于胃和结肠，但也可以发生于小肠特别是十二指肠。表现为小的无蒂息肉，组织学为错构瘤息肉。可自然缓解，胃肠道息肉可随之完全消失。Peutz-Jeghers 综合征的息肉分布于整个胃肠道，以小肠最多。息肉多发，可有蒂或广基，大小不一，组织学结构为错构瘤。

②小肠恶性肿瘤：小肠恶性肿瘤发病率低，主要原因与小肠蠕动、肠道内容物吸收、黏膜与致癌物质接触时间、肠内细菌数量及肠内 IgA 免疫系统的免疫防御功能有直接关系。以腺癌、恶性淋巴瘤、类癌、平滑肌肉瘤最多见。小肠转移癌最多见于黑色素瘤、乳腺癌、肺癌，其表现可类似于小肠原发肿瘤。

早期小肠癌：原发性小肠癌发病率低，仅占消化道肿瘤的 0.1% ～ 1.0%，男性发病略多于女性，好发年龄 50 ～ 60 岁。病变好发于空肠，空：回肠比例为 2：1。小肠癌常起源于小肠上皮组织，分泌的柱状上皮细胞呈腺泡结构，病变范围

小、分化程度较好。临床表现为腹痛、恶心、呕吐、腹部胀满感、下消化道出血及贫血等，但无腹部体征。早期小肠黏膜表面形成糜烂或溃疡，继而发展为环堤样隆起、中央凹陷和环状狭窄性溃疡性病变，早期可出现梗阻现象。近年来，随着内镜技术的进步，原发性小肠癌报道不断增加，但早期诊断还是有一定的困难，术前确诊率仅为 12.5%～30%。

小肠癌的形态诊断参照大肠癌的分类方法。镜下表现：区别于上皮性和非上皮性肿瘤，半月形、半球形、椭圆形、扁平形隆起；圆形、类圆形、不整齐、线形凹陷；肿瘤性或炎性狭窄；环状皱襞和黏膜皱襞集中、肥厚、不规则或消失等；表面黏膜粗糙、不规则细颗粒或颗粒、不规则小结节或结节；不均匀发红或褪色或发红与褪色相互混杂，光泽减退或消失；质地较硬或硬，触之易出血。

进展期小肠癌：在小肠癌中，以分化型腺癌为主，高分化型 62.8%，中分化型 27.9%，低分化型 9.3%。原发性小肠癌主要三大症状，包括肠梗阻、消化道出血和肿瘤触及。小肠癌根治术五年生存率为 20%，其中有淋巴结转移五年生存率为 13%，无淋巴结转移为 70%。

镜下表现包括结节或息肉样肿块、溃疡、浸润狭窄、脆性增加等改变。临床上常将其分为肿块型及浸润狭窄型，有时两者可并存。肿块型表现为自黏膜突向肠腔的结节状或息肉状肿块，血液供应丰富，易出血；浸润狭窄型沿肠壁浸润，易狭窄而引起梗阻。十二指肠腺癌的内镜表现无特异性，有时不能与平滑肌肉瘤或淋巴瘤相鉴别，但十二指肠腺癌通常限于十二指肠降或水平部，而淋巴瘤则弥漫分布，活检可确诊。

淋巴瘤：原发淋巴瘤很少见，而累及胃肠道的淋巴瘤较多。多见于回肠，特别是回肠末端，十二指肠最少见。多数只累及一段小肠，10%～25% 患者可有多处病灶。肿瘤起源于黏膜下的淋巴滤泡，分为霍奇金病、淋巴肉瘤和网状细胞肉瘤。有学者结合细胞类型将淋巴瘤分为弥漫型和局灶型。内镜活检较困难，如果病变向腔内生长，诊断阳性率相对高一些；如为浸润性病变，诊断阳性率则较低。

肿瘤常沿黏膜下生长，肠壁增厚变硬、失去弹性呈皮革状，表面暗红色或灰白色，管腔呈扩张状态，黏膜常有多个结节样隆起，有时肠壁高度增厚可形成较大肿块；也可因肠壁浸润增厚、僵硬而引起肠腔狭窄；有时肿瘤仅表现为局部黏膜皱襞隆起、增厚、扭曲或表现为不同大小的浸润性包块，可较扁平，也可向腔内隆起呈息肉状或较大的突向腔内的肿块；肿瘤常伴溃疡，可为单一溃疡，溃疡底较硬，周围浸润，边缘隆起，但巨大肿瘤表面多发的浅表小溃疡更多见。

平滑肌肉瘤：是肠道最常见的恶性软组织肿瘤，常见于回肠，空肠次之，十二指肠最少见。肿瘤源自小肠壁肌层，常单发，偶多发。组织学检查由分化不良的平滑肌细胞组成，核分裂象为诊断恶性平滑肌肉瘤的主要标志。由于病变位于肌层，内镜活检取材较困难，如肿瘤中心有溃疡，从该处活检则会提高活检的阳性率。

内镜表现随肿瘤大小及生长方式（腔内、壁间或腔外）而有所不同。一般呈圆形或椭圆形，表面暗红色，带有结节状凸起，瘤体较硬韧，常较巨大，可压迫肠腔或引起黏膜溃疡。由于血液供应不足而导致中央坏死、出血形成空腔，可与黏膜溃疡沟通形成窦道，甚至可继发感染而穿孔。

类癌：类癌起源于消化道 APUD 细胞系统中的肠嗜铬细胞。以直肠、回肠最多见，其他依次为空肠、十二指肠。由于肠嗜铬细胞多位于肠隐窝基底部的腺柱状细胞之间，肿瘤主要位于黏膜下层，当病变较小时，在小肠黏膜表面难以发现异常改变；大的病变则突出小肠黏膜表面，形似息肉样或黏膜下肿瘤。临床表现为腹痛和便血，易与痔疮混淆。转移途径主要通过淋巴转移和腹膜种植，小肠转移率高于直肠，主要原因是小肠肠壁比直肠薄。

单发或多发，多表现为黏膜下灰黄色小硬结，Ⅰ～Ⅱ型隆起或平滑孤立性隆起，多数直径在 2cm 以内，黏膜完整，较大者表面可形成溃疡，有时可伴局部肠管粘连。

4. 胶囊内镜　1999 年，以色列 Given 公司研制成功了世界上第一个可吞咽的胶囊内镜。整个检查系统由三个主要部分组成：内镜胶囊、信号记录器和图像处理工作站。其优点是体积小，易吞咽，检查期间不需要住院，不影响行走和日常活动；患者无明显不适，无操作导致的并发症；

胶囊为一次性，无交叉感染危险；可实现全消化道检查，图像资料可反复复习分析，操作简单。主要并发症是胶囊滞留体内，不能自行排出。

（1）适应证：临床表现的不明原因的消化道出血，临床上不明原因的缺铁性贫血，临床上疑似克罗恩病、监测及指导临床治疗，临床上疑似小肠肿瘤，进行监控小肠息肉病综合征疾病发展；临床上疑似或难以缓解的吸收不良综合征（如乳糜泻等），非甾体消炎药致小肠黏膜损害的检测，临床上需要排除其他小肠疾病。

（2）禁忌证：胃肠腔狭窄、梗阻、穿孔、肠瘘、消化道大憩室；有严重消化道动力障碍，如贲门失弛缓症、胃轻瘫；置入心脏起搏器；精神异常；如胶囊内镜发生嵌顿，必须手术取出，而患者不能进行手术或不同意手术的。

对消化道出血的经过相关检查阴性的患者，电子小肠镜对小肠病变内镜下的诊断率是28%～33%，但是胶囊内镜的内镜下黏膜病变诊断率为55%～76%。

5. 结肠镜

（1）诊断适应证：腹块，尤其是右下腹块；慢性腹泻及排便规律改变；进行性便秘；便血；消化道出血待查，而上消化道未发现出血灶；贫血消瘦；转移性腺癌寻找原发灶；CEA升高，待查明原因与部位；结肠肿瘤手术前检查及手术后复查、随访的；经腹壁人工肛门检查结肠病变；腹部术后，尤其是肠段切除术后预防肠粘连；结肠梗阻，或钡灌肠或乙状结肠镜发现以下病变，如结肠病变性质待定尤其高位结肠病变，结肠肿瘤部位和范围待定，结肠黏膜病变尤其是微小病灶，结肠息肉尤其是多发性息肉（或肠息肉病）可疑癌变，结肠黏膜下病变，结肠周围病变累及结肠，结肠异物。

（2）检查禁忌证：腹腔大动脉瘤；有腹膜炎或肠穿孔者；肛管、直肠或肛周急性感染性疾病；活动性或缺血性结肠病变；急性放射性结、直肠炎；晚期癌种伴盆腔转移或明显腹水者；有心、脑血管严重病变。另外，对腹、盆腔广泛手术后有高度肠粘连者谨慎操作，适可而止。

（3）早期大肠癌内镜下诊断：癌浸润在黏膜下层以内者可定义为早期大肠癌，无论有无淋巴结转移。早期者为"黏膜内癌"，因黏膜层中没有淋巴管，故不会发生淋巴结转移；癌限于黏膜下层，但未侵及肠壁者为"黏膜下层癌"，也属早期大肠癌，但由于黏膜下层内有丰富的脉管，因此部分黏膜下层癌可发生淋巴结转移或血道转移。

早期大肠癌内镜下分类：隆起型、表面型、侧方发育型三种类型。

①隆起型：又称 I 型，可分为有蒂型（Ip，图3-7-5）、亚蒂型（Ips）和无蒂型（Is，图3-7-6）。有蒂型隆起的肿物有长蒂与短蒂之分，长蒂者多为腺瘤，如有癌变时常局限在黏膜内，很少侵及黏膜下层；而粗大蒂的腺瘤恶变则以黏膜下癌（sm癌）居多。"不倒翁"外观，出血、糜烂、溃疡、白斑等是该型大肠癌诊断的重点。

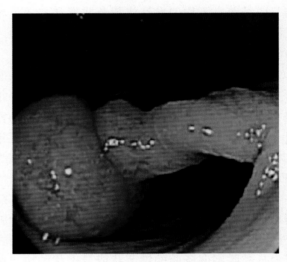

图3-7-5　Ip型（有蒂型）

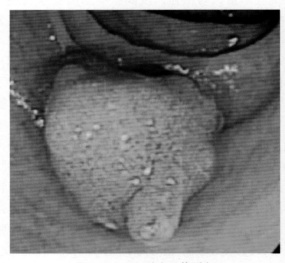

图3-7-6　Is型（无蒂型）

②表面型：又称Ⅱ型，可分为表面隆起型（Ⅱa、Ⅱa+dep、Ⅱa+Ⅱc），表面平坦型（Ⅱb），表面凹陷型（Ⅱc、Ⅱc+Ⅱa）。表面隆起型Ⅱa为扁平隆起性病变，高约2mm；Ⅱa+dep型隆起表面有不明显的凹陷性病变；Ⅱa+Ⅱc型扁平隆起伴凹陷，隆起部及凹陷部均为癌性病变，>10cm者多为sm癌。表面平坦型Ⅱb不伴隆起和凹陷，多为<5mm的平坦病变。表面凹陷型Ⅱc为轻度凹陷而不伴隆起，侧面观察凹陷明显。Ⅱc病灶最小，但多为sm癌。Ⅱc+Ⅱa凹陷面宽伴边缘隆起，隆起处为受挤压的正常黏膜或反应增生黏膜并无癌；本型可用色素喷洒法及放大电子内镜观察与Ⅱa+Ⅱc鉴别（图3-7-7）。色泽改变，淡红色或褐色、表面凹凸不平，肠腔气量改变对凹陷的深浅度的影响，皱襞集中等是表面型诊断的重点。

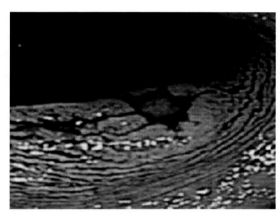

图3-7-7　色素内镜（使用靛胭脂）观察到的Ⅱc型

③侧方发育型肿瘤（lateral spreading tumor, LST）：为向侧方生长比向上方生长强的一种低隆起病变，外观为颗粒状或结节状群集，又称Ⅱa群族型。一般色泽正常、边界不明确、喷洒色素后能显示病变范围，可分为颗粒或结节状肿瘤型和无颗粒或结节状肿瘤型。

LST分型见图3-7-8至图3-7-10。

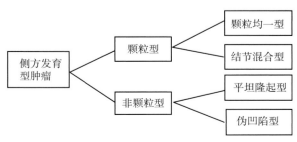

图3-7-8　LST分型

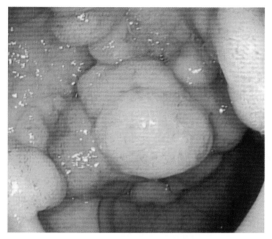

图3-7-9　颗粒型（结节混合型）

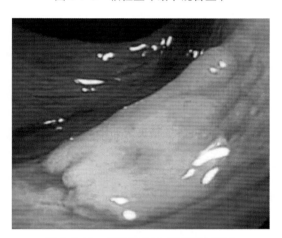

图3-7-10　非颗粒型（平坦隆起型）

（4）进展期大肠癌内镜下诊断

①隆起型：内镜下表现为突入肠腔的半球状或蕈状肿块，一般体积较大，平均直径约5cm，表面凹凸不平，形似菜花，触之易出血（图3-7-11）。

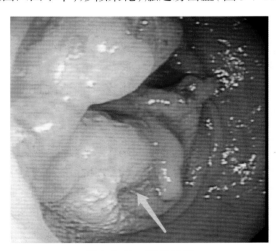

图3-7-11　隆起型癌

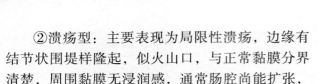

②溃疡型：主要表现为局限性溃疡，边缘有结节状围堤样隆起，似火山口，与正常黏膜分界清楚，周围黏膜无浸润感，通常肠腔尚能扩张，肠镜仍能通过病灶处。

③溃疡浸润型：内镜下表现为溃疡的一边呈围堤状隆起，与正常黏膜分界明显，周围黏膜无浸润感，而溃疡的另一边肠腔扩张差，肠壁僵硬，肠腔逐渐狭窄，肠镜无法通过病灶处。

④局限浸润型：多见于直肠，主要表现为环形的管壁僵硬，肠腔扩张差，黏膜表面充血、水肿或浅表糜烂。

（二）支气管镜

1. 诊断适应证　咯血原因待查，反复出现刺激性咳嗽，胸部 X 线片发现肺块影、肺气块影、肺不张、阻塞性肺炎，支气管肺癌或可疑，需进一步定性、定位，待行肺组织活检。

2. 治疗适应证　息肉摘除，取除异物，狭窄扩张，手术后肺不张，肺脓肿引流及腔内用药，支气管肺癌行激光、微波及腔内注药，支气管插管行介入治疗。

3. 禁忌证　心、肝功能严重障碍，支气管痉挛，出血性疾病，体力衰竭、年迈、危重病例。

4. 支气管癌内镜下表现

（1）管内型支气管癌：肿瘤限于较大的支气管腔内，呈息肉状或菜花状向管腔内凸起，少数有蒂，也可沿管壁蔓延，呈管套状。但多数无管壁外浸润。

（2）管壁浸润型支气管癌：肿瘤侵犯较大的支气管管壁，管壁黏膜皱襞消失，表面呈颗粒状或肉芽样。管壁增厚，管腔狭窄，并常向管壁外肺组织内浸润。肿块的切面可见支气管壁结构仍存在。

（3）管壁周围型支气管癌：包括结节型、块状型、弥漫型 3 种类型。这些周围型癌如果浸润段支气管或亚段支气管，用支气管镜检查可发现病灶。

（三）胆管镜

胆管镜是胆道外科疾病主要诊疗手段之一。胆管镜已由硬质胆管镜、纤维胆管镜发展到目前的电子胆管镜，操控更灵活、视野更宽阔、影像更清晰。胆管镜的功能也由原来的单纯辅助诊断，逐步拓展到各种内镜下的治疗，如胆管镜下碎石、取石、胆管支架置入、胆管狭窄扩张和切开等。

根据胆管镜临床应用专家共识（2018 版）：①胆管镜诊治适应证。肝内外胆管结石，胆管狭窄或胆肠吻合口狭窄，胆管占位性病变，胆管畸形，胆管内蛔虫及异物，肝移植术后胆管并发症。②具有以下情况者应慎用胆管镜诊治，术后时间短、在胆管引流管周围未形成牢固窦道，肝硬化腹水、明显低蛋白血症，有明显凝血功能障碍，有严重心肺功能不全，长期应用激素，严重糖尿病，重度营养不良。

胆管镜诊治前应常规进行血常规、肝肾功能、凝血功能检查及传染性疾病的筛查。常规行腹部超声检查和 T 管造影，必要时行肝脏 CT、MRCP 或胆管三维可视化模型重建。

行胆管镜检查时，如发现胆管占位性或隆起性病变，应当行活体组织检查并尽量取到 3 块或以上组织送检。

（四）胸腔镜

根据胸腔镜的临床应用，胸腔镜手术分为外科电视辅助的胸腔镜手术（video assisted thoracic surgery，VATS）及内科胸腔镜手术。与 VATS 相比，内科胸腔镜手术具有操作简单、安全性高、花费较少等优势。但是，内科胸腔镜手术操作时胸腔视野相对较小，患者耐受时间相对较短，不能进行长时间较复杂的操作。目前，在临床应用中，内科胸腔镜不仅可以用于胸膜疾病的诊断，而且还可以对部分胸膜疾病进行治疗。

1. 内科胸腔镜的诊断适应证　不明原因的胸腔积液的诊断，胸膜间皮瘤及肺癌的分期，胸膜占位性病变及肺弥漫性或局限性靠近胸膜病变的病因诊断，气胸和血胸的病因诊断及支气管胸膜瘘的诊断，纵隔占位、心包疾病、横膈病变的诊断等。

2. 治疗适应证　胸膜粘连松解术，急性脓胸的治疗，气胸、血胸及乳糜胸的治疗，恶性或良性顽固性胸腔积液行胸膜固定术，支气管胸膜瘘的治疗等。

3. 内科胸腔镜在胸腔恶性肿瘤中的诊断

（1）内科胸腔镜的应用不仅可以观察胸膜腔全貌，并且可在直视下行多点活检，显著提高疾病诊断率。对于原因不明的胸腔积液，胸腔镜检查的确诊率高达 94.1%。

（2）不同类型的转移性胸膜肿瘤在胸腔镜下

表现不同，在胸腔镜下，转移性胸膜腺癌及转移性恶性淋巴瘤主要表现为胸膜结节、肿块及胸膜粘连，转移性胸膜鳞状细胞癌主要表现为胸膜结节，转移性胸膜小细胞癌主要表现为斑片样改变，转移性胸膜肉瘤主要表现为胸膜肿块及斑片样改变，转移性胸膜梭形细胞肿瘤主要表现为胸膜肿块，而大细胞神经内分泌癌胸膜转移比较少见，常见镜下表现为粘连较广泛且结节供血较丰富。因此，可根据胸腔镜下表现进行初步评估，确切诊断需要依赖病理检查结果。

（3）恶性胸膜间皮瘤胸腔镜下可见大量血性胸腔积液。局限型恶性胸膜间皮瘤常发生于纵隔胸膜和膈胸膜，通常为带蒂肿块；弥漫型胸膜间皮瘤多分布于壁层胸膜，早期可以出现孤立或多发的结节，大小不一，少数晚期患者肿瘤相互融合而出现胸膜增厚。在高度怀疑胸膜间皮瘤时，应及时行胸膜镜检查，通过胸膜活检可准确的获得病理学结果，对于下一步临床治疗、提高患者生存率有重要作用。

（五）腹腔镜

腹腔镜是用于腹腔内检查和治疗的内镜。

1. 适应证　腹腔镜技术最适宜治疗某些良性疾病及早期肿瘤，如对肝囊肿开窗、大肠肿瘤切除、食管裂孔疝修补胃折叠术、腹外疝修补、胃平滑肌瘤切除、消化道癌、胃肠穿孔修补、粘连性肠梗阻松解有独特的治疗效果，此外对于甲状腺、乳腺、下肢静脉曲张、各种原因导致的脾功能亢进的脾切除等疾病都可以进行微创治疗。

2. 禁忌证　有严重心、脑、血管功能不全，腹腔急性炎症，各种腹部手术后有严重粘连，严重肺功能不全。

二、内镜技术在肿瘤诊断中的应用

（一）肉眼观察

内镜检查主要是通过肉眼直接形态学观察来诊断，普通白光内镜最常用于内镜筛查，但其只能观察存在明显形态改变的病变，缺乏特异性。常见改变包括颜色改变，如黏膜发红、发白、表面轮廓改变、隆起或凹陷、局部黏膜颗粒状粗糙改变、萎缩性黏膜血管像消失等。平坦病变在白光内镜下通过肉眼观察较难被发现。

内镜下肉眼观察时需要注意的方面：要注意变换观察的角度和距离来发现轻微的凹陷或隆起；注意呈星芒或毛刺状边界的浅凹陷；注意黏膜皱襞的变化，如中断、变浅、集中等；注意易自发出血的病灶；注意病灶黏膜细微结构与周边正常组织的差异；通过变换充气量来观察病灶。

（二）病理活检

对于怀疑有病变的病灶，内镜检查中的活检数量，迄今尚无统一标准，如可疑胃癌的病灶，美国和欧洲推荐取 6～8 块活检，日本的要求则是针对可疑病变有目的地取活检而非随意活检。

活检标本取材的正确与否，直接影响病理学诊断。活检部位的准确性是避免诊断假阴性的关键，同一个活检部位的第一块标本尤为重要，后续活检因黏膜出血而易影响准确性。黏膜活检要求标本应足够大、深度需尽可能达到黏膜肌层。

内镜黏膜活检的要求包括选择性、定位性活检。

1. 选择性活检　为了明确内镜所见病变的性质，可选择病变处局部黏膜进行活检。隆起性病灶在其顶部（充血、糜烂等）及其基底部（糜烂、凹凸不平、色泽改变等）活检，内镜诊断为息肉的隆起性病灶也可完整切除后送检；平坦性病灶在病灶周边或中央、黏膜皱襞中断处活检；溃疡性病灶在溃疡边缘黏膜隆起的顶部或内侧黏膜多点活检；局部黏膜病灶也可根据染色、放大内镜观察的结果，针对最可疑或最典型的病变部位进行活检。

2. 定位性活检　为了明确病变的性质、分布范围及程度，应在黏膜多个固定的部位进行活检。内镜表现疑似异型增生的病变均需活检，也可进一步行染色、放大内镜观察后，针对最可疑的部位进行活检。

（三）细胞刷涂片

细胞刷涂片是一种临床疾病检测方法，其简便，适用于基层，能及时、准确地引导临床诊断，提高早癌的检出。在临床上对胃癌、食管癌、宫颈癌等癌症的诊断有着非常重要的意义。临床统计发现刷检已使临床胃癌、食管癌的诊断率提高达 95% 以上。早期癌及可疑病变范围小，尤其是仅限于黏膜下层癌，或固有膜处于水肿状态，活检取材往往钳夹黏膜上层，未能触及病变部位；胃蠕动波也能导致取材部位不准或取材过于表浅，不能正确反映病变；另因病变组织脆、松散、易出血，钳夹后易影响视野，活检部位不准确或取出组织为炎性坏死组织物及凝血类，降低阳性率。细胞刷涂片则可避免上述缺陷，刷涂片取材面积较广泛，对于不便于甚至不能行活检的病变部位，也可采取标本。因此，刷涂片在一定程度上弥补了活检的局限性。

（四）内镜超声技术（endoscopic ultrasound，EUS）

内镜超声是内镜与超声完美结合而成的一种全新的影像设备，是在常规内镜顶端安装一个微型超声（5.0～30MHz）探头，在内镜下既能观察消化道表面的各种异常，又能清晰显示消化道黏膜的层次结构、黏膜下病变内部结构及消化道管壁外的病变情况，可以在距离病灶最近的位置对病灶进行超声扫描，由于排除了体表进行超声检查受到的种种干扰，并采用较高的探头频率，EUS 可以清晰地显示消化道壁及周围脏器的良（恶）性病变，对食管、纵隔、胃、十二指肠、胆胰系统、肠道等处的良（恶）性病变的定位、定性诊断和介入治疗具有较高的价值。因其对临床疾病诊治有重要的意义，特别是结合可以从组织学上确诊恶性肿瘤的细针穿刺技术（EUS-FNA）后，应用范围越来越广。其功能也进一步得到扩展，包括实时超声弹性成像、增强超声造影、融合成像。

1. 适应证　消化道肿瘤的 TNM 分期；消化道隆起性病灶的诊断；肝门部胆管疾病；胰腺癌；胰腺囊性肿瘤；胰腺内分泌肿瘤；胆总管狭窄；EUS-FNA 主要用于消化道及毗邻消化道的器官，如纵隔、胰腺、肝左叶等部位病灶的细胞学和组织学活检。

2. 禁忌证

（1）绝对禁忌证：严重心肺疾病，如重度心功能不全、重度高血压、严重肺功能不全、急性肺炎；食管化学性、腐蚀性损伤的急性期，极易造成穿孔；严重的精神疾病。

（2）相对禁忌证：应当权衡其重要性和所要面临的风险，向患者及其家属交代，如确实需要检查时，应谨慎操作，发现问题及时中止。主要包括一般心肺疾病，急性上呼吸道感染，严重的食管静脉曲张，透壁性的溃疡，食管畸形、脊柱及胸廓畸形，有出血倾向，如果需行 EUS 引导穿刺，

出血倾向应属绝对禁忌。

（五）穿刺细胞学诊断

内镜超声引导下的细针吸取细胞学检查（endo-scopic ultrasonography guided fine needle aspiration，EUS-FNA）应用于临床诊断已近 20 年，成为许多疾病的重要诊断依据。内镜超声检查可发现消化道周围几毫米大小的病变，通过对病变穿刺取得细胞和组织进行病理学的研究，帮助确定病变的性质、组织学来源和病理学特征。

临床应用：黏膜下肿瘤，弥漫性食管或胃壁增厚，胰腺实性肿块，胰腺囊性病变，与肺和食管癌无关的纵隔病变，食管癌，胃癌，直肠癌，来源不清的淋巴结，肾上腺肿物，肝脏实性肿块，胆管恶性肿瘤。

（六）色素内镜技术（chromoendoscopy，CE）

色素内镜是指应用不同种类的染色剂通过直视下喷洒、静脉注射等方法导入到内镜待观察的黏膜部位，对可疑病变的部位进行染色，通过对颜色、形态、凹凸等的强化作用，来增加普通内镜观察下病变组织和正常组织间的对比度，使病灶与正常黏膜颜色对比更加鲜明，提升组织表面的图像质量和病变的辨识度，从而提高早癌检出率。一般会根据检查部位和目的的不同选用不同的色素剂，常用的有靛胭脂、Lugol 碘液、甲苯胺蓝试剂、亚甲蓝、醋酸等。靛胭脂是一种对比染色剂，它通过沉积于凹陷处来凸显黏膜表面的结构改变，正常黏膜染色后应该看到规则的结构，而病变部位由于组织结构的破坏、腺体的融合及异常增生等使得黏膜表面呈现凹凸不平，染色不规则，且会被靛胭脂勾勒出边界。醋酸染色主要能使黏膜上皮的蛋白质结构发生一些特别的变化，染色后可以观察到黏膜呈现出一种发白的效果。CE 对消化道疾病的检出率一般为 80% 左右，最高达到 90%。近年来，CE 已广泛应用于临床，主要用于发现消化道早癌和癌边界定位。其目前发展相对比较成熟，未来的发展方向可能集中在新型染色剂的研发，以及开发多种染色剂组合使用等，以进一步提升病变辨识度，提高病变检出率。

（七）电子染色成像技术

电子染色成像技术是通过对消化道黏膜显像进行特殊的光学处理，即进行"电子染色"。

通过电子染色，医师能清晰的观察黏膜表面细微结构，同时能清楚的观察黏膜下血管分布。目前电子染色成像技术中比较典型的是日本的窄带成像技术（narrow band imaging，NBI）、智能电子分光比色技术（flexible spectral imaging color enhancement，FICE）及 I-Scan 技术。

1. 窄带成像技术（narrow band imaging，NBI）　NBI 是一种利用窄波光的成像技术，利用光谱组合来显示黏膜表面和血管的微小变化，达到"光染色"的目的。对黏膜浅层的一些比较细微的结构，以及表浅的一些毛细血管网形态学的成像效果较好，还有效增强患者的血管系统的对比性。其通过观察患者消化道黏膜表面的一些微细腺管的形态和微血管的形态，进而可以发现在普通的内镜下常难以发现的一些病灶，更为精确的引导活检，从而提高疾病的诊断准确性，提高消化道癌前疾病及早期癌症的诊断率。而且，NBI 中的红光的黏膜渗透的深度更深一些，其中比较长的波长更是超出人体血红蛋白的主要吸收光谱的范围，所以对于黏膜深层的一些集合性的大血管的成像效果也比较好，还可使大血管和周围的相关组织进行良好的对比。这种技术具有操作灵活、无染色剂副作用两大优点，这也预示着 NBI 在临床应用上前景广阔。此技术在胃癌、大肠腺瘤的早期发现和鉴别中也正发挥着越来越重要的作用。研究显示采用窄带成像技术的放大内镜诊断胃癌，检出率明显高于普通白光内镜。但研究指出，虽然 NBI 分型的标准好，但目前能进行准确分型的医师却很少，所以要使 NBI 在临床应用中真正有效发挥作用，得到显著高于传统内镜的检出率和准确率，必须要加强对医师的训练。

2. 智能电子分光比色技术（flexible spectral imaging color enhancement，FICE）　FICE 是由日本 Chiba 大学 Yoichi Miyake 发明，又称为多带显像（MBI）或计算机虚拟色素内镜（CVC）。FICE 和 NBI 一样，其原理都是选择一定波长的光谱，其区别在于 NBI 是通过光学滤波器缩窄光谱的频带，而 FICE 则是将普通白光图像分解成多个单一波长的分光图像，然后从所有分光图像中选择合适波长的图像加以重组，从而再生成一幅实时 FICE 重建图像。研究表明，消化道病变黏膜上皮乳头内毛细血管变化可以通过 FICE 得到清晰的显示，进而可以很好地确定消化道浅表型病变的属性，有利于诊断凹陷型早期胃癌，鉴别慢性萎缩性胃炎肠化生类型，可增加内镜诊断乳糜泻的准确性，诊断复杂胃食管反流病等。Negreanu 等研究了 FICE 在胃肠道疾病诊断中的可行性和有效性，并指出 FICE 在早期胃肠道肿瘤的诊断中有着巨大潜力。但是，如何设置以选择最佳波长组合还需进一步研究，这也是 FICE 技术今后研究突破的主要方向。

3. 增强成像内镜技术（I-Scan 技术）　I-Scan 技术是一种新型增强成像技术，包括表面增强、对比增强及色调增强三种模式。其主要功能特点在于色调增强，即可以通过系统软件针对胃肠道不同部位黏膜特性针对性地设置染色功能，从而可以使不同部位的病变呈现出最适合观察的染色效果，方便医师识别病变。I-Scan 的光亮度与普通白光内镜相同，其三种强调模式也可以快速转换，从而可以简单快速的操作仪器。同时，I-Scan 还可以降低频繁的色素染色和活检。基于这些优势，I-Scan 技术将会大大提高早癌诊断的检出率和患者检查时的舒适性。研究指出，I-Scan 高清扫描能够在结肠镜检查的撤离阶段提升结肠黏膜病变的检出率，特别是一些细小且非突出的病变。但是作为一项新技术，在不同部位染色参数设定值等方面还需大量的实验数据进行完善矫正。通过研究者的努力，这项新技术必将在今后的早癌诊断等医学领域发挥巨大作用。

（八）自体荧光内镜（auto fluorescence imaging，AFI）

人体组织表面经紫外光或短波长光（400～500nm）照射后，组织中的原子或分子由激发态跃迁返回至基态时会发出较激发光波长更长的荧光，称为自体荧光。自体荧光内镜就是利用正常组织与病变组织荧光物质分布不同的原理，以氮-镉激光等作为激光光源，通过向组织发出激光，激发并探测组织自身的荧光光谱，并用高灵敏度相机获得人体组织红、绿色谱，取得谱区荧光，以成像颜色差异为基础辨别良、恶性病变。目前，日本 Olympus 公司从事自体荧光内镜的研究相对比较成熟，其代表产品有 GIF-FQ260Z 等。近年来，很多学者研究了荧光内镜在 Barrett 食管、早期胃癌和平坦型结肠腺瘤诊断中的应用价值。

研究者利用自体荧光内镜和白光内镜检查对比检查病灶，结果显示自体荧光内镜的检出率明显高于白光内镜。Di 等研究了自体荧光内镜在早期 Barrett 食管癌及重度异型增生等方面的效果，结果显示检出率比普通白光内镜高。研究结果显示，相对于其他内镜诊断技术，自体荧光内镜对于早癌诊断是一种快速无创的方法。但即使如此，目前 AFI 技术仍存在一些局限性，在 AFI 被广泛接受并用于指导临床诊断消化道肿瘤前，仍有一些问题有待解决，如 AFI 的内镜图像分辨率较低，使病灶显示相对模糊，影响诊断；消化道黏膜炎症和增生性病灶同样可使黏膜层增厚，在 AFI 下显示出近似于肿瘤病变的色调，从而影响炎性病灶与肿瘤病灶的鉴别诊断；AFI 与其他特殊染色方法（如 NBI、色素内镜等）相比，在诊断消化道肿瘤的准确性方面未显示出明确的优势。故目前诊断消化道肿瘤、特别是早期平坦型肿瘤，AFI、NBI、色素内镜的联合应用不失为一种理想策略。

（九）光学相干层析技术（optical coherence tomography，OCT）

光学相干层析技术是近年发展起来的新型光学成像技术，它是通过红外光光波散射形成的高分辨率图像，与 EUS 用途相似。然而相较于 EUS，它的分辨率要高 10 倍，消化道壁的各层结构可以更加清晰地显示出来。OCT 技术可以发现消化道的 5 层结构，更加印证了组织病理学的理论基础。Nicholas 等研究了 OCT 对表浅型癌症的术前分期，纳入 62 例患者，以手术标本病理作为金标准，将浸润深度分 3 类：上皮或固有层、黏膜下层和黏膜肌层。结果发现，OCT 对侵及上皮或固有层的诊断精确度为 94.9%，对侵及黏膜肌层的诊断精确度为 85.0%，对侵及黏膜下层的诊断精确度为 90.9%，总的诊断精确度为 92.7%，说明 OCT 是术前对表浅型消化道癌症浸润深度判断的良好方法。目前 OCT 技术还存在 2 个有待解决的难点：①面对消化道癌没有统一的的标准分期；②该技术在消化道高度不典型增生和早期癌上仍需做进一步的努力研究。随着 OCT 技术的不断发展，光学频域成像、光谱 OCT 等可能会相继出现，进而可以提高 OCT 技术的精确度，使其在更大领域里发挥价值。

（十）放大内镜（magnification endoscopy，ME）

传统消化内镜分辨率低，仅能放大到 20 ～ 40 倍，对于直径较小和边缘不清的病变容易漏诊。放大内镜是电子内镜的一种，具有较高的分辨力。其能够将黏膜组织放大到可肉眼观察的 170 倍，大大地提高了图像和影像的像素值与清晰度，解决了观察消化道黏膜微细结构形态的问题，可以更清晰地显示病灶边缘及病变的表面结构，同时提高病变的检出率，能够对早期胃癌、大肠腺瘤等做出更准确的诊断，甚至能够预测病变的病理类型。近年来，ME 结合染色可以观察到其他内镜从未显示的微小结构，显著提升了病变判断的准确率。

（十一）共聚焦激光显微内镜（confocal laser endomicroscopy，CLE）

共聚焦激光显微内镜是在内镜头端整合一个共聚焦激光探头，使其获得 500 ～ 1000 倍的内镜图像。CLE 可清楚观察黏膜组织的微观结构变化及对消化道黏膜层活细胞进行检查，使医师能同时对患者进行内镜检查和类似组织病理学的诊断。因其成像放大能力及其光学切割特性，CLE 也被称为"光学活检"，是目前唯一能够在活体上获得组织学水平成像的技术。CLE 目前主要应用于常见消化道黏膜疾病的诊断，可以提高内镜下诊断准确率，减少活检次数。Seiichiro 等研究表明，共聚焦显微内镜对上皮内瘤样变和结肠癌诊断的敏感度、特异度及准确率均在 90% 以上。Taunk 等也通过实验证实共聚焦显微内镜对结肠息肉分类诊断的敏感度、特异度、精确率均在 90% 以上，而且即使针对不同观察者，结果存在高度一致性。共聚焦激光显微内镜作为一种新型前沿的内镜诊断方法，能实时进行活细胞组织学诊断，这对早癌的发现具有重要价值，未来有望在诸多领域替代传统病理学检查。

（十二）细胞内镜（endocytoscopy，EC）

随着超高倍放大内镜的发展，诞生了细胞内镜，也就是细胞内镜是在放大内镜基础上演变而来的。为了观察细胞细微结构，在使用细胞内镜进行检查诊断时，需在普通胃镜探头前端安装透明帽，用以吸引局部黏膜组织使细胞内镜与黏膜充分接触，并将待检查部位用亚甲蓝（浓度 0.5% ～ 1.0%）染色。Shimamura 等用细胞内镜对食管组织异型性进行了初步研究，结果证实细胞内镜区分癌变组织与非癌变组织诊断的准确率可达82%。细胞内镜可以实时观察消化道组织细胞，使活检目标更为精确，随着科学技术的不断革新，未来有望使用细胞内镜指导治疗早癌。然而，细胞内镜也存在不足之处，现在的细胞内镜尚不能系统的对上皮下的结构进行精确观察，所以不能判断病变的浸润深度。未来研究者们将进一步完善细胞内镜的技术参数和性能，扩充其功能特性，从而将其应用到其他更广阔领域。

（秦　榕　王　辉）

参考文献

[1] LambinP, LeijenaarR, DeistTM, et al. Radiomics: the bridge between medical imaging and personalized medicine[J]. Nat Rev Clin Oncol, 2017, 14(12): 749-762.

[2] 金哲，张璐，张斌，等 . 头颈部肿瘤影像组学研究进展 [J] . 中华放射学杂志，2020，54（2）：167-171.

[3] Mobadersany P, Yousefi S, Amgad M, et al. Predicting cancer outcomes from histology and genomics using convolutional networks［J］. Proc Natl Acad Sci，2018，115(13): 2970 -2979.

[4] 华医学会放射学分会心胸学组 . 低剂量螺旋 CT 肺癌筛查专家共识 [J]．中华放射学杂志，2015，49（5）：328-335.

[5] 马立恒，梁钰莹，张思静，等 . 胸膜原发肿瘤多层螺旋 CT 表现与病理学对照 [J]. 实用放射学杂志，2019，35（2）：204-207.

[6] Somers I, Bipat S . Contrast-enhanced CT in determining resectability in patients with pancreatic carcinoma： a metaanalysis of the positive predictive values of CT [J]. Eur Radiol, 2017, 27(8): 3408-3435.

[7] Xu Peng, Chen Jing, Xiong Xiu, et al. Clinical study of multislice spiral CT perfusion imaging in diagnosis of brain glioma patient with middle and old age[J]. Modern Oncology, 2018, 26(21): 3452-3455.

[8] Choi TW, Lee JM, Kim JH, et al. Comparison of Multidetector CT and Gadobutrol-Enhanced MR Imaging for Evaluation of Small, Solid Pancreatic Lesions [J]. Korean J Radiol, 2016, 17: 509- 521.

[9] 陆建平，边云，蒋慧，等 . 精准医疗时代胰腺癌影像学和病理学规范与转化发展 [J]. 中华消化外科杂志，2018，17（4）：347-356.

[10] 朱小珊，彭娟 . 能谱 CT 在头及颈部疾病诊断中的应用 [J] . 医疗卫生装备，2019，40（4）：98-102.

[11] 马菊香，韩丽珠，李绪斌，等 . 胃肠道间质瘤的 MRI 征象与不同危险度的相关性 [J]. 中国肿瘤临床，2019，46（12）：601-605.

[12] Yu JY, Zhang D, Huang XL, et al. Quantitative Analysis of DCE-MRI and RESOLVE-DWI for Differentiating Nasopharyngeal Carcinoma from Nasopharyngeal Lymphoid Hyperplasia[J]. J Med Syst, 2020, 44(4): 75.

[13] Cohen C, Law-Ye B, Dormont D, et al. Pseudo-continuous arterial spin labelling shows high diagnostic performance in the detection of postoperative residual lesion in hyper-vascularised adult brain tumours published online ahead of print, 2020 Jan 21[J]. Eur Radiol, 2020: 10.

[14] 姚明，程流泉，李梦露，等 . 浸润性乳腺癌肿块与非肿块强化方式的表观扩散系数分布特点 [J] . 中国医学影像学杂志，2020，28（2）：90-94.

[15] RosenkmnIz AB, Verma S, Choyke P, et al. Prostate magnetic resonance imaging and magnetic resonance imaging targeted biopsy in patients with a prior negative biopsy： a consensus sIaIemenI by AUA and SAR[J]. J Urol, 2016, 196: 1613-1618.

[16] 蒋恒，陆志华，翁晓燕，等 . 直肠癌 TNM 分期的表观扩散系数直方图分析 [J] . 中国医学影像杂志，2020，28（6）：436-440.

[17] Louis, David N, Perry, et al.The 2016 World Health Organization classification of tumors ofthe Central Nervous System: a summary[J].Acta Neuropathol, 2016, 13l(6): 803-820.

[18] 张归玲，石晶晶，刘城霞，等 . RSNA2018 中枢神经系统影像学 [J]. 放射学实践，2019，34（3）234-248.

[19] 樊文 . 超声弹性成像与超声造影（CUES）对肝脏占位性病变性质的鉴别诊断价值分析 [J]. 影像研究与医学应用，2020，4（2）：40-41.

[20] 李响，周显礼 . 常规超声及弹性成像在甲状腺结节良恶性诊断中的应用进展 [J]. 临床超声医学杂志，2019，21（2）：127-129.

[21] 郑加生，叶欣 . 中国肿瘤消融治疗的现状与未来 [J]. 中华医学杂志，2017，97（31）：2401-2403.

[22] 林子梅，闻卿，徐永远，等 . 超声造影在胰腺癌 T、N 分期中的应用价值 [J]. 中华超声影像学杂志，2018，27（7）：614-617.

[23] Burnett-Hartman A, Lee J, Demb J, et al. An update on the epidemiology, molecular characterization, diagnosis, and screening strategies for early-onset colorectal cancer[J]. Gastroenterology, 2021, 7(5): 50-61.

[24] Shimamura Y, Inoue H, De Santiago E, et al. Diagnostic yield of fourth-generation endocytoscopy for esophageal squamous lesions using a modified endocytoscopic classification[J].Digestive Endoscopy, 2020, 12(5): 33-36.

第四章　肿瘤病理诊断

第一节　概　述

病理学（pathology）是应用科学的方法研究患者机体的形态结构、功能和代谢等方面的改变，揭示疾病的病因、发病机制和转归的医学基础科学。主要用于确定病变的性质和分型分级，为临床选择治疗方案提供依据，提供有关预后因素的信息，了解疾病的发展和分析疗效及为靶向治疗提供依据等。以器官、组织为研究对象的病理学诊断，称为"组织病理学"；而以腔道脱落的细胞或小的组织碎片为研究对象的病理学诊断，称为"细胞病理学"或"细胞学"。

在各种肿瘤诊断技术中，病理学诊断至今仍被誉为"金标准"。然而，无论何种诊断方法都存在一定的局限性，病理学诊断也不例外。病理诊断常需要依据临床表现、手术所见、大体变化和光镜形态等特征做出综合判断。对于一些疑难病例，尚需要结合免疫组织化学、超微结构、细胞和分子遗传学特征，甚至随访结果才能确诊。

一、肿瘤的概念

肿瘤是机体在各种致瘤因素作用下，局部组织的细胞在基因水平上失去了对其生长的正常调控，导致异常增殖而形成新生物，常表现为局部肿块，但某些肿瘤（如血液系统肿瘤）的恶性肿瘤不一定形成局部肿块。肿瘤细胞具有异常的形态、代谢和功能，并在不同程度上失去了分化成熟的能力。它生长旺盛，并具有相对自主性，即使后来致瘤因素已不存在，肿瘤细胞仍能持续性生长。

根据肿瘤的生物学行为和临床表现分为良性肿瘤和恶性肿瘤。①良性肿瘤通常有包膜或边界清楚，呈膨胀性生长，速度缓慢，无侵袭性或侵袭性弱，不从原发部位播散到身体的其他部位，对人体危害小。②恶性肿瘤通常无包膜，边界不清，肿瘤细胞分化不成熟，生长迅速，侵袭性强，向周围组织呈浸润性生长，易从原发部位播散到身体其他部位，对人体危害大。良（恶）性肿瘤的分类在肿瘤诊断治疗和预后判断有着十分重要的意义。

目前的研究表明，肿瘤从本质上来说是基因病。原癌基因、癌基因、肿瘤抑制基因，实际上是对细胞生长、分化起正向或者反向调节的基因，在保持机体的正常功能方面起重要的作用。如果发生异常改变，则可能引起细胞转化和肿瘤的发生。而肿瘤的生长和转移，依赖于肿瘤内的血管生成。为了更好地防治肿瘤，需要更深入地探讨肿瘤，尤其是关于恶性肿瘤的生物学本质及机体对肿瘤发生发展的影响等诸多问题。

二、肿瘤的形态与分化

（一）肿瘤的大体形态

大体观察时，应注意肿瘤的大小、形状、颜色、质地和数目等。这些信息有助于判定肿瘤的性质和类型。

1. 大小　肿瘤的体积与很多因素相关，如肿瘤的性质、生长时间和发生部位。肿瘤体积差别很大。极小的肿瘤，如甲状腺的微小癌，肉眼很难看到；很大的肿瘤，可重达数千克到数十千克，如卵巢的囊腺癌。一般恶性肿瘤细胞生长速度快，体积通常较大，且体积越大发生转移的机会也越大。因此，恶性肿瘤的体积是肿瘤分期的一项重要指标。发生在密闭的狭小的腔道（如颅腔、椎管）内的肿瘤，其生长受限，体积通常较小，而发生在体表或大的体腔内的肿瘤，体积可以很大。

2. 形状　可因其组织类型、发生部位、生长方式、良（恶）性质不同而有所不同，有乳头状、绒毛状、结节状、分叶状、浸润型、溃疡型和囊状等。

3. 颜色　肿瘤的颜色由组成肿瘤的组织、细胞及其产物的颜色决定。如纤维瘤切面多呈灰白色，脂肪瘤呈黄色，血管瘤常呈红色。肿瘤如果发生变性、坏死、出血等继发改变，可使肿瘤的颜色随之改变，某些肿瘤细胞产生黑色素，肿瘤可呈黑褐色。

4. 质地　肿瘤的质地与其类型、间质的多少有关，如脂肪瘤质地较软，骨肿瘤质地坚硬；纤维间质少的肿瘤，如大肠腺瘤质地较软；肿瘤细胞丰富的肿瘤，如淋巴瘤等质地就比较嫩；伴有纤维增生反应的浸润性癌质地就偏硬。

5. 数目　一般一例患者只发生一种肿瘤，但有时也可以同时或先后发生多种肿瘤。有些类型的肿瘤，如呼吸道、泌尿生殖系统的癌，单发的较多；而有些肿瘤表现为多发，如神经纤维瘤病、脂肪瘤病和肠的家族性腺瘤性息肉病数目可有数十个乃至上百个。因此，在对肿瘤患者进行体检

或对手术标本进行检查时，应全面仔细，避免忽略多发性肿瘤的可能。瘤病是指肿瘤多发的状态，而非肿瘤的性质，脂肪瘤病是良性肿瘤，而神经纤维瘤病WHO编码是"1"，属于低度恶性或低度恶性潜能，家族性腺瘤性息肉病属于癌前病变。

（二）肿瘤组织学形态

肿瘤组织形态千变万化，根据其组成成分，可分为肿瘤实质和间质两部分。肿瘤细胞构成肿瘤的实质，其组织结构、细胞形态或其产物是判断肿瘤分化、组织学分类的主要依据。肿瘤间质一般由结缔组织和血管组成，其中可见淋巴细胞等浸润，肿瘤的间质起支持和营养肿瘤实质的作用。肿瘤血管是肿瘤生长和转移的必要条件，实验证明，肿瘤细胞本身可形成具有基底膜的类似血管的小管状结构，可与血管交通，作为不依赖血管生成的肿瘤微环境或微环境成分，称为"血管生成拟态"（图4-1-1）。淋巴细胞与机体对肿瘤的免疫反应有关。

（三）肿瘤的分化与异型性

分化是指原始的幼稚细胞向各种方向演化为成熟细胞的过程。肿瘤的分化表现为肿瘤组织在形态和功能上与某种正常组织的相似性。肿瘤的组织形态和功能越是类似某种正常组织，说明其分化程度越高或分化越好（图4-1-2）。反之，分化差，以至于无法判断其分化方向的肿瘤称为未分化肿瘤。

肿瘤组织结构和细胞形态与相应的正常组织有不同程度的差异，称为肿瘤的异型性。肿瘤组

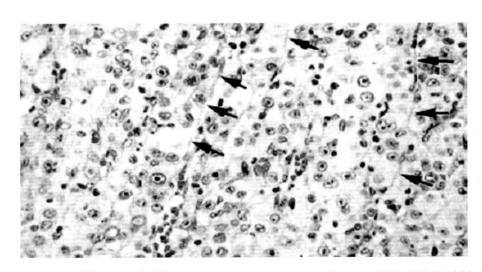

图 4-1-1　肿瘤中的血管生成拟态［引自 Robert Folberg et al., Am J of Pathol, 2000, 156 (2): 361–381］

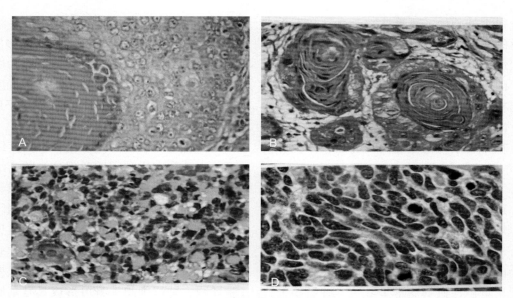

图 4-1-2　肿瘤的分化与异型性

A. 高分化鳞状细胞癌，分化较好；B. 高分化鳞状细胞癌，角化珠形成；C. 低分化鳞状细胞癌，分化差；D. 低分化鳞状细胞癌，分化差，异型性大

织的异型性可分为结构异型性和细胞异型性。

1. 结构异型性　表现在细胞空间排列方式上与相应正常组织的差异，如鳞状细胞癌或原位癌，表现为鳞状上皮排列显著紊乱（图 4-1-3）。

2. 肿瘤细胞异型性　①大小及形态改变，在同一种肿瘤内，肿瘤细胞的大小及形状可出现较大的差异，甚至可出现瘤巨细胞。②细胞核异常，核的大小、形状变化显著，细胞核增大、异型，胞核与胞质的比例（核浆比）失调，异型性明显，呈多形性，染色质差别较大，出现巨核、双核、多核或奇异形核。③核内 DNA 增多，核深染，染色质呈粗颗粒状，分布不均匀，常堆积在核膜下。④核仁明显，体积增大，数目增多。⑤核分裂象增多，出现异常核分裂象（图 4-1-4）。

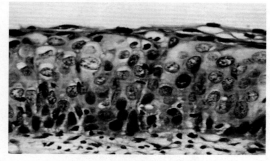

图 4-1-3　宫颈 CIN Ⅱ：鳞状上皮全层极性紊乱，细胞拥挤，细胞异型性明显

异型性是肿瘤组织和细胞出现成熟障碍和分化障碍的表现，是区别良性或恶性肿瘤的重要指标。良性肿瘤的异型性小，恶性肿瘤异型性大。

三、肿瘤的生长与扩散

（一）肿瘤生长

1. 生长方式　主要有膨胀性生长、外生性生长和浸润性生长三种。实质器官的良性肿瘤多呈膨胀性生长，其生长速度较慢，随着体积增大，肿瘤推挤周围组织，但不浸润周围组织，与周围组织界线清楚，可在肿瘤周围形成完整的纤维性包膜（capsule）。有包膜的肿瘤触诊时常可以推动，手术易摘除，不易复发。这种生长方式对局部器官、组织的影响，主要是挤压。

体表肿瘤或体腔内的肿瘤或管道器官腔面的肿瘤，常凸向表面，呈乳头状、息肉状、菜花状等，这种生长方式称为外生性生长。良性或恶性肿瘤均可呈外生性生长，但恶性肿瘤在外生性生长同时，其基底部往往也有浸润。外生性恶性肿瘤，由于生长速度快，肿瘤中央血液供应相对不足，易发生坏死，坏死组织脱落后形成底部高低不平、边缘隆起的溃疡，称为恶性溃疡。

恶性肿瘤多呈浸润性生长。肿瘤细胞长入并破坏周围组织器官，包括组织间隙、淋巴管或血管，

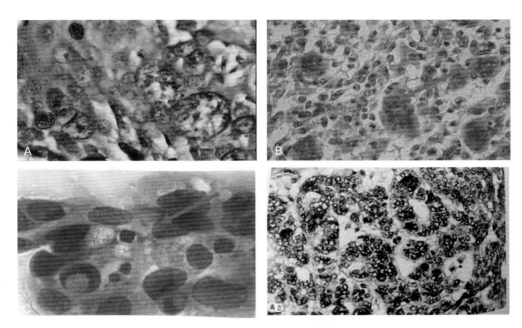

图 4-1-4　肿瘤细胞异型性表现
A. 肿瘤细胞的异型性明显；B. 肿瘤内的瘤巨细胞；C. 核深染；D. 核分裂象增多

这种现象称为浸润。浸润性生长无包膜或破坏原有包膜，与邻近正常组织无明显界线。触诊时肿瘤固定，活动度小，手术不易切除且术后易复发。

2. 生长特点　良性肿瘤生长一般比较缓慢，肿瘤生长时间可达数十年之久。恶性肿瘤生长较快，可在短时间内形成明显肿块。影响肿瘤生长速度的主要因素有肿瘤细胞的倍增时间、生长分数、细胞生成与死亡的比例等。倍增时间是指一个细胞分裂繁殖为两个子代细胞的时间。多数恶性肿瘤的倍增时间并不比正常细胞更快。

生长分数是指细胞群体中处于增殖状态细胞的比值。处于增殖状态的细胞不断分裂增殖，细胞完成一次分裂增殖的过程为一个细胞周期，由 G1、S、G2、M 期四个期组成。恶性肿瘤形成初期，核分裂活跃，生长分数高。随着肿瘤生长，有的细胞进入静止期，停止分裂。许多化学治疗药物是通过干扰细胞增殖发挥作用的，因此生长分数高的肿瘤对化学治疗敏感。

3. 肿瘤血管生成　肿瘤直径达 1～2mm 后，若无新生血管提供营养，肿瘤则不能继续生长。实验显示，肿瘤细胞本身及炎细胞（主要是巨噬细胞）可产生血管生成因子，诱导新生血管形成。此外，肿瘤细胞本身可形成具有基底膜的类似血管的小管状结构，可与血管交通，作为不依赖血管生成的肿

瘤微环境或微环境成分，称为"血管生成拟态"。

4. 肿瘤的演进和异质性　恶性肿瘤生长过程中，其侵袭性增加的现象称为肿瘤的演进（progression），可表现为生长速度加快、浸润周围组织和发生远处转移。肿瘤演进与其获得越来越大的异质性相关。肿瘤中少数细胞具有启动和维持肿瘤生长、保持自我更新能力，这些细胞称为肿瘤干细胞。肿瘤细胞在生长过程中，经过许多代分裂繁殖之后的子代细胞，可出现不同的基因改变或其他分子改变，其生长速度、侵袭能力、对生长信号的反应、对抗癌药物的敏感性等都可有很大差异，称为肿瘤的异质性。

（二）肿瘤扩散

恶性肿瘤不仅在原发部位浸润生长累及邻近器官或组织，而且还可通过多种途径扩散到身体其他部位。

1. 局部浸润和直接蔓延　随着恶性肿瘤不断生长，肿瘤细胞常沿着组织间隙或神经束浸润生长，破坏邻近器官或组织，这种现象称为直接蔓延。如子宫颈癌可直接蔓延到直肠和膀胱。

2. 转移　恶性肿瘤细胞从原发部位侵入淋巴管、血管或体腔，迁徙到其他部位继续生长，形成与原发部位相同类型的肿瘤，这个过程为转移。通过转移形成的肿瘤为转移肿瘤或继发肿瘤，原

发部位的肿瘤为原发肿瘤。发生转移是恶性肿瘤的特点，但并非所有恶性肿瘤都发生转移。恶性肿瘤可通过以下途径发生转移。

（1）淋巴道转移：肿瘤侵入淋巴管，随着淋巴液到达局部淋巴结。如乳腺外上象限发生的癌常首先转移到同侧腋窝淋巴结。

（2）血道转移：癌细胞侵入血管后，随着血液到达远处器官，继续生长，形成转移癌。由于静脉管壁薄，管腔内压力小，癌细胞多经静脉入血。少数可经淋巴管间接入血。侵入体循环的肿瘤细胞经右心到达肺脏，在肺脏内形成转移瘤，如骨肉瘤的肺转移瘤。侵入门静脉系统的肿瘤细胞，首先发生肝转移，如胃肠癌的肝转移。原发肺肿瘤或肺转移癌可侵入肺静脉或通过肺毛细血管进入肺静脉，经左心随主动脉到达全身各器官，常转移到脑、骨、肾及肾上腺等。此外，侵入胸、腰、骨盆静脉的肿瘤细胞，也可通过吻合支进入脊椎静脉丛，如前列腺癌可转移到脊椎，进而转移到脑，恶性肿瘤通过血道转移最常累及肺脏和肝脏。临床判断有无血道转移，应做肺脏和肝脏的影像学检查。形态学上转移性肿瘤特点是边界清楚，常为多个散在分布，多接近器官表面。位于器官表面的转移性肿瘤，常因肿瘤内部出血、坏死而致器官表面下陷，形成"癌脐"。

（3）种植性转移：发生于胸腹膜腔等体腔内器官的恶性肿瘤，侵及器官表面时，瘤细胞可以脱落，像播种一样种植在体腔其他器官表面，形成多个转移性肿瘤，这种播散方式称为种植性转移。如胃肠道黏液癌侵及浆膜后，可种植到大网膜、腹膜、盆腔器官，如种植在卵巢，可表现为双侧卵巢增大，镜下可见富含黏液的印戒细胞癌弥漫浸润。这种由胃肠道黏液癌种植转移而来的卵巢转移性肿瘤称为库肯勃（Krukenberg）瘤。浆膜腔的种植性转移常伴有浆膜腔积液，可为血性浆液性积液。由于浆膜下淋巴管或毛细血管被瘤栓堵塞，毛细血管通透性增加，血液漏出，以及肿瘤细胞破坏血管引起出血所致。

四、肿瘤的良性与恶性鉴别

肿瘤可分为良性肿瘤和恶性肿瘤，良性或恶性肿瘤的鉴别见表 4-1-1。

表 4-1-1　良性和恶性肿瘤鉴别

项目	良性肿瘤	恶性肿瘤
组织分化程度	分化成熟，无异型或异形性小	分化不成熟，异形性明显
核分裂象	无或少见，无病理性核分裂象	易见，可见病理性核分裂象
生长速度	缓慢，可达数十年，体积相对较小	迅速，短期内可形成肿块，体积大
继发改变	很少发生出血坏死	出血坏死常见
生长方式	呈膨胀性生长，有包膜或边界清楚，无侵袭性或侵袭性弱	呈浸润性生长，无包膜或边界不清楚，侵袭性强，常侵犯血管神经
复发和转移	不易复发。一般不发生转移	易复发。常破坏周围器官组织，并可发生转移
对机体的影响	主要是局部压迫和阻塞症状。如果发生在重要器官也可以引起严重后果，如颅内及内分泌良性肿瘤	严重危害机体健康，可导致患病机体死亡

五、肿瘤的遗传与分子病理学基础

肿瘤的病因学曾有病毒致癌、理化致癌及遗传因素三种学说。近年来的研究发现，肿瘤的发生具有家族聚集性和种族差异，也受环境因素的影响，但环境因素只有通过改变遗传物质的结构和功能才能使正常细胞转变为癌细胞。所以，肿瘤发生的本质是体细胞遗传物质的改变。

肿瘤的形成具有复杂的分子基础，包括原癌基因激活、抑癌基因的灭活或丢失、凋亡调节基因和 DNA 修复基因功能紊乱，以及近年来认识到的端粒及端粒酶、微卫星的调节紊乱。下面介绍这些重要分子变化在肿瘤发生中的作用。

（一）癌基因

1. 原癌基因、癌基因的概念　癌基因（oncogene）是一段能引起细胞恶性转化的核苷酸序列。其表达产物称为癌蛋白或转化蛋白。1968年，Duesberg 等首次发现 Rous 肉瘤病毒基因组中有一种编码蛋白酪氨酸激酶的基因，并证实它在细胞转化中起关键作用，因这种基因来自病毒（且为反转录病毒），因而被命名为病毒癌基因（virus oncogene，vonc）。1972 年，Bishop 应用核酸分子杂交法证实，几乎在所有动物细胞的正常基因组中，都拥有与病毒癌基因相似的 DNA 核苷酸序列，因这部分 DNA 所代表的基因是动物细胞基因组的成员之一，就称为细胞癌基因（cellular oncogene，conc）。细胞癌基因在正常细胞中以非激活的形式存在，故又称为原癌基因（protooncogene）。在进化过程中这类基因高度保守，属于看家基因（house-keeping gene），提示其在生命活动中是必不可少的。它们编码的产物，如生长因子、生长因子受体信号转导蛋白和转录因子等，在细胞信号转导通路的不同环节中发挥作用，控制着细胞的生长与分化。正常情况下这些基因处于静止状态或低表达状态，且表达有时间、空间限制。当原癌基因受到化学、物理及生物等因素作用时，其结构发生异常或表达失控，一方面导致其编码蛋白的结构改变；另一方面可引起该蛋白浓度增加，使其致癌潜能得以发挥。此时原癌基因转变为癌基因（此过程称为原癌基因的激活），原癌基因编码的产物也转变为癌基因编码的产物 - 癌蛋白。许多癌基因的生物学作用是由癌基因编码的蛋白质实现的。因此，癌基因可以理解为由原癌基因衍生而来的具有使细胞发生恶性转化的基因，导致部分细胞发生恶变而形成肿瘤。

2. 原癌基因的激活　由于各种致瘤因素影响原癌基因，使其结构和功能发生了改变：①结构改变（突变），产生具有异常功能的转化蛋白——癌蛋白，使正常细胞转化为癌细胞；②调节水平变化造成基因过表达，产生过多的促进生长的蛋白质，使细胞过度增殖，从而形成肿瘤。导致原癌基因结构改变或过表达而激活为癌基因的方式主要有以下几种。

（1）点突变（point mutation）：癌基因在编码顺序的特定位置上某一个核苷酸发生突变，其表达蛋白质中相应的氨基酸发生变化，继而改变了蛋白质的空间构型和生物学功能，成为具有致癌作用的癌蛋白。点突变是导致原癌基因激活的主要方式。例如：ras 基因家族编码的 P21 蛋白具有介导激活的跨膜受体与下游蛋白激酶中的传递作用。人体肿瘤中已从膀胱癌、小细胞肺癌（H-ras，K-ras）、胃癌（N-ras）、乳腺癌（H-ras）等证明在 12 号或 61 号编码子出现点突变。这种突变可

使编码的蛋白 P21 的 Gtpase 活性明显下降，导致 P21 与 GTP 的持续结合而促进细胞的生长增殖。

（2）基因扩增（amplification）：基因通过不明原因在原来的染色体上复制多个拷贝，多拷贝 DNA 再次整合入染色体形成均匀染色体，表示高度的染色体结构破坏与不稳定性，并导致基因产物增加。例如：人视网膜母细胞瘤的 N-myc 扩增了 10 ～ 200 倍，相应的 mRNA 和蛋白质产物也都大量增加。从肿瘤的基因扩增区域鉴定的癌基因有 myc、myb、EGFR、Ak2、Cmyc 和 myb 基因编码转录因子，EGFR 和 Neu 基因编码酪氨酸激酶。

（3）获得外源性启动子：肿瘤细胞中原癌基因的表达水平可以其转录的 mRNA 或翻译产生蛋白质的含量来表示。在原癌基因的上游插入外源性启动子或增强子，可使原癌基因表达产物增多。例如：人膀胱癌 T24 的原癌基因 ras 重组插入反转录病毒的启动子后，合成表达产生 P21 明显增多。增强子能极大地增强基因的转录，如果增强子插入到原癌基因的附近或远处，均使之激活，则促使其表达比正常增高几十倍，甚至上百倍。

（4）染色体易位（chromosomal translocation）或基因重排（gene rearrangement）：真核细胞中，当两个位于同一 DNA 链上的基因之间距离小于规定长度时，其中一个基因转录受抑制，此称为基因邻域效应。正常细胞中有基因邻域效应的存在。当原癌基因的编码区在染色体易位时被插入（重排）到具有很强启动子区，转录增加，过表达或由于转位产生具有致癌能力的融合基因，编码融合蛋白，导致细胞恶性转化。常见易位癌基因有 C-myc 和 C-abl。如位于 8q24 的 C-myc 基因与 14q32 上编码免疫球蛋白重链（IgH）基因在染色体易位中发生了重排，导致 C-myc 在编码免疫球蛋白基因调节区内得到增强表达，从而导致 Burkitt 淋巴瘤形成；9q34 与 22q11 之间的变化，造成原癌基因 c-abl 与 bcr 基因融合，形成一个功能异常的 c-abl 或 bcr 融合蛋白，导致慢性粒细胞白血病。

（5）DNA 甲基化改变：DNA 甲基化（methylation）是由 DNA 甲基转移酶介导的在 DNA 某些碱基上增加一个甲基的化学修饰过程。在甲基转移酶的催化下，DNA 的 CG 两个核苷酸的胞嘧啶

被选择性地添加甲基，形成 5- 甲基胞嘧啶（5mC）。在哺乳类动物这常见于基因的 5-CG-3 序列，多位于基因启动子区。DNA 的甲基化可致基因突变（C → T）与基因沉默（使启动子区的结构改变，启动困难；或组蛋白脱乙酰化而致染色质结构改变，关闭基因，从而阻抑基因的转录）。DNA 甲基化模式的维持对稳定细胞的表型起重要作用。若低甲基化和去甲基化，则可能激活基因转录，使细胞表型恶性转化。现已发现在结肠腺癌和小细胞肺癌的细胞中，ras 基因的 DNA 甲基化水平比其邻近的正常细胞明显偏低，提示某些原癌基因是由于甲基化程度降低而激活。

3. 癌基因的产物和功能　原癌基因编码的蛋白与细胞生长调控的许多因子有关，这些因子参与细胞生长、增殖、分化各环节的调控，它们都是复杂的细胞信号转导网络中的成分，通过信号转导的方式发挥作用。但原癌基因激活为癌基因后，癌基因的表达产物与原癌基因表达的产物相比往往就有了质和量的差别。按在信号转导系统中的作用，将癌基因的表达产物分为四类：胞外生长因子、跨膜生长因子受体、胞内信号转导蛋白、核内转录因子。

（1）胞外生长因子类：这类癌基因产物是一类多肽类分子，作用于跨膜受体触发信号转导机制，调控细胞的生长分化。如 sis、fgf 家族（int-2、csf-1 等）。人类血小板衍生性生长因子（platetet-derived growth factor，PDGF）具有促进结缔组织及神经胶质细胞生长、分裂和分化的作用。而 sis 癌基因编码的 p28 氨基酸顺序与 PDGF 氨基酸顺序有 108 位完全一致，即 87% 的同源性，它们都能与 PDGF 受体结合，表明 p28 与 PDGF 有相似的生物学特性。现认为肿瘤细胞的 PDGF-β 基因就是 c-sis，由于过度表达而导致正常细胞的恶性转化。

（2）跨膜生长因子受体类：neu、met、erb-B、trk、fms、os-1 等癌基因的产物，都具有相似的结构，即胞质侧区域具有酪氨酸蛋白激酶活性。这类产物与生长因子受体有关，因此称为生长因子受体类。人类肿瘤细胞 erb-B 编码的是掐头的表皮生长因子受体（epiderma growth factor receptor，EGFR），这种受体跨膜区域无变化，但受体两端变短，尤其是外侧被删除。它可以与 EGF 长期结合，从而永久性地进行信号转导，促进细胞增殖。erb-B 编码产物是结构改变，而 neu 在肿瘤细胞中表现为量的变化，即基因扩增及表达水平升高，从而诱导信号转导及细胞的恶性转化。

（3）胞内信号转导蛋白类：①编码非受体蛋白酪氨酸激酶（protein tyrosine kinase，PTK）的癌基因，如 src 家族 src、Sy7、fyn、abl、ros 等。c-Src 编码的 PD60 具有 PTK 的活性，且活性显著升高，提高了激酶磷酸化作用，使正常细胞发生恶性转化。② raf、naf-1、moos、pim-1 等癌基因所编码的蛋白激酶在体外具有自动磷酸化活性，使丝氨酸和苏氨酸残基自动磷酸化，加速了生长信号在胞内的传递，使细胞发生恶性转化。③ p21^{ms} 是 ras 基因家族编码的 GTP 结合蛋白，具有结合 GTP 及 GTP 酶活性作用，但由于 ras 基因第 12、13、61 位致癌性点突变，降低了 p21 水解 GTP 为 GDP 的能力，导致 p21m 与 GTP 的持续结合而促进细胞的生长增殖。

（4）核内转录因子类：已知某些癌基因，如 myc 家族、fos 家族、jun 家族、ets 家族成员的表达蛋白定位于细胞核内，它们能与靶基因的调控元件结合直接调节转录活性起转录因子作用。myc 家族可分为 c-my、N-myc、L-myc、R-myc，在人类肿瘤中可通过染色体易位被激活，表现为 myc 基因的高表达，而非蛋白质本身结构改变，如 Burkitt 淋巴瘤；也可受 DNA 扩增的影响，导致 myc 基因的高表达，如小细胞肺癌、直肠腺癌等。

总而言之，原癌基因表达的产物多是正常细胞生长所必需的生长因子及其受体。正常情况下原癌基因的表达水平一般较低，而且是受生长调节的，其表达主要有三个特点：①具有分化阶段特异性，与分化有关的原癌基因表达增加，而与细胞增殖有关的原癌基表达受抑制；②细胞类型特异性；③细胞周期特异性。

不同的癌基因有不同的激活方式，一种癌基因也可有几种激活方式。例如：C-myc 的激活就有基因扩增和基因重排两种方式，很少见 C-myc 的突变；而 ras 的激活方式则主要是突变。相对于正常细胞，肿瘤细胞中被激活的癌基因表达比较普遍和突出的特点：①一些癌基因具有高水平的表达或过表达；②癌基因的表达程度和次序发生紊乱，不再具有细胞周期特异性；③与分化有关的癌基因表达受抑制，使肿瘤表现为低分化，而与细胞增殖有关的癌基因表达增加。

（二）抑癌基因

1. 抑癌基因的概念　关于肿瘤细胞的增生能被某种基因产物抑制的概念，首先来自体细胞杂交实验。1969 年，Harris 发现正常细胞与肿瘤细胞融合所产生的杂交细胞不再具有致瘤性，提示从正常细胞来的某种基因起抑制肿瘤发生的作用。当融合细胞随着在体外传代时间的增长，丧失了含有这种特殊基因的染色体时，则可以重现其致瘤性，证明来自正常细胞的染色体携带抑癌基因。现已证明，在恶性肿瘤发病过程中，除了癌基因起显性作用外，还涉及另一类通过纯合子缺失与杂合子丢失或两者失活而引起恶性转化的基因，称为肿瘤抑制基因（tumor suppressor gene）或抑癌基因（表 4-1-2）。

表 4-1-2　抑癌基因的类型

抑癌基因	功能	相关肿瘤
Rb	转录调节因子	RB、成骨肉瘤、胃癌、SCLC、乳腺癌、结肠癌
p53	转录调节因子	星状细胞瘤、胶质母细胞瘤、结肠癌、乳腺癌、成骨肉瘤、SCLC、胃癌、鳞状细胞肺癌
WT	负调控转录因子	WT、横纹肌肉瘤、肺癌、膀胱癌、乳腺癌、肝母细胞瘤
NF-1	GAP，ras GTP 酶激活因子	神经纤维瘤、嗜铬细胞瘤、施万细胞瘤、神经纤维瘤
DCC	细胞黏附分子	直肠癌
P21	CDK 抑制因子	前列腺癌
P15	CDK4、CDK6 抑制因子	成胶质细胞瘤
BRCA1	DNA 修复因子，与RAD51 作用	乳腺癌、卵巢癌
BRCA2	DNA 修复因子，与RAD51 作用	乳腺癌、胰腺癌
PTEN	磷脂酶	成胶质细胞瘤

正常细胞增殖的调控信号分正、负两大类。正信号（如原癌基因产物）促使细胞进增殖周期，

阻止其发生分化；负信号（如抑癌基因）则抑制细胞进入分裂周期，促进细胞向终末分化。体细胞在增殖、分化和凋亡的整个生命过程中都受到这两类信号的精密控制，否则就有可能高增殖，低分化，凋亡不足而形成肿瘤。因此，抑癌基因的失活和癌基因的激活都是癌化过程的一部分。

抑癌基因产物：①转录调节因子，如 Rb、p53；②负调控转录因子，如 WT；③周期蛋白依赖性激酶抑制因子（CKI），如 P15、P16、P21；④信号通路的抑制因子，如 ras GTP 酶活化蛋白（NF-1），磷脂酶（PTEN）；⑤ DNA 修复因子，如 BRCA1、BRCA2；⑥与发育和干细胞增殖相关的信号途径组分，如 APC、Axin 等。

2. 抑癌基因的失活　与癌基因不同，许多肿瘤均发现抑癌基因的两个等位基因均缺失或失活，因此抑癌基因突变体通常是隐性的。抑癌基因失活途径表现：①等位基因隐性作用，即一个拷贝失活，另一个拷贝仍以野生型存在，细胞呈正常表型。只有当另一个拷贝失活后才导致肿瘤发生，如 Rb 基因。②抑癌基因的显性负作用（dominant negative），抑癌基因突变的拷贝在另一野生型拷贝存在并表达的情况下，仍可使细胞出现恶性表型和癌变，并使野生型拷贝功能失活。如近年来证实突变型 P53 和 APC 蛋白分别能与野生型蛋白结合而使其失活，进而转化细胞。③单倍体不足假说（haplo-insufficiency），如果一个拷贝失活，另一个拷贝就可能不足以维持正常的细胞功能，从而导致肿瘤发生。如 DCC 基因一个拷贝缺失就可能使细胞黏膜功能明显降低，进而丧失细胞接触抑制，使细胞克隆扩展或呈恶性表型。抑癌基因失活的基本病变主要有下列几种形式。

（1）点突变：近年的研究认为，抑癌基因点突变在不同的肿瘤组织中可能具有一定的规律，例如与黄曲霉毒素相关的肝癌 P53 基因突变主要集中于第 249 编码子的第 3 位碱基。

（2）丢失。基因片段的丢失（gene loss）是另一种主要的抑癌基因突变形式，缺失的范围差别较大，可以是 1～2 个碱基，也可以是一个片段甚或一个外显子的缺失。常见的缺失位点，如乳腺癌的 3p、7q、11p、13q、16q 和 17p 等，结肠癌的 5q、17p 和 18q 等，小细胞肺癌 FHIT 基因第 5 外显子缺失，乳腺癌 FHIT 基因第 5 或 6 外显

子的缺失。

（3）基因重排：易位与重排易使癌基因被激活，或使抑癌基因失活，如 *Rb* 等位基因的异常或出现基因重排、基因突变，常可表现出 mRNA 或蛋白质的异常；*P53* 基因突变的形式不仅可表现为点突变、缺失突变、插入突变，也可出现基因重排等。

（4）甲基化：癌基因突变时表现为低甲基化和去甲基化，激活基因的转录；反之，抑癌基因突变表现为甲基化和高甲基化则基因转录抑制。在 ras、myc、p16 和 p53 等基因均发现存在甲基化状态改变。经过对几种癌、癌旁组织和正常组织 DNA 的分析，确定某些癌基因（*H-ras*、*c-myc*）低甲基化和抑癌基因（*Rb*、*pl6*）的高甲基化改变是细胞癌变的一个重要特征。随着甲基化检测技术方法的改进，DNA 甲基化状态的分析有可能成为临床上恶性肿瘤诊断及预后判定的重要指标。

3. 几种抑癌基因介绍

（1）视网膜母细胞瘤基因（retinoblastoma gene）：*Rb* 基因是第一个被发现和鉴定的抑癌基因，它是在研究少见的儿童视网膜母细胞瘤中发现的。该肿瘤分为家族性和散发性两种。家族性患儿年龄小，双侧发病较多；散发性发病概率比家族性者小得多，且发病较晚，多为单侧。Knudson 于 1974 年提出"两次打击假说"（two hit hypothesis）来解释这种现象。这个假说的含义是，存在某种基因，当这个基因的两个拷贝（等位基因）都被灭活后才能发生肿瘤。家族性患儿所有体细胞都已经继承了一个有缺陷的基因拷贝，只要另一个正常的基因拷贝再发生灭活即可形成肿瘤。散发性患者则需要两个正常的等位基因都通过体细胞突变失活才能发病，所以概率小得多。后来的研究肯定了这一假说，并又发现，*Rb* 基因的丢失或失活不但见于视网膜母细胞瘤，也见于膀胱癌、肺癌、乳腺癌、骨肉瘤等，具有一定的广泛性。

Rb 基因定位于人类染色体 13q14，比较大，编码蛋白质为 p105^{Rb}（*pRb*），定位于核内，有磷酸化和非磷酸化两种形式，非磷酸化形式称活性型，能促进细胞分化，抑制细胞增殖。*Rb* 基因对肿瘤的抑制作用与转录因子（E2F）有关。E2F 是一类激活转录作用的活性蛋白，在 G0、G1 期，低磷酸化型的 *pRb* 与 E2F 结合成复合物，使 E2F 处于非活化状态；在 S 期，*pRb* 被磷酸化而与 E2F 解离，结合状态的 E2F 变成游离状态，而与一种 DP1 蛋白形成二聚体，并活化一系列在细胞由 G1 期进入 S 期转换过程中起关键作用的基因表达，细胞立即进入增殖阶段。当 *Rb* 基因发生缺失或突变，丧失结合、抑制 E2F 的能力，E2F 的转录活性处于无控状态，使细胞失去了控制 G1 期或 S 期转换的一个重要机制，于是细胞增殖活跃，导致肿瘤发生。

（2）p53 基因：p53 基因是第二个被鉴定的抑癌基因，也是研究最为广泛深入的抑癌基因之一。p53 的突变可见于高达 50% 以上的人类肿瘤中，它是人类恶性肿瘤中最常见的基因改变。现已明确 p53 是细胞生长周期中负调节因子，与细胞周期的调控、DNA 修复、细胞分化和细胞凋亡等生物学功能有关。p53 基因有野生型和突变型两种，其产物也有野生型和突变型。野生型 P53 蛋白的半衰期很短，仅 15 ～ 30min。因此，正常细胞中几乎检测不到 p53 蛋白的表达。但当基因突变后，其半衰期明显延长，可通过免疫组化检测。

（3）p16 基因：又称多肿瘤抑制基因（multiple tumor suppressor 1，MTS1）。其异常分布的瘤谱极为广泛，几乎包括了人类肿瘤大部分，由于在多种肿瘤中发现有缺失或突变，被认为是一个非常重要的抑癌基因。p16 基因编码一种已知的周期蛋白依赖性激酶 4 抑制因子（inhibitor of cdk，Ink），相对分子质量 15 800，简称 pl6^{Ink4a}。pl6^{Ink4a} 是细胞周期有效调控者，又是抑制肿瘤细胞生长的关键因子。pl6^{Ink4a} 能与 cyclin D 竞争结合 CDK4/6，它与 CDK4/6 结合后抑制 Rb 蛋白的磷酸化，使其不能与转录因子分离，从而抑制细胞增殖。当 cyclin D 与 CDK4/6 结合时，可使 Rb 蛋白磷酸化，与转录因子分离，刺激细胞生长分裂。当 p16 基因异常而不能正常表达，使 pl6^{Ink4a} 水平下降或缺失，cyclin D 则与 CDK4/6 优势结合，使细胞生长失去控制，过度增殖。由于 pl6^{Ink4a} 可与 CDK4/6 结合抑制 Rb 磷酸化，而 *p53* 则需通过调节下游基因 p2^{1WAF1}/CIP1 的表达，进而结合 CDKs 来抑制 *Rb* 的磷酸化，故可以认为 P6 的抑癌作用较 *p53* 更为直接。

（三）凋亡调节基因和 DNA 修复调节基因

1. 凋亡调节基因　肿瘤的生长，取决于细胞增殖与细胞凋亡的比例，因此调节细胞凋亡的基因在某些肿瘤的发生上也起着重要作用。细胞凋亡的调控，是通过促凋亡分子和抗凋亡分子之间复杂的相互作用实现的。

2.DNA 修复基因　电离辐射、紫外线、烷化剂、氧化剂等许多因素，可以引起 DNA 损伤。正常细胞 DNA 的轻微损害，可通过 DNA 修复机制予以修复，以维持基因组稳定性。切除修复（excision repair）是 DNA 损伤修复的主要方式，广泛存在于各种生物体中。切除修复有两种类型：核苷酸切除修复（nucleotide excision repair，NER）和碱基切除修复（base excision repair，BER）。显然，DNA 修复机制有异常时，这些 DNA 损伤保留下来，并可能在肿瘤发生中起作用。遗传性 DNA 修复基因异常者，如着色性干皮病（xeroderma pigmentosum）患者，不能修复紫外线导致的 DNA 损伤，其皮肤癌的发生率极高，且发病年龄较轻。除了外源因素，DNA 还可以因为复制过程中出现的错误及碱基的自发改变而出现异常。复制过程导致的碱基错配，如果没有被 DNA 多聚酶的校对功能清除，则由 DNA 错配修复系统（DNA mismatch repair system，MMR）修复。碱基错配修复基因确保了 DNA 高保真复制，在防止基因自由突变及肿瘤的发生发展上具有重要意义。这些基因包括 *hMLH1*、*hMLH2*、*hPMSI*、*hPMS2*、*hMSH2* 等。当碱基修复基因突变时，产生微卫星不稳定性，造成 DNA 错配识别、切除、修复缺陷，抑癌基因或原癌基因突变增加，导致肿瘤发生和恶性演进。

（四）端粒、端粒酶

1. 端粒（telomere）　端粒是位于染色体末端的一种由 2 ～ 20kb 串联的短片段重复序列（TTAGGG）n 与一些结合蛋白组成的特殊结构。人的端粒长度达 15kb，随着细胞的每次分裂，端粒逐渐缩短，每次丢失 50 ～ 200 个核苷酸。经过若干分裂周期，端粒缩短到临界长度时，染色体出现重排、融合及丢失，细胞就会停止分裂，或者变得不稳定，于是细胞进入衰老死亡阶段。染色体复制的上述特点决定了细胞分裂的次数是有限的，由此医学专家把端粒称为生命的"分子钟"。因此，端粒的主要功能是形成保护帽以防止染色体末端被识别为双链断裂，并防止断裂融合、重组和末端降解事件的发生。它在完成染色体末端复制、保护和控制细胞生长、寿命等方面具有重要作用，并与细胞凋亡、细胞转化和不死性密切相关。

2. 端粒酶（telomerase）　端粒酶是一种能延长端粒末端长度的核蛋白反转录酶，主要成分是 RNA 和蛋白质，含有引物特异识别位点，能以自身 RNA 为模板，通过反转录过程合成端粒 DNA 并加到染色体末端，使端粒延长，从而延长细胞的寿命甚至使其永生化。人体细胞经多次分裂后，端粒缩短，但如果在端粒缩短的同时，激活端粒酶，就能以自身的模板合成端粒，以弥补端粒的缺损，维持染色体的稳定性，使细胞免于衰老死亡而获得生存，成为"永生细胞"。因此，端粒酶在保持端粒稳定、基因组完整、细胞长期的活性和潜在的继续增殖能力等方面有重要作用。大部分体细胞端粒酶无活性。但睾丸、卵巢、胚胎细胞、造血细胞、肾细胞、前列腺细胞及肝细胞等细胞中有端粒酶的表达，但活性很低。将永生细胞与正常细胞杂合，端粒酶的活性下降，表明杂合细胞中的端粒酶受到抑制。因此，正常细胞中端粒受精密调控，细胞分裂较快的组织，端粒酶的活性较高，而细胞分裂较慢的组织，端粒酶的活性较低。

3. 端粒、端粒酶与细胞永生化和肿瘤　正常人体细胞端粒长度限制了细胞分裂次数，端粒程序性地缩短限制了转化细胞的生长能力，这很可能是肿瘤形成的一个抑制机制。永生性（immortality）的获得是恶性肿瘤细胞的一个显著生物学特性，也是肿瘤组织具有无限增殖能力的基础。永生化细胞要永远分裂下去就必须维持和平衡端粒长度，由此推测永生化细胞中应该有端粒酶的活性表达，以维持其生长，而肿瘤细胞无限增殖能力的维持也应依赖于端粒酶的激活。

一般正常情况下培养的体细胞分裂 40 ～ 70 次后，细胞端粒缩短到达临界水平时发生 DNA 损伤反应，通过抑癌蛋白 P53、pRb 等阻止细胞分裂，细胞开始衰老死亡。此即第一死亡期（M1）。一方面一些细胞由于癌基因 *SV40T*、*HPV6E6* 和 *E7*、抑癌基因 *P53* 和 *PRb* 突变均能使细胞逃逸 M1 期，获得一定的额外增殖能力而继续分裂，端粒继续缩短，最终达到一个关键阈值，细胞进入第二死亡期（M2）。此时端粒酶仍为阴性，端粒进一步缩短，大部分细胞达到极限而死亡。但极少数细胞能在此阶段进一步激活端粒酶，使端粒结构和功能得以恢复，从而避免死亡，成为永生细胞。另一方面永生化细胞的无限增殖可能给另外的基因损伤的积累提供机会，导致进行性肿瘤性发展。因此，在肿瘤形成过程中，端粒的延长是一个重要的甚至是一个必要的步骤，但仅端粒酶活性升高一项，并不足以引起肿瘤发生。肿瘤发生的必要条件除端粒酶活性升高外，还需癌基因或抑癌基因突变及病毒癌蛋白的共同参与。端粒酶在超过80%的永生细胞系及大多数肿瘤组织中呈激活状态。端粒酶的抑制会使胚胎干细胞、骨髓造血细胞的增生受到抑制，并使肿瘤细胞系增生减弱，以至于凋亡增加。近年来有关端粒、端粒酶与肿瘤关系的研究迅速发展，结果表明，端粒酶的表达水平有可能为肿瘤的发生发展、诊断及预后提供指标，抑制端粒酶表达的手段可能成为肿瘤治疗的新途径。

（五）微卫星不稳定性

微卫星（microsatellite，MS）是指DNA基因组中小于10个核苷酸的简单重复序列，又称短串联重复，是一种遍布于人类基因组的重复序列，一般为2～6个碱基重复，如（CA）n、（GT）n、（CAG）n等，尤以（CA）n重复序列最为常见。具有丰富多态性、高度杂合性及重组率低等优点。微卫星不稳定性（microsatellite instability，MSI）是指简单重复序列的增加或丢失，可能为细胞分裂时染色质或DNA的不对称分配造成。但又由于DNA错配修复基因的存在，可保持遗传物质的完整性和稳定性。MSI常出现在DNA错配修复系统缺损的肿瘤细胞基因组中。MSI首先在结肠癌中观察到，以后相继在胃癌、胰腺癌、肺癌、膀胱癌、乳腺癌、前列腺癌及其他肿瘤等也发现存在MSI现象，提示MSI可能是肿瘤细胞的另一重要分子标志。MSI仅在肿瘤细胞中发现，从未在正常组织中检测到。在原发与转移性肿瘤中，MSI均可被检出，而且晚期癌的MSI频率显著高于早期癌。

六、肿瘤的分子发生与环境致病基础

（一）肿瘤发生发展的多阶段性

肿瘤分子生物学研究已经证实，肿瘤是一种基因病，是由多基因变异并长期累积所致。基因的变化是肿瘤发生的内在原因，外部环境因素通过对基因的载体的影响而在肿瘤的发生中发挥作用。当正常细胞受到物理因素（紫外线、电离辐射等）、化学因素（如黄曲霉毒素）及生物因素（致癌病毒）等致癌因子的作用后，经多次打击，多阶段变化便形成了肿瘤。肿瘤的发生过程大致可分为启动、促癌、转化等几个阶段。

1. 启动阶段　在启动因子作用下，细胞DNA分子已经发生改变，但表型仍显示正常，转变为"潜伏"的癌细胞。启动因子以极低剂量与细胞接触一次，即可启动细胞癌变过程，各种干细胞及处于增殖状态的细胞比静止状态的细胞对启动因子的作用更加敏感。实验证实，启动因子对细胞的损害作用，须等到细胞进入下一个增殖周期才有表型的改变，这种细胞转化须在促癌因子的作用下才能奏效。

2. 促癌阶段　表型正常而DNA已发生变化的癌前细胞，在启动因子和促癌因子的协同作用下，细胞的表型发生变化，显示出癌细胞表型，发展为肿瘤细胞。促癌因子单独无致癌作用，必须有启动因子作用的基础，才能促进细胞转化。这类因子要与细胞反复接触才能促进细胞的恶变，即存在一定的剂量域。

3. 转化阶段　是细胞恶变的终末阶段，即已恶变的细胞进入自主分裂增殖状态。促癌阶段形成的增生性病灶会进一步浸润、转移。人们通过肿瘤的流行病学研究，进一步证实肿瘤是由多步骤、多阶段或多次打击而发生的疾病。根据随着年龄增长而发病率增高的表现进行统计学计算，肿瘤发病的步骤应是5～6个（或打击）。包括几个癌基因的激活，两个或更多肿瘤抑制基因的失活，以及凋亡调节基因和DNA修复基因的改变。一个细胞要积累这些基因改变，一般需要较长的时间。这是癌症在年龄较大的人群中发生率较高的一个原因。

（二）肿瘤的演进

恶性肿瘤在生长过程中变得越来越富有侵袭性的现象称为肿瘤的演进（progression），包括肿瘤细胞的增殖与凋亡、肿瘤细胞间或肿瘤细胞与基质黏附力的改变，胞外基质的降解、肿瘤细胞的游走与移动、肿瘤血管生成、逃避宿主的免疫监视等。这些生物学现象的出现与肿瘤异质化（tumor heterogeneity）有关。

1.肿瘤的异质性 肿瘤的异质性是指由一个克隆来源的肿瘤细胞在生长过程中形成在侵袭能力、生长速度、对激素的反应、对抗癌药的敏感性等方面有所不同的亚克隆过程。肿瘤异质性理论认为，大多数恶性肿瘤最初虽属单克隆起源，但它在不断增殖演进到临床明显的肿瘤时，由于瘤细胞遗传性状的不稳定性（来自基因突变或缺失等）而不断地变异，即附加的基因突变（包括原癌基因的显性突变和抑制基因与DNA修复基因二次突变的隐性突变），被转化的细胞可先是多克隆性地增生，经过一个长时间、多因素、多阶段的演进过程（10次或多次不同基因突变积累才能完成），每个阶段都涉及一系列的基因突变积累，其中一个克隆相对无限制地扩增，通过附加突变，选择性地形成不同点的亚克隆（heterogeneity），造成该肿瘤内瘤细胞亚群表型的多样性，诸如瘤细胞的侵袭性、生长速率、转移能力、核型、对激素的反应、对抗癌药的敏感性等，这些瘤细胞亚群具有彼此不同的特性，即异质性。亚克隆具有抗原性，机体的抗肿瘤反应可处理那些抗原性高的亚克隆，低抗原性的亚克隆则可以躲过机体的免疫监视而存活、生长、浸润和转移。因此，肿瘤的演进是一个极其复杂的多层次、多分子相互拮抗和协调作用的过程，也是肿瘤细胞基因组在外界环境致癌因素影响和自身遗传性继承中不断进行选择性地变更、演化的过程。在此过程中，那些适应存活、生长、浸润与转移的异质性亚克隆在获得性的基因改变中不断加强其侵袭性和转移，促成了肿瘤演进。

2.肿瘤演进的机制

（1）细胞增殖调节失控：肿瘤细胞好似寄生于宿主体内的微生物，它不受宿主的神经体液控制，亦不受周围环境的影响，表现为所谓自主性生长，即使宿主体内多种组织细胞处于消耗性萎缩状态，肿瘤细胞也能摄取宿主体内的营养物质而不断增殖。肿瘤产生的本质就是细胞增殖的调节失控，归结点在于细胞周期的调控异常。细胞周期中，G1、S、G2、M期相互转换过程中有多个关卡（checkpoint）调节着细胞周期的演进速度，这些关卡受多种基因的控制。当这些基因出现异

常扩增及突变导致过表达，或表达下降、缺失都可导致基因组不稳或本应停止增殖的细胞不断越过关卡进入细胞增殖周期，引起细胞周期失控。如诱导凋亡的基因 bax、caspase、C-myc 突变失活，以及突变型 p53、bcl-2 等凋亡抑制基因的过表达，都可导致凋亡抑制和肿瘤演进。某些癌基因的表达也与细胞增殖失调有关。c-erB-1 的表达产物，如 EGFR 扩增、缺失、突变时，通过与配体结合后自身磷酸化激活细胞内的部分底物酶将信号转导至细胞核，促进 DNA 合成及癌基因 c-fos、c-1un2 的表达，导致细胞生长失控，参与肿瘤的发生发展。

（2）肿瘤细胞黏附减弱：恶性肿瘤细胞在浸润转移中，首先与邻近的肿瘤细胞脱黏附后才能脱离原发灶向间质扩展。因此，肿瘤细胞间黏附力减弱是浸润的第一步，也是转移的前提，故与细胞黏附作用相关的基因发生突变、缺失、重排等导致表达异常能直接引起肿瘤细胞间黏附力下降，肿瘤发生浸润转移。E 钙黏素和 CD44 基因的改变引起肿瘤侵袭力增强，就是细胞间黏附力减弱甚至消失，最终导致肿瘤演进的典型事例。在许多肿瘤中出现了神经细胞黏附分子（N-CAM）丢失或功能不全现象，表现出高度转移倾向。DCC 基因编码的蛋白与 N-CAM 及相关的细胞表面糖蛋白具有明显同源性，其丢失也与肿瘤的恶性演进有关。P 选择素主要参与肿瘤细胞与血小板之间的黏附结合，其在肿瘤转移器官选择性倾向中，如进入循环系统内肿瘤的聚集及肿瘤细胞与特定脏器脉管内皮的锚定黏附都需要选择素的参与。

（3）肿瘤基质酶解加强：肿瘤浸润转移到远处器官是由于它们能分泌或诱导宿主分泌一系列降解基底膜和间质的蛋白溶解酶，这些蛋白酶包括 MMPs（胶原酶、明胶酶等）、丝氨酸蛋白酶（尿激酶等）、半胱氨酸蛋白酶（组织蛋白酶 B、H、L 等）、天冬氨酸蛋白酶（组织蛋白酶 D 等）。其中 MMPs 是降解基质最重要的酶类，与肿瘤转移有相当密切联系。而 TIMP-1、TIMP-2 是胶原酶基因家族的糖蛋白抑制酶，通过抑制 MMPs 活性而阻止肿瘤细胞转移。肿瘤组织中 TIMP-1、TIMP-2 基因的表达下降或消失，或 MMPs、纤维蛋白溶酶原或纤维蛋白溶解酶及其激活因子 tPA 的表达增强，都可导致基质降解、肿瘤远处转移。

（4）肿瘤细胞移动性增强：当恶性肿瘤细胞降解了胞外基质成分，形成局部溶解区后，脱离原发灶的肿瘤细胞必须借助本身阿米巴样运动向胞外基质降解通道做定向运动，侵入相邻胞外基质，通过脉管壁侵入循环，以及以脉管外渗方式侵入继发部位。所以，细胞具有移动能力是完成侵袭转移的重要决定因素之一，肿瘤细胞的高侵袭和转移力离不开活跃的移动能力。当促进细胞移动力的基因发生改变而增强表达或与细胞移动相关的分子及细胞因子数量增多，就能提高细胞的运动性，促进肿瘤转移。

（5）逃避宿主的免疫监视：肿瘤在机体内长期存在并不断生长发展，必须逃避宿主的免疫监视。主要机制：①主要组织相容性抗原（MHC）分子低表达或不表达，不能有效激活机体 T 细胞；②肿瘤抗原编码基因发生突变，干扰免疫识别，使肿瘤细胞逃避；③肿瘤细胞表面抗原在宿主体内连续传代后，表面抗原发生改变。此外，免疫促进、抑制、耐受等都有重要作用。在这些免疫逃逸的机制中，部分机制是建立于相应的基因水平变化的基础上的。如 WDNM1、WDNM2 基因编码肿瘤特异性抗原，丢失后可使癌细胞逃避免疫监视而易发生转移。此外，免疫监视基因（如 β2-微球蛋白基因）的突变失活可导致人白细胞抗原Ⅰ类分子（HLA）表达的丧失，并逃避 T 细胞监视，使肿瘤细胞出现优势亚克隆的生长。

（6）错配修复系统功能改变：碱基错配修复基因确保了 DNA 高保真复制，在防止基因自由突变及肿瘤的发生发展上具有重要意义。当碱基修复基因突变时，产生微卫星不稳性，造成 DNA 错配识别、切除、修复缺陷，最终引起遗传信息差错，抑癌基因或原癌基因突变增加，导致肿瘤发生和恶性演进。

（7）染色体改变：目前认为染色体的数量变异与细胞表型有关，包括异常的细胞形态、肿瘤相关抗原的出现、分泌与侵袭相关的蛋白和丧失接触抑制。非整倍体已证明是癌细胞染色体组型不稳定性的半永生根源。在大脑星形胶质细胞瘤中的研究显示，不同的染色体丢失、染色单体、染色三体及其他结构的变异主要发生在恶性程度高的肿瘤中，提示染色体数目的改变在肿瘤演进中扮演了一定的角色。

（三）肿瘤血管生成

肿瘤血管是肿瘤生长和转移的必要条件。肿瘤最初在正常组织内生长，由正常血管供血，这个阶段称血管前期。当实体肿瘤生长到数立方毫米以后，正常血供不能满足其生长，必须有新的血管形成，这个过程称血管生成。临床和动物实验都证明，如果没有新生血管形成来供应营养，肿瘤在达到 1～2mm 的直径或厚度，即 10^7 个细胞左右将不再增大，甚至将发生退化。因此，诱导血管生成的能力是恶性肿瘤生长、浸润与转移的前提之一。

生长中的肿瘤如何诱导机体产生血管？一方面肿瘤细胞在生长过程中分泌多种物质加速肿瘤新生血管的形成；另一方面内皮细胞旁分泌某些生长因子刺激肿瘤细胞继续生长。肿瘤细胞和内皮细胞的相互作用自始至终贯穿于肿瘤血管生成的全过程。抑制肿瘤血管生成，即可抑制肿瘤的生长与转移，从而达到间接治疗肿瘤的目的。肿瘤血管生成的中心环节是血管内皮细胞的增殖，而内皮细胞抑制药能有效抑制内皮细胞增殖，产生明显的抗肿瘤血管生成作用，从而抑制肿瘤的生长和转移。从病理学角度研究血管生成和消退的规律及其机制，对认识血管生成在疾病发生和发展中的作用，采取有效的血管生成治疗策略，均具有十分重要的意义。

1. 肿瘤血管生成的基本过程

（1）肿瘤生长依其血管生成情况可分为两个阶段：①无血管期（血管前期），实体瘤及其转移在 1～2mm 直径或厚度，即 10^7 个细胞左右时无新生血管，供给其生长的营养依赖于周围组织的弥散作用，生长极缓慢或处于"休眠"状态，肿瘤将不再增大。②血管期，当肿瘤进一步增长 >2mm 时，新生细血管逐渐形成，使肿瘤细胞得以围绕新生血管呈圆柱样生长。肿瘤的营养供应由弥散变为灌注，此时的肿瘤快速增长并具有转移能力。迄今为止，已经发现并报道的肿瘤血管生成方式主要有内皮依赖性血管、血管生成拟态、马赛克血管三种类型。内皮依赖性血管是一种内皮化血管，即血管内壁由分化成熟的内皮细胞衬覆，肿瘤细胞不参与血管壁构成。正常成熟组织的血管系统是相对静止的（女性子宫内膜的周期性变化除外），内皮细胞的更新也极为缓慢

（250～300d）。而在肿瘤血管生成时，内皮细胞的增殖更新周期可短至数日。

（2）肿瘤血管生成的基本步骤：①局部维持血管状态的血管生成因子和抑制血管生成因子间的平衡被打破，促血管生成因子活性上调，内皮细胞增殖；②血管基底膜中的金属蛋白酶、组织纤溶酶原激活剂等多种水解酶活性上调，使基底膜与胞外基质降解、重塑；③内皮细胞表面的黏附分子表达上调，并通过激活相关途径导致内皮细胞侵入肿瘤周围组织的基质层增殖和迁移；④血管内皮细胞生长因子（VEGF）受体表达升高，促进内皮细胞的外形重塑并形成管腔样结构；⑤在相关基因的作用下，通过促进和松弛内皮细胞与周围支持细胞（如平滑肌细胞、成纤维细胞）的相互作用而完成血管的形成。

2.肿瘤血管生成的调控　肿瘤血管生成是一个极其复杂的过程。其过程是由肿瘤血管生成因子（正调）和抗肿瘤血管生成因子（负调）共同调控的，组织中血管生成是否发生主要取决于两者之间的平衡状态。当血管生成因子的作用强于血管生成抑制因子，便引起肿瘤血管的生长。目前，已发现20多种肿瘤血管生成因子和抗肿瘤血管生成因子。研究还发现，肿瘤细胞不仅可以产生血管生成因子，还可以诱导多种抗血管生成因子。

3.血管生成拟态、马赛克血管

（1）血管生成拟态：是指管道内壁没有血管内皮细胞，血液可在无内皮细胞的管道中流动，而肿瘤细胞在管壁外表面排列，周围没有明显的炎性细胞浸润和坏死。血管生成拟态形成过程中大致有三个中心环节：高度恶性肿瘤细胞自身变形，肿瘤细胞及细胞外基质的重塑，血管生成拟态与宿主血管相连通使肿瘤获得血液供应。具有血管生成拟态的肿瘤在生物学行为特点：恶性度高，生长迅速，转移率高，易发生血道转移。这些特点可能与血管无内皮细胞衬覆、缺乏内皮细胞的屏障作用、肿瘤直接与血液接触有关。同时，肿瘤细胞释放蛋白水解酶直接降解拟态管道内的基质，因此肿瘤组织通过血管生成拟态这种新的血液供应方式可与宿主血管连通获取营养，使得肿瘤极易侵袭和转移，增加了肿瘤的恶性程度。

（2）马赛克血管（mosaic vessel）：是由瘤细胞和血管内皮细胞相间排列在肿瘤血管壁上，共同围成肿瘤的血管腔。早在20世纪50年代就有发现并报道，但形成机制尚不清楚。国内外报道关于马赛克血管形成的机制大致有三种：①由于内皮细胞的脱落，肿瘤细胞就会暴露于管腔；②一些内皮细胞在肿瘤的演进过程中丧失了免疫标记活性，在实验中不显色而成为隐性细胞；③肿瘤细胞浸润血管壁并位于血管壁上，和内皮细胞共同构成管壁结构。有学者通过实验推测，马赛克血管可能是血管生成拟态和内皮依赖性血管之间的一种过渡形式。由肿瘤细胞构成的血管生成拟态随着肿瘤组织中内皮细胞的不断分裂增殖，部分肿瘤细胞逐渐被内皮细胞所代替，形成马赛克血管。

（四）肿瘤血管生成研究意义

不同的肿瘤其血管生成方式不同，但均是肿瘤细胞通过筛选而获得的一种适应机体内环境的生成方式。血管生成拟态及马赛克血管生成是经典内皮细胞依赖性血管生成的重要补充，并具有重要的临床指导意义。

1.对肿瘤诊断的意义　体内、体外的实验均证实，血管生成拟态与部分肿瘤的恶性表型及转移有相关性，提示检测这类恶性肿瘤的血管生成拟态可能成为其早期诊断及预后判断的方法之一。

2.对肿瘤治疗的意义　肿瘤的血管生成拟态提示针对内皮细胞的抗血管生成药物可能无法切断肿瘤的血液供应。但是，肿瘤细胞可表达与内皮细胞有关的某些标志，因而研制针对血管生成拟态的肿瘤细胞和血管生成的内皮细胞共同表达标志的药物就成为可能。同时，生理条件下，机体并无拟血管生成发生，因而针对血管生成拟态药物的不良反应可能会很小。

（五）环境致瘤因素

可导致恶性肿瘤发生的物质统称为致癌物。

1.化学致癌物　分为直接致癌物、间接致癌物和促癌物，其中大部分为间接化学致癌物，即化学物质进入机体后需经过代谢活化后才具有致癌作用的致癌物。某些本身无致癌性的物质，但可增加致癌物的致癌作用，这些物质称为促癌物。以下简要介绍几种常见的间接化学致癌物。

（1）多环芳烃：如3，4-苯并芘存在于工厂排出的煤烟和烟草点燃后的烟雾，以及烟熏和烧烤的鱼、肉食品中。

（2）致癌的芳香胺类：氨基偶氮类染料，如食品中使用的奶油黄、猩红等，可引起实验大白鼠肝细胞肝癌。

（3）亚硝酸胺类：肉类食品的保存剂与着色剂含有亚硝酸盐，也可由细菌分解硝酸盐产生。在胃内，亚硝酸盐与来自食物的二级胺可合成亚硝胺。

（4）真菌毒素：黄曲霉毒素广泛存在于霉变食品中，霉变的花生、玉米及谷物含量较多。其中黄曲霉毒素 B_1 致癌性最强。乙型肝炎病毒（HBV）感染与黄曲霉毒素 B_1 协同作用可能是我国肝癌高发区的重要致肝癌因素。

2. 物理致癌因素

（1）紫外线，可引起皮肤鳞状细胞癌、基底细胞癌和恶性黑色素瘤。

（2）电离辐射：包括 X 线、粒子等辐射可引起癌。

3. 生物致癌因素

（1）DNA 病毒：人乳头瘤病毒 6（human papilloma virus 6，HPV6）和 HPVIL 亚型与生殖道和喉部乳头瘤相关，HPV16 和 HPV18 亚型与子宫颈癌相关。EB 病毒（Epstein-Bar，EBV）与伯基特淋巴瘤和鼻咽癌等肿瘤相关。乙型肝炎病毒（HBV）感染者发生肝细胞肝癌的概率是未感染者的 200 倍。

（2）RNA 病毒：成人 T 细胞白血病 / 淋巴瘤（ALT）与人类 T 细胞白血病 / 淋巴瘤病毒 I 有关。

（3）细菌：幽门螺杆菌感染与胃黏膜相关淋巴组织发生的 MALT 淋巴瘤密切相关。

七、图像分析技术

病理图像分析技术是采用先进的图像处理技术与高精度硬件配置，从系统信号的获取、测量、处理到打印输出全部实现彩色化、自动化、智能化，具有操作简便、图像处理功能强、图像分析智能化、图像清晰度高、图文报告打印快捷、数据库管理功能强大等优点。为临床病理、药理病理及所有运用显微镜的科技工作者提供了具有划时代意义的先进工具。

图像分析系统包括三大子系统。

（一）通用医学图像分析系统

该系统包括功能模块：细胞 DNA 含量和倍体分析，组织细胞 AgNOR 分析，外周血 T 淋巴细胞 rDNA 转录活性定量分析，淋巴细胞亚群分析，组织细胞成分（组化或免疫组化）定量分析，腺体定量分析，细胞分析，血管形态测量分析模块，骨髓图像定量分析，细胞凋亡分析，免疫荧光图像采集定量分析，凝胶电泳图像分析，肾小球图像分析，图像序列采集、实时采集、存储和回放。

（二）资料数据库网络管理与图文报告输出系统

该系统性能特点：功能完善的统计及资料查询功能，灵活多样的图文报告格式，高度安全的数据管理机制，高效的图像压缩方法、支持大容量图像管理，既可网络运行又可单机运行，支持远程查询，可直接并入医院信息网。

（三）病理图像远程会诊系统

该系统利用高保真图像压缩技术，对采集的真彩色病理图像进行高保真、高压缩比、高速度压缩存盘。实现高速图像传输，图像解压保真度高。传输图像的同时双方可进行实时屏幕对话，会诊双方图像共享、实时交流热点目标，采集功能支持多幅图像拼接、任意放大缩小图像。支持多种 IP 网络介质，如电话线、ISDN、Internet、Intranet。这套远程会诊系统采用图像传输技术、图像遥测与控制技术、图像处理显示技术等高技术研制而成。它主要用于疑难杂症会诊，通过相距千米，甚至更远的两家医院的专家会诊，可对患者的疾病做出比较准确的界定。凡是需要 X 线、CT、磁共振摄片作为诊断依据的疾病，都可使用这套远程会诊系统。

八、肿瘤的细胞学检查

诊断细胞学（diagnostic cytopathology），是通过观察细胞的结构和形态来研究和诊断疾病的一门学科，是病理学的分支之一，与活体组织检查关系十分密切。细胞病理学分为脱落细胞学和细针穿刺吸取细胞学两类。脱落细胞学是以生理或病理情况下脱落的细胞作为研究对象，如胸腔积液、腹水、胃液、尿液、痰液、脑脊液、囊内液等。细针穿刺吸取细胞学是用特制针具穿刺病变部位取得细胞作为研究对象，如淋巴结、甲状腺、乳腺肿块等穿刺取得的细胞成分。

（一）诊断细胞学的应用范围

1. 诊断某些良性病变　宫颈涂片，如淋巴结穿刺诊断慢性淋巴结炎。

2.适用于阴道脱落细胞学检查　可判断女性雌激素水平，了解卵巢功能状态和确定卵巢排卵时间。

3.用于肿瘤治疗后的随诊观察　判断肿瘤切除或放射治疗后的疗效及有无复发和转移等。

4.发现癌前病变　如宫颈液基细胞学检查。

5.用于防癌普查　如妇科体检。

（二）细胞学检查的优点

1.方法简单易学，容易掌握。

2.设备简单容易推广，费用低。

3.安全，患者痛苦少或无痛苦，可反复取材送检，无不良反应。

4.制片技术简洁，报告快速，出报告时间短。

（三）细胞学检查的缺点

1.由于取材不准，涂片过厚或过薄等因素的影响，病理细胞学的敏感性偏低，如痰检对肺癌的敏感度为30%～40%。

2.标本采集的是散在细胞成分，不能全面观察病变组织的结构层次，因此不利于对肿瘤做出组织学分型。

3.在某些情况下，不能确定组织发生的具体部位及肿瘤浸润的程度和范围，如尿液。

（四）细胞学涂片的识别

1.涂片中的背景成分

（1）非上皮来源的成分：红细胞、白细胞、浆细胞、组织细胞、巨细胞及多核巨噬细胞等。这些细胞称为背景细胞。一般情况，背景成分中出现较多的红染无结构的坏死组织碎片，应首先考虑恶性肿瘤，其次是结核性病变。如有大量中性粒细胞和坏死白细胞，则一般多为炎性病变。

（2）其他：其他物质。

2.炎症时的脱落细胞

（1）急性炎症：脱落细胞以变性坏死为主，上皮细胞明显肿胀退变。背景成分中有大量中性粒细胞和巨噬细胞。

（2）慢性炎症：可见较多成团增生的上皮细胞，炎细胞以淋巴细胞、浆细胞为主。

（3）亚急性炎症：涂片中除退变的上皮细胞和坏死组织碎片外，还有增生的上皮细胞、中性粒细胞和淋巴细胞。

（4）肉芽肿性炎：上皮细胞、Langhans巨细胞、干酪样坏死物质及淋巴细胞。

3.核异质　是指脱落细胞的核发生异常改变（大小及形态异常），但胞质分化尚正常。

（1）轻度核异质细胞：细胞核轻度增大（大半倍），轻度或中度畸形，可见双核或多核，核染色较深，但核染色质颗粒细致、均匀，偶见个别细胞呈粗颗粒状。

（2）中度核异质细胞：介于轻度和重度之间。

（3）重度核异质：细胞核体积增大，比正常大1～2倍，有中度以上的畸形，核染色质颗粒较粗，染色更深。

当发现核异质细胞时，一定要认真检查有无癌细胞。临床可根据核异质程度，建议活检或治疗后随访、定期复查。

4.肿瘤细胞形态

（1）恶性肿瘤细胞的形态特征

①核的异型性：核体积增大，一般为正常细胞的1～5倍，个别可达10倍之多。核浆比例增大。核大小不等，极性消失，癌细胞聚集成堆。核畸形，可成方形、长形、三角形、蝌蚪形、梭形。核染色质加深，增粗。核仁明显，可见多核、裸核及核分裂象。

②胞质的异质性：胞质变少，嗜碱性增强。

③癌细胞团：癌有呈巢排列的特征，癌细胞团更具有诊断价值。

④涂片中的背景特点：背景成分中常可见到较多的红细胞、坏死组织碎片、纤维素和吞噬细胞等。在这种背景中较易找到癌细胞，此背景被称为"阳性背景"。

（2）常见癌细胞的形态特征

①鳞状细胞癌：核大小不等，畸形明显，核染色质增多，增粗如煤块状或墨滴状。核浆比例失调。常单个散在分布，数个成团时，细胞扁平，边界清，可见角化。癌细胞多样，呈巨大的圆形、不规则纤维型、长梭形、蝌蚪形。

②腺癌：癌细胞体积较大，胞质丰富，癌细胞多呈团，互相重叠，胞界不清，可见核仁。

③未分化癌：大细胞癌和小细胞癌。

④大细胞癌：癌细胞体积较大，呈不规则圆形、卵圆形或长形。胞质中等，嗜碱性。核大小不一，畸形明显。

⑤小细胞癌：癌细胞体积小，呈不规则圆形或卵圆形，似裸核。核大小不一，呈圆形、梭形、瓜子仁形，染色质粗，不均匀，有时深染似墨滴。

（五）细胞学检查的质量控制

1. 严格管理　建立完善系统的管理制度，从标本接收、编号、镜检、报告、归档等技术流程入手，严格遵守操作程序。

2. 规范操作　做到正确采集涂片，减少技术差错。

3. 坚持复查制度　阳性病例或可疑病例要多人会诊，反复观察，尽量减少误诊。如遇下列问题必须复查。

（1）涂片中发现可疑细胞，难下诊断；

（2）涂片中坏死细胞过多或细胞成分过少；

（3）细胞学诊断与临床诊断明显不符；

（4）按细胞学诊断治疗，病情无明显好转或反而加重；

（5）诊断明确，但病情突然明显恶化；

（6）怀疑技术工作中有差错时，如编号错误、涂片被污染、细胞自溶、染色过深或过浅等。

4. 建立室内和室间质量控制　实行双人复查、多人会诊制度，定期抽查等质量控制措施。

（六）细胞病理学的新技术

1. 细胞DNA定量分析　在正常体细胞中，遗传信息存在于细胞核内46条染色体上。当癌变时，个别染色体或一些染色体会发生结构改变，数量增多或者完全缺失，这种变化称为"染色体的非整倍体性"。如今，一种新的细胞学检测方法——细胞DNA图像定量检测技术获得了广泛应用，这是一种继显微镜和免疫细胞化学技术之后的新兴技术。这个方法历经近30年发展，人们通过使用与显微镜相连的电脑，在显微镜下检测每个细胞核中DNA的含量。如果在一定数量细胞中DNA的含量与正常值有明显的偏差，则提示该患者可能患了癌症。

细胞DNA图像定量检测可实现三种功能。

（1）检查可疑的癌前病变从而实现癌症的早期诊断：用这种方法比在显微镜下用肉眼观测，可提早两年发现某些黏膜的癌变。

（2）可以用于确定肿瘤的恶性程度（分级）：人们可以根据肿瘤分化程度确定肿瘤恶性级别（低

级别和高级别），确定下一步治疗方案。

（3）预测癌症患者的预后：人们可以利用细胞DNA图像定量分析的技术来判断肿瘤对治疗的反应，从而有助于确定下一步的治疗方案。

计算机技术发展对于细胞DNA图像定量检测技术的发展具有决定性意义。在这项检测技术中，通过将计算机和显微镜连接在一起组成一个工作站，从而可以实现对细胞进行自动化分析。1987年，自第一台仪器MIAMED被引入，此类检测软件有了不断的改进和发展。

迄今，细胞DNA图像定量检测在每一个细节上都实现了国际标准化，具体体现在多个方面，例如：术语定义的规范和使用、标本提取及制片方法、校准、矫正、测量结果的判读及质量控制等。

2. 原位杂交（FISH）　与细胞DNA图像定量检测技术不同，原位杂交技术并不是测定一个细胞核中所有染色体DNA含量，而是检查个别染色体是否有突变。这种方法利用了DNA双链互补配对的性质。

为了寻找某条DNA特殊片段，病理学家会用一个与其互补的DNA链（称为"DNA探针"）作用于细胞核。如果要寻找的片段存在，这个被着色的DNA探针就会与这个片段通过互补配对而结合。核中出现了染色标志就说明要寻找的片段被发现。因为这种着色是荧光染色，故又称之为荧光原位杂交技术（fluorescence in situ hybridization，FISH）。这种技术应用的前提条件是在某一特定癌症中已知哪些染色体有改变。迄今为止人们只知道少数类型癌症的具体染色体变化，因此这种相对昂贵的方法至今并没有得到广泛应用。

3. 免疫细胞化学技术　免疫细胞化学技术是利用抗原与抗体特异性结合的原理，通过化学反应使标记抗体的显色剂（荧光素、酶、金属离子、核素）显色来确定细胞内抗原的成分（主要是多肽和蛋白质），从而判断疾病或肿瘤细胞来源及性质。随着越来越多的高特异性、高敏感性的生物学标志物的发现，免疫细胞化学技术逐渐在临床实际工作中得以广泛应用。

4. 细胞蜡块　用特定的包埋机与细胞块制备试剂盒，将送检的细胞学标本制备成细胞块的技术。适用于子宫内膜、宫颈脱落细胞、尿液、痰液、胸腔积液、腹水、脑髓液等采集到的微标本、体液标本。

细胞块技术的应用，一方面保证了诊断的准确性，降低细胞病理学诊断错误的风险；另一方面对于临床寻找原发病灶、对症治疗有重要的指导作用。其特点如下。

（1）具备组织学优点，可以提高阳检出率；对细胞量较少、诊断困难的标本意义更大。

（2）细胞块通过石蜡包埋后类似组织块，可以连续切片及永久性保存标本，弥补了传统涂片

的不足。

（3）可以进行分子生物学检测，通过免疫细胞化学、原位杂交、荧光原位杂交等技术解决更多诊断和研究上的问题。

（4）用细胞块可以对微小组织进行组织学的HE形态观察。

（5）细胞块技术是基于细胞学的组织块技术，能够增加细胞学检出的阳性率并提高准确性。

（王丽琼　贾宝龙）

第二节　常见的组织病理形态学检查

一、上皮来源的肿瘤

从上皮组织包括覆盖上皮与腺上皮发生的肿瘤最为常见，其中恶性上皮组织肿瘤对人类危害最大，人体的恶性肿瘤大部分来源于上皮组织。

（一）口腔上皮来源肿瘤

鳞状细胞癌（squamous cell carcinoma）多见于男性，40岁以上好发，50～60岁最多见。常见于舌、牙龈、颊、唇、腭、口底等。早期多表现为非均质性白斑、红斑、糜烂和溃疡。多数病变为明显的溃疡或菜花状肿块，少数为硬结。切面灰白色，实性，界线不清。肿块较大时可出现坏死、液化。

【镜下观察】　①异常增殖的鳞状细胞突破基底膜向结缔组织浸润生长，常形成角化珠及细胞间桥；②大部分口腔鳞状细胞癌为高分化，低分化者较少；③未侵犯黏膜下层者称为微浸润鳞状细胞癌或鳞状细胞癌早期浸润；④根据肿瘤细胞的角化程度，肿瘤细胞异型性的程度可分为高分化鳞状细胞癌、中分化鳞状细胞癌和低分化鳞状细胞癌（图4-2-1）。

【鉴别诊断】　角化棘皮瘤罕见，多发生在上唇，外形呈火山口状。病变累及范围较小，细胞分化好；假上皮瘤样增生细胞分化良好，上皮细胞团基底膜完整，无实际的浸润性生长；坏死性涎腺化生多见于腭部，有溃疡形成，表面上皮常有假上皮瘤样增生，深部涎腺中的鳞状细胞化生常保持腺小叶轮廓，可见涎腺导管及残存的黏液

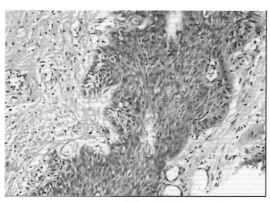

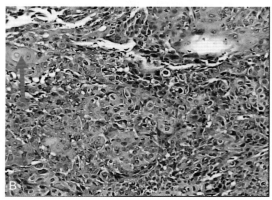

图4-2-1　高分化鳞状细胞癌

A. 细胞分化好；B. 高分化鳞状细胞癌的角化珠（箭头示）

细胞，无病理性核分裂。低分化鳞状细胞癌应与肉瘤、黑色素瘤和神经内分泌癌等相鉴别，后三者表达相应的特殊抗原，采用免疫组化染色有助于鉴别。

其他亚型包括印戒细胞鳞状细胞癌和癌肉瘤，后者由癌和各种类型肉瘤混合组成。起源于

Bowen 病的浸润性鳞状细胞癌，其浸润性癌巢中的肿瘤细胞与原位病变相似，呈基底细胞样特点并有细胞核的多形性或组织学形态更接近于附属器癌。

【免疫表型】 癌细胞表达 CK、EMA、CK5/6、P40、P63。

（二）涎腺上皮来源肿瘤

1. 多形性腺瘤　多形性腺瘤（混合瘤），在病理相关文献中经常将其归为多形性腺瘤，混合瘤可发生于任何年龄，表现为无痛、持续性肿胀，多发于 21～50 岁成年人，少数发生于儿童。双侧的同时性、异时性或家族性混合瘤鲜有报道。约 75% 的混合瘤发生于腮腺，其余发生于颌下腺（5%～10%）和小涎腺（约 10%）。

【大体观察】 病变组织由被纤维结缔组织分隔的结节组成，边界清晰或有包膜。由于上皮间质成分的不同，肿瘤切面形态差异很大。常见软骨分化区，根据大体外形可初步诊断。大体标本中可见小囊，有时伴出血。

混合瘤中复杂且形态各异的组织学结构是上皮和间充质相互作用的结果。上皮结构可呈梁状、细管状、小导管样、非角化鳞状细胞团样，角化鳞状上皮囊样、黏液囊样（图 4-2-2）、浆细胞样或梭形肌上皮细胞团、散在的皮脂腺细胞聚集，或成片排列的无法分类的上皮结构。一些管状结构可表现为上皮衬里筛状增生，小管通常既有上皮成分，又有肌上皮成分。肿瘤间质和上皮一样形态各异，形成黏液样或黏液状、成纤维细胞样、软骨样、骨样及脂样成分。通常情况下，当上皮成分增多，肿瘤中细胞密度增高，考虑癌变可能。肿瘤中出现鳞状化生伴黏液样分化要考虑黏液表皮样癌。

【免疫表型】 上皮细胞表达 CK，肌上皮细胞表达 P63（图 4-2-3）、SMA、S-100 及 GFAP。

【分子遗传学】 FISH 可检测出 *PLAG1* 和 *HMGA2* 基因的融合。

2. 腺泡细胞癌　腺泡细胞癌（acinic cell carcinoma）是含有向浆液性腺泡细胞分化、胞质含酶原颗粒细胞的涎腺上皮性恶性肿瘤。多见于腮腺。肿瘤生长缓慢，少数生长快，伴疼痛。肿瘤可有不完整包膜，剖面黄白色，质脆，可见出血、坏死和囊性变。

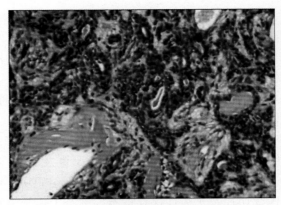

图 4-2-2　细胞多型性黏液囊样，小管样

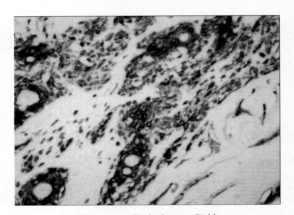

图 4-2-3　肌上皮 p63 阳性

【镜下观察】 典型肿瘤细胞圆形或多边形，无明显异型性（图 4-2-4）。胞质有嗜碱性颗粒，胞核较小，深染。此外还可见透明细胞，空泡细胞、闰管样细胞和较大的非特异性腺细胞。肿瘤往往以其中一种细胞为主。肿瘤细胞排列形成的结构包括实性型、细胞间有较多微小囊性腔隙的微囊型、含乳头的乳头状囊性型和类似于甲状腺滤泡的滤泡型，各种类型可混合存在。细胞团间为纤细的纤维组织。肿瘤细胞可呈透明细胞样，有的肿瘤间质含较多的淋巴样组织。部分肿瘤可出现高级别转化，往往为分化低的癌。呈腺泡细胞分化者 PAS 染色阳性。

中间细胞较多的黏液表皮样癌可类似于腺泡细胞癌，但可找到表皮样分化，淀粉酶消化 PAS 染色阴性。

【免疫表型】 肿瘤细胞表达 CK（图 4-2-5）、SOX10、DOG-1。

3. 黏液表皮样癌　黏液表皮样癌多发生于腮腺，其次是鄂部及下颌下腺。任何年龄均可发病，

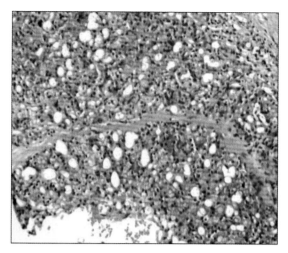

图 4-2-4　肿瘤细胞圆形或多边形

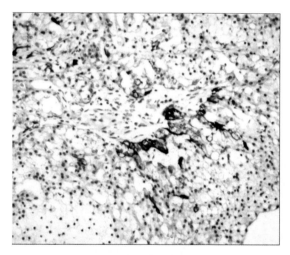

图 4-2-5　CK 阳性（1）

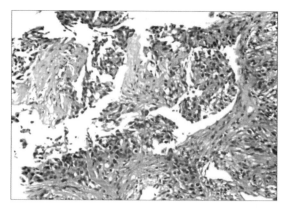

图 4-2-6　鳞状细胞成分

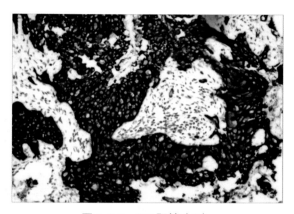

图 4-2-7　CK 阳性（2）

但是儿童及年轻人最常见的恶性腮腺肿瘤。可继发于儿童时期的化学治疗及放射治疗。

【大体观察】　囊性、囊实性或实性，边界清或呈浸润性。

【镜下观察】　见黏液细胞、鳞状细胞、中间细胞按不同比例构成，分低、中、高级别。低级别呈囊性，富于黏液，实性部分少；中级别主要为鳞状细胞成分（图 4-2-6）及中间细胞成分，黏液减少；高级别以实性部分为主，黏液少，细胞异型性大、核分裂象多、坏死，侵犯神经、血管及淋巴管。可有嗜酸细胞、透明细胞及硬化变异型。

免疫组化示肿瘤细胞表达 CK（图 4-2-7）及EMA。

【分子遗传学】　11 及 19 号染色体易位形

成 CRTC1-MAMAL2 融合基因；11 及 15 号染色体易位形成 CRTC3-MAMAL2 融合基因。FISH可检测出 MAMAL2 的易位及融合基因 CRTC1-MAMAL2、CRTC3-MAMAL2，融合性基因主要发生在中低分化黏液表皮样癌。

4. 腺样囊性癌　腺样囊性癌约占所有恶性涎腺肿瘤的 10%，中位年龄为 57 岁，男女比例为1∶1.5，大部分发生于腮腺，1/3 病例发生于口腔、鼻、肺等部位。

【大体观察】　肿瘤呈灰白实性肿块，无包膜、浸润性生长。

【镜下观察】　肿瘤细胞主要由中间导管上皮细胞及周围肌上皮细胞构成，形成假腺腔，腺腔内见嗜碱性或嗜酸性透明物质。肿瘤呈筛状、管状及实片状生长，常见周围神经的侵犯。

【免疫表型】　肿瘤上皮细胞表达 CK、CKL、EMA 及 CEA，肌上皮细胞表达 CD117、P63、SMA 及 S-100。

【分子遗传学】　30%～100% 的病例可检

测出 *MYB* 基因的易位，*MYB* 与 *NFIB* 基因的融合。

（三）呼吸系统上皮来源的肿瘤

1. NUT 中线癌　NUT 中线癌（ NUT midline carcinoma，NMC）是指伴有睾丸核蛋白（nuclear protein in testis，NUT）基因重排的低分化癌，又称中线癌，主要发生在头颈部鼻及胸部等中线部位。任何年龄均可发病，但主要发生在年轻人。

【镜下观察】由小 - 中等大小的、未分化的、单一形态的细胞构成片状或巢状，细胞轮廓不规则，具有粗颗粒状染色质，常可出现突然角化灶（图 4-2-8A）。

【免疫表型】多数病例表达广谱 CK、P63、P40 和 CD34，确诊需要用特异性的 NUT 抗体，标准是要求免疫组化结果 >50% 的癌细胞出现核阳性（图 4-2-8B）。

【分子遗传学】NUT 中线癌 100% 存在 15 号染色体 *NUT* 基因（*NUTMI*）的易位，分别与 19 号染色体 BRD4（70%）、8 号染色体 NDS3（23%）、9 号染色体 BRD3（6%）形成融合性基因。可通过 FISH 及 PCR 技术检测易位基因及融合基因。

2. 鼻咽癌　鼻咽癌（nasopharyngeal carcinoma）包括非角化型鳞状细胞癌、角化型鳞状细胞癌和基底样鳞状细胞癌。和 EBV 有密切关系。好发于鼻咽部的上壁和顶部，其次是侧壁的咽隐窝。

【镜下观察】非角化型鳞状细胞癌不规则岛状（图 4-2-9）、无黏着性的片状或梁状的肿瘤细胞巢及不同数量浸润的淋巴细胞和浆细胞。瘤细胞界线较清楚，偶见角化细胞。坏死和核分裂常见，纤维组织增生性间质不明显。免疫组化学染色几乎全部肿瘤细胞对全角蛋白（AE1/AE3）和高分子量角蛋白（CK5/6，34BE12）表达强阳性（图 4-2-10），但对低分子量角蛋白（CAM5.2）等表达弱阳性或小灶状阳性。

3. 肺癌　鳞状细胞癌通常是发生于气管支气

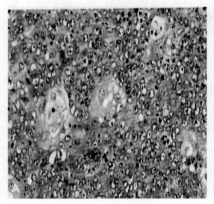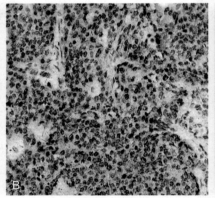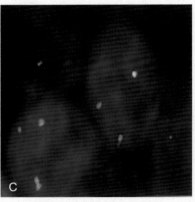

图 4-2-8　中线癌

A. 肿瘤实质局灶突然角化；B. 肿瘤细胞表达 NUT 蛋白；C. FISH 检测 NUT 基因分离

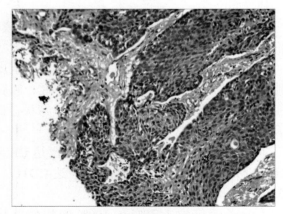

图 4-2-9　肿瘤细胞不规则岛状分布

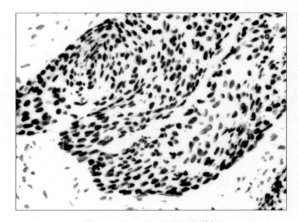

图 4-2-10　34BE12 阳性

管树的单灶性或多灶性病变。支气管的鳞状细胞癌在支气管镜检中可表现为扁平或隆起的或者结节状病变。

（1）腺癌（adenocarcinoma）：是全世界最常见的肺癌组织学类型，主要见于男性吸烟者，但女性也不少见，常是相对年轻且从不吸烟的个体。在从不吸烟的患者发生的肺癌中，腺癌要比鳞状细胞癌或小细胞癌多见。分期和体能状态是肺腺癌的主要预后因素，已切除病变的Ⅰ期患者5年生存率约为70%。

【大体观察】 大多数肺腺癌表现为单发的大小不等的周围型结节，颜色灰白，伴炭末沉着，边缘可呈分叶状或星辰辐射状，被覆的胸膜常皱缩。周围可见数量不等的存留有肺泡结构的肺实质，CT扫描中则表现为磨玻璃样阴影。

【镜下观察】 肿瘤细胞常排列成立体的团簇状，胞质中等量、呈细腻的空泡状，细胞核内可见显著的红核仁。可见散在的单个细胞。有时还可见到乳头形成和高柱状或黏液分泌细胞排列成腺体样结构。发现柱状细胞的顶端有纤毛或杯状细胞可排除恶性病变，在非典型的上皮细胞团中出现纤毛细胞是良性病变的有用提示。

（2）IASLC/ATS/ERS 分类

①贴壁型为主的腺癌：是以贴壁型生长为主的非黏液性腺癌，浸润灶直径 >5 mm。当间质呈现促纤维组织增生性特征并含有不规则的腺体或当出现乳头、微乳头结构时，很容易在低倍镜下辨认出浸润灶。关于小腺癌的研究显示，贴壁型生长的腺癌预后较好。在贴壁型为主的腺癌中，组织学报告应该包括显微镜下测量的浸润灶的大小。

②腺泡型为主的腺癌：主要由肿瘤性腺体组成（图4-2-11），筛状结。通常被认为是腺泡型腺癌谱系中的一部分。然而，最近的一项研究发现筛状排列与更具侵袭性的生物学行为相关。

③乳头型为主的腺癌：主要由沿着纤维血管轴心排列的肿瘤细胞组成。很少的乳头型为主的腺癌，可见桑葚样结构。

④微乳头型为主的腺癌：主要由簇状乳头构成。缺少纤维血管轴心可把微乳头与乳头区别开来，微乳头可与肺泡腔相连，也可漂浮在肺泡中，

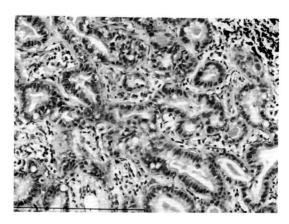

图 4-2-11　肿瘤细胞呈腺泡样生长

有时以小簇状浸润至间质。很多研究表明具有微乳头病灶的肿瘤预后很差，即使它们只占肿瘤的1%。

⑤实性型为主的腺癌：主要由实性的片状细胞组成、有时会出现具有欺骗性的鳞状上皮迹象，具有袭性生物学行为。

（3）其他类型的腺癌

①胶样型腺癌：细胞外黏液形成大黏液池，充满并破坏了肺泡腔，成团的杯状细胞漂浮在黏液中或围绕在纤维分隔的边缘，肿瘤细胞通常较少，细胞的非典型性也很小，胶样亚型可与肺腺癌的其他组织学类型混合存在。

②胎儿型腺癌：是一种主要发生于40多岁女性的罕见肿瘤。由具有透明胞质和核下空泡的腺体构成，类似于胎儿肺的小管或子宫内膜腺体。可以找到具有透明胞核的鳞状桑葚样小体，这增加了其与子宫内膜样腺癌的相似性，该亚型一般级别较低，但也有高级别病例的报道。

③肠型腺癌：是指那些与结直肠腺癌享有某些共同的组织学和免疫组化特征的原发性肺癌。与结肠癌的相似性具体到每个病例则各不相同。这些肿瘤至少有一项肠型分化的免疫组化标志物（CDX2、CK20 或 MUC2）为阳性，它们常表达 CDX2 和 CK7，而 TTF-1 和 CK20 则经常呈阴性，但任何一种表达组合都有可能性。

【免疫表型】 鳞状细胞癌表达 CK5/6，P63 及 P40。大部分肺腺癌表达 TTF-1（图 4-2-12）、CK7 及 NapsinA，实性型腺癌 TTF-1 阳性表达率较低，而浸润性黏液腺癌 TTF-1 及 NapsinA 是阴性的，但表达 CK7 和 CK20，胶样型腺癌表达

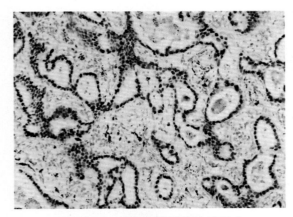

图 4-2-12　肿瘤细胞核表达 TTF-1

CDX2、CK20、MUC2 及 NapsinA，TTF-1 和 CK7 只是弱表达，低级别胎儿型腺癌同表达 TTF-1 及 β-catenin，肠型腺癌表达 CDX2、CK20、MUC2 及 TTF-1，CK7 阴性。

【分子遗传学】 基因突变：可出现变异的基因 有 *BRAF*、*EGFR*、*HER2*、*KRAS*、*PI3KCA*、*TP53*；出现扩增的基因：*EGFR*、*HER2*、*MET*、*MYC*、*FGFR1*；基因重排：*ALK*、*RET*、*ROS1*、*NTRK1*、*NGR1*。

（四）消化道上皮来源的肿瘤

1. 食管鳞状细胞癌　食管鳞状细胞癌（squamous cell carcinoma）是食管癌的最常见组织学类型，也是我国最常见的恶性肿瘤之一。患者男多于女，以 50 岁以上多见。一般认为饮酒、吸烟、营养失衡、过热饮食、亚硝胺和食物真菌污染及人乳头瘤病毒可能与食管鳞状细胞癌发生有关。

根据临床进展情况分为早期食管癌、浅表扩散癌和进展期食管鳞状细胞癌。

（1）早期食管癌：是指癌组织局限于黏膜或黏膜下层，无肌层浸润，无淋巴结转移，包括黏膜内癌和黏膜下癌。

【大体观察】 早期食管癌的大体表现可呈糜烂型、斑块型。边缘不规则，呈地图样，糜烂区有渗出物。病变处黏膜稍隆起，表面粗糙不平，食管黏膜皱襞变粗或中断。

镜下，组织学上分为黏膜内癌和黏膜下癌。黏膜内癌即有少量癌细胞穿破基底膜，侵入黏膜固有膜或黏膜肌内，但未侵入黏膜下层。而黏膜下癌是指癌细胞穿破黏膜肌，侵入黏膜下层，但未累及肌层。

（2）进展期食管鳞状细胞癌

【发生部位】 食管中下 1/3 是常见的发生部位。

【大体观察】 国内一般分为髓质型、息肉型、溃疡型和狭窄型。

【镜下观察】 根据肿瘤细胞与成熟的非肿瘤性鳞状细胞的相似程度、细胞核大小和分裂活性，将其分为高分化、中分化、低分化和未分化。多数肿瘤为高到中分化病变。高分化鳞状细胞癌中，大的、分化好的、角化细胞样鳞状细胞和（或）角化珠占肿瘤的大部分（图 4-2-13）。肿瘤细胞巢周边为少部分的基底细胞样细胞。低分化鳞状细胞癌中，肿瘤细胞呈多角形、圆形、梭形或非角化小细胞，基底细胞样细胞丰富，核分裂活性很高。分化程度介于两者之间的为中分化鳞状细胞癌。未分化癌缺乏明确的鳞状细胞分化特征，CK14（＋）有助于确认肿瘤细胞的鳞状细胞来源。免疫组 E-cadherin 表达下降，Ki-67 标记指数增高。

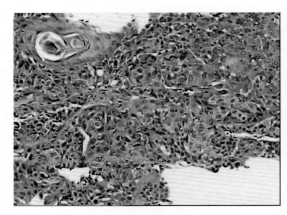

图 4-2-13　鳞状细胞和（或）角化珠

2. 食管腺癌　食管腺癌是具有腺性分化的恶性食管上皮肿瘤，主要起源于食管下段的 Barrett 食管，也可发生在食管的中、上 1/3 处，但非常罕见。

【大体观察】 肿瘤早期多表现为扁平状、凹陷形、隆起状或隐伏型，也可以是小息肉样。进展期肿瘤主要为扁平型或溃疡型，1/3 为息肉样或蕈伞型，常为轴向生长，可造成食管远端狭窄或紧缩，息肉样生长的肿瘤可有接触性出血。

【镜下观察】 高分化和中分化腺癌主要呈典型的乳头状或管状结构。而低分化腺癌呈弥漫型生长，极少有腺体结构。肿瘤细胞可有内分泌细胞、帕内特细胞和鳞状上皮分化。黏液腺癌也可见到。

【免疫表型】 肿瘤细胞表达 CK7、CK19，不表达 CK20。

3. 胃腺癌　胃腺癌（gastric adenocarcinoma）是胃黏膜发生的具有腺样分化的恶性上皮性肿瘤，是胃癌最常见的组织学类型。按照腺体组织学形态分为管状腺癌、乳头状腺癌、黏液原癌、印戒细胞癌。按照 Lauren 分型分为肠型、弥漫型和混合型。

【发生部位】 好发于远端胃窦部。

【大体观察】 进展期胃癌大体形态主要有息肉型、蕈伞型、溃疡型和浸润型。

【镜下观察】 胃腺癌形成的恶性腺样结构可以呈管状、腺泡状或乳头状，也可以由黏附力差的、孤立的肿瘤细胞弥漫构成。

【组织学分型】

（1）管状腺癌：由分支状和显著扩张或裂隙样的管状结构组成，管腔大小不一，形态各异。肿瘤细胞呈柱状、立方状或扁平状，也可见到透明细胞。分化很差时，无管腔结构，称作实体癌。淋巴细胞明显浸润时称作髓样癌或伴有淋巴间质的癌。

（2）乳头状癌：此型属于分化好的外生性癌，有伸长的乳头状凸起，表面被覆柱状或立方上皮，轴心为纤维血管结缔组织。细胞分化良好，极向尚存。可见急性或慢性炎症细胞浸润。极少数病例可见微乳头形成。肿瘤边缘与周围组织界线清楚。

（3）黏液腺癌：细胞外黏液池占肿瘤组织的 50% 以上。主要有 2 种组织形态：腺体由黏液柱状上皮构成，间质腔隙中存在黏液；肿瘤细胞呈串珠状或不规则状散在漂浮于黏液池内。

【组织学分级】

（1）高分化：具有规则的腺体结构，常与化生的肠上皮非常相似。

（2）中分化：形态介于高分化与低分化之间。

（3）低分化：由难以辨认的、高度不规则的腺体构成，或是单个细胞孤立排列或呈大小不一的实性条索，其中可见黏液分泌或形成腺泡样结构。主要用于管状腺癌的分级，其他类型的癌不分级（图 4-2-14）。

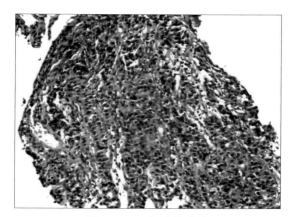

图 4-2-14　低分化腺癌

免疫表型：肿瘤细胞表达 CK、CKL、EMA、CK20、Villin、CDX-2

4. 结直肠腺癌　结肠和直肠腺癌是消化系统最常见的恶性肿瘤之一，发病率位居所有恶性肿瘤的第三位。中年人好发，男性、女性发病无明显差别。

【大体观察】 多数结直肠癌或为息肉型或为溃疡浸润型（图 4-2-15）。

【镜下观察】 根据细胞排列形成腺管（腺泡）的程度分为 3 级：15%～20% 的结直肠腺为Ⅰ级（低度恶性或高分化），60%～70% 为Ⅱ级（中度恶性或中分化），15%～20% 为Ⅲ级（低分化）。Ⅰ级腺癌主要由简单的腺管组成，核的极向容易分辨且核大小一致，与腺瘤上皮表现非常相似。Ⅱ级腺癌由简单、复杂或轻度不规则的腺管组成，核极向很难分辨或极向消失。Ⅲ级腺癌以缺乏腺管分化、核极向消失为主要特征。

现在的临床工作中更倾向于使用低级别和高级别这类术语。Ⅰ级和Ⅱ级已经被合并为低级别，Ⅲ级和未分化癌已经合并为高级别。这样病理医师之间诊断的重复性更高。Ⅲ级腺癌的预后与Ⅰ级和Ⅱ级腺癌相比明显更差。

【免疫表型】 肿瘤细胞表达 CK、EMA、COX-2、CDX-2、Villin、CK20。

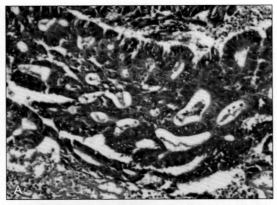

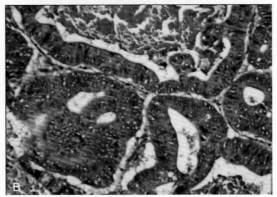

图 4-2-15　腺癌

A. 腺体呈筛状排列；B. 腺体单纯的腺管状排列

【分子遗传学】①结直肠癌可出现 *KRAS*、*NRAS*、*BRAF* 及 *PIK3CA* 基因突变；②错配修复（MMR）功能缺陷和高频微卫星不稳定性（MSI-H）对结直肠癌患者的预后判断、药物疗效预测和 Lynch 综合征筛查有明确的指导意义。

（五）肝、胆及胰腺来源肿瘤

1. 肝细胞性肝癌　肝细胞性肝癌（hepatocellular carcinoma）为发生于肝脏的常见恶性肿瘤。常见于亚洲和非洲。在东亚男性发病率可高达 20.1/10 万。肝细胞性肝癌多见于 50 岁左右患者，但也可见于青年人甚至儿童，男性比女性多见。临床上常表现为腹痛、腹水、黄疸和肝大，有时可有全身表现，如低血糖、高胆固醇血症、红细胞增多症、高钙血症、类癌综合征、血脯氨酸羟化酶升高及低纤维蛋白原血症等。在高发区，75% 以上的肝细胞性肝癌患者甲胎蛋白阳性，通常要比正常含量高出 100 倍以上。肝细胞性肝癌的发生与下列因素有关：肝硬化、乙型肝炎病毒、

丙型肝炎病毒、二氧化钍、雄激素、孕激素、黄曲霉毒素等。

【诊断要点】①肝细胞性肝癌可表现为单个巨块状（巨块型）、多发结节状（结节型）或弥漫累及大部分甚至整个肝脏（弥漫型）。②肝细胞性肝癌一般质软，常有出血、坏死，偶尔可有淤胆而呈绿色。有的肿瘤可有包膜。③肿瘤大小变化很大，一般 < 3cm 的肿瘤称为小肝癌。④瘤细胞可排列成小梁状、实性巢状、假腺样或腺泡样结构，有时可有乳头状结构。⑤瘤细胞间有丰富的血窦样腔隙（图 4-2-16），与正常肝窦不同，此血窦样腔隙的内皮细胞 CD34 和第 8 因子相关抗原阳性，更像毛细血管，故称毛细血管化。⑥肝细胞性肝癌的瘤细胞内常见到以下改变：脂肪变、胆汁产生、Mallory 小体、小球状透明小体、淡染小体、磨玻璃样包涵体、肝细胞性肝癌可分为高分化、中分化低分化和未分化型。

肝细胞性肝癌可经门静脉系统很早播散到肝的其他部位，也可经肝静脉达下腔静脉及右心房。偶尔造成全身血源性播散，如肾上腺和骨转移等，有时病理性骨折可为首发症状，有时肿瘤可侵犯胆管系统或浸润膈肌。

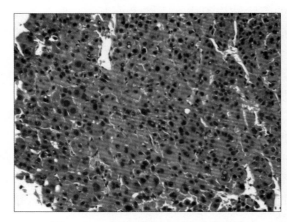

图 4-2-16　肝细胞肝癌，血窦样腔隙

肝细胞性肝癌的预后与下列因素有关：①分期，分期越高预后越差；②肿瘤大小，小肿瘤（直径 <5cm）预后较好；③包膜，有包膜者预后较好；④肿瘤数，单个肿瘤者预后较好；⑤静脉累及情况，累及门静脉者预后较差；⑥纤维板层型预后较好，其他各型平均存活期为 4 个月；⑦血管浸润、

高度核异型性和核分裂多者预后较差；⑧肝硬化，伴有肝硬化的患者预后更差；⑨ AFP 含量越高预后较差。

肝细胞性肝癌与肝细胞腺瘤的鉴别：腺瘤多无肝硬化的背景，大多有服用避孕药史，肿瘤边界清楚，细胞异型性小，排成 1～2 层的肝细胞索，无核分裂，胞质常透明等有助于鉴别。硬化型和纤维板层型肝细胞性肝癌应与胆管细胞癌或混合型癌鉴别，肝细胞性肝癌表达 AFP（图 4-2-17）、CK8/18，胆管细胞癌表达 CK9/19。

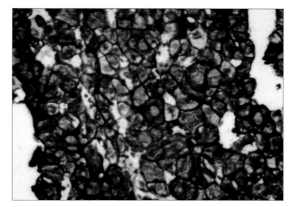

图 4-2-17　AFP 阳性

2. 肝内胆管癌　肝内胆管癌（intrahepatic cholangiocarcinoma）可发生于肝内任何一级胆管，约占原发性肝癌的 20%。一般发生在 60 岁以上的老年人，男性、女性无明显差别。泰国、日本、中国香港等地区因肝寄生虫感染而发病率较高。相关的发病因素：肝寄生虫，尤其是华支睾吸虫、肝胆管结石、炎性肠病、原发性硬化性胆管炎、EB 病毒感染、丙型肝炎病毒感染、二氧化钍和胆管畸形等。临床上主要表现为全身无力、腹痛、消瘦，如肿瘤侵及肝门部胆管，则出现梗阻性黄疸，甚至胆汁性肝硬化。CT、B 超等影像学检查对临床发现肿瘤及明确胆管累及情况具有重要价值。肝内胆管癌的治疗以手术为主，预后不良，平均存活时间不足 2 年。

【诊断要点】①肝内胆管癌可累及任何部位的肝内胆管，发生于较小胆管者称为外周型胆管细胞癌。②肿瘤通常灰白、实性、硬韧，有时可以向腔内生长为主或突向腔内形成息肉样肿物，但大多数表现为肝内灰白色结节或融合的结节，

结节切面常见坏死和瘢痕。③肝内胆管癌大多数为分化不同程度的腺癌，像其他部位的腺癌一样，可分为高分化、中分化和低分化，发生于较大胆管者，可为乳头状。肿瘤常有丰富的间质反应（图 4-2-18），甚至出现局部钙化。④大多数肿瘤均可见多少不等的黏液，淀粉酶消化后的 PAS 和阿辛蓝染色均可阳性，黏液核心蛋白（MUC）1、2、3 亦可阳性。免疫组化肝内胆管癌不仅 CAM5.2 阳性，CK7、CK19 亦阳性。CEA、上皮膜抗原、血型抗原阳性。肝内胆管癌常为 CK7+/CK20+，而肝外胆管癌多为 CK7+/CK20-。claudin-4 在几乎所有胆管癌均阳性，在正常肝细胞和肝细胞性肝癌中为阴性。⑤癌细胞常侵及汇管区、汇管区血管内或神经周围，可循淋巴引流途径形成肝内转移或转移至局部淋巴结。晚期可循血行转移至肺、骨、肾上腺、肾、脾和胰腺等。

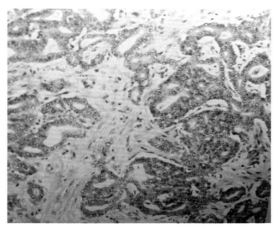

图 4-2-18　腺腔形成和纤维间质反应

肝内胆管癌中可见高频率的 KRAS 突变。其他常见的分子改变为 cyclinD1 和 p21 过表达。常见 DPC4 的失活突变。约 1/3 的病例有 TP53 突变。

3. 胆囊癌　胆囊癌为肝外胆管系统中常见的恶性肿瘤。90% 以上见于 50 岁以上者，女性是男性的 3～4 倍。大多数胆囊癌与胆囊结石及慢性胆囊炎尤其是磁器胆囊关系密切，其他（如胆囊肠瘘、溃疡性结肠炎结肠多发息肉、Gardner 综合征、腺肌瘤病等）亦有一定关系。患者多无特异症状，大多数临床表现与胆石症相似，故很难早期发现。胆囊癌的预后与肿瘤类型和分期有关。

乳头状癌倾向于形成突向管腔的隆起，预后较好；而未分化癌则预后最差，如肿瘤仅限于胆囊，两年存活率可达到45%。

【诊断要点】　①肿瘤可表现为巨大息肉样肿块，充填胆囊腔内或呈结节状或弥漫浸润（图4-2-19）使胆囊壁明显增厚。偶尔可呈环状浸润使胆囊形成哑铃状。②胆囊癌以发生于胆囊底部多见，但大多数病例因已累及大部分胆囊而很难辨别其起源部位。③胆囊癌80%左右均为不同程度分化的腺癌。腺体可分化很好，形成比较规则的腺腔，也可仅有腺腔样分化的倾向。④腺体间可有大量纤维间质。常可见神经周围浸润。⑤胆囊癌中黏液多少不等，但多为涎腺型黏液，这与正常胆囊及胆囊炎时不同。⑥瘤细胞通常为CK7 +/CK20+，其他标志物（如EMA、CEA）可阳性。偶可见AFP阳性，部分可见神经内分泌分化。⑦约50%的病例可出现 *TP53* 突变。*KRAS* 突变率报道的差异很大，2%～59%。其他常见的改变包括p16失活、端粒酶激活和FHIT基因的失活。

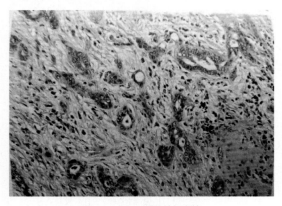

图4-2-19　浸润性腺体

4. 胰腺导管腺癌　胰腺导管腺癌（pancreatic ductal adenocarcinoma）为外分泌胰腺肿瘤中最常见的类型。因其诊治困难，预后不良。由于其发病隐匿，很难早期发现和治疗，五年存活率不足2%。据估计，约10%的胰腺癌患者具有家族性。胰腺癌多见于50岁以上的人群，男性略多（男女比为1.6：1）。根据其发生在胰腺的部位分为胰头癌、胰体癌、胰尾癌和全胰癌，其中胰头癌占60%～70%，胰体癌占20%～30%，胰尾癌占5%～10%，全胰癌约占5%。约20%为多发

灶性，仅约14%的胰腺癌可手术切除。临床上胰头癌大多数因累及胆总管而表现为进行性阻塞性黄疸。体尾部癌则更为隐蔽，发现时多已有转移。约25%患者出现外周静脉血栓。影像学检查（如CT、MRI、B超、PET-CT等）对确定肿瘤具有重要作用。血清Span-1和CA19-9升高对诊断具有一定的参考意义。

【诊断要点】　①大多数胰腺导管腺癌为一质地硬韧、与周围组织界线不清的肿块。切面灰白色或黄白色，有时因有出血、囊性变和脂肪坏死而杂有红褐色条纹或斑点，原有胰腺结构消失。②胰头癌常早期浸润胰内胆总管和胰管，使胆总管和胰管管腔狭窄，甚至闭塞。胰管狭窄或闭塞后，远端胰管扩张、胰腺组织萎缩和纤维化。③少数胰头癌可穿透十二指肠壁，在十二指肠腔内形成菜花样肿物或不规则的溃疡。④胰体尾部癌体积较大，形成硬制而不规则的肿块，常累及门静脉、肠系膜血管或腹腔神经丛而很难完整切除肿瘤。有时肿瘤可累及整个胰体尾部。⑤肿瘤主要由异型细胞形成不规则，有时是不完整的管状或腺样（图4-2-20）结构，伴有丰富的纤维间质。分为高分化、中分化、低分化导管腺癌。⑥90%的胰腺导管腺癌可见有神经周浸润。约50%病例可有血管浸润，尤其是静脉。⑦20%～30%的病例在癌周胰腺中可见有不同程度的胰腺上内肿瘤，甚至原位癌。⑧胰腺导管腺癌通常表达CK7、CK8、CK18、CK19、CK20约25%阳性。大多数胰腺导管腺癌CA19-9、CEA和B72.3亦阳性。约60%的浸润性导管腺癌MUC1、MUC3、MUC4和MUC5AC均为阳性，这点与黏液癌、壶腹癌、结直肠癌不同，这些癌常表达MUC2。⑨90%以上的胰腺癌中KRAS癌基因第12密码子均有点突变。约50%病例有TP53的突变或异常积聚。95%左右的病例有p16失活。DPC4的失活率约为50%。

胰腺癌细胞特别容易侵犯神经和神经周围淋巴管。胰头癌远处转移较少而局部浸润早，常早期浸润胆总管、门静脉和转移至局部淋巴结，晚期可转移至肝。而胰体尾部癌易侵入血管，尤其是脾静脉而较易发生广泛的远处转移。常见的转移部位有肝、局部淋巴结、胸腹膜、肾上腺、十二指肠、胃、肾、胆囊、肠、脾、骨、横膈等。

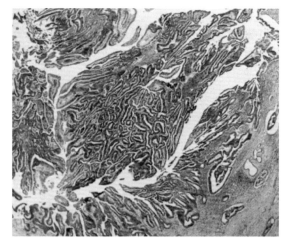

图 4-2-20　密集伴浸润的腺体，形成不规则不完整的管状、腺样结构

5. 胰腺腺泡细胞癌　腺泡细胞癌（acinar cell carcinoma）很少见，仅占胰腺癌的 1% ～ 2%。常见于 60 多岁的老年人，以男性较多，偶见于儿童。临床无特异症状，黄疸罕见，部分患者可因脂肪酶的过度分泌而出现皮下脂肪坏死、多关节病或嗜酸性粒细胞增多及血栓性心内膜炎。腺泡细胞癌易早期转移，最常见的转移部位为局部淋巴结和肝，有些患者可出现远处转移。腺泡细胞癌患者预后不良，很少有病例存活超过 5 年。大体观察腺泡细胞癌通常较大，平均直径 11cm。实性分界清楚，包膜完整。常有广泛的坏死和囊性变。因无明显的间质反应，故常质地较软。有时也可长在导管内。

【诊断要点】　①腺泡细胞癌细胞密集，呈集状或片状排列，也可见腺泡或小腺腔结构，核位于基底，有时可见小梁状或实性排列。②间质反应轻微在很多病例中几乎无间质。③瘤细胞胞质中等，核圆形或卵圆形，异型性不大，但有明显的单个核仁，核分裂多少不等。④淀粉酶消化后 PAS 阳性染色对确诊很有帮助。免疫组化证实胰蛋白酶、脂肪酶、糜蛋白酶的分泌对诊断有重要价值。抗 BCL-10（克隆 331.1）据称是腺泡细胞及其肿瘤特异且敏感的标志。腺泡细胞癌偶尔可表达 AFP。⑤电镜下找到酶原颗粒和不规则原纤维颗粒对诊断有重要意义。⑥腺泡细胞癌无导管腺癌中常见的 KRAS、TP53、p16 或 DPC4 等改变，但有较高频率的 APC/β-catenin 基因突变和染色体

11p 的等位基因丢失。

（六）泌尿系统上皮来源肿瘤

1. 肾细胞癌　肾细胞癌（renal cell carcinoma）又称肾腺癌或肾癌，是发生于肾小管上皮的一组恶性肿瘤，是肾最常见的恶性肿瘤，占成年人肾恶性肿瘤的 90% 以上、成年人恶性肿瘤的 3%。

（1）透明细胞肾细胞癌：透明细胞肾细胞癌（renal clear cell carcinoma）是最常见的肾细胞癌亚型，占肾细胞癌的 70% ～ 80%。由一种细胞质透明或嗜酸性的肿瘤细胞构成，瘤内有纤细的血管网。

【肉眼观察】　肿块呈实性，金黄色，可位于肾皮质的任何部位，呈圆形突出，边界清楚，通常无包膜或者有纤维性假包膜，呈推挤式生长。

【镜下观察】　癌细胞呈圆形或多边形，体积较大，包膜清楚，胞质丰富，透明或颗粒状，透明胞质含丰富糖原和类脂质（图 4-2-21），PAS 染色和油红染色阳性，但无黏液。细胞核位于中央，呈圆形，大小较为一致，染色质细颗粒状，均匀分布，不同级别的肿瘤核仁大小不等。癌细胞排列结构多样，最常见的是实性巢状和腺泡状。腺泡状结构中央有一圆形腔，其中可见淡染的嗜酸性浆液或红细胞，腺泡状结构可扩张形成或大或小的囊腔。有时可见局灶性假乳头形成，偶见小管结构。瘤组织中散布有大量小的薄壁窦状血管构成的网状间隔，有时血管扩张呈血管瘤样。Fuhrman 分级：核分级是仅次于分期的最重要的预后指标。4 级分级法（10 倍物镜下）：1 级，细胞核小，如成熟的淋巴细胞（直径 <10μm），染色质增多，核仁不可见，难以看清染色质细节；2 级，细胞核增大（直径约 15μm），略显不规则，呈细颗粒状，核不明显；3 级，细胞核不规则（直径约 20pm），核仁易见；4 级，细胞核呈多形性（直径 >20μm），核染色质增多，有 1 个或多个大核仁。

【免疫表型】　低分子质量角蛋白（CK8、CK18 和 CK19）、AE1/AE3、PAX2、PAX8、CAIX、CAM5.2 和 vimentin 阳性。高分子质量角蛋白（包括 CK14 和 34BE12）罕见阳性。大多数透明细胞肾细胞癌表达 RCC、CD10（图 4-2-22）

和 EMA，恒定表达 MUC1 和 MUC3，不表达 CK7。

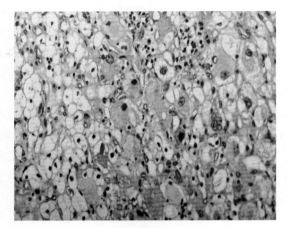

图 4-2-21　肿瘤细胞透明，胞质丰富

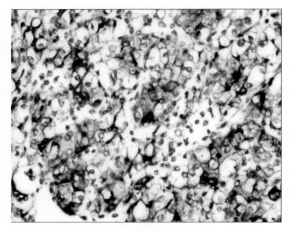

图 4-2-22　CD10 阳性

【分子遗传学】 VHL 基因突变及染色体 3P 缺失。

（2）低度恶性的多房性囊性肾细胞肿瘤：低度恶性的多房性囊性肾细胞肿瘤是一种完全由囊腔构成的肿瘤，囊腔间隔内有小灶性透明细胞。本病见于成年人，发病平均年龄 51 岁，男女比例为 3：1。本病进展缓慢，尚未发现复发和转移现象。

【大体观察】 肿瘤边界清楚，有纤维性包膜与周围组织分割，直径 2.5～13cm。切面呈多房囊性，囊腔大小不等，腔内充以浆液性或血性液体。约 1/5 以上的肿瘤间隔内可见钙化，偶见骨化生。

【镜下观察】 囊内壁一般被覆单层上皮细

（图 4-2-23），也可无上皮被覆，偶尔为复层或呈现小乳头状结构。内衬细胞呈扁平状或肥胖，胞质透明到淡染。细胞核小而圆，染色质致密、深染。囊腔为纤维性间隔，常为致密的胶原。部分间隔内可见灶性透明细胞，该细胞与囊壁内衬上皮相似，细胞核小而深染。透明细胞呈小灶状聚集，不形成大结节，类似组织细胞或淋巴细胞，其周围有收缩的人工假象。透明细胞簇内微血管较多。

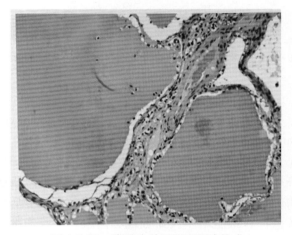

图 4-2-23　囊壁由单层透明细胞构成

【鉴别诊断】 ①透明细胞肾细胞癌：此癌虽然可发生囊性变，但囊壁上可见大量透明细胞，乳头状突起表面也被覆透明细胞；②多囊性肾瘤：常发生在很小的婴儿，囊壁内衬肾小管上皮，多呈"鞋钉状"，纤维间隔中无透明细胞巢。

【免疫表型】 肿瘤细胞表达 CK、PAX8 及 CAIX。

【分子遗传学】 VHL 基因突变及染色体 3P 缺失。

（3）乳头状肾细胞癌：乳头状肾细胞癌（papillary renal cell carcinoma）是一种具有乳头状或小管乳头状结构的肾实质恶性肿瘤，任何直径 > 0.5cm 的乳头状肿瘤均被定义为乳头状肾细胞癌。该肿瘤占肾细胞癌的 10%～15%。

【大体观察】 肿瘤偏心性位于肾皮质，边界清楚，很多病例可见明显的纤维包膜，平均直径 8cm。常见出血、坏死和囊性变。

【镜下观察】 肿瘤组织几乎总是有纤维包膜包绕。癌细胞构成多少不等的乳头状和小管

状结构。乳头状结构含有纤细的纤维血管轴心
（图4-2-24）。坏死背景上出现成簇的乳头具有
诊断意义。乳头轴心和周围纤维化间质中常有砂
粒体样钙化。肿瘤细胞质呈嗜碱性、嗜酸性或透明。
分为1型及2型乳头状肾细胞癌。

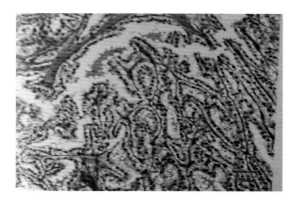

图4-2-24　乳头状结构

【免疫组化】　肿瘤细胞表达AE1/AE3、
CAM5.2、AMACR、RCC、CD10、vimentin，
CK7在1型乳头状肾细胞癌的表达较2型乳头状
肾细胞癌多。

（4）嫌色性肾细胞癌：嫌色性肾细胞癌
（chromophobe renal cell carcinoma）以细胞大、
浅染、细胞膜非常清楚为特征。约占肾肿瘤的5%，
发病年龄50～60岁。男女发病率大致相当，病
死率＜10%。散发性和遗传性病例均存在。

【肉眼观察】　肿瘤呈实性，边界清楚，表面
略呈分叶状。未固定的标本切面呈均匀的淡棕色
或褐色，与嗜酸细胞瘤极其类似。甲醛固定后呈
浅灰色。

【镜下观察】　嫌色性肾细胞癌的细胞呈大多
角形，胞质透明略呈网状，细胞膜厚而清晰，类
似植物细胞（图4-2-25）。这些细胞常与胞质呈
嗜酸性颗粒状的小细胞混杂。肿瘤细胞核不规则，
常有皱褶，有时见双核，核仁小，常见核周空晕。
胶体铁染色阳性。

【免疫表型】　广谱CK弥漫性强（＋）、
EMA弥漫（＋）、CD117（＋）、CK7（＋）
（图4-2-26），绝大多数parvalbumin（＋）、约
50%病例肾细胞癌抗原（＋）、vimentin（-）、
CD10（-）。

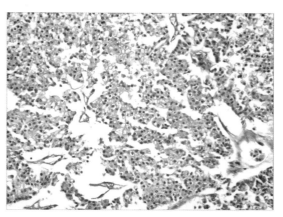

图4-2-25　细胞大、胞界清晰

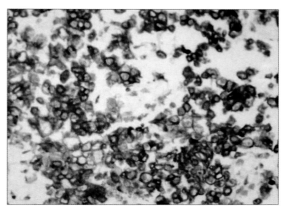

图4-2-26　CK7阳性

（5）遗传性平滑肌瘤病肾细胞癌相关性肾
细胞癌：遗传性平滑肌瘤病肾细胞癌相关性肾细
胞癌（HLRCC）是一种*FH*基因突变的常染色
体显性遗传综合征。患者好发皮肤和子宫平滑肌
瘤。某些家族好发肾细胞癌和子宫平滑肌肉瘤，
预后差。

【组织学形态】　典型的HLRCC呈2型乳头
状癌表现，肿瘤细胞较大，有丰富的嗜酸性胞质，
大的细胞核，伴有显著的包涵体样嗜酸性核仁伴
核周空晕。肿瘤细胞呈管状、乳头状、囊状及实
性排列。Fuhrman分级为3～4级。

【免疫表型】　表达Vimentin，不表达CK7，
FH表达缺失。

【分子遗传学】　*FH*基因突变。

（6）MiT家族易位肾细胞癌：MiT家族易
位性肾细胞癌涉及MiT转录因子家族两个成员
（*TFE3*和*TFEB*基因）与不同的基因发生融合。
Xp11易位相关肾细胞癌是TFE3基因与不同的伙

伴基因发生融合，t（6；11）易位性肾细胞癌是 *MALAT1-TFEB* 基因发生融合。儿童肾细胞癌中约 40% 是 Xp11 易位相关肾细胞癌，占成年人肾细胞癌 1.6%～4%。t（6；11）易位性肾细胞癌比较少见，全世界仅报道约 50 例，患者平均和中位发病年龄为 31 岁。该肿瘤很少出现转移或导致患者死亡，预后比 Xp11 易位相关肾细胞癌好。Xp11 易位相关肾细胞癌预后与透明细胞肾细胞癌患者相似，但比乳头状肾细胞癌患者差很多。

【镜下观察】 Xp11 易位相关肾细胞癌最有特征性的形态表现是由上皮样透明细胞和大量砂粒体组成的乳头状肿瘤，也可表现为其他肾肿瘤的形态学特征，包括透明细胞肾细胞癌、乳头状肾细胞癌、低度恶性潜能多房性囊性肾肿瘤、嗜酸细胞瘤与上皮样血管平滑肌脂肪瘤。部分 TFE3 基因融合的肾癌含有黑色素，与 TFE3 重排的色素性上皮样血管周细胞肿瘤有重叠。t（6；11）易位性肾细胞癌表现为双向性，肿瘤由大小两种上皮细胞组成，呈巢状排列，小细胞围绕在基底膜样物质周围，肿瘤周边常可见内陷的肾小管。在形态学上与 Xp11 易位相关肾细胞癌可有重叠。

【免疫表型】 MiT 家族易位性肾细胞癌不表达 EMA 和 CK，但表达 PAX-8 和其他肾小管标记物。t（6；11）易位性肾细胞癌表达 TFEB、Melan A、HMB45 和组织蛋白酶 K；Xp11 易位相关肾细胞癌表达 TFE3（表现为细胞核强阳性），60% 病例表达组织蛋白酶 K，部分病例 Melan A 和 HMB45。

【分子遗传学】 Xp11 易位相关肾细胞癌中 *TFE3* 基因与很多伙伴基因融合形成融合性基因，包括 *ASPSCR1*（*ASPL*）*-TFE3*、*PRCC-TFE3*、*NONO -TFE3*、*SFPQ -TFE3* 及 *CLTC -TFE3*，t（6；11）易位性肾细胞癌是 MALAT1-TFEB 基因发生融合。

2. 输尿管及膀胱癌 约 95% 的输尿管及膀胱肿瘤为上皮性，其中 80%～90% 为尿路上皮肿瘤。最常见的膀胱癌为尿路上皮癌，并具有多灶性和易复发特性。输尿管尿路上皮癌常见多灶性发生，并构成肾盂输尿管和膀胱多灶性尿路上皮癌的一部分。

浸润性尿路上皮癌：是指浸润至基底膜以下的尿路上皮肿瘤。膀胱癌是世界七大最常见的癌症之一，其发病率占癌症总数的 3.2%。男性患者多于女性（男女比例为 3.5：1）。吸烟是引发膀胱癌的最主要因素。

【大体观察】 肿瘤呈乳头状息肉样、结节状、实性、溃疡性或弥漫透壁性生长，病变为孤立性或多灶性，周围的黏膜可正常或充血，有时在显微镜下表现为原位癌。

【镜下观察】 根据细胞核间变程度和某些组织学结构的异常，浸润性尿路上皮癌分为低级别和高级别。浸润性尿路上皮癌必须注意其浸润固有层的范围和深度，这是判断预后的参数。浸润特点是在乳头轴心和（或）固有层之间出现巢状簇状细胞团或单个癌细胞（图 4-2-27）。有促纤维结缔组织增生的间质反应、癌巢周的收缩裂隙和细胞异常分化。癌细胞质中等或丰富，双嗜色性，可偶见黏液样胞质内包涵体。细胞核大、深染，形状多样，常成角、不规则（图 4-2-28）。可见数目不等、大小不一的核仁，可见病理性核分裂象。

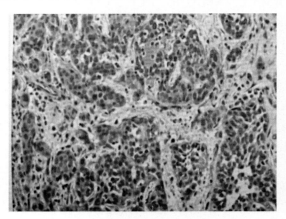

图 4-2-27 浸润间质，固有层出现癌巢

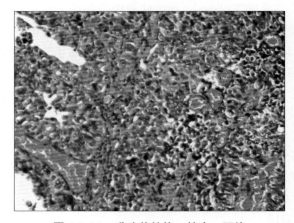

图 4-2-28 乳头状结构、核大、深染

【免疫表型】 肿瘤细胞表达各种 CK（+），uroplakins（+）。

3. 前列腺腺癌 前列腺腺癌（prostatic adenocarcinoma）好发于老年人前列腺外周带，是前列腺最常见的恶性肿瘤。临床上常出现下尿路梗阻症状，肛门指检可触及肿块，血清 PSA 常升高。

【大体观察】 可见单发或多发，切面灰白/灰黄色，无包膜，质硬区。

【镜下观察】 癌细胞可排列成腺泡状筛状乳头状或实性，腺体之间可发生融合。胞质可淡染或泡沫状，可轻度嗜碱、嗜酸或空泡状，也可呈颗粒状。

Gleason 分级：Gleason 分级是目前国内外应用最广泛的前列腺腺癌分级系统，能较好地预测患者的预后。根据腺体分化程度划分为 5 级，包括主要和次要两种生长方式，主要生长方式是指占优势的生长方式，次要生长方式是指不是主要成分但至少占 5% 以上。Gleason 评分以两种评分相加，以此作为判断预后的标准。①1 级：少见，境界清楚，由圆形癌性腺泡组成。腺泡形态均一，轮廓及腔面圆整，间距均匀，部分腺腔内可见类晶体或少量酸性黏液。癌细胞胞膜清楚，胞质透亮或淡染，核及核仁中等大小。②2 级：缺乏明确境界，腺泡间距不等，其他与 1 级相似。③3 级：最常见，肿瘤边缘不规则，腺泡可大、可小，可呈乳头状。腺泡大小不一，常相差 2 倍以上。腺泡间距常大于一个腺泡，彼此不融合。④4 级：腺泡融合（图 4-2-29），癌巢边缘不整齐，癌细胞可为嗜碱性或者是胞质透亮的大细胞。⑤5 级：癌组织星片状或实性细胞团，杂乱分布，边缘不整齐。

【免疫表型】 肿瘤细胞表达 PSA 及 P504S，不表达基底细胞标志物 P63 及 HCK。

（七）乳腺腺上皮来源的肿瘤

1. 浸润性导管癌（非特指型） 浸润性导管癌，非特指型（NOS）是没有独有的特征，不能归入特定亚型的浸润性癌。是乳腺癌中最常见的亚型，占浸润性乳腺癌（IBC）的 70% ~ 75%。IDC-NST 是一组异质性肿瘤，它们在形态学、临床表现及预后方面均有不同。常因临床扪及肿物和影像学检查发现，后者通常表现为毛刺状的团块，伴或不伴有钙化；或者钼靶摄影表现为异常

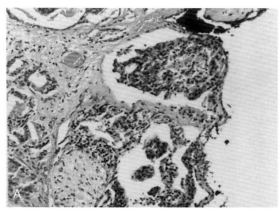

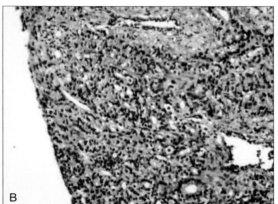

图 4-2-29 前列腺腺癌
A. 腺泡融合 4 级结构；B. 筛状结构 4 级结构

致密影。

【诊断要点】 ①肿物大体表现为灰白色或灰黄色的质硬团块。部分肿瘤由致密间质纤维组织增生组成，其切面呈砂粒样。②浸润性癌虽然缺乏可以用于分类的特殊组织形态学，但在生长方式、细胞学形态、增殖活性和原位癌级别及范围等各方面不尽相同。其生长方式可为实性、小梁状、条索状、管状或星单个细胞（图 4-2-30）。异质性的组织学形态在同肿瘤内也很显著。③在浸润性癌成分确定困难时，可行 IHC 染色辅助标记肌上皮，如 p63、calponin、平滑肌肌球蛋白重链、CD10、S-100 证实肌上皮细胞消失。因不同的肌上皮标记具有不同的敏感性和特异性，建议联合应用。鉴于 p63 核阳性的稳定表达和导管周的线性排列，SMMHC 平滑肌肌球蛋白重链标记与乳腺间质成纤维细胞的交叉反应小，可优先选择上述两种肌上皮标记。

预后分级系统中最常用的系统是基于 Bloom 和 Richardson 提出的系统，并由 E1ston 和 Ellis 修

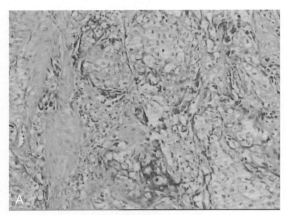

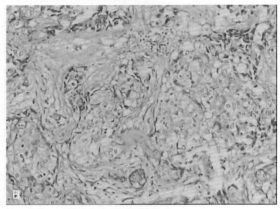

图 4-2-30　浸润性导管癌

A.肿瘤呈实性、小梁状；B.呈条索状或单个细胞样

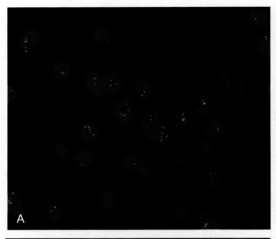

图 4-2-31　FISH 检测 HER-2 基因的扩增

A.阴性；B.阳性

订。这个系统包括对腺管形成、核多形性和核分裂象的评估。核分裂象的评分需要考虑所用显微镜高倍视野的大小。虽然有的肿瘤类型可通过组织学分级定义（小管癌的定义是 1 级，髓样癌是 3 级），Elston 和 Ellis 提倡将组织学分级应用于所有浸润性乳腺癌。对于任何分级系统，广泛取材都非常重要，因为有的肿瘤其不同区域外观差别非常大。虽然分级系统中存在观察者间的差异，但如果标准严格，会得到更一致的结果，提供更好的预后信息。随着其他特定肿瘤分子靶向治疗的出现，免疫组化靶点检测会变得更有意义。目前，淋巴结状态、肿瘤大小、组织学类型、组织学分级和淋巴管浸润仍然是最好的独立预后指标。

【免疫表型】　肿瘤细胞表达 CKH、CK 及 E-cadherin，部分病例表达 ER、PR 及 HER-2。

【分子病理】　FISH 检测 HER-2 基因的扩增（图 4-2-31）。

2.浸润性小叶癌　浸润性小叶癌（invasive lobular carcinoma，ILC）是浸润性乳腺癌中第二

常见的类型，约占所有浸润性癌的 15%。与绝经后激素替代治疗相关。常表现为同侧多灶性或双侧发生的病变。ILC 患者临床可表现为触及的团块，但更多的时候是在乳腺钼靶摄影中呈现出边界不清的增厚区或界线不清的致密影伴结构扭曲。ILC 与 IDC-NST 的临床特征具有差异：前者较少发生实质脏器（肺、肝和脑）转移，更易转移至卵巢、腹膜、胃肠道及骨等，部分转移癌在腋窝淋巴结转移中常见孤立肿瘤细胞模式。故发生在卵巢的以印戒细胞形态为主的转移性癌，除了考虑胃肠来源的印戒细胞癌外，还需鉴别诊断乳腺来源的浸润性小叶癌。

【诊断要点】　①ILC 肿物形态大体上与 IDC 相似。部分病例也可仅表现为坚韧、难以推动的乳腺包块。有时病变乳腺未见显著的大体改变，只能通过镜下观察发现肿瘤。②ILC 有独特的形态学及间质浸润方式：单个细胞散在分布或呈单

列线状排列的肿瘤细胞构成列兵样浸润方式排列
（图 4-2-32），也可围绕正常导管呈同心圆 / 靶样
生长。肿瘤细胞的浸润未见显著促纤维组织增生
的间质反应，也不会破坏正常乳腺结构。经典型
ILC 为均匀一致、失黏附性、体积小的肿瘤细胞
构成，核小而均一，位于细胞的侧，有时可见胞
质内腔，核分裂象少见。浸润性小叶癌的特殊亚
型与经典型在结构或细胞形态上存在差别：印戒
细胞亚型由大量核偏位印戒样形态的细胞组成；
实性和小梁状亚型的肿瘤细胞聚集呈片状或巢团
状生长，被纤维间质分割；多形性亚型的肿瘤细
胞体积大，具有显著多形性，且核分裂象增加。
③ IHC 染色显示 95% 的浸润性小叶癌 ER 及 PR
表达阳性，HER2 蛋白表达阴性或基因未扩增。多
形性亚型可出现 HER2 蛋白的过度表达或基因扩
增。④ ILC 转移病灶形态类似原发性印戒细胞癌，
需要结合临床相关病史及 IHC 辅助诊断。⑤经典
型浸润性小叶癌预后好于多形性浸润性小叶癌及
非特殊型浸润性导管癌（ IDC-NST ）。浸润性小
叶癌不表达 E-cadherin，胞质表达 P120（图 4-2-33 ）。

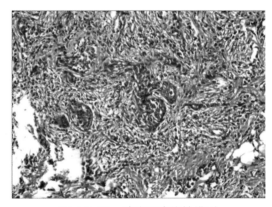

图 4-2-32　肿瘤细胞线性排列

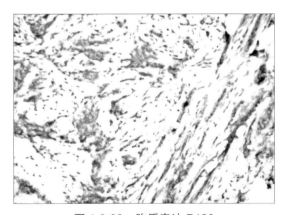

图 4-2-33　胞质表达 P120

（八）女性生殖系统上皮来源的病变

1. 宫颈浸润性鳞状细胞癌　宫颈浸润性鳞状
细胞癌（invasive squamous cell carcinoma ）由具
恶性特征的鳞状上皮细胞突破基底膜向间质生长
而形成。多见于中老年妇女，平均年龄约 40 岁
以上。

【大体观察】①外生型：呈"菜花状""乳
头状""息肉状"肿块；②溃疡型：组织坏死脱
落而形成凹陷性溃疡或火山口样空洞；③内生
型：宫颈肥大或增粗如桶状，不形成明显结
节状突起，主要表现为癌广泛浸润宫颈管壁
（图 4-2-34 ）。组织学分型包括非角化型和角化型
（图 4-2-35 ）。

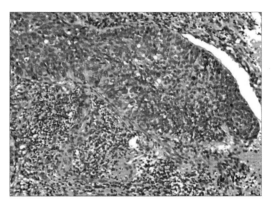

图 4-2-34　间质浸润

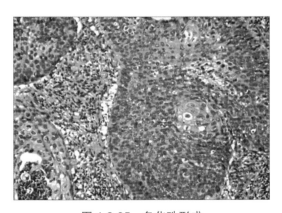

图 4-2-35　角化珠形成

2. 宫颈原位腺癌　原位腺癌（adenocarcinoma
in situ，AIS）定义：正常位置上的宫颈腺体部分
或完全被恶性上皮细胞所替代。宫颈 AIS 可以发
生在宫颈任何部位的腺上皮，包括黏膜表层和深
在的隐窝腺体，2/3 以上的病例发生在宫颈的移
行带。

【组织学特征】 腺体结构保存，但腺上皮细胞细胞核增大，染色质增粗，出现单个或多个核仁，核分裂活性增加并且细胞核出现不同程度的复层，受累上皮细胞胞质中的黏液减少，有时腺腔内可出现乳头状结构。

【免疫组化】 AIS 中腺上皮阳性表达 p16、CEA、Ki-67 指数明显增高。

AIS 需与宫颈腺上皮输卵管样 / 子宫内膜样化生、子宫内膜异位、宫颈腺上皮 A-S 反应、放射治疗引起的腺上皮非典型性改变和早期浸润性腺癌鉴别。

3. 子宫内膜癌　多数子宫内膜癌患者最初表现为子宫出血的征象。癌的发生与患者年龄密切相关。研究显示，癌的发生率在年龄超过 50 岁的女性为 9%，超过 60 岁是 16%，超过 70 岁是 28%，而 80 岁以上达到 60%。子宫内膜癌（endometrial carcinoma）是子宫体最常见的恶性肿瘤，分为 I 型和 II 型两类。其中 I 型最常见，包括子宫内膜样腺癌及黏液性腺癌，常发生于相对年轻患者，预后较好，常高表达 ER 及 PR，而不表达 TP53。II 型相对少见，包括浆液性腺癌及透明细胞癌，好发于年长患者，肿瘤侵袭性较强，预后相对 I 型更差，与雌激素关系不如 I 型密切，强表达 TP53，而 ER 及 PR 呈阴性或弱表达。

（1）子宫内膜样腺癌：子宫内膜样腺癌（endometrial adenocarcinoma）巨检可见子宫内膜粗糙增厚，可为息肉样、结节状突起或菜花样肿块，不同程度浸润子宫肌壁。

【肉眼观察】 表现不具有特征性。

【镜下观察】 ①异型增生的腺上皮排列成密集的腺管样结构（图 4-2-36），腺腔内可见广泛上皮搭桥、融合成筛状或异型腺上皮增生为条索状并形成迷路样结构。②腺上皮复层排列，极向紊乱（图 4-2-37）。上皮细胞轻至重度异型，细胞核增大，有时可见核仁，核分裂增多。③正常子宫内膜间质显著减少与消失，伴或不伴反应性的纤维结缔组织在癌性腺体周围环绕。④免疫组化 ER 及 PR 阳性表达，TP53 及 PTEN 一般为阴性。此外，子宫内膜样癌既能表达 CK，也能表达 vimentin，是少数能同时表达上皮和间叶标记的肿瘤之一。

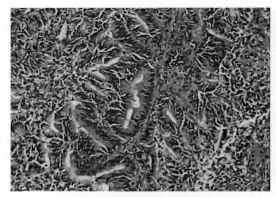

图 4-2-36　密集的腺管样结构

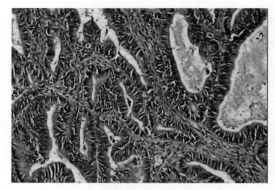

图 4-2-37　腺上皮复层排列，极向紊乱

【组织学分级】 依据肿瘤的组织结构和细胞的异型程度而定，肿瘤的实性成分小于 5% 时为 I 级（高分化），实性成分 5%～50% 为 II 级（中分化），实性成分大于 50% 为 III 级（低分化）。

（2）浆液性腺癌：浆液性腺癌（serous adenocarcinoma）为 II 型子宫内膜癌的主要类型，占 5%～10%，具有较强侵袭力，预后不良。

【组织学特点】 ①以乳头状结构为主要结构特征，乳头结构复杂（图 4-2-38），也可见腺管样及实性生长方式；②肿瘤细胞异型性明显，染色质呈团块状，可有明显的核仁，并常有多核及巨核肿瘤细胞，核分裂多，常见病理性核分裂；③腺腔内可有游离的乳头状上皮细胞簇；④约 33% 病例伴有砂粒体；⑤免疫组化染色 P53（图 4-2-39）、WT-1 及 IMP3 阳性。

4. 卵巢恶性浆液性肿瘤　恶性浆液性肿瘤（malignant serous tumor） 是最常见的卵巢恶性肿瘤。发病高峰年龄 40～70 岁。占所有浆液性肿瘤的 20%～25%，有血清 CA125 浓度开高，但不特异。大多数高级别浆液性癌在初次就诊时有较广泛的腹膜播散。

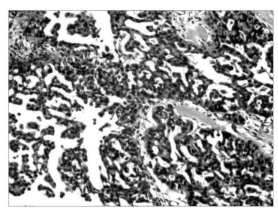

图 4-2-38　乳头状上皮细胞簇

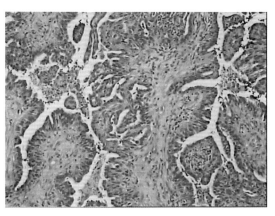

图 4-2-40　大量乳头结构

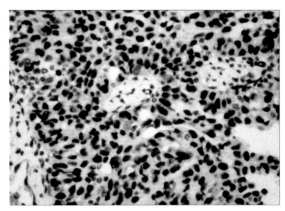

图 4-2-39　P53 阳性

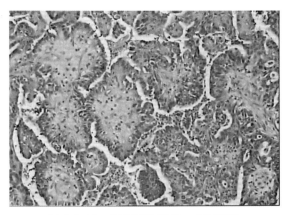

图 4-2-41　细胞层次增多，极向紊乱

【诊断要点】　①65% 的病例为双侧发生。②分化良好的类型主要由囊性和乳头状区域构成（图 4-2-40），仅部分区域呈实性。分化差的肿瘤呈实性，切面质嫩，可见坏死、出血，乳头状结构少见。表面乳头型在卵巢表面形成大量乳头，可见出血、坏死。③肿瘤易与周围邻近结构粘连。④肿瘤细胞丰富，有明显的间质浸润，间质反应性增生。⑤高级别肿瘤由高度异型性的肿瘤细胞构成，多形成实性区域，仅形成少量粗大的乳头。⑥高级别肿瘤的肿瘤细胞细胞核染色质浓聚，可见非典型核分裂，细胞多层排列（图 4-2-41），常见肿瘤细胞芽。⑦低级别肿瘤常形成丰富的各级乳头结构，亦可形成微乳头（无逐级分支现象，直接从较大乳头上分出，无纤维血管轴心。长度是宽度的 5 倍以上）和花边样结构，肿瘤细胞异型性较高级别肿瘤小。砂粒体常见，偶见以砂粒体为主的肿瘤，称为砂粒体癌。

【免疫表型】　CK7、CA125 阳性，超过 60% 的高级别肿瘤和少于 10% 的低级别肿瘤 TP53 阳性、WT-1 阳性。

【分子遗传学】　*TP53* 突变，*BRCA1* 及 *BRCA2* 基因突变。

5. 卵巢恶性黏液性肿瘤　恶性黏液性肿瘤（malignant mucinous tumor）占所有黏液性肿瘤的 10%。发病高峰年龄 40～70 岁，部分患者出现血浆内 CEA、CA125 浓度升高。

【诊断要点】　①15%～20% 的病例为双侧发病。②肿瘤多为囊实性，亦可见乳头状结构（图 4-2-42）。部分肿瘤可完全呈实性，可见出血与坏死。③细胞丰富的肿瘤中常见拥挤的腺、囊和乳头状结构及成片的实性区域。肿瘤细胞呈复层状排列，有较明显的破坏性的间质浸润和间质的反应性增生。④肿瘤细胞异型性大，染色质浓聚，胞质嗜酸性，内含丰富的黏液（图 4-2-43），有时可推挤胞核形成印戒样细胞，非常典型的核分裂象可见。⑤可见较大面积的细胞外黏液湖形

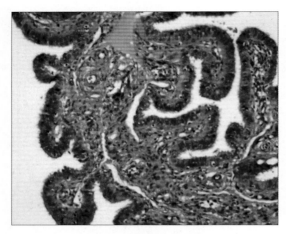

图 4-2-42　乳头状结构

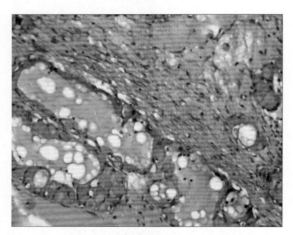

图 4-2-43　胞质嗜酸性，内含丰富的黏液

成，常见伴有组织细胞，有时亦可见异物巨细胞反应。

【免疫表型】CK7、CK20 和 CEA 阳性，vimentin 阴性。

【分子遗传学】KRAS 基因突变及 HER 基因扩增。

6. 卵巢透明细胞肿瘤　卵巢透明细胞癌大多为恶性，多见于未生育的妇女，50 岁是发病高峰年龄。发生常与子宫内膜异位有关。

【诊断要点】①肿瘤直径平均约 15cm。②大多数肿瘤为囊实性，部分为实性，常为双侧发生。灶性出血和坏死可见。常有表面粘连，多为特征性的厚壁单囊结构，亦可为多囊，囊腔内常见白色或浅黄色实性乳头结节突入囊腔。③癌多呈乳头状腺囊状实性或混合性结构，可见间质浸润。④肿瘤主要由多角形糖原丰富的透明细胞组成，圆形或成角的肿瘤细胞核有异型性，常见

病理性核分裂象。⑤肿瘤细胞衬覆于乳头表面、腺管和囊腔内表面，亦可呈巢状分布。⑥核仁不常见，而透明小体易见。"鞋钉样"细胞核大，染色质浓聚，突出于乳头、腺管和囊腔表面。透明细胞内糖原呈 PAS 阳性，黏液染色阴性，少数病例可呈 AFP 阳性、CK 阳性。无性细胞瘤和卵黄囊瘤为其主要鉴别诊断。

【分子遗传学】ARID1A、PIK3CA 及 PTEN 突变。

二、黑色素细胞性肿瘤

由皮肤和其他器官黑色素细胞产生的一类良（恶）性肿瘤。

（一）梭形和上皮样细胞痣 /Spitz 痣

梭形和上皮样细胞痣（spindle and epithelioid cell nevus）非常重要，因为其组织学上与恶性黑色素瘤相似。这种病变既往被称作良性幼年型黑色素瘤。虽然这个名称容易引起混淆。但确实概括了此病组织学上可怕而临床上呈良性经过的纸老虎特点。现在多称其为"Spitz 痣"。可见于任何年龄，但好发于儿童和年轻人，病变多位于头颈部和上肢。临床表现为体积较小的孤立性半球形皮肤结节。由于肿瘤间质内血管成分很丰富。色素含量又相对较少，因此临床上常易误诊为血管瘤或化脓性肉芽肿。

【组织病理学】Spitz 痣的痣细胞分布与普通获得性痣相同，表现为交界性（图 4-2-44）、混合性和皮内痣。但又像许多先天性痣，真皮成分常很突出。病变整体结构对你，在两侧缘交界处痣细胞巢突然减少。痣由不同比例的梭形和上

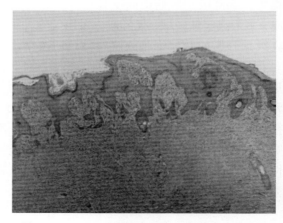

图 4-2-44　Spitz 痣的痣细胞分布表现为交界性

皮样黑色素细胞组成，梭形细胞常排列成束状并与表皮垂直。而上皮样细胞则散在分布于整个病灶。组织学总体印象是细胞松散、呈浸润生长，不同于恶性黑色素瘤的融合性、膨胀性生长方式。Spitz 痣的病变呈倒置非等边三角形，表浅部病变较宽，为三角形底边，越往深部病变越窄，至真皮深部形成三角形的"顶点"。同样，痣细胞也有从表浅往深部逐渐变小的成熟现象。

由于梭形和上皮样细胞痣在细胞学上有非典型性，因此病理组织学上常与黑色素瘤混淆。有时细胞多形性极为显著，尤其是上皮样细胞，细胞核相当大，形态不规则，有显著的嗜酸性核仁，但是细胞核比较空或呈空泡状，没有恶性细胞常见的染色质粗的间变特点。常可见由嗜酸性胞质内陷而形成的"核内假包涵体"。核分裂象的出现及上皮样细胞在表皮内呈 Paget 样播散的表现也与黑色素瘤相似。但病变内绝大多数细胞呈良性细胞学特点。常伴致密的噬黑色素细胞聚集。整个病变内的细胞核具有显著的单形性。这些细胞核一般比普通获得性交界痣的痣细胞大而空，并且总能看见 1 个以上显著的小核仁病变基底部可有淋巴细胞反应，痣细胞核分裂象不常见。虽然色素性梭形细胞痣没有前面所描述的痣的系列老化现象，但是可以观察到交界处的痣细胞膜通过表皮整个排出的现象。

（二）恶性黑色素瘤

原发性恶性黑色素瘤（malignant melanoma）是在恶性前病变的基础上，从稳定性发生改变的中间过渡性黑色素细胞病变发展而来。这些所谓的恶性前病变已经在前面讨论过，包括获得性和先天性黑色素细胞痣和非典型性痣。

【组织病理学】原发性黑色素瘤可分为多种亚型，各自具有不同的转移能力。因此，了解黑色素瘤的组织学类型及其相关特点具有重要的预后价值。

黑色素瘤的主要组织学类型包括表浅扩散性黑色素瘤、结节性黑色素瘤、肢端雀斑样黑色素瘤和恶性雀斑样黑色素瘤，每一亚型都有其各自的临床、流行病学和组织学特点。表浅扩散性、肢端雀斑样和恶性雀斑样黑色素瘤，开始时为生长缓慢的斑块样、水平放射状生长期（radial growth phase，RGP），然后进入快速生长的膨胀

性垂直生长期（vertical growth phase，VGP）；结节性黑色素瘤仅见膨胀性 VGP 阶段，没有前期 RGP 阶段。

从组织学上识别 RGP 和 VGP 有重要的意义，这是因为 RGP 原发性黑色素瘤在临床上呈良性经过，不发生转移，去除肿瘤即可治愈。一旦发展到垂直生长期，则预示肿瘤已具备转移能力。对于 VGP 黑色素瘤患者，即使彻底切除原发病变，也仍然笼罩在可能转移的阴影中。转移风险的大小可以用一些指标来衡量，这些指标包括肿瘤浸润深度、分裂指数、有无免疫反应、表皮溃疡及微卫星灶。分子遗传学提示部分病例有 *BRAF V600E*、*NRAS* 及 *KIT* 基因突变。

三、软组织病变

软组织肿瘤是起源于间叶组织位于软组织内的肿瘤。主要是运动系统的软组织，如肌肉、韧带、骨膜、脂肪等的肿瘤。良性为瘤，恶性为肉瘤。软组织的肿瘤可以发生在任何年龄的任何部位，以青壮年多见，发生于躯干者最多。

（一）结节性筋膜炎

结节性筋膜炎（nodular fasciitis，NF）常被错认为肉瘤，是以快速生长为特征的肌纤维母细胞增生，数周内可长到 2 ～ 3 cm。病变偶尔更大或病程更久；少数患者主诉有疼痛和患处创伤史。多数病例发生在 20 ～ 50 岁，男女发病相当，NF 常见于前臂、臂、面部和肩部，但可以发生在体表任何部位。NF 一般界线清楚，褐色到灰白色伴黏液样外观，大体上没有明显特点。

NF 有几个关键组织学特点，最重要的是低倍镜下有分带状结构。中心细胞稀疏，可有嗜酸性纤维化区。一些病例可有中央轻度玻璃样变。周边部细胞较丰富，邻近胶原化区有呈小叶状结构的小血管。中心部与周边部之间是梭形细胞和疏松黏液样区域（图 4-2-45）。典型病变位于肌层之上，横向厚的胶原带是筋膜层。免疫组化方面，许多细胞弥漫强阳性表达 SMA，但结蛋白通常呈阴性。浆细胞和中性粒细胞罕见，当大量出现这些细胞时需引起警惕，因为它们是肉瘤的常见成分。经常可以看到散在的红细胞（图 4-2-46），很容易使人联想到 Kaposi 肉瘤但两者形态不同，NF 病变位置深且很少看到含铁血黄素。最后，核分裂活性可

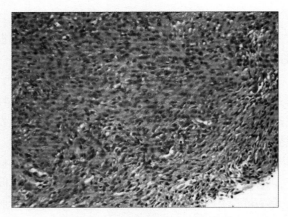

图 4-2-45　细胞紧密编织状排列

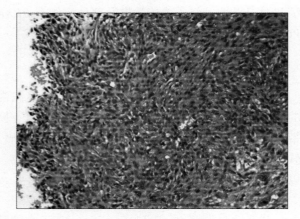

图 4-2-46　红细胞渗出

以很显著,多数病例核分裂象有 1 ～ 5/5HPF；如果分裂指数更高,则要警惕恶性病变的可能性。总之,结节性筋膜炎是一句名言的经典例证:良性病变也可以有相当活跃的核分裂。

Bernstein 和 Lattes 提出的分类也许是最简单且最有用的 NF 亚型分类。他们将 NF 分为五个亚型:①上面已经描述过的普通型；②反应型,中心疏松区周围有放射状分布的血管,与 Allen 的"修复"亚型相符；③富于细胞型、伴有微囊,无分带现象或有少量分带,以及与纤维组织细胞瘤相似的不典型席纹状区域；④化生型,局灶骨或软骨样化生；⑤增生型,等同于其他人描述的"增生性筋膜炎", Bernstein 和 Lattes 及其他学者认为是 NF 谱系的部分。Shimizu 等分析了 250 例病例,发现其中三种亚型与病变持续时间有关；黏液型病程短,细胞型病程中等,纤维型病程最久。长久以来认为 NF 的本质是反应性病变,最近证实,这一观点是不正确的。

【诊断要点】①NF 没有核深染或多形性核。②NF 很少发生于真皮。③NF 的平均核分裂指数是 1/HPF。④NF 中不常见浆细胞和中性粒细胞。⑤NF 生长迅速。采用细针穿刺细胞学虽有可能诊断 NF,但非常冒险。Bernstein 和 Lattes 已经很好地证明了 NF 是一种明确不复发的病变。在他们的 134 例病例中,所有复发病例在复阅以后都被重新诊断为其他疾病,并且即使是部分切除 NF 也不会复发。

【免疫表型】　结节性筋膜炎中的梭形细胞常弥漫性表达 α-SMA,还可表达 calponin、CD10,少部分表达 CD68,而 desmin 多为阴性。

【分子遗传学】　几乎所有病例都有 USP6 位点重排,常导致 MYH9-USP6 融合基因。除结节性筋膜炎外,USP6 重排还可见于动脉瘤样骨囊肿和骨化性肌炎。

（二）炎症性肌纤维母细胞瘤

这种肌纤维母细胞增生可发生于儿童和成年人的多个部位,但更易发生于肺、腹膜后和腹腔。典型的炎症性肌纤维母细胞瘤是一个界线清楚但没有包膜的病变。在纤维化背景中有增生的梭形细胞束,伴淋巴细胞、浆细胞、组织细胞、泡沫样巨噬细胞,偶有嗜酸性粒细胞和中性粒细胞。一些病例的基质硬化并且细胞稀少,一些病例中可见大量 SMA 阳性的肥胖梭形细胞,伴淡嗜酸性胞质。没有核多形性和非典型核分裂象。一种罕见的变异型主要发生在腹腔内,以嗜双染胞质的上皮样细胞为主,通常伴有黏液样基质和中性粒细胞。这个侵袭性变异型被称作上皮样炎性肌纤维母细胞肉瘤。炎症性肌纤维母细胞肿瘤曾被认为是反应性病变。分子研究显示,约 50% 炎性肌纤维母细胞肿瘤病例有 ALK 基因与多种伙伴基因融合。这些病例与 ALK 抗体发生免疫反应,如 ALK1 或 p80。上皮样炎性肌纤维母细胞肉瘤通常有 ALK-RANBP2 融合,并且 ALK 染色显示核膜呈阳性。对小部分有侵袭性临床过程的患者可给予 ALK 酪氨酸激酶抑制药（如克唑替尼）治疗。

（三）纤维瘤病

一些发生于成年人的纤维瘤病主要有两种不同类型:①发生在手和足（分别在手掌和足底）的病变表现为伴小结节的挛缩；在肌腱组织间可见胶原含量不等的细胞性纤维化病变。虽然它们常是多结节的,但也可表现为以单个结节为主,病变很少被误诊。与瘢痕中的增生不同，纤维瘤病的病变具有一致性，并且血管相对较少，缺乏含铁血黄素。虽然手掌和足底的纤维瘤病在切除后可能局部复发，但它们仍是局限性病变，不像韧带样瘤那样有生长和浸润潜能。②韧带样纤维瘤病，临床上常表现为腹部或躯干的大肿物，均匀一致的富于细胞性病变是其经典形态。纵切面上，成纤维细胞呈两极，胞质浅染至不清楚，并有细长的卵圆形尖核。横切面上，细胞多角形或星形，胞质与周围胶原界线不清，提示两者关系密切。这个特点对识别肌纤维母细胞有普遍帮助。浸润周围组织是其典型表现。纤维细胞总是相当均匀散在的分布，总细胞密度低到中等（图4-2-47）。换言之，绝对不是细胞显著丰富的病变，细胞之间很少相互接触。通常无核分裂象或很少。腹部和骨盆纤维瘤病好发于女性患者，可能更加呈黏液样，其中一些有激素反应性。在 Gardner 综合征，肠系膜和手术后的纤维瘤病常见，复发率也更高。

【免疫表型】 肿瘤细胞不同程度表达 α-SMA（图4-2-48）、MSA、desmin，多为灶性阳性，细胞核表达 β-catenin，不表达 CD34 及 S-100。

【分子遗传学】 散发性韧带样纤维瘤病有 *CTNNB1*（β-连环蛋白）基因突变，特征性 *CTNNB1* 突变可预测复发。

（四）孤立性纤维性肿瘤

最初被描述为局限性纤维性间皮瘤的肿瘤，现称为孤立性纤维性肿瘤（solitary fibrous tumor, SFT）。因为已很清楚它们不是间皮起源的。SFT不只发生于胸膜，也可以发生在其他浆膜面附近，

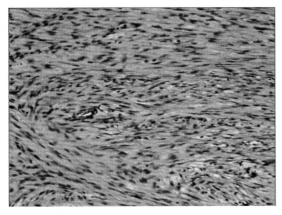

图 4-2-47　细胞丰富有异型性

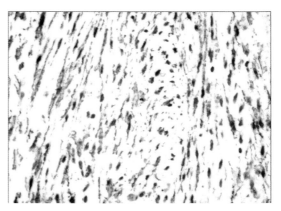

图 4-2-48　SMA 阳性

如心包膜、腹膜和肝表面。重要的是，它们也可以发生在与浆膜无关的部位，如纵隔、眼眶、甲状腺或鼻腔；发生在软组织中现在也常有报道。

SFT 属于成纤维细胞肿瘤分类。现在认为脂肪样血管外皮细胞瘤（HPC）属于 SFT 组肿瘤，事实上，基本所有 HPC 都被认为是 SFT。SFT 很少表达肌动蛋白和结蛋白，它们有（肌）纤维母细胞超微特征，无论发生在什么部位，它们的组织学表现都相似于那些发生于胸膜的肿瘤，由"无结构"的良善而一致的梭形细胞和瘦长平行排列的胶原束构成（图4-2-49）。核小，一般情况下很难找到核分裂象。局灶席纹状或血管外皮瘤样结构是其典型形态。实际上，平行排列的胶原束是一个在纤维瘤病中不会看到的特征，CD34 恒定表达（图4-2-50）是区别 SFT 与纤维瘤病的另一特征。因此，两个标志物可以鉴别这两种胶原性肿瘤：纤维瘤病（SMA⁺/CD34⁻），SFT（SMA⁻/CD34⁺）。同时，SFT 还有 BCL-2 和 CD99 呈阳性。最近的研究在 SFT 中发现了 NAB2-STAT6 基因融合。SFT 的这个特异性遗传特征导致 STAT6 蛋白的核表达，可用免疫组化方法检测到。大多数组织学表现良性的 SFT 为良性生物学行为。如果偶尔遇到一个不常见的细胞丰富的肿瘤，以下对胸膜肿瘤采用的恶性诊断标准也适用于软组织细胞密度增加、坏死、多形性和核分裂象数量增多（＞4/10HPF）。少数恶性 SFT 病例表现为良性表现 SFT 进展为纤维肉瘤。最近提出了一个 SFT 风险评估模式，病理医师可在病理报告中引用。

（五）纤维肉瘤

纤维肉瘤有两种高度富于细胞的亚型婴儿型

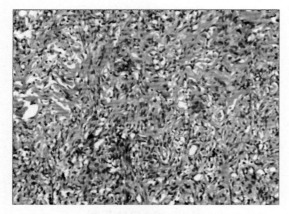

图 4-2-49　梭形细胞和瘦长平行排列的胶原束

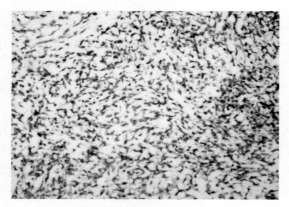

图 4-2-50　CD34 阳性

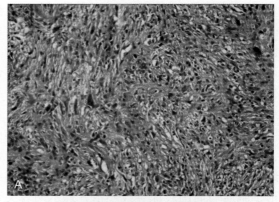

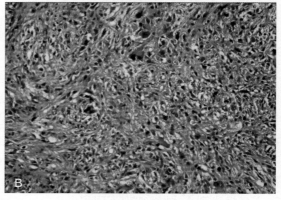

图 4-2-51　纤维肉瘤

A. 高度丰富的梭形细胞；B. 异型性明显

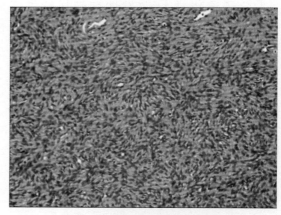

图 4-2-52　肿瘤细胞席纹状排列

纤维肉瘤和成年人纤维肉瘤。婴儿和儿童纤维肉瘤是一个核分裂活跃的局部侵袭性肿瘤。诊断限定于有以下特征的病变：全部为细胞高度丰富的梭形细胞形态（图 4-2-51），片状细胞呈锐角相交的鲱鱼骨样形态，缺乏多形性，免疫组化染色不表达 S-100 和 CK。

【免疫表型】 肿瘤细胞表达 Vimentin、灶性表达 α-SMA 和 MSA，少部分病例表达 CD34。

【分子遗传学】 婴儿型 / 先天性纤维肉瘤具有 t（12；15）（p13；q25）易位，形成融合性基因 ETV6-NTRK3，FISH 或 RT-PCR 可检测。

（六）隆突性皮肤纤维肉瘤

隆突性皮肤纤维肉瘤（dermatofibrosarcoma protuberan，DFSP），DFSP 是最标准的席纹状肿瘤（图 4-2-52），在每个视野都是这种典型形态，其他肿瘤也可有这种结构。尽管肿瘤富于细胞，但核还是呈细长良善表现。很难找到核分裂象，仅仅因为其有局部复发潜能而令人担心。对于较大的凸起于皮肤表面的肿瘤，诊断是明确的。然

而，病变较小的 DFSP 可能与纤维组织细胞瘤混淆，DFSP（CD34⁺）（图 4-2-53）的免疫表型明显不同于 BFH（CD3⁻）。

黏液样亚型可能与脂肪肉瘤混淆，但不同的是本病位置表浅，紧邻表皮下方或在皮下组织内。DFSP 也可是色素性的，可有颗粒状胞质可以去分化为纤维肉瘤样或多形性未分化肉瘤样。

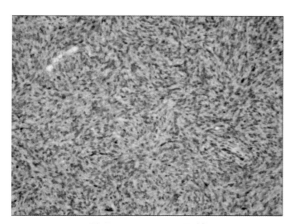

图 4-2-53　CD34 阳性

一些原发或复发的 DFSP 显示纤维肉瘤性转化（DFSP-FS）。纤维肉瘤样成分细胞高度丰富，可以失去席纹状结构，常保留其 CD34 阳性，核分裂活性更高（>7/10HPF）。当发生这种转化时，病变看上去要呈结节状，并且有转移潜能（10%～15%）。

【免疫表型】肿瘤细胞弥漫表达 CD34，但纤维肉瘤型 DFSP 及黏液样型 DFSPCD34 表达减弱，不表达 S-100、desmin、CK 和 actin，不表达 FX Ⅲ。

【分子遗传学】85% 的病例含有 t（17；22）及因 t（17；22）而形成的超额环状染色体 r（17，22），并产生 COL1A1-PDGFB 融合性基因，可通过 FISH 检测 COL1A1 的易位及 COL1A1-PDGFB 融合性基因。

（七）脂肪肉瘤

脂肪肉瘤分为三类：非典型脂肪瘤样肿瘤或高分化脂肪肉瘤伴或不伴去分化（DD-LPS），黏液样和圆形细胞和（或）细胞性黏液样型，多形性脂肪肉瘤。

1. 非典型脂肪瘤样肿瘤或高分化脂肪肉瘤　非典型脂肪瘤样肿瘤（ALT）发生在外周部位时，包含高分化脂肪肉瘤（WD-LPS），但腹膜后肿瘤仍被称为高分化脂肪肉瘤，这个常见的脂肪肉瘤从不转移，仅是一个局部问题，但需要局部扩大切除。

【镜下观察】ALT 或 WD-LPS 是一个容易辨认的脂肪性病变，被纤维组织间隔分割，间隔富于小梭形细胞，是在低倍镜下可观察到的典型特征。偶尔，纤维组织间隔有高度多形性细胞。轮廓清晰的、大的、奇异的脂母细胞可通过压核空泡而被识别（脂母细胞的定义）（图 4-2-54）。有意思的是，许多病例的脂细胞大小高度不一致，这是另一个低倍镜下特征。随机分布的多形性核也可在低倍镜下看到。所有类型脂肪肉瘤均常见假包膜。但包膜不厚，邻近软组织中可能有小岛状肿癌细胞。另外两种 WD-LPS 程织学变异型值得提及，硬化性亚型（见于腹膜后和精索）以细胞稀疏的纤维胶原性基质中散在分布多形性细胞为特征脂肪细胞分化。炎症性亚型以密集的慢性炎细胞浸润为特征，经常掩盖脂肪细胞成分，偶尔出现的多形性细胞是有帮助的诊断线索。一个肿瘤有各种脂肪细胞亚型混合存在是常见的。

ALT 或 WD-LPS 中去分化的特征不是仅有多形性，而是出现没有脂肪细胞的实性灶，细胞密度和核分裂象可以低或中等。对任何可能是 UPS 的肿瘤都应考虑 DD-LPS 的可能性，应仔细检查周围脂肪组织中是否存在脂母细胞或富于细胞性间隔。当在腹部或腹膜后遇到这种肿瘤时，

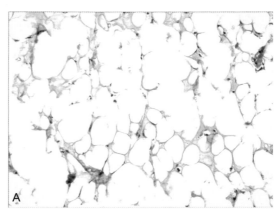

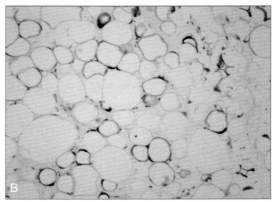

图 4-2-54　脂肪母细胞

A. 轮廓清晰的脂母细胞；B.S-100 阳性

MDM2 免疫组化呈阳性表达或 FISH 检测 MDM2 基因扩增支持 DD-LPS 的诊断，即使缺乏高分化的成分也可诊断。

2. 黏液样脂肪肉瘤 冷冻切片上最容易诊断的一种肉瘤类型是黏液样脂肪肉瘤。这是因为它独特的经典形态——细胞稀少的黏液样病变、含有细胞密度不等的一致小细胞和诊断性的富含毛细血管网形成的"鸡爪样"结构。细胞核为小卵圆形，染色质细致，经常不见核仁。除非是细胞较为丰富的病例，核分裂象一般不常见。这个肿瘤的一致性与黏液纤维肉瘤的多形性形成鲜明对比。肿瘤内可以发生因变性导致的淋巴管瘤样结构，这是一种几乎能确定诊断的形态。

黏液样脂肪肉瘤有明确的细胞稀疏的低级别病例和细胞更丰富的 2 级病例，黏液样亚型伴有局灶细胞丰富区或圆形细胞区（3 级）。很多病例有不同组织学形态，有黏液样、富于细胞 / 圆形细胞，少数甚至可以有多形性区域。遇到这种病例时，要根据分化最差的区域进行分级。细胞遗传学和分子研究证明，黏液样和圆形细胞脂肪肉瘤是一个谱系，细胞性黏液样型这一术语逐渐取代了以前的"圆形细胞"名称。大多数病例有 t（12；16）（q13：p11），形成 *FUS-DDIT3* 融合基因。

（八）平滑肌肉瘤

大多数平滑肌肉瘤（leiomyosarcoma，LMS）仍保留之前描述的良性平滑肌肿瘤的细胞特征。重要的是，恶性平滑肌肿瘤的标准因部位而异，子宫和非子宫病变的标准差别很大（见"平滑肌瘤"部分），计数核分裂象时，病理医师应认识到一个高倍镜视野的大小因显微镜参数而有很大不同。许多 LMS 发生于子宫（图 4-2-55）。

软组织 LMS 可来源于中等或大血管。例如：下腔静脉，以女性患者多见，临床表现为腹水和下肢水肿，腹膜后病例同样以女性多见，作为一个规律，肿瘤有高度侵袭性，容易辨认出为平滑肌病变，这些患者 5 年生存率为 29%。

皮肤和皮下组织 LMS 的特点非常不同于其他部位肿瘤。男性患者数量远远超过女性患者，因位置表浅，总体生存率较高。这些肿瘤特征性发生于四肢有毛发的区域，常有明显疼痛和溃疡形成。核分裂可以非常低，与深部肿瘤一样，皮肤和皮下组织肿瘤中也可见上皮样和颗粒细胞。皮

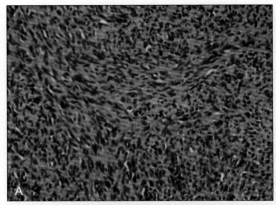
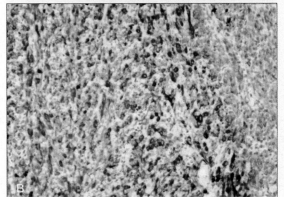

图 4-2-55 子宫平滑肌肉瘤

A. 细胞异型性明显；B.SMA 阳性

下组织 LMS 有 30% ～ 40% 发生转移。

深部肌内 LMS 也有报道，一些伴有去分化、液样形态、横纹肌母细胞分化或破骨样巨细胞。黏液样亚型具有欺骗性，有高度侵袭性临床行为但缺乏典型核分裂活性。除之前讨论的有交叉束状结构的普通梭形细胞型和上皮样型，LMS 也可以呈多形性。必须区别：①多形性 LMS，其多形性发生在可识别的平滑肌特征范畴内（"表型之内的多形性"）；②去分化 LMS，显示两种结构，第二种结构是 UPS 样或含有巨细胞。

【免疫表型】 肿瘤细胞表达 desmin、SMA、Caldesmon、Calponin。

（九）胚胎型横纹肌肉瘤

大多数 RMS 属于胚胎型，这些肿瘤由片状圆形的低分化或中等分化细胞构成（图 4-2-56）。与 Ewing 肉瘤的核不同，RMS 的核偏位，胞质更加颗粒状、嗜酸性。大多数病例中至少局部有这种细胞。约 50% 胚胎型 RMS 病例，随着细胞变大，胞质中可出现原纤维并围绕细胞核，横纹不常见。

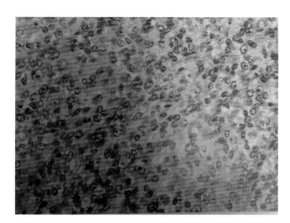

图 4-2-56　圆形的低分化或中等分化细胞

因此，横纹不能作为诊断的唯一标准，并且它们实际上也可见于其他肿瘤，伪装成残存骨骼肌纤维的形式。与 Ewing 肉瘤的另一个不同之处是 RMS 偶尔成梭形，胞质边界平行走行一定长度，并不逐渐变细。如果这种细胞出现在整个 RMS，类似正常肌发育的肌管期，则被认为是高分化。胚胎型是最常见的 RMS 类型，可见于各部位。一些肿瘤以交叉排列的束状长梭形细胞为主，可以像平滑肌肉瘤。这种肿瘤被称为梭形细胞 RMS。儿童梭形细胞 RMS 病例预后很好，但少数成人病例预后不佳。婴儿的梭形细胞 RMS 可有 NCOA2 基因重排，但年龄较大的儿童和成人梭形细胞（以及硬化性）RMS 经常有 MYODL 突变。硬化性 RMS 有大量玻璃样变胶原基质，肿瘤细胞在其中排列成巢或小腺泡结构。梭形细胞和硬化结构一般不在同一肿瘤并存。

（十）腺泡状横纹肌肉瘤

腺泡状 RMS 比其他类型 RMS 患者平均发病年龄大，并且经常见于青少年四肢和躯干。当其他因素一样时，这个组织学类型预后最差。肿瘤被小纤维间隔分割，肿瘤细胞非黏附性漂浮在卵圆或细长的间隙中，腺泡周边部的细胞紧靠间隔。尽管各个病例的分化可能不同，但大多数肿瘤以胞质很少的圆形细胞为主，只可见散在的嗜酸性细胞。腺泡状 RMS 中经常可见花环状核的多核巨细胞，其他类型中此种细胞不常见。肌形成蛋白呈典型细胞核弥漫强阳性，在有限的活检中可作为区分腺泡状与胚胎型 RMS 的有用特征。除了在非常小的局灶，实性型不形成类似的特征性腺泡状腔隙。这个类型可因出现前面提到的肿瘤巨细胞而帮助诊断。腺泡状 RMS 可出现骨髓转移或肿瘤细胞白血病。该型的分子检测对预后非常重要。

【免疫表型】　瘤细胞表达 desmin、MSA、myogenin 和 MyoD1，部分病例瘤细胞表达 CK、Syn、CD56、CD99 及 ALK。

【分子遗传学】　大多数病例含有特征性的 PAX3-FOXO1 融合性基因，少部分病例含有 PAX7-FOXO1A 融合性基因。分子检测在小圆细胞肿瘤分类中越来越有帮助，对预后也非常重要，因为有 PAX7-FOXO1A 基因融合的腺泡状横纹肌肉瘤肿瘤比有 PAX3-FOXO1A 融合的肿瘤有更好的临床过程。

（十一）上皮样血管内皮瘤

上皮样血管内皮瘤是内皮起源并且可能转移。因此，这个肿瘤实质上是一种特殊的低级别血管肉瘤，有独特的组织学表现。软组织病例通常发生在上肢或下肢，并且明显以血管为中心，在大静脉或动脉内或围绕它们生长。但也可发生在器官内，例如：肝（可被误认为硬化性胆管癌）和肺（原称为血管内支气管肺泡肿瘤）。

这个肿瘤类型可以有细胞丰富区，但更经典的组织学表现是硬化，黏液样玻璃样变基质中有单个细胞排列成线状生长。大的空泡的形成提示其为血管性质，空泡经常有分隔。空泡内可有单个红细胞（图 4-2-57）。弹力染色有助于勾勒偶见的闭塞性不明显的宿主血管。当发现片状肿瘤细胞时，网状纤维染色将勾画出与癌很像的巢状小细胞群。值得注意的是，真性血管腔不是这个肿瘤类型的特征。核可以是很小的固缩状到很大的卵圆形并有核仁，偶尔有的病例有明显核多形性。

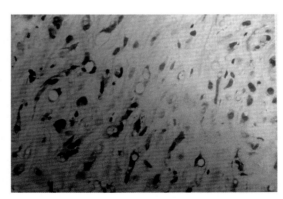

图 4-2-57　空泡内可见单个红细胞

【免疫组化】 内皮标志物，例如：CD31 和 ERG，可帮助诊断。上皮样血管内皮瘤有特征性 *WWTR1-CAMTA1* 基因融合，是 t（1；3）（p36：q25）易位的结果。但小部分肿瘤有 YAP1-TFE3 融合，与 TFE3 核表达有关。

（十二）血管肉瘤

33%～50% 的血管肉瘤发生在皮肤，尤其是老年人头颈部。男性比女性更易患病，肿瘤可表现为红蓝色结节或更常见的扁平播散状皮损。它们可生长到非常大的体积，并且临床上常低估整个肿瘤范围。因为"冰山"效应，局部切除通常不充分，常见复发。很大比例的患者有早期转移，总体预后很差。发生于深部软组织的病例不常见，有时与大血管有关。

有长期淋巴结水肿的患者血管肉瘤的危险度增加。发病部位是乳腺内，一般影响 21～40 岁的患者，肿瘤虽然可能很小，但常导致乳腺弥漫增大伴表面皮肤变色，组织学可以是带有欺骗性的温和表现，认识乳腺良性血管病变的完整谱系很重要，病变在乳腺内的定位可以提供一些线索，因为许多表浅的皮肤或皮下血管病变通常是良性的；相反，乳腺血管肉瘤累及真正的乳腺实质，有关乳腺癌放射治疗后的乳腺局部血管肉瘤的报道越来越多，大多数发生在真皮。

【组织病理学】 大多数血管肉瘤形成易于识别、经常为开放的血管腔，这些血管腔自由联通并分支（图 4-2-58），腔衬以"非常多的细胞"，甚至充满管腔，这些细胞肥胖并且有明显核深染（图 4-2-59），并有内皮细胞簇凸入血管腔内。在皮肤，原有胶原束经常作为增生的"支架"，这些小环状、离散的支架是一个诊断线索。也有皮肤血管肉瘤表现为上皮样，有圆形或多角形细胞弥漫片状生长，皮肤高度侵袭性的上皮样亚型应与上皮样血管内皮瘤鉴别，后者有低度恶性潜能，细胞核通常增大，可见核仁，提示血管肿瘤的唯一线索是在病变周边部形成的血管或中心有分隔的空泡。高倍镜检查可见细胞呈细线状生长，常有分支并且常有两排细胞。偶尔，细胞相互分离形成血管腔或形成含有红细胞的有隔空泡。没有免疫组化的帮助，诊断分化差的上皮样和梭形细胞血管肉瘤是困难的；CD31 和 ERG 是最敏感和特异的标志物，与上皮样血管内皮瘤相似，上

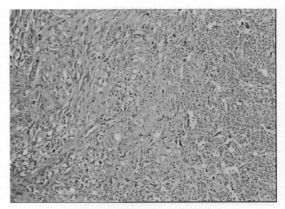

图 4-2-58　交错的血管有出血

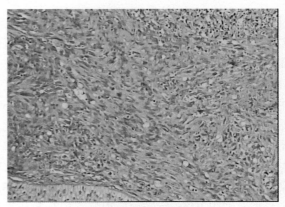

图 4-2-59　细胞异型性明显

皮样血管肉瘤 CK 经常呈阳性。

【鉴别诊断】 累及皮肤时和假血管瘤样癌鉴别，累及浆膜时和间皮瘤相鉴别。胸膜病变中的血管内皮瘤样结构含有片状上皮样细胞（"假间皮瘤"），局灶形成管腔，所以应将这些病例视为血管肉瘤。不论发生在什么部位，血管肉瘤都是一个高度侵袭性病变，并且在大多数情况下，分化程度和分级并不影响总体生存率。

（十三）腱鞘滑膜巨细胞肿瘤（腱鞘巨细胞肿瘤）

该病变有两种不同的临床形式：①局限型，也称为结节性腱鞘滑膜炎；②弥漫型，称为色素性绒毛结节性滑膜炎（pigmented villonodular synovitis，PVNS）。

1. 局限型　通常为小的界线清楚的分叶状肿物，主要发生在手，但也有发生在手臂和腿的非关节性病变。大多数肿瘤富于细胞，整个病变内散在分布着大量多核破骨样巨细胞（图 4-2-60），并有数量不等的炎症细胞（图 4-2-61），如淋巴

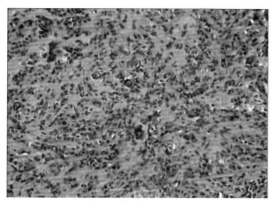

图 4-2-60　大量多核细胞

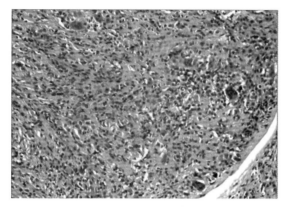

图 4-2-61　散在数量不等的炎细胞

细胞和组织细胞、圆形基质细胞。散在分布的有嗜酸性胞质和偏位核的上皮样细胞是其典型特征。典型病变有含铁血黄素。病变有裂隙样腔隙，可见散在的核分裂象，CD68 呈阳性，许多病例中含有结蛋白阳性的树突样细胞。

2. 弥漫型　较不常见，膝关节和踝关节有弥漫性的乳头状滑膜增生，组织学类似结节型。病变无包膜，但在关节腔周围生长，可扩展到软组织内，这些病变的局部侵袭性更强，侵蚀关节，在近 50% 病例中复发。也可发生关节外弥漫型腱鞘滑膜巨细胞肿瘤。

【免疫表型】　肿瘤细胞表达 CD68（KP1 或 PGM1）、CD163，部分病例表达 CD21、CD35、MSA 和 D2-40。

【分子遗传学】　腱鞘巨细胞瘤中的 t（1；2）（p11；q35-36）导致 COL6A3-CSF1 基因融合。可用 FISH 进行检测。

（十四）滑膜肉瘤

滑膜肉瘤是一个误称，因为这个恶性肿瘤仅偶尔发生在关节内，并且与 CK 阴性的正常滑膜在免疫细胞化学上没有关系。然而，目前大量资料赞成保留这一名称，而不是采用一个新命名，以前仅认识双相型；单相型是逐渐被接受的，随着免疫组化和分子遗传学的发展，单相型的数量超过了双相型，最近的相关研究中二者比例至少为 2∶1。尽管滑膜肉瘤通常是一个高度侵袭性的肿瘤（图 4-2-62），以及和与其他肉瘤的比较研究未证明滑膜肉瘤和其他肉瘤在 5 年生存率上有太大差别。

【免疫组化】　瘤细胞表达 CK、CAM5.2、EMA、CK7、CK19、Vimentin、bcl-2、CD99 及 TLE1。

【分子遗传学】　90% 以上的病理具有 t（X；18）（p11.2；q11.2）使位于 X 号染色体上的 SSX 基因与位于 18 号染色体上的 SS18 基因（或称 SYT）发生融合，产生 SS18（SYT）-SSX 融合性基因。FISH 可检测出 SS18 基因的断裂及 SS18（SYT）-SSX 融合性基因。

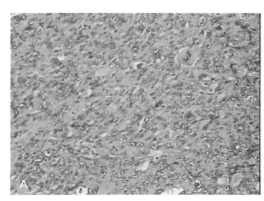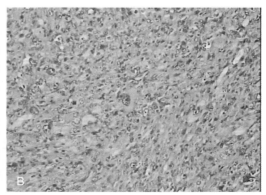

图 4-2-62　滑膜肉瘤

A. 肿瘤细胞丰富；B. 肿瘤细胞异型性大

（十五）胃肠道间质瘤

胃肠道间质瘤（GIST）是一类特殊的以CD117蛋白表达阳性特征的胃肠道最常见的间叶源性肿瘤。消化道从食管至直肠均可发生，少数病例可发生在胃肠道外，最常见部位是胃，其次是小肠。

【大体观察】 可长在黏膜下、肌壁间及浆膜下，界线清楚，无包膜，切面灰白灰褐，质地不等，可伴出血、坏死及囊性变。

【镜下观察】 肿瘤主要由梭形细胞和上皮样细胞组成（图4-2-63），而多形性肿瘤细胞较为少见。

【组织病理学】 分为三种亚型：梭形细胞型、上皮样型和混合型。梭形肿瘤细胞呈细长形，条索状排列，有胶原纤维，部分呈器官样、漩涡状及车辐状排列。上皮样肿瘤细胞呈上皮样，胞质丰富淡染或呈浅嗜酸性颗粒，细胞界线清楚，核分裂数目不等，可伴出血、坏死。根据肿瘤发生部位、大小、核分裂及有无破裂，对原发性胃肠道间质瘤切除术后危险度进行分级，分为极低度、中度及高度危险。根据基因突变情况分为突变型及野生型。

【免疫表型】 肿瘤细胞表达CD117、DOG-1、Vimentin、CD34及PDGFRA，部分病例表达S-100、SMA，5%病例表达Desmin。

【分子遗传学】 出现 *KIT* 基因及 *PDGFRa* 基因突变，一代测序及二代测序可检测。*KIT* 基因属于原癌基因，其产物是Ⅲ型酪氨酸激酶，约80%的散发性GIST可查见 *KIT* 基因突变，该突变导致KIT依赖的信号通路持续激活。*KIT* 基因位于4q，有21个外显子，突变位点主要见于位于9、11、13、17，其中外显子11突变最为常见，占60%～70%。原发性 *KIT* 基因突变形式以缺失最为常见（图4-2-64），其次是点突变、复制、插入和复合性突变。*PDGFRa* 基因突变主要发生在第12外显子和第18外显子，突变形式以点突变为最常见，其次分别是缺失、复制和插入。*PDGFRa* 基因突变主要发生在12、14、18号外显子，*PDGFRa* 基因突变往往见于胃GIST、上皮样GIST或恶性程度较低的GIST。突变的类型和位

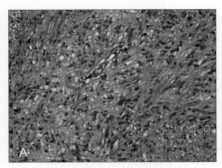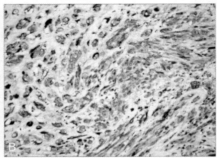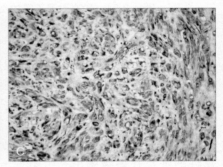

图 4-2-63　GIST

A. 肿瘤由梭形细胞和上皮样细胞构成；B. DOG-1 阳性；C. CD117 阳性

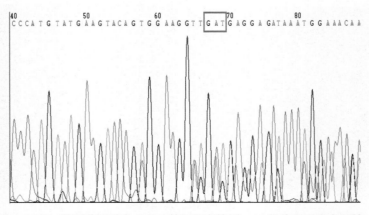

图 4-2-64　胃肠道间质瘤 *C-KIT* 基因突变检测：11 号外显子突变阳性

置也有差异，可表现为框内缺失到错义突变和串联重复序列（累及外显子 11 的 3' 部位，肿瘤多位于胃且预后较好）；GIST 具有外显子 11 缺失突变，与错义突变的患者相比，其预后差。

（十六）骨外尤因肉瘤

骨外尤因肉瘤是软组织小圆细胞肿瘤的一种，好发于青年人，年龄 15～30 岁，男性略多见。主要发生在脊椎旁和胸壁软组织，也发生在臀部、大腿上方、肩部及四肢。

【大体观察】 呈多结节状或分叶状，或黄或灰红，常伴有出血、坏死及囊性变。

【镜下观察】 由紧密成片或呈小叶状分布的小圆细胞组成，小叶间为宽窄不等的纤维结缔组织间隔。瘤细胞圆形卵圆形，染色质细腻，呈粉尘样或椒盐样，部分细胞质边缘透亮，部分细胞体积较大，可见核仁，核分裂象多少不等，可见 Homer-Wright 菊形团。可见器官样、腺泡样、血管瘤样及血管外皮瘤样的排列方式。

【免疫表型】 肿瘤细胞表达 Vimentin、CD99、Fli1（核着色），CD99 弥漫强阳性膜表达，可表达 Syn、NSE 和 CD56，少数病例表达 desmin 和 CK。

【分子遗传学】 95% 的病理存在 t（11，22）（q24；q12），导致融合性基因 EWSR1-FLI1 的融合；5% 的病理存在 t（21，22）（q22；q12），导致融合性基因 *EWSR1-ERG* 的融合；极少部分病例 EWSR1 与其他伙伴基因融合。FISH 可检测出 EWSR1 的易位及相关融合性基因。

四、淋巴造血系统来源肿瘤

（一）淋巴浆细胞性淋巴瘤/WALDENSTROM 巨球蛋白血症

淋巴浆细胞性淋巴瘤（lymphoplasmacytic lymphoma、LPL）或 Waldenstrom 巨球蛋白血症（Waldenstrom macroglobulinemia，WM）目前定义为淋巴浆细胞性淋巴瘤（LPL）累及骨髓，是一种弥散性 B 细胞淋巴组织增殖性疾病，其特征为小 B 细胞、浆样淋巴细胞和浆细胞形成一个谱系，伴任意量 IgM 副蛋白。骨髓受累方式与 CLL/SLL 相似，但 33% 高达病例具有小梁旁浸润。大多数 LPL 浸润以小淋巴细胞为主，细胞核型规则，粗块状染色，胞质稀少，与 CLL 或 SLL 的肿瘤细胞非常相似。不同比例的淋巴细胞呈淋巴浆细胞样特点，并存在不同数量成熟浆细胞和组织细胞。浆细胞可有形态学不典型性，可与浸润的小淋巴细胞混合存在或散布于其周围。约 40% 的病例可见 Dutcher 小体。大部分 LPL 病例缺乏 CD5 和 CD10。PAX5 可在小群 CD138 阳性的浆细胞中表达，表明不完全性浆细胞分化。几乎有 LPL 或 WM 病例均有 MYD88 L265P 突变，可用于与具有浆细胞分化的小 B 细胞淋巴瘤鉴别。基因重排可检测出 IgH 及 IgK 呈单克隆性重排。

大多数病例可以见到散在的灶性浸润，但同时伴有间质和小梁旁浸润。此外，至少 50% 的病例有窦内浸润，但一般不会为唯一表现。尽管其他小 B 细胞病变也会有窦内浸润，但当窦内浸润明显时支持 SMZL 的诊断。值得注意的是，窦内浸润在常规切片中经常难以识别，但通过 B 细胞标记 IHC 可明显显示。SMZL 有一个突出特点，即肿瘤性浸润区域内可存在反应性生发中心，虽然这仅存在于少数病例。切片中 SMZL 的肿瘤细胞轻度不规则或呈单核细胞样，染色质粗颗粒状，核仁通常不明显，中等量淡染胞质。SMZL 细胞 CD5、CD10、CD43 阴性。

（二）慢性淋巴细胞白血病或小淋巴细胞淋巴瘤

慢性淋巴细胞白血病或小淋巴细胞淋巴瘤（chronic lymphocytic leukemia/ small lymphocytic lymphoma，CLL/SLL）发生于外周血、骨髓和淋巴结，形态成熟的 B 淋巴细胞肿瘤。SLL 代表无白血病表现者，但常转化为 CLL。多数患者年龄 >50 岁，男：女 =2：1。呈惰性临床过程，但不易治愈，中位生存期 7 年。

【镜下观察】 淋巴结肿瘤细胞弥漫增生，呈模糊的结节（图 4-2-65），细胞小圆形，染色质团块状，少量胞质，核分裂少见。淡染的模糊增生中心（图 4-2-66）中可见染色质细腻、核仁易见的幼淋巴细胞，以及核呈空泡状核仁显著、胞质丰富的免疫母细胞。部分细胞呈非典型性或伴浆细胞分化。骨髓呈间质、结节、弥漫或混合浸润。可转化为弥漫性大 B 细胞淋巴瘤（Richter 综合征），中心母细胞或免疫母细胞样大细胞成片生长。

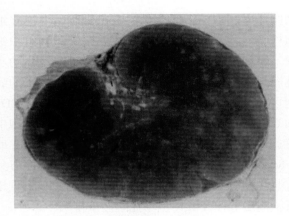

图 4-2-65   肿瘤呈模糊结节状

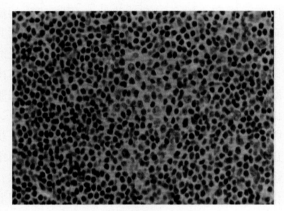

图 4-2-66   淡染的增殖中心

【免疫表型】 肿瘤细胞弱表达 CD20、CD79a 及 CD22，中等强度表达 CD19、CD5、CD23 及 CD43，BCL6、CD10、cyclinD1 阴性。Ki-67 指数低，一般低于 20%，增殖中心可较高。

【流式细胞学】 出现异常 B 细胞群分布，部分病例表达 ZAP-70（图 4-2-67）及 CD38 且预后不佳。

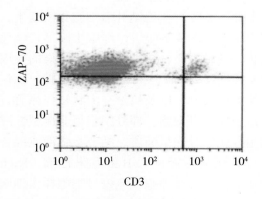

图 4-2-67   流式细胞术：肿瘤细胞表达 ZAP-70

【分子遗传学】 基因重排可检测出 IgH 及 IgK 呈单克隆性重排（图 4-2-68），部分病例 IgH 可变区（IgHV）发生突变；FISH 检测出不平衡细胞遗传学异常，包括 13q14.3、13q34、17p13、11q22.3 的缺失和 12- 三体综合征。

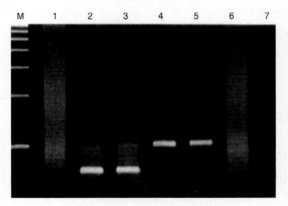

图 4-2-68   *IgH* 基因重排阳性

（三）淋巴结边缘区淋巴瘤

淋巴结边缘区淋巴瘤（nodal marginal zone lymphoma，NMZL）是一种少见的来自生发中心后的低度恶性小 B 细胞淋巴瘤，33% ～ 50% 的病例会累及骨髓。淋巴结边缘区淋巴瘤具有相同形态学和病原学特征，但具有不同临床表现、免疫表型、分子改变和治疗方式的一组疾病，包括脾、结外黏膜相关淋巴组织及淋巴结边缘区淋巴瘤三种，正常淋巴滤泡边缘区首先在脾脏被描述，之后在黏膜引流的淋巴结和扁桃体等也被观察到。*IgVH* 基因突变分析证明其主要为记忆 B 细胞。所谓单核细胞样 B 细胞被认为是边缘区 B 细胞的一种亚群，在弓形虫病和其他反应性淋巴结炎时，胞质更加透明和丰富，表型上也与边缘区 B 细胞有不同。

【镜下观察】 肿瘤细胞在淋巴结边缘区形成浸润，残留的滤泡可扩张、萎缩或在某些情况下被肿瘤细胞植入。肿瘤细胞形态多种多样，呈单核样、中心细胞样、浆细胞样及小淋巴细胞样，这些较小的细胞通常与不同数量的转化细胞或母细胞混杂。

【免疫表型】 肿瘤细胞表达 CD20、CD19 和 CD79α，大多数情况下不表达 CD5、CD23、CD10 和 BCL6，50% 病例表达 CD43 及 MUM-I，BCL-2 一般呈弱表达，Ki-67 指数低，一般低于

20%。

【流式细胞学】 出现异常 B 细胞群分布。

【分子遗传学】 基因重排可检测出 IgH 及 IgK 呈单克隆性重排。

（四）滤泡性淋巴瘤

滤泡性淋巴瘤（follicular lymphoma）是由滤泡中心（生发中心）B 细胞（通常包括中心细胞和中心母细胞）发生的肿瘤，通常至少部分呈滤泡性结构。根据中心母细胞的多少分为 3 级：1 级、2 级、3a 级及 3b 级。低级别滤泡性淋巴瘤（1 级和 2 级）在诊断时有 50% ~ 60% 是累及骨髓的病例。而 3 级的滤泡性淋巴瘤在 10% ~ 25% 病例可累及骨髓。骨髓活检切片中浸润方式明显以骨小梁旁浸润为主。40% 的病例仅有这一种浸润方式，另 40% 病例伴随游离局灶浸润。偶尔可见包含肿瘤性滤池的小梁间病变；很少情况下为主要浸润方式。多数病例无论淋巴结内组织学类型，骨髓内淋巴瘤细胞都主要为轻度不规则的小淋巴细胞。肿瘤细胞一般并不表现明显中心细胞特征，但肿瘤性滤泡的细胞除外，其表现为与原发部位肿瘤性滤泡相同的细胞学特征。当出现中心母细胞时，其形态特征和髓外组织内的相似。

【镜下观察】 淋巴结结构破坏，由肿瘤性滤泡组成，滤泡常大小一致（图 4-2-69），排列紧密，缺乏套区、"星空现象"或极性，淋巴窦消失，并扩散至被膜外。肿瘤细胞有中心细胞及中心母细胞构成，也可呈弥漫性生长。

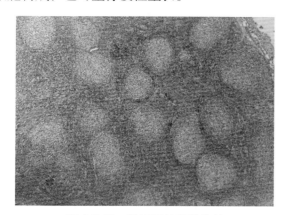

图 4-2-69 肿瘤呈结节状生长

【免疫表型】 肿瘤表达 B 细胞抗原 CD19、CD20、CD22、CD79a；表达生发中心标记 CD10、

BCL-6、Ki-67 细胞增生活性与组织学分级相关，大部分病例表达 BCL-2（图 4-2-70），少部分高级别不 BCL-2。

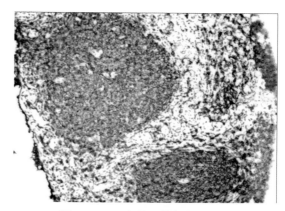

图 4-2-70 肿瘤细胞表达 BCL-2

【流式细胞学】 出现异常 B 细胞群分布。

【分子遗传学】 基因重排可检测出 IgH 及 IgK 呈单克隆性重排；85% 病变存在 t（14；18）（q32；q21）染色体易位，形成融合性基因 BCL2-IgH，FISH 可检测出 *BCL2* 基因的易位及融合性基因 BCL2-IgH。

（五）套细胞淋巴瘤

尽管经典套细胞淋巴瘤（mantle cell lymphoma，MCL）细胞学上在小淋巴细胞和滤泡性淋巴瘤之间，但是这类淋巴瘤有较广的细胞学谱系。MCL 可呈与 CLL/SLL 极为相似的圆形细胞，也可呈不同大小轻度或高度不规则、大核仁、似幼淋巴细胞或母细胞样细胞等。诊断时 60% ~ 90% 病例可有骨髓受累。受累方式多为游离局灶浸润，但常也伴有间质性浸润、小梁周浸润或弥漫浸润。免疫表型分析有辅助诊断价值。与 CLL/SLL 相同的是，MCL 的 CD5 阳性，但有两点不同，外套细胞淋巴瘤特征性 CD23 阴性。

【组织形态学】 淋巴结套细胞淋巴瘤由形态单一，小至中等大淋巴细胞构成的成熟 B 细胞肿瘤（图 4-2-71），其有 CCND1 基因易位，推测可能起源于生发中心前外套层的内层细胞，中老年人多见。肿瘤细胞类似于中心细胞的小至中等大小淋巴样细胞单形性增生，可形成模糊结节状、弥漫性或套区生长模式。常见玻璃样变性小血管，缺乏中心母细胞、免疫母细胞等大型转化细胞。

【免疫表型】 瘤细胞表达 B 细胞抗原

CD19、CD20、CD22、CD79a，表达 CD5、CD43、Bcl-2、Cyclin D1（图 4-2-72）、SOX-11，但 CD10 -、Bcl-6 - 或弱表达。

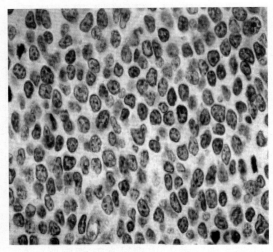

图 4-2-71　肿瘤细胞大小一致，核型不规则，见核分裂

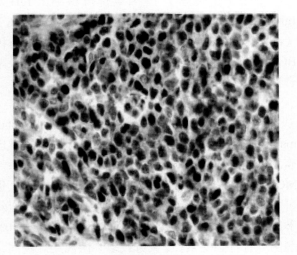

图 4-2-72　肿瘤细胞核表达 CyclinD1

【流式细胞学】　可检出异常 B 细胞群。

【分子遗传学】　基因重排可检测出 *IgH* 及 *IgK* 呈单克隆性重排；11 号染色体上的 *CyclinD1* 基因与 14 号染色体上的 Ig 重链基因发生易位，形成融合性基因 *CCND1-IgH*，FISH 可检测出。

（六）结外黏膜相关淋巴组织边缘区 B 细胞淋巴瘤

结外黏膜相关淋巴组织边缘区 B 细胞淋巴瘤（extranodal marginal zone lymphoma of mucosa-associated lymphoid tissue，MALT 淋巴瘤）多发生于成年人，女性多见，与慢性炎症及自身免疫疾病相关。最常累及胃肠道，其他有肺、头颈部、眼附属器、皮肤、甲状腺和乳腺。

【组织病理学】　多形性细胞组分包括边缘区 B 细胞、单核样 B 细胞、小淋巴细胞、浆细胞、散在免疫母细胞及中心母细胞样细胞。特征性病变为肿瘤细胞侵犯黏膜上皮形成"淋巴上皮病变"。

【分子遗传学】　多数病例有 3 号染色体三体，部分 t（11；18）（q21；21），凋亡抑制基因 API2 融合到 18q21 上的 MALT 基因。

（七）弥漫性大 B 细胞淋巴瘤，NOS

弥漫大 B 细胞性淋巴瘤（DLBCL）是一种大或中等大小肿瘤性 B 细胞弥漫增殖性疾病，细胞核大于或等于组织细胞核，或大于小淋巴细胞核的 2 倍，是最常见的淋巴瘤。不能明确归入某种亚型和疾病实体的病例统称为 DLBCL。可发生于淋巴结内及结外。弥漫性大 B 细胞淋巴瘤骨髓受累率为 10% ～ 20%。骨髓浸润方式可为一致性或不一致性，两者发生率相当。一致性骨髓浸润常由与原发部位相似的大细胞浸润，浸润方式和范围变化较大，从微灶性浸润直至完全性骨髓取代。由于明显破坏性生长方式及异常细胞学特点，骨髓切片病变常易于识别。但少数情况下可见到不明显间质浸润。骨髓切片采用 CD20 等 B 细胞标记常规免疫组化染色对临床分期无附加意义。不一致性浸润多呈小细胞的小梁旁浸润。有趣的是，不一致性浸润并不改变弥漫性大 B 细胞淋巴瘤患者的预后。在弥漫性大 B 细胞淋巴瘤分期骨髓中，小细胞浸润在 2/3 病例证明为克隆相关，其余 1/3 则显然无相关性。

【镜下观察】　肿瘤细胞由中心母细胞及免疫母细胞构成，呈弥漫性生长，核分裂象易见。中心母细胞核圆形或卵圆形，空泡状，近核膜 2 ～ 4 个核仁，胞质双嗜或嗜碱性（图 4-2-73），免疫母细胞只有一个核仁，居中（图 4-2-74）。

【免疫表型】肿瘤细胞表达 CD20(图 4-2-75)、CD22、CD79a 和 PAX5；部分病例表达生发中心标记 CD10 及 BCL-6、部分表达 MUMI、C-myc 及 BCL-2；Ki-67 指数可达 40% ～ 90%；少数表达 CD5、CD30 等，同时表达 C-myc 及 BCL-2 的称为双表达 DLBCL。根据 CD10、BCL-6 及 MUMI 可进行 Hans 分型分为生发中心来源与非生发中心来源。

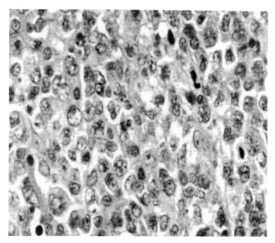

图 4-2-73　散在大量中心母细胞

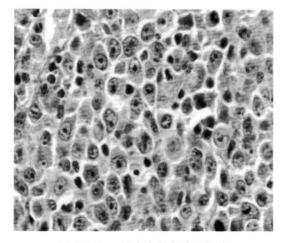

图 4-2-74　散在大量免疫母细胞

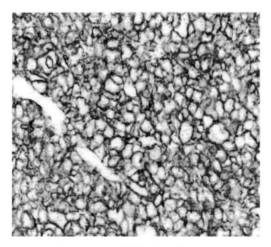

图 4-2-75　肿瘤细胞表达 CD20

【流式细胞学】　可检出异常 B 细胞群。

【分子遗传学】　基因重排可检测出 IgH 及 IgK 呈单克隆性重排；10% 的病例出现 MYC（8q24）

基因的易位，与 IGH（8q24）基因融合 C-MYC-IGH，FISH 可检测出易位基因及融合性基因。

（八）Burkitt 淋巴瘤

Burkitt 淋巴瘤（Burkitt lymphoma，BL）是一种高度侵袭性淋巴瘤，常发生在结外或表现为急性白血病形式，诊断时约 35% 成年人和 23% 儿童存在骨髓受累。许多无首发受累的患者在其病程后期表现骨髓侵犯。骨髓受累方式几乎总是弥漫性或间质性，受累范围常非常广泛。虽然骨髓广泛浸润，但缺乏淋巴结内病变常见的"星空"现象。好发于儿童及青年，成年人及老年人亦可发病。有三种临床变异型：地方性 Burkitt 淋巴瘤、散发性 Burkitt 淋巴瘤及免疫缺陷相关性 Burkitt，部分病例感染 EBV。

【镜下观察】　瘤细胞中等大小，大小一致，细胞核圆或卵圆形，2 ～ 4 个核仁，常有清楚细胞质环绕，且细胞边界清楚。常有大量核分裂象，见"星空"现象（图 4-2-76）。不典型 Burkitt 淋巴瘤具有异常的细胞学形态。例如：细胞核更加不规则，核仁更明显，胞质空泡可很少，甚至缺如。

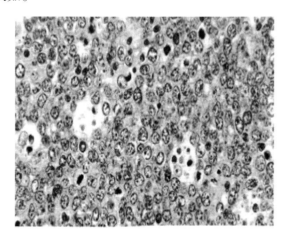

图 4-2-76　星空现象

【免疫表型】　肿瘤细胞表达 B 细胞标记 CD20、CD19、CD79a、CD22，表达生发中心标记物 CD10、BCL6，不表达 CD5、CD23、CyclinD1 和 TdT，BCL2 阴性或弱阳性，Ki-67 增殖指数几乎为 100%。

【原位杂交（ISH）】　部分病例 EBER 阳性。

【流式细胞学】　可检出异常 B 细胞群。

【分子遗传学】　基因重排可检测出 IgH 及

IgK 呈单克隆性重排；大部分病例出现 *MYC*（*8q24*）基因的易位（图 4-2-77），与 *IGH*（*8q24*）基因融合 *C-MYC-IGH*，FISH 可检测出易位基因及融合性基因。

图 4-2-77　FISH 检测 *MYC* 基因断裂易位

（九）结外 NK 或 T 细胞淋巴瘤（鼻型）

鼻型的 NK 或 T 细胞淋巴瘤最常累及上呼吸道附近，其他包括皮肤、肠道等。成年人为主，男性较女性多见。多呈侵袭性经过。发病时仅不到 10% 的病例有骨髓受累，但非鼻腔部位者，骨髓受累可达 10% ～ 25%。典型骨髓受累为间质型和窦内型，可非常不明显，而需要 CD56 免疫组化和 EB 病毒编码的 RNA（EBER）原位杂交等特殊检测分析。形态学上可见明显嗜血综合征证据。

其特征为血管损坏、显著坏死、肿瘤细胞表现与 EBV 相关及细胞毒表型，结外发生为主。大部分为 NK 细胞来源，少数病例为 T 细胞来源。肿瘤细胞学上呈现广泛变异，可小、中、大型，核常呈不规则形（图 4-2-78），染色质细腻，核仁不明显，但大细胞时可见空泡状核，有时背景炎细胞丰富。特征性标记为表面 CD3 阴性（新鲜组织或冷冻切片方能证实），胞质 CD3 +（图 4-2-79），CD56+，细胞毒蛋白 +。若胞质 CD3+，CD56-，但细胞毒蛋白及 EBV 两者均阳性时（图 4-2-80），也诊断为此类型。但若 EBV 阴性时应怀疑诊断。EBV 应采用原位杂交方法证实，常呈大多数细胞核弥漫阳性。分子子遗传学检测无 TCRG 基因重排。

（十）血管免疫母细胞性 T 细胞淋巴瘤

60% ～ 80% 累及骨髓。浸润方式是局灶性、

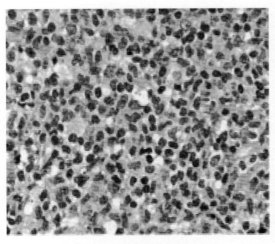

图 4-2-78　肿细胞核型不规则

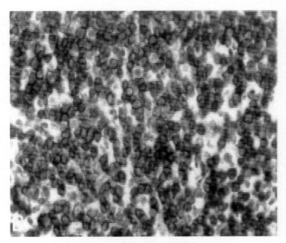

图 4-2-79　肿瘤细胞表达 CD3

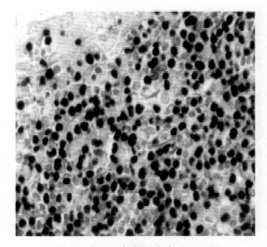

图 4-2-80　肿瘤细胞表达 EBER

间质性或弥散性。局灶性浸润可为游离型或骨小梁旁型。其成分与淋巴结病变相似，典型者由免疫母细胞、浆样细胞、大小或细胞学特征不同的

淋巴细胞、嗜酸性粒细胞、组织细胞和血管混合组成。在一些病例，很难甚至不可能在细胞学上判断浸润的不典型细胞、而诊断淋巴瘤累及需要依靠结构特征。总体上，AITL 骨髓浸润与非特指型外周 T 细胞淋巴瘤从形态学上无法鉴别。可见到继发性反应性改变，包括一系列多系髓系细胞增生、反应性浆细胞增多、纤维化等，并因此易与 MPN 或浆细胞骨髓瘤等其他疾病混淆。大部分病例通过流式细胞分析可确定异常的 $CD4^+T$ 细胞亚群。在大多数 AITL 淋巴结，其肿瘤细胞表达滤泡辅助 T 细胞标记，如 CD10、Bcl-6、PD-1 和 CXCL13。一些报道认为在骨髓浸润时 CD10 可能丢失，但并非所有研究均显示这样的结果。Bcl-6、CXCL13 和 EBER 染色可帮助区别反应性浸润和其他类型的 PTCL。可见数量不等的细胞表达 CD20 及 CD79α，免疫母细胞常表达 CD30。原位杂交（ISH）是 EBER 阳性。

淋巴结副皮质区破坏，高内皮血管树枝状增生（图 4-2-81），伴有淋巴细胞、浆细胞、嗜酸性粒细胞、免疫母细胞和组织细胞等多形细胞增生。其中有小到中等大小透明胞质淋巴细胞，成簇状延增生血管分布。免疫组织化学可显示滤泡外增生紊乱的滤泡树突状细胞网。早期病变可有滤泡反应增生，进展期病例多形细胞增生减弱，肿瘤细胞比例增加。组织学和免疫标记上成片单形性大 B 细胞增生时为诊断继发大 B 细胞淋巴瘤的证据。

【分子遗传学】 PCR 证明 75% 的病例中有 T 细胞的克隆性重排，25%～30% 的病例在发生 TCR 重排的同时，可发生 Ig 重链（IgH）或轻链（IgK）

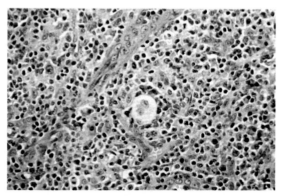

图 4-2-81　肿瘤细胞核型不规则，胞质透亮，血管内皮细胞增生

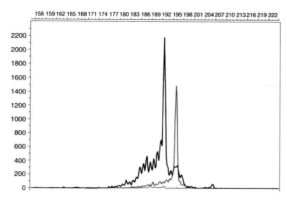

图 4-2-82　毛细管电泳法 TCR 重排阳性，出现两个单克隆扩增峰

的重排（图 4-2-82）。

（十一）间变性大细胞淋巴瘤

系统性间变性大细胞淋巴瘤（anaplastic large cell lymphoma，ALCL）约 15% 病例累及骨髓。呈弥漫性、局灶性、散在、窦内，至间质单个细胞浸润。一些病例，CD30、上皮膜抗原、间变性淋巴瘤激酶（ALK）等 IHC 分析可帮助诊断骨髓受累。在原发部位，ALCL 细胞在大小和形态上变化很大。一般部分细胞具有马蹄形、花环样、胚胎状核，具有显著的嗜酸性核旁区（hallmark cell，标志细胞）。浸润的肿瘤细胞紧密黏附，酷似上皮性肿瘤或可掩埋于纤维组织中，似霍奇金淋巴瘤。在涂片中，ALCL 细胞较大，多形性，常有多个分叶状核，核仁明显并深嗜碱性，空泡状细胞质，偶有少量嗜天青颗粒。

一种肿瘤细胞大而异型明显的外周 T 细胞淋巴瘤，强表达 CD30，又分为 ALK 阳性和阴性两种。应与皮肤间变性大细胞淋巴瘤和其他具有间变细胞形态及 $CD30^+$ 的 T 细胞或 B 细胞淋巴瘤相区别。病变可累及淋巴结内外，多呈进展期疾病。累及骨髓患者可有高热等症状。ALK 阳性者较 ALK 阴性预后好，其 5 年生存率可达 80%，化学治疗敏感。肿瘤细胞具有特征性形态：具有偏心性、马蹄形或肾形核，细胞多大型，胞质丰富嗜酸性，但也有小细胞变型，可有多核而似 R-S 细胞；染色质多细腻。具有多个小明显核仁，但也可核仁明显，淋巴结早期病变可呈窦性分布。肿瘤细胞 CD30 强阳性，着色方式为细胞膜和核旁高尔基复合体点状分布。

【原位杂交（ISH）】 示 EBER 阴性。

【分子遗传学】 PCR 检测有 T 细胞的克隆性重排。

（十二）霍奇金淋巴瘤

经典型霍奇金淋巴瘤（classical Hodgkin lymphoma，CHL）诊断时有 5%～15% 病例骨髓受累。全身症状、病变广泛、脾受累、红细胞沉降率增快、乳酸脱氢酶增高、碱性磷酸酶增高、血细胞计数减少均提示骨髓受累。骨髓受累多为疾病全身播散的表现之一，而且偶然在髂嵴活检中发现。从附近病变淋巴结直接侵犯骨髓者罕见。

在一些骨髓病变中 RS 细胞（图 4-2-83）可占优势，而另一些则需要采取多切片寻找单个典型细胞。RS 细胞常位于特征性 CHL 间质反应处，而非正常骨髓区域可疑病变可行 CD15 和 CD30 等 RS 细胞反应标记、LCA（RS 细胞阴性）和 T 细胞、B 细胞标记免疫组化染色确定怀疑的细胞。当怀疑 CHL 而经连续切片和免疫染色未找到 RS 细胞或其变异型时应再次活检，除非有其他进展期疾病的确切证据。

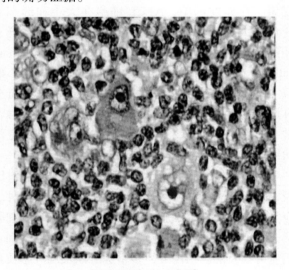

图 4-2-83　R-S 细胞

活检标本骨髓受累程度从仅占不到 1/3 骨髓腔的微小病灶到完全性骨髓取代。70%～80% 病例呈弥漫性受累，霍奇金病变占据骨小梁间整个区域并取代大片邻近部位。弥漫性病变的细胞浸润可均匀分布，也可局限下细胞稀疏区和疏松或致密结缔组织间。20%～30% 病例为小灶性、孤立性病变，完全被正常骨髓组织包绕或位于骨小梁旁。此时病灶常为多细胞混合性。有时同一活检

存在弥漫和局灶性病变。在淋巴结中观察到的各种浸润方式均可在骨髓中见到。网状纤维和胶原纤维增生，尤其在弥漫性病变时最为显著。

结节性淋巴细胞为主型霍奇金淋巴瘤（NLPHL）骨髓累及率为 1%～2%。可为灶性或弥漫浸润，由小淋巴细胞、组织细胞及与淋巴结中 L&H 细胞具有相同形态和免疫表型的大型不典型细胞混合组成。通常有少数小 B 细胞和 CD57 阳性 T 细胞浸润。

【免疫组化】 经典型霍奇金淋巴瘤 R-S 细胞表达 CD30（图 4-2-84）、CD15，不表达 LCA 及 EMA，不同程度表达 CD20，很少表达 CD79α，表达 MUM-1，部分表达 Oct-2 及 BOB.1，弱表达 PAX5，背景反应性淋巴细胞以 T 细胞为主，大多表达 CD4。

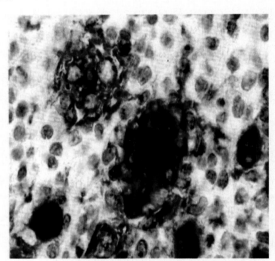

图 4-2-84　肿瘤细胞表达 CD30

【原位杂交（ISH）】 示部分病例 R-S 细胞表达 EBER；结节性淋巴细胞为主型霍奇金淋巴瘤 R-S 细胞表达 EMA、LCA、CD20、CD79a、OCT2 及 BOB.1，不表达 CD30 及 CD15，背景小淋巴细胞表达 B 细胞标记、CD57 及 PD1，原位杂交（ISH）示 EBER 阴性。

【分子遗传学】 经典型霍奇金淋巴瘤一般为多克隆，少数为 B 细胞克隆，结节性淋巴细胞为主型霍奇金淋巴瘤为多克隆。

（十三）浆细胞骨髓瘤（多发性骨髓瘤）

浆细胞骨髓瘤是最常见的恶性浆细胞肿瘤，特征为肿瘤性浆细胞播散性骨髓浸润，超过 97%

的病例具有血清和尿 M- 蛋白。浆细胞骨髓瘤的诊断需要结合临床、放射性骨扫描和病理学发现。决定一个症状性浆细胞骨髓瘤患者是否需要治疗最重要的标准是有无末梢器官损伤。

采用骨髓检查可确定诊断和估计病变程度。许多病例甚至仅靠骨髓检查就可做出诊断。穿刺涂片和活检切片两者对于准确评估都是必要的，大多数情况下两者都能独立做出诊断。

当形态学上超过反应性范围的不典型浆细胞超过 10%、成片浸润的浆细胞（图 4-2-85）或增生活跃切片或涂片中浆细胞百分比很高，骨髓瘤基于这些形态学而不依据其他标准即可做出诊断。

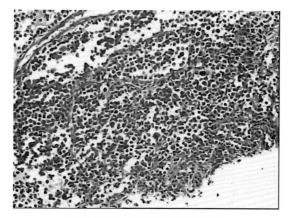

图 4-2-85　成片浸润的浆细胞

在活检切片中，浆细胞浸润的方式可为间质性、局灶性或弥漫性。骨髓受累程度从正常增生骨髓中少量浆细胞增生，直至高度增生活跃骨髓组织被完全取代不等。受累方式与疾病程度直接相关。间质性和局灶性浸润时，常有较多骨髓未被破坏并保持正常造血功能。而弥漫性浸润时则骨髓广泛被取代，骨髓造血显著受抑。骨髓瘤具有从早期间质性和局灶性浸润发展为进展期弥漫性浸润的典型过程。

【免疫组化】 κ 和 λ 轻链和 CD138 等浆细胞相关抗原分析常用于估计浆细胞量，以及鉴别反应性或肿瘤性增生。有时 CD138、κ 和 λ 轻链染色还有助于骨髓瘤与其他肿瘤区别骨髓浆细胞中 κ 或 λ 两者轻链的比值在 16：1 以上时考虑与骨髓瘤相关，MGUS 时两者比值常小于 16：1，反应性浆细胞增多时 κ 与 λ 比值常正常，但可与一些 MGUS 病例有重叠。

大多数浆细胞骨髓瘤采用流式细胞术进行免疫表型分析，其对于诊断及检测微小残留病灶都是有用的。在某些病例免疫表型分析可提供预后信息。正常浆细胞和反应性浆细胞表达多克隆性 CD19 及强表达 CD38（图 4-2-86）和 CD138（图 4-2-87）。肿瘤性浆细胞也强表达 CD38 和 CD138，超过 70% 的骨髓瘤患者异常表达 CD56。

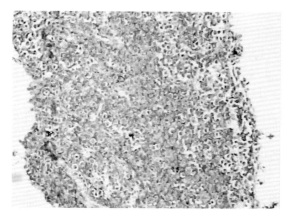

图 4-2-86　CD38 阳性

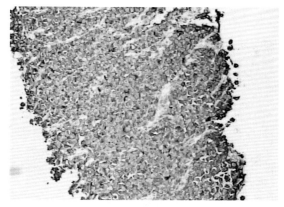

图 4-2-87　CD138 阳性

大多数骨髓瘤异常表达一种或多种抗原。表达频率由高到低分别为 CD56、CD117、CD20、CD52、CD10。异常抗原表达对采用骨髓标本的流式细胞术随诊微小残留病变患者提供了靶点。在少数骨髓瘤细胞表达 CD20 或者 CD52 的患者，为采用利妥昔单抗（CD20）和阿仑单抗（CD52）靶向治疗提供可能。

五、内分泌系统来源的肿瘤

内分泌肿瘤是一个笼统的概念，可以指发生在内分泌器官的肿瘤，也可以指其他部位的肿瘤转移到内分泌腺体发生的肿瘤。

（一）甲状腺乳头状癌

甲状腺乳头状癌（thyroid papillary carcinoma）是甲状腺腺癌最常见的类型，占甲状腺恶性肿瘤的 70%～80%。女性比男性常见。可发生于任何年龄，最初诊断时的平均年龄约为 40 岁。儿童的甲状腺恶性肿瘤 90% 为甲状腺乳头状癌。甲状腺乳头状癌在临床表现为甲状腺的肿块。B 超声等影像学检查对临床诊断具有重要价值。

【诊断要点】

1. 肿瘤大小不一　从 <1cm（微小癌）到几厘米，并常见多中心生长。

2. 表现为不同的大体形态　大多数肿物切面为灰白色、实性、质硬，边界不清。部分病例伴有钙化或骨化，亦可出现囊性变。

3. 镜下　肿瘤形成真正的乳头（具有纤维血管轴心），乳头通常复杂，具有分支，排列方向无序（图 4-2-88），被覆单层或复层立方细胞。

4. 细胞核特征　磨玻璃样细胞核（图 4-2-89），核较大并有重叠。可见核沟及核内假包涵体。

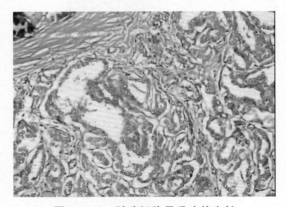

图 4-2-88　肿瘤细胞呈乳头状生长

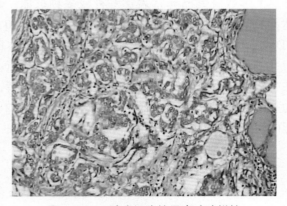

图 4-2-89　肿瘤细胞核呈磨玻璃样核

5. 砂粒体的出现　高度提示微乳头状癌的诊断。

6. 组织病理学主要亚型　①乳头状微小癌：指直径 <1cm 的乳头状癌，是乳头状癌最常见的形式。肿瘤常靠近甲状腺被膜，尽管可能发生颈部淋巴结转移，但很少发生远处转移，因此预后较好。②包膜内型：肿瘤完全包裹，但细胞结构尤其是核的特征与乳头状癌相同。此种肿瘤仍可发生颈部淋巴结转移，但几乎不发生远处转移。③滤泡亚型：肿瘤不含乳头状结构，由大小不等、不规则形滤泡构成。具有乳头状癌的细胞核特征。④嗜酸细胞亚型：呈乳头状及滤泡样结构，具有乳头状癌的细胞核特征，但胞质丰富、嗜酸性。⑤弥漫硬化型：多见于年轻患者，甲状腺双叶或单叶弥漫受累通常不形成明显肿块。其镜下特征为广泛鳞状上皮化生，大量淋巴细胞浸润，间质纤维化明显及丰富的砂粒体形成。⑥高细胞型和柱状细胞亚型：为乳头状癌中罕见亚型。前者乳头主要由单层细胞构成细胞高度至少是宽度的 3 倍，胞质丰富嗜酸性。大部分甲状腺肿瘤可通过细针穿刺细胞学涂片得到术前诊断，穿刺物亦可制作细胞蜡块并行免疫组化检测及分子遗传学检测以明确诊断。

【免疫表型】　肿瘤细胞表达 TG、TTF-1、PAX-8 及 CK，表达 CK19、Galectin 及 HBME1 可与甲状腺良性病变鉴别。

【分子遗传学】　*BRAFV600E*、*BRAFK601E*、*NRAS*、*KRAS*、*HRAS*、*TERT* 基因突变，RET/PTC 重排。

（二）甲状腺滤泡癌

滤泡癌约占甲状腺癌的 5%，然而在缺碘地区这一肿瘤更为普遍，占甲状腺癌的 25%～40%。如果饮食中加碘，则乳头状癌增加而滤泡肿瘤减少。滤泡癌的真正发生率难以确定，因为乳头状癌的滤泡亚型可能也属于这一范畴。危险因素包括缺碘、年老、女性及辐射暴露。临床上滤泡癌通常表现为甲状腺的孤立性肿物。

滤泡癌有明显的血管侵犯（非淋巴性）倾向。可能因为滤泡癌可产生某些改变静脉内皮的因子而使肿瘤变得更易通过。在任何情况下，滤泡癌均不侵犯淋巴管。

【大体观察】　与滤泡性腺瘤类似，轻微侵袭性滤泡癌病变都有完整的包膜，包膜很厚，通常比滤泡性腺瘤的包膜要厚。

【镜下观察】肿瘤显示出微滤泡状（图4-2-90）或小梁状结构，伴有规律的小圆滤泡。可能出现出血、坏死甚至肿瘤梗死，常见明显的核分裂活性。

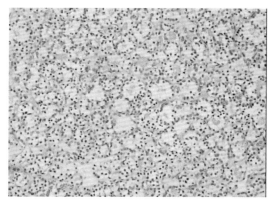

图4-2-90　甲状腺滤泡癌显示出微滤泡状结构

包膜侵犯、穿透包膜侵犯和侵犯包膜内或包膜外的静脉是甲状腺滤泡性癌的诊断标准。血管侵犯的标准仅严格应用于包膜内外的静脉，因为毛细血管中的肿瘤栓子没有明显的诊断和预后意义。包膜侵犯的定义尚存争议，Lang 和 Georgii、Franssila 及其同事诊断滤泡性肿瘤为滤泡癌是要求穿透包膜。滤泡肿瘤中出现的血管侵犯也是恶性指征。病变包膜内或包膜外的血管侵犯对于明确血管侵犯诊断是很有必要的。

【免疫表型】肿瘤细胞表达 TG、TTF-1、PAX-8 及 CK，一般情况下不表达 CK19、Galectin 及 HBME1，少数病例可表达 HBME1。

【分子遗传学】NRAS、HRAS、PTEN、PIK3CA 及 TERT 基因突变，PPARG 基因重排导致产生融合性基因 CREB3L2-PPARG 及 PAX8-PPARG。

（三）甲状腺髓样癌

甲状腺髓样癌（medullary thyroid carcinoma，MTC）很罕见，在所有甲状腺恶性肿瘤中所占比例不足 10%。这种肿瘤有着极大的诊断重要性，因为它具有潜在的侵袭性。大部分髓样癌患者伴有无痛性但质硬的甲状腺结节。高达 50% 的病例确诊时已有明显的淋巴结转移，15% ～ 25% 的病例确诊时就可能出现了肺、骨或肝等远处转移。

当肿瘤产生降钙素以外的过量激素时，所出现的症状可能与那种激素的过度分泌有关。

【大体观察】髓样癌通常位于 C 细胞高度集中的区域（即腺体侧上方 2/3 处）。在家族性病例中，大体检查可以发现多发性小结节，少数情况下，病变可见于峡部。肿瘤大小从肉眼勉强可见到数厘米。多数髓样癌大体上境界清楚，但有一些出现浸润性边界。一些肿瘤大体上显示坏死和出血。

【镜下观察】典型的髓样癌可以界线清楚或更为可能直接浸润周围甲状腺组织。其生长方式为肿瘤细胞排列成巢状，有不等量的间质分隔。肿瘤巢由圆形、卵圆形或梭形细胞组成；常出现孤立的细胞多形性甚或多核细胞。细胞核一致；核/浆比率低。核内胞质包涵体经常可见。可见核分裂象。肿瘤间质特征性地含有淀粉样物，但约 25% 的髓样癌不含淀粉样物。肿瘤经常侵犯淋巴管和静脉。

【免疫表型】肿瘤细胞表达 TTF1、CT、CEA，PAX8 表达或表达不一，不表达 TG。

【分子遗传学】KRAS、NRAS、M918T 及 RET 基因突变。

六、中枢神经系统肿瘤

中枢神经系统肿瘤指起源于中枢神经系统内的组织或结构的一组良（恶）性疾病，病变主要位于颅内或椎管内，是除了脑血管病、颅脑损伤、感染以外最常见的、具有特殊临床意义的中枢神经系统疾病，具有较高的致残率和致死率。

（一）毛细胞型星形细胞瘤

毛细胞型星形细胞瘤（pilocylic astrocytoma）大概是星形细胞瘤中预后最乐观的，因为其比弥漫型预后要好得多，尤其是发生在小脑内可切除部位的毛细胞型星形细胞瘤。虽然能否实现完全的外科切除取决于毛细胞型星形细胞瘤的发生部位，但有些毛细胞型星形细胞瘤还是会发展为多中心性疾病。

多数毛细胞型星形细胞瘤见于儿童和年轻人，在颅后窝内最多见，代表绝大部分的儿童星形细胞瘤。此外，还可见于第三脑室周围、丘脑、下丘脑和神经垂体。由于其常显示良性的特性，所以将毛细胞型星形细胞痛与其他星形细胞瘤区分开就很重要。无论是磷钨酸苏木素（PTAH）还是 GFAP 免疫组化染色都能很好显示。一些小脑外的毛细胞型星形细胞瘤有 BRAF V600E 突变，这为不能切除或侵袭性肿瘤增加了一种治疗选择。毛细胞型星形细胞瘤没有 *IDH1* 基因突变。

Rosenthal 纤维是高度嗜酸性、均质性结构。它们呈圆形、卵圆形或念珠状，边缘稍不规则，由于其形成于胶质细胞突起内。因此，它们在纵向上是伸长的，与红细胞相比，它们是粉红色的而非橘黄色的，大小和形状可变化不一。它们含有泛素化的 α- 晶状体球蛋白 B，可以用免疫组化来识别。缺乏 Rosenthal 纤维的星形细胞瘤应怀疑是浸润性星形细胞瘤。Rosenthal 纤维可以帮助鉴别毛细胞星形细胞瘤和其他亚型的星形细胞瘤，但在鉴别星形细胞瘤和胶质增生中没有什么价值，因为两者都可以见到 Rosenthal 纤维。Rosenthal 纤维提示慢性过程——反应性或肿瘤性。

嗜酸性颗粒小体（eosinophilic granular body）含有蛋白质小滴，有时与 Rosenthal 纤维有关。这些蛋白质小滴常在细胞内，偶尔在细胞外，直径可达 40μm，它们呈亮丽的粉红色，与 Rosenthal 纤维相似，从而有别于少突胶质细胞瘤中的黏液样变性。它们 PAS 染色呈阳性，免疫组化 α1- 抗凝乳蛋白酶染色呈阳性，不要与吞噬脂质的巨噬细胞混淆，巨噬细胞内的脂质为多个透亮的小泡，也不要与吞噬含铁血黄素的巨噬细胞混淆。这些胞质的嗜酸性变和纤维不能孤立地用于星形细胞瘤的分级，因为它们偶尔也见于较高级别的肿瘤中。

【免疫表型】肿瘤细胞表达 GFAP、BRAF、ATRX、Syn 及 BRAF，不表达 NF 及 CgA，Ki-67 < 1%。

【分子遗传学】BRAF V600E 基因突变，77.2% 有 BRAF 融合基因形成。

（二）弥漫型星形细胞瘤

弥漫这个术语已被普遍接受用来区分 II 级星形细胞瘤与病灶更局限的 I 级星形细胞瘤，如毛细胞型星形细胞瘤。在更宽范围的边缘上，肿瘤细胞逐渐融入中枢神经系统。在小标本中，这些星形细胞瘤与胶质增生特别难以鉴别。星形细胞肿瘤，要寻找非典型细胞核（图 4-2-91），并伴

有局部细胞拥挤（图 4-2-92），有些低级别星形细胞瘤并不形成与脑组织显然不同的肿瘤，而只是在脑实质内弥漫浸润。这与胶质瘤的边缘相似。中枢神经系统实质内弥漫浸润也可以因为形成 Scherer 继发性结构而变得显而易见。

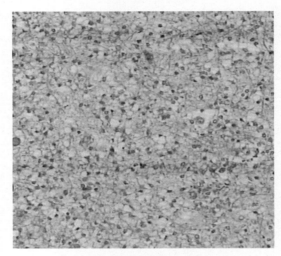

图 4-2-91　肿瘤细胞有非典型性

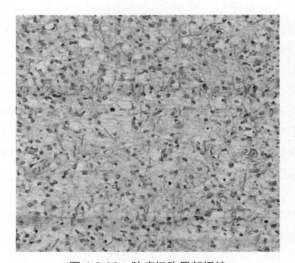

图 4-2-92　肿瘤细胞局部拥挤

低级别星形细胞瘤弥漫性生长和浸润的特性导致患者很少治愈，尽管它们的形态学相对呈良性，患者术后生存期平均为 7 年。Ki-67 可辅助评估预后生存。当星形细胞瘤位于脑干时，预后差。原浆型、纤维型和肥胖细胞型星形细胞瘤都是弥漫性星形细胞瘤。

【免疫组化】肿瘤细胞表达 GFAP、S-100、SOX2、部分病例表达 IDH1、TP53、Oligo2，不表达 EMA。

【分子遗传学】 具有 IDH、ATRX 和 TP53 突变，1p/19q 完整。目前与胶质瘤有关的 IDH 有 IDH1 和 IDH2 两个亚型。在胶质瘤中超过 90% 的 IDH1 突变类型为 IDH1 R132H。胶质瘤中 IDH2 突变较少见，占 3%～5%，其突变发生于编码区外显子 4 第 172 位的精氨酸上。相同级别的弥漫性星形细胞及少突胶质细胞起源的肿瘤（包括胶质母细胞瘤），IDH 突变型患者的预后明显好于 IDH 野生型患者。

（三）多形性胶质母细胞瘤（胶质母细胞瘤）

胶质母细胞是恶性程度最高的星形细胞瘤。事实上，它可能是未分化的胶质瘤，但局灶含有星形细胞瘤成分，并且少突胶质细胞瘤不常见，室管膜瘤更少见。最常见的情况：较低级别的胶质瘤随着时间延长迁移进展为胶质母细胞瘤，这些进展多数与特异性基因改变相关，包括 10 号染色体遗传物质丢失。原发性胶质母细胞瘤经常显示 EGFR 基因扩增，许多肿瘤表现为野生型 EGFR 蛋白过表达，可用可靠的免疫组化染色检测证实。继发性胶质母细胞瘤由较低级别的胶质瘤发展而来，通常与 p53 基因突变相关，而与 EGFR 扩增无关。在增生性肿瘤中，如果在坏死周围细胞密度增加，排列成假栅栏状（图 4-2-93），则高度提示为肿瘤进展。

间变型星形细胞瘤如果伴有坏死或微血管增生，则认为是胶质母细胞瘤。胶质母细胞瘤的其他恶性特征还包括细胞密集、奇异核、多核细胞、核分裂象和异常核分裂象。

（四）少突胶质细胞瘤

少突胶质细胞瘤好发于年轻人的颞叶和额叶，且间变型对长春新碱联合化学治疗有效（丙卡巴肼、洛莫司汀、长春新碱）。这种化学治疗的反应性突出了明确诊断的价值。具有 1 号染色体短臂（1q）缺失的间变型少突胶质细胞瘤对长春新碱化学治疗尤其敏感。因此，少突胶质细胞瘤成分的分子特征被用于指导临床治疗。

少突胶质细胞瘤可以表现为纯的少突胶质细胞瘤，但通常与星形细胞瘤混合。纯的少突胶质细胞瘤与其他胶质瘤不同（除少数室管膜瘤外），表现为上皮样而不是纤维样。在肿瘤中央，瘤细胞排列最拥挤，这种表现也最明显，分化好的少突胶质细胞瘤（经典型少突胶质细胞瘤）的核呈圆形，规则，位于细胞中央，在石蜡包埋组织中显示核周空晕，像煎鸡蛋样（图 4-2-94）。肿瘤细胞可弥漫浸润脑组织。具有纤细的毛细血管网，被描述为鸡爪样，将肿瘤组织分成小叶，并常伴有多灶性矿化区。因为核周空晕是一种人工固定假象，故在冷冻切片中没有核周空晕也不能除外少突胶质细胞瘤，核周空晕也许只是说明固定及时，染色体 1p 和 19q 的缺失是经典型少突胶质细胞瘤的特征。假定至少有一个敏感性和特异性强的免疫组化标志物恒定丢失，联合染色体 1p 或 19q 缺失，则可诊断为少突胶质细胞瘤。

单纯的少突胶质细胞瘤组织学上容易诊断。然而，在混合性胶质瘤，在少突星形细胞瘤中鉴别出少突胶质细胞瘤成分十分困难。实际上，很多少突星形细胞瘤 GFAP 呈阴性。许多少突胶质细胞 MAP-2 及呈强阳性，这可能是一个非常有用的标志物。少突胶质细胞瘤表达 OLIG2，Leu-7 和 S-100 的特异性不强，限制了它们的应用。然

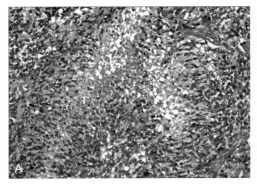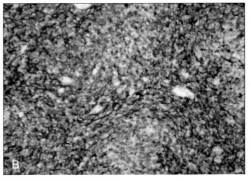

图 4-2-93　胶质骨细胞瘤

A. 肿瘤细胞呈栅栏状排列；B. GFAP 弱阳性

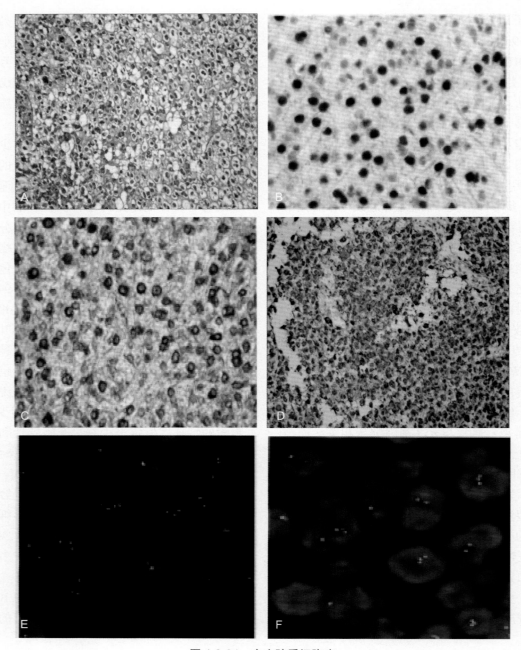

图 4-2-94　少突胶质细胞瘤

A. 少突胶质细胞瘤核周空晕，呈煎蛋样；B. 少突胶质细胞表达 OLIG2 核阳性；C.MAP-2 核阳性；D. GFAP 阳性； E.FISH 检测 1p 缺失；
F. FISH 检测 19q 缺失

而，侵犯脑膜的少突胶质细胞瘤可以借助于 Leu-7 单克隆抗体免疫组化呈阳性来区别脑膜瘤，后者 Leu-7 免疫组化呈阴性。

（五）室管膜瘤

室管膜瘤（ependymoma）是神经胶质肿瘤，几乎都发生在大脑半球、脑干和脊髓邻近脑室的部位。与其他纤维样的胶质瘤浸润性边界相比，

大多数室管膜瘤的边界相对清楚。室管膜瘤的细胞结构特点处于纤维样和上皮样之间，不仅与其他胶质瘤鉴别会遇到一些特殊问题，而且与癌和脑膜瘤鉴别也是如此。对后两者的鉴别可以借助于 GFAP 免疫组化染色，即使上皮样室管膜瘤 GFAP 也呈阳性，并且有特殊的超微结构及至少有一些细胞有纤维性凸起。血管周围可以找到此种

纤维样凸起。与非胶质肿瘤不同，聚集的室管膜瘤细胞没有基底膜。网织染色和平型胶原染色在这些聚集区看不到纤维着色，借此可以与血管外膜鉴别。

找到菊形团结构可以作为室管膜瘤的形态学证据。真正的室管膜菊形团或有腔菊形团是由室管膜细胞均匀且垂直地围绕中心管腔排列而形成的（图 4-2-95）。仔细的光镜观察可以看到微绒毛或纤毛。真正的菊形团可以见于任何亚型的室管膜瘤中，但有一些室管膜瘤缺乏真正的菊形团。菊形团外层细胞与肿瘤实质过渡移行。一些肿瘤有扩大的室管膜菊形团，而另外一些衬覆室管膜细胞，不闭合形成菊形团。肿瘤细胞表达 GFAP 及 EMA。

发生在儿童的幕上室管膜瘤 70% 病例出现 *RELA* 基因的融合（图 4-2-96），形成融合性基因 *C11orf95-RELA*，*RELA* 融合基因阳性的室管膜瘤预后更差。

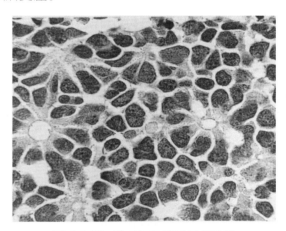

图 4-2-95　肿瘤细胞菊形团样排列

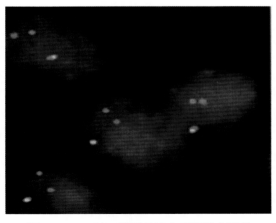

图 4-2-96　FISH 检测 RELA 基因融合阳性

（六）髓母细胞瘤

髓母细胞瘤（medulloblastoma）属原始神经外胚叶肿瘤，发生于小脑内或第四脑室顶。最常见于儿童，但也可见于年轻人；35 岁以上罕见。常伴有 17q 等臂染色体（一条 17 号染色体有两条长臂）。由于它经常经脑脊液路径散播，因此要针对整体脑脊髓神经轴进行治疗。约 5% 的髓母细胞瘤会转移到全身各个部位，尤其是转移到骨。髓母细胞瘤大多数患者年轻且发病部位位于小脑有助于诊断，但并非都可以诊断。

髓母细胞瘤是小蓝圆细胞肿瘤（small blue cell tumor，SBCT），这种肿瘤细胞小，弥漫且细胞密度高，核间变，核浆比高（图 4-2-97），与松果体母细胞瘤相似。发生于颅内的 SBCT 相对少见。包括髓母细胞瘤、PNET 和松果体母细胞瘤在内的胚胎性肿瘤、血管外皮细胞瘤、淋巴瘤，以及小细胞癌涵盖了超过 90% 的 SBCT。小细胞胶质母细胞瘤通常比 SBCT 有更多的胞质。

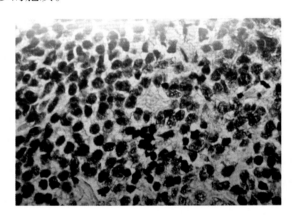

图 4-2-97　肿瘤细胞菊形团核排列，核浆比高

髓母细胞瘤的神经元表型可以通过部分肿瘤细胞表达突触囊泡蛋白来证明。

组织学观察可以识别胶质分化的区域，并可用 GFAP 免疫组化证实。电镜可以帮助确认肿瘤细胞的神经元本质。偶尔见到非胶质分化区域，特别是软组织细胞，反映了肿瘤的多潜能分化本质。另外，还必须与小细胞未分化癌和淋巴瘤相鉴别。

纤维性对诊断髓母细胞瘤极其重要，一定要仔细检查。中枢神经系统内有纤维核心的菊形团结构（Homer-Wright，菊形团）是髓母细胞瘤的特点。但是，许多髓母细胞瘤的活检标本只有模糊的菊形团或见不到菊形团。有些活检标本中可以见到纤维性肿瘤细胞的有规律的栅栏状排列，与胶质瘤类似。长条形胡萝卜样的核在髓母细胞瘤中较在淋巴瘤中常见，故组织要全部正确处理并及时固定。

【免疫表型】 肿瘤细胞表达 Syn、NeuN、NSEMAP2、GFAP（图 4-2-98）、CK、EMA。

【分子遗传学】 基因分 4 个亚型：WNT 激活型、SHH 激活型、非 WNT/SHH 型、非 WNT/SHH 型。

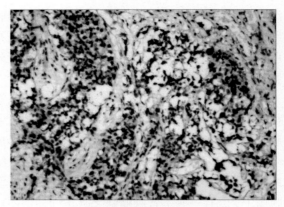

图 4-2-98　肿瘤细胞 GFAP 阳性

（贾宝龙　杨　芳　王丽琼）

第三节　免疫组织化学技术

一、定义

免疫组织化学，又称免疫细胞化学，是利用抗原与抗体间的特异性结合原理和特殊标记技术，对组织和细胞内的特定抗原或抗体进行定位、定性或定量检测的一门技术。

二、原理

免疫组化技术是应用免疫学基本原理——抗原抗体反应，即抗原与抗体特异性结合的原理，通过化学反应使标记抗体的显色剂（荧光素、酶、金属离子、核素）显色来确定组织细胞内抗原（多肽和蛋白质），对其进行定位、定性及相对定量的研究。

三、抗原的概念、性质及种类

1. 抗原的概念　能够刺激机体产生免疫应答，并且能与免疫应答产物（抗体或免疫效应细胞）特异性结合的物质抗原决定簇（表位）：存在于抗原性物质表面的能够决定抗原特异性的特殊化学基团（免疫应答的特异性基础）。

2. 抗原的性质　抗原具备两种特性：免疫原性及反应原性。①免疫原性，抗原能诱导机体产生抗体或者效应 T 细胞；②反应原性，抗原能特异性地与抗体或效应 T 细胞结合的能力。

3. 抗原的种类　完全抗原与半抗原、异种抗原与自身抗原。

四、抗体的概念、性质及种类

1. 抗体　又称免疫球蛋白，为机体受抗原刺激后，由 B 淋巴细胞，特别是浆细胞分泌产生的一种能与相应抗原发生反应的球蛋白。

2. 性质　人类免疫球蛋白共有五类：IgG、IgA、IgM、IgD、IgE。同一种属动物 Ig 同一型具有相同的抗原性。

3. 抗体的种类　根据制备的方法不同，可将抗体分为三类：多克隆抗体、单克隆抗体、基因工程抗体。

五、抗体的标记

抗原与抗体产生特异性结合后，抗原 - 抗体复合物是不可见的。为了使反应的结果可见，必须将抗体加以标记并利用标志物与其他物质的反应将阳性结果放大后转换成可见的发光或显色。

1. 标志物特点　①能与抗体形成比较牢固的共价键结合；②不影响抗体与抗原的结合；③放大的效益高；④发光或显色反应要在抗原 - 抗体结合的原位并且鲜明，有良好的对比。

2. 常用的标志物　异硫氰酸荧光素、德克萨斯红、辣根过氧化物酶、碱性磷酸酶、铁蛋白、胶体金、葡萄球菌 A 蛋白、生物素和放射性核素等。

六、新近出现的免疫组织化学标志物

MUC4 是一种存在于多数上皮细胞的分子量跨膜黏膜蛋白。在软组织肿瘤中，低度恶性纤维黏液样肉瘤表达 MUC4。与低度恶性纤维黏液样肉瘤在形态上有一定重叠形态的侵袭性纤维瘤病、孤立性纤维性肿瘤和富于细胞性黏液瘤不表达，可用于鉴别诊断。此外，MUC4 还可用于标记硬化性上皮样纤维肉瘤及双相滑膜肉瘤中的腺样成分。

STAT6 为信号转导和转录激活因子 -6，在孤立性纤维性肿瘤和脑膜血管外皮瘤中的表达具有高灵敏度和特异性。

INI-1 基因编码一个功能未知的 HSWI/SNF 染色质重塑复合物蛋白，在恶性横纹肌样瘤（MRT）中容易发生突变或缺失。MRT 较髓母细胞瘤和原始神经外胚层肿瘤的总体生存期要低得多。因此，区分 MRT 与髓母细胞瘤和原始神经外胚层肿瘤是很有必要的。INI-1 通常在 MRT 中表达缺失，而绝大多数髓母细胞瘤和原始神经外胚层肿瘤都有表达 INI-1。软组织中的上皮样肉瘤在组织学上经常显示横纹肌样特征且都不表达 INI-1，有时很难将两者区分，然而上皮样肉瘤 CD34 和 β-catenin 阳性，MRT 两者均阴性。INI-1 阳性部位为细胞核。

TFE-3 是 Xp11.2 易位性肾细胞癌最特异性标记物，亦可表达于腺泡状软组织肉瘤中，阳性部位为细胞核。

β-catenin 是一种涉及细胞内信号传递中 CTNNB1 基因的产物。在 85%～90% 的侵袭性纤维瘤病中存在 CTNNB1 基因突变，β-catenin 主要在纤维瘤病中表达。β-catenin 的阳性信号定位于细胞核，阴性不能排除纤维瘤病的诊断。此外，β-catenin 在 Gardner 纤维瘤、孤立性纤维性肿瘤、鼻咽血管纤维瘤、鼻窦型血管外皮瘤和淋巴结内栅栏状肌纤维母细胞瘤中也有阳性表达。β-catenin 核阳性表达还可见于胰腺实性假乳头状肿瘤及肺

硬化性血管瘤。

P40 是 P63 蛋白的亚型之一，P40 在肺鳞状细胞癌中有很高的敏感性及特异性，但在肺腺癌中罕见表达，阳性部位为细胞核。

Pax-5 是 B 细胞特异性激活蛋白。在 B 细胞早期发育阶段，Pax-5 能影响 CD19、CD20 等 B 细胞特异性基因表达。该蛋白对 B 细胞和神经元的发育有重要作用。它主要分布于前 B 细胞和成熟 B 细胞细胞核中，但在浆细胞中不表达；霍奇金淋巴瘤的 R-S 细胞弱表达；T 细胞及其来源的肿瘤阴性表达；主要用于 B 细胞及其来源的肿瘤的诊断，阳性部位为细胞核。

NapsinA 是一种分子量接近 38kDa 的单链蛋白，该蛋白在人类的肺和肾中高表达，而在脾脏中低表达。NapsinA 表达于肺泡 II 型上皮细胞及肺腺癌，在肺腺癌中表达具有很高的特异性及敏感性。

GATA3 结合于 DNA 序列，是一种锌指转录因子，在许多组织和细胞类型中对促进和引导细胞增殖、发育和分化起到重要作用。GATA3 主要表达于乳腺癌和尿路上皮癌，而其他肿瘤很少表达。阳性部位为细胞核。

DOG-1 是一种功能未知的蛋白质，但可选择性地表达在胃肠道间质瘤，阳性部位为细胞膜及细胞质。

EGFR 是属于 HER/erbB 蛋白家族成员，编码酪氨酸激酶。在肺腺癌中 90% 的 EGFR 突变发生于外显子 21 中 L858R 突变和外显子 19 中 E746-A705del 缺失。EGFRSP（125）可用于筛选 L858R 突变的肺腺癌病例。

CAM5.2 是一种低分子量细胞角蛋白，可作为单层上皮细胞的广谱标记物，定位于细胞质。CAM5.2 对腺上皮和各种腺癌均呈强阳性表达，腺上皮表达强于复层鳞状上皮，而对鳞状上皮和尿路上皮不表达或低表达，因此是腺上皮和各种腺癌最常用标志物之一。

（杨　芳　王丽琼）

第四节　分子病理技术

一、概述

（一）分子病理技术及诊断的产生背景

随着人类基因组研究的进展，人们对疾病的认识也从组织形态学表象深入到其发生发展的分子水平。同一肿瘤，发生于不同个体，由于受遗传背景和诸多复杂环境因素的影响，尽管最终均呈现出恶性的病理学表型及相应的临床表型，但其致病相关的分子机制（基因型）并非完全相同，进而疾病进程也必然不同。临床实践中，这一肿瘤的异质性特征，已逐步得到了广泛证实，而且针对其不同分子分型的临床处理，也已几乎使每例患者受益。以分子特征制订相应的个体化治疗方案，目前已成为临床常规。

20世纪末，WHO首次将病理和遗传合二为一，将肿瘤的分子分型写入病理诊断标准，强调了分子检测的重要性。分子特征的揭示，不仅有助于提高诊断的准确率，更重要的是，报告中所提供的疾病预后相关分子标记的信息，有助于肿瘤医师及时有效地采取相应的临床措施。与此同时，全球抗肿瘤药物的主要研发方向，也因转化医学研究的突破性进展，而迅速由传统化学治疗药转为分子靶向药，即针对肿瘤驱动基因或主要致病相关基因所编码的癌蛋白而设计开发了单克隆抗体、小分子酪氨酸激酶抑制药、DNA修复蛋白抑制药，以及细胞周期检查点抑制药等。

美国食品药品监督管理局（FDA）发文强调肿瘤分子诊断的重要地位，认同其应与靶向抗癌药物共发展的理念，肿瘤的分子检测进一步跃升到更为重要的地位。肿瘤的诊疗进入个体化医学新时代。以肿瘤分子检测为主要任务的分子病理学被赋予了与治疗相关的新使命，而致这一个重要的亚专科逐渐发展。

精准医学计划，即基于每例患者的遗传学、生物标记、表型特征和社会心理学特征，对患者进行个体化治疗。其主要目标是通过分子分型，提供重要的疾病预后和药效预测信息，以改善患者的临床治疗效果，并同时尽量减少不必要的副作用。

综上所述，人类基因组研究的进展、分子靶向药物的问世及精准医学计划的提出，推动了分子病理学的伴生发展。在未来的临床医学诊治中，将离不开分子病理学这一伴随诊断。

（二）分子病理技术及诊断的定义及原理

分子病理技术又称分子病理诊断，是指应用分子生物学技术，从基因水平检测细胞和组织的分子遗传学变化，以协助病理诊断和分型、指导靶向治疗、预测治疗及判断预后的一种病理诊断技术，是分子生物学、分子遗传学和表观遗传学的理论在临床病理中的应用。

二、分子病理技术的方法

（一）细胞遗传学分析

细胞遗传学分析是通过获取新鲜的肿瘤组织，经短期培养后用秋水仙碱处理，使细胞停留在有丝分裂中期，收集细胞，制片后经10% Giemsa染色显带，进行G带分析。目前多数遗传学实验室采用Giemsa-trypsinWright（GTW）染色显带。细胞遗传学用于分析染色体核型，可发现肿瘤细胞中染色体数目和结构异常，包括单体、三体、异倍体、环状染色体、缺失、重排、易位、倒位、重复和插入等。

常用的细胞遗传学术语：① del（12）（q24）代表12染色体长臂24区带缺失；② der（X）和der（18）代表X和18号染色体之间非平衡性易位所产生的衍生性染色体；③ dir ins（10；12）（q22；q13q14）代表12号染色体的q13～q14区在10号染色体的q22处同向性插入；④ +8代表8号染色体多出一个拷贝，即8号染色体呈三倍体，+8q代表8号染色体长臂多出一个片段；⑤（12；16）（q13；p11）代表在12号染色体长臂1区3带和16号染色体短臂1区1带之间有一平衡性易位。

缺点：必须用新鲜标本进行组织培养，不能用冷冻和石蜡包埋组织，有些肿瘤细胞在组织培养中可被大量反应性细胞（如纤维母细胞）所掩盖而无法检出异常染色体。

（二）荧光原位杂交（FISH）

荧光原位杂交（fluorescence in situ hybridization，FISH），是应用荧光素标记的DNA特定探针与组织切片或细胞涂片上的肿瘤组织杂交，以DAPI（diamidino-2 phenylindole）衬染其他染色体或间期核，在荧光显微镜下能显示与之相应的染色体某个区段或整体染色体。此法可用于新鲜组织，也可用于固定组织的石蜡包埋切片，只需要很少的肿瘤细胞，而印片和细胞穿刺涂片标本尤为适宜。FISH方法可用于有丝分裂中期细胞和间期细胞，能有效地检测染色体数目和结构异常，尤其适用于证实染色体易位、缺失和基因扩增。

缺点：应用的探针太大，不能识别大多数点突变。

1. FISH通常采用三种探针　①位点特异性探针，根据某一基因的片段设计探针，使之与染色体的某一特定区域杂交，从而判断基因位于哪一个染色体上；②着丝粒重复探针，依据染色体着丝粒重复序列制备探针，由于每一个染色体可标上不同的颜色，故可判断所检测样本中的染色体数目是否正常；③全染色体探针，采用多个小探针标记同一个染色体的不同序列，产生光谱染色体组型（spectral karyotype），根据颜色来判断染色体是否有异常。

2. FISH技术的操作　FISH基本操作步骤可概括为标本制作与预处理→标记探针→将探针与待检测标本靶序列杂交→杂交结果检测。

（1）检测时可先将组织固定到显微载玻片上，并对靶组织进行各种预处理，如烤片及用蛋白酶消化去除蛋白，常能增加结果信号强度。

（2）杂交前，双链探针和靶DNA必须变性为单链DNA，常用加热和加碱变性法，变性温度和时间随探针和组织类型不同而变化，目的是保存组织的完整性和保证最大杂交效率。

（3）杂交常在小体积缓冲液中进行（10～30μl），杂交盐浓度、pH、温度等随探针和靶DNA最适退火条件而定。依据探针种类的不同，目标分子的检测方法包括直接荧光法和间接免疫荧光法。

（4）用荧光染料直接标记探针，可用直接荧光进行检测；探针是用一个半抗原标记，则可通过间接免疫荧光法进行检测。

（5）用生物素标记的探针常用荧光素（绿荧光）、德克萨斯红（红光）或罗丹明（蓝荧光）标记的亲和素或酶联亲和素耦联，再通过生物素化抗亲和素抗体夹层逐级放大信号进行检测，使用二抗能使荧光信号进一步放大。

（6）杂交后标本常用碘化丙啶补染，以便在荧光显微镜上观察杂交信号的同时能看到细胞核及染色体结构。

（三）聚合酶链反应（PCR）

聚合酶链反应（polymerase chain reaction，PCR）是以肿瘤组织内提取的DNA为模板，在耐热TaqDNA多聚酶的作用下，以混合的核酸（dNTPs-A，C，G，T）为底物，在引物的引导下，扩增靶基因或靶DNA片段。反转录聚合酶链反应（reverse transcription-PCR，RT-PCR）是提取肿瘤组织中的mRNA，在反转录酶的作用下，合成cDNA，再以此为模板进行聚合酶链反应。肿瘤中存在的异常mRNA，可用此法用特定的引物，扩增染色体易位断裂两端的cDNA而获得染色体易位的条带。此法敏感、快速，少量肿瘤细胞即可被检测。不仅可用于新鲜组织，也可用于甲醛固定、石蜡包埋的组织块。RT-PCRR融合基因测序常用于判断软组织肉瘤中具体的融合类型，可与FSH联合使用，以帮助更准确地判断。实时PCR（real-time PCR）属于一种定量PCR，在PCR中引入了一种荧光化学物质，随着PCR反应物不断累积，荧光信号强度也等比例增加。每经过一个循环，收集一个荧光强度信号，通过光强度变化监测产物量的变化得到一条荧光扩增曲线图，从而实现对起始模板进行定量和定性的分析。实时PCR正得到广泛的应用。

（四）DNA测序

基因序列分析（sequence analysis）简称DNA测序，是分子生物学研究中最常用的技术，它的出现极大地推动了生物学的发展。从人类基因组计划到人类癌症基因组及个体基因组计划，遗传物质中携带的自然密码被逐步揭示，其中第一代和第二DNA测序技术功不可没，特别是近几年发展起来的第二代DNA测序技术，使得DNA测序进入了高通量、低成本的时代。

第一代测序技术又称 Sanger 测序、双脱氧链终止法，其基本原理是利用 4 种双脱氧核苷酸（ddNTT）代替脱氧核苷酸（dNTT）作为底物进行 DNA 合成反应。

（五）二代测序（next-generation sequencing）

1. 原理

（1）第二代测序方法：是指将基因组 DNA 用限制性内切核酸酶切割成一定长度范围的 DNA 片段（即构建 DNA 文库），然后在其两侧链上接头，用 PCR 方法扩增几百万个拷贝（克隆）并固定于平板基质上，每个克隆由单个文库片段的多个拷贝组成且可以被同时并行分析。测序过程根据其原理又可分为两类：聚合酶合成酶测序和链接酶合成测序。

（2）第二代测序技术：最显著的特征是高通量，一次能对几十万到几百万条 DNA 片段进行序列测定，使得对一个物种的转录组（RNA）测序或基因组（DNA）深度测序变得方便易行。第二代测序平台主要包括焦磷酸测序、离子流半导体测序、Solexa 双末端测序等。

2. 操作流程（Solexa 双末端测序）

（1）测序文库的构建（library construction）：首先准备基因组，然后将 DNA 随机片段化成几百碱基或更短的小片段，并在两头加上特定的接头（adaptor）。如果是转录组测序，则文库的构建要相对麻烦些，RNA 片段化之后需反转成 cDNA，然后加上接头，或者先将 RNA 反转成 cDNA，然后再片段化并加上接头。片段的大小（Insert size）对于后面的数据分析有影响，可根据需要来选择。对于基因组测序来说，通常会选择几种不同的 insert size，以便在组装（Assembly）的时候获得更多的信息。

（2）锚定桥接（surface attachment and bridge amplification）：Solexa 测序的反应在称为 flow cell 的玻璃管中进行，flow cell 又被细分成 8 个 Lane，每个 Lane 的内表面有无数的被固定的单链接头。上述步骤得到的带接头的 DNA 片段变性成单链后与测序通道上的接头引物结合形成桥状结构，以供后续的预扩增使用。

（3）预扩增（denaturation and complete amplification）：添加未标记的 dNTP 和普通 Taq 酶进行固相桥式 PCR 扩增，单链桥型待测片段被扩增成为双链桥型片段。通过变性，释放出互补的单链，锚定到附近的固相表面。通过不断循环，将会在 Flow cell 的固相表面上获得上百万条成簇分布的双链待测片段。

（4）单碱基延伸测序（single base extension and sequencing）：在测序的 flow cell 中加入四种荧光标记的 dNTP、DNA 聚合酶及接头引物进行扩增，在每一个测序簇延伸互补链时，每加入一个被荧光标记的 dNTP 就能释放出相对应的荧光，测序仪通过捕获荧光信号，并通过计算机软件将光信号转化为测序峰，从而获得待测片段的序列信息。

（5）数据分析（data analyzing）：测序得到的原始数据是长度只有几十个碱基的序列，要通过生物信息学工具将这些短的序列组装成长的 Contigs 甚至是整个基因组的框架，或者把这些序列比对到已有的基因组或者相近物种基因组序列上，并进一步分析得到有生物学意义的结果。

（六）比较基因组杂交

比较基因组杂交（comparative genomic hybridization，CGH）分别提取肿瘤细胞和正常淋巴细胞中的 DNA，用不同荧光染料染色后与正常人中期染色体进行杂交，根据两种探针荧光信号的强度差异确定肿瘤细胞所有染色体整个基因组上是否存在整条染色体或染色体某些区段的增加或减少。肿瘤组 DNA 用生物素脱氧核苷酸标记，正常对照组 DNA 用地高辛脱氧核苷酸标记，与中期染色体杂交后，肿瘤组用荧素异硫氰酸盐 - 卵白素（avidin-FIC）检测，显示绿色荧光，对照组用抗地高辛罗丹明（anti-digoxigenin rhodamine）检测，显示红色荧光。因两组 DNA 在染色体位点上的结合量取决于杂交序列的多少，故可依据红绿两种荧光强度的比值来分析肿瘤组染色体 DNA 的获得、丢失或基因扩增。此法适用于新鲜组织、冷冻组织或石蜡包埋组织。CGH 的缺点是分别率低，不能检测出染色体较小区段的改变。

（七）光谱染色体组型分析

光谱染色体组型分析（spectral karyotyping，SKY）是一种波谱影像分析方法，检测时采用包含 24 种染色体的综合探针，在分裂中期相中以不同颜色标记每一个染色体，并通过抑制杂交来实现染色体的特异标记。在 ASI 软件下，根据每一个染色体的单一光谱信息特征来对结果进行分析和鉴定。SKY 技术有助于识别一些来源不明的标记染色体、异位染色体和环状染色体的构成及复杂或细微的染色体重组。

（八）DNA 印迹

DNA 印迹（southern blot）将从肿瘤细胞中提取的 DNA 用限制性核酸内切酶消化，凝胶电泳分出 DNA 片段，再使其变性，形成单链 DNA 片段，然后吸印在硝酸纤维素滤膜上，与已知 DNA 或 cDNA 探针杂交，检测是否存在被探针杂交的 DNA 片段，从而确定有无染色体易位和基因扩增。

缺点：需要较多的新鲜肿瘤组织，且在内含子太大（>20kb）时不适用在软组织肿瘤领域应用较少，往往与其他分子检测技术联合。

（九）PCR 单链构象多态技术

短小单链 DNA（<200bp）分子中碱基序列不同而形成不同的构象，在凝胶电泳上出现不同的迁移率，当肿瘤 DNA 中存在点突变可用 PCR 单链构象多态性技术检出。

缺点：不能确定突变的准确位点，还需通过 DNA 测序来确定。

（十）其他检测技术

1. 限制性片段长度多态性技术（restriction-fragment length polymorphism，RFLP） 可用于检测肿瘤细胞单条染色体中一个等位基因缺失的杂合性缺失（loss of heterozygosity）。

2. 微卫星不稳定性分析（microsatellite instability，MI） 用于检测基因组内 1～4bp 串联重复的微卫星 DNA，这种简单重复序列的增加或丢失，尤其在 DNA 错配修复系统缺损的肿瘤基因组中可检测到大量 MI。

3. 端粒重复扩增法（telomeric repeat amplification protocol，TRAP） 用于检测肿瘤细胞中端粒酶活性表达增强，此外还可用抗原位杂交法检测端粒酶活性。

4. 基因表达连续分析（serial analysis of gene expression，SAGE）和 mRNA 差异显示（mRNA differential display） 用于检测肿瘤细胞基因表达谱与正常细胞之间的差异或同一类型肿瘤不同细胞株（如高转移和低转移肝癌细胞）基因表达谱的差异。

5. 生物芯片技术（biochip） 一种高通量、快速检测样本中靶分子数量改变的技术。DNA 微阵列（DNA microarray）可用于大量（数千个）不同靶 DNA 的分析。组织微阵列（tissue microarray）可将大量微小组织排列在载体上进行形态观察、基因或蛋白的检测。

6. 蛋白组学技术（proteinomics） 一种实时、高通量检测样本中表达有差异的蛋白质或多肽片段，从而推知肿瘤基因改变而使编码的蛋白过度表达或基因突变而产生的肿瘤抗原。

7. 显微切割技术（microdissection） 应用手工操作或仪器（如激光）操作捕获同质的肿瘤细胞群或单个肿瘤细胞（如霍奇金淋巴瘤中 R-S 细胞）进行上述的各种检测，其最大优点是获得纯细胞群作研究，可排除间质和其他成分的干扰。

三、分子病理诊断在临床病理诊断及治疗中的意义

（一）遗传性疾病的诊断与分型

通过对患者染色体、基因的检测进行遗传病筛查和诊断，并可对家族遗传病的发生进行预测。目前，通过染色体核型分析、荧光原位杂交技术、荧光定量 PCR 技术等检测染色体畸形，辅助进行产前遗传性疾病的筛查。通过 DNA 直接测序、荧光定量 PCR、免疫组化技术等检测相关基因的结构、表达的变化，辅助进行神经系统、生殖系统等遗传性疾病的诊断。

（二）感染性疾病病原体的检测

在感染性疾病的临床应用方面，采用原位杂交、PCR- 斑点杂交对人乳头状瘤病毒（HPV）DNA 检测，采用荧光定量 PCR 技术检测结核杆菌 DNA，采用 PCR 技术检测各型肝炎病毒 DNA 或 RNA，采用荧光定量 PCR 技术检测人类单纯疱疹病毒（HSV）DNA、采用原位杂交检测 EB 病毒（EBV）编码的小 RNA（EBER）等，这些检测已在感染性疾病的诊断及对疗效进行评价方面取得了很好的效果。

（三）肿瘤的病理诊断与治疗

1. 肿瘤易感基因的检测 肿瘤遗传相关的易感基因的检测对于肿瘤高危人群的筛检具有实用价值，已明确的肿瘤易感基因及其相关肿瘤有

Rb1（视网膜母细胞瘤）、WT1（肾母细胞瘤）等。除了检测高危人群的易感基因外，此方法也应用于正常人群肿瘤易感性检测，如检测 Ret 基因突变用于诊断 Ⅱ 型多发性内分泌肿瘤，通过分析 GST 基因型以判断个体暴露于致癌物时的致癌危险性等。

2. 肿瘤相关病毒的检测　如 HPV 病毒与宫颈癌的发生有很大关系，通过对 HPV 病毒的检测可起到预防和提早治疗的作用。而当前国际上诊断 HPV 感染以 DNA 检测为主。

3. 肿瘤的早期诊断　K-ras 基因突变在结肠癌、胰腺癌和肺癌等肿瘤中发生率较高。应用细针穿刺活检材料检测胰腺癌的第 12 密码子变突。应 PCR-RFLP 方法检测结肠癌患者粪便中的 Ras 基因突变，其检出率与瘤组织中相似，可用于高危人群的筛选。

4. 疑难肿瘤的诊断与分类　传统的病理学诊断主要通过形态学和免疫表型来判断淋巴细胞增生与淋巴细胞性肿瘤，但对医师的经验要求较高，且难度较大。应用 RFLP 分析免疫球蛋白或 T 细胞受体基因重排，具有鉴别诊断作用，且这种分子病理分型比免疫学分型更为准确。

5. 肿瘤的预后检测　利用癌症患者的全基因序列开发出的个体化血液检测方法有助于医师调整癌症患者的治疗方案，可以监测癌症治疗后的情况及发现癌症是否复发。

6. 为肿瘤个体化及预见性治疗提供依据　肿瘤在发生、发展的不同时期，可能涉及不同基因的不同变化形式，而这种变化与肿瘤临床治疗的敏感性密切相关，如能在分子水平对肿瘤基因变化提供指标，对肿瘤的个体化和预见性治疗具有指导意义。基因的异常，使肿瘤对某些放射治疗或化学治疗的方法具有抵抗性，如能从基因水平上改变异常基因的状态，则可提高放射治疗、化学治疗的敏感性。

7. 肿瘤的预后判断　肿瘤基因的突变、扩增及过表达等改变常与肿瘤的预后密切相关。如 HER2 基因扩增与乳腺癌发生发展及临床预后密切相关，HER2 的阳性表达提示预后不良，可通过荧光原位杂交（FISH）技术进行检测，配合术后治疗，指导临床用药。

四、分子病理诊断在肿瘤诊断及治疗中的应用

（一）肺癌

在肺癌驱动基因谱中，TP53 基因在肺癌中的异常是最为明显的，其次为表皮生长因子受体（EGFR）基因的突变及扩增，位于第三位的则是 KRAS 基因突变。高发的基因异常改变率对于驱动基因检测和靶向治疗都是非常重要的。然而，目前尚没有针对 TP53 基因改变的靶向药物出现，能够使用的各类酪氨酸激酶抑制药（TKI）主要是针对 EGFR、PIK3CA、BRAF、MET 基因突变，以及 ALK、ROS1 及 RET 基因重排的。其中除了 EGFR 基因之外，其他基因的改变率均小于 10%。

1. 肺癌驱动基因检测的意义

（1）EGFR 基因突变：EGFR 基因的改变集中在 18～21 号外显子，其中最常见的是 19 号外显子的缺失和 21 号外显子上的 L858R 位点突变，分别约占 EGFR 基因总突变率的 45% 和 40%，应用针对 EGFR 基因 TKI 抑制药可取得很好的疗效。18 号外显子的突变和 20 号外显子的插入突变占总突变情况的 5%～10%。尽管突变概率不高，但 20 号外显子的插入突变会引起 TKI 耐药现象，这对于指导靶向治疗同样具有重要意义。检测肺癌 EGFR 基因突变和应用相应靶向药物进行临床治疗已有十余年，但有些问题仍需要更进一步地深入研究，例如：肺鳞状细胞癌的 EGFR 基因突变率是否也具有人种的差异，应用 TKI 治疗是否能够获得与肺腺癌同样的疗效。尽管应用针对 EGFR 基因的 TKI 治疗收到了令人振奋的治疗效果，但所有的接受这类治疗的患者最终都会出现耐药。50% 的获得性耐药患者出现了用药后 20 号外显子点突变（T790M），针对这一变异的第三代 TKI 药物的应用将是靶向治疗的又一个进展。

（2）KRAS 基因突变：KRAS 基因是 RAS 家族中的一员，KRAS 基因的突变会持续刺激细胞生长并阻止细胞死亡，从而导致肿瘤的发生。伴有 KRAS 基因突变的非小细胞肺癌（NSCLC）患者会有更高的复发和转移概率。虽然目前并没有治疗 KRAS 基因突变的晚期 NSCLC，但 KRAS 基因突变的存在是 TKI 治疗原发耐药的重要原因之一。因此，检测 EGFR 基因突变的同时检测是否存在

KRAS 的突变，对于指导 TKI 治疗具有重要的实际意义。

（3）ALK 基因重排：棘皮动物微管相关蛋白 4（EML4）和间变淋巴瘤激酶（ALK）形成融合基因 EML4-ALK，通过 PI3K-AKT、MARK 和 JAK-STAT 信号转导通路导致肿瘤的发生。EML4-ALK 在肺癌的基因融合占肺腺癌的 4%～7%，以腺泡型腺癌和印戒细胞癌为主。在约 30% 的非 EGFR 和 KRAS 突变的 NSCLC 的患者中会出现 EML4-ALK 融合。EML4-ALK 融合与其他基因突变是互斥的。临床研究证明克唑替尼等对 ALK 具有抑制作用的 TKI 药物对 ALK 基因重排患者治疗有效。

（4）ROS1 和 RET 基因重排：在约 1% 的非腺癌患者中可出现 ROS1 基因或 RET 基因与其他基因的融合，进而激活激酶活性。针对 ROS1 基因或 RET 的靶向治疗药物的研究目前尚处于起步阶段，但 ROS1 和 RET 基因重排的患者临床特征与 ALK 基因重排患者十分相近，多为年轻无吸烟史的女性，ALK 抑制药克唑替尼对 ROS1 基因重排的患者有效，艾乐替尼对 RET 基因重排的患者有效。

（5）其他靶向治疗相关基因改变：① BRAF 基因突变的发生率较低（1%～3%），其中的 50% 是 BRAFV600E 位点的突变；② MET 基因扩增（5%～7%），克唑替尼对于 MET 扩增的非小细胞肺癌可有较好的疗效；③ PI3KCA 基因突变在 TKI 治疗耐药方面发挥作用，也是肺鳞状细胞癌的不良预后因素，但针对 PICKCA 突变的抑制药目前尚未问世；④ FGFR1（成纤维生长因子受体 1）基因扩增可通过 MAPK 和 PT3K 通路发挥作用，13%～25% 的肺鳞状细胞癌可以检测出该种扩增，而肺腺癌中罕见，FGR1 抑制药的研究刚起步；⑤ NTRK1（神经营养酪氨酸激酶 1 型受体）基因抑制仍处在临床试验阶段。

2. 肺癌分子检测方法及评价　目前，用于检测 NSCLC 靶向药物治疗改变的主要方法：①二代测序法（NGS）；②荧光原位杂交（FISH）法；③ PCR 法（扩增阻遏突变系统 ARMS 法和数字 PCR 法）和免疫组织化学方法等。任何一种方法都有其优点和局限性，没有绝对的标准。无论采取哪种检测方法所使用的检测试剂（须含有所公认的敏感位点及耐药位点）和设备均应为经 NMPA 批准的产品。

（1）免疫组化法：简单及快速，但其可靠性（特异性）有限，目前常用作筛查。无可争议的阳性或阴性染色结果可作为最终的判定结果以指导治疗，而结果为中间状态的病例常需要进一步验证。可以用免疫组化的方法检测 EGFR 及 ALK。

（2）PCR 法（扩增阻遏突变系统 ARMS 法）：不再是只能检测单个基因的方法，也可用试剂盒对多个联合基因进行检测，优点是灵敏度高操作简单，但其仍然无法做到将所有驱动基因改变一次性全部检出。

（3）荧光原位杂交（FISH）：适合检测大分子改变尤其是基因重排，如 ALK、RET、ROS1 等，但该方法对于操作和结果判读要求较高，单个探针费用高，每个探针只能检测一种基因，因此逐步被 ARMS 法及二代测序取代。

（4）二代测序法：能同时对数十种乃至上百种基因改变通过一次检测得到结果，大幅度减少了样本的浪费，备受关注及推崇，但对实验室及技术人员要求高，构建平台难度大，国内除了公司及少数三级医院初步开展外，尚未能在医院内得到广泛应用。

（二）乳腺癌

乳腺癌是一类分子水平上高度异质性的疾病，其分子遗传学改变不尽一致，单纯依靠普通病理形态学的研究已不适宜乳腺肿瘤病理学的发展，因此迫切需要应用分子技术对肿瘤发生、发展的病理学机制及生物学行为加以认识，为乳腺肿瘤病理学分类提供更多的信息，为肿瘤的预后和治疗决策提供更有利的证据。

根据乳腺癌特征性靶标分子 [激素受体、人表皮生长因子 2（HER2）等] 的表达特点，又可分为管腔 A 型 [雌激素受体（ER）+ 和（或）孕酮受体（PR）+，HER2-]、管腔 B 型 [ER+ 和（或）PR+，HER2+]、HER2 型（ER-/PR-，HER2+ 或扩增）及三阴型（ER-/PR-/HER2- ）等。HER2 阳性及三阴性的乳腺癌预后差。

表皮生长因子受体（EGFR）和 HER2 在多种人类肿瘤中过度表达，通常与预后不良和生存率降低相关。EGFR 属于具有受体功能的酪氨酸蛋白激酶（RPTK）家族亚类，与乳腺癌关系最密切。

在乳腺癌患者中，约 40% 有 EGFR 过表达，25%有 HER2 过表达。激素抵抗型病例亦与 EGFR/EGFR 配体的高表达相关。在三阴型乳腺癌患者中，EGFR 表达率高达 60%～70%，其过表达已成为三阴型乳腺癌的特征之一。EGFR 及其下游信号通路是重要的抗肿瘤靶标之一，EGFR 是乳腺癌治疗的靶点。

曲妥珠单克隆抗体（赫赛汀）靶向治疗是乳腺癌治疗领域的重大突破性进展，目前已成为 HER2 阳性乳腺癌患者的标准化辅助治疗方案，临床中常与辅助化学治疗联合使用。

（三）胃癌

胃癌是一种异质性很强的恶性肿瘤，从分子的角度对胃癌进行分型才能提供准确的精准治疗。癌症基因组图谱工作组提出胃癌分子分型的概念，并将其分为 4 个亚型：EB 病毒感染型、MSI 型、基因组稳定型和染色体稳定（CIN）型。

HER2/c-erbB-2 在胃癌组织中大多呈现高表达且与患者的预后不良有关。

（四）结直肠癌

结直肠癌是常见的消化道肿瘤之一，发病率和病死率都居于前列。多数结直肠癌患者在初诊时已属于中晚期，正确的治疗决定患者的预后，结直肠癌疗效预测和预后评估分子标志物的检测结果对临床制订正确的治疗方案非常重要。随着靶向治疗和免疫治疗在结直肠癌治疗中的应用，晚期结直肠癌的治疗进入了一个新的阶段。RAS（包括 KRAS 及 NRAS）野生型的晚期结直肠癌患者能从抗表皮生长因子受体（EGFR）单克隆抗体治疗中明确获益，患者的总生存时间显著延长，尤其左半结直肠癌患者，化学治疗联合抗 EGFR 治疗，患者的中位总生存期可达到 55 个月以上。Ⅲ～Ⅳ期患者如存在 KRAS 突变预后不良；KRAS 野生型患者对术前化学治疗的反应比突变型患者好，总生存期和无病生存期均延长；KRAS 野生型患者术后用非甾体抗感染药可以获益，患者总生存期延长，突变的患者则没有这种效应错配修复（MMR）功能缺陷和高频微卫星不稳定性（MSI-H）对结直肠癌患者的预后判断、药物疗效预测和 Lynch 综合征筛查有明确的指导意义。微卫星不稳定性（MSI）与结直肠癌的发生、发展有着密切的关系，推测其可能是结直肠癌发生

的机制之一。MSI 是 DNA 错配修复蛋白（MMR）功能缺失导致的一种基因突变，这种错配修复缺陷可导致 4 个错配修复基因 MSH2、MLH1、MSH6 和 PMS2 的失活。Ⅱ 期结直肠癌患者如是 MSI-H 提示预后较好，但可能无法从氟尿嘧啶类单药辅助治疗中获益；MMR 功能缺陷或 MSI-H 的患者提示 Lynch 综合征的可能；程序性死亡分子 1（PD-1）抗体用于 MMR 功能缺陷或 MSI-H 的晚期实体肿瘤的治疗有效。

（五）胰腺癌

胰腺癌近年来发病率呈逐步升高趋势。提高早期诊断率改善胰腺癌患者预后的重要一环。随着寡核苷酸芯片、实时定量 PCR、Northeren blot 等生物技术的发展和应用。越来越多的 miRNA 胰腺癌的发病有关，随着研究的深入，多种 miRNA 被证实可以作为胰腺癌诊断和鉴别诊断的生物标志物。miRNA 生物性质稳定，易于在血液、唾液、粪便等多种体液中检测到，是一种理想的无创胰腺癌诊断方法。

（六）肾细胞癌

逢希伯 - 林道基因（Von Hippel-Lindau，VHL）定位于人类染色体 3p 抑癌基因 VHL 的失活，几乎发生于所有罹患肾细胞癌的 VHL 综合征患者中；在 70% 的散发性肾透明细胞癌（clear cell RCC，ccRCC）患者中，VHL 基因亦处于失活状态。

遗传性平滑肌瘤病和肾细胞癌综合征相关性肾细胞癌是由延胡索酸水合酶（fumarate hydratase，FH）基因胚系突变导致的一种遗传性综合征，表现为皮肤多发性平滑肌瘤（多发生于上肢及胸壁），女性患者除皮肤病变外，还可表现为多发、早发、有症状的子宫平滑肌瘤。肾脏受累的患者则表现为早发性的肾细胞癌。

t（6；11）肾癌 6 号及 11 号染色体产生易位从而导致 MALAT1 和 TFEB 基因融合。MiT 家族易位性肾细胞癌包括 t（6；11）肾癌和 Xp11.2 易位 /TFE3 基因融合相关性肾癌。

琥珀酸脱氢酶（succinate dehydrogenase，SDH）缺陷型肾癌呈高度遗传相关性，患者往往存在 SDH 相关基因的胚系突变（SDHB 突变最常见，其次是 SDHC，SDHA 和 SDHD 极其罕见），导致线粒体复合物 Ⅱ 功能缺陷而致瘤。

（七）甲状腺癌

甲状腺癌的 BRAF V600E 突变主要见于经典乳头状甲状腺癌，甲状腺炎性病变、良性肿瘤和其他类型的甲状腺癌中未发现 BRAF 突变，因此进行 BRAF 基因突变检测可进一步提高术前细针抽吸活检细胞学检查对甲状腺恶性结节的诊断准确性和特异性。此外，BRAF V600E 突变还与乳头状癌包膜外浸润及颈淋巴结转移密切相关，BRAF V600E 突变可用于判断甲状腺癌预后及指导治疗。

（八）恶性黑色素瘤

60% 为恶性黑色素瘤中存在 BRAF 错义突变，绝大部分为 V600E 突变。BRAF V600E 靶向抑制药用于治疗 BRAF V600E 突变的晚期恶性黑色素瘤患者，有效延长了患者无进展生存期及总生存期，取得了突破性的治疗效果。

（九）宫颈癌

人类乳头状病毒感染是宫颈癌发生发展的首要因素，约 99.8% 宫颈癌患者可以检测到人类乳头状病毒（HPV）的感染。HPV 病毒有 100 多种亚型，最常见的有 16、18、31、33、35、39、45、51、52、56、58、59、68 型等高危型，以及 6、11、42、43、44、53、66 型等低危型。高危型 HPV 病毒特别是 16 及 18 型可通过基因整合等方式引起宫颈上皮细胞恶变，从而引起宫颈癌，18 型主要与宫颈腺癌有关。E6/E7 基因是 HPV 病毒的致癌基因，E6 可通过泛素途径降解抑癌基因 P53。E7 通过抑制视网膜母细胞瘤蛋白（pRB）使细胞周期失控，抑制凋亡，从而诱发癌变，定量检测 HPV E6/E7 mRNA 可了解宫颈上皮细胞内 HPV 病毒基因表达情况。通过 PCR 检测 HPV 及宫颈液基细胞学检查对妇女进行宫颈癌的筛查，降低宫颈浸润性癌的发病率及病死率。

（十）淋巴瘤

淋巴瘤来源于淋巴造血系统的恶性肿瘤，具有淋巴细胞的基本特征，即具有免疫球蛋白（Ig，B 细胞）或者 T 细胞受体（TCR，T）基因重排。IgH、TCR 基因重排技术是检测淋巴细胞克隆性增生的"金标准"，应用于淋巴瘤的早期诊断及鉴别诊断，特别是对经常规 HE、免疫组化检测仍不能确诊的病例。IgH 及 TCRγ 基因重排通常被认为是 T、B 淋巴细胞的特异性标记。IgH 基因重排

出现在 B 细胞淋巴瘤约为 75%，在 T 细胞肿瘤占 10% ～ 20%。几乎所有 T 细胞肿瘤 40% ～ 69% 的 B 细胞均有 TCRγ 基因重排，但单纯 IgH 或 TCR 基因重排阳性不能确诊为淋巴瘤，需结合 HE 诊断、免疫组化及临床等综合分析。

淋巴瘤在病理诊断中，仅依靠病理组织形态学进行分型，存在很多主观性因素，并且有部分病例未能与淋巴组织反应性增生鉴别；尤其是早期淋巴瘤患者，则更难诊断，如果发现特定染色体异常能够及时帮助诊断。套细胞淋巴瘤患者，95% 以上均存在 t（11，14）（q13，q32）16H/CCND1 融合基因。弥漫大 B 细胞淋巴瘤患者中 30% 存在 BCL6 t（3q：27）基因断裂，滤泡性淋巴瘤约 70% 存在 t（14；18）易位，黏膜相关淋巴瘤则在胃为 15% ～ 40% 存在 t（11；18）易位，这种易位的 MALT 对抗幽门螺杆菌治疗耐受：肺部约 20% 存在 t（14；18）易位。在正常淋巴组织中，T、B 细胞受体基因重排呈现多样化，如果发现单克隆 TCR 或 Ig 基因重排，提示为淋巴瘤。

分子病理技术在淋巴瘤的分子分型、预后判断及靶向治疗具有非常重要的作用。在细胞克隆演变过程中，基因变异不断积累，产生了特异性表达肿瘤生物学的基因表达谱。基因表达谱将弥漫大 B 细胞性淋巴瘤分为三种亚型：①带有生发中心标记的生发中心来源 B 细胞（GCB）弥漫大 B 细胞性淋巴瘤；②活化 B 细胞样（ABC）弥漫大 B 细胞性淋巴瘤，即表面带有外周血 B 细胞在体外受到刺激后正向调节产生的生物标记；③未能确定细胞来源的。GCB 和 ABC 亚型在染色体突变，信号通路的激活及临床预后方面存在差异，GCB 型 DLBCL 患者总生存率高于 ABC 型 DLBCL。

CD20 是 B 淋巴细胞表面的标志性分子，可能通过调节跨膜钙离子流动直接对 B 细胞起作用，参与 B 细胞的增殖分化。利用其分子特征，拮抗或封闭 CD20 的作用可达到治疗相应淋巴瘤的效果。目前临床上广泛使用的 I 型抗 CD20 单抗利妥昔单抗（rituximab）是一种人鼠嵌合型单抗，是第一代抗 CD20 单抗，在 CD20⁺ 的 B 细胞淋巴瘤如弥漫性大 B 细胞淋巴瘤（DLBCL）和滤泡性淋巴瘤（FL）中得到了广泛的应用。利妥昔单抗与 CHOP（R-CHOP）方案联合使用，已成为临床

治疗 CD20⁺ 的 B 细胞非霍奇金淋巴瘤（NHL）的经典方案。

（十一）软组织

软组织肿瘤分布广、类型多、形态结构复杂多变，且不同类型的软组织肿瘤在组织形态上相互重叠；良性软组织肿瘤较常见，但恶性软组织肿瘤 - 肉瘤相对少见。软组织肉瘤的细胞遗传学特征可分为两大类：①具有单纯的细胞遗传学，表现为相对正常的整套染色体或特征性染色体易位（如尤因肉瘤、滑膜肉瘤）或单基因突变（如胃肠道间质瘤）；②肉瘤具有非整倍体和复杂的细胞遗传学特征。软组织肉瘤的分子病理改变主要有 5 种不同的类型：融合性转录因子、异常激酶信号、表观遗传学异常、基因拷贝数异常及基因高度不稳定性。下面简述一些常见软组织肿瘤的基因异常改变。

1. *EWSR1* 基因断裂　85% 尤因肉瘤细胞遗传学具有 t（11；22）（q22；q12）易位导致 *EWSR1-FLI1* 基因融合，该基因在尤因肉瘤发生中发挥重要转录因子作用。尤因肉瘤还有其他细胞遗传学异常：*EWSR1-ERG* 融合基因、*EWSR1-ETV1* 融合基因、*EWSR1-ETV4* 融合基因、*EWSR1-FEV* 融合基因、*EWSR1-NFATc2* 融合基因、*EWSR1-POU5F1* 融合基因及 *EWSR1-SMARCA5* 融合基因，采用反转录聚合酶链式反应（RT-PCR）或荧光原位杂交（FISH）检测 EWSR1 基因断裂。*EWSR1* 基因断裂也可以出现在下列肿瘤：软组织透明细胞肉瘤、血管瘤样纤维组织细胞瘤、骨外黏液样软骨肉瘤、促结缔组织增生性小圆细胞肿瘤、软组织肌上皮瘤 / 肌上皮癌 / 混合瘤、黏液样脂肪肉瘤及胃肠道恶性神经外胚层肿瘤。

2. *FOXO1* 基因断裂　*FOXO1* 基因断裂主要用于腺泡状横纹肌肉瘤的诊断，t（2；13）（q35；q14）易位导致 PAX3-FOXO1（FKHR）融合基因，t（1；13）（p36；q14）易位导致 PAX7-FOXO1（FKHR）融合基因，这些融合基因产生的蛋白具有潜在的转录因子和癌基因作用，并常在肿瘤中高表达。具有 PAX7-FOXO1 融合基因的肿瘤的预后较具有 PAX3-FOXO1 融合基因的肿瘤好。

3. *SS18* 基因断裂　95% 的滑膜肉瘤细胞遗传学出现 t（X；18）（p11；q11）易位导致 SS18（SYT 或 SSXT）- SSX1 融合基因、*SS18-SSX2* 融合基因，

少数病例出现 t（X；18）（p11；q13）易位导致 *SS18-SSX4* 融合基因。

大多数双相滑膜肉瘤具有 *SS18-SSX1* 融合基因，单相滑膜肉瘤具有 *SS18-SSX1* 或 *SS18-SSX2* 融合基因临床上采用 FISH 法检测 SS18 基因断裂阳性，对滑膜肉瘤的诊断具有重要价值。

4. *MDM2* 基因扩增　非典型脂肪瘤样肿瘤 / 高分化脂肪肉瘤和去分化脂肪肉瘤常有环状或巨标识的染色体导致 MDM2 的扩增或过表达。

此外，低级别中央型骨肉瘤也常有 *MDM2* 基因获得或扩增。FISH 法检测 *MDM2* 基因扩增，对软组织非典型脂肪瘤样肿瘤 / 高分化脂肪肉瘤和去分化脂肪肉瘤、低级别中央型骨肉瘤的诊断具有重要价值。

5. *TFE3* 基因断裂　细胞遗传学上腺泡软组织肉瘤具有特征性 der（17）t（X；17）（p17；q25）易位导致 ASPSCR1（又称 ASPL）-TFE3 融合基因。其他存在 *TFE3* 基因断裂或 *YAP1-TFE3* 融合基因的疾病：血管周上皮样细胞肿瘤、颗粒细胞瘤、实性上皮样血管内皮瘤及一些肾细胞癌。可用 FISH 或 RT-PCR 检测 TFE3，也可以免疫组化检测（TFE3 在肿瘤细胞核上呈阳性）。

6. *ALK* 基因断裂　炎性肌纤维母细胞性肿瘤常有克隆性基因重排包括 TPM3-ALK 融合基因、TPM4-ALK 融合基因、CLTC-ALK 融合基因、RANBP2-ALK 融合基因等。

免疫组化显示 ALK 阳性信号的分布不同与不同基因融合有关：50%～60% 的炎性肌纤维母细胞肿瘤的胞质表达 ALK 蛋白；具有 *RANBP2-ALK* 融合基因的肿瘤，ALK 免疫组化染色阳性信号位于瘤细胞核膜；具有 *CLTC-ALK* 融合基因的肿瘤，ALK 阳性定位于肿瘤细胞胞质，呈颗粒状；炎性肌纤维母细胞肿瘤的亚型——上皮样炎性肌纤维母细胞肉瘤多出现 *RANBP2-ALK* 融合基因，且该肿瘤的生物学行为具有较强的侵袭性，免疫组化染色显示 *ALK* 阳性信号位于瘤细胞核膜。此外，出现 ALK 融合基因的疾病有间变性大细胞淋巴瘤、ALK 阳性弥漫大 B 细胞淋巴瘤及少数非小细胞肺癌。

7. *ETV6* 基因断裂　婴儿纤维肉瘤与成人纤维肉瘤的临床特征、组织学形态、预后均不相同。大多数婴儿纤维肉瘤有特征性的 *ETV6-NTRK3* 融

合基因,而成人型纤维肉瘤缺乏 *ETV6-NTRK3* 融合基因。

8. *FUS* 基因断裂　出现 *FUS* 基因断裂的肿瘤:低度恶性纤维黏液样肉瘤(*FUS-CREB3L2* 融合基因)、硬化性上皮样纤维肉瘤(*FUS-CREB3L2* 融合基因)、血管瘤样纤维组织细胞瘤(*FUS-ATF1* 融合基因)及黏液样脂肪肉瘤(*FUS-DDT3*)。

9. *USP6* 基因断裂　结节性筋膜炎出现 MYH9-USP6 基因融合,提示该病变可能有克隆性肿瘤性质或称为"临时性肿瘤"。

10. SMARCB1 缺失　SMARCB1 缺失又称 INI-1 或 BAF47 缺失,常见的疾病:横纹肌样瘤、中枢神经系统非典型畸胎瘤/横纹肌样瘤、肾髓质癌、上皮样肉瘤、上皮样恶性外周神经鞘膜瘤、骨外黏液样软骨肉瘤及肌上皮癌。

11. *c-Kit* 基因突变　*c-Kit* 基因属于原癌基因,其产物是Ⅲ型酪氨酸激酶,约 80% 的散发性 GIST 可查见 *c-Kit* 基因突变,该突变导致 *c-Kit* 依赖的信号通路持续激活。

67% 的 *c-Kit* 突变发生在外显子 11。突变的类型和位置也有差异:可表现为框内缺失到错义突变和串联重复序列(累及外显子 11 的 3' 部位,肿瘤多位于胃,且预后较好);GIST 具有外显子 11 缺失突变,与错义突变的患者相比,其预后差。大多数 *c-Kit* 基因出现外显子 11 的突变对甲磺酸伊马替尼(格列卫)敏感,该药广泛应用于转移性和未能行手术切除的 GIST,其是针对 KIT / PDGFRA / ABL 的酪氨酸激酶抑制药;多表现为 AY502-503 串联重复的外显子 9 突变对常规剂量格列卫不敏感,需高剂量的格列卫或选择其他抑制药进行治疗,如舒尼替尼(sunitinib)和尼罗替尼(nilotinib)。部分发生于胃特别是肿瘤细胞具有上皮样形态的 GIST 有 PDGFRA 突变,多数表现为外显子 18 的 D842V,且该突变对格列卫抵抗,同时对大多数酪氨酸激酶抑制药抵抗。极少数 GIST 不含有 c-Kit 或 PDGFRA 突变,但有琥珀酸脱氢酶(succinate dehydrogenase,SDH)基因突变。SDH 基因任何亚单位的基因突变均可导致 SDHB 蛋白的表达缺失。临床可采用免疫组化法检测 SDHB 蛋白的表达,是否在不具有 *c-Kit* 或 PDGFRA 突变的 GIST 中缺乏,以协助判断 *SDH* 基因突变型的 GIST。*SDH* 缺失型 GIST 预后难以

预测,有些低核分裂指数的 GIST 可发生肝转移,而有高核分裂指数的 GIST 不转移。

(十二)中枢神经系统肿瘤

随着分子遗传学研究及相应检测技术的不断发展,中枢神经系统(CNS)肿瘤的分类原则中也引入了分子遗传学元素。中枢神经系统肿瘤分子遗传学改变的分子标记物对确定 CNS 肿瘤分型、临床预后评估及指导个体化治疗具有重要意义。

1. IDH 突变　IDH 编码异柠檬酸脱氢酶,是三羧酸循环中起关键作用的酶家族之一。目前与胶质瘤有关的 IDH 有 IDH1 和 IDH2 两个亚型。IDH1 编码位于细胞质内的异柠檬酸脱氢酶,IDH2 编码位于线粒体内的异柠檬酸脱氢酶。IDH1 基因突变发生在外显子 4 第 132 位精氨酸上,在胶质瘤中超过 90% 的 IDH1 突变类型为 IDH1 R132H。胶质瘤中 IDH2 突变较少见,占 3% ~ 5%,其突变发生于编码区外显子 4 第 172 位的精氨酸上。相同级别的弥漫性星形细胞及少突胶质细胞起源的肿瘤(包括胶质母细胞瘤),IDH 突变型患者的预后明显好于 IDH 野生型患者。该分型不仅用于指导病理诊断及分型,还为临床评估预后及分子靶向治疗的研究提供帮助。IDH 突变的检测包括免疫组化染色及基因测序检测。目前已有针对 IDH1 R132H 突变蛋白的单克隆抗体,其免疫组化检测阳性部位是肿瘤细胞的细胞质,反应性增生胶质细胞及血管内皮细胞阴性,免疫组化检测 IDH1 R132H 阴性的胶质瘤尚不能完全排除 IHD 突变,还需行 *IDH1* 及 *IDH2* 基因测序(包括焦磷酸测序和 Sanger 测序)以检测其他 IDH 突变的少见类型。

2. 1p/19q 共缺失　少突胶质细胞起源的肿瘤,除了可有 IDH 突变外,其另一突出特征是出现 1p/19q 的共缺失(阳性率 >80%),该部分患者预后良好,而且应用烷化剂化学治疗或单纯放射治疗均会延长患者无进展生存期。少突胶质细胞瘤分型为 IDH 突变伴 1p/19q 共缺失型及非特指型(NOS)。1p/19q 共缺失的检测方法:荧光原位杂交(FISH)、聚合酶链反应 - 杂合性缺失检测技术(PCR-LOH)、即时荧光定量聚合酶链反应(real-time PCR),比较基因组杂交(CGH)。

3. CIC 和 FUBP1 的突变　在 1p/19q 共缺

失的少突胶质细胞瘤中，*CIC* 基因的突变为 50%～70%，FUBP1 的突变率为 20%～30%，后者的突变常与前者同时发生。免疫组化显示少突胶质细胞瘤的肿瘤细胞核呈 CIC 和 FUBP1 阴性（表达缺失）。

4. 端粒酶反转录酶（TERT）启动子突变　TERT 可通过催化端粒复制维持有效长度以促进细胞增殖，TERT 启动子突变可以持续激活 TERT 使肿瘤细胞获得无限增殖能力。在胶质瘤中 TERT 启动子突变主要发生在少突胶质瘤中，部分 IDH 野生型星形细胞瘤中也可检测到，TERT 启动子突变。低级别胶质瘤中，TERT 启动子突变与 1p/19q 共缺失高度重合（97%～100%），并与 ATRX 突变失活互斥。TERT 启动子突变的胶质瘤中，IDH 突变型患者预后较好，IDH 野生型患者预后较差。检测方法：测序及 real-time PCR 技术。

5. ATRX 失活突变　在弥漫性胶质瘤中，ATRX 失活突变发生于星形细胞瘤及继发性胶质母胞瘤，多同时伴有 *IDH* 基因及 *TP53* 基因突变，但与 1p/19q 共缺失及 TERT 启动子突变互斥。可以用免疫组化检测，表现为肿瘤细胞核表达缺失（血管内皮细胞及周围脑组织染色阳性可作为内对照），亦可以用测序的方法。

6.MGMT 启动子甲基化　MGMT 在肿瘤组织的表达是造成患者对烷化剂耐药的主要原因。MGMT 启动子甲基化引起 *MGMT* 基因转录沉默，从而使得 DNA 修复功能下降，细胞对化学治疗的敏感性增加。MGMT 启动子甲基化在星形细胞瘤、少突胶质细胞瘤及胶质母细胞瘤中均可发生，部分毛细胞星形细胞瘤中也可以检出。MGMT 启动子甲基化的胶质瘤患者对化学治疗、放射治疗敏感，生存期较长。检测 MGMT 启动子甲基化状态较好的方法为焦磷酸测序及甲基化特异性 PCR。

7. 表皮生长因子受体（EGFR）基因扩增和 EGFR 截断突变（EGFRvⅢ重排）　胶质瘤中 EGFR 扩增或过表达随肿瘤恶性程度增高而升高，EGFR 扩增可导致 EGFRvⅢ成为截断体蛋白。检测方法：EGFR 扩增的检测可通过免疫组化和 FISH 方法进行检测，EGFR 免疫组化染色阳性主要位于肿瘤细胞膜和细胞质。EGFR 截断突变检测方法：免疫组化、反转录聚合酶链反应（RT-PCR）及 FISH 等方法。

8.PTEN 基因突变及 *TP53* 基因突变　P53 及 PTEN 蛋白能够调控细胞周期，阻止细胞的异常增殖而抑制肿瘤的形成。

TP53 突变主要发生于星形细胞起源的胶质瘤及继发性胶质母细胞瘤，在少突胶质细胞瘤中 TP53 突变发生率很低。P53 及 PTEN 突变提示患者预后较差。

9.*BRAF* 基因突变　在中枢神经系统肿瘤中，许多肿瘤存在 BRAF V600E 错义突变：毛细胞星形细胞瘤、毛黏液样型星形细胞瘤、节细胞胶质瘤、胚胎发育不良性神经上皮瘤、多形性黄色星形细胞瘤、间变性多形性黄色星形细胞瘤、上皮样型胶质母细胞瘤、组织细胞增生性病变。弥漫性星形细胞瘤、少突胶质细胞瘤、室管膜瘤及巨细胞型胶质母细胞瘤中极少有 BRAF V600E 错义突变。

BRAF V600E 突变的检测可使用 BRAF V600E 突变抗体（VE1）进行免疫组化检测。BRAF 基因融合可用 FISH 或 RT-PCR 检测。

10. 弥漫性中线胶质瘤 H3-K27M 突变　H3-K27M 突变的胶质瘤主要发生在儿童，也可见于成人，主要累及脑干、丘脑和脊髓等中线部位。

H3-K27M 突变抗体在检测弥漫性中线胶质瘤有高度的敏感性及特异性，表现为肿瘤细胞核弥漫性强阳性，肿瘤内血管内皮细胞阴性，但有时淋巴细胞及肿瘤细胞质呈阳性染色。对免疫组化结果存在疑义时可进行测序检查。

11. 胚胎性肿瘤非典型畸胎样/横纹肌样瘤 IN11 或 BRG1 失活突变　IN11（也称 SMARCB1、BAF47、SNF5 位于染色体 22q11.23，编码染色质重塑复合物 SWI/SNF 的关键性核心亚基，IN11 的表达在基因调控、细胞周期调控和肿瘤抑制方面发挥重要作用。胚胎性肿瘤非典型畸胎样/横纹肌样瘤存在 IN11 或 BRG1（SMARCA4）表达缺失。检测方法：免疫组化检测 IN11 或 BRG1 的表达情况，IN11 或 BRG1（SMARCA4）在胚胎性肿瘤非典型畸胎样/横纹肌样瘤肿瘤细胞中表达缺失（肿瘤组织血管内皮细胞核阳性表达可作为内对照）；FISH 检测 22q 缺失情况。

五、分子病理技术在肿瘤免疫治疗的应用

恶性肿瘤的防治是医学界的主题，随着影像

技术发展迅速、手术方式的改进、放射治疗技术的更新、化学治疗方案的规范化及个体化分子靶向治疗的临床应用，导致近20年肿瘤的临床诊治取得了巨大进步，但部分患者属于晚期，失去手术切除的机会、不能耐受放射治疗、化学治疗，分子检测无基因的热点突变及靶向药物治疗后耐药，使其得不到有效的治疗，恶性肿瘤患者病死率仍居高不下。为此，在肿瘤的治疗问题上，必须探索研究新的治疗途径才能满足临床需要。直到近年来，通过调动机体免疫系统达到抑制，甚至清除肿瘤的免疫治疗手段取得了突破性进展，其在多种肿瘤中都表现出了良好的治疗前景，能够显著抑制肿瘤生长，延长患者生存期，肿瘤免疫治疗成为新的有效治疗方式逐渐成熟应并应用于临床，让晚期肿瘤患者的治疗由放射治疗、化学治疗、分子靶向治疗时代走向免疫治疗时代。

（一）肿瘤免疫治疗的类型及分子靶点的应用

肿瘤免疫疗法有六个大类，即CTLA-4、PD1/PDL-1、CAR-T、肿瘤疫苗、溶瘤病毒及双特异抗体，但目前临床关注度高的是CTLA-4、PD1/PDL-1、CAR-T，前两者是免疫检查点抑制药疗法，后者属于细胞疗法。

1.CAR-T（嵌合抗原受体细胞免疫疗法）　CAR-T的原理：将抗原抗体的高亲和性与T细胞的杀伤作用相结合，构建一种特异性CAR。通过一定途径将编码CAR的基因插入T细胞，使T细胞表达该抗体。经一系列免疫反应修饰T细胞，再通过体外扩增及纯化后重新输入机体内。组建的CAR-T细胞不仅可以特异性识别肿瘤抗原，还可以与其有效结合，进而发挥更强的杀伤作用。在基因修饰的作用下，T细胞可以起到靶向杀伤的作用。是一种细胞免疫疗法，不是一种药物疗法。

CAR-T治疗在急性白血病和非霍奇金淋巴瘤的治疗上有着显著的疗效。被认为是最有前景的肿瘤治疗方式之一。正如所有的技术一样，CAR-T技术也经历一个漫长的过程，正是在这一系列的演化过程中，CAR-T技术逐渐走向成熟。2017年10月，美国政府批准第二种基于改造患者免疫细胞的疗法（Yescarta疗法）治疗特定淋巴瘤患者——急性淋巴细胞白血病，属于CAR-T疗法。2018年，FDA又批准CAR-T疗法Kymriah的第二个适应证——复发或难治性大B细胞淋巴瘤。CAR-T细胞免疫疗法在血液肿瘤治疗方面取得显著进展，尤其表现CD19-CAR-T细胞治疗B系淋巴细胞白血病方面。经过一系列研究发现，CD19和CD20可为B淋巴细胞白血病提供特异性的治疗靶点，CD33可为髓系白血病的治疗提供参考靶点，CD30和CD22可作为淋巴瘤的特异性靶点，CD38、CD138、CD56、Kappa轻链可作为MM的治疗靶点。目前，CAR-T细胞在实体瘤中的研究大多尚处于临床前阶段或临床试验的前期。CAR-T治疗的过程中也出现一些问题：细胞因子释放综合征导致低血压、缺氧、神经系统症状、多器官功能障碍等，脱靶效应，严重的神经毒性，转染载体的缺陷导致基因突变。这些问题限制了CAR-T在临床的广泛应用。

2.肿瘤免疫检查点抑制药疗法　原理：主要由CD4$^+$T细胞和CD8$^+$T细胞组成的细胞免疫被认为是机体抗肿瘤免疫的主要组成部分。T细胞一方面通过其激活型受体分子的活化发挥"清除"肿瘤细胞的作用；另一方面通过表达一系列抑制型调节分子，对免疫应答产生负反馈信号，以阻止免疫系统过度激活而造成严重的副反应。这类能够调控T细胞活性的激活型或抑制型受体/配体分子也被称为免疫检查点分子（immune checkpoint molecules）。肿瘤也正是利用这种机制，通过在肿瘤微环境中诱导上调表达抑制型免疫检查点分子或其配体，使免疫细胞活性显著降低，使其不能够有效清除肿瘤细胞，进而达到逃逸机体免疫监视的作用。通过单克隆抗体来特异性阻断抑制型免疫检查点分子与配体之间的相互作用，打破肿瘤的免疫耐受，释放机体肿瘤特异性T细胞的活性，使T细胞能够发挥清除肿瘤细胞的作用，这类治疗方法被称为肿瘤免疫检查点抑制药疗法。

（1）cTLA-4：细胞毒性T淋巴细胞相关抗原4（cytotoxic T-lymphocyte associated antigen 4，CTLA-4）又名CD152，是一种白细胞抗原及T细胞上的跨膜受体，主要表达于效应性T细胞和调节性T细胞（regulatory T cell，Treg）。Treg细胞表面的CTLA-4能与树突状细胞表面分子B7结合，通过抑制T细胞增殖活化、阻断细胞周期演进、降低炎性细胞因子的分泌来发挥免疫抑制作用。目前已在许多类型肿瘤中发现 CTLA-4 的表达，如乳腺癌、黑色素瘤、结肠癌、肾癌、骨肉瘤等。

（2）PD1-PDL1：程序性死亡受体 -1（PD-1）和（或）程序性死亡配体 -1（PD-L1）检查点抑制药治疗是肿瘤免疫治疗中关注度最高的治疗方式。PD-1/PD-L1 检查点抑制药治疗作用机制是肿瘤细胞通过 PD-L 通路灭活 T 细胞并停止对肿瘤的攻击，减少了肿瘤的死亡和清除，肿瘤细胞会下调免疫反应；PD-1/PD-L1 通路抑制药 PD-1 与 PD-L1 的相互作用使细胞毒性 T 细胞激活，从而增强免疫应答，促进肿瘤细胞死亡和清除。PD-1 主要表达于活化的 T 细胞及部分的抗原提呈细胞，PD-L1 主要表达于肿瘤细胞以、抗原提呈细胞及活化的免疫细胞。目前，FDA 已批准将 PD-1 通路阻断药类的药物用于多种癌症的治疗，包括恶性黑色素瘤、非小细胞肺癌、膀胱癌、肾细胞癌、尿路上皮癌、霍奇金淋巴瘤、头颈癌、微卫星高度不稳定（MSI-H）/ 错配修复缺陷（dMMR）实体瘤、胃癌、肝细胞癌、结直肠癌等。此外，FDA 还批准的 PD-L1 作为肿瘤生物标记的伴随诊断和补充诊断（表 4-4-1），伴随诊断对于接受相应药物治疗是必须进行的检测，补充诊断是对于接受相应药物治疗是不必须进行的检测，但可以提供治疗相关的信息。

（二）分子病理技术在肿瘤免疫治疗中的应用

肿瘤免疫治疗迅速发展，在临床上的应用已取得一定的成效，但尚未建立客观统一的检测平台进行检测，亦未发现特异性分子标记物预测免疫治疗疗效，故未能像分子靶向药物治疗一样有明确的治疗适应证及很好地筛选出能从免疫治疗中获益的患者。目前肿瘤免疫治疗的伴随诊断是滞后的，CAR-T 及 CTLA-4 没有成熟的检测平台。对于 PD1/PDL1，其检测平台是通过免疫组化检测 PD1/PDL1 及错配修复基因（MMR）MSH 2、MLH1、MSH6 和 PMS2 的蛋白表达情况来筛选治疗人群。但免疫组化平台多且克隆号不一样，判断的阈值不一样，且存在假阳性及假阴性，无法提供精准的伴随诊断。由此，一些分子病理技术平台初步应用到免疫治疗的检测，弥补免疫组化的不足之处或验证免疫组化结果。

1.PCR 或 NGS 技术检测 MSI（微卫星不稳定）　微卫星是自身 DNA 中的一段简单重复的核苷酸序列。DNA 错配修复（MMR）功能异常造成微卫星序列发生的错误，称为"微卫星不稳"（MSI），肿瘤 DNA 错配修复缺陷（dMMR）导致高频率微卫星不稳定（MSI-H）表型。MSI-H 会引起肿瘤细胞突变的积累，导致肿瘤的高突变负荷、新的肿瘤抗原表达、肿瘤浸润淋巴细胞增加及上调免疫检查点蛋白表达水平，从而影响免疫治疗效应。近期的临床试验数据表明，具有 MSI-H 表型的肿瘤使用 PD-1 抑制药治疗的有效率高于其他类型 NGS 技术检测肿瘤突变负荷（TMB）。

肿瘤突变负荷（TMB），即肿瘤基因组中每兆碱基中突变的数目。使用全外显子测序技术（WES）能够检测肿瘤样本中所有的体细胞突变。

表 4-4-1　FIDA 批准的 PD-L1 作为肿瘤生物标记的伴随诊断和补充诊断

项目	Pembrolizumab KEYTRUDA（抗 PD–1）	Nivolumab OPDIVO（抗 PD–1）	Durvalumab（抗 PD–L1）	Avelumab（抗 PD–L1）
诊断平台	Dako	Dako	Dako	Ventana
PD-L1 抗体克隆号	22C3	28-8	SP142	SP263
PD-L1 抗体表位	胞膜	胞膜	胞质	胞质
检测系统	Envision Flex	Envision Flex	Optiview+Amplification	Optiview+Amplification
评分细胞类型	肿瘤细胞（TC）	肿瘤细胞（TC）	肿瘤细胞（TC）/ 免疫细胞（IC）	肿瘤细胞（TC）
临床研究中的阈值	1%，50%	1%，5%，10%	1%，5%，50%（TC）/1%，5%，50%（IC）	25%
FDA 获批情况	伴随诊断	补充诊断	补充诊断	补充诊断

高 TMB 的肿瘤有产生更多肿瘤新抗原的潜力，从而激活免疫系统对肿瘤的识别和清除，提示高 TMB 能增强肿瘤对肿瘤免疫治疗的敏感性。2017 年，FDA 批准了基于 NGS 的癌症体外诊断产品 Foundation One CDx（F1CDx）用于对肿瘤 324 个基因的遗传变异及基因组 MSI、TMB 的检测分析，进一步肯定了 TMB 的应用价值。因此，TMB 对于肿瘤免疫治疗具有潜在的预测意义。

通过原位杂交（荧光或生物素标记）的方法检测单链或双链 RNA，从 RNA 的水平检测免疫检查点 PD-L1。

2. 基因的扩增　利用 FISH 或 NGS 检测 PD-L1 拷贝数的扩增。

目前免疫组化是肿瘤免疫治疗靶点检测的主要平台，上述分子病理技术平台在免疫治疗的广泛推广仍需要很长的时期。

六、分子病理技术与诊断的发展现状及展望

分子生物学、遗传学的发展及临床医学诊治的需求带动了分子病理技术的发展，特别是近十年，国外分子病理技术得到了蓬勃的发展，成熟及稳定地应用到临床诊断及治疗中。我国分子病理技术也取得了一定的进步，并成功地开展了一些项目。目前我国已稳定开展的分子病理技术主要有显色原位杂交、荧光原位杂交、PCR、实时荧光定量 PCR、基因芯片和 DNA 测序技术。鉴于我国的分子病理诊断在普及程度、认知程度和规范化程度上与国外相比有较大差距，还存在许多问题需要解决：①分子病理技术在国内发展不平衡，经济较发达的地方及三甲医院方能开展；②部分医院将分子病理技术设置在检验科及中心实验室，而不是病理科，许多技术人员没有分子生物学、遗传学及病理学的理论知识基础，仅是经过简单培训就上岗，从而使分子病理技术的检测结果可靠性得不到保障；③目前医疗行政部门对分子病理技术的质量控制和监督不到位。由于上述原因，我国分子病理技术仍未能在临床工作中得到广泛的应用。省级及以上的三甲医院虽然已经开展分子病理技术，但大部分医院仅开展 FISH 及实时荧光定量（ARMS 法），同一时间只能检测一个或几个基因的异常改变，检测项目不全面，仍不能为临床分子靶向及免疫靶向治疗提供快速精准的伴随诊断。

虽然分子病理技术的开展及推广遇到了一些瓶颈，但在多元因素的驱动下，分子病理技术在临床的广泛成熟应用势在必行。

1. 经济及科技的发展必然导致分子病理检测技术平台的不断完善、更新及简化，为临床提供经济、高效的检测平台，成本的降低让已成熟的技术包括荧光原位杂交（FISH）、实时荧光 PCR（RT-PCR）、一代测序（Sanger）及二代测序（NGS）能在医院得到广泛应用。由于高通量测序（NGS）的应用，分子病理诊断已从单基因检测过渡到多基因检测，甚至全基因组的检测，在软组织肿瘤、肺癌、淋巴瘤等肿瘤已检测出更多的致病驱动基因，为诊断及治疗提供客观依据。因此，NGS 在医院的广泛开展具有前景的。

2. 随着对疾病发生、发展的分子机制深入研究，必将有更多的基因变化被揭示出来，分子病理诊断的范围必将由此而延伸。技术的转化，将会有越来越多的分子生物学技术应用于临床。PCR-单链构象多态性（PCR，SSCP）、聚合酶链反应、限制性片段长度多态性（RFLP-PCR）、低变性温度下的复合 PCR（COLD-PCR）技术、富集突变法 PCR 法、高分辨率溶解曲线、变性高效液相色谱、PCR 芯片、数字 PCR 等技术将逐渐应用于病理诊断和分型，指导靶向治疗、预测治疗反应和判断预后，成为常规的分子病理诊断技术。

3. 液态活检及 NGS 在液态活检中的应用是分子病理发展的新趋势。传统分子病理技术的对象是肿瘤活检组织，但由于活检组织具有创伤性，部分病例难以获取组织，由此无创性液态活检成将会成为新的检测方式。液体活检通常主要指以非侵入方式对血液中肿瘤细胞及相关肿瘤分子标志进行检测。包括循环肿瘤细胞（circulating tumor cells，CTC）、循环核酸（ctDNA）的检测。

液体活检是血清学、脱落细胞学检测的延续，但其意义则更加注重对肿瘤的非创伤、动态的检测，以及治疗反应、进展、耐药的确定。同时，液体活检的相关技术也与传统的血清学、细胞学的检测有很大不同。因此，液体活检是分子医学或者精准医学发展中诞生的新领域。在临床病理领域液体活检是组织病理诊断的拓展与延伸。尽

管有关液体活检的许多尝试已经具有悠远的历史，但从相应的基础研究、应用意义到检测技术则是全新的探索，并且处于不断丰富和发展之中。二代测序在液态活检中的应用也将是有前景的领域。

总之，在肿瘤分子靶向药物治疗及免疫治疗的时代背景下，分子病理检测技术将会不断发展及完善，新的技术平台将会出现并应用于临床，为肿瘤的诊断、治疗、预后判断及疗效评估提供准确及客观的依据，更好地完成"雨伞计划""篮子计划"，即"同病异治""异病同治"。

（杨　芳　王丽琼）

第五节　流式细胞术在血液肿瘤诊断中的应用

流式细胞仪（flow cytometry，FCM）是集现代电子物理技术、激光技术、计算机技术、生物学技术等于一身的先进科学技术设备，是生命科学研究领域中先进的仪器之一。流式细胞术是利用流式细胞仪对处于快速、呈直线流动状态的逐个单列细胞或颗粒性物质进行多参数定性、定量分析或分选的技术。随着技术的发展，流式细胞术在血液系统恶性肿瘤诊断中的用途越来越广泛，特别是白血病的诊断、微小残留病监测、造血干细胞计数、细胞内成分测定等方面发挥着重要作用。

一、流式细胞术基本原理

（一）流式细胞仪基本结构

流式细胞仪的基本结构包括四大模块：液流系统、光源与光学系统、信号收集与信号转化系统、应用控制系统。具有分选功能的流式细胞仪还包括分选系统。

液流系统基于鞘液流技术，恒定、高速的鞘液包裹细胞液流，将待测样品中的细胞（或颗粒）形成单列逐个流动的流束。光源与光学系统由激发光源、一系列光通过镜片和光反射镜片组成；流式细胞仪的检测是基于对光信号的检测来实现的，因此光源与光学系统是流式细胞仪最为重要的一个系统。信号收集与信号转化系统主要由光电转换器件、放大器和信号处理系统组成，主要功能是将光信号转换成电流信号，再将电流信号转变成脉冲信号、数字信号并最终传送至计算机系统进行处理。具有分选功能的流式细胞仪配备有分选装置，分选方式有通道式和电荷式，目前通道式分选方式已逐渐被取代，多数仪器采用高速电荷式分选方式。

一束单色光（通常是激光）照射在细胞液流的中心，若干个检测器瞄准细胞液流的流束和激光相交的点，其中一个检测器和激光在同一直线上称作前向散射（forward scatter intensity，FSC），其他几个和激光垂直，分别是侧向散射（side scatter intensity，SSC）和一个或几个荧光监测器。当每个细胞（或颗粒）通过光束时会按某种方式把光散射，同时所带有的荧光化合物被激发并发射出频率低于激发光的荧光。这些散射光和荧光的组合数据被检测器记录，根据各检测器亮度的波动（每个细胞会显出一个散射或荧光的峰）就能够推算出每个颗粒的物理和化学性质。前向散射与细胞体积呈正相关，也就是细胞越大，其 FSC 越大；反之则越小。而侧向散射取决于颗粒的内部复杂程度（比如核的形状、胞质内颗粒的种类或膜的粗糙程度）和质量呈正相关，细胞内颗粒结构越复杂，质量越大，其 SSC 越大；反之则越小。荧光信号则是人们通过不同手段将荧光物质结合在细胞上，用来标记和检测特定的细胞表面抗原或者 DNA。

（二）流式细胞术样品制备

用于临床检验流式分析的样品种类很多，对于血液系统疾病，最常用的样本是外周血和骨髓穿刺液。流式样本的制备与质量控制的目标是将样本制备成单细胞悬液，并且尽量维持细胞结构。临床检验对流式样品的采集、保存、运输和制备要求严格。

1. 样品选择　观察样品外观，有凝聚、凝血或坏死的样本应放弃使用。

2. 获得单细胞悬液　为了在检测时获得最佳结果，获得单细胞悬液是最基本的前提。外周血和骨髓穿刺液是天然的单细胞悬液，经洗涤后可直接标记，活检组织需要机械分离法或酶消化法获得单细胞悬液。

3. 抗凝剂的选择　外周血样本可采用 EDTA、ACD 或肝素抗凝。骨髓穿刺液常用 EDTA 或肝素抗凝。

4. 样本的保存　原则上最好是用新鲜样本进行处理，即采集后立即进行处理和染色。采用 EDTA、ACD 或肝素抗凝的样本在室温（16～25℃）环境中可保存 12～72h。

5. 去除红细胞　一般采用红细胞裂解法，最好在染色后溶血。操作简单快速，并可保持原始标本的白细胞分布。

（三）流式细胞术数据获取与分析处理

测定样品时，针对每一个细胞都会记录其各自属性的监测数据。检测结果包括光散射强度（FSC/SSC）、荧光信号强度（荧光面积、荧光高度和荧光宽度）及检测时的电压值与细胞数量等。通常采用单参数直方图、二维点图、二维等高图、三维图和列表模式等呈现结果。

二、在血液系统恶性肿瘤诊断中的应用

通常情况下，外周血、骨髓或肿大的淋巴结中存在未成熟的原始粒细胞或非典型淋巴细胞，并伴有严重的细胞减少症，应申请流式细胞术分析。同步进行针对白血病和淋巴瘤的流式细胞免疫学分析和形态学评估，可以证实原始粒细胞的存在，并初步确定它们的系列，如成髓细胞或淋巴细胞。根据细胞的表型，可以推测疾病将进一步分化为单核细胞、巨核细胞、红细胞或 B 淋巴 /T 淋巴细胞。如果细胞未成熟或分化不良，通常将疾病划分为一个未分化系列或混合表型。生化和免疫病理学测试也有助于做鉴别诊断和建立治疗计划。

目前，尽管血液恶性肿瘤的分子和遗传特征方面取得了显著进步，但在首次评估疾病时，形态学和免疫表型分析仍是主要的诊断方式。此外，在许多情况下，分子特征和免疫表型之间存在关联，并且免疫表型和相关的遗传改变最终可以预测临床结果并帮助制订治疗策略。治疗后，检测到微小残留病（MRD）之后，异常细胞的特异性免疫表型特征可以作为疗效评价的标志物。

（一）细胞周期分析

细胞周期是指以有丝分裂方式增殖的细胞，从亲代分裂结束到子细胞分裂结束所经历的过程，这一过程周而复始。通常可分为若干阶段，即 G1 期、S 期、G2 期和 M 期。细胞在 G1 期完成必要的生长和物质准备，在 S 期完成染色体 DNA 的复制，在 G2 期进行必要的检查及修复以保证 DNA 复制的准确性，然后在 M 期完成遗传物质到子细胞中的均等分配，并使细胞一分为二。

荧光染料可以插入核酸中，并且可以通过流式细胞仪在单细胞水平检测到数百万细胞。分析收集的数据代表单个细胞中 DNA/RNA 的含量，可以进行染色体倍体和细胞周期分析，这在癌症诊断中特别重要。细胞周期分析常用的荧光染料有碘化丙啶（propidium iodide，PI）、溴化乙啶（ethidium bromide，EB）、光神霉素（mithramycin，MI）、色霉素 A3（chromomycin A3，CA3）、Hoechst 33258、Hoechst 33342、4′,6- 二脒基二苯基吲哚（4′,6-diamidino-2-phenyi indole，DAPI）等。理想的荧光染料应能与细胞 DNA 或 RNA 特异性结合，且有一定的量效关系。DNA 或 RNA 含量的多少与荧光染料的结合成正比，荧光强度与 DNA 或 RNA 吸收荧光分子的多少成正比，荧光脉冲值与直方图中的通道值成正比。生殖细胞或配子是单倍体（n），体细胞是二倍体（2n）。偶尔，一些体细胞可能是四倍体（4n）甚至八倍体（8n）。肿瘤细胞的染色体数常大于 2n（二倍体），但有时小于 2n（二倍体），若出现染色体数目异常则称为非整倍体（图 4-5-1）。

通常，在许多类型的癌症中，DNA 非整倍性与预后较差存在关联。但是，在儿童横纹肌肉瘤、神经母细胞瘤和急性淋巴细胞白血病（ALL）中出现 DNA 非整倍性则提示预后较好。在急性淋巴细胞白血病中，出现超二倍体倾向于预后较好。然而，在多发性骨髓瘤和骨髓增生异常综合征中，出现超二倍体倾向于预后较差。

（二）急性白血病免疫分型分析

1. 门控设置的一般原则　流式细胞术对于急性髓性白血病（acute myeloid leukemia，AML）的检测、细胞系列的划分及异常免疫表型特征的识别至关重要，这些异常免疫表型特征能够区分异常的原始细胞群和正常的前驱细胞。

CD45 与侧向散射（SSC）组成的二维图，是许多临床实验室用于鉴定原始细胞群的初始策略，用来区分主要造血细胞群（图 4-5-2）。图 4-5-2 所

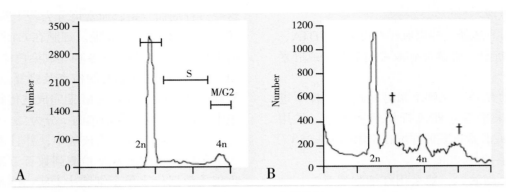

图 4-5-1　DNA 含量分析

A 图为可分析 DNA 含量的细胞周期，B 图为非整倍体。A 图中，通过设门，排除粘连细胞后，可以看到 G0 或细胞周期的 G1 期包含正常的二倍体染色体（2n），而处于 G2 期和有丝分裂之前（M）的 DNA 含量恰好是其两倍（4n）。更复杂的计算分析可以更精确地测量，处于 G0/G1、S 和 G2/M 各阶段的细胞的百分数。B 图在 2n 和 4n 之间发现异常峰（†），表明 DNA 含量异常（非整倍体）。引自：Woo J，Baumann A，Arguello V. Recent advancements of flow cytometry： new applications in hematology and oncology[J]. Expert review of molecular diagnostics，2014，14（1）：67-81.

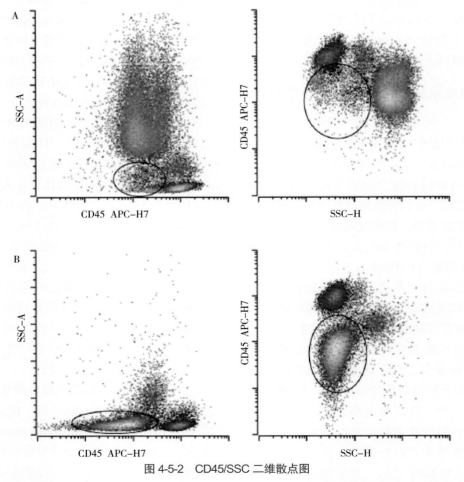

图 4-5-2　CD45/SSC 二维散点图

A 图为正常骨髓，B 图为急性髓性白血病的骨髓。蓝色细胞群是成熟淋巴细胞，粉红色细胞群是单核细胞，绿色细胞群是粒细胞，红色细胞群是骨髓原始细胞，椭圆形的门是原始 / 幼稚细胞的位置。正常的骨髓中，典型的骨髓原始细胞（红色细胞群）与其他细胞群相比 SSC 中等，CD45 呈现弱表达。流式细胞分析显示：与正常骨髓相比，急性髓性白血病的骨髓原始细胞扩张，CD45 与侧向散射（SSC）组成的二维图中，红色细胞群的细胞数占白细胞的 67.3%；急性髓性白血病的中性粒细胞（绿色细胞群）比例变少，其 SSC 异常降低。引自：Chen X，Cherian S. Acute Myeloid Leukemia Immunophenotyping by Flow Cytometric Analysis[J]. Clinics in Laboratory Medicine，2017，37（4）：753-769.

示：左侧是在线性的 y 轴上显示 SSC，对数刻度的 x 轴上显示 CD45；右侧是在对数刻度的 y 轴上显示 CD45，对数刻度 x 轴上显示 SSC；两种方式都提供相同的信息。急性白血病时，骨髓原始细胞占有核细胞的比例常大于 20%。

2. 免疫分型标志组合　AML 在 CD45/SSC 二维散点图上，通常首先会发现 SSC 中等和 CD45 低表达的原始 / 幼稚细胞门异常扩大。但是，在原始 / 幼稚细胞门中不仅有原始细胞，而且包括其他细胞，如嗜碱性粒细胞、浆细胞样树突状细胞、早期单核细胞。因此，还需要其他的标志来区分原始细胞和门内的其他细胞。AML 诊断分型的抗体要能够反映可疑原始细胞群的未成熟度、定义细胞的系列来源，以及呈现异常的抗原表达模式以区分肿瘤原始细胞和正常母细胞。

对于骨髓原始细胞，联合使用 CD34 和 CD117 可用来反映未成熟度。准确的定义细胞的系列来源是诊断 AML 的关键。因此，贝塞斯达国际共识会议建议对 AML 的初步评估应包括骨髓单核细胞和淋巴细胞标志物，髓系来源的表达抗原标志应包括 CD13、CD15、CD33 和 MPO，而单核系的表达抗原标志应包括 CD4、CD14、CD33 和 CD64。淋系来源的表达抗原标志应被纳入到 AML 初次评估中，以确定其系列来源，来评估异常髓系原始细胞的非系列特异性抗原表达。故淋系来源的表达抗原标志的评估还应包括 B 淋巴细胞标志物［CD19、CD22 和（或）细胞质 CD79a］和 T 淋巴细胞标记（CD2、CD3、cCD3、CD5 和 CD7）。一旦明确原始细胞的系列后，应全面评估母细胞群体表达的抗原，以确定

异常原始细胞免疫表型与正常祖细胞有何不同。白血病细胞上的异常抗原表达通常包括抗原过表达，缺失表达，髓系原始细胞典型抗原缺失；抗原跨系列、跨阶段表达和异常均质的抗原表达。在实验室中可参考的用于初次评估 AML 的免疫分型标志组合如表 4-5-1 所列。

罕见两种 AML 亚型包括 AML 伴红细胞或巨核细胞分化。早期红细胞前体（原红细胞）可以用 CD36、CD71、CD117 和 CD235a 抗原标志识别。巨核细胞原始细胞通常在细胞膜表面表达 CD41 和（或）CD61。一些研究表明，胞内抗原 CD61 是更敏感和特异性更佳的抗原标志。值得注意的是，用 CD41 和 CD61 评估会带来一些技术上的挑战，因为血小板黏附于原始细胞可能会导致伪影，而实际并不存在巨核细胞分化。应对这一问题，可以充分洗涤来去除附着的血小板。

3.AML 伴重现性遗传学异常　世界卫生组织 2008 年对髓样肿瘤和急性白血病做了分类，2016 年对分类进行了修订，将 AML 分为四个主要类别：AML 伴重现性遗传学异常，AML 伴骨髓增生异常改变（AML-MRC），治疗相关性髓系肿瘤，AML- 非特殊型（AML，NOS）。AML 亚型的免疫表型与潜在的遗传异常之间有很强的相关性。

AML 伴 t（8；21）；RUNX1-RUNX1T1 是一种独特的临床病理类型，用流式细胞术可以显示其特征性的免疫表型。原始细胞高表达 CD34、HLA-DR 和 MPO，CD13 和 CD33 的表达较弱。此型细胞还会合并表达 B 细胞的抗原标志，包括 CD19、PAX5 和（或）cCD79a。60% ～ 80% 的病例还表达 CD56。一些研究显示表达 CD56 与预

表 4-5-1　急性髓性白血病诊断免疫分型标志组合

项目	PB 或 V450	FITC	PE	PETR	PeCy5，PECy5.5 或 PerCPCy5.5	PECy7	A594	APC	APCA700	APCCy7 或 APCH7
髓系 1	HLA-DR	CD15	CD33	CD19	CD117	CD13	CD38	CD34	CD71	CD45
髓系 2	HLA-DR	CD64	CD123	CD4	CD14	CD13	CD38	CD34	CD16	CD45
B 细胞	CD20	Kappa	Lambda		CD5	CD19	CD38	CD10		CD45
T 细胞	CD8	CD2	CD5	CD34	CD56	CD3	CD4	CD7	CD30	CD45

PB. 太平洋蓝；V450. BD Horizon 染料 V450；FITC. 异硫氰酸荧光素；PE. 藻红蛋白；PETR. 藻红蛋白德克萨斯红；PECy5. 藻红蛋白 - 花青素 5 复合物；PECy5.5. 藻红蛋白 - 花青素 5.5 复合物；PerCPCy5.5. 叶绿素蛋白 - 花青素 5.5 复合物；PECy7. 藻红蛋白 - 花青素 7 复合物；A594. Alexa Fluor 594；APC. 藻蓝蛋白；APCA700. 花青素 Alexa Fluor 700；APCCy7. 别藻蓝蛋白花青 7；APCH7. 别藻蓝蛋白 H7

后不良有相关性。识别这种免疫表型模式，避免将该型错误的归类为混合表型急性白血病（mixed phenotype acute leukemia，MPAL）。在形态学评估中，有时 AML 伴 t（8；21）会显示原始细胞占比小于 20%。因此，即使形态学上原始细胞占比小于 20%，但原始细胞表达了 CD19 和 CD56，应考虑是 AML 伴 t（8；21）的可能性。

急性早幼粒细胞白血病（acute promyelocytic leukemia，APL）是 AML 的一种特殊类型（图 4-5-3）。APL 是以骨髓及外周血中存在异常增多的早幼粒细胞为主要细胞学特征的髓系增生性疾病，在 AML 中占 10%～15%。绝大多数患者具有特异性染色体易位 t（15；17）。APL 伴 t（15；17）典型的骨髓内异常细胞 SSC 偏大，部分表达 CD13 和 CD117，低表达或者不表达 CD15，高表达 CD33；不含标记物的 MPO 通常在较早的阶段表达，例如：CD34 和 HLA-DR。在微小变异 APL 中，异常细胞的 SSC 偏小，CD2 和 CD34 的表达情况多变。APL 的病例里 CD56 的表达占 15%～20%，

并且与预后较差存在关联。有时候，在三氧化二砷治疗期间，APL 会看到嗜碱性粒细胞分化，特异性地表达嗜碱性粒细胞标记 CD203c。

区分 APL 与缺乏 CD34、HLA-DR 表达的 AML 亚型至关重要，因为两者的治疗方式是不同的，APL 的经典治疗方案要联合使用全反式维甲酸。此外，APL 经常发生危及生命的弥散性血管内凝血，因此需要对其迅速诊断，并采取快速准确的治疗。鉴别诊断主要考虑伴单核细胞分化的 AML（通常呈 HLA-DR 阳性，在大多数情况下可以就此区分）和伴 FLT3 和（或）NPM1 突变的 AML（通常缺乏 CD34 和 CD34 的表达）。尽管有特征性的免疫表型，但确诊 APL 需要进行验证性的基因测试，以证明 PML-RARA 融合蛋白的存在。

AML 伴 KMT2A（MLL）重排，通过形态学和流式细胞术可以显示单核细胞分化的特征，原始细胞以单核细胞/前单核细胞为主。单核细胞的原始细胞，通常表达髓系相关抗原和单核

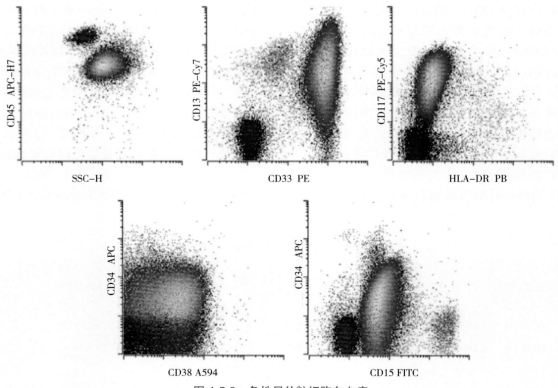

图 4-5-3　急性早幼粒细胞白血病

原始细胞即异常的早幼粒细胞（红色，占白细胞数的 90.9%），与典型的骨髓相比，其 SSC 异常增大，表达 CD13 和 CD117，高表达 CD33，低表达 CD15，没有表达 CD34、CD38 和 HLA-DR。蓝色细胞群是淋巴细胞，绿色细胞群是少量中性粒细胞。引自：Chen X，Cherian S. Acute Myeloid Leukemia Immunophenotyping by Flow Cytometric Analysis[J]. Clinics in Laboratory Medicine，2017，37（4）：753-769.

细胞的标志，包括 CD4、CD33、CD64 和 HLA-DR，而 CD13、CD14 和 CD34 通常是低表达或不表达。

除复发性转换和倒位外，AML 中还会发生基因突变，其中包括 FLT3 内部串联重复，NPM1 和 CEBPA 突变，这些突变出现在具有正常核型的患者中，并对预后提供有价值的信息。NPM1 突变约占成人 AML 病例的 33%，并且经常出现在急性粒 - 单核细胞白血病和急性单核细胞性白血病中。具有 NPM1 突变的 AML 通常表达髓系相关抗原和单核细胞标志，包括 CD13、CD14、CD33 和 MPO，但缺乏 CD34 表达。形态学上看呈杯状核的 AML 亚型，表达 CD123 而没有明显的 CD34 或 HLA-DR 表达，并且它与 FLT3 内部串联重复和 NPM1 突变高度相关。

4. 谱系未定急性白血病 世界卫生组织 2008 年将谱系未定急性白血病定义为没有明确证据表明沿单一谱系分化的白血病，其包括急性未分化白血病（acute undifferentiated leukemia，AUL）和混合表型急性白血病（mixed phenotype acute leukemia，MPAL）。AUL 的原始细胞没有特异性的谱系抗原表达，而 MPAL 的原始细胞表达一种以上系列的抗原标志。

流式细胞术是诊断谱系未定急性白血病的首选方法。根据定义，AUL 的原始细胞不会显著表达 T 淋巴细胞、B 淋巴细胞或髓系的抗原标志，并且缺乏巨核细胞、红细胞、浆细胞样树突细胞系列的抗原标志。在新诊断的 AML 病例中 MPAL 占 2% ～ 5%，MPAL 的发病略高于 AUL。

从既往病例看，MPAL 包括急性双系列白血病（存在两个不同系列的细胞群）和急性双表型白血病（存在单一的细胞群体，共表达一种以上系列的抗原标志）。MPAL 的诊断存在三种方式（图 4-5-4）：①双系列白血病，存在两个或多个原始细胞群，其中一个满足 AML 的免疫表型标准，其他满足淋巴细胞白血病标准；②双表型白血病，存在一个原始细胞群，满足 B 淋巴细胞白血病或 T 淋巴细胞白血病标准，并且共表达髓过氧化物酶（myeloperoxidase，MPO）；③双表型白血病，存在一个原始细胞群，其满足 B 淋巴细胞白血病或 T 淋巴细胞白血病的标准，并且还呈现单核细胞分化的证据。

世界卫生组织 2008 年对系列抗原表达定义，2016 年对定义进行了修订：髓系标志是表达 MPO 或者呈现单核细胞分化的证据（至少表达以下两种：CD11c、CD14、CD64、溶菌酶）。T 淋巴细胞系列显著表达细胞表面抗原 CD3 或胞质内抗原 CD3。B 淋巴细胞系列显著表达 CD19 及其他 B 细胞标志（CD79a，胞质内 CD22，CD10）或弱表达 CD19 和显著表达两个 B 细胞标志。需要注意的是 CD19 或 CD3 的显著表达应接近正常成熟的 B 细胞或 T 细胞。但是，在世界卫生组织的定义中没有明确规定异常原始细胞抗原表达的判断界值。这些标准仅适用于只有一个原始细胞群并且共表达一种以上系列的抗原标志的 MPAL。

5. 母细胞性浆细胞样树突状细胞肿瘤 母细胞性浆细胞样树突状细胞肿瘤（blastic plasmacytoid dendritic cell neoplasm，BPDCN）是一种稀有的造血肿瘤，经常累及皮肤和骨髓，由浆样树突状树突细胞的前体转化而来。在 2008 年世界卫生组织的分类中，BPDCN 被归类为 AML 的亚型、相关前体肿瘤。而 2016 年修订版将 BPDCN 定义为 AML 之外的一种类型。

通过流式细胞术，BPDCN 可以在 CD45 与侧向散射（SSC）组成的二维图中区分出来（图 4-5-5）。肿瘤细胞表达 CD4、CD43 和 CD56，显著表达 CD123 和 HLA-DR。部分病例存在 CD2、CD7、CD33、CD36、CD38 和 TdT 的表达，但 CD34 和其他谱系特异性及谱系相关标志均无表达，包括 CD3、CD5、CD19、CD20、CD13、CD14、CD16、CD64 和 MPO。免疫组化的结果显示 BPDCN 表达 TCL-1 和 BDCA-2 而没有表达溶菌酶。

区分 BPDCN 与伴单核胞分化的 AML 具有一定的挑战性，因为两种类型都表达 CD4、CD56、CD123 和 HLA-DR。流式分析显示，伴单核细胞分化的 AML 通常表达较低水平的 CD123 和较高水平的 CD64，表达 CD68 和溶菌酶。免疫组化结果显示其缺乏 TCL-1 表达。

6. 微小残留病监测 急性白血病中的微小残留病（minimal residual disease，MRD）的定义是白血病原始细胞的水平低于常规形态学检测的极限。越来越多的证据表明，诱导疗程后存在 MRD 与 AML 复发风险增加独立相关。考虑到 MRD 的

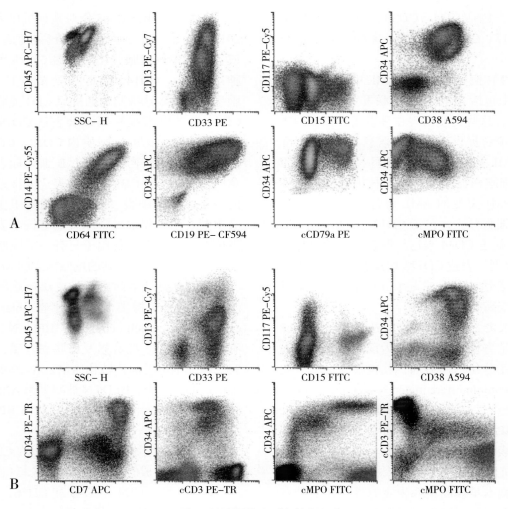

图 4-5-4 混合表型急性白血病

A. B 淋巴细胞和髓系来源细胞同时存在的双系列白血病。外周血中的白血病细胞均为 CD34 阳性,包括两个亚群:占主导地位的亚群(红色,占白细胞数的 67%),表达 CD13、CD14、CD15(低表达)、CD19、CD33、CD34 和 MPO,不表达 cCD79a 或 CD117;较小的细胞亚群(浅绿色,占白细胞数的 10%)表达 CD19、CD33、CD34 和 cCD79a,不表达 CD13、CD14、CD15、CD64、CD117 或 MPO。反应性淋巴细胞用蓝色表示。B. 满足 T 淋巴细胞和髓系来源细胞的双表型白血病。白血病细胞(红色,占白细胞数的 32.1%),表达 cCD3、CD7、CD13(低表达)、CD33、CD34、CD38、CD117(低表达)和 MPO,不表达 CD15。反应性淋巴细胞用蓝色表示,单核细胞为粉红色,中性粒细胞为绿色。引自:Chen X, Cherian S. Acute Myeloid Leukemia Immunophenotyping by Flow Cytometric Analysis[J]. Clinics in Laboratory Medicine,2017,37(4):753-769.

预后价值,检测和监测 MRD 的方法需要具有灵敏性、准确性和标准化的特点,但是在检测的过程中,不同的病患群体和不同的治疗方案中,临床相关敏感性和评估的最佳时机是不同的。

多参数流式细胞术是评估 AML 存在 MRD 的最常用方法,因为它具有检测实用性、价格相对可承受和快速周转的优点。超过 95% 的 AML 病例中,白血病原始细胞具有异常的免疫表型,可以通过标准抗体检测到,灵敏度为 0.1% ~ 0.01%。由于仪器、试剂、数据分析和报告存在差异,通

过流式细胞仪进行 MRD 检测的主要挑战是实验室之间缺乏可重复性。

将白血病原始细胞与正常造血祖细胞区分开来,是基于白血病原始细胞上的抗原表达模式不同于相似谱系的在成熟阶段的正常细胞。目前,基于该基本原理,通过流式细胞术检测 MRD 的有两种方法:①通过识别白血病原始细胞上表达的异常抗原组合,即"白血病相关免疫表型"(LAIP),而正常的祖细胞不会表达这些抗原。在诊断时,用抗体组合来定义 LAIP 或用多参数分析白血病原

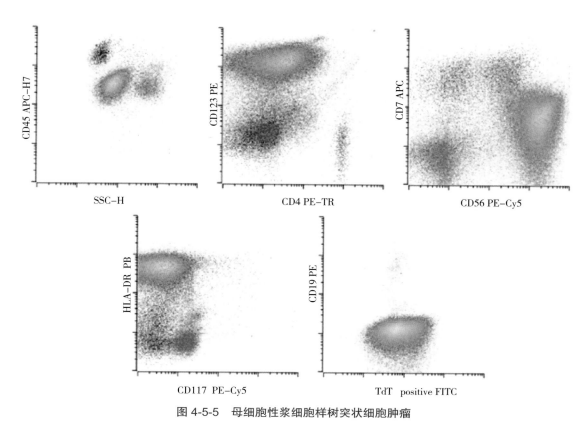

图 4-5-5　母细胞性浆细胞样树突状细胞肿瘤

流式细胞分析显示：呈 CD45 低表达 SSC 中等的细胞群显著扩大（浅绿色，占白细胞数的 82.0%）。该群体低表达 CD4、CD7，高表达 CD56、CD123，表达 HLA-DR 和 TdT，不表达 CD34、CD117 或其他 B 淋巴细胞或 T 淋巴细胞的标志。蓝色为反应性淋巴细胞，中性粒细胞为绿色。引自：Chen X，Cherian S. Acute Myeloid Leukemia Immunophenotyping by Flow Cytometric Analysis[J]. Clinics in Laboratory Medicine，2017，37（4）：753-769.

始细胞的标志，这些标志均不包含正常的祖细胞和相关谱系的抗原。将诊断时检测使用的抗体组合用于治疗后采集的样品检测，LAIP 区域中若存在的白血病原始细胞将视为 MRD。在检测过程中，可以通过增添荧光染料，增加更多标志，改善对特定 LAIP 的识别，提高定义白血病原始细胞的可信度。这种方法也存在一些局限，首先 LAIP 在治疗期间并不总是稳定的，并且由于白血病胚细胞的异质性 LAIP 也会发生改变。有 88% ~ 91% 的 AML 患者出现从诊断到复发，至少有一种抗原的表达发生变化，这种改变可能导致假阴性的结果。② "识别与正常之间的差异"，基于白血病原始细胞的免疫表型不同于相似谱系的正常造血祖细胞上抗原表达的模式。在诊断时，此方法类似于 LAIP 的识别，但无须定义 LAIP 的区域。治疗后，以诊断样品中出现的免疫表型异常为起点，评估与正常成熟模式的免疫表型偏差。这种方法避免了由于 LAIP 的免疫表型改变产生的局限性，在

大多数情况下只要与疾病诊断时相比，复发或微小残留病中存在有意义的免疫表型改变，就可能检测出白血病母细胞。这种方法需要专家对治疗后正常造血祖细胞在休息和恢复状态下的抗原表达模式有充分的了解，其标准化和实施更具有挑战性。

在实践中，两种方法通常在不同程度上同时使用，以提高诊断准确性。AML 的 MRD 分析的敏感性取决于白血病原始细胞与正常的祖细胞的免疫表型偏离程度，相似类型的正常的祖细胞数量及每个测定中获得的细胞总数。通常，大多数患者的 AML 敏感性为 0.1%，而某些异常免疫表型的敏感性会更高。在治疗后不同的时间点，测定的灵敏度也可能有所不同，因为一些异常的免疫表型可能难以与活动性骨髓再生区分开。

流式细胞术的免疫分型在疾病诊断和分类中起关键作用，可以进行细胞鉴定、谱系分配和免疫表型分析。此外，流式细胞术可以为基础遗传

学提供有用的线索，将所下诊断与鉴别诊断中的其他前体肿瘤可靠地区分开，并为预后提供信息。AML 中的 MRD 检测评估已被证明是可靠的、可提供预测的工具。但是，这一领域也凸显了标准化的重要性，是今后流式细胞术发挥其全部潜力所必须克服的难关。

（何　珊）

参考文献

[1] Spiliopoulos K, Peschos D, Batistatou A, et al. Immunohistochemical Study of Vasculogenic Mimicry and Angiogenesis in Melanocytic Tumors of the Eye and the Periocular Area[J]. Anticancer Research, 2017, 37(3): 1113.

[2] Levine AJ. The Evolution of Tumor Formation inHumans and Mice with Inherited Mutations in the p53 Gene[J]. Current Topics in Microbiology & Immunology, 2017, 407:205-221.

[3] Pourebrahim R, Montoya RH, Alaniz Z, et al. Mdm2 Haplo-Insufficiency in Hematopoietic and Mesenchymal Progenitor Cells Results in Cell Death[J]. Blood, 2020, 136(1): 10.

[4] Yin W, Wang X, Li Y, et al. Promoter hypermethylation of cysteine dioxygenase type 1 in patients with nonsmall cell lung cancer[J]. Oncology letters, 2020, 20(1): 967-973.

[5] Bradfield A, Button L, Drury J, et al. Investigating theRole of Telomere and Telomerase Associated Genes and Proteins in Endometrial Cancer[J]. Methods and Protocols, 2020, 3(3):63.

[6] Tousian H, Razavi BM, Hosseinzadeh H. Looking for immortality: Review of phytotherapy for stem cell senescence[J]. Iranian Journal of Basic Medical Sciences, 2020, 23(2):154-166.

[7] Stojovska MS, Sabit KK, Jasar D, et al. Overlooking MMR deficiency in carriers of certain pathogenic variants by routine MSI and/or IHC testing in Lynch syndrome：Implications for a wider MMR deficiency testing[J]. Journal of Clinical Oncology, 2020, 38(15): 16107.

[8] Kim D, Mohan LS, Khan AU, et al. A retrospective cohort: Genomic differences between pigmented spindle cell nevus of Reed and Reed-like melanomas[J]. The American Journal of Dermatopathology, 2020, 83(6):AB105.

[9] Jan Lazák, Kalfert D, L. Krsková, et al. Nodular fasciitis of the right cheek with evidence of MYH9-USP6 fusion gene[J]. Otorinolaryngologie a Foniatrie, 2020, 69(1): 40-44.

[10] Fordham AM, Xie J, Gifford AJ, et al. CD30 and ALK combination therapy has high therapeutic potency in RANBP2-ALK-rearranged epithelioid inflammatory myofibroblastic sarcoma [J]. British Journal of Cancer, 2020, 123(7):1101-1113.

[11] Norkowski E, Masliah-Planchon J, Le Guellec S, et al. Lower Rate of CTNNB1 Mutations and Higher Rate of APC Mutations in Desmoid Fibromatosis of the Breast: A Series of 134 Tumors[J]. The American Journal of Surgical Pathology, 2020, 44(9):1266-1273.

[12] BJKA, AEA, CBV, et al. Genomic and transcriptomic features of dermatofibrosarcoma protuberans: Unusual chromosomal origin of the COL1A1-PDGFB fusion gene and synergistic effects of amplified regions in tumor development - ScienceDirect[J]. Cancer Genetics, 2020, 241: 34-41.

[13] Mamiko, Nagase, Asuka, et al. Tenosynovial Giant Cell Tumor, Localized Type With Extensive Chondroid Metaplasia: A Case Report With Immunohistochemical and Molecular Genetic Analysis[J]. International Journal of Surgical Pathology, 2019, 28(4): 447-453.

[14] Baranov E, Mcbride MJ, Bellizzi AM, et al. A Novel SS18-SSX Fusion-specific Antibody for the Diagnosis of Synovial Sarcoma[J]. American Journal of Surgical Pathology, 2020, 44(7): 1.

[15] Fujimoto A, Ikejiri F, Arakawa F, et al. Simultaneous Discordant B-Lymphoblastic Lymphoma and Follicular Lymphoma[J]. American Journal of Clinical Pathology, 2021, 155(2):308-317.

[16] Zhu JJ, Jillette N, Li XN, et al. C11orf95-RELA reprograms 3D epigenome in supratentorial ependymoma[J]. Acta Neuropathologica, 2020, 140(6):951-960.

[17] 张佳佳，张艳萍，刘玉辉，等. NapsinA，NSE，Ki67 表达结合临床病理分析在肺癌早期诊断中的意义 [J]. 实用癌症杂志，2019，210（9）：53-56.

[18] 袁静萍，吴娟，余鑫鑫，等. GATA3、MGB 和 GCDFP-15 在乳腺癌中的病理诊断价值 [J]. 中华内分泌外科杂志，2020，14（2）：94-99.

[19] Qureshi R, Ghosh A, Yan H. Correlated Motions and Dynamics in Different Domains of EGFR with L858R and T790M Mutations[J]. IEEE/ACM Transactions on Computational Biology and Bioinformatics, 2020, 99: 1-1.

[20] Oliveira G, Polonia A, Cameselle-Teijeiro JM, et al. EWSRl rearrangement is a frequent event in papillary thyroid carcinoma and in carcinoma of the thyroid with Ewing family tunlor elements(CEFTE)[J].Virchows Arch, 2017, 470(5): 517-525.

[21] Kao YC, Sung YS, Lei Z, et al. BCOR upregulation in a poorly differentiated synovial sarconla with SSl8IA-SSXI fusion—a pathologic and molecular pitfall[J]. Genes Chronmsomes Cancer, 2017, 56(4): 296-302.

[22] 包芳, 胡凯, 万伟, 等 .CD19-CAR T 在难治复发急性 B 淋巴细胞白病中应用 [J]. 中国实验血液学杂志, 2018, 26(6): 1604-1609.

[23] Hudson CA, Burack WR, Bennett JM. Emerging utility of flow cytometry in the diagnosis of chronic myelomonocytic leukemia[J]. Leukemia research, 2018, 73: 12-15.

[24] DiGiuseppe JA, Wood BL. Applications of Flow Cytometric Immunophenotyping in the Diagnosis and Posttreatment Monitoring of B and T Lymphoblastic Leukemia/Lymphoma[J]. Cytometry. Part B, Clinical cytometry, 2019, 96(4): 256-265.

第五章　肿瘤组学大数据计算分析与临床应用

第一节　肿瘤的异质性和个体差异

一、肿瘤异质性的概念

1982 年，肿瘤异质性首次由 Fidler 和 Hart 等提出，肿瘤异质性（tumor heterogeneity）的定义：肿瘤组织的细胞形态与致瘤能力的差异。这些差异存在于来源于同一个体同一肿瘤的不同细胞中或不同个体起源于同种组织的肿瘤中，即肿瘤间和肿瘤内的异质性。肿瘤内的基因组异质性也称为瘤内异质性（intra-tumor heterogeneity，ITH），不仅会导致疾病的进展和转移，也能导致肿瘤的耐药性和治疗性复发，获得性肿瘤细胞耐药，尤其是靶向治疗方法的耐药性，通常归因于肿瘤内异质性，并且成为治疗癌症的主要障碍。

肿瘤的异质性也包括基因型、表型和功能的异质性。肿瘤异质性可存在于恶性或非恶性的细胞亚群中，它是由肿瘤及肿瘤微环境的基因型和表观遗传改变驱动的，这使肿瘤中的细胞出现了不同程度的变化，如开始表达不同的细胞表面受体、生长因子、血管生长因子和免疫原性因子，以及形态、代谢、生长状态发生改变等，这些变化有益于肿瘤组织对宿主的免疫干预产生抵抗，从而使肿瘤细胞得以存活，这些成了阻碍成功免疫应答的主要原因。

由于肿瘤的发生是一个多步骤（multi-step）进化的过程，会有数十乃至数千个遗传信息改变，肿瘤的异质性不可避免，癌症基因组图谱（TCGA）对肿瘤进行的下一代测序可揭示肿瘤间和肿瘤内的异质性，肿瘤的高通量测序提供了数量巨大的基因组信息，为研究肿瘤内异质性提供了基础。从肿瘤的细胞表型、基因构成、分子谱和生物行为来看，肿瘤异质性为实现个性化药物和个体化癌症治疗过程中的重大挑战，为了实现肿瘤的个性化精准治疗，研究肿瘤的异质性尤为重要。

二、肿瘤干细胞

肿瘤干细胞（cancer stem cell，CSCs）是在实体瘤或血液系统肿瘤中的一小部分具有与正常干细胞相似特征的一群癌细胞。其最重要的特征：具有自我更新、分化和致瘤能力，许多细胞表面标记，如 CD44、CD24 和 CD133，可用于鉴定和分离 CSC，在分离出这些细胞后，把这些细胞移植到免疫缺陷的动物宿主中可导致新的肿瘤发生。1959 年，Manzini 等提出了"肿瘤干细胞"的概念，来解释恶性肿瘤初步缓解后的患者复发。而"白血病多能性干细胞"在 1983 年由 E.A.McCulloch 创造，因为与白血病相关的染色体畸变存在于多个白细胞谱系中，表明染色体畸变可发生于不成熟的祖细胞中，进而引起多个谱系的畸变。可以说，"肿瘤干细胞"是肿瘤中极其强大的一群细胞，只需少量的这些祖先细胞，便可产生成千上万的"肿瘤大军"，而且，这些细胞可对常规放射治疗、化学治疗具有高度抵抗力，这些特点使它们成为肿瘤转移和难治性复发的潜在原因。

CSCs 的发现,让人们对肿瘤的发生发展有了新的认知。既往的主流学说认为,癌症起源于基因的连续突变,在这个过程中,每种突变可导致细胞进行性的去分化,从而使细胞不断失去其成熟的组织特异性属性,并退化为更原始的表型,如果初始的突变导致了不受限制的增殖,则会产生更多这种突变的细胞,一旦发生转化,肿瘤细胞将无限增殖形成肿瘤,且每个存活的肿瘤细胞原则上均具有形成新肿瘤的能力。与之不同的是,"肿瘤干细胞"学说提出:肿瘤组织有着与正常组织相似的层次结构,如其中也存在着一群相对增殖惰性的干细胞,即 CSCs,CSCs 通过缓慢的自我更新维持一定的数量,并且通过细胞不对称分裂产生"祖先细胞","祖先细胞"具有有限的自我更新能力但增殖能力很强,这个过程与正常组织修复过程中一过性的大量细胞增殖很相似,"祖先细胞"通过增殖和去分化产生了大量的肿瘤细胞,即使活跃的肿瘤细胞被清除了,也能使肿瘤"东山再起"。

近年来,越来越多的研究证据表明 CSCs 与临床的相关性,证明了 CSCs 可对常规化学治疗和放射治疗有较强的抵抗力,CSCs 很可能是癌症转移或癌症耐药的起源,这些细胞可能以独特的群体形式存在于肿瘤中,并通过引起新的肿瘤而引起复发和转移,并且 CSCs 的存在也与肿瘤的严重程度密切相关。因此,针对 CSCs 的特异性疗法的研究对于改善肿瘤患者,尤其是转移性肿瘤患者的生存率和生活质量尤为关键,CSCs 也被认为是发现新型抗癌药物的重要靶标。优化鉴别 CSCs 的特异性表面标志物,对于 CSCs 的致瘤作用及其与临床预后联系的深入研究,将有助于推动靶向 CSCs 在临床上的治疗应用。

三、 肿瘤微环境与异质性

肿瘤不仅是恶性细胞聚集的细胞团,还是复杂的"流氓"器官,许多其他细胞被募集到这些器官中,并可能被已经发生恶性转化的细胞破坏,恶性和未转化细胞之间的相互作用产生了肿瘤微环境(tumor microenvironment,TME)。肿瘤微环境包括围绕并支持肿瘤细胞的细胞和非细胞成分,其中有成纤维细胞、血管、先天性和适应性免疫细胞及分泌的信号分子,以及细胞外囊泡和细胞外基质的成分。肿瘤为异质性的细胞群,这种异质性不仅存在于肿瘤细胞中,也存在于支持性细胞和肿瘤浸润细胞中,肿瘤细胞通过克隆变异和对微环境的影响进一步增强了这种肿瘤内异质性。

大量研究已经确定了肿瘤微环境在支持肿瘤发生、休眠,进展和转移的作用,肿瘤亚克隆之间的遗传变异使它们彼此竞争,为了获得生存优势,癌细胞开始改变周围环境,如调节免疫检查点途径、选择成纤维细胞以提供生长因子、刺激血管生成以获得营养。反过来,微环境通过多种机制提供选择性压力,从而影响癌细胞表型,这些机制包括免疫调节、组织重塑及影响相邻血管的营养供应。这些肿瘤与微环境的相互作用会对肿瘤的发展和演变产生重大影响,肿瘤和微环境的异质性决定了肿瘤的适应性,因此微环境的作用很可能成为肿瘤治疗成功的关键因素之一。

肿瘤微环境是肿瘤与宿主免疫系统之间动态的战场。肿瘤微环境中,无数细胞的相互作用决定了免疫反应与对肿瘤细胞的耐受性。肿瘤免疫学的最新进展表明,肿瘤可以主动募集并改变免疫细胞的表型和功能,从而促进免疫抑制或肿瘤相关抗原的耐受性。

肿瘤微环境的异质性及复杂性,以及其在肿瘤进展过程中的演变,对基础研究和转化临床医师如何协作以确定最佳治愈患者的有效策略提出了重大挑战。因此,至关重要的是今后的工作必须深入研究这些恶性肿瘤肿瘤微环境内存在的复杂细胞状态,了解这些不断变化的细胞状态可能会揭示出新的肿瘤和微环境细胞漏洞,甚至可以实时利用这些漏洞来调整治疗策略,大数据研究已在这方面取得一定进展,但是在这一领域还需要做更多的工作。

四、 肿瘤的免疫选择与发展异质性

肿瘤细胞为了获得生存优势,可改变周围环境;反过来,微环境通过多种机制提供选择性压力,从而影响癌细胞表型,这些机制包括免疫调节、组织重塑、影响相邻血管的营养供应,最终支持肿瘤的发展。肿瘤的成功生长和最终转移不仅取决于肿瘤细胞的遗传改变,而且还取决于这种突

变的适应性优势，由于适应性取决于肿瘤微环境，因此将肿瘤视为完整的器官而不是简单地作为发生恶性转化细胞团变得至关重要。在肿瘤细胞进化的过程中，肿瘤微环境中肿瘤细胞与免疫细胞的相互作用提供选择了压力，这种作用即肿瘤的免疫选择。

有大量的证据为肿瘤免疫选择提供了有力的支持，在这一过程中，免疫不仅起着外源性肿瘤抑制药的作用，而且还影响了肿瘤的免疫原性，肿瘤免疫选择分三个阶段进行：清除、平衡和逃逸。①清除是在先天免疫和适应性免疫共同作用下，发生恶性转化的细胞被很早发现并破坏。②然而有时候，肿瘤细胞变异可能无法完全消除，而是进入平衡阶段，在阶段，免疫系统控制着净肿瘤细胞的生长，适应性免疫抑制了临床上无法检测到的隐匿性肿瘤细胞的生长并编辑了肿瘤细胞的免疫原性。③肿瘤细胞群的功能性休眠可能被破坏，导致细胞进入逃逸阶段，在逃逸阶段，肿瘤降低了免疫原性并开始以不受免疫学限制的方式逐渐生长，建立起免疫抑制性肿瘤微环境，并最终在临床上变得明显。

肿瘤的免疫选择过程中，肿瘤细胞异质性也不断增强，进而影响微环境中的免疫细胞。也就是即使在相同的病灶中，肿瘤发生的动态巨大变化也同时使肿瘤微环境发生改变，这种动态的变化称为肿瘤的发展异质性。肿瘤的发展异质性涉及肿瘤细胞与细胞外基质、肿瘤脉管系统和免疫细胞的共同进化，基因测序可以证明这一点，这种异质性可能导致疾病位点之间和内部的遗传上不同的肿瘤细胞亚群分布不均匀（空间异质性）或癌细胞分子组成的时间变化（时间异质性）。异质性为抵抗提供了动力，保障了肿瘤的生存。

由于这种发展异质性，肿瘤中会包括多种细胞，这些细胞具有不同的分子特征，对治疗的敏感性不同。因此，准确评估肿瘤的异质性对于开发有效的疗法至关重要。多区域测序、单细胞测序、尸检样品分析和液体活检样品的纵向分析都是新兴技术，具有剖析肿瘤复杂克隆结构的巨大潜力，而对于肿瘤异质性的临床评估可促进更有效的个体化学治疗法的发展。

五、肿瘤个体差异与药物敏感性

目前的抗肿瘤药物主要包括细胞毒类药物、激素类药物、生物反应调节剂、单克隆抗体，这些药物通过抑制肿瘤 DNA 合成、抑制肿瘤血管生成或作用于机体的免疫系统从而达到清除恶性细胞的作用。但是，肿瘤是具有个体差异的，即使是同一类型肿瘤，在不同个体中，肿瘤基因组不稳定性导致肿瘤异质性，从而促进遗传多样性，这些快速大量的突变，可导致肿瘤对药物的反应不同，甚至产生耐药，尤其是传统的化学治疗药物。大量的临床结果显示，每种化学治疗方案的疗效和患者受益程度与患者对药物敏感程度及个体差异有关，仅根据治疗指南或者临床经验选择药物进行肿瘤化学治疗，效率并不高，而肿瘤内异质性水平高的肿瘤也可能使患者的临床预后较差，在治疗选择压力下，由于先前存在的亚克隆种群的扩大或耐药细胞的进化，也会产生对治疗的抵抗力，与药物代谢相关基因的单个核苷酸多态性（single nucleotide polymorphism，SNPs）是肿瘤对各种化学治疗药物的敏感性存在明显的个体差异的主要原因。然而在肿瘤药物治疗中，所有基因和表型上不同的亚群都必须通过治疗有效杀死，否则即使是存活下来的肿瘤细胞亚群也可能导致肿瘤复发和难治性肿瘤。

因此，根据个体差异选择不同的抗肿瘤药物逐渐成为肿瘤治疗的趋势，目前利用高通量测序技术，对肿瘤进行取样后进行遗传和分子谱分析，已发现不同具有特定分子特征的癌症亚型，这些分析与临床/病理特征，治疗反应和预后密切相关，分析后再选用相应的靶向药物来治疗已经取得了较好的效果。

目前在一些条件较好的医疗机构已经实现了对肿瘤患者的药物敏感性检测，即通过细胞或实验动物水平的检测实验，评价针对不同患者的治疗有效性药物。在分离培养患者的肿瘤细胞后，进行药物敏感性测试，或者将患者的肿瘤细胞在免疫缺陷小鼠上进行造模，模拟体内生存环境，增加了检测准确度，药敏检测可以很大程度的避免无效药物的使用，降低了患者的治疗风险。但是，由异质性肿瘤细胞群体组成的肿瘤进化生态系统对肿瘤治疗还是一个巨大的挑战，解析肿瘤细胞群的异质性将成为关键。目前，单细胞测序可以更好地帮助研究者理解肿瘤异质性的基因组原理，并可为更成功的肿瘤治疗提供基础。

在肿瘤学上精准药物的未来方向也许会更多地依靠肿瘤的分子特征胜于肿瘤组织类型。随着技术的进步，基于特定体细胞遗传学的分子靶向治疗和免疫治疗将逐渐应用于肿瘤患者的个体化治疗中。

六、肿瘤个体差异与免疫治疗效果

最近30年，免疫治疗作为一种新的治疗方式被引入肿瘤患者的治疗中，与以往标准治疗相比，免疫治疗包括细胞因子疗法（如白细胞介素2、干扰素）、细胞疗法（肿瘤浸润淋巴细胞、嵌合抗原受体CAR-T细胞）、靶向免疫抑制分子的抗体，以及肿瘤疫苗。通过以上疗法的应用激活机体的抗肿瘤免疫反应，从而控制清除肿瘤细胞。免疫治疗直接针对免疫系统，并具有对抗多种肿瘤和血液恶性肿瘤的活性，逐渐的，免疫治疗与外科手术治疗、放射治疗和化学治疗一起，被视为癌症治疗的第四大支柱。通常，免疫治疗也可分为两大类：①间接增强宿主抗肿瘤免疫反应，如细胞因子、疫苗和单克隆抗体，它们可以通过以下方式调节宿主的免疫系统：增强受损的抗肿瘤免疫或抑制过度活化的免疫抑制；②直接的方法为特异靶向癌细胞治疗，主要涉及具有细胞毒性能力的T细胞和NK细胞。虽然间接和直接免疫疗法均已通过测试，可有效治疗癌症患者。但是，目前的肿瘤免疫治疗仍远未达到理想的水平，需要进行大量工作才能开发出更广泛有效的治疗方法。

免疫治疗的个体反应差异与免疫治疗效果有着密切的关系。由于癌症是由基因组不稳定发展驱动的基因疾病。研究表明，几乎所有成人肿瘤都发生预慢性炎症和相关压力的环境中，导致继发性基因组不稳定，这也是导致肿瘤异质性的根本原因，高度异质性、复杂的生态系统，一直为肿瘤治疗中所要攻克的重点难题，这在肿瘤免疫治疗中同样存在，患者肿瘤中表达的不同肿瘤抗原、不同的免疫系统状态、肿瘤微环境异质性等，都会成为患者定制个体化精准治疗需要考虑的问题。

以当代热点免疫检查点抑制疗法为例，从研究证据上看患者的长期生存是可以实现的，免疫检查点抑制疗法为免疫治疗中应用最多的也是取得较多突破性进展的一种。在晚期黑色素瘤患者中，伊匹单抗（CTL1-4抗体）是首个使黑色素瘤患者超过30年的总生存期（OS）改善的治疗方法，在接受伊匹单抗治疗的晚期黑色素瘤患者中，有20%的患者生存期达到10年以上，目前的数据表明，单独使用或与伊匹单抗联合使用PD-1抑制药治疗有可能具有长期效益。免疫检查点抑制疗法在临床治疗肿瘤中已经取得多项突破性进展，虽然这种疗法已经在部分肿瘤类型、部分患者中取得了显著疗效。但是，其最主要靶点PD-1/PD-L1（PD-L2）信号轴在不同个体间差异巨大，它受年龄、病毒感染、内皮细胞等多个因素影响，这些差异和患者的预后显著相关。全面的理解PD-1/PD-L1（PD-L2）的表达调控，是实现免疫检查点抑制疗法精准治疗的重要一步，实现对不同个体进行精准治疗具有重要临床意义。

（王文举　林杼颖　廖力微）

第二节　从循证医学到精准医学

一、传统循证医学与疾病治疗理念

循证一词可被用于描述医学、医疗保健及其他领域的许多事物，该概念旨在确保在做出决策时，以最新、可靠的科学证据为基础，做出尽可能可靠的决策。在药物或医疗保健方面，这些决策是针对个体患者的治疗、护理做出的，确保患者可得到最利于康复的诊疗。

循证医学（evidence-based medicine，EBM）首次于1990年出现在文献中，1992年被正式提出，刚开始被应用于临床研究中，后来逐渐被应用于临床决策中。临床决策指的是临床医师针对具体的患者，在体检、病史、实验室和影像学检查等资料的基础上做出对于患者诊治处理的决策，而循证医学在其中的应用为临床医师在应用自己的理论知识与临床经验的基础上，分析与找出患者的主要临床问题，并对这些问题进行二次检索，从当前最新的相关临床研究成果中，找到最佳证据，再结合患者的实际情况，最终做出对患者最优、最适用的诊治决策。

循证医学的实践可简单归纳为五步：①找准患者究竟存在着什么重要的临床问题；②根据提出的问题提炼检索词，在数据库中进行文献检索；③获得文献后，从证据的真实性、重要性及实用性对文献进行评价；④从严格评价的文献中，寻找真实可靠并有益于临床实践的证据并加以利用，用于指导临床决策，对于不合理的证据进行取舍；⑤认真总结分析并评价效果，提高对于临床问题的认知。

循证医学是将最佳研究证据与临床专业知识和患者价值相结合的方法，它不只是一个概念，而是一种思想整合应用了若干理论体系和若干系统的科学方法，这种跨学科的方法，它使用来自工程学、流行病学、临床流行病学、统计学、卫生经济学、计算机科学、生物统计学和流行病学的技术，例如：决策分析、荟萃分析、风险收益分析和随机对照试验，旨在适当的时间为患者提供正确的护理。怎样为临床医师提供最新、科学、全面、客观的决策支持，是当代循证医学的核心目标。

二、精准医学的概念

2015 年 1 月 20 日，美国总统奥巴马在 2015 年美国国情咨文演讲中宣布，美国将启动一项名为"精准医学"的计划。精准医学也称精准医疗，也可以称为个体化医学，是一种根据患者的具体基因、环境和生活方式及个体差异来进行疾病治疗的一种新兴的疾病治疗和预防方法，它考虑到每个人在基因、环境和生活方式方面的个体差异，可让临床医师根据从遗传角度对疾病的理解，根据患者的个体特点量身定制治疗方案，选择最有可能帮助患者的治疗方法，这种方法将使医师和研究人员更准确地预测针对特定疾病的哪种治疗和预防策略将在哪些人群中起作用，这与"一刀切"的方法形成鲜明对比，在这种方法中，针对普通人制订了疾病治疗和预防策略，而较少考虑个体之间的差异。精确医学的想法提出是较为先进的，科学技术的最新发展也帮助加快了这一研究领域的步伐，精准医学的提出，也为肿瘤治疗理念带来了很大的改变。

目前，当患者被诊断出患有肿瘤时，通常会与其他患有相同肿瘤类型和阶段的患者接受相同的治疗，他们可能会接受多种治疗方法，包括手术治疗、化学治疗、放射治疗和免疫治疗，患者会接受哪种治疗通常取决于肿瘤的类型、大小以及是否扩散，即便如此，不同的患者可能会有不同的反应，这就是肿瘤治疗的个体差异，直到最近，临床医师及研究者一直在探究其中的原因。经过数十年的研究，研究者现在了解到患者的一些导致肿瘤发生发展的遗传变化，如现在明确的癌基因、原癌基因；还了解到一例患者的肿瘤发生的变化可能不会在其他患有相同类型肿瘤的患者发生。并且，在不同类型的肿瘤中可能会发现相同的致癌变化，使用精准医学，有关肿瘤遗传变化的信息可以帮助临床医师确定哪种疗法最适合患者。

精准医学的希望在于，有一天将针对每例患者的肿瘤的基因变化量身定制治疗方案。研究者看到了基因检测将有助于医师决定患者的肿瘤最有可能做出何种治疗，并避免无效治疗的未来。即使研究和技术每天都在进步，对于大多数患者，用于肿瘤治疗的精准医学方法尚未成为常规治疗的一部分。许多针对特定变化的新疗法目前正在精准医学临床试验中进行测试。一些临床试验只接受患有特定类型和特定阶段肿瘤的患者，有一部分则接受患有各种肿瘤类型和阶段的患者，要获得进行精密医学试验的资格，可能会进行检测以查看该治疗方法所针对的基因改变是否存在于患者的肿瘤中，医师从患者的肿瘤中取出一部分肿瘤样本后进行基因测序、分子谱分析或肿瘤谱分析，以寻找导致肿瘤生长的遗传变化，从而选择对应的治疗策略。由于随着时间的推移可能会发生其他导致肿瘤的遗传变化，因此如果肿瘤复发或恶化，患者可能还需要进行重复肿瘤测试。

尽管"精准医学"一词相对较新，但该概念已成为医疗保健的一部分。只是在日常医疗保健中的作用相对有限。研究人员希望这种方法将在未来几年扩展到健康和保健的更多领域。目前尚未发现所有可能导致肿瘤发展、生长和扩散的遗传改变。但是，新一代测序技术使研究人员可以快速发现新的变化，这些研究数据被收录数据库中，来自全国各地乃至全世界的研究人员可以访问这些数据并将其用于自己的研究中，数据的共享有助于推动精准医学领域的发展。

三、未来肿瘤诊疗的新模式

近年来，在癌症的研究和治疗中取得了重大的进展，但是由于肿瘤的复杂性和变异性，尽管在癌症的研究和治疗方面有了重大进展，仍然存在很多特殊的困难。那么科研人员及临床医师可以通过生物学、生物信息学和医学的集成系统方法来慢慢解决这些困难。事实证明，多学科的综合应用增强了知识和决策的基础，扩展了科研人员对复杂生物相互作用的理解，以更容易获得和适用的方式提供信息，并提供数字测试平台以进行规划，以及实施生物标志物和药物开发与治疗策略，这种的方法成功基于现有实践的癌症相关研究和临床应用。

新治疗和诊断技术有可能在未来从根本上改变癌症的治疗方法，如液体活检（liquid biopsy），液体活检是指从患者体内取出细胞或组织进行测试，以帮助医师诊断癌症等疾病或监测其对治疗的反应。传统治疗中，活检必须是侵入性手术。但是，新研究表明，在癌症的发展和治疗过程中，肿瘤通常会脱落一些可检测的细胞或释放被脂质包裹的囊泡（外泌体），并将 DNA 释放到患者的血液或脑脊液中。因此，可以使用血液或其他生物流体样本进行液体活检，而不是传统的组织活检来获得可进行分析的材料，以提供有关与患者癌症相关的分子改变的信息。液体活检通过识别疾病、治疗反应、耐药性和复发的标志物，具有改变癌症的早期检测、拦截、诊断、治疗和监视的巨大潜力。

肿瘤大数据（big data）。在过去的几年中，"下一代"测序技术已经逐渐成熟，从而产生了一系列旨在快速、准确、大规模的基因组的测序技术。这些测序方法可同时对单个 DNA 分子进行测序，重要的是，因为从肿瘤中分离出的单个 DNA 分子是并行测序的，所以检测异质性肿瘤中罕见变体的敏感性非常高。而样品可以通过改变测序分子的数量来控制，这些测序方法已经大大减少了成本，同时极大地提高了通量，从而允许单个实验室在短时间内获得大量的测序信息，并且吞吐率仍在快速提高。这些技术使研究者有机会将患者癌症的分子特征与其他因素一起考虑，如患者的基因组、表观基因组、微生物组、代谢组、生活方式和环境暴露。这些因素对癌症发生、发展和进展的有着重要影响。整合和利用包括患者疾病史、诊断和基因测试结果，将更有可能为患者制定"量身定做"的治疗方案，有益于患者的快速康复、提高生存质量。

另外，人工智能、数字化医疗在肿瘤治疗中的应用具有很大的潜力，人工智能的应用程序可以帮助我们分析大量健康数据，可以访问数据并从中学习，并在没有明确人员的情况下做出决策；这样可能简化用于放射和病理图像分析流程为有生命危险的人提供更快的决策速度，而数字化医疗是把现代计算机技术、信息技术应用于整个医疗过程的一种新型的现代化医疗方式，极大地丰富了医师的诊断信息，如外科医师可以利用三维重建技术全方位观察肿瘤的位置及形态，从而制订精确的手术方案，也可以利用混合现实技术（mixed reality，MR）进行手术模拟操作，从而提高手术成功率。在未来新技术的辅助之下，攻克癌症也许会成为可能。

（王文举　林杼颖　廖力微）

第三节　肿瘤全基因组测序诊断

一、癌基因与原癌基因

癌基因（oncogenes）指的是可以在体外引起细胞恶性转化，在体内可诱发肿瘤的基因，分为病毒来源的癌基因及细胞癌基因（原癌基因）两大类。通过对反转录病毒劳斯肉瘤病毒（Rous's sarcomavirus，RSV）的研究，研究者发现了第一个致癌基因，其基因组中的癌基因 v-onc 是 src，与在真核生物物种中广泛保存的宿主细胞原癌基因（c-src）同源，在病毒感染宿主的过程中，反转录病毒 DNA 被插入宿主细胞的染色体中，整合的反转录病毒 DNA 被称为原病毒，与宿主细胞 DNA 一起复制。DNA 原病毒的转录导致产生病毒后代，该子代通过宿主细胞膜出芽并感染其他细胞。反转录病毒根据其在实验动物中肿瘤形成的时间进程分为两类：急性转化和慢性转化的反转录病毒。急性转化的反转录病毒可以在注射到动物体内后数天内迅速引起肿瘤，这些反转录病毒也可以将培养的细胞产生肿瘤表型转化。经过数月的潜伏期，慢性反转录病毒可在实验动物的敏感品系中引起组织特异性肿瘤。尽管致癌性较弱的反转录病毒可以在体外复制，但这些病毒不会在培养物中恶性转化细胞。反转录病毒癌基因是宿主细胞原癌基因的改变版本，已通过与宿主 DNA 重组整合入反转录病毒基因组中，这一过程称为反转录病毒转导。对禽类、啮齿类动物、猫和非人类灵长类动物的许多其他急性转化反转录病毒的研究，发现了数十种不同的反转录病毒致癌基因。

原癌基因（proto-oncogenes）为存在生物体内正常基因组的基因，广泛存在于生物界，基因序列高度保守，在维持正常生理功能、调控细胞生长和分化有重要的作用，在某些环境因素或其他因素的激活后可导致癌症，一旦通过对这些基因的一些微小修饰而发生激活，原癌基因就不再是健康的调节基因，而是成为引起肿瘤的癌基因。它们编码的蛋白质和信号转导机制不再导致程序性细胞死亡和适当的细胞分裂；相反，它们会导

致细胞不死和分裂不受控制。常见的原癌基因家族：ras 家族、myc 家族、src 家族、sis 家族、myb 家族。原癌基因激活的机制有以下获得启动子和（或）增强子、染色体异位、原癌基因扩增、点突变。这些原癌基因激活后可出现新的表达产物或出现过量正常的表达产物或出现截短、异常的表达产物，这些产物在调控肿瘤的生长、信号转导中起到关键作用。在人类肿瘤中发现的第一个一致的核型异常是慢性粒细胞性白血病（CML）患者细胞中的特征性小染色体，后来被鉴定为 22 号染色体的衍生物，研究者于 1960 年发现 CML 患者血中有一个小染色体，由于首先在美国费城（Philadelphia）发现，该异常被命名为费城染色体，这也是染色体异位导致恶性肿瘤的最典型的例子。最近，人类基因组计划的高通量测序技术和生物信息学的使用导致发现了与癌症发展有关的新基因，例如：BRAF 和 PI3K。

二、肿瘤全基因组测序技术的发展

基因测序技术也称作 DNA 测序技术，即获得目的 DNA 片段碱基排列顺序的技术，肿瘤全基因组测序技术（whole genome sequencing，WGS）方法可用于全面探索肿瘤中所有类型的基因组改变，并帮助我们更好地了解肿瘤基因组中驱动程序突变和突变特征的整体情况，并阐明这些未探索基因组区域的功能或临床意义。

新一代测序（next generation sequencing，NGS）或第二代测序和计算分析的爆炸性发展使人们能够探索大多数肿瘤类型中的突变，并大量积累编码突变数据，与第一代测序技术相比，一次运行即可同时得到几十万到几百万条核酸分子的序列，第一代测序一次只能测定一条序列，故第二代测序也被称为高通量测序（high-throughput sequencing，HTS），只是这样测序获得单条序列长度很短，在后期需要有较高准确度的序列拼接技术。因此，最终的测序结果中可能会包含一定量的错误信息。而第三代测序技术（如 PacBio SMART 单分子测序和纳米孔测序）的发明，使研

究人员能够直接得到长度在数万个碱基的核酸序列信息，因为它可以对单条长序列进行从头测序，在保证了测序通量时，也更好保证了准确度，第三代测序技术也称为单分子测序技术。

下一代测序可以收集基因和转录本表达谱及检测剪接体，单核苷酸变体（single nucleotide variants，SNVs），肿瘤细胞中的突变及整个基因组和转录组中的扩增。它采用的方法包括模板准备、测序和成像及数据分析，由于肿瘤基因组和表型的具有多样性，为了全面了解肿瘤的这种特性，对肿瘤及正常组织的遗传分析至关重要，全基因组测序（whole-genome sequencing，WGS）技术可获取患者几乎全部的遗传信息，包括癌细胞和健康细胞的全基因组信息，它可以检测编码区和外显子-内含子连接附近的剪接位点的体细胞单核苷酸变异 SNVs 和短插入或缺失位点（1 ~ 10 bp）及内含子区域的体细胞突变，进而可在单核苷酸、拷贝数、表观遗传修饰等层面发现癌细胞的异常。

但是，除了外显子内含子连接位点的突变，内含子区域的突变也可产生新的剪接供体或受体位点，从而产生新的剪接形式，关于非编码区的体细胞突变的信息有限，包括内含子、调控元件和非编码 RNA，肿瘤基因组中的这些结构变异仍未被广泛探索，这就需要对 WGS 和 RNA-Seq、表观基因组学、免疫基因组学和临床研究相结合进行系统的综合分析才能解释这些非编码突变。

肿瘤 WGS 目前还有一个最具挑战性的问题之一是计算分析。肿瘤 WGS 将会产生超过 150 GB（肿瘤和正常组织 DNA）的序列数据，对应于原始数据约需要 1TB 的储存空间，这需要大量的计算机资源来处理 WGS 数据集，并迅速执行数千种肿瘤 WGS 的比对和变异的调用，对数以万计的 WGS 数据集进行分析。

三、肿瘤全基因组测序技术常见分析策略

全基因组测序（WGS）可用于全面探索肿瘤中所有类型的基因组改变，并帮助我们更好地了解肿瘤基因组中驱动程序突变和突变的整体情况，并阐明这些未探索基因组区域的功能、特征或临床意义，便于临床医师和科研人员理解肿瘤发生

发展的过程及制订最佳治疗方案，全基因组测序也逐渐变得快捷，成本也在逐渐降低。

肿瘤本质上是一种基因疾病，它会进化并随着体细胞突变的积累，包括拷贝数变异（copy number alterations，CNA）和结构变异（structure variations，SV）等，以及有或没有遗传性的胚系基因组变化（种系变异）。了解遗传变异，例如：单核苷酸多态性（single nucleotide polymorphism，SNP）、插入缺失标记（insertion-deletions，InDels）、多核苷酸多态性（multiple nucleotide polymorphism，MNP）等，有助于揭示肿瘤基因型和表型之间的关系。当前，高通量全基因组测序（WGS）被广泛用于研究 DNA 序列变异在肿瘤中的作用，可鉴定并揭示肿瘤这种复杂疾病的遗传变异。

肿瘤全基因组测序（WGS）分析将会得到一组原始数据，将肿瘤基因组和正常基因组的下一代测序（NGS）的原始序列数据（FASTQ 文件）与人类正常参考序列进行比对后，通过统计分析比较肿瘤基因组中的等位基因数目与正常基因组中的等位基因数目，用计算机软件进行分析，最终发现［如单核苷酸多态性（SNP）、插入缺失标记（InDels）、多核苷酸多态性（MNP）和拷贝数变异（CNV）等］突变。

目前常见的信号通路分析（pathway analysis），可将测序得到的数据进行信号通路富集分析，可确定出在肿瘤中起到重要作用的关键信号通路，该分析旨在确定易感性变量的组，而不是每例患者中单独分离的每个易感性变量。在人群水平上，不同的患者亚组可能具有来自不同途径的各种基因中的易感性变异。这种方法的优势在于，它可以使研究人员通过信号通路对患者进行分层，并标记人群中肿瘤的异质性，这是肿瘤最重要的特征，基于信号通路分析的方法可以帮助确定受基因变异负担影响更大的通路。

由于肿瘤组织的异质性是肿瘤的一个重要特征，肿瘤细胞缺乏均一性，比如：在肿瘤组织中，肿块中心和肿块周围的细胞、淋巴转移灶的细胞、远端转移的细胞，其基因组和转录组等遗传信息存在巨大的异质性，在临床上导致了肿瘤治疗的个体差异，也使得肿瘤精准治疗的难度加大。因此，肿瘤细胞异质性一直是研究的重点。单细胞测序

技术（single-cell sequencing，SCS）是通过对单个细胞的测序信息进行分析，从而从全基因组的角度来揭示瘤内异质性的复杂机制。因此，能够更好地理解单个细胞在其微环境中的功能，从而改善肿瘤诊断、转归预测和治疗效果的监测。

目前，全世界已对许多类型的肿瘤基因组进行了测序和分析，很多大型的项目，如 TCGA（肿瘤基因组图谱）和 ICGC（国际肿瘤基因组联盟），在这些全球性和地方性项目中，全世界的科学家将测序得到的数据进行上传，在世界范围内进行共享，目前已经积累了大量蛋白质编码基因和许多常见和罕见肿瘤类型的大量突变数据。对肿瘤基因组的这些系统研究揭示了许多新的肿瘤基因、信号通路和机制，大多数驱动基因几乎已经阐明了经常在肿瘤中发生突变的基因。目前，研究者正在对这些候选基因进行功能验证，这些研究将在未来对肿瘤的诊治有指导性的作用。

四、肿瘤全基因组测序在肿瘤研究和诊断的应用案例

全基因组测序为针对人类或者模式生物体进行大范围深度覆盖的测序，可以发现全部的基因组变异，包括 SNP、插入、缺失、倒置、复合物重排和拷贝数变异。肿瘤的本质上是具有进化过程的"基因组疾病"，其发展和演化是伴随着各种体细胞突变、拷贝数变异（copy number alterations，CNA）和结构变异（structure variations，SVs）等的积累，肿瘤基因组研究主要通过检测单核苷酸位点突变（single nucleotide variants，SNVs）及插入缺失标记（InDels）两种遗传突变。此外，大片段的染色体重排和基因拷贝数变异同样会导致肿瘤的发生。全基因组测序可以全面解析基因组上所有的遗传变异信息，可全方位解析肿瘤易感和致病基因，为肿瘤基因组提供系统可靠的实验依据，并且指导临床试验。

（一）肿瘤全基因组测序 WGS 可检测的遗传变异及应用

拷贝数变异（copy number alterations，CNA）是肿瘤基因组最常见的标志之一，拷贝数变异可以影响大的 DNA 片段，并导致癌基因激活和抑癌基因失活。WGS 可有效检测肿瘤基因组中 CNA 的增减，即使是低深度的 WGS 也可以有效地检测肿瘤基因组中的 CNA。非侵入性产前基因检测的基础是，在孕妇的血浆中就可以检测到胎儿的 CNA，这种方法可以作为液体活检或 ctDNA（循环肿瘤 DNA）分析应用于肿瘤患者。

编码区域和拼接位点中的突变，全基因组测序可以检测外显子 - 内含子结合点的单核苷酸位点突变（SNVs）和短插入缺失（1 ~ 10bp）。除了外显子 - 内含子连接位点的突变，内含子深处的突变可产生新的剪接供体或受体位点。非编码区中的突变蛋白质编码基因的前 mRNA 通常包含大量非编码序列，以内含子、5' 非翻译区（5'-untranslated regions，5'-UTR）和 3' 非翻译区（3'-untranslated regions，3'-UTR）的形式存在，它们参与 RNA 转录 / 剪接和蛋白质翻译过程的调控。UTR 中的突变往往发生在肿瘤驱动基因中，并可能通过 miRNA 结合来控制 RNA 稳定性和蛋白质翻译。黑色素瘤样本的基因组测序分析显示，某些基因的启动子中发生突变并增强了启动子活性，这些启动子突变在甲状腺癌、膀胱癌、成胶质细胞瘤、肝癌和黑色素瘤都被检测到，提示这些启动子位点突变导致基因的异常表达可能在多种肿瘤中参与致瘤作用。

结构变异（structure variants，SV）在白血病和肉瘤很常见，染色体重排或结构变异可导致原癌基因产物的激活，其中一些已经被用作临床诊断工具，例如：滑膜肉瘤中的 STY-SSX1 基因融合、尤因肉瘤中的 EWS-FLI1 融合、慢性粒细胞白血病（CML）中的费城染色体。SV 可以影响特定类型的淋巴瘤中 CD274（PD-L1）基因表达，诱导稳定性 PD-L1 的表达与导致癌细胞的免疫逃逸。使用免疫检查点抑制药的免疫治疗已显示出巨大的希望，在某些类型的肿瘤（如淋巴瘤）中，PD-L1（CD274）的过表达或遗传改变可能与对抗 PD-1 / PD-L1 靶向药物的反应有关。因此，肿瘤基因组测序的免疫基因组学分析需要使用 WGS 和 RNA-Seq 进行全面的免疫"特征"分析，包括免疫细胞的数量和质量及新抗原特征，对治疗前和治疗后的肿瘤标本和免疫细胞进行分析，进而评估肿瘤的免疫基因组学并探索基因组标志物以预测免疫疗法的反应。

随着测序成本的不断降低和计算机资源的扩展，用于肿瘤基因组研究和临床应用的 WGS 分析

将变得越来越普遍和复杂，肿瘤 WGS 提供了丰富的信息，让科研人员了解肿瘤基因组的基础生物学及人类基因组中未探索的非编码区功能，对来自肿瘤 WGS 的突变数据的解释还需要分析更多的 WGS 数据，并与其他组学数据整合分析从而全方位的解析肿瘤的基因变异。

（二）全基因组测序整合组学分析在结肠癌的诊疗研究案例

通过对 110 例结肠癌患者的组织和血样进行测序、蛋白质谱、磷酸化质谱检测，得到 mRNA 表达谱，miRNA 表达谱，基因拷贝数变异 CNA、结构变异 SNP 等数据集、蛋白表达谱、磷酸化蛋

白谱，整合数据分析后，得到针对每种不同癌症基因亚型的基因表达特征及蛋白水平特征，进而针对每种亚型的进行治疗方法预测，如针对肿瘤相关蛋白来选择特异性靶向药，*PI4KB* 基因可作为一个新的阻断靶点；针对变异的肽段可以设计特异性靶点来治疗，三个结肠癌中特异性表达的基因，即 *IGF2BP3*、*SPAG1*、*ATAD2*；针对突变的信号通路来进行阻断治疗，以及在肿瘤代谢异常的类型中，选择相应的敏感药物来进行治疗，在糖酵解增加的类型中，可同时使用免疫检查点抑制药和糖酵解抑制药，可以有效控制因糖酵解导致免疫耐受，增强疗效，见图 5-3-1。

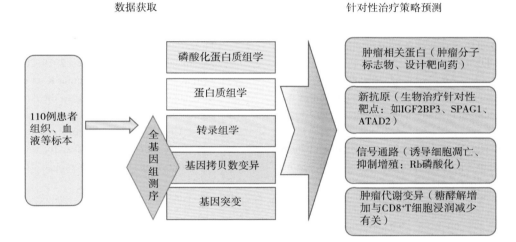

图 5-3-1　基于全转录组测序和多组学整合分析的结肠癌诊疗策略

（王文举　林杼颖　廖力微）

参考文献

[1] Cros J, Raffenne J, Couvelard A, et al. Tumor Heterogeneity in Pancreatic Adenocarcinoma[J]. Pathobiology, 2018, 85(1-2): 64-71.

[2] Williams JB, Li S, Higgs EF, et al. Tumor heterogeneity and clonal cooperation influence the immune selection of IFN-γ-signaling mutant cancer cells[J]. Nat Commun, 2020, 11(1): 602.

[3] Bonin S, Stanta G. Pre-analytics and tumor heterogeneity[J]. New biotechnology, 2020, 55: 30-35.

[4] Reiter JG，Baretti M，Gerold JM, et al. An analysis of genetic heterogeneity in untreated cancers[J]. Nat Rev Cancer, 2019, 19(11): 639-650.

[5] Ma L, Hernandez MO, Zhao Y, et al. Tumor Cell

Biodiversity Drives Microenvironmental Reprogramming in Liver Cancer[J]. Cancer Cell, 2019, 36(4): 418-430.

[6] Kobayashi H, Enomoto A, Woods SL, et al. Cancer-associated fibroblasts in gastrointestinal cancer[J]. Nat Rev Gastroenterol Hepatol, 2019, 16(5): 282-295.

[7] O'Donnell JS, Teng MWL, Smyth MJ. Cancer immunoediting and resistance to T cell-based immunotherapy[J]. Nat Rev Clin Oncol, 2019, 16(3): 151-167.

[8] Rosenthal R, Cadieux EL, Salgado R, et al. Neoantigen-directed immune escape in lung cancer evolution[J]. Nature, 2019, 567(7749): 479-485.

[9] Patel S, Alam A, Pant R, et al. Wnt Signaling and Its Significance Within the Tumor Microenvironment：Novel Therapeutic Insights[J]. Front Immunol, 2019,10: 2872.

[10] Januškevičienė I, Petrikaitė V. Heterogeneity of breast cancer: The importance of interaction between different tumor cell populations[J]. Life Sci, 2019, 239: 117009.

[11] Moradi-Marjaneh R, Khazaei M, Seifi S, et al. Pharmaco-genetics of Anticancer Drug Sensitivity and Toxicity in Colorectal Cancer[J]. Curr Pharm Des, 2018, 24(23): 2710-2718.

[12] Patente TA, Pinho MP, Oliveira AA, et al. Human Dendritic Cells: Their Heterogeneity and Clinical Applica-tion Potential in Cancer Immunotherapy[J]. Front Immunol, 2018, 9: 3176.

[13] Vere J, Gibson B. Evidence-based medicine as science[J]. Journal of evaluation in clinical practice, 2019, 25(6): 997-1002.

[14] Riba M, Sala C, Toniolo D, et al. Big Data in Medicine, the Present and Hopefully the Future[J]. Frontiers in medicine, 2019, 6：263.

[15] Schlick CJR, Castle JP, Bentrem DJ. Utilizing Big Data in Cancer Care[J]. Surgical oncology clinics of North America, 2018, 27(4): 641-652.

[16] Tsimberidou AM, Fountzilas E, Nikanjam M, et al. Review of precision cancer medicine：Evolution of the treatment paradigm[J]. Cancer treatment reviews, 2020, 86: 102019.

[17] Elemento O. The future of precision medicine: towards a more predictive personalized medicine[J]. Emerging topics in life sciences, 2020, 4(2): 175-177.

[18] Williams JB, Li S, Higgs EF, et al. Tumor heterogeneity and clonal cooperation influence the immune selection of IFN-γ-signaling mutant cancer cells[J]. Nat Commun, 2020, 11(1): 602.

[19] Schürch CM, Rasche L, Frauenfeld L, et al. A review on tumor heterogeneity and evolution in multiple myeloma: pathological, radiological, molecular genetics, and clinical integration[J]. Virchows Archiv: an international journal of pathology, 2020, 476(3): 337-351.

[20] Hansen MC, Haferlach T, Nyvold CG. A decade with whole exome sequencing in haematology[J]. British journal of haematology, 2020, 188(3): 367-382.

[21] Nugent A, Conatser KR, Turner LL, et al. Reporting of race in genome and exome sequencing studies of cancer: a scoping review of the literature[J]. Genetics in medicine: official journal of the American College of Medical Genetics, 2019, 21(12): 2676-2680.

[22] Shaw KRM, Maitra A. The Status and Impact of Clinical Tumor Genome Sequencing[J]. Annual review of genomics and human genetics, 2019, 20: 413-432.

[23] Zelli V, Compagnoni C, Cannita K, et al. Applications of Next Generation Sequencing to the Analysis of Familial Breast/Ovarian Cancer[J]. High-throughput, 2020.

[24] Cao J, Chen L, Li H, et al. An Accurate and Comprehen-sive Clinical Sequencing Assay for Cancer Targeted and Immunotherapies[J]. The oncologist, 2019, 24(12): 1294-1302.

第六章　肿瘤综合治疗

第一节　手术治疗

早在我国商周时期就有利用简单工具（如草茎、骨针等）对外伤进行包扎治疗的记载，至今已有 3000 多年的历史。早期的手术治疗局限于简单的操作，随着手术器件的发展和人类对疾病的逐渐认识，手术治疗逐渐扩展到疾病的各个领域。传统的开放手术旨在清除患者病灶，提高患者术后生活质量；开放手术作为肿瘤患者的治疗基础，具有不可替代的位置，但其有手术切口大、术中出血量难以估计、患者损伤大、术后患者恢复时间长等缺点。1901 年，俄罗斯圣彼得堡的妇科医师 Ott 利用窥阴器小切口进行孕妇腔内脏器的检查，象征着人类手术治疗进入一个新的时代，由开放手术进入微创手术时代，腹腔镜时代正式拉开帷幕；腹腔镜手术因具有切口小、出血少、患者恢复快等优点，迅速成为治疗膀胱癌、宫颈癌、肾癌等肿瘤患者的一线治疗手段。随着美国 Computer motion 公司在 1994 年第一台用于辅助微创手术的内镜手术系统——伊索系统的诞生，微创手术迎来又一技术革命的突破——机器人手术时代的到来，机器人手术具有精确、协调性好、灵敏度高等优点。

一、手术原则

肿瘤患者的手术治疗是采用手术方法将肿瘤切除，是良性肿瘤、交界性肿瘤、早期和较早期实体肿瘤的首选治疗方法，根据肿瘤的大小、浸润的深度（T）、是否发生远处转移（M）和淋巴结转移（N）等选择不同手术的方式。手术治疗肿瘤应严格遵守手术适应证，遵循无瘤原则、最大限度地切除肿瘤，减少切缘阳性率。良性肿瘤经手术完全切除后，可达到治愈效果；一般情况下交界性肿瘤极易发生复发或恶变，应积极采取手术治疗；恶性肿瘤目前主要的治疗方式有外科根治性手术、化学治疗、放射治疗三种治疗方式；根据肿瘤的分期选择主要的治疗方法：①肿瘤分期为 I 期主要采取外科手术治疗为主，Yesensky 等认为原位癌的首选治疗是内镜下肿瘤切除术，$T_1N_xM_0$ 首选局部肿瘤切除术；②II 期以手术切除原发肿瘤为主，根据情况辅以放射治疗和全身化学治疗；③III 期根据患者自身情况选择综合性治疗，部分患者可选择新辅助化学治疗后行根治性肿瘤切除术 + 淋巴结清扫术，术后辅以化学治疗和放射治疗，相关文献报道 $T_{1-4a}N_xM_0$ 肿瘤患者根治性肿瘤切除术 + 淋巴结清扫术是治疗肿瘤的首选治疗；④IV 期肿瘤以全身治疗为主，即 T_4 肿瘤患者在多学科诊疗模式会诊的建议下，部分患者可先行新辅助化学治疗再行根治性手术。

二、手术方式

（一）开放手术

开放手术作为治疗疾病的基础，有其优势，如巨大肿瘤手术处理。传统开放手术具有看得见、摸得着等真实的触觉和视觉，术中缝扎止血方便、可靠、无电热损伤、在病变切除范围容易测量和控制、无须过度游离等优点。

相对于腹腔镜手术，传统开放性手术具有不可替代的方面：①相对于复杂巨大肿瘤的不可替代性，如巨大肿瘤腔镜手术空间不足、肿瘤与周围组织粘连，开放手术剥离效果更好；②传统开放手术的直观性、可触性、可更为直观学习解剖结构；③在基层医院和专科医院开展的手术大部分是传统开放手术；④传统开放手术对于术中动脉出血的可控性更强；⑤传统开放手术在四腔（胸腔、腹腔、盆腔、后腹膜腔）肿瘤治疗中的地位不可替代；⑥开放手术在治疗某些恶性疾病的手术适应证广，即使是巨块型肿瘤也可行开腹手术，无须价格高昂的腹腔镜或机器人腹腔镜手术系统及其配套的特殊器械，手术时间较短；⑦术中、术后并发症率和中远期生活质量与腹腔镜手术无差别。与腔镜手术相比传统开放手术也存在劣势和不足之处，如术后瘢痕较大、对于肥胖或过瘦者的切口愈合不良概率较高，切口愈合不良可能延误术后进一步诊疗，术后恢复较慢、住院时间较长等。

（二）腹腔镜手术

1901 年，俄罗斯圣彼得堡的妇科医师 Ott 和德国的外科医师 Kelling 的腹腔镜检查开创了微创手术——腹腔镜手术时代，腹腔镜手术发展到今，经历了传统腹腔镜时代（1901—1986 年）和电视腹腔镜时代（1986 年至今）。腹腔镜手术主要局限于术者通过目镜观察进行诊断和治疗，发展经历了从无到有，器械、设备和技术不断发展和完善的过程。

1. 传统腹腔镜手术时代分为两个阶段 ①传统腹腔镜的诞生及其初级阶段（1901—1938 年）。1901 年，俄罗斯圣彼得堡的妇科医师 Ott 首先介绍了一例在孕妇腹前壁上做一个小切口，插入窥阴器到腹腔内，用头镜将光线反射进入腹腔内来观察腹腔内脏器，并称这种检查为腹腔镜检查，标志着腹腔镜的诞生；此后 CO_2 气腹、操作从单套管到双套管技术、Veress 气腹针等发现，此阶段腹腔镜技术刚起步，是腹腔镜医师发明器械、设备和探索操作方法的阶段，该阶段腹腔镜专家用腹腔镜诊治的患者较少，腹腔镜的临床应用主要局限于检查。②传统腹腔镜的发展阶段。1952 年，Fourestie 发明了冷光源，解决了热光源术中

腹腔脏器热灼伤问题；1956 年，Frangenheim 使用玻璃纤维作为腹腔镜的光传导体，使光损失更少，腹腔镜光照度更大，图像变得清晰；1964 年，德国妇产科医师 Kurt Semm 发明了自动气腹机，为腹腔镜外科的发展奠定了坚实的基础；随后，腹腔镜技术广泛用于各种疾病的诊断和治疗。

2. 电视腹腔镜时代（1986 年至今） 随着光学技术、电子工业的发展，1986 年，微型摄像机开始融入医学界，摄像机和腹腔镜的连接给内镜外科带来了盎然生机，使腹腔镜技术发生了革命性的变化，产生了质的飞跃，开启了电视腹腔镜手术时代。1987 年 3 月 15 日，法国里昂妇科医师 Philippe Mouret 为一例女患者施行腹腔镜盆腔粘连分离后，又切除了有结石的胆囊，完成了世界上首例临床腹腔镜胆囊切除术（LC），但未报道。1988 年 5 月，巴黎的 Dubois 成功地开展了腹腔镜胆囊切除术，其成果首先在法国发表，介绍了 36 例 LC 手术经验，并在 1989 年 4 月举行的美国消化内镜医师协会的年会上放映了手术录像，一举轰动了世界。随后，LC 在德国、荷兰、英国、比利时等国家相继开展，掀起了腹腔镜胆囊切除的热潮。20 世纪 90 年代，LC 的旋风迅速刮到了亚洲；1990 年 2 月，新加坡开展了亚洲第一例 LC；随着腹腔镜操作技术的不断提高、腹腔镜设备和器械的不断完善和改进，使得腹腔镜医师开展工作的信心不断增加，开始探索应用腹腔镜技术治疗其他器官的疾病，如腹腔镜肝脾囊肿开窗术、腹腔镜胆总管切开取石、腹腔镜胃大部切除术、腹腔镜肝脾切除术、腹腔镜疝修补术、腹腔镜结直肠癌切除术、腹腔镜胰十二指肠切除术等，使腹腔镜手术的广度及深度都有了很大发展。

随着微创技术的发展，腹腔镜技术逐渐成为外科手术，特别是各个领域的肿瘤治疗的首选方法。蔡平等认为，腹腔镜根治性直肠癌手术具有安全性、可行性；江苏大学附属医院通过分析 65 例直肠癌患者进行开放性直肠癌根治术和腹腔镜根治性直肠癌切除术对比，结果发现腹腔镜直肠癌根治术后患者的出血少、切口小、住院时间短、术后并发症少等优点，值得临床应用推广。研究证明腹腔镜手术和传统开放手术在肿瘤的治疗效果并无差异，腹腔镜肿瘤切除术逐渐成为膀胱癌、乳腺癌、肺癌、直肠癌等治疗的"金标准"。

腹腔镜手术作为一项新技术，需要从简单到复杂、从低级到高级、从一般到规范的长期培训过程，有较长学习曲线，需要反复实践和改进；腹腔镜手术治疗肿瘤，必须进行严格肿瘤专业培训，如果肿瘤学知识不足，手术技术的规范性相对欠缺，会造成严重的后患。

（三）机器人手术

1994 年，美国 Computer motion 公司在研制了第一台用于辅助微创手术的内镜手术系统——伊索系统，即最佳定位自动内镜系统，手术医师可通过脚踏开关或声控装置操纵腔镜的机械臂，可代替手术助手控镜、定位，虽不能独立执行指令进行手术操作，但却迈出了机器入外科手术技术的关键一步。1998 年，Computer motion 公司开发了第二代宙斯（Zeus）系统，由 3 只机械臂、医师操作台及计算机控制器组成；手术医师坐在操作台前，观察二维或三维手术图像，其中 1 只机械臂可通过声控交互方式操纵腔镜，另外 2 只则装有"微腕"（micro Wrist）腔镜器械，在手术医师控制下操控手术器械。用于妇科手术的第三代机器人系统是 Intuitive Surgical 公司生产的达·芬奇（da Vinci）系统，已获得欧洲 CE 认证和美国 FDA 认证，并于 2000 年被正式批准应用于临床；达·芬奇系统最初主要用于泌尿外科的微创手术，如前列腺切除手术，现在已经广泛应用于多个学科，包括妇科、心外科及小儿外科手术等。

1. 泌尿外科手术　腹腔镜技术被越来越广泛地应用于泌尿外科手术，这一微创的手术方式适用于许多常规的泌尿外科手术，如肾切除、肾上腺切除、输尿管切开、膀胱肿瘤切除、前列腺肿瘤切除等。由于泌尿系统解剖学上的特殊性，限制了腹腔镜技术的普及和推广，一些复杂的手术往往难以掌握，而且手术并发症发生率较高。目前国内黄健教授等能将机器人独特的深部操作和精细操作的技术优势广泛应用于各种泌尿外科手术，包括前列腺癌根治、肾切除、肾盂成形、全膀胱切除、输精管吻合、输尿管成形、活体供肾切取等；前列腺癌根治术是最能体现其技术优势的手术，手术机器人提供宽阔视野和准确、灵活的控制能力，能够清楚呈现组织、器官的解剖构造和神经血管束的走行，精细的分离有利于淋巴结的清扫，准确的缝合保证了吻合的高质量，手术中精确保留前列腺侧筋膜，有利于减少手术对患者性生活的影响，术后病理检查和随访都显示了良好的肿瘤切除效果。自 2000 年开展首例手术机器人前列腺癌根治性切除术以来，该术式在国外得到迅速推广。目前，在北欧国家超过 50% 以上的前列腺癌根治术由手术机器人完成，而在美国，这一比例更是高达 90%，已成为前列腺癌根治术的"金标准"。

2. 心胸外科　开放式心胸外科手术需要开胸、分离胸骨、游离肋骨、在体外循环下完成，手术创伤大，手术风险高，术后恢复时间长。胸腔镜已用于肺叶切除、冠状动脉旁路移植等心胸外科手术，这种微创的手术方法仅需在肋间做几个小切口就能完成手术操作，患者痛苦小，术后恢复快；但其适用范围有限，无法完成一些解剖结构复杂的手术，因而开展并不普及。手术机器人最早于1999 年完成了首例冠状动脉旁路移植术，2003 年起用于心脏肿瘤切除，胸外科的肺叶切除术、食管癌切除、胸腺切除术和食管失弛缓症的治疗等。临床应用表明，手术机器人的手术安全性高、疗效明显好于开放手术和胸腔镜手术。

3. 妇科手术　以腹腔镜技术为代表的微创手术方式正逐步取代传统的开放手术，应用于从卵巢囊肿开窗引流到全子宫切除、盆腔淋巴结清扫的各种妇科手术中。但是大部分的妇科手术需要在狭窄的盆腔内完成，手术操作的视野和空间都非常有限，这使腹腔镜器械的活动自由度受限，且操作的动作幅度不稳定，难以完成一些需要精细分离、缝合及淋巴结清扫的操作，限制了腹腔镜技术在复杂妇科手术中的应用。达·芬奇手术机器人于 2005 年被美国 FDA 批准用于妇科微创手术，此后该技术迅速普及。临床应用结果表明，机器人手术具有更高的精确性、更好的操控性，能在骨盆中完成精细的操作，有利于功能的重建和盆腔淋巴结清扫。国外报道较多的是用于宫颈癌根治术，该手术需要运用精确的分离技术进行韧带切断、输尿管游离、淋巴结清扫等，可以充分发挥手术机器人的技术优势，达到理想的手术效果。对于需要进行比较复杂缝合技术的手术，如复杂的子宫肌瘤切除术，运用手术机器人灵巧的手术臂高质量地完成缝合，有助于减少术后并发症的发生。此外，报道的机器人手术还有全子宫切除、输卵管再通吻合、卵巢切除和盆底重建等。

4. 腹部外科手术 早期机器人手术主要用于腹部外科，开展一些比较简单的手术，但并没有表现出比腹腔镜手术更明显的优势，因而未推广应用。近年来，随着机器人手术在其他外科领域的成功开展，其在腹部外科的应用和研究又重新活跃，迅速开展了各种手术。根据其对第二代腹腔镜手术的影响程度，可将机器人腹部外科手术分为三类：①对常规开展的腹腔镜手术基本没有影响的机器人手术，如机器人胆囊切除、抗反流的胃底折叠、疝修补、阑尾切除、可调节捆扎带胃减容和良性胃肠肿瘤切除等。②可显著提高腹腔镜手术效果的机器人手术，范围比较广泛，包括机器人肝叶切除、复杂胆道重建、胃旁路减重、胃癌根治、结直肠癌根治、胰腺部分切除和胰十二指肠切除等。③目前在腹腔镜下难以完成，唯有机器人手术能精准完成的一些手术，如内脏动脉瘤切除吻合、细口径的胆管空肠吻合、复杂的腹腔内淋巴结清扫等。

机器人手术优势：①手术切口小、创伤少、患者术后疼痛减轻、恢复快、住院时间短、感染风险及输血概率降低等；有学者报道，达·芬奇机器人手术可将手术感染的风险几乎降为零，缩短患者一半住院时间，手术并发症及输血概率亦可大幅度降低；②操作精细稳定、计算机辅助系统可滤除生理震动、缩小幅度比例；③三维手术视野可放大10～15倍，能够清晰地看到微小的毛细血管，保证了手术的安全性；④机械臂体积小、自由活动度大，可完成更加精细复杂的手术操作；⑤减轻术者疲劳，术者可舒适地坐在操作台前进行手术，减小了因疲劳而出现差错的概率，特别是对复杂的、手术时间较长的肿瘤手术非常有利；⑥与腹腔镜手术相比，机器人手术的学习曲线更短，手术操作的灵活性、协调性、精确性都有很大提高，打结和缝合更容易，更容易被学习掌握。

目前机器人手术系统最主要的技术缺陷：无触觉，无法分辨组织韧度和触摸血管搏动；没有温度觉，不能分辨体内不同组织间的温度差异；缺乏握力及压力反馈系统，对大的动作有"力反馈"作用；中控制台与机械间的无线通信易受到干扰；价格昂贵；体积庞大，维修及手术成本较高；不利于在经济欠发达地区推广等。

（四）其他手术治疗方式

1. 激光手术 近年来，激光手术具有止血效果好、手术并发症少、操作简便等优势，属于非接触性手术，可较好的通过内镜技术进行，将其与膀胱镜、胃镜、支气管镜等相结合，可用于泌尿系、胃肠、肺部肿瘤的治疗，逐渐在肿瘤的外科治疗领域得以推广和应用。激光治疗肿瘤的作用机制：①热效应。激光束辐射下，使组织局部温度瞬间升高达200～1000℃，导致组织内蛋白质的变性、凝固或汽化。②电磁效应。激光产生的电磁场可引发组织电离化，组织内细胞核分解。③光效应。激光被色素组织吸收后可进一步增加热效应的作用。④压力效应。激光可产生光压，加上热效应引起的组织膨胀，可产生强烈的二次冲击波，使肿瘤组织内蛋白质分解，组织进一步被破坏。激光在肿瘤手术中的应用主要包括切割组织、凝固止血、汽化、炭化等方法。

医用激光在泌尿外科领域的应用已将近30年，从最初的激光碎石术发展到现在的前列腺激光剜除术、膀胱肿瘤激光切除术、肾盂肿瘤激光切除术等，随着应用范围的不断扩大，激光的种类也日新月异，目前已出现了钬激光、绿激光、铥激光、二极管激光等多种新型的激光，不同激光的特性不同，其适用范围亦有所差异。

铥激光是一种新型的医用激光技术，波长范围1.75～2.22μm，与水分子的吸收峰值接近，能量可被组织中水分子迅速吸收，从而在水环境下安全、高效的进行切割汽化，近年来逐渐得到泌尿外科医师的青睐。基于2μm铥激光"切割＋汽化"的双重效应，采用经尿道铥激光剜除术治疗NMIBC时，对于小肿瘤可以直接汽化，而对于较大的肿瘤可采用剜除术，将肿瘤分块切除，提高手术效率，缩短手术时间，加之精确地操控性，凝固层薄，止血效果好，既保持了传统激光手术的优点，又可以弥补其他激光手术的不足之处。Zhang等报道的一项前瞻性随机研究对比了TURBT和经尿道铥激光剜除术的疗效，共纳入292例NMIBC患者，其中143例采用TURBT治疗，另外149例采用经尿道铥激光剜除术治疗；随访36个月，TURBT组与铥激光组的肿瘤复发率（42.7%比45.6%）和进展率（7.7%比5.4%）均无显著差异性（$P > 0.05$），铥激光是一种灵活、有效地治疗 NMIBC 的方法，在膀胱镜活检中，铥激光亦可帮助快速切取标本用于病理诊断和预后判断。

Nd：YAG（Neodymium-doped Yttrium Aluminium Garnet；Nd：Y3Al5O12）激光在临床中应用范围广泛，可用于肺癌、口腔肿瘤、消化道肿瘤及泌尿系肿瘤的治疗。对于支气管镜下可见的肿瘤，可在镜下用 Nd：YAG 激光行腔内汽化，解除气道梗阻，缓解肺不张患者的症状，达到姑息性治疗的目的，可为肺部肿瘤的治疗赢得更多的术前准备时间。目前，支气管镜下 Nd：YAG 激光治疗已成为肺癌的一种辅助治疗手段。此外，对于食管癌、胃癌、结直肠癌等消化道的恶性肿瘤，内镜下借助 Nd：YAG 激光做姑息性治疗，可缓解消化道梗阻症状，恢复患者的进食和排便能力，有利于生活质量的改善，少数患者在一般情况好转后还可进一步行根治性手术或放射治疗、化学治疗。国内有文献报道，利用 Nd：YAG 激光治疗非肌层浸润性膀胱癌，全部手术均一次成功，未出现闭孔神经反射、膀胱穿孔及肿瘤残留的病例，经尿道 Nd：YAG 激光膀胱肿瘤电切术是治疗非肌层浸润性膀胱癌的一种安全、有效的手术方法，值得临床推广应用。有学者在一项回顾性研究中利用 Nd：YAG 和脉冲染料激光对 149 例婴幼儿患者进行了治疗，研究结果显示，无论血管瘤的分类如何，Nd：YAG / PDL 对于任何发育阶段和年龄的婴幼儿血管瘤患者均具有较好的临床疗效和耐受性，是一种较为理想的局部治疗方式。

激光可在内镜下操作，更加符合微创手术的要求；激光的热效应可凝固血管及淋巴管，既可达到止血的目的，又能防止肿瘤的转移；激光本身具有一定的灭菌作用，对于感染性手术，不易导致感染的扩散；激光手术操作精准，术中止血好，术后粘连及瘢痕少，具有较好的切口美容效果。随着技术和设备的不断发展，激光凭借其诸多的优良特性，在肿瘤的手术治疗中必将拥有十分广阔的应用前景。

2. 显微外科技术　显微外科技术是外科医师借助于手术显微镜的放大，使用精细的显微手术器械及缝合材料，对细小的组织进行精细手术。特点：①由于显微镜的视野小，手术器械和针线常越出视野范围而很难找到。②由于景深有限，略有上下移动即出现手术视野模糊。③肉眼所不能看见的抖动在显微镜下却很显著。因此，细微的抖动就会影响操作。④由于眼肌对不同焦距有一个调节过程。因此，眼睛离开目镜后再返回，不能立即看清微细结构。显微外科技术是一项专门的外科技术，现已广泛应用于手术学科的各个专业，在肿瘤的外科治疗领域，目前显微手术在眼科、神经外科、耳鼻喉等学科中均有报道。脑肿瘤对人体的危害主要表现：颅内压增高及肿瘤对周围脑组织造成压迫或破坏导致的局灶症状。如何最大限度切除肿瘤，消除肿瘤的占位效应，并保留正常的神经功能，对每位神经外科医师仍然是一个严峻的挑战。掌握显微外科技术是衡量每位神经外科医师的基本素质和技术水平的标准。有文献报道了显微手术治疗累及第四脑室肿瘤的临床效果，认为显微手术治疗脑室肿瘤具有较好的安全性和有效性，选择合适的手术入路、良好的手术及对并发症正确的处理，是增强第四脑室肿瘤手术治疗效果的重要因素，术前是否合并脑积水对术后恢复、预后有一定影响。由于显微镜下扩大了手术视野，局部照明良好，可以清楚判别组织、神经、血管等与肿瘤的关系，利于肿瘤的分离、切割及止血，从而避免了正常组织损伤，提高了手术全切除率，使术后生存质量显著提高。

3. 荧光内镜　荧光素钠是目前颅内肿瘤荧光最常用的染色剂。1998 年，Kuroiwa 等首次报道应用于脑恶性肿瘤手术，借助特殊的光学系统，术中打开硬脑膜后，按体质量 8mg /kg 经中心静脉注射荧光素钠，镜下见肿瘤与周围脑组织界线清楚，10 例患者中有 8 例全切肿瘤。国内外相关研究均证实术中实时荧光可以提高胶质瘤的切除范围。荧光素钠透过被破坏的血 - 脑脊液屏障使肿瘤染色，在普通显微镜自然光下，利用高剂量（20mg/kg）荧光素钠辅助颅底肿瘤、转移瘤、高级别胶质瘤的手术治疗取得满意效果。随着有特殊滤光片新式显微镜的发明及应用于临床，仅使用低剂量（2 ~ 5mg/kg）荧光素钠即可取得最佳效果。有研究认为运用特殊的荧光显微镜，低剂量荧光素钠"黄荧光"导航可以良好地辅助胶质瘤手术，联合电生理检测等技术更可以在保留肢体或语言功能的前提下尽量全切肿瘤。肿瘤荧光联合多点病理研究可能为判定胶质瘤的切除范围、瘤周水肿带的去留，探讨复发机制等方面提供新思路。

荧光膀胱镜技术始于20世纪70年代，最初使用的光敏剂为血卟啉衍生物，但由于其易引发患者的变态反应，故起初并未得到大范围普及。20世纪90年代，随着更安全、有效的光敏剂5-氨基酮戊酸（5-ALA）及其衍生物 hexaminolevulinate（HAL）的研发，新的荧光膀胱镜技术在临床上得以推广，且表现出了较大的优越性。其检测原理是通过向膀胱内灌注光敏剂（如5-ALA、HAL），肿瘤组织可选择性吸收光敏剂，从而与正常膀胱黏膜组织相区分，对膀胱肿瘤的微小病变高度敏感，有助于明确诊断和定位肿瘤，术中利用可提高肿瘤切除的彻底性。研究表明荧光膀胱镜的诊断灵敏度为93.2%，而白光膀胱镜的膀胱肿瘤诊断灵敏度为76.5%，荧光膀胱镜诊断膀胱肿瘤的灵敏度明显高于白光膀胱镜，可以发现20%左右的白光膀胱镜遗漏的肿瘤病变。一项前瞻性随机对照研究对比了荧光膀胱镜与白光膀胱镜引导下的TURBT术后表浅性膀胱癌残留和（或）复发情况，发现荧光膀胱镜引导下的TURBT能减少表浅性膀胱癌术后的残留风险，在早期（术后70～105d）复发情况和远期（术后100～200d）复发情况方面，荧光膀胱镜均表现出较传统白光膀胱镜更好的治疗效果。

4. 肿瘤的精准手术　随着微创技术的快速发展和精准医疗（Precision Medicine）潮流的兴起，肿瘤的诊治也随之跨入精准医疗时代。精准医疗是基于个体化医疗发展起来的新型医学概念与医疗模式，是在精准诊断的基础上，实现精准治疗、精准预防。仅从分子、基因、蛋白等水平开展精准医疗，目前难以在临床中实现，从分子生物学和临床诊疗技术两个层面同时着手，通过分子学水平研究探索疾病的病因、精确分类及诊治靶点，借助更加精准的临床诊疗设备和技术，最终实现精准的个体化治疗，提高疾病的预防和临床诊治效果。

3D打印技术凭借其准确性、快速性、立体性及擅长制作复杂形状实体瘤的特性，现已广泛应用于肿瘤的外科学治疗领域。有文献报道3D打印技术在颅底肿瘤显微手术中的临床应用，术前通过3D打印技术重建患者颅底的肿瘤及毗邻的重要

血管、颅底骨质的颅底模型，辅助术者切除肿瘤，研究发现3D模型能更加直观、精确、快速、系统的观察肿瘤的形态结构和周围的解剖关系，配合虚拟影像，对3D模型进行观察，并模拟手术效果，可辅助术者在术前分析术中可能遇到的难题及相应的处理办法，制订更为个体化、精准的手术方案，确保手术的顺利进行，提高手术的安全性。

窄谱光成像膀胱镜（narrow band imaging，NBI）凭借诊断灵敏度高、善于发现微小病变、术中肿瘤完整切除率高等优点，在膀胱癌诊疗中的作用日益受到国内外学者的关注。Naito 等将965例 NMIBC 患者随机分为两组，其中481例在普通白光膀胱镜辅助下行 TURBT，484例在 NBI 膀胱镜辅助下行 TURBT，术后12个月随访，白光膀胱镜组与 NBI 膀胱镜组在总体肿瘤复发率上差异无统计学意义（27.1% 比 25.4%，P=0.585），但对低危 NMIBC 患者，白光膀胱镜组的复发率却明显高于 NBI 膀胱镜组（27.3% 比 5.6%，P=0.002），且术中 NBI 膀胱镜较白光膀胱镜更易发现病变（P=0.033），两组在并发症方面差异无统计学意义，认为 NBI 膀胱镜辅助下 TURBT 可有效降低低危 NMIBC 患者的复发率。荧光膀胱镜和 NBI 膀胱镜的应用较好地解决了传统白光膀胱镜下手术容易遗漏微小病灶的问题，提高了 NMIBC 微创治疗的精准性。

计算机辅助手术（computer assisted surgery，CAS）系统是当今医学领域研究的热点之一，给临床诊断和手术治疗带来了巨大的进步。其基于图像引导、手术计划和导航定位的手术模式，有效地解决了传统外科手术中病灶的定位问题，提高了手术的成功率。CAS 使微型入侵手术（micro invasive surgery，MIS）、远程手术和机器人手术成为可能，是未来肿瘤外科手术的发展方向。CAS 系统最初是为解决神经外科手术中病灶的定位问题而发明的。神经外科手术中的病灶一般位于颅脑的深处，不便直接观察和进行手术，所以首先要精确确定病灶的位置。利用 CAS 系统可以得到肿瘤和正常组织的三维模型，不但可以精准确定肿瘤的位置，而且可以进行手术模拟和制订手术计划。手术进行时，立体定位系统可以准确指出病灶的实际位置，引导手术器械完成手术。手术器械的入口可以是开放式、非开放式和完全

封闭式的，手术路径尽可能做到避开重要器官和组织，如眼球、视觉神经、主要血管和运动中枢等。导航系统实时跟踪手术器械的空间位置，并在显示器上同脑部的三维模型显示出来。手术医师通过观察显示器获得手术信息，按最优手术路径操作手术器械完成手术。基于 CAS 系统，神经外科出现了多种手术模式。开放式的开颅手术，主要用于切除体积巨大的脑内肿瘤；非开放式的开颅手术，只需在颅骨表面切开一个很小的窗口，然后利用精密手术器械完成手术；完全封闭式的放射治疗，利用放射线照射肿瘤，致死肿瘤细胞。放射治疗是技术最为复杂的神经外科手术，目前正在发展的适形调强三维放射治疗技术（intensity-modulated radiation therapy，IMRT），可以做到精确杀死肿瘤，且保证正常组织受到的损伤最小，具有广阔的应用前景。

三、总结和展望

肿瘤作为临床上最常见的疾病之一，其治疗一直是研究的热点和难点。手术治疗是肿瘤治疗的首选方案，是一些肿瘤治疗的“金标准”，手术治疗经历了传统开放手术、腹腔镜手术和机器人手术。随着现代医学的快速发展，越来越多的治疗方法被发掘并转化应用，在准确把握适应证的前提下，为患者制订个体化、精准化的治疗方案，必要时多种方法的联合应用有望改善肿瘤患者的预后水平。随着机器人的不断发展，将来远程操作机器人手术、自主机器人的研发将运用于临床，造福于广大肿瘤患者。

（王春晖）

第二节　肿瘤的放射治疗

一、肿瘤放射治疗学的发展历史

放射治疗至今已有 100 多年的历史。1895 年，德国物理学家伦琴发现了 X 线；1896 年，即用 X 线治疗了第一例晚期乳腺癌患者。1896 年，法国波兰裔科学家居里夫妇发现了镭；1899 年，即使用“镭”治愈了第一例皮肤癌患者。1913 年，Coolidge 研制成功了 X 线管，人类首次制造出可控制质和量的射线；1922 年，将其应用范围扩大，生产出深部 X 线机。1922 年，在巴黎召开的国际肿瘤大会上，Coutard 及 Hautant 报道了放射治疗可治愈局部晚期喉癌，并且无严重的并发症。1923 年，等剂量线分布图首次在放射治疗计划中应用；1934 年，Coutard 发明了分割照射，这两项技术成为放射治疗的基本规范，一直沿用至今。1936 年，Moottramd 等提出了氧在放射敏感性中的重要性，开启了放射治疗作用机制研究的时代和放射生物学的研究。1936 年，物理学界建立了放射物理剂量单位——伦琴，使得人类对放射线的测量有据可循，并有了“量”的概念。

经过 20 世纪上半叶的艰难历程，从 20 世纪 60 年代开始，放射治疗快速发展，逐渐形成了一门独立的医学学科。1951 年，^{60}Co（钴 -60）远距离治疗机开始应用于临床，医师使用 ^{60}Co 远距离治疗机大面积照射霍奇金淋巴瘤，使其成为首个放射治疗可治愈的血液系统肿瘤，并从此开创了高能 X 线治疗深部恶性肿瘤的新时代。1953 年，英国 Hammersmith 医院安装了世界第一台 8MeV 行波医用直线加速器。1962 年，Varian 公司设计制造了原型等中心型直线加速器，首台商用直线加速器安装于美国斯坦福大学医学院，并逐步替代普通 X 线机及 ^{60}Co 治疗机，确立了以 “医用电子直线加速器” 为核心技术，标志着放射治疗形成了完全独立的学科，并进入直线加速器时代。1959 年，Takahashi 教授提出了三维适形概念。20 世纪 70 年代，随着计算机技术和医学影像技术的发展，CT、MRI 的出现，三维治疗计划系统和多叶光栅应运而生，三维适形放射治疗从概念成为现实，放射治疗由二维治疗进入到三维治疗的崭新时代。20 世纪 70 年代，建立了镭疗的巴黎系统。20 世纪 80 年代，发展了现代近距离治疗。21 世纪，又出现了立体定向放射外科（SRS）、逆向调强适形放射治疗（IMRT）和图像引导放射治疗（IGRT）等新技术。与 20 世纪相比，放射治疗在 21 世纪正在飞速发展。

中国的肿瘤放射治疗始于 20 世纪 30 年代，至 1949 年，全国仅在北京、上海、广州及沈阳等地约有 5 家医院拥有放射治疗设备。新中国成立后，我国老一批肿瘤放射治疗先驱不遗余力地发展放射治疗学科，使得我国的放射治疗得到了较大的发展。20 世纪 80 年代，改革开放以来，一批国外先进放射治疗设备开始引进中国。

越来越多的中国放射治疗医师和工程技术人员也开始走出国门，到国外学习先进的放射治疗技术和加速器技术，放射治疗的发展取得了巨大的进步，使我国广大肿瘤患者就医治疗状况得到较大的改善。1986 年，中华放射肿瘤学会成立，之后开创了该专业的学术期刊《中华放射肿瘤学杂志》。之后的近 30 年来，我国放射治疗事业迅速发展壮大。

二、肿瘤放射治疗的分类

放射治疗是治疗肿瘤的一种重要局部治疗手段，放射治疗的原则是最大限度地消灭肿瘤，同时最大限度地保护正常组织。在不产生严重并发症的前提下，控制肿瘤，提高患者的生存质量。按照治疗的目的可以分根治性放射治疗、辅助性放射治疗和姑息性放射治疗。

（一）根治性放射治疗

根治性放射治疗是指以根治肿瘤为目的，经过适当剂量的放射治疗后，患者的局部肿瘤获得有效控制的放射治疗方式。靶区包括原发灶和相关的淋巴引流区，照射剂量比较高，预期患者可以获得长期生存，但在治疗过程中或治疗后可产生一些放射治疗毒副反应，虽然不可避免但应控制在临床可接受的限度内。

主要适用情况：①肿瘤生长在重要器官或邻近重要器官，如鼻咽癌、下咽癌、喉癌等头颈部肿瘤，手术切除将严重影响重要器官的功能或无法彻底切除；②肿瘤对放射治疗敏感，放射治疗能有效控制或杀灭肿瘤，如早期霍奇金淋巴瘤等；③部分早期肿瘤患者因合并症等原因不能耐受手术治疗和局部晚期肿瘤因侵犯周围正常组织难以行根治手术者，如肺癌、食管癌、前列腺癌等。

（二）辅助性放射治疗

放射治疗作为综合治疗的一部分，与手术（术前、术后和术中放射治疗）或化学治疗（诱导化学治疗、同期化学治疗、辅助化学治疗）配合，在手术或化学治疗前后放射治疗可以缩小肿瘤或消除潜在的局部转移病灶，提高治愈率，减少复发和转移，提高患者的治疗效果。

（三）姑息性放射治疗

对于不能根治的晚期肿瘤患者，以缓解患者痛苦、改善生存质量、延长生存时间为目的的放射治疗。姑息性放射治疗一般都采用大剂量分割，尽量减少照射次数，缩短治疗时间，快速达到治疗目的。

主要作用：①缓解疼痛，骨转移是最常见的指征，尤其溶骨性病变有较好的镇痛作用，对软组织浸润引起的疼痛也有明显的镇痛作用。②缓解压迫症状，对肿瘤引起的上腔静脉压迫症、脊髓压迫症、呼吸道压迫等有较好的减压作用。③脑转移瘤，可以改善患者生存质量，延长患者生存期，特别是肺癌、乳腺癌等脑转移。④止血，针对鼻咽癌、头颈部肿瘤、肺癌及宫颈癌等所致出血，放射治疗可有效止血。⑤其他转移肿瘤，主要包括腹腔转移性淋巴结的放射治疗，有较好的缓解症状作用。

但有时候在姑息性放射治疗中肿瘤退缩明显，患者的一般情况有了很好的改善，此时可将姑息性放射治疗改为根治性放射治疗，以追求更大的临床获益和患者的长期存活。同样，在根治性放射治疗中，因并发症和伴发病不能耐受放射治疗也可由根治性放射治疗改为姑息性放射治疗。

三、肿瘤放射治疗的适应证和禁忌证

放射治疗是肿瘤治疗的一种主要治疗手段，约 70% 的肿瘤患者在治疗过程中需要放射治疗。按照各系统不同种类的肿瘤，放射治疗的适应证包括以下类别。

（一）适应证

1. 消化系统　口腔癌早期手术和放射治疗的疗效相同，有的部位更适合于放射治疗，如舌根部癌和扁桃体癌；中期综合治疗以术前放射治疗较好；晚期可行姑息性放射治疗。早期食管癌以手术治疗为主，中晚期以放射治疗为主。中上段早期食管癌放射治疗可以达到根治。肝癌、胰腺癌、胃癌、小肠癌、结肠癌、直肠癌以手术治疗为主。

直肠癌术前放射治疗可能获益，术后放射治疗可以降低复发率。早期直肠癌腔内放射治疗的疗效与手术治疗相同。肝癌、胰腺癌的放射治疗有一定姑息作用。

2. 呼吸系统　鼻咽癌以放射治疗为主。上颌窦癌以术前放射治疗为宜，不能手术者行单纯放射治疗，一部分患者可以治愈。早期喉癌首选放射治疗，手术可作为挽救性治疗；中晚期应行放射治疗、手术治疗综合治疗。肺癌以手术治疗为主，不适合手术治疗又无远处转移者可行放射治疗，少数可以治愈。

3. 泌尿生殖系统　肾透明细胞癌以手术治疗为主，术后放射治疗有一定意义。膀胱癌早期以手术治疗为主，中期术前放射治疗有一定价值，晚期可做姑息性放射治疗。肾母细胞瘤以手术治疗、术后放射治疗、化学治疗三者综合治疗为宜。睾丸肿瘤应先行手术治疗，然后行术后放射治疗。子宫颈癌早期手术治疗与放射治疗的疗效相同，Ⅱ期以上行单纯放射治疗，可以取得较好疗效。子宫体癌以术前放射治疗为宜，不能手术者也可放射治疗。

4. 乳腺癌　乳腺癌以手术治疗为主：Ⅰ期或Ⅱ期乳腺癌，肿瘤位于外侧象限，腋窝淋巴结阴性者手术后可不做放射治疗。Ⅰ期肿瘤位于内侧象限或Ⅱ期、Ⅲ期乳腺癌一般需要术后放射治疗。早期乳腺癌采用保乳术后须行全乳房照射加或不加乳腺淋巴引流区放射治疗。

5. 神经系统肿瘤　神经系统肿瘤大部分需要术后放射治疗。髓母细胞瘤应以放射治疗为主。神经母细胞瘤术后应行放射治疗或化学治疗。垂体瘤可单纯放射治疗或术后放射治疗。对不能手术的神经系统肿瘤采用现代放射治疗技术也能取得长期生存。

6. 皮肤及软组织恶性肿瘤　早期皮肤黏膜恶性肿瘤手术或放射治疗均可，晚期也可行放射治疗。恶性黑色素瘤及其他肉瘤，应以手术治疗为主，一般应辅以术后放射治疗。

7. 骨恶性肿瘤　骨肉瘤以手术为主，也可行术前和术后放射治疗。骨软组织细胞肉瘤、尤因肉瘤可行放射治疗辅以化学治疗。

8. 恶性淋巴瘤　Ⅰ期、Ⅱ期以放射治疗为主。Ⅲ期、Ⅳ期以化学治疗为主，加用局部放射治疗。

（二）禁忌证

放射治疗的绝对禁忌证很少，主要包括晚期肿瘤患者发生恶病质、食管癌穿孔、肺癌大量胸腔积液等。其他相对禁忌证包括放射不敏感肿瘤、器官功能不全等。

四、放射生物学

放射生物学是从器官、组织细胞及分子水平研究不同性质电离辐射作用于机体的即时效应、远期效应及其机制，为提高放射治疗效果、降低正常组织损伤及改善放射防护提供理论依据。

（一）射线与物质相互作用的生物效应

射线与介质原子相互作用发生能量转移，但其效应并非单纯的物理能量转移所致，而是由于射线作用于介质产生的激发和电离，继而作用于生物大分子的继发效应。

1. 电离辐射的直接作用　粒子或光子的能量被 DNA 或具有生物功能的其他分子直接吸收，使生物分子发生化学变化，并导致机体损伤的作用过程，称为直接效应。电离辐射的这种作用称为直接作用。电离辐射对核酸大分子的直接作用，主要引起碱基的破坏或脱落、单链或双链断裂、氢键破坏、螺旋结构中出现交联或核酸之间、核酸与蛋白质之间出现交联。电离辐射对蛋白质的直接作用可引起蛋白质侧链发生变化，氢键、二硫键断裂，导致高度卷曲的肽链出现不同程度的伸展，空间结构改变。某些酶也可受辐射作用而降低或丧失其活性，辐射亦可直接破坏生物膜的分子结构，如线粒体膜、溶酶体膜、内质网膜、核膜和质膜，从而干扰细胞器的正常功能。

关于直接作用的实验都是在干燥状态或含水量很少的大分子或细胞上进行的，并不是辐射后细胞内生物效应的全部，只有当物质含水量极低时辐射效应的发生才是直接作用，如引起烟草斑纹病毒的辐射效应，在干燥状态下所需剂量要比含水时高 $100 \sim 1000$ 倍。而在细胞正常生活状况下，生物大分子存在于大量水分子的环境中。因此，必须认识到直接作用不能解释活细胞内发生的全部生物效应。

2. 电离辐射的间接作用　辐射的能量向生物分子传递时，通过扩散的离子及自由基起作用而产生的生物学效应称为间接效应或间接作用。在辐射与生物系统作用时，通过激发态分子分解、激发态分子与其他分子反应、离子及自由基与中性分子的反应等多种途径，形成大量具有高反应性的自由基。由于生物系统是一个含水系统，80%以上是水，生物分子的辐射损伤在很大程度上是由水电离产生的自由基作用的结果产生的自由基（如氢原子、羟基自由基、水合电子等）活性粒子与生物分子（如蛋白质、核酸、酶等）作用，致使生物体的功能、代谢与结构发生变化。因此，在辐射产生的总效应中，通常主要是间接作用。

（二）细胞水平的放射生物效应

放射线进入人体后，入射的放射线或其产生的次级电子可直接击中细胞核中的DNA，产生DNA的单链或双链断裂，这种作用称为射线的直接效应，这是高LET射线的主要作用方式。另一种方式称为间接效应，即放射损伤是放射线间接产生的。人体的主要组成成分是水，水分子受射线作用后发生特殊的电离，产生了自由基（如H_2O_2等），这些自由基和有毒的化学成分产生了对DNA的破坏作用。低LET射线以产生间接效应为主。DNA单链断裂后，细胞能修复放射损伤，即以另一条链为模板进行修复，细胞得以生存。这种能修复的损伤称为亚致死性损伤（SLD），正常细胞一般在放射损伤产生后的4～6h后修复SLD，但肿瘤细胞的修复能力较弱，且需要更长的时间来修复SLD。若产生DNA的双链断裂，则细胞已无能力修复放射损伤，这种损伤称为致死性损伤。在多数情况下，细胞能修复SLD损伤，但如损伤修复的环境不适合，如温度过高或存在抗癌化学治疗等，均能阻止修复过程，使这些损伤从SLD发展到致死性损伤。

被射线损伤的细胞有以下几种结果。

1. 细胞间期死亡　对射线高度敏感的正常细胞（如淋巴细胞），在受照射后或对放射敏感的恶性细胞在受到一次大剂量照射后（如100Gy），由于DNA的严重损伤，细胞即刻死亡，主要表现为细胞凋亡。

2. 分裂死亡　由于DNA的双链断裂，导致细胞在分裂过程中DNA无法复制，以致细胞在试图分裂时失败，亦称流产分裂，最终细胞死亡。有时受到致死性放射损伤的细胞虽然失去了无限增

殖的能力，但是在完全丧失增殖能力之前，它们尚可分裂数次：DNA被勉强修复，细胞分裂为2个，但DNA存在明显的缺陷，这种DNA的缺陷，在经过数次分裂后，DNA的损伤被累及，在分裂4～6次后，这些细胞最终仍然死亡。

3. 产生巨核的"怪细胞"　这种情况多数出现在肿瘤细胞，虽然它们受到致死性放射损伤失去了无限增殖能力，它们尚可增殖一次或数次。由于DNA的严重破坏，细胞在DNA复制后进入分裂象，但分裂失败，双倍的DNA堆积在一个细胞内。如此经过数次DNA复制和数个尝试分裂失败后，数倍的DNA堆积在一个细胞内，形成巨核的"怪细胞"，这些细胞最终仍然死亡。

4. 形态完整的细胞　细胞的DNA受到双链断裂的损伤，但它不进入分裂周期，所以仍保持细胞的完整性，在多数情况下仍保留该细胞原有的生理功能，在形态学上并不显示出它已受到致死性放射损伤，仍表现为一个存活的细胞。然而当这类细胞去尝试进行分裂时就可能出现分裂死亡。

5. 修复损伤　受到SLD损伤的细胞，保持原有的形态和功能，并修复了放射性损伤。

（三）组织水平的放射生物效应

1. 放射敏感性和细胞周期　放射线对细胞的作用必定反映到组织水平。由于细胞本身可能处在细胞周期中的不同时相（G0、G1、S、G2、M期），整个细胞群实际上是由这5种时相的细胞组成的。不同时相的细胞对放射线呈不同的敏感性，多数哺乳细胞的G2、M期细胞对放射最敏感，即最容易被杀灭，G1、S、G0期的放射敏感性都较低。组织的放射敏感性和组成该组织细胞群的细胞周期分布、细胞增殖速率、该组织中处于增殖中细胞的比例等有关。不同组织的细胞增殖动力学不同，放射敏感性也不一样。一群细胞（细胞组成的正常组织或肿瘤），处于不同的增殖状态，其放射敏感性也不同，产生的放射损伤效应也不尽相同。

2. 放射损伤出现的时间　放射线照射正常组织后，根据放射损伤出现的时间，正常组织分为早期反应组织和晚期反应组织。①早期反应组织是那些细胞增殖很快的组织，如消化道上皮、皮肤及黏膜等，它们的放射损伤出现在放射线照射

后不久，在放射治疗的疗程中就发生，如放射性食管炎，出现在常规分割放射治疗开始后的2周左右。②晚期反应组织是那些细胞增殖比较慢或已经丧失了增殖能力细胞组成的组织，如脊髓和脑，它们的放射损伤出现在放射治疗结束后的很长时间，如放射性脊髓炎出现在放射治疗结束后数年。肿瘤细胞的增殖比较快，因此它对放射损伤的反应类似于早期反应组织。

3. 放射后组织和肿瘤的反应　目前的放射治疗绝大多数采用低LET射线，临床实践已证实，必须使用分割照射的方法，才能达到消灭肿瘤又不严重损伤正常组织和器官的目的。常用的分割照射方法（常规分割）：每日照射1次，每周照射5d，总疗程为4～7周。在这种分割照射的疗程中，正常组织和肿瘤作为一个细胞群，其分裂周期和细胞群的增殖动力学都产生了许多变化。主要有以下4个变化，即4个"R"。

（1）修复（repair）：在常规分割照射后，在2次放射的间隔24h内，肿瘤及正常组织会发生放射损伤的修复，如经过照射后，正常组织和肿瘤的损伤都有部分修复，但正常组织的修复能力要高于肿瘤，故在第二次照射开始时，正常组织的损伤要低于肿瘤组织。

（2）细胞周期再分布（redistribution）：在分割照射中，处于放射敏感期的细胞，如G2和M期首先被杀灭，而细胞继续细胞周期的进程，即从S期向G2和M期推进，使这两时相细胞在整个细胞群中的比例降低后又上升。

（3）再充氧（reoxygenation）：因为正常组织中不存在缺氧细胞，因此正常组织不存在再充氧现象，但是在肿瘤组织中由于肿瘤血管的不完整性，都存在不同比例的缺氧细胞，这些细胞对放射线有比较强的抵抗性。在分割放射治疗中，由于肿瘤逐步缩小，因而血供改善，包括氧供和营养供应，从而使一部分原先的缺氧细胞转为富氧细胞，其放射敏感性也相应提高。

（4）再增殖（repopulation）：再增殖现象既出现在正常组织中又出现在肿瘤组织中。正常组织由于细胞的被杀灭而丢失，由此启动了细胞增殖以补偿细胞的丢失，使放射损伤减轻。在肿瘤组织中，由于肿瘤的杀灭，从而启动了肿瘤细胞群发生再增殖。放射后残存的肿瘤细胞通过缩短

分裂周期时间，增加增殖比例，减少细胞丢失，改变不对称分裂为对称分裂等途径使细胞发生增殖，且增殖速度快于放射治疗前。

五、肿瘤组织生物效应

（一）肿瘤细胞群的增殖动力学

1. 肿瘤内细胞的分类

（1）分裂增殖期细胞：处于细胞增殖周期，有一定的细胞周期时间。

（2）静止期细胞（G0期细胞）：暂不分裂，但仍有生长的能力，需要时会进入细胞增殖周期，成为临床上肿瘤复发的根源。

（3）衰老细胞：无增殖能力的衰老细胞。

（4）破碎细胞：即将从细胞群内清除。

2. 人体肿瘤的生长速度及影响因素

（1）倍增时间：是指肿瘤体积增加1倍所需要的时间。倍增时间主要取决于3个因素：细胞周期、细胞生长比例及细胞丢失的速度。如果细胞周期时间短、生长比例高、细胞丢失少，那么肿瘤生长较快；反之，细胞周期时间长、生长比例低、细胞丢失多，则肿瘤生长缓慢。

人体肿瘤体积倍增时间差别很大，从4d到1年以上，中位数约3个月。倍增时间的长短与肿瘤的组织类型有一定的关系：胚胎性肿瘤，27d；恶性淋巴瘤，29d；中胚层肉瘤，41d；鳞状细胞癌，58d；腺癌，82d。

（2）细胞周期时间：指细胞从一次分裂结束到下一次分裂结束的时间间隔。人体肿瘤细胞周期时间从15h到大于100h，平均为2.3d。

（3）生长分数（GF）：指肿瘤内处于增殖周期的细胞数与细胞总数的比例。肿瘤内的生长分数变化范围很大，一般人体肿瘤的生长分数是30%～80%。肿瘤的组织类型及分化程度对生长分数都有影响。恶性淋巴瘤和胚胎癌的生长分数可达到90%，而腺癌仅为6%左右。早期，肿瘤体积较小，GF较大，对放射较敏感；晚期，肿瘤体积增大，GF变小，肿瘤对放射治疗常不敏感。

（4）细胞丢失速度：肿瘤生长是细胞分裂增殖与细胞丢失之间平衡的结果，是影响肿瘤生长速度最重要的因素。许多人体肿瘤生长缓慢，大部分是因为有高的细胞丢失率。引起肿瘤细胞丢失的主要原因是坏死和分化。丢失的途径：

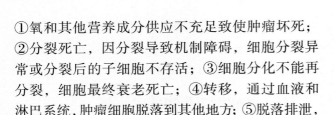

①氧和其他营养成分供应不充足致使肿瘤坏死；②分裂死亡，因分裂导致机制障碍，细胞分裂异常或分裂后的子细胞不存活；③细胞分化不能再分裂，细胞最终衰老死亡；④转移，通过血液和淋巴系统，肿瘤细胞脱落到其他地方；⑤脱落排泄，如胃肠道肿瘤。

（5）肿瘤潜在倍增时间：指在假定没有细胞丢失的情况下，细胞数增加1倍所需要的时间，它决定于细胞周期时间和生长分数。

（6）肿瘤干细胞：肿瘤细胞群中具有无限分裂增殖能力的细胞称为肿瘤干细胞，亦称克隆源性细胞。人类肿瘤内克隆源性细胞的比例尚不清楚，在不同类型的肿瘤内比例不同。动物实验提示人克隆源性细胞比例为0.1%左右。

3.射线对肿瘤细胞群的影响

（1）肿瘤细胞增殖动力学对放射敏感性的影响：①不同时相细胞其放射敏感性存在差异。以G2期、M期细胞对射线最敏感，S期、G0期细胞敏感性差，G1期细胞居中。②静止细胞通常是处于血供不好、无氧和营养很差的区域，因此比处于增殖周期内的细胞抗拒。③潜在致死性损伤的修复对有大量静止细胞的肿瘤更为重要。④两次照射之间细胞的再增殖可以部分地抵消照射的杀伤作用，这也是导致肿瘤放射抗拒的原因之一。

（2）分次照射后正常细胞群和肿瘤细胞群变化的差异：正常组织和肿瘤组织在增殖动力学、生长速度及损伤修复等方面存在很大差异。分次照射中，利用正常组织和肿瘤组织放射效应的不同，达到尽可能杀灭肿瘤组织，保护正常组织的目的。①肿瘤细胞群内的生长比例较大，处于细胞周期活动的细胞多，故所受的致死性损伤比正常组织多，受其他不同程度的损伤也较正常组织多。②正常组织受照射后细胞增殖周期的恢复较肿瘤为快。肿瘤组织内一部分细胞处于慢性乏氧状态，因此亚致死损伤的恢复较慢，G2期延长。③照射后肿瘤有可能暂时地加速生长，但这种生长速度比不上正常组织为填补损伤而出现的增殖加速。

（二）肿瘤控制概率（TCP）与剂量的关系

一般而言，对于临床甚至显微镜都难以发现的、极少肿瘤细胞集合的亚临床病灶，45～50Gy的照射剂量可使90%以下的病灶获得控制。肿瘤细胞数超过$10^6/cm^3$、显微镜下可发现的微小病灶，如外科手术治疗边缘残留的病灶，需要60～65Gy才能控制肿瘤。而对于临床可见或可触及的肿瘤病灶，则需65Gy以上的剂量。临床上，可以通过缩野技术提高肿瘤中央区域的剂量。

提高辐射剂量，肿瘤的控制率增加，但邻近肿瘤的正常组织产生不可逆的严重并发症的危险性也相应增加。因此，放射治疗的原则是尽可能提高靶区的剂量，降低正常组织的受量。剂量-肿瘤控制率曲线中，低于10%或高于85%，剂量的改变不会引起TCP很大变化；而在TCP曲线的中间区域，很小的剂量改变即可引起TCP的很大变化。如TCP已达到90%，剂量增加不会得到很大变化的优点；反而正常组织并发症已达到5%，即剂量增加会导致正常组织并发症的增加。

（三）肿瘤放射敏感性与肿瘤可治愈性的关系

肿瘤可治愈是指原发灶及转移灶均可以治愈，而放射治疗只是一种局部治疗手段，所以放射敏感不等于肿瘤可以治愈。临床常可以见到增殖慢的肿瘤（如甲状腺髓样癌或软骨肉瘤），在治疗期间几乎没有什么消退，但这些肿瘤却有较高的治愈率。而小细胞肺癌、淋巴瘤等对放射极其敏感的肿瘤，在放射治疗期间虽然局部肿瘤消退较好，如果不配合较好的全身治疗手段，往往由于远地转移而其预后较差。

对于同种病理类型的肿瘤，即使治疗结束时（如果肿瘤已完全消退患者），仍然可发现相当一部分在治疗结束后一段时期出现复发；而在放射治疗结束时仍有肿瘤残存的患者，最后肿瘤却得到控制。放射抗拒的肿瘤经过放射治疗难以治愈，中等敏感的肿瘤由于它有一定的放射敏感性且远处转移较少，疗效较好，如宫颈癌、头颈部鳞状细胞癌等。

（四）影响人体肿瘤放射敏感性的因素

1.肿瘤组织放射敏感性分类

（1）放射敏感的肿瘤：如恶性淋巴瘤、白血病、精原细胞瘤、肾母细胞瘤等。仅需30～40Gy的剂量就可以消灭肿瘤或使肿瘤明显缩小。

（2）放射中度敏感的肿瘤：如鳞状细胞癌和腺癌。一般需要60～70Gy的剂量才能消灭或控制肿瘤。

（3）放射抗拒的肿瘤：如各种软组织肉瘤。

需要 70Gy 以上的剂量才能达到基本控制肿瘤。

2. 影响肿瘤放射敏感性的因素 放射敏感性的四个主要指标是肿瘤细胞的固有敏感性、是否乏氧细胞、乏氧克隆细胞所占的比例、肿瘤放射损伤的修复。因此，临床上肿瘤放射敏感性的一些具体影响因素可以总结如下。

（1）肿瘤的临床期别：早期肿瘤体积小，血供好，乏氧细胞少或没有，肿瘤易被消灭且转移低，远期疗效好；晚期肿瘤体积大，血供差，乏氧细胞多，甚至出现中心坏死，肿瘤转移率高，放射治疗效果差。

（2）既往的治疗情况：既往有不彻底的放射治疗或足量放射治疗出现复发；接受过不正确的手术或进行过多次穿刺，使肿瘤组织结构改变，纤维组织增多；肿瘤细胞营养及氧供应差。这些情况均可以降低肿瘤的放射敏感性。

（3）局部感染：感染可使局部出现水肿及坏死，进一步加重局部组织的乏氧情况，影响肿瘤的放射敏感性。

（4）肿瘤的生长部位：瘤体血供的好坏可以影响在它上面生长的肿瘤组织内乏氧细胞的多少，生长于肌肉及血供好的部位的肿瘤，放射敏感性高于血供差而瘤床是脂肪或骨骼的肿瘤。

（5）肿瘤的临床类型：外生型的肿瘤比内生型的肿瘤有较好的放射治疗疗效，菜花型、表浅型对放射治疗敏感，结节型及浸润型对放射治疗有效，溃疡型对放射治疗抗拒。

（6）患者的全身情况：患者的营养状况和有无贫血都能影响放射治疗疗效。营养差或有贫血的，在放射治疗过程中不仅会因反应大而影响放射治疗的顺利进行，而且肿瘤组织也会因贫血而使氧的供应不足，从而降低肿瘤的放射敏感性。

（7）合并症：同时合并肺疾病、肝疾病、活动性肺结核、甲状腺功能亢进、心血管疾病、糖尿病等，都能影响放射治疗的顺利进行及最终疗效。

（五）氧效应及其意义

研究发现细胞在低氧状态下，细胞存活曲线指数部分斜率降低，即低氧状态达到相同细胞存活率水平所需的剂量高于正常氧含量环境，辐射的这种生物效应修饰称为氧效应。其评价指标是氧增强比（OER），定义为乏氧条件下达到某一效应所需的剂量与氧存在时达到同样的效应所需的剂量之比。乏氧条件是指细胞生长环境氧含量低于 2%。

低 LET 射线对细胞的影响主要依赖间接效应 - 自由基的作用，由于氧和电子有很强的亲和力，可以俘获靶分子电离的电子而抑制回复过程，"固定"辐射对生物分子的损伤。

氧在组织中的弥散距离 150 ～ 180μm，肿瘤组织由于生长迅速而肿瘤新生血管发育不良，血供不足，瘤体超过一定体积时肿瘤细胞即逐渐处于乏氧状态。对于低 LET 射线，肿瘤细胞的 OER 在 2.5 ～ 3.0，即要杀灭数量相同但乏氧的肿瘤细胞，需增加 2 ～ 3 倍的剂量。因此，乏氧导致肿瘤细胞放射抗拒是临床放射治疗失败的重要原因之一。

致密电离粒子在通过水的径迹中可有辐射化学作用而形成氧，LET 值越高，则靶内能量沉积部位附近产生的氧浓度越高，同时高 LET 射线主要是直接作用。因此，氧增强比值低，应用高 LET 射线对乏氧细胞治疗更有效。

除了高 LET 射线，还可以应用吸入高压氧或常压高浓度氧或应用乏氧细胞增敏剂，提高肿瘤内乏氧细胞的放射敏感性。

六、放射治疗对免疫系统的影响

放射治疗对免疫细胞具有破坏作用，对肿瘤患者的免疫系统造成一定的不良影响。但与此同时，放射线照射肿瘤细胞后，破坏肿瘤细胞释放相应的肿瘤免疫抗原，释放的肿瘤抗原被抗原提呈细胞识别，诱导淋巴细胞在肿瘤部位的浸润，引发机体的抗肿瘤免疫反应。肿瘤细胞在发生发展过程中与免疫系统交互作用，机体的免疫系统可以通过多种途径消除肿瘤细胞或抑制其增长。尽管机体内具有一系列的免疫监视机制，但仍难以阻止肿瘤的发生和发展。待肿瘤生长至一定程度，超越了机体免疫应答的能力，肿瘤细胞即得以逃逸。这一过程可以概括为免疫清除、免疫平衡、免疫逃逸 3 个主要阶段，而放射治疗可以促进机体免疫系统的抗肿瘤效应，使抗肿瘤免疫效应超过原有的免疫抑制效应。近年来，关于放射治疗联合免疫治疗的基础研究和临床试验越来越多，大量研究表明放射治疗与免疫治疗的联合起到了良好的治疗效果。

（一）放射治疗促进机体抗肿瘤免疫效应的相关机制

在对局部肿瘤病灶进行大分割放射治疗时，在照射野以外的远处转移肿瘤也会缩小，即"远位效应"。Lumniczky 和 Safrany 对免疫缺陷的裸鼠进行照射并不产生"远位效应"，说明了远位效应的发生是与机体的免疫反应密不可分的，脱离了机体原有免疫系统的参与，放射治疗相关的抗肿瘤免疫反应难以起效，其可能的机制如下。

1. 放射治疗促进抗原的扩增和被识别　抗肿瘤免疫效应的强弱与抗原能否有效地被识别和提呈密切相关。在肿瘤组织中，MHC-I 的表达受明显抑制，而放射治疗可以促进 MHC-I 分子的表达。此外，局部大分割剂量放射治疗还可加强树突状细胞对抗原的呈递。同时，放射治疗导致肿瘤细胞分解破裂，释放出的 HMGB-1 分子可与 TLR4 分子结合，进而促进 MHC-I 的表达。还有研究发现，食管癌患者接受放射治疗后，血液中的 HMGB-1 含量明显升高。

2. 放射治疗促进免疫应答　放射治疗对机体免疫反应的促进主要通过 CD8$^+$T 细胞介导，有动物实验证明，"远位效应"的强弱与 CD8$^+$T 细胞的浸润数量有关，而且接受放射治疗后，肿瘤组织其邻近淋巴结内的 T 细胞数量明显高于未放射治疗者。放射治疗对肿瘤细胞的杀伤使其形成"原位疫苗"，激活机体原有免疫反应；树突状细胞能将坏死细胞产物（如 DNA 碎片等）作为抗原物质提呈给 CD8$^+$T 细胞，放射治疗导致细胞坏死和 DNA 损伤能加强的抗肿瘤免疫效应。放射治疗还可以通过促进 HMGB-1 的释放，进一步增强树突状细胞的活化和成熟，进而增强对肿瘤抗原的提呈，促进抗肿瘤免疫反应。同时，有实验发现放射线能促使机体细胞产生 IL-1β 和 TNF-α，进而增强前列腺素 E2 的产生，进一步促进树突状细胞的成熟。

放射治疗对抗肿瘤免疫反应的刺激，是放射治疗促进肿瘤相关抗原被识别和提呈的过程，是机体对肿瘤相关免疫应答过程的强化过程，也是增强抗肿瘤免疫反应超过免疫抑制效应的过程。值得注意的是，放射治疗并不仅仅产生免疫促进作用，有些时候也会产生免疫抑制因素的增强。

有研究显示，放射治疗会促进具有免疫抑制作用的调节性 T 细胞数量明显增多。PD-1 与 PD-L1 结合可以传导抑制性信号，降低淋巴结 CD8$^+$T 细胞的增生；也有实验观察到，放射治疗后肿瘤细胞表面的 PD-L1 表达会明显增加。

放射治疗可以明显促进机体的抗肿瘤免疫效应。并由此可以推断，放射治疗对机体免疫系统的促进、激活作用，可以为联合免疫治疗提供更好的机会，而放射治疗联合免疫治疗的相关机制尚需较多基础研究进行验证。

（二）影响抗肿瘤免疫反应的相关放射性因素

不同的放射治疗分割模式对免疫系统的影响　放射治疗作用于肿瘤细胞后，能够诱导机体产生抗肿瘤免疫，不同的放射治疗分割方案诱导机体产生的抗肿瘤免疫反应也不尽相同。常规分割照射（单次剂量 1.8～2Gy，每日 1 次，1 周 5 次）与大分割照射（单次剂量 > 2.5Gy）虽均能诱导产生肿瘤的至免疫原性，但两者对于机体免疫的影响却完全不一样。常规分割照射对肿瘤细胞杀伤机制以诱导细胞凋亡为主，但肿瘤细胞在凋亡过程中很少释放肿瘤抗原，进而不能诱导 CD4$^+$TH 细胞活化，致 CD8$^+$T 细胞无效，甚至于诱发免疫抑制。大分割照射肿瘤细胞后，主要诱导肿瘤细胞发生坏死，在细胞坏死过程中能够释放大量肿瘤抗原，诱导 T 淋巴细胞在肿瘤部位的浸润，促使抗肿瘤免疫应答激活。更为重要的是，大分割照射能够诱发明显的远位效应，而这一现象在常规分割放射治疗中并不明显。

随着放射治疗技术的改进和提高，体部立体定向放射治疗（stereotactic body radiation therapy，SBRT）技术的应用越来越广泛。通过立体定向技术将射线束从三维空间聚焦到靶点，而提高病灶区剂量，病灶外剂量迅速跌落。进而结合调强、容积调强及图像引导等技术，使分割次数减少，单次剂量远高于常规放射治疗分割。如今，SBRT 在肺部放射治疗中应用广泛，有研究发现，SBRT 对非小细胞肺癌患者机体免疫应答的激活作用优于常规放射治疗分割。有实验通过给予黑色素瘤小鼠模型两种剂量分割模式照射，发现不同分割方式均可引起树突状细胞及 CD8$^+$T 细胞浸润，但大分割照射组作用更强。另有 Dovedi 等的淋巴瘤小鼠模型实验得到了相似的结论。除此之外，也并非剂量越高、分割次数越少，疗效就越好。有研究者开展了一项放射治疗联合抗 CTL-4 单抗治疗转移性乳腺癌的动物模型实验，分别给予 1 次 20Gy、3 次 8Gy 和 5 次 6Gy 的照射，结果发现 3 次 8Gy 组的远位效应最为明显，而 1 次 20Gy 组并未观察到远位效应。2018 年，ASCO 年会上报道的 LUN14-179 试验表明，常规分割放射治疗联合免疫治疗依然取得了很好的临床获益。总之，何种放射治疗分割方式更能促进机体的免疫反应，目前尚无定论，尚缺乏足够的有力证据。

（三）放射治疗联合免疫治疗的基础研究进展

从目前观察研究来看，局部放射治疗引起远位效应仅在少数肿瘤患者中出现，但放射治疗联合应用免疫治疗可有效增强抗肿瘤效应。在许多恶性肿瘤的治疗中，局部放射治疗联合免疫检查点抑制剂治疗可以增强局部疗效和远期效应。与单纯放射治疗相比，放射治疗同步抗 PD-1 或 PD-L1 单抗均可显著提高肿瘤控制率。还有动物实验发现，乳腺癌动物模型中，多种放射治疗分割模式联合抗 CTLA-4 抗体均可观察到远期效应。有个案报道了 1 例广泛转移肺鳞状细胞癌患者，化学治疗后疾病进展，因其 PD-L1 阴性，所以使用 4 次 PD-L1 抑制药后肿瘤继续进展，后对胸腔肿瘤给予 10 次 3Gy 的姑息性放射治疗，出人意料的是，放射治疗部位及转移瘤皆明显缩小，这说明即使 PD-L1 表达阴性的患者，放射治疗联合 PD-L1 抑制剂治疗仍可起到较好的效果。DSR-29133 是一种特定的 Toll 样受体 7 激动剂，能激活急性免疫反应。Dovedi 等发现，DSR-29133 与低剂量分割放射治疗的结合可显著提高治疗效果，此过程依赖于 $CD8^+T$ 细胞的活性，但不依赖于 $CD4^+T$ 细胞和 NK 细胞。

以往认为，对于弱免疫原性的头颈部肿瘤，免疫治疗可能效果不佳，但在头颈部肿瘤的小鼠模型中，放射治疗联合抗 PD-L1 单抗相比单一治疗手段，可以显著提高肿瘤控制率。无独有偶，有临床研究证明，全脑放射治疗同步抗 PD-1 单抗相比单一放射治疗或单一免疫治疗可以提高脑转移患者的局部控制率和远处转移率。同样，对于非转移性头部肿瘤-复发性高级别脑胶质瘤，放射治疗联合抗 PD-1 单抗可提高其疗效。

（四）头颈部鳞状细胞癌放射治疗联合免疫治疗

据我国癌症报告统计，每年头颈部肿瘤（排除鼻咽癌）新发病例 74 500 例患者，死亡病例 36 600 例患者，我国头颈部肿瘤患者的死亡比例远高于其他国家。超过 90% 的头颈部恶性肿瘤为 SCCHN，50% 以上的患者在初诊时已为局部晚期或转移性 SCCHN。约 50% 的患者在 2 年内会出现复发；一线治疗失败后，患者中位生存期 < 6 个月，5 年生存率 < 5%。目前针对 SCCHN 的治疗，除常规的手术、放疗、化疗外，仅一种靶向治疗药物可供选择，SCCHN 的治疗在数十年间无明显进展，患者生存期亟待改善。目前，免疫治疗已成为当下肿瘤治疗领域最具前景的发展方向之一，其在头颈部肿瘤治疗领域也开始探索。头颈部鳞状细胞癌作为一种免疫抑制性肿瘤，同时也携带高突变负荷，使得免疫检查点抑制药通过其独特的作用机制在此领域崭露头角。

复发/转移性头颈部鳞状细胞癌存在很大的治疗瓶颈。超过 50% 患者出现复发，且多发生在 2 年内。对于一线治疗失败的复发/转移性头颈部鳞状细胞癌患者，后续治疗机会极其有限，5 年生存率仅 3.6%，中位生存期不足 6 个月，患者短期即面临疾病进展，甚至死亡威胁。因此，后续治疗方案的选择成为临床医师关注的热点。近年来，免疫治疗在多种肿瘤的治疗中获得巨大成功。头颈部鳞状细胞癌作为一种免疫抑制性肿瘤，免疫检测点抑制药以其独特的作用机制开始在此领域崭露头角。基于 checkmate-141、keynote-040 和 keynote-048 终期研究结果的公布。NCCN 指南相继将派姆单抗联合化学治疗推荐为复发转移头颈部鳞状细胞癌（HNSCC）一线首选治疗方案之一，且将派姆单抗单药治疗作为 PD-L1 表达阳性患者一线首选方案推荐。

放射治疗，一方面释放新生抗原，激活宿主的免疫反应；另一方面诱导免疫反应抑制信号。HNSCC 放射治疗联合免疫治疗仍处于探索阶段，开展了多项与 PACIFIC 类似的研究，Ⅰ期临床研究结果显示放射治疗联合西妥昔单抗加 avelumab 在不适合顺铂治疗的晚期 HNSCC 患者中是可行的。

Ⅲ期临床研究（JAVELINhead and neck 100）

正在进行中。此外Ⅱ期临床研究评估纳武单抗（nivolumab）联合立体定向体放射治疗（SBRT）转移性 HNSCC 示安全可行，但加入 SBRT 对纳武单抗并没有改善临床疗效。

为了进一步提高单免疫治疗的应答率，临床中开展了多项双免疫联合试验。CONDOR Ⅱ期随机临床研究结果显示 PD-L1 抗体（Durvalumab）联合 CTLA-4 抗体（tremelimumab）毒性均可控，但较 durvalumab 单药治疗疗效未见差异。2019 年，ASCO 公布了 durvalumab 联合 tremelimumab 双免疫联合治疗的Ⅲ期临床研究（EAGLE 研究）对比标准 SoC 化学治疗方案仍未见明显生存获益。关于治疗性 HPV 疫苗在 HNSCC 治疗中也开展了一系列临床研究，Bonnie 等的Ⅱ期临床研究证实了 PD-1 单抗联合 HPV-16 疫苗治疗难治性 HPV（＋）HNSCC 患者较既往 PD-1 单抗单药治疗改善了患者的疗效。

鼻咽癌也是较为常见的头颈部肿瘤疾病，占到头颈部鳞状细胞癌的 40% 左右。根据 Globocan 2018 数据显示，我国鼻咽癌患者甚至占到了全球患者的 46.9%。早期鼻咽癌采用单纯放射治疗可以取得很好的疗效，晚期患者则主要选择以放疗、化疗为主的综合治疗，但复发 / 转移鼻咽癌的一直是目前鼻咽癌治疗的难点，疗效有待提高。而鼻咽癌由于其特殊的病理生理，是适合免疫治疗的肿瘤。多项研究证实 PD-1 抑制药单药可作为复发 /

转移鼻咽癌的挽救治疗的新选择；且有研究显示，放射治疗与 PD-1 抑制药联合治疗具有协同效应（图 6-2-1），放疗、化疗可通过改变肿瘤微环境而增加免疫治疗疗效，以 PD-1 抑制药为基础的联合方案将是鼻咽癌治疗的新探索方向。

头颈部肿瘤放射治疗联合免疫治疗仍处于探索阶段。Joris 等的Ⅰ期临床研究结果显示，放射治疗联合西妥昔单抗加阿维鲁单抗（avelumab）在不适合顺铂治疗的晚期 HNSCC 患者中是可行的。其免疫治疗相关毒性是短暂可处理的。头颈部肿瘤患者大部分为局部晚期，同步放疗、化疗为局部晚期头颈部鳞状细胞癌的标准治疗。

2016 年的一项Ⅲ期临床研究（JAVELIN head and neck 100），该研究为 avelumab 联合放疗、化疗（CRT）与一线 CRT 治疗局部晚期头颈部鳞状细胞癌（LA SCCHN）的Ⅲ期临床试验。同步放疗、化疗（顺铂＋放射治疗）是局部晚期头颈部鳞状细胞癌的标准治疗；阿维鲁单抗联合 CRT 可能协同激活多种免疫介导机制，从而产生强大而持久的抗肿瘤反应，改善长期疾病控制率。纳武单抗（nivolumab）联合立体定向放射治疗（SBRT）与单独使用 nivolumab 治疗转移性（M1）头颈鳞状细胞癌 HNSCC 的Ⅱ期随机试验结果虽然现实安全，但在 M1 中加入 SBRT 对纳武单抗并没有改善疗效，期待进一步的结果分析。

2019 年，ASCO 会议报道了特瑞普利单抗

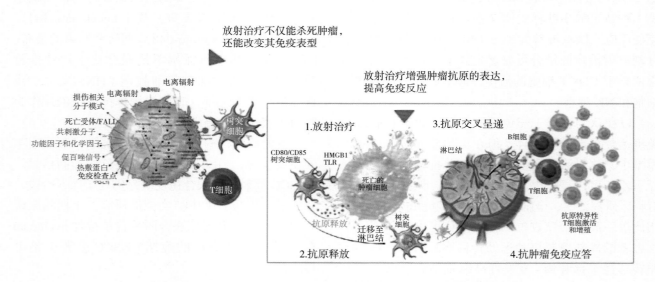

图 6-2-1　放射治疗与 PD-1 抑制药联合治疗具有协同效应

（JS001）在难治／复发鼻咽癌中的研究（POLARIS-02），这项研究是目前为止全球最大规模晚期鼻咽癌免疫治疗临床试验，评估特瑞普利单抗治疗难治性／转移性复发鼻咽癌的疗效及安全性。自2017年4月至2019年2月纳入了来自中国17个中心191例经过一线系统治疗失败或无法耐受的难治／转移性鼻咽癌患者（Ⅳb期），特瑞普利单抗单药治疗至疾病进展。总体 ORR 达到25.5%，PD-L1 阳性有效率更高（31.8%），但PD-L1 阴性人群同样有超过20%的有效率；有将近50%的患者肿瘤出现退缩；80%的是二线治疗以上患者；该研究有力的数据再次证实特瑞普利单抗在晚期鼻咽癌肿瘤中疗效是确切的，而且对于所有晚期鼻咽癌患者都有可能从特瑞普利单抗治疗中获益。

目前头颈部鳞状细胞癌的临床研究主要有以下几项（结果尚未公布，见表6-2-1）。

对于头颈部鳞状细胞癌发生寡转移，Houda 等初步分析一项 Ⅰ／Ⅱ期研究，评估了将 SBRT

置于 durvalumab 和 tremlimumab 治疗间歇期的三联疗法的安全性和有效性。治疗方法：durvalumab，1500mg，每4周1次，12周期；remelimumab，75 mg，每4周1次，4周期，在第2周期开始SBRT，2～5个病灶／例，中位总剂量40Gy，3～5次。实际入组的16例中有2例因免疫治疗出现严重不良事件而未能接受 SBRT，14例患者中，9例 PR、3例 SD、2例 PD，中位无进展生存期7.2个月。

对于高危局部晚期头颈部鳞状细胞癌患者，Jennifer Maria Johnson 的研究评估了联合使用 nivolumab 和 ipilimumab 同步放射治疗的安全性和疗效。入组24例，中位年龄60岁（48～77岁），放射治疗开始前2周开始静脉滴注 nivolumab（每2周，3 mg/kg，17剂）和 ipilimumab（每6周，1mg/kg，6剂），放射治疗剂量为70Gy，2Gy/（次·天）。同步治疗期间17/24（71%）患者发生3级急性放射治疗区域不良事件（黏膜炎9例，吞咽困难6例，皮炎5例，吞咽痛4例，发声困

表 6-2-1　放射治疗＋免疫检查点抑制药治疗复发转移性头颈部鳞状细胞癌的临床研究汇总

NCT 编号	RCT 类型	放射治疗方案	干预方案	研究终点概述
NCT03546582KEYSTROKE	Ⅱ	SBRT	RT 比 RT+Pembrolizumab	主要终点：6年 PFS 率 次要终点：6年 OS 率，6年安全性
NCT03522584	Ⅰ／Ⅱ	SBRT	RT+durvalumab+tremelimumab	主要终点：2年安全性 次要终点：2年 OS 率/PFS 率，2年缓解率
NCT03317327 REPORT	Ⅰ／Ⅱ	RT	RT+nivolumab	主要终点：不良事件 次要终点：1年/PFS 率，5年 OS 率，3年缓解率
NCT03212469 ABBIMUNE	Ⅰ／Ⅱ	SBRT	RT+durvalumab+tremelimumab	主要终点：剂量限制毒性 次要终点：-
NCT03085719	Ⅱ	RT	RT（highdose）+pembrolizumab 比 RT（high dose+low dose）+pembrolizumab	主要终点：1年缓解率 次要终点：1年 OS 率/PFS 率，1年不良事件发生情况
NCT02684253	Ⅱ	SBRT	SBRT+nivolumab 比 nivolumab	主要终点：最佳总体缓解率（2年） 次要终点：-
NCT03283605	Ⅰ／Ⅱ	SBRT	RT+durvalumab+tremelimumab	主要终点：急性毒性（3个月）6个月 PFS 率 次要终点：2年局部控制率，2年 OS 率/PFS 率/远隔事件

数据来源于 www.clinicaltrials.gov

难 1 例），5 例患者在放射治疗后 3 个月出现原发灶部位的软组织溃疡。2 例患者在原拔牙部位出现放射性骨坏死。7 例在放射治疗后 3 个月因各种不良反应停止免疫治疗。

对比以上 2 个研究，我们虽不能对放射治疗区域的严重不良事件发生率直接进行对比，但仍可察觉到放射治疗剂量、放射治疗靶区范围及免疫治疗剂量对其有着明显影响，对于头颈部鳞状细胞癌行根治性治疗时，放射治疗剂量、放射治疗靶区范围及免疫治疗剂量的设计需要更为谨慎。

（五）食管癌放射治疗和免疫治疗进展

食管癌是具有中国特色的癌症之一，是常见的消化道恶性肿瘤，西方国家以腺癌为主，而我国以鳞状细胞癌为主。临床就诊的患者早期食管癌所占比率较低，多数为中晚期，其中 30% 在诊断时已经伴有远处转移。由于其生物学特性，治疗手段有限，中国食管癌患者的生存岌岌可危，晚期患者 5 年生存率甚至不足 8%，治疗需求亟待满足。放射治疗在食管癌的治疗上一直发挥着重要的作用。从 2019 年发表的文献来看，对于早期食管癌，内镜治疗后进行选择性放射治疗、化学治疗在保留食管的治疗模式上进行了探索。对于可切除食管癌患者，手术治疗一直被认为是主要治疗手段，新辅助放疗、化疗优化模式仍是热点和焦点问题。食管癌术后辅助治疗领域相关研究并不多见，研究均来自中国数据。对于不可手术切除的局部晚期患者，同步放疗、化疗是目前主要的根治性治疗手段，在同步化学治疗药物的选择、提高放射治疗的剂量及放射治疗技术方面的研究仍在探索。晚期及复发、转移性食管癌的治疗通常选择化学治疗、免疫治疗、局部姑息治疗和最佳支持治疗，目前仍未能确定标准的化学治疗及有效的综合治疗方案。免疫治疗正在改变食管癌的联合化学治疗的治疗格局，在晚期食管癌中，免疫治疗逐渐从二线向一线过渡，而在新辅助放疗、化疗联合免疫治疗、局部晚期食管癌免疫联合放射治疗的研究，多数还在临床试验阶段。

（六）肺癌放射治疗与免疫治疗联合进展

肺癌是常见的致死性癌症之一，每年约有 160 万例死于肺癌，其中 85% 为非小细胞肺癌（non-small cell lung cancer，NSCLC）。随着治疗方式（手术治疗、放射治疗、化学治疗）的不断进步，NSCLC 患者的预后得到了持续改善，但仍有必要继续改善。早期 NSCLC 患者在接受立体定向全身放射治疗（stereotactic body radiation therapy，SBRT）后，仍有区域性及远处转移的风险；对于局部晚期 NSCLC 患者，现有的联合放疗、化疗方案对预后的改善并不明显。近年来，免疫检查点抑制药（immune checkpoint inhibitors，ICIs）的研究取得突破性进展，部分程序性死亡受体 -1（programmed death-1，PD-1）/ 程序性死亡受体配体 -1（programmed death ligand-1，PD-L1）已作为局部晚期及转移性的无靶向指征 NSCLC 的一线治疗写入指南。

1. 放射治疗联合细胞毒 T 淋巴细胞相关抗原 4 抗体　细胞毒 T 淋巴细胞相关抗原 4（cytotoxic T lymphocyte-associated antigen-4，CTLA-4）能够通过多种机制负向调节免疫反应，介导肿瘤细胞逃避 T 细胞杀伤作用。① CTLA-4 活化后表达于 T 细胞表面，可竞争性抑制同配体的 CD28 受体，从而抑制 T 细胞的活化；② CTLA-4 在 Treg 细胞上表达可影响 Treg 细胞对抗肿瘤免疫的调节。因此，CTLA-4 抗体能增强抗肿瘤免疫反应。目前临床应用的 CTLA-4 抗体主要有伊匹单抗（ipilimumab）和曲美母单抗（tremelimumab）。Golden 等报道了 ipilimumab 联合放射治疗一例晚期 NSCLC 患者的临床疗效，患者接受总剂量为 30Gy 的放射治疗后序贯注射 Ipilimumab（3mg/kg，每 3 周 1 次，共 4 周期）联合治疗。治疗后受照部位的肿瘤减小，伴随远位效应的发生，即非照射区肿瘤体积及代谢活性下降。该研究支持放射治疗联合 CTLA-4 对于晚期 NSCLC 患者的协同治疗作用，并建议在大规模的临床试验中进行验证。关于 CTLA-4 与放射治疗联合治疗 NSCLC 的研究较少，仍待进一步临床试验研究。

2. 放射治疗联合 PD-1/PD-L1 抗体　PD-1 信号传导对 T 细胞介导的适应性免疫具有负调控作用，是肿瘤逃避抗原特异性 T 细胞免疫的机制之一；PD-1/PD-L1 抗体能够阻断 PD-1 信号通路，增强抗肿瘤免疫反应。放射治疗可上调 NSCLC 细胞表面的 PD-1 表达。因此，PD-1/PD-L1 抗体与放射治疗在 NSCLC 治疗中可能发挥协同作用。临床常用的 PD-1 抗体主要有帕博利珠单抗（pembrolizumab）及纳武单抗（Nivolumab），

PD-L1 抗体包括度伐鲁单抗（Durvalumab）、阿特珠单抗（Atezolizumab）和阿维单抗（Avelumab）。

（1）放射治疗联合 PD-1/PD-L1 抗体治疗晚期 NSCLC：PEMBRO-RT 是对比 Pembrolizumab 联合 SBRT（试验组）和 Pembrolizumab 单独（对照组）治疗晚期 NSCLC 疗效的前瞻性、多中心、随机分组的 II 期临床试验。78 例患者接受随机分组，结果联合 SBRT 的实验组中未观察到治疗相关毒性作用的增加，在 12 周时的客观缓解率（objective response rate，ORR）是对照组的 2 倍（36% 比 18%，$P = 0.07$），但是未能达到预设的研究终点目标（50% 比 20%）。亚组分析显示 PD-L1 阴性肿瘤患者增加放射治疗的获益最大。这项 Pembrolizumab 联合 SBRT 治疗晚期 NSCLC 的研究结果令人鼓舞，SBRT 可能激活非炎性 NSCLC 肿瘤向炎性肿瘤微环境发展，使它们接受 ICIs 治疗时的有效率更高，但这需要在更大规模的 II / III 期试验中进行进一步的评估和证实。对 I 期临床试验 KEYNOTE-001 单中心研究的二次分析评估了放射治疗联合 Pembrolizumab 治疗晚期 NSCLC 的疗效及安全性。研究纳入 98 例晚期 NSCLC 患者，结果接受放射治疗联合 Pembrolizumab 治疗的患者其无进展生存期（progression free survival，PFS）及总生存期（overall survival，OS）均优于仅接受 Pembrolizumab 治疗的患者（PFS：4.4 个月比 2.1 个月，$P = 0.026$；OS：10.7 个月比 5.3 个月，$P = 0.019$），治疗相关毒性可耐受。Bauml 等通过一项单臂小规模 II 期试验研究了寡转移 NSCLC 患者在接受局部消融治疗（外科手术或 SBRT）后使用 Pembrolizumab 的临床效果。该研究纳入 45 例寡转移 NSCLC 患者，局部消融治疗后 4 ～ 12 周行 Pembrolizumab 治疗（200mg 静脉注射，每 12 周 1 次，治疗 6 个月），结果患者 PFS 为 19.1 个月，高于历史 PFS（6.6 个月），说明 Pembrolizumab 联合放射治疗可延长寡转移 NSCLC 患者的生存时间。

（2）放射治疗联合 PD-1/PD-L1 抗体治疗局部晚期 NSCLC：PACIFIC 研究是一项随机、双盲、安慰剂对照的多中心临床研究，对比 Durvalumab 联合放射治疗与单独放射治疗对于不可手术切除的 III 期 NSCLC 患者的临床效果。研究纳入 713 例不可手术切除的 III 期 NSCLC 患者，患者接受至少

两个周期的以铂类为基础的同步放射治疗、化学治疗，放射治疗总剂量为 54 ～ 66 Gy。同步放射治疗、化学治疗结束 42d 内，Durvalumab 组患者（473 例）接受一年的 Durvalumab 治疗（10mg/kg，每 2 周 1 次）；安慰剂组患者（236 例）接受同周期的安慰剂治疗。结果 Durvalumab 组相比于安慰剂组 PFS 显著延长（16.8 个月：5.6 个月，$P < 0.001$），ORR 更高（28.4% : 16.0%，$P < 0.001$）。PACIFIC 研究说明同步放疗、化疗后联合 Durvalumab 巩固治疗可作为局部晚期 NSCLC 新的治疗方案，并首次证明此方案能够改善无法手术的 III 期 NSCLC 患者生存，其发布对于 III 期 NSCLC 患者的治疗具有重大意义。据此，2018 年 NCCN 指南推荐 Durvalumab 治疗不可手术切除的 III 期 NSCLC。

此外，其他 ICIs 联合放射治疗 NSCLC 的临床试验正在进行，LUN14-179 是评估同步放疗、化疗后 Pembro lizumab 巩固治疗 III 期不可手术 NSCLC 疗效的一项单臂多中心 II 期临床试验，纳入 93 例患者，患者接受以铂类为基础的化学治疗及总剂量为 59.4 ～ 66.6 Gy 的放射治疗，4 ～ 8 周后 Pembrolizumab 组接受 1 年的 Pembrolizumab 治疗（200 mg 静脉注射，每 3 周 1 次）。现公布的数据包括 1 年及 2 年 OS 率（80.5%、68.7%）和 12、18、24 个月的 PFS 率（59.9%、49.5%、45.4%）及 3 ～ 4 级肺炎发生率（5.4%）。与 PACIFIC 研究中安慰剂组相比，初步分析数据显示了同步放疗、化疗后联合 Pembrolizumab 巩固治疗 III 期不可手术切除的 NSCLC 的前景。此外，进行中的单中心 II 期 DETERRED、多中心随机双盲安慰剂对照的 III 期 RTOG 3505 等临床试验分别研究了 Atezolizumab 及 Nivolumab 联合放疗、化疗在 III 期 NSCLC 中的应用效果，其结果尚未公布。不同于以上研究，Kataoka 等进行的一项多中心回顾性队列研究得出了不同结论。研究纳入 146 例 NSCLC 患者进行 Nivolumab 治疗，中位随访时间为 153d，结果发现过去 6 个月接受放射治疗与否对患者的 PFS 无显著影响，即放射治疗不能增加对 Nivolumab 的敏感性。但研究者认为该结论可能会随样本量增加而改变，并不能否认放射治疗联合 ICIs 的协同作用。

（3）放射治疗联合 PD-1/PD-L1 抗体治疗早

期 NSCLC：早期 NSCLC 患者首选手术治疗，对于不可手术者首选放射治疗。SBRT 作为一种新型放射治疗技术，能够为 NSCLC 患者提供有效的局部控制，2～5 年局部控制率为 90%，但患者仍有区域性及远处转移的风险，需对肺门及纵隔进行外科评估及病理分析确定辅助治疗与否。Forde 等报道，Nivolumab 辅助治疗早期 NSCLC 患者安全、有效，提示 ICIs 联合放射治疗有望改善 NSCLC 患者生存，相关研究正在进行中。

3. 小结与展望　随着精准放射治疗的发展及肿瘤免疫治疗的进展，放射治疗联合免疫治疗 NSCLC 是新的研究热点。随着一些临床试验的开展，放射治疗联合 ICIs 治疗 NSCLC 得到了广泛研究并取得一定的进展，但是仍然面临一些挑战。① 除 Pembrolizumab 及 Nivolumab 外，其他 ICIs 与放射治疗联合治疗 NSCLC 的研究较少，需要进一步的临床试验来确定其疗效。② 在放射治疗与 ICIs 治疗联合的应用中，其最佳的照射部位、分割方式、照射剂量仍存在争议。③ 由于免疫治疗及放射治疗都可能导致不良反应的发生，因此在发展免疫联合治疗时要重视安全性的调查。随着免疫检查点抑制药的进一步发展，其在不同阶段非小细胞肺癌的治疗中都将占据重要地位。

（七）小细胞肺癌放射治疗与免疫治疗

小细胞肺癌（SCLC）恶性程度高、倍增时间短。患者确诊时约 1/3 为局限期、2/3 为广泛期。目前对局限期 SCLC 患者，除极早期患者予以手术 + 术后辅助治疗，其余仍以同步放疗、化疗 + 脑预防照射作为标准治疗模式。广泛期小细胞肺癌化学治疗后胸部残留病灶放射治疗及脑预防性放射治疗能进一步改善患者疗效，但具体人群和放射治疗剂量仍有待进一步探讨优化。30 多年来，依托泊苷联合顺铂或卡铂是广泛期小细胞肺癌（ES-SCLC）的一线标准治疗方案，小细胞肺癌的预后极差，在过去十几年中，治疗方案仅给患者带来微小的生存改善。随着免疫时代的推进，免疫治疗为小细胞肺癌（SCLC）治疗带来了重大突破。SCLC 免疫治疗获益人群的探索已经启航，更多的免疫联合治疗策略的探索以及随着 SCLC 免疫微环境的研究，SCLC 免疫治疗正在向精准迈进。

在免疫药物维持治疗阶段联合放射治疗是否能在不显著提高毒副反应的基础上进一步提高疗效，将是后续需要进一步研究的方向。

随着 IMpower133、CASPIAN 等大型 Ⅲ 期临床研究阳性结果的公布，免疫治疗联合化学治疗已被批准进入广泛期 SCLC 的一线治疗。对于占 70% 的 SCLC 广泛期患者而言，既往研究证实胸部放射治疗的加入可提高肿瘤控制率和总生存，然而出于安全性考虑，IMpower133 及 CASPIAN 研究患者未接受胸部放射治疗，因此放射治疗与免疫治疗在广泛期 SCLC 应用的安全性和疗效尚无数据支持。基于 NSCLC 领域 PACIFIC 等研究结果，广泛期 SCLC 在全身治疗后出现缓解，照射野往往较 NSCLC 小且照射剂量更低，考虑放射治疗联合免疫治疗在广泛期 SCLC 应用的安全性应尚可接受。而加入免疫治疗后，胸部放射治疗及后续脑预防性照射是否仍能带来生存获益则均需进一步研究探索。

（八）盆腔肿瘤放射治疗与免疫治疗

盆腔肿瘤的免疫治疗联合放射治疗研究的热度远不及肺癌，也不及头颈部肿瘤。盆腔放疗、化疗中可能出现的严重肠道副反应及骨髓抑制一直限制着放射、化学治疗的应用，盆腔肿瘤的免疫治疗联合放射治疗研究中安全性是第一位的。

在直肠癌方面，VOLTAGE-A 研究探讨了微卫星稳定型和微卫星高度不稳定型的局部晚期直肠癌放射、化学治疗序贯免疫治疗的新辅助治疗模式。微卫星稳定型入组 37 例，放疗、化疗后应用 Nivolumab（240mg，每 2 周 1 次 ×5 个周期）后行手术治疗，pCR 率 30%，病理降期率 38%，术后局部复发、转移各 1 例。微卫星高度不稳定型探索性入组了 5 例，pCR 率 60%，病理降期率 60%。3 例患者出现严重免疫相关毒副反应（3 级肌无力、3 级间质性肾炎、2 级周围运动神经病），均痊愈并接受根治手术治疗。

无治疗相关死亡事件出现。

在宫颈癌方面，外放射治疗联合化学治疗和近距离治疗是局部晚期宫颈癌的标准治疗方案，Keynote-158 研究后 Pembrolizumab 被批准用于在化学治疗期间或化学治疗后进展的 PD-L1 阳性的复发性或转移性宫颈癌患者。ENGOT-cx11/Keynote-A18 是评估 PEMBO 与同步 CRT 治疗高危局部晚期宫颈癌疗效的 Ⅲ 期研究，该研究于 2020 年 5 月启动，拟入组 980 例，Pembrolizumab

放疗、化疗前后的应用方案分别是 200 mg，每 3 周 1 次 ×5 周期和 400 mg，每 6 周 1 次 ×15 周期。主要研究终点是 PFS 和 OS。从 VOLTAGE-A 研究的现有结果来看，放疗、化疗序贯单药免疫治疗的毒性可耐受，局部效果良好，我们期待在宫颈癌 ENGOT-cx11/Keynote-A18 研究能取得好结果。对于膀胱癌免疫双药联合放射治疗的副反应严重程度很可能不低，而膀胱癌对于常规分割放射治疗并不敏感，又不宜使用 SBRT，常规分割放射治疗联合双药免疫是否取得预期效果，只能拭目以待。

（九）免疫治疗联合放射治疗有何疗效预测标志物

2020 年，ASCO 公布了一项对 104 例经病理证实不能切除的 NSCLC 患者进行为 2 年的单盲前瞻性研究，评估了肿瘤相关巨噬细胞样细胞（cancer associated macrophage-like cells，CAMLs）对抗 PD-L1/PD-1 治疗后 NSCLC 患者进展的预测作用。结果发现：基线 87% 的血液样本检出 CAMLs，CAMLs ≥ 50μm 与 CAMLs<50μm 的患者有相似的 PFS（$HR=1.1$）和 OS（$HR=1.4$），CAMLs 无法预测 24 个月内的肿瘤进展。放疗、化疗后，免疫治疗前的 CAMLs ≥ 50μm 与 PFS（$HR=3.2$，$95\%CI=1.8\sim5.8$，$P<0.001$）和 OS（$HR=2.9$，$95\%CI=1.4\sim6.0$，$P=0.010$）减少相关。在免疫治疗 1 个周期后，CAMLs ≥ 50μm 仍与 PFS（$HR=2.8$，$95\%CI=1.8\sim5.4$，$P=0.004$）和 OS（$HR=3.3$，$95\%CI=1.4\sim7.6$，$P=0.010$）减少相关。外周血 CAMLs 大小是独立于所有其他临床变量的 PFS 和 OS 的重要早期预测因子，在放疗、化疗后或 1 个周期免疫治疗后，外周血中出现 CAMLs ≥ 50μm 可预测肿瘤进展。

一项关于 T 细胞受体（T-cellreceptor，TCR）克隆多样性与循环血免疫细胞亚群Ⅲ期 NSCLC 接受放疗、化疗及 Durvalumab 治疗预后预测作用的研究共入组 134 例患者，并进行基线和系列采血。分析 TCR 多样性、TCR 谱带外周血单个核细胞、T/B/NK 细胞、Treg 和髓系细胞。结果显示吸烟和 EGFR/ALK 突变不是 PFS 的预测因子；放疗、化疗后 T 细胞克隆性扩增不足与 Durvalumab 治疗后 Treg 比例升高显著相关（$P<0.05$），影响 PD-L1 单抗治疗后的抗肿瘤免疫应答；Tregs 比例升高与 EGFR/ALK 野生型非小细胞肺癌患者 PFS 显著降低相关（$P=0.03$）。PD-L1，突变负荷，肠道微生物组等标志物对于指导免疫治疗有一定的价值，也有一定的局限，但在免疫治疗联合放射治疗的疗效预测中尚无证实 ctDNA 和 IFN γ 相关基因、CAMLs T 细胞克隆性扩增、Treg 比例作为免疫治疗联合放疗、化疗效果的预测因子有着良好的研究前景。是否会发现有更多放疗、化疗预后预测因子可能在免疫治疗中继续发挥作用呢？肿瘤微环境、基因突变 / 新抗原负荷肠道微生物等多方面因素都可能对免疫治疗联合放射治疗带来影响。

七、结语

放射治疗联合免疫治疗的治疗模式是未来肿瘤治疗的发展趋势之一，大量临床前研究已经证实联合治疗可以有效激活机体抗肿瘤免疫反应，但相关机制仍需进一步研究。很多热点问题，包括经过同步放疗、化疗后，是否需要进行免疫巩固治疗，选择怎样的免疫治疗策略；晚期患者经免疫治疗后，何时停止治疗；根治性治疗以后，是否存在肿瘤复发，是否需要介入新的治疗手段，以及放射治疗部位的选择、放射治疗的分割模式与总剂量、联合治疗的时间窗有效的生物反应标志物判断预测疗效等，并且要考虑到肿瘤所处器官的组织特异性肿瘤免疫。

各类 ICIs 联合放射治疗向临床转化的关键在于筛选合适的目标人群，通过放射治疗能将非炎性肿瘤转换为炎性肿瘤，提高肿瘤对免疫的反应性；评估联合治疗的安全性；疗效预测生物标志有待进一步的探索；而针对联合治疗相关性不良反应的管理也需进一步优化。此外，抗血管靶向疗法，兼备对正常化肿瘤血管和调节免疫微环境的效用，而且在 NSCLC 中已成熟应用，可以考虑未来研究中是否联合应用。

总而言之，免疫治疗联合放射治疗具有广阔的前景，为患者带来了长期生存的曙光，经过不断改良与优化后，有望在未来肿瘤治疗中发挥更为重要的作用。放射治疗联合免疫治疗改变了临床治疗策略，在挑战中也带来了更多机遇，我们仍需上下求索，为患者带来更大的获益。

（宋琳婧　袁克华　张培先）

第三节　肿瘤的化学治疗

随着居民平均寿命的延长、健康体检意识的增强、检测水平的提高，以及生活环境、饮食习惯等因素的改变，恶性肿瘤已经成为全球最为常见的病死率较高的疾病之一。据统计，2018 年全球恶性肿瘤新诊断及病死病例分别为 1810 万和 960 万。近年来中国恶性肿瘤的发病率及病死率也呈逐年上升趋势，据 2018 年中国肿瘤登记年报显示，我国有恶性肿瘤新发病例 380.4 万，死亡病例 229.6 万。肿瘤化学治疗作为延长癌症患者生存期、改善患者生活质量的治疗手段之一，是从 20 世纪初期发展起来的。随着医学的不断发展，在肿瘤化学药物治疗的基础上，目前已衍生出多种治疗方式，如内分泌治疗、分子靶向治疗、免疫基因治疗等。

一、肿瘤化学治疗的历史及发展地位

（一）肿瘤化学治疗的历史

肿瘤化学治疗即应用化学药物治疗，是通过用细胞毒药物杀灭癌细胞的疗法。近代肿瘤化学治疗虽然只有 70 余年的历史，但已取得很多重大成果，在很多肿瘤的综合治疗中占有越来越重要的地位，是不可或缺的重要治疗手段之一，主要肿瘤化学治疗药物发展历程见图 6-3-1。

化学药物治疗是肿瘤内科治疗的主体，化学药物治疗作为肿瘤治疗手段之一是从 20 世纪 40 年代开始的，至今已有近 80 年的历史。1946 年，在第二次世界大战期间 Gilman 和 Philips 将氮芥

用于淋巴瘤的治疗，开启了肿瘤化学治疗的新纪元。20 世纪 50 年代，环磷酰胺、甲氨蝶呤、氟尿嘧啶相继开始应用于恶性肿瘤的治疗，并在临床上取得相当的成功，对一些实体瘤有一定的疗效，被认为是肿瘤内科治疗历程中的第二个里程碑。到 20 世纪七八十年代，随着多柔比星、顺铂和卡铂等新的化学治疗药物出现，开始采用两药、三药联合应用于恶性肿瘤的内科治疗，取得了疗效的提高，被认为是前进中的第三个里程碑。至 20 世纪 90 年代，随着紫杉醇等新药被开发应用，肿瘤的治疗效果再次得到了提高。在 20 世纪 60 年代，外科手术和放射治疗一直主导着癌症治疗领域，直到后来人们越来越清楚地认识到由于肿瘤的生物学特性，肿瘤存在微转移，即使经过更激进的局部治疗后，肿瘤治愈率仍稳定在 33% 左右。20 世纪 70 年代，在乳腺癌患者的研究中发现应用化学治疗联合手术或放射治疗可以治疗微转移，由此辅助化学治疗诞生。对手术、放射治疗、化学治疗三种治疗手段进行有效组合，可以使其在抗肿瘤效果最大化的同时减少对正常组织的损伤，联合治疗模式从而成为恶性肿瘤标准的治疗模式。进入 21 世纪，除了培美曲塞、托泊替康、紫杉醇脂质体及白蛋白紫杉醇外，新型化学治疗药物探索已经处于停滞状态，治疗效果也达到平台期。由于单纯化学治疗有效率有限，且随着化学治疗周期数的增加，毒副作用累积，对于晚期肿瘤患者的治疗需要新的更精准有效的治疗药物出现才

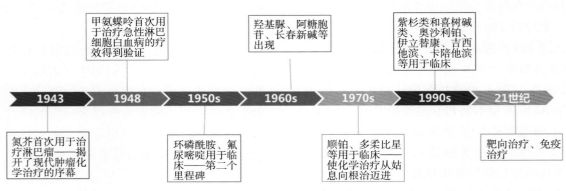

图 6-3-1　肿瘤化学治疗的发展历程

能打破僵局。随着分子生物学、基因组学的发展，目前临床上已经涌现出抗血管生成药物、靶向治疗药物、免疫治疗药物，大有逐渐替代化学治疗药物的趋势。但现有研究均表明抗血管生成药物、靶向治疗药物、免疫治疗药物联合化学治疗药物具有更好的疗效，所以化学治疗药物仍然是中晚期肿瘤治疗的基石，在以后抗肿瘤治疗的很长一段时间内，化学治疗都占据着十分重要的地位。

（二）肿瘤化学治疗的发展地位

肿瘤治疗强调综合治疗，其含义是根据患者的身心状况、肿瘤部位、病理类型、侵犯范围和发展趋势，结合细胞分子生物学的改变，有计划地、合理地应用现有的多学科各种有效治疗手段，以最适当的经济费用取得最大限度地消除或控制肿瘤的治疗效果，同时最大限度地改善患者的生存质量。目前人们已经不把化学治疗看成是只能起姑息性作用的一种手段，而是正在从姑息向根治过渡，通过化学治疗有近 20 种肿瘤治愈率可得到提高，在一些肿瘤综合治疗中占相当重要的地位。化学治疗在综合治疗中的主要作用有以下几方面。

1. 根治性化学治疗　目前人们已经不把化学治疗看成是只能起姑息性作用的一种手段，而是正在从姑息向根治过渡。使用适当，有近 20 种肿瘤治愈率可得到提高，对一些造血系统恶性肿瘤和一些实体瘤采用化学治疗可取得根治的效果（治愈率大于 30%），如滋养细胞肿瘤、睾丸生殖细胞瘤、霍奇金淋巴瘤、Burkitt 淋巴瘤、大细胞淋巴瘤、儿童急性淋巴细胞白血病、儿童神经母细胞白血病、Wilms 肿瘤等。

2. 术前化学治疗　亦称为新辅助化学治疗，目的是降低肿瘤负荷、及早控制远处转移病灶，使原来不可手术或不宜手术在化学治疗后得以降期变为可手术切除。

3. 术后辅助化学治疗　因手术和放射治疗均属局部治疗，对一些比较局限、播散趋向很小的肿瘤可治愈，但不能预防或减少远处转移，而化学治疗属于全身性治疗，可杀灭体内残存癌细胞或微小转移灶，使得容易播散的肿瘤有相当部分得以治愈，如骨肉瘤单一手术治疗后 5 年生存率仅 20%，多数患者因肺转移等远处播散而导致治疗失败，而采用术前或术后化学治疗，5 年生存率可提高到 60%～80%；如乳腺癌，尤其是腋窝淋巴结转移数目较多的患者，若手术治疗后不行化学治疗，则绝大多数患者会出现远处转移，使病情变得不可治愈；反之，施行术后辅助化学治疗，可使远处转移的危险性大大降低。

4. 姑息性化学治疗　延长患者生存期，提高生活质量，如晚期多发性骨髓瘤患者，常因全身多处骨质破坏而致剧烈疼痛，失去生活自理能力，且常伴发热、感染，患者生活质量极差，中位生存期为 3～11 个月。而采用化学治疗后，患者症状一定程度可得到改善，生存期延长，中位生存可达到 2 年以上，少数疗效好的甚至达到 7 年或更长时间。

综上可见，化学治疗作为一种全身治疗在综合治疗中占有愈来愈重要的地位，随着各类新药的开发及基础研究的进展，化学治疗将成为今后研究最活跃的领域之一，应用范围也会愈来愈广泛。

二、肿瘤化学治疗的基础理论

（一）肿瘤细胞周期动力学

1. 细胞周期　细胞周期（cell cycle）是指细胞从一次分裂完成到下一次分裂结束所经历的全过程，分为间期和分裂期两个阶段。①细胞分裂间期，包括 G1 期、S 期、G2 期；②细胞分裂期，即 M 期，进一步分为前、中、后、末期（图 6-3-2）。

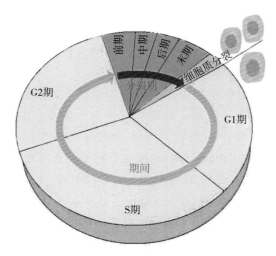

图 6-3-2　细胞周期

（1）DNA 合成前期（G1 期）：G1 期持续时间 18～30h，细胞内主要为 RNA 及蛋白质的合成，细胞主要存在三种状态：①不再继续增殖，永远停留在 G1 期直至死亡，如表皮角质化细胞、红细胞等。②暂时不增殖，如肝、肾细胞，它们平时保持分化状态，执行肝、肾功能，停留在 G1 期，如肝、肾受到损伤，细胞大量死亡需要补充时，它们又进入增殖周期的轨道。这些细胞又可称为 G0 期细胞。G0 期细胞较不活跃，对药物的反应也不敏感，是肿瘤复发的根源。③继续进行增殖，如骨髓造血细胞、胃肠道黏膜细胞等。

（2）DNA 合成期（S 期）：S 期持续时间 16～20h，此期细胞主要利用 G1 期准备的物质条件完成 DNA 复制，并合成一定数量的组蛋白，供 DNA 形成染色体初级结构。在 S 期末，细胞核 DNA 含量增加 1 倍，为细胞进行分裂作准备。DNA 复制一旦受到障碍或发生错误，就会抑制细胞的分裂或引起变异，导致异常细胞或畸形的发生。

（3）DNA 合成后期（G2 期）：G2 期持续时间 2～10h，细胞主要特点是 DNA 合成终止，同时 RNA 和蛋白质合成旺盛，为分裂准备物质条件（RNA、微管蛋白、组蛋白、膜蛋白及促成熟因子）。为纺锤体和新细胞膜等的形成备足原料。若阻断这些合成，细胞便不能进入有丝分裂。

（4）分裂期（M 期）：M 期持续时间 0.5～1h，细胞主要特点是细胞核内染色体均等的分配给两个子细胞核，分裂后的细胞保持遗传上的一致性。

细胞周期由胞内一些物质的合成、活化及降解进行调控，通过对细胞内外的各种信息做出应答而实现。

2. 细胞周期调控　细胞周期的准确调控对生物的生存、繁殖、发育和遗传十分重要，细胞周期各时相中有各自特异性的细胞周期蛋白（cell cycle-regulating protein）控制细胞周期有序地进行。

（1）主要的周期蛋白：Cyclin A1-2、Cyclin B1-3、Cyclin D1-3、Cyclin E1-2、Cyclin F、Cyclin G、Cyclin H，不同的 Cyclin 识别不同的 CDK，组成不同的 Cyclin-CDK 复合体，表现出不同的 CDK 激酶活性，Cyclins 适时适度的表达是细胞周期正常运转的前提。

（2）细胞周期蛋白依赖性激酶（cyclin-dependent kinase，CDKs）：细胞周期蛋白依赖性激酶（CDKs）属于细胞周期正向调节催化亚单位，包括 CDK1（CDC2）、CDK2、CDK4、CDK5、CDK6、CDK7（CAK），CDKs 的蛋白水平在整个细胞周期中相对比较恒定，单独的 CDK 无活性，需与相应的 Cyclins 结合形成有蛋白激酶活性的复合物，活化的 CDKs 呈现出蛋白激酶活性，使不同的底物蛋白磷酸化，从而启动或调控细胞周期的主要事件，CDKs 的激活是驱动细胞周期运行的核心机制。

（3）CDKs 抑制蛋白（CDK inhibitor，CDKIs 或 CIP）：CDKs 抑制蛋白属于细胞周期负性调控蛋白质。有 2 个主要的家族：① Cip/Kip 家族，如 $P21^{Cip1}$、$P27^{Kip1}$、$P57^{Kip2}$ 等能抑制大多数 CDK 的激酶活性，$p21^{Cip1}$ 还能与 DNA 聚合酶 δ 的辅助因子 PCNA 结合，直接抑制 DNA 的合成；② INK4 家族，包括 $P16^{INK4a}$、$P15^{INK4b}$、$P18^{INK4c}$、$P19^{INK4d}$，特异性的抑制 CDK4-CyclinD1、CDK6-Cyclin D1 复合物。

3. 细胞周期监（检）测点（cell cycle check-point）调控　细胞周期监（检）测点功能是保证细胞复制的忠实性和基因组的完整性和稳定性，当 DNA 损伤、复制不完全、纺锤体形成不正常时，细胞周期的进程将被阻断，监（检）测点功能丧失或异常将导致遗传不稳定性，并增加细胞癌变的可能。细胞周期检验点主要有两类：时相次序检验点和 DNA 损伤检验点（图 6-3-3）。

（1）时相次序检测点

G1-S 检测点：细胞周期是否能启动进行细胞增殖，在 G1 晚期有一个关键的限制点（R 点），检测 DNA 损伤、细胞外环境、细胞体积大小。其主要由 Cyclin D-CDK4/6 和 CyclinE-CDK2 驱动，对该周期有限速作用，活化的 CDK4/6 和 CDK2 作用于 PRb，使之磷酸化后释放转录因子 E2F，启动 DNA 复制，细胞进入 S 期，$P16^{INK4a}$、$P15^{INK4b}$、$P18^{INK4c}$、$P19^{INK4d}$、$P21^{Cip1}$ 可竞争结合 Cyclin D，$P21^{Cip1}$、$P27^{Kip1}$ 可竞争结合 Cyclin E，从而抑制 CDK4 和 CDK2 的活性，诱发 G1/S 期阻滞。

S 检测点：检测 DNA 复制错误。CyclinE 与 CDK2 结合，启动 DNA 复制。CDK2 和 CyclinA

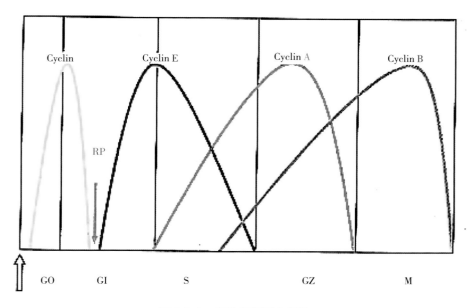

图 6-3-3　细胞周期蛋白调控

结合参与 G2 期的启动和进行。

G2-M 检测点：阻止在 G2 期发生 DNA 损伤的细胞或是进入了 G2 期但携带有 G1 期或 S 期损伤修复未完成的细胞启动有丝分裂。检测的核心是 Cdc2/CDK1（编码 P34^{cdc2}）激活后磷酸化在 M 期其关键作用的底物蛋白，使细胞进入 M 期。CyclinB1 在该周期转换点与 CDC2 形成 CyclinB1/Cdc2（即有丝分裂促进因子 MPF）。Cyclin B1/Cdc2 由 CAK（Cdc2 激活激酶）磷酸化激活，P21^{Cip1} 可抑制 Cyclin B1/Cdc2。在染色体分离的时刻，即从有丝分裂中期到后期转换的过程中存在纺锤体装配检验点，监控染色体排列是否正确，防止染色体分离过程中发生错误，确保染色体分离准备无误。

（2）DNA 损伤检验点：在 DNA 损伤的情况下，哺乳类动物可将细胞周期阻止于 G1、S、G2 期，这取决于细胞当时所处的时相。假如 DNA 损伤不能被修复，细胞将进入凋亡程序，ARF-Mdm2-p53 途径在 DNA 损伤诱导的 G1 期阻滞过程中期起重要作用，细胞在应激状态下，G1/S、S、G2/M 或有丝分裂检验点会被激活，通过抑制突变 DNA 的复制和抑制有染色体损伤的细胞进行有丝分裂，尽量减少突变的积累，使错误程度降至最低。Cdc25 途径在 G2 期检验点中起重要作用，DNA 损伤使 Cdc25 失活，不能激活 Cdc2，实现 G2 期阻滞。

（二）肿瘤增殖动力学

细胞生长失控是肿瘤最基本的生物学行为，也是一切恶性行为的生物学基础，因此研究生长特征在肿瘤防治中具有极其重要的意义。

1. 与肿瘤增殖动力学相关的几个重要概念

（1）生长率：肿瘤细胞生长率是指单位时间内肿瘤细胞增殖数。在显微镜下，肿瘤细胞的生长率往往根据细胞分裂象的多少来判定，恶性肿瘤每 1000 个细胞有 20 个及以上分裂象，而正常组织或良性肿瘤还不到 1 个。这种方法有其局限性。体内肿瘤生长率的测定可用流体的倍增时间（doubling time，TD）来表示，如测定一个肺部肿瘤，可先用 X 线、B 超或 CT 测出肿瘤直径，一段时间后，以同样的方法再测一次，两次测得的直径可按 Gerstenberg 公式计算 TD 值：TD=（0.1×t）/（logDt-logD0），D0 为首测的肿瘤直径，Dt 为经过 t 时间后测得的直径（cm）。在血供充分条件下，肿瘤细胞的生长率取决于细胞周期时间、增殖组分、增殖细胞与丢失细胞之比等因素。

（2）细胞周期时间：细胞周期时间（Tc）为细胞倍增时间，指肿瘤细胞分裂增殖经过一个周期所需时间的平均值，即 G1-M 期所需时间总和。研究发现不是所有的肿瘤细胞（除 Burkitt 淋巴瘤等极少数肿瘤）的周期时间都比相应正常分裂的细胞短，有些肿瘤细胞的细胞周期时间等于甚至长于相应正常分裂的细胞。

（3）增殖组分：肿瘤中并非所有的细胞都进入细胞周期进行分裂，所谓增殖组分（growth fraction/proliferative fraction，PF），即肿瘤中分裂增殖的细胞占肿瘤细胞总数的比例。如以 P 代表增殖的细胞群，Q 代表不增殖的细胞群，PF 可按公式计算：PF=P+Q。在发生肿瘤的初期，几乎所有的肿瘤细胞都进入增殖池（proliferative pool）。但随着肿瘤细胞的增多，越来越多的肿瘤细胞凋亡、走向分化或反转至 G0 期而离开增殖池，PF 可能比肿瘤初期小，但仍大于正常组织，这就可以解释为什么肿瘤细胞周期并不比正常细胞短，而恶性肿瘤的生长却很快。PF 值越小，肿瘤生长越慢；反之，则生长快，肿瘤中多数细胞并未进入增殖池，即使较快的肿瘤 PF 在 20% 左右。

（4）丢失系数：在肿瘤生长过程中不断有新的细胞生成，又不断有细胞通过坏死、凋亡而丢失，肿瘤实际的生长速度取决于两者的平衡，肿瘤生长即由于两者失去平衡，肿瘤生长率 = 细胞生成率 - 细胞丢失率。丢失系数，即细胞丢失率与生成率的比值。正常组织更新丢失系数接近于 1，生长快的肿瘤丢失系数小。

2. 治疗后的肿瘤细胞增殖动力学　在放射治疗、化学治疗或肿瘤部分切除以后，肿瘤体积缩小，当残存的肿瘤细胞再增殖的速度超过丢失时，肿瘤体积可重新增大。人体肿瘤被放射线照射后，由于大量处于静止期的肿瘤细胞进入增殖周期，残余肿瘤的 TD 缩短，表明治疗后存在一段加速增殖的时期，以后又逐渐恢复到治疗前水平，这一现象称为补偿增殖。

3. 肿瘤细胞增殖动力学的临床意义　对化学治疗药物敏感的肿瘤细胞几乎都是进入增殖周期的肿瘤细胞，因此 PF 较高的肿瘤对化学治疗较敏感（如低分化淋巴瘤），而大多数实体瘤（如结肠癌）PF 高，对化学治疗药物不甚敏感，可以利用肿瘤细胞这些特点制订有效的治疗方案（如通过手术和放射治疗使肿瘤细胞体积缩小），这样就会有更多的肿瘤细胞从 G0 期进入增殖周期，提高对化学治疗药物的敏感性。

（三）化学治疗药物对机体免疫功能的影响

肿瘤的发生、发展及转移与机体的免疫细胞的功能密切相关。近年以来，肿瘤研究主要集中在两个方面：①对肿瘤驱动基因的理解产生了分子靶向药物，后者在特定优势人群中可引起显著但不持久的抗肿瘤反应；②对保护性肿瘤免疫机制的理解产生了免疫治疗，并已经成为肿瘤治疗的主要方式之一。广义上的免疫治疗包括细胞因子疗法、肿瘤疫苗、过继免疫治疗和免疫检查点抑制药，能通过促进肿瘤抗原的递呈、加强免疫细胞对肿瘤抗原的识别和解除肿瘤微环境中的免疫抑制等机制，以增强机体免疫系统的抗肿瘤反应。在当今治疗肿瘤的手段中，化学治疗是治疗肿瘤的主要手段之一，以往的研究一直认为化学治疗可导致机体免疫细胞受损，不利于抗肿瘤免疫应答的产生；近期一系列研究则证明化学治疗可通过多种途径对机体免疫格局进行调整从而增强机体抗肿瘤免疫反应，在减除肿瘤负荷的同时，协同提高机体的免疫抗肿瘤作用，这为化学治疗联合免疫治疗带来了新的突破点。

1. 化学治疗对机体免疫细胞的影响　细胞毒药物虽然会导致粒系和淋巴系细胞减少，机体出现一过性的免疫抑制，但对于肿瘤，粒系和淋巴系的免疫细胞既有监视杀伤肿瘤的作用，亦有促进肿瘤免疫逃避的作用；而全身化学治疗后随着骨髓功能的恢复，免疫细胞亚群和功能发生改变，可打破机体对肿瘤的免疫耐受。化学治疗对免疫系统各细胞亚群的影响：①化学治疗药物对髓系和淋巴系来源免疫细胞的直接影响；②化学治疗诱导肿瘤细胞发生免疫原性的细胞死亡（immunogenic cell death，ICD），继而增强机体免疫应答，间接改变各种免疫细胞亚群的比例。临床研究中亦观察到化学治疗联合树突状细胞疫苗或免疫检查点抑制药治疗结直肠癌、黑色素瘤、非小细胞肺癌具有协同作用。

另外，参与肿瘤免疫微环境的细胞主要包括来源于淋系和髓系的免疫细胞。

（1）淋系来源的免疫细胞包括 CD4 和 CD8 阳性的 T 细胞、NK 细胞、部分 DC 细胞。其中 T 淋巴细胞激活后分化为 CD4 和 CD8 阳性 T 淋巴细胞，在不同细胞因子调控下，CD4 阳性的 T 淋巴细胞又分化为 Th1、Th2、Th17、调节性 T 细胞（regulatory T cell，Treg）等不同亚型，在机体抗肿瘤免疫、肿瘤免疫逃避中发挥不同作用，Th1

淋巴细胞主要介导细胞免疫，Th2淋巴细胞主要介导体液免疫，Treg细胞主要抑制抗肿瘤免疫应答，Th17细胞则具有双向调节作用。淋巴细胞亚群的比例不同，直接影响了最终肿瘤免疫应答的强度。临床研究中亦发现蒽环类药物、紫杉醇、氟达拉滨可以使乳腺癌、淋巴瘤等肿瘤患者Treg细胞数量或比例下降，同时可伴有CD8阳性杀伤性T细胞增多及NK细胞活性升高，这种反应与疗效相关。

髓系来源的免疫细胞包括单核细胞、巨噬细胞、中性粒细胞、部分DC细胞。

（2）近年来，针对肿瘤相关的髓系细胞（tumor-associated myeloid cells，TAMCs）在抗肿瘤免疫应答中的调节作用有较为深入的研究：①肿瘤相关的巨噬细胞（tumor associated macrophage，TAM），其在肿瘤组织内分化为M1型，分泌一氧化氮（NO）和活性氧（ROS）等，攻击杀伤肿瘤细胞；还分化为M2型，分泌促进肿瘤增殖转移细胞因子。②髓源性抑制细胞（myeloid-derived suppressor cells，MD-SCs），抑制肿瘤组织内T细胞功能，促进肿瘤免疫逃逸。③肿瘤相关的中性粒细胞（tumor- associated neutrophils，TANs），其在肿瘤组织内亦分化为N1型（抑制肿瘤）和N2型（促进肿瘤）。④肿瘤相关的树突状细胞（tumor associated dendritic cells，TADCs），主要表现为不成熟表型（immature phenotype，iDC），促进肿瘤免疫逃逸。

化学治疗对抗肿瘤免疫应答的激活作用：①正性调节识别杀伤肿瘤的免疫细胞，包括增加抗原提呈细胞（如树突状细胞）、杀伤性T细胞、NK细胞比例或数量，恢复其功能；②负性调节抑制肿瘤免疫反应的免疫细胞，包括减少M2型巨噬细胞、MDSCs、Treg细胞的数量或比例。目前发现紫杉类药物、吉西他滨、氟尿嘧啶（5-FU）等可以减少带瘤小体内MDSCs数量，从而减少免疫抑制性细胞因子的分泌，增强杀伤性T细胞和NK细胞功能。

2. 化学治疗对机体免疫应答的影响 目前研究发现化学治疗可以发挥正向免疫调节作用，增强机体的抗肿瘤免疫应答，其具体作用机制：①肿瘤细胞自身介导的免疫增强作用，即化学治疗可以诱导肿瘤细胞发生免疫原性的细胞死亡（immunogenic cell death，ICD），诱发机体的抗肿瘤免疫应答。基础及临床研究发现部分化学治疗药物可以诱发ICD，常见的包括蒽环类药物（多柔比星、表柔比星、柔红霉素）、米托蒽醌、奥沙利铂、氟尿嘧啶、伊立替康、环磷酰胺、硼替佐米等。②化学治疗虽然导致淋巴细胞总数减少，但可以改变各免疫细胞亚群的比例及其功能，降低外周血和肿瘤病灶免疫微环境中抑制性免疫细胞的比例，减少抑制性免疫细胞因子的分泌，增加具有抗肿瘤作用的效应淋巴细胞，从而增强抗肿瘤免疫应答。1994年，Matzinger提出任何细胞诱发免疫应答必须满足两个条件：免疫原性和佐剂的辅助。化学治疗药物对机体免疫应答的影响包括以下几种途径。

（1）增加肿瘤细胞的抗原性：化学治疗药物诱导肿瘤细胞抗原性增强是通过不同机制实现的。近来研究表明肿瘤的传统及靶向治疗能引起具有免疫原性的肿瘤细胞的死亡，并产生类似免疫疫苗的作用，诱发抗肿瘤免疫反应。也有研究表明，损伤DNA的细胞毒性药物可以激活免疫原性细胞死亡、改变肿瘤炎症微环境和刺激新抗原产生，从而激活抗肿瘤免疫。当肿瘤细胞死亡时也会发出信号激活机体免疫反应。免疫原性细胞死亡也是细胞死亡的一种方式，它可以激活针对细胞死亡相关抗原的免疫反应，肿瘤细胞通过免疫原性死亡而激活抗肿瘤免疫。如吉西他滨是人工合成的嘧啶核苷类似物，该类药物可以使肿瘤细胞抗原上调MHC表达，易与CD8$^+$鉴别；吉西他滨能够诱导凋亡的肿瘤细胞具有强免疫原性，凋亡的肿瘤细胞能被DC有效交叉提呈给抗原特异性T细胞，激活的CTL具有强大的抗肿瘤活性。

（2）增加肿瘤细胞的免疫原性：既往观点认为细胞凋亡是自身程序性死亡，不会引发免疫反应。然而，后续研究发现某些刺激因素诱导下的特殊类型的细胞凋亡会释放抗原分子和损伤相关分子模式（damage-associated molecular patterns，DAMPs），继而引发机体的免疫应答，这种凋亡称为免疫原性的细胞死亡（immunogenic cell death，ICD）。2005年，Casares等发现将体外经过多柔比星处理过的结直肠腺癌CT26细胞和纤维肉瘤MCA205细胞重新回输到小鼠体内，可以使其产生相应抗体，再次将未经处理的相同肿瘤细胞输入小鼠体内后，肿瘤细胞无法增殖。此后，诸多研究证实肿瘤细胞在化学治疗药物的作用下会发生 ICD。

（3）化学治疗药物对肿瘤细胞的其他影响：化学治疗药物还可以通过几种方式来增强免疫系统对肿瘤细胞的识别和杀伤。①上调肿瘤细胞表面 MHC I 类分子表达。研究表明依托泊苷、拓扑替康、长春新碱、紫杉醇还可以通过诱导肿瘤细胞分泌干扰素（interferon，IFN）-β，继而通过自分泌环的作用增加肿瘤细胞 MHCI 分子表达。②上调 B7-1 等共刺激分子表达，下调 B7-H1/programmed death-ligand 1（PD-L1）等负性共刺激分子表达。③部分作用于细胞 DNA 结构的化学治疗药物可以诱导肿瘤细胞表达死亡受体，包括 FAS 受体（CD95）和 TNF 相关凋亡诱导配体的受体（TNF-related apoptosis-inducing ligand receptor，TRAIL-R）表达，介导免疫细胞分泌的 FASL 和 TRAIL 对肿瘤细胞的攻击作用。此外，研究还表明紫杉醇、顺铂、多柔比星可以促进肿瘤细胞表面表达 M6P 受体（mannose-6-phosphate receptor，M6PR），继而增加颗粒酶-B（granzyme-B）的细胞穿透力，增加杀伤性 T 细胞的功能。

综上所述，随着对肿瘤免疫学研究的不断深入，近年来肿瘤免疫治疗再次成为热点。与化学治疗相比，免疫治疗效果相对缓和，但更为持久。越来越多的研究表明化学治疗除了对肿瘤细胞的直接杀伤作用，亦可以增加肿瘤细胞的免疫原性，抑制负性免疫信号，改变肿瘤免疫微环境，从而发挥免疫增强作用，为化学治疗和免疫治疗的联合应用奠定了理论基础。

（四）肿瘤化学治疗的药理学基础

1. **肿瘤药物分类法**　抗肿瘤药物分类方法主要有传统分类法、作用机制分类法、细胞动力学分类法。

（1）传统药物分类法：主要是根据药物的来源和作用机制进行分类。①烷化剂：其烷化亲电子基团在体内产生带正电的极性分子，与细胞 DNA 相互作用产生替代性反应、交链反应、链断裂反应，导致 DNA 分子编码发生改变，最终导致突变或细胞死亡，如氮芥、环磷酰胺、美法仑等。②抗代谢药：是能干扰细胞正常代谢过程的药物，

这类药物与正常代谢物质相似，在同一系统酶中相互竞争，与其特异酶相结合，使酶反应不能完成，从而阻断代谢过程，阻止核酸合成，抑制肿瘤细胞的生长与增殖，如氟尿嘧啶、甲氨蝶呤等。③抗癌抗生素：指由微生物产生的具有抗肿瘤活性的化学物质，能抑制肿瘤细胞的蛋白或核糖核酸合成或直接作用于染色体，如多柔比星、博来霉素、放线菌素 D。④植物类药：植物中提取的抗肿瘤成分，如长春新碱、喜树碱、紫杉醇等。⑤激素类：对机体功能起调节作用的化学物质，如地塞米松、他莫昔芬、来曲唑等。⑥其他类：包括金属络合物和酶制剂，如卡铂、顺铂、门冬酰胺酶等。

（2）作用机制分类法：①阻断 DNA 复制，如烷化剂可破坏 DNA 结构，氟尿嘧啶可与胸腺嘧啶核苷酸合成酶结合，抑制脱氧尿嘧啶核苷酸与酶结合，影响 DNA 复制。②影响 RNA 转录，如多柔比星嵌入 DNA 后，使 DNA 链裂解，阻碍 DNA 及 RNA 的合成。③抑制蛋白质合成，如门冬酰胺酶可将血清中的门冬酰胺分解，使肿瘤细胞缺乏门冬酰胺，从而使其蛋白质合成发生障碍，而正常细胞可自己合成门冬酰胺，受影响小。④阻滞细胞分裂，如长春碱能抑制微管蛋白的聚合，使之不能形成纺锤丝，从而抑制细胞有丝分裂。⑤拓扑异构酶抑制药，如伊立替康与拓扑异构酶 I 和 DNA 形成稳定复合物，使 DNA 单链断裂，无法重新连接，DNA 复制受阻，细胞死亡。⑥阻断肿瘤新生血管，恶性肿瘤的生长和转移与肿瘤区域的血管密切相关，血管内皮生长子（VEGF）及其受体就是关键的因素，肿瘤区域的新生毛细血管是肿瘤赖以生存和进展的物质基础，肿瘤细胞需要新生血管为迅速生长的肿瘤提供营养和排除代谢废物。因此，抑制肿瘤学血管形成作为肿瘤治疗的途径，已发展成为当今肿瘤领域研究的主攻方向。⑦肿瘤细胞信号转导抑制药，肿瘤细胞表面的抗原、生长因子受体或细胞内信号传导通道中重要的酶或蛋白质（EGFR、c-Kit、K-ras 等）在肿瘤的生长侵袭过程中起到了重要的作用，通过抑制这些重要的酶或者蛋白质可以控制肿瘤的生长，这些针对分子靶点的药物主要影响细胞的分化、周期、凋亡、迁移、浸润等过程，不直接破坏 DNA 或 RNA，而且靶点主要是肿瘤发生

发展的关键酶或蛋白质，对正常细胞组织的影响较小。

（3）细胞动力学分类法：绝大多数经典的化学治疗药物能根据对细胞周期的依赖性进行分类，而且如果这种化学治疗药物是依赖于细胞周期的，那么有可能在某一时相上该化学治疗药物的作用更大，虽然大部分化学治疗药物并不是某种时相专一的药物，但这样分类仍能帮助理解药物的活性。

2. 时相特异性药物　药物在细胞周期的某个时相可发挥最大作用时，这种药物称为细胞周期时相特异性药物，这类药物只对特定周期时相的细胞有最大杀伤作用，因为作用时相固定，因此增加剂量并不会增加杀伤效果，但如果延长时间却可以因为进入该时相的细胞数量增加而杀伤效果也增加。G1：天冬酰胺酶、泼尼松等；G1/S 过渡：克拉曲滨；S 期：阿糖胞苷、氟尿嘧啶、吉西他滨、甲氨蝶呤、硫鸟嘌呤、氟达拉滨、拓扑替康、羟基脲；G2：博来霉素、依托泊苷、紫杉醇；M 期：长春碱、长春新碱、长春地辛、长春瑞滨、伊沙匹隆。

（五）抗肿瘤药物的代谢动力学

1. 吸收　抗癌药物的给药可通过口服、肌内注射与静脉注射，其中静脉注射吸收最快。静脉注射 2～3 次循环时间内均匀分布于血浆，有些半衰期特别短而且是细胞周期特异性药物（如氟尿嘧啶）可通过延长时间的静脉滴注方式维持稳定血药浓度，既提高了疗效，又可降低不良反应。皮下或肌内注射后一般 15min 完全吸收，但大部分抗肿瘤化学药物毒性较大，局部刺激大，很少采用皮下和肌内注射。

口服吸收则个体差异较大，有些化学治疗药物在胃肠道吸收不完全，生物利用度低，可能被消化酶或者肝脏代谢失活。为了提高抗癌药物在肿瘤局部的浓度，特别是剂量与疗效密切的药物，有时可动脉给药。局部动脉给药的条件：肿瘤主要侵犯局部、给药动脉主要供应肿瘤而较少供应正常组织、所用药物在室温下稳定，局部组织吸收快，全身灭活或排泄快〔如氟尿嘧啶脱氧核苷（FUDR）第 1 次通过肿瘤时可被吸收 90%，是唯一被批准的动脉用药〕。

2. 分布　抗肿瘤药物静脉注射后，多数血药浓度下降很快，可迅速而广泛地分布于各组织，

但选择性地集中于肿瘤局部不够多。为了使药物能更多地进入肿瘤局部，除了局部动脉给药，药物化学家一直在为抗癌药寻找一个合适的载体，希望抗癌药结合载体后能更多的进入肿瘤组织，从而减少对正常组织的损伤，如以脂质体为载体，在水溶液中可形成微球，将抗癌药包埋在内，减少了药物与血浆蛋白的结合，延长了稳定血药浓度时间，使之更多地进入肿瘤。通常情况下，脂质体药物的毒性有所减轻，如目前使用的脂质体多柔比星和脂质体紫杉醇。不同给药途径也明显影响药物的体内分布。静脉给予抗癌药后，体腔内药物分布很少。如果要提高体腔内的药物浓度，就需要采用局部给药的方法。过去认为，除了强脂溶性抗肿瘤药外，不易透过血 - 脑屏障进入中枢神经系统，水溶性抗癌药必须鞘内注射。目前认为，脑或脊髓的肿瘤内血管供应十分丰富，肿瘤新生血管内皮细胞形成的毛细血管壁不完整，因此全身给药虽不能进入正常脑或脊髓组织，但仍能部分进入肿瘤组织。目前发展的大部分小分子靶向药物分子量小，容易透过血 - 脑屏障，对实体瘤的脑转移有效。

3. 代谢　抗肿瘤药物的代谢研究是药动学的主要内容。药动学参数是决定药物剂量和疗程的主要参考，药物代谢的半衰期（$t_{1/2}$）、清除率（CL）和浓度时间曲线下面积（AUC）是最重要的参数。半衰期是指血药浓度或体内的药物量降低 50% 所需要的时间。肝功能障碍会明显影响药物的代谢，从而影响药物的半期。AUC 代表血药浓度和时间的总和作用，也是药学或药物毒性的重要参数，AUC 与药物的给药剂量直接相关，卡铂的用药剂量常以 AUC 作为参考。

4. 排泄　抗癌药的主要排泄器官是肝脏的胆管系统与肾脏。在体内化学结构不改变的抗癌药主要由肾脏排泄，而在肝脏代谢的抗癌药主要排泄器官为胆管。肝脏通过胆管排泄抗癌药及其代谢物的能力会受到食物的影响。有肝、肾功能障碍时，使用抗癌药应慎重：①抗癌药可进一步加重肝、肾功能的损害；②抗癌药也可因排泄障碍而影响药物在体内的存留时间和药量，加重药物的毒性。肝功能改变程度与抗癌药清除能力间的数量关系尚不清楚，因此转氨酶不一定能反映肝脏清除抗癌药的能力，而直接反映肝脏代谢能力

的直接胆红素常作为衡量肝脏清除抗癌药的特异性检测指标。在肾脏排泄抗癌药方面，若肾功能小于正常值的 70% 或病变肾脏排泄抗癌药能力减退超过正常排泄量 33%，就会影响肾脏排泄药物的能力，此时必须减少药物的用药剂量。肌酐清除率常用来衡量肾脏排泄药物的能力。

（六）肿瘤化学治疗原则和策略

化学治疗在恶性肿瘤的治疗中占有重要地位。长期以来，手术治疗、放射治疗和化学治疗一直被视为恶性肿瘤三大主要治疗手段。随着新的有效化学治疗药物的不断问世和医学模式的转变，化学治疗在恶性肿瘤治疗中的价值也发生了很大的变化。化学治疗作为全身性的治疗措施能有效控制肿瘤的生长、扩散和转移，对一些化学治疗高度敏感的恶性肿瘤，化学治疗甚至可以达到治愈的疗效。化学治疗已开始从恶性肿瘤辅助性治疗向主导性治疗过渡，化学治疗与手术治疗、放射治疗和免疫治疗相结合的综合治疗是恶性肿瘤治疗的发展趋势。临床中常采用单药、两药或多药联合组成化学治疗方案的形式进行抗肿瘤治疗，如何合理使用化学治疗、充分发挥其治疗作用、减少其严重毒副反应是临床极为关注的问题。只有在了解药物作用机制、药动学、肿瘤生物学特点及患者临床特点的基础上，针对不同治疗目的，把握好用药时机，制订有效策略，合理选择药物的组合、剂量和疗程等，方能达到最好疗效。

1. 肿瘤化学治疗相关概念

（1）根治性化学治疗（curative chemotherapy）：根治肿瘤就是要根除所有的瘤细胞，有研究证实，如不彻底清除残留的微小病灶，残留的肿瘤细胞无论多或少，其 5 年生存率几乎无差别，这是由于实体瘤的生长符合 Comperizian 生长模式，即肿瘤数目少时，肿瘤生长更快。由此要治愈癌症患者，必须进行根治性化学治疗才能根除所有的肿瘤细胞，延长患者的生存期。根治性化学治疗的概念目前已经成为临床化学治疗的重要指导原则。对化学治疗敏感或可能治愈的晚期播散性肿瘤，如急性白血病、恶性淋巴瘤、睾丸癌、绒毛膜癌等从一开始就应采取根治性化学治疗的全程方案。有效的根治性化学治疗可分为几个阶段：①诱导缓解化学治疗，诱导缓解阶段必须注意应用强有力的联合化学治疗方案，并给予足够

剂量和多个疗程的反复化学治疗，使肿瘤细胞数降到 10^9 以下，达到临床完全缓解（CR）。②缓解后的巩固与强化治疗，诱导缓解后，还必须继续巩固强化治疗，以达到根治的目的。继续巩固强化治疗以达到完全杀灭所有肿瘤细胞或使肿瘤细胞降到 10^6 以下，最后通过机体的免疫机制消灭残留的少数肿瘤细胞。

（2）辅助化学治疗（adjuvant chemotherapy）：指在采取有效的局部治疗（手术治疗或放射治疗）后，主要针对可能存在的微转移灶，为防止复发转移而进行的化学治疗。事实上，许多肿瘤在手术前已经存在超出手术范围外的微小病灶。原发肿瘤切除后，残留的肿瘤生长加速，生长比率增高，对药物的敏感性增加，且肿瘤体积小，更易杀灭。如骨肉瘤患者术后用辅助化学治疗已被证明能明显改善疗效。多中心随机研究结果也证明辅助化学治疗能改善乳腺癌腋窝淋巴结转移患者的生存率及无病生存率。Dukes' C 期的结直肠癌手术后进行辅助化学治疗可以降低约 30% 的病死率。目前，辅助性化学治疗多用于头颈癌、乳腺癌、胃癌、大肠癌、骨肉瘤和软组织肉瘤的综合治疗。辅助化学治疗应在术后尽早开始且选用标准化学治疗方案。

（3）新辅助化学治疗（neoadjuvant chemotherapy）：指对临床表现为局限性肿瘤，可用局部治疗手段（手术治疗或放射治疗）者，在手术治疗或放射治疗前先使用化学治疗。新辅助化学治疗的目的及意义：①最大限度地杀灭癌细胞，使肿瘤体积缩小，临床期别降低，增加手术切除或根治性切除的机会。②抑制或消灭可能存在的微小转移灶，从而改善预后，降低肿瘤细胞的活力，减少术后转移。③还可了解化学治疗敏感性，为术后选择辅助化学治疗方案提供依据。④使化学治疗期间肿瘤进展的患者免于不必要的剖腹探查。⑤肿瘤对新辅助化学治疗的反应可作为判断患者预后的指标。

（4）姑息性化学治疗（palliative chemotherapy）：对肿瘤晚期的患者，已失去手术治疗的机会，化学治疗以获得最大的抗癌效果、最小的毒副作用和最好的生活质量为目的。姑息化学治疗所要达到的目的并不是彻底地消灭肿瘤，而在于能够平稳地控制肿瘤的进展，缓解患者的痛

苦，延长其生命。目前临床上对肿瘤的治疗提倡姑息性治疗贯穿整个肿瘤的治疗过程当中，肿瘤姑息性治疗的目的是提高肿瘤患者的生活质量，是一种人性化的治疗理念。

（5）研究性化学治疗（investigational chemotherapy）：肿瘤化学治疗是一门发展中的学科，研究探索新的药物和新的治疗方案不断提高疗效是很有必要的。另外，对一些目前尚无公认有效治疗方案的肿瘤可以进行研究性化学治疗。但试验应该有明确的目的、完善的试验计划、详细的观察和评价方法，更重要的是应符合公认的医疗道德标准，应取得患者的同意并努力保障受试者的安全。目前已明确规定，研究性化学治疗应符合临床药物试验的 GCP（Good Clinical Practice）原则。

2. 剂量强度与高剂量化学治疗　1986 年，Hryniuk 等回顾性分析了大量不同类型肿瘤的剂量强度后发现，在化学治疗敏感性肿瘤中（如白血病、淋巴瘤、乳腺癌、睾丸生殖细胞肿瘤等）存在明显的显效关系，于是提出了剂量强度的概念，即不论给药途径、用药方法如何，疗程中单位时间内所给药物的剂量，用 mg/（m^2·周）来表示，mg 代表化学治疗药物的剂量、m^2 表示根据患者身高及体重算出的体表面积、周表示单位时间的概念。由于剂量强度是整个疗程中平均每周所接受的剂量，所以在化学治疗中，如降低剂量或延长给药的间隔时间，均会降低剂量强度。动物实验中可见，降低治疗药物的剂量强度，常明显降低完全缓解率及治愈率。在临床肿瘤化学治疗中，有许多资料证明化学治疗剂量强度与治疗效果明显相关。如果提高抗肿瘤药物的剂量强度和按计划进行甚至缩短间隔时间，将显著提高治疗的有效率及治愈率。还有一点可说明为何要重视药物的剂量强度，即从化学治疗药物的抗药性考虑，如剂量强度不够，不仅不能杀灭癌细胞，相反会造成癌细胞对抗癌药物摄取减少或对损伤细胞的修补能力增加等而产生抗药性，而化学治疗方案的延迟则会导致肿瘤细胞的重新增殖，使化学治疗增加难度，造成患者治疗效果不理想。许多临床资料亦表明，一些通过化学治疗可治愈的疾病患者，其治疗失败的主要原因往往是剂量不足，而不是由于耐药。近年来粒细胞集落刺激因子（G-CSF）、粒细胞巨噬细胞集落刺激因子（GM-CSF）、自体骨髓移植（ABMT）及自体外周血干细胞移植（PBSCT）的应用，使提高化学治疗的剂量强度成为可能，并已日益引起重视。因此在治疗中，对有治愈可能的患者，应尽可能用可耐受的最大剂量强度的化学治疗以保证疗效。临床工作中在考虑患者个体差异的前提下，充分重视剂量强度，按照规范给予患者化学治疗，才可能保证化学治疗的效果和避免早期耐药。

3. 联合化学治疗设计的基本原则　肿瘤的化学治疗强调联合化学治疗，但联合化学治疗并非随意选择几种药物进行简单相加拼凑，根据抗肿瘤药物的作用机制和细胞增殖动力学，设计出联合用药方案，其目的是在每一种药物在机体能耐受的毒性范围内，提供对肿瘤最大的杀伤力；在一个异质性肿瘤群体中可杀死广谱的耐药细胞株；防止或减慢新耐药细胞株的形成。在设计方案时需要遵循一定原则：选中的药物必须单药有效，如无效则与其他药物联合应用时应起协同或增效作用；选用作用机制不同的药物；尽可能选用毒性不相互重叠的药物；每种药物均应以最大剂量给予，并注意定期实施。

（1）单药有效：组成联合化学治疗方案中的各个单药均应对该肿瘤具抗肿瘤活性，即单药对该肿瘤的疗效至少达部分缓解；有几种药物可供选择时，应选择完全缓解率高的药物。

（2）联合化学治疗方案：选用作用机制、作用时相各异、对肿瘤产生叠加或协同作用的药物组成联合化学治疗方案以便更好地发挥协同作用；任何细胞群体都由三种细胞组成：①处在不断增殖状态的细胞，它决定了肿瘤的增长。②暂时不进入增殖状态的静止细胞，也称 G0 期细胞，它是肿瘤复发的基础。③无增殖能力的细胞。肿瘤的增殖比例是增殖细胞在肿瘤三种状态总细胞数中的比例，它决定着肿瘤的生长速度。任何增殖状态的细胞都有自己的增殖周期，即从一个子细胞生成为与它自身完全相同的两个子细胞为止的这一阶段。这一增殖周期由 4 个时相组成：① G1 期，即 DNA 合成前期，为 S 期作准备；② S 期为 DNA 合成期；③ G2 期为 DNA 合成后期，为 M 期创造条件；④ M 期为有丝分裂期。G1 期时间长短不定，从数小时到数日，S 期仅为数小时，

G2 期与 M 期均为几小时。可见细胞群体的增殖速度不仅和增殖比例有关，也和增殖周期有关，二者更全面地代表增殖活性。肿瘤细胞在组织中分别处于不同周期时相，对药物敏感性也各异，单药很难完全杀灭。如将不同作用机制的药物联合应用，尽可能杀灭处于不同时相的癌细胞，同时又促使 G0 细胞进入增殖期，有利于提高化学治疗敏感性。作用机制不同的药物，常应用细胞周期非特异性药物（CCNSA）与细胞周期特异性药物（CCSA）配合。

（3）采用剂量限制性毒性不同的药物，使每种药可用至全部或接近全治疗剂量（MTD）且尽量避免毒副反应的叠加：所选药物的毒性反应在不同的器官、不同的时间，以免毒性相加。尽管这样选择会使毒性种类增加，但使发生致命性毒性的概率最小，允许每种药物的剂量强度最大化，反之，联合应用多种作用于相同器官的药物可能导致致命的毒性。

（4）多周期化学治疗：根据对数杀伤理论，化学治疗药物按比例杀灭肿瘤细胞，鉴于目前化学治疗药物有效率，即使对于较小肿瘤，单周期化学治疗也难以将肿瘤细胞减少到可治愈的数量级。多周期治疗即通过定期给予的多次用药，实现肿瘤细胞数目的持续逐级递减，可以提高疗效。

（5）使用不同类型耐药性的药物，尽量减少交叉性耐药。

4. 肿瘤化学治疗策略的制定和实施

（1）详尽地了解患者的病情和明确诊断及临床分期：详细询问病史和认真收集各项检查资料，包括与患者有关的因素（如年龄、性别、营养状况、活动能力、骨髓储备能力、心肺和肝肾功能、并发症、药物代谢可能出现的个体差异、既往治疗情况等）与肿瘤有关的因素（如组织学分型和分级、肿瘤大小、侵犯和转移部位等）。

（2）明确化学治疗目的：综合治疗是提高癌症治愈率的主要方向，应根据患者个体化特点，通过多学科的医师讨论协商后制订综合治疗计划。根据目前治疗可达到的效果，确定不同的治疗目的（如根治性、辅助、新辅助、姑息性、研究性化学治疗）从而制订相应的策略和具体方案。

（3）合理的治疗计划和治疗个体化与专业化：确定化学治疗后，必须根据肿瘤的病理、分期和患者的具体情况制订合理的治疗计划，包括用药的时机、药物的选择与配伍、剂量、疗程、用药顺序、间隔时间、途径、安排单药或联合用药、可能出现的毒性、与其他药物之间可能的相互作用等，从而达到治疗方案的个体化。

①多数化学治疗药物的治疗窗狭窄，在组成联合方案时尤其需要谨慎确定剂量。通过临床研究进行剂量爬坡确定各种药物的推荐剂量，并根据患者的体表面积计算具体用量。当然计算剂量并非一成不变，在治疗中需要根据患者发生的不良反应按规定减量，甚至在治疗初始，即需要根据患者年龄、伴随疾病等进行剂量调整，以保证治疗安全有效地进行。药物剂量调整也不能随意而为，因为细胞毒药物疗效多数是与剂量呈线性相关的，在患者能耐受的前提下，应尽量给予充足剂量以保证疗效，减量应该有充分的理由并遵循统一严格的方案。目前描述剂量使用情况的度量单位仍为剂量强度，是指化学治疗周期内单位时间内给予的药物剂量，单位为 $mg/(m^2 \cdot 周)$。药物的给药间隔时间和顺序都可能会影响疗效和毒性，设定依据仍为选用药物的作用机制。如细胞毒类药物主要作用于增殖旺盛的细胞，因此剂量限制性毒性往往为骨髓毒性和消化道等其他系统或器官毒性反应，一定的给药间隔是保证正常组织及时修复所必需的，在不良反应消失或降低至 I 度前不宜给予同种药物或具有相同毒性的其他药物。由于不同不良反应的中位持续时间和出现时间都不相同，临床给药时应重点关注，各种不良反应是否在给药间隔期内及时恢复，是否能按时进行后续治疗或需要剂量调整及化学治疗延迟。

②出于细胞周期和药动学的考虑，一些化学治疗方案中规定了给药顺序。联合化学治疗中常用的策略之一为先使用细胞周期非特异性药物，减小肿瘤负荷，使更多的 G0 期细胞进入增殖周期后，再使用细胞周期特异性药物，杀灭增殖活跃的肿瘤细胞，如顺铂可使紫杉醇的清除率降低，若使用顺铂后再给紫杉醇，可产生较为严重的骨髓抑制，因此应先给予紫杉醇，再给予顺铂。如甲氨蝶呤静脉滴注 6h 后再静脉滴注氟尿嘧啶的疗效最好而且毒性减低。

③辅助化学治疗时间、时限、时间间隔安

排：制订合适的给药剂量和方案。在 2 个疗程间给予适当的间隔时间，允许最敏感的正常组织（如骨髓功能）得以恢复。大多数抗癌药物骨髓抑制发生在给药后 7 ~ 14d，因此一般联合化学治疗方案 2 个疗程间的间隔时间为 2 周，如常用每 21 日重复的方案。但有两种情况例外：有延迟性骨髓抑制的药物，骨髓功能可能需 6 周才能恢复，化学治疗间隔时间应延长；一些倍增时间短、发展快速的肿瘤，如 Burkitts 淋巴瘤和白血病，间歇期肿瘤可能又有增长甚至恢复到治疗前水平。在这种情况下，可在间歇期加用无骨髓毒性的药物，如博来霉素、左旋门冬酰胺酶。延长 2 次化学治疗的间期会减弱化学治疗的剂量强度。对于非骨髓原发的恶性肿瘤，在骨髓功能没有恢复时，尽管有时外周血常规在正常范围，缩短化学治疗间期会使骨髓明显受抑而不得不给予更长的恢复时间。

（4）化学治疗方案的选择：除进行临床试验的患者外，应选用国内外化学治疗界公认的标准治疗方案，不应该无依据地随意拼凑联合化学治疗方案。对过去未接受化学治疗的患者，一般应选用一线标准化学治疗方案治疗，若治疗后复发或对一线方案已产生耐药的病例，采用二线或三线化学治疗方案。

（5）给药途径的正确选择：一般情况下多采用静脉注射或连续静脉滴注的全身化学治疗，在某些情况下采用局部化学治疗。肿瘤局部化学治疗近年来有较大的发展，其目的是，将药物直接灌注到肿瘤所在区域，以增加该部位与抗肿瘤药物接触的机会，同时减少全身的毒性反应。临床应用时，具体选择哪一种形式的局部化学治疗，取决于肿瘤的所处部位的特殊性和局部肿瘤与正常组织血液供应的差异性。腔内化学治疗是指胸腔、腹腔和心包腔内化学治疗，顺铂、丝裂霉素、博来霉素等为常用的药物。鞘内化学治疗（Intrathecal Chemotherpy）的药物可通过腰椎穿刺或 Ommaya Reservoir（一种埋在皮下的药泵）给药，目前鞘内用药仍以 MTX、Ara-C 和皮质激素为主。对一些实体肿瘤动脉内化学治疗（IACT）比静脉给药优越，能达到提高疗效和降低副作用的效果。原发性肝癌由于确诊时大部分已处于晚期，无法手术切除，常采用经导管肝动脉栓塞化学治疗（TAE）和经导管碘化油化学治疗药物栓塞术（TOCE）治疗，使晚期复发性肝癌的治疗有了明显的进步。

（6）积极防治化学治疗不良反应：由于细胞毒药物对肿瘤细胞和正常细胞尚缺乏理想的选择作用，目前临床使用的抗癌药物均对人体有不同程度的毒副反应，必须加强全身支持治疗，采取积极防治措施，预防或减轻化学治疗引起的毒副反应和合并症。

（七）肿瘤化学治疗药物的耐药机制

在世界范围内，肿瘤是造成死亡的主要原因之一。根据世界卫生组织报道，每年有超过 760 万例肿瘤患者死亡，新发病例超过 1240 万。化学治疗是目前治疗肿瘤最主要的方式之一，约有 50 种不同类型的化学治疗药物可用于治疗约 200 种的恶性肿瘤。尽管化学治疗药物可以有效地杀死肿瘤细胞，然而肿瘤细胞可以在短期或长期应用这些药物时产生耐药性，从而导致化学治疗疗效不佳，这个过程被称为肿瘤多药耐药（multidrug resistance，MDR）。有些肿瘤在开始用药时即出现耐药，被称为原发性耐药；另一些肿瘤早期治疗效果良好，后期出现疗效不佳，被称为获得性耐药。正是由于 MDR 造成了化学治疗药物应用的局限性。因此，选择合适的抗肿瘤药物来对抗肿瘤多药耐药是极其重要的。

1. 肿瘤化学治疗的耐药机制　肿瘤多药耐药机制很多，主要涉及转运蛋白高表达、酶系统活跃、细胞凋亡等。这些机制共同作用诱导肿瘤细胞产生耐药。

（1）转运蛋白高表达：MDR 发生的机制有很多种，其中细胞膜、核膜上存在的蛋白转运机制是最主要的机制，这类蛋白能借助 ATP 水解释放能量将化学治疗药物泵出细胞外，使肿瘤细胞产生 MDR。目前研究较多的与 MDR 有关的蛋白有 P- 糖蛋白（P-gp）/ABCB1、多药耐药相关蛋白 1（MRP1）/ABCC1、乳腺癌耐药蛋白（BCRP）/ABCG2 等，这些射流泵在多种肿瘤多药耐药中发挥关键作用。

（2）酶系统活跃

①拓扑异构酶Ⅱ：拓扑异构酶Ⅱ（Topoisomerase Ⅱ，Topo Ⅱ）在正常生物细胞，主要负责催化 DNA 双链断开与结合，而在肿瘤细胞中，

它的含量远远高于正常细胞，是恶性肿瘤无限增殖的机制之一。Topo Ⅱ 还参与合成具有外排功能的膜蛋白，使化学治疗药物靶点治疗失败，最终产生耐药性。通过抑制 Topo Ⅱ 活性可降低耐药株化学抵抗，从而介导人肿瘤细胞凋亡。p 和 Topo-Ⅱ α 含量均高于普通胃癌患者。高表达的 Topo Ⅱ 促进了肿瘤组织 MDR 的形成。

②谷胱甘肽转移酶（glutathione S - transferase，GST）：是一种二聚体酶，参与细胞抗损伤、抗癌变等过程。GST 可通过直接与药物结合、增加药物排泄以及清除某些药物产生的自由基以减轻其对细胞的损伤、阻断脂质过氧化等途径，降低药物毒性。研究发现，GST - π 和 polβ 基因表达上调后，食管癌细胞对顺铂的化学治疗敏感性降低。Yu 等在研究多药耐药相关蛋白在胃癌术后个体化学治疗的作用时，将 Topo Ⅱ、MDR 和 GST 视为影响药物抵抗与不良预后的危险因素，发现三者的阳性率可能与胃癌细胞的化学治疗耐药有关，并使患者的 3、5 年生存率分别降低（3 年生存率：高危组 62.1%，低危组 81.2%；5 年生存率：高危组 44.8%，低危组 71.9%），通过降低细胞内谷胱甘肽含量和 GST 活性，3β 乙酰委陵菜酸（3ATA）可提高耐药细胞株 GLC4/ADR 的化学治疗敏感性，逆转其耐药性。

③环氧合酶 2：环氧合酶（cyclooxygenase，COX）是前列腺素合成的限速酶，在肿瘤的发生发展以及耐药中发挥着不可忽视的作用。COX-2 可通过促进 MDR1 表达、增强 Bcl-2 通路、激活葡萄糖神经酰胺合成酶（glucosylceramide synthase，GCS）等途径抑制细胞凋亡，使细胞发挥耐药作用。COX - 2 还可通过增强 PI3K 和 KT 的磷酸化途径促进肿瘤细胞增殖。还可通过血管生成机制促进肿瘤细胞浸润转移。研究发现，老年胃癌患者更易对化学治疗药物不敏感，这些胃癌细胞中的 COX - 2 阳性率往往高于正常癌细胞，并且其表达程度与 GST、P - gp 呈显著正相关性，且通过 siRNA 沉默 COX - 2 基因后，耐药细胞株对化学治疗药的敏感性增强，其机制与抑制 MDR1 基因活性和 P - gp 表达有关。

（3）细胞凋亡与肿瘤多药耐药：细胞凋亡〔程序性细胞死亡（programmed cell death，PCD）〕是指细胞在一定的生理或病理条件下，细胞遵循自身设定的程序，结束自身细胞生命的过程。肿瘤细胞对凋亡的耐受是 MDR 的重要机制之一。研究发现，细胞凋亡相关因子，如 NF-κB（nuclear transcription factor）的活化以及 Bcl-2（B- cell lymphoma 2）蛋白质的过量表达，降低肿瘤细胞对化学治疗药物的敏感性，抑制肿瘤细胞的凋亡，引起肿瘤 MDR。

（4）其他机制：除上述耐药机制之外，肿瘤多药耐药可能与上皮细胞——间充质细胞转变（epithelial to mesenchymal transition，EMT）有关，EMT 是指在形态学方面，上皮细胞向间充质细胞表型转变的过程，是肿瘤实现转移和侵袭的重要机制之一。Saxena 等证实介导 EMT 的诱导因子可以通过上调 ABC 转运体的表达诱导肿瘤细胞耐药。

2. 肿瘤化学治疗耐药应对策略　目前逆转耐药的手段主要是针对 mdr-1 基因编码的 P-gp。从经典的化学增敏剂到中药逆转、基因治疗等，逆转 P-gp 介导的多药耐药的治疗手段不断发展。

（1）化学治疗增敏剂：该类肿瘤多药耐药逆转剂，种类繁多，作用机制复杂，已历经三代。1981 年首次发现钙通道拮抗药维拉帕米对肿瘤多药耐药的逆转作用。从此，P- gp 抑制药作为 MDR 逆转剂被广泛研究。

（2）中药逆转剂：随着中药得到广泛认可，中药单体和提取物作为肿瘤多药耐药的逆转剂逐渐引起研究者的关注。中药单体逆转剂主要包括汉防己甲素、川芎嗪、苦参碱、大黄素等。陈英玉等发现与单药组比较，大黄素联合多柔比星组致 MRP、Bcl-2 耐药相关基因 mRNA 和蛋白质表达水平明显下调，细胞对柔红霉素和多柔比星摄取增加，且作用与大黄素呈剂量依赖性。另外，中药提取物鸦胆子油乳剂、柴胡提取物等也表现出对 MDR 的逆转能力。季春莲等给予无毒剂量的鸦胆子油乳剂后，显著逆转了人急性白血病耐多柔比星细胞（K562/ADM 细胞）对多柔比星的耐药，且 K562/ADM 细胞 mdr-1 mRNA 表达显著下降。韩晓红等证明柴胡提取物可以增加长春新碱在人肝癌细胞 Bel-7402 细胞内的积累，逆转 Bel- 7402 细胞对长春新碱的耐药。

（3）基因逆转 MDR：近年来，国内外开始将基因工程技术应用于逆转肿瘤多药耐药。报道比较多的技术有 mdr-1 基因的反义寡聚脱氧核糖核苷酸（antisense oligodeoxyribonudeotide，AOD）、RNA 干涉（RNA interference，RNAi）、反义 RNA 等技术。AOD 可与靶 RNA 互补结合，以此来干扰 mRNA 的翻译。Lo YL 等设计了 mdr-1 基因的反义寡聚脱氧核糖核酸，并用脂质体作为载体，发现与单用表柔比星相比，AOD 和表柔比星的合用显著逆转人源结肠癌细胞——Caco-2 细胞对表柔比星的耐药。但转录是一个不断进行的过程，随着新的 mRNA 生成，则需要大量 AOD 来阻断持续发生的翻译，这使其在临床应用中受到极大限制。RNAi 是在小干扰 RNA（siRNA）介导下降解 mdr-1 mRNA，沉默 P-gp 的表达，逆转细胞对抗肿瘤药物的耐药性。Meng 等将多柔比星联合 mdr-1 siRNA 用药，显著逆转 MCF7/MDR 的耐药，同时，多柔比星联合 mdr-1 siRNA 显著抑制荷瘤裸鼠肿瘤的生长，降低了多柔比星的心脏毒性。反义 RNA 技术是利用基因重组技术构建人工表达载体，使其在细胞内表达能与 mdr-1 mRNA 特异性互补的反义 RNA，从而抑制 mdr-1 mRNA 的翻译，降低 P-gp 的表达，达到逆转肿瘤细胞 MDR 的目的。

肿瘤 MDR 的产生机制较为复杂，不断出现的新机制还有待进一步研究。随着对 MDR 机制的深入研究，针对 MDR 形成的不同机制，寻找逆转肿瘤 MDR 的方法以提高化学治疗疗效，已成为当今肿瘤学界的研究热点及难点。如针对 P-gp 的经典的化学逆转剂（维拉帕米、奎尼丁、环孢素、右尼古地平），但大多毒副作用较大，限制了其临床应用。因此，临床亟须开发低毒、专一、高效的逆转剂。传统的中药单体和中药提取物为逆转肿瘤 MDR 提供了新的治疗途径。基因治疗技术、纳米载体给药系统逆转 MDR 等方法增加了肿瘤细胞对细胞毒药物的敏感性，且高效、无毒，具有广阔的临床应用前景，但基因治疗技术尚待成熟，要真正过渡到临床，还有大量的工作要做。随着研究者们对肿瘤 MDR 机制认识的不断深入及相关治疗技术的不断发展，人类定能逆转肿瘤多药耐药、改善临床化学治疗的效果。

三、肿瘤化学治疗的临床应用

（一）肿瘤化学治疗的途径及方法

化学治疗药物可根据药物的特性、肿瘤的类型及药物的剂型选择不同的给药途径。

1. 口服　服用方便，但对胃肠道易造成刺激，引起恶心、呕吐、腹泻。常用的化学治疗药物有环己亚硝脲、卡培他滨、替吉奥、替莫唑胺等。

2. 肌内注射　吸收较口服好，可采用深部肌内注射，以利于药物吸收。常用的药物有甲氨蝶呤、平阳霉素、博来霉素等。

3. 静脉注射　是目前大多数抗癌药物的给药途径，吸收快且完全，但有局部刺激作用，要尽量避免静脉炎及药物漏于皮下组织引起局部组织溃疡、坏死等。常采用的方法有静脉推注、中心静脉置管给药〔经外周置管的中心静脉导管（PICC）、中心静脉导管（CVC）、完全置入型输液港（PORT）〕、静脉冲入法、静脉滴注法、电子化学治疗泵持续静脉给药法等。

4. 腔内化学治疗　包括胸腔内化学治疗、腹腔内化学治疗、心包腔内化学治疗、膀胱灌注化学治疗。局部浓度高，全身毒性少。常用药物有丝裂霉素、顺铂等。

5. 椎管内注入　用于治疗和预防白血病和淋巴瘤的脑脊膜侵犯。常用药物有甲氨蝶呤、阿糖胞苷等。

6. 动脉内化学治疗给药　包括直接动脉注射（如肝动脉直接注入抗癌药物）和通过导管动脉注射（如肝癌、卵巢癌的介入疗法）。

7. 肿瘤内注射　如宫颈癌的局部注射、膀胱癌的膀胱肿瘤内注射。

8. 鞘内化学治疗给药　鞘内化学治疗的药物可通过腰椎或 Ommagu Reservoir（一种埋在皮下的药泵）给药，导管于侧脑室相连，经长时间灌注将抗癌药物带到脑脊液中，这种方法给药，药物分布均匀，有效率高，复发率低。另外，常规腰椎穿刺注射药物的患者，如果连续平卧一段时间，可明显改善药物分布，目前鞘内用药仍以 MTX、Ara-C 和肾上腺皮质激素为主。

9. 外用　局部外敷，如氟尿嘧啶局部外敷；局部涂抹，将药物制成油膏外用。

（二）化学治疗联合免疫治疗的临床应用

过去一直认为化学治疗药物对骨髓有抑制作用，损坏了机体的免疫系统，阻碍机体内的免疫应答效应，不利于免疫治疗的进行。研究发现，化学治疗可以改善机体的免疫抑制状态，且化学治疗药物杀灭肿瘤细胞遵循一级药动学原则，也就是只能消灭一定数量比例的肿瘤细胞，所以必须借助机体自身的抗肿瘤免疫反应才能彻底消除残留的肿瘤细胞，化学治疗可能是免疫治疗的"伙伴"，是提高免疫治疗效果的方法之一，因此第二代的化学治疗模式是化学治疗和免疫治疗的联合。广义上的免疫治疗包括细胞因子疗法、肿瘤疫苗、过继免疫治疗和免疫检查点抑制药，能通过促进肿瘤抗原的递呈、加强免疫细胞对肿瘤抗原的识别和解除肿瘤微环境中的免疫抑制等机制，以增强机体免疫系统的抗肿瘤反应。近几年来，免疫治疗的两大热点为包括嵌合抗原受体 T 细胞（chimeric antigen receptor T-cell immunotherapy，CAR-T）疗法和程序性死亡蛋白 -1（programmed death protein-1，PD-1）/程序性死亡蛋白配体 1（programmed death protein-ligand-1，PDL-1）抑制药在内的免疫检查点抑制药，在多个临床研究中，对于经多线药物治疗后进展的晚期肿瘤患者表现出非常可观的疗效。

1. 肿瘤化学治疗联合免疫治疗的临床研究　目前临床研究中，与化学治疗联合应用的免疫治疗方法主要包括过继细胞治疗、肿瘤疫苗、免疫检查点抑制药等。化学治疗的给药剂量、周期亦不尽相同。化学治疗可以导致骨髓抑制，淋巴细胞减少；此外，部分化学治疗药物前的预处理还会应用糖皮质激素，这些都会引起机体的免疫抑制状态。但标准剂量化学治疗药物同样可以诱导肿瘤细胞发生 ICD，增强肿瘤免疫原性，增强免疫治疗效果。早期临床研究发现，标准剂量的化学治疗药物可以抑制机体的免疫应答，一项给予表达 CEA 的实体瘤患者疫苗治疗的研究发现，疫苗治疗前接受的化学治疗周期数越多或距离末次化学治疗结束时间越近，疫苗诱导产生的针对 CEA 的 T 细胞数量越少；在另一项关于表达间皮素并分泌 GM-CSF 的 Ⅱ/Ⅲ 期胰腺癌细胞疫苗的临床研究中，给予入组患者疫苗治疗，术后放疗、化疗后予以疫苗治疗 3 次后产生的特异性

T 细胞数量相当于放疗、化疗前给药一次时的数量，说明放疗、化疗后患者存在免疫抑制状态。但后续越来越多的临床研究提示标准剂量化学治疗联合免疫治疗的疗效优于单用化学治疗或免疫治疗。一项纳入 36 例 Ⅱ～Ⅳ 期黑色素瘤患者的临床研究，一组患者第 1 日给予 800mg/m^2 达卡巴嗪，后给予 melan-A/MART-1/gp-100 多肽疫苗；另一组患者单纯给予多肽疫苗治疗，化学治疗联合免疫治疗与单独免疫治疗相比，可以增加免疫应答相关基因的表达、增加体内特异性 T 细胞数量、促进记忆性 T 细胞应答，患者生存期有延长的趋势。此外，亦有数项研究探索了标准剂量化学治疗联合免疫检查点抑制药。一项转移性黑色素瘤的研究发现，达卡巴嗪联合伊匹单抗治疗可以延长总生存期（overall survival，OS）。传统化学治疗联合免疫治疗在晚期非小细胞肺癌的治疗应用中获得显著治疗效果，患者的总体生存时间延长，为无驱动基因突变的患者提供新的治疗选择。一项 Ⅱ 期临床研究，Keynote-021 比较含铂化学治疗（卡铂＋培美曲塞方案）与帕博利珠单抗（pembrolizumab）联合化学治疗在 123 例分子突变阴性的非鳞 NSCLC 患者中的疗效，结果提示免疫联合化学治疗的缓解率达 55%，无瘤生存时间为 13 个月，并将治疗的起效时间缩短至 1.5 个月。随后Ⅲ期双盲的 Keynote-189 研究显示，作为无分子突变的非鳞 NSCLC 患者的一线治疗，pembrolizumab 联合化学治疗（培美曲塞＋铂类方案）的缓解率可达 47.6%，中位无瘤生存期为 8.8 个月，1 年总体生存率达 69.2%。

2. 肿瘤化学治疗联合免疫治疗的模式　传统化学治疗联合免疫治疗可作为局部晚期和转移性肿瘤的主要治疗模式。Chen 等提出了一个新的抗肿瘤免疫表型：免疫炎症型、免疫豁免型和免疫沙漠型，其中免疫炎症型对免疫检查点抑制药有效。化学治疗改变免疫表型可能提高免疫治疗的反应率。另一方面，肿瘤微环境中的效应 T 细胞能够通过减弱基底层细胞介导的化学治疗抵抗增强化学治疗药物效果。一项 Ⅱ 期临床试验证实，GC 方案（吉西他滨＋顺铂）联合 ipilimumab 较单独化学治疗明显提高转移性尿路上皮癌患者的生存期。化学治疗和免疫治疗的联合无疑可发挥最优的治疗效果。为了提高免疫反应和抵抗耐

药，新的二代和三代免疫药物正在进行 I / II 期临床试验，其中包括新免疫检查点抑制药（如 TIM - 3、VISTA、LAG - 3、IDO 和 KIR）和复合刺激性抗体（如 CD40、GITR、OX40、CD137 和 ICOS），后者与阻断抑制性检查点的抗体（如 CTLA - 4 或 PD - 1 /PD - L1）有截然不同的作用机制。免疫竞争和拮抗药的联合代表了真正的免疫联合治疗策略，从而实现"放刹车"的同时"踩油门"的效果。免疫治疗和化学治疗的联合需要合理计划才可能获得好的联合效果，寻找最佳的联合时间和剂量可能是化学治疗和免疫治疗联合

治疗的研究方向。

人体是一个综合的有机整体，肿瘤的形成和发展也是一个动态、复杂的过程，因此任何一种针对某一靶点或某一机制的治疗，都不能解决所有肿瘤治疗的问题。因此，将多种免疫治疗手段联合或免疫治疗与传统疗法相结合，可以在临床试验中取得更好的疗效。多数研究支持标准剂量化学治疗序贯免疫治疗可以起到协同作用。

（三）常见肿瘤的最新联合化学治疗方案

常见肿瘤的最新联合化学治疗方案见表 6-3-1 至表 6-3-20。

表 6-3-1 非霍奇金淋巴瘤常用化学治疗方案

方案	药物	剂量	用法	用药时间	每周期日数
CHOP	CTX	750mg/m^2	iv	D1	21
	ADM	50mg/m^2	iv	D1	
	VCR	1.4mg/m^2（总量不超过 2mg）	iv	D1	
	PDN	100mg/d	po	D1 ～ 5	
CHOEP	CTX	750mg/m^2	iv	D1	21
	ADM	50mg/m^2	iv	D1	
	VCR	1.4mg/m^2（总量不超过 2mg）	iv	D1	
	VP-16	100mg/（m^2·d）	iv	D1 ～ 3	
	PDN	100mg/d	po	D1 ～ 5	
R-CHOP	rituximab	375mg/m^2	iv	D1	21
	CTX	750mg/m^2	iv	D1	
	ADM	50mg/m^2	iv	D1	
	VCR	1.4mg/m^2（总量不超过 2mg）	iv	D1	
	PDN	100mg/d	po	D1 ～ 5	
CVP	CTX	750mg/m^2	iv	D1	21
	VCR	1.4mg/m^2（总量不超过 2mg）	iv	D1	
	PDN	40mg/（m^2·d）	po	D1 ～ 5	
FC	FLU	25mg/（m^2·d）	iv	D1 ～ 3	28
	CTX	300mg/（m^2·d）	iv	D1 ～ 3	

表 6-3-2　霍奇金淋巴瘤常用化学治疗方案

方案	药物	剂量	用法	用药时间	每周期日数
ABVD	ADM	25mg/m²	iv	D1、15	28
	BLM	10mg/m²	iv	D1、15	
	VLB	6mg/m²	iv	D1、15	
	DTIC	375mg/m²	iv	D1、15	

表 6-3-3　小细胞肺癌常用化学治疗方案

方案	药物	剂量	用法	用药时间	每周期日数
EP	VP-16	100～120mg/m²	iv	D1～3	21
	DDP	75mg/m²	iv	D1	
CP	CPT-11	65mg/m²	iv	D1、8	21
	DDP	30mg/m²	iv	D1、8	
CAV	CTX	1000mg/m²	iv	D1	21
	ADM	45mg/m²	iv	D1	
	VCR	1.4mg/m²	iv	D1	

表 6-3-4　非小细胞肺癌常用化学治疗方案

方案	药物	剂量	用法	用药时间	每周期日数
GP	Gem	1250mg/m²	iv	D1、8	21
	DDP	75mg/m²	iv	D1	
PD	DDP	75mg/m²	iv	D1	21
	Docetaxel	75mg/m²	iv	D1	
单药	Docetaxel	75mg/m²	iv	D1	21
单药	Pemetrexed	500mg/m²	iv	D1	21

表 6-3-5　乳腺癌常用化学治疗方案

方案	药物	剂量	用法	用药时间	每周期日数
CMF	CTX	100mg/m²	po	D1～14	28
	MTX	40mg/m²	iv	D1、8	
	5-FU	600mg/m²	iv	D1、8	
FAC	5-FU	500mg/m²	iv	D1、8	21
	ADM	50mg/m²	iv	D1	
	CTX	500mg/m²	iv	D1	
AC	ADM	60mg/m²	iv	D1	21
	CTX	600mg/m²	iv	D1	

续表

方案	药物	剂量	用法	用药时间	每周期日数
TAC	TXT	75mg/m²	iv	D1	21
	ADM	50mg/m²	iv	D1	
	CTX	500mg/m²	iv	D1	
AC 续灌 T	ADM	60mg/m²	iv	D1	21 天为 1 个疗程，4 个周期
	CTX	600mg/m²	iv	D1	
	Docetaxel	75mg/m²	iv	D1	21 天为 1 个疗程，4 个周期

表 6-3-6　多发性骨髓瘤常用化学治疗方案

方案	药物	剂量	用法	用药时间	每周期日数
BCP	BCNU	75mg/m²	iv	D1	28
	CTX	400mg/m²	iv	D1	
	PDN	100mg/d	po	D1～7	
VAD	VCR	0.4mg/d	iv	D1～4	28～35
	ADM	9mg/（m²·d）	iv	D1～4	
	DXM	40mg/d	po	D1～4、 D9～12、 D17～20	
硼替佐米	bortezomib	1.3mg/（m²·d）	ih	D1、4、8、11	21

表 6-3-7　食管癌常用化学治疗方案

方案	药物	剂量	用法	用药时间	每周期日数
TP	PTX	135～175mg/m²	iv	D1	21
	DDP	75mg/m²	iv	D1	
PF	DDP	75～100mg/m²	iv	D1	28
	5-FU	1000mg/m²	iv	D1～4 或 5	
TPF	PTX	175mg/m²	iv	D1	21
	DDP	20mg/m²	iv	D1～5	
	5-FU	1000mg/m²	iv	D1～5	
CP	CPT-11	65mg/m²	iv	D1、8	21
	DDP	30mg/m²	iv	D1、8	
TC	TXT	35mg/m²	iv	D1、8	21
	CPT-11	50mg/m²	iv	D1、8	

表 6-3-8　胃癌常用化学治疗方案

方案	药物	剂量	用法	用药时间	每周期日数
FUP	5-FU	1000mg/m²	Civ, 24h	D1～5	28
	DDP	75～100mg/m²	iv	D1	
TP+5-FU	PTX	175mg/m²	iv	D1	28
	DDP	20mg/m²	iv	D1～5	
	5-FU	750mg/m²	Civ, 24h	D1～5	
XELOX	L-OHP	130mg/m²	iv	D1	21
	Xeloda	1000mg/m²	Po, Bid	D1～14	
IC	CPT-11	200mg/m²	iv	D1	28
	DDP	60mg/m²	iv	D1	
DCF	DXT	75mg/m²	iv	D1	21
	DDP	75mg/m²	iv	D1	
	5-FU	750mg/m²	Civ, 24h	D1～5	

表 6-3-9　结直肠癌常用化学治疗方案

方案	药物	剂量	用法	用药时间	每周期日数
FOLFOX4	L-OHP	85mg/m²	iv, 2h	D1	14
	LV	200mg/m²	iv, 2h	D1、2	
	5-FU	400mg/m²	静脉推注	D1、2	
	5-FU	600mg/m²	Civ, 22h	D1、2	
FOLFOX6	L-OHP	100mg/m²	iv, 2h	D1	14
	LV	400mg/m²	iv, 2h	D1	
	5-FU	400mg/m²	静脉推注	D1	
	5-FU	2400～3000mg/m²	Civ, 46h	D1、2	
FOLFOX7	L-OHP	130mg/m²	iv, 2h	D1	14
	LV	400mg/m²	iv, 2h	D1	
	5-FU	2400mg/m²	Civ, 46h	D1	
FOLFIRI	CPT-11	180mg/m²	iv, 90min	D1	14
	LV	200mg/m²	iv, 2h	D1、2	
	5-FU	400mg/m²	静脉推注	D1	
	5-FU	2400～3000mg/m²	Civ, 46h	D1	
XELOX	L-OHP	130mg/m²	iv	D1	21
	Xeloda	1800mg/(m²·d)	po, Bid	D1～14	

表 6-3-10　胰腺癌常用化学治疗方案

方案	药物	剂量	用法	用药时间	每周期日数
GEMOX	GEM	$1000mg/m^2$	iv，>100min	D1	14
	Oxal	$100mg/m^2$	iv，>120min	D2	
GEM+ CPT-11	GEM	$1000mg/m^2$	iv，>30min	D1、8	21
	CPT-11	$100mg/m^2$	iv，>90min	D1、8	
GEM+ Xeloda	GEM	$1000mg/m^2$	iv，>30min	D1、8	21
	Xeloda	$1000mg/m^2$	po，Bid	D1～14	
GP	Gem	$1000mg/m^2$	iv，>30min	D1、8	28
	DDP	$25mg/m^2$	iv	D1、8、15	

表 6-3-11　睾丸癌常用化学治疗方案

方案	药物	剂量	用法	用药时间	每周期日数
EP	VP-16	$120mg/m^2$	iv	D1、3、5	21
	DDP	$20mg/m^2$	iv	D1～5	
PEB	VP-16	$120mg/m^2$	iv	D1、3、5	21
	DDP	$20mg/m^2$	iv	D1～5	
	BLM	$15mg/m^2$	静脉入壶	D2、9、16	
CEB	CBP	$300mg/m^2$	iv	D1	28
	VP-16	$60mg/m^2$	iv	D3～7	
	PYM	8mg/次	im	D3、5、8、10	
TIP	PTX	$150mg/m^2$	iv	D1	21
	DDP	$25mg/m^2$	iv	D2～5	
	IFO	$1.5g/m^2$	iv，同时用美司钠$500mg/m^2$，静脉注射0、4、8h	D2～5	

表 6-3-12　前列腺癌常用化学治疗方案

方案	药物	剂量	用法	用药时间	每周期日数
DP	Docetaxel	$75mg/m^2$	iv	D1	21
	PDN	5mg/d	po，Bid	D1～21	
DE	Docetaxel	$60mg/m^2$	iv	D2	21
	EM	280mg	po	D1～5	

表 6-3-13　卵巢癌常用化学治疗方案

方案	药物	剂量	用法		用药时间	每周期日数
TP	PTX	135～175mg/m²	iv		D1	21～28
	DDP	70～75mg/m²	iv		D2	
CP	DDP	70～75mg/m²	iv		D1	21
	CTX	750mg/m²	iv		D1	
CAP	DDP	50mg/m²	iv		D1	21
	CTX	750mg/m²	iv		D1	
	ADM	30～40mg/（m²·d）	iv		D1	
BEP	DDP	20mg/m²	iv		D1～5	21
	VP-16	70～100mg/m²	iv		D1～5	
	BLM	15mg/（m²·d）	iv		D1～3	
IEP	IFO	1.2g/（m²·d）	iv，同时用美司钠 500mg/m²，静脉注射 0、4、8h		D1～3	21～28
	DDP	20mg/m²	iv		D1～5	
	VP-16	70～100mg/m²	iv		D1～5	

表 6-3-14　子宫颈癌常用化学治疗方案

方案	药物	剂量	用法	用药时间	每周期日数
IP	DDP	50mg/m²	iv	D1	21
	IFO	5g/m²	iv，24h，同时用美司钠	D1	
BIP	DDP	50mg/m²	iv	D1	21
	BLM	15mg/（m²·d）	iv	D1～3	
	IFO	1～1.2g/m²	iv，同时用美司钠 500mg/m²，静脉注射 0、4、8h	D1～5	
TP	PTX	135～175mg/m²	iv	D1	21
	DDP	50mg/m²	iv	D2	

表 6-3-15　子宫内膜癌常用化学治疗方案

方案	药物	剂量	用法	用药时间	每周期日数
AP	DDP	50mg/m²	iv	D1	21
	ADM	50mg/m²	iv	D1	
AEP	DDP	20mg/（m²·d）	iv	D1～3	28
	ADM	40mg/m²	iv	D1	
	VP-16	75mg/m²	iv	D1～3	
TC	PTX	135～175mg/m²	iv	D1	21～28
	CBP	300mg/m²	iv	D1	

续表

方案	药物	剂量	用法	用药时间	每周期日数
TAX	DDP	60mg/m²	iv	D2	21～28
	ADM	45mg/m²	iv	D1	
	PTX	160mg/m²	iv	D1	
CAP	DDP	50mg/m²	iv	D1	21～28
	ADM	50mg/m²	iv	D1	
	CTX	500mg/m²	iv	D1	

表 6-3-16　膀胱癌常用化学治疗方案

方案	药物	剂量	用法	用药时间	每周期日数
M-VAC	MTX	30mg/m²	iv	D1、15、22	28
	VLB	6mg/m²	iv	D3、15、22	
	DDP	70mg/m²	iv	D2	
	ADM	30mg/m²	iv	D2	
CMV	MTX	30mg/m²	iv	D1、8	21
	VLB	6mg/m²	iv	D1、8	
	DDP	100mg/m²	iv	D2	
CAP	ADM	50mg/m²	iv	D2	21～28
	CTX	650mg/m²	iv	D1	
	DDP	70～100mg/m²	iv	D2	
GP	Gem	800mg/m²	iv	D1、8、15	28
	DDP	70mg/m²	iv	D2	
TC	PTX	150mg/m²	iv	D1	21
	CBP	300mg/m²	iv	D1	

表 6-3-17　骨肉瘤常用化学治疗方案

方案	药物	剂量	用法	用药时间	每周期日数
AD	ADM	20mg/m²	iv	D1～4	28
	PDD	120mg/m²	iv	D1	
IFO+VP-16	IFO	3g/m²	iv，同时用美司钠 500mg/m²，静脉注射 0、4、8h	D1～4	21～28
	VP-16	75mg/m²	iv	D1～4	
CTX+VP-16	CTX	500mg/m²	iv	D1～5	21～28
	VP-16	100mg/m²	iv	D1～5	

表 6-3-18　软组织肉瘤常用化学治疗方案

方案	药物	剂量	用法		用药时间	每周期日数
AD	ADM	60mg/m²	iv		D1	21
	DTIC	750mg/m²	iv		D1	
AIM	ADM	30mg/m²	iv		D1、2	21
	IFO	3.75g/m²	iv，同时用美司钠 500mg/m²，0、4、8h		D1～2	
IE	IFO	1.8g/m²	iv，同时用美司钠 500mg/m²，0、4、8h		D1～3	21
	VP-16	720mg/m²	Civ，72h		D1～3	
GEMZ+TAT	GEMZ	900mg/m²	iv		D1、8	21
	Docetaxel	100mg/m²	iv		D8	

表 6-3-19　恶性黑色素瘤常用化学治疗方案

方案	药物	剂量	用法	用药时间	每周期日数
DPII	DTIC	200mg/m²	iv	D1～3	28
	DDP	30mg/m²	iv	D5～7	
	IL-2	2mIU/m²	ih	D1、3、5/周×3周	
	IFN-A	3mIU/m²	ih	第2周 D2、4、6	
		6mIU/m²	ih	第3周 D2、4、6	
		9mIU/m²	ih	第4周 D2、4、6	
DI	DTIC	750mg/m²	iv	D1	28
	IL-2	9mIU/m²	ih	D1～4	

表 6-3-20　头颈部恶性肿瘤常用化学治疗方案

方案	药物	剂量	用法		用药时间	每周期日数
PF	DDP	30mg/m²	iv		D1～3	21
	5-FU	500～750mg/m²	iv		D1～5	
CF	CBP	300mg/m²	iv		D1	21
	5-FU	300～500mg/m²	iv		D1～5	
TPF	DDP	30mg/m²	iv		D1～3	21
	5-FU	500～750mg/m²	iv		D1～5	
	PTX	175mg/m²	iv		D1	
TIF	DDP	30mg/m²	iv		D1～3	21
	PTX	175mg/m²	iv		D1	
	IFO	1～1.2g/m²	iv，同时用美司钠 500mg/m²，0、4、8h		D1～5	
TIC	PTX	175mg/m²	iv		D1	21
	IFO	1.2g/m²	iv，同时用美司钠 500mg/m²，0、4、8h		D1～5	
	CBP	300mg/m²	iv		D1	
DIP	DDP	30mg/m²	iv		D1～3	21
	TXT	60～75mg/m²	iv		D1	
	IFO	1.2g/m²	iv，同时用美司钠 500mg/m²，0、4、8h		D1～5	

（四）化学治疗药物的毒副反应及防治措施

在化学治疗发展的过程中，化学治疗药物的毒副作用被越来越多的医务工作者注意，并进行了大量广泛深入的研究工作，且取得了一定的成果。所有细胞毒类抗肿瘤药物都应当视为有毒药物，必须谨慎、合理应用，因为药物本身可能对机体的某些正常组织器官有毒害作用，从而引起严重不良反应。同时，化学治疗药的毒性是其限制其疗效的最重要因素之一。因为随着化学治疗药物剂量强度的不断增加，虽然可能更有效地控制肿瘤细胞的生长，但同时毒副作用也将增加。医师必须对这些药物有较深的了解，包括药动学特点、药物之间的相互作用、是否有器官特异性毒性，预防和谨慎观察。合理用药是相对的，要不断学习不断提高业务水平，才能胜任临床工作。根据循证医学、规范化和个体化的原则减少失误，使患者获益。

1. 抗肿瘤药注意事项

（1）治疗前所有患者必须有明确的诊断，一般应当有病理或细胞学诊断。多数抗肿瘤药物均有一定毒性，所以不能做"诊断性治疗"或安慰剂，以免给患者带来不必要的损失。

（2）患者需要一般状况较好，血常规和肝肾功能正常才能耐受抗肿瘤治疗。

（3）确定抗肿瘤治疗后应制订出具体计划，选用合适的药物、配伍、剂量、给药途径、方法和疗程。治疗中必须密切观察有无变态反应、消化道反应、骨髓抑制、肝肾功能损伤等，并给予适当的对症处理。

（4）疗程结束后应当长期随访，观察可能的远期不良反应。

（5）在治疗出现严重不良反应时应当立即停药，并采取必要的措施。

2. 抗肿瘤药物的不良反应及防治　WHO和美国NCI对化学治疗药物的不良反应分度有明确的规定。根据严重的情况分为1、2、3、4度。1度是指轻微反应，2度是中度反应，3度为严重反应，4度是可以致命的严重不良反应。不言而喻，在治疗实施过程中1、2度是允许的，3度是要避免的，出现4度不良反应要立即停药并进行处理、急救。化学治疗药物的不良反应可以按照时间顺序分类，也可以按系统分类。

（1）按时间顺序分类

①急性期毒副反应：那些出现在给药后24h内的反应称为急性期毒副作用，如恶心、呕吐、局部组织坏死、静脉炎、高尿酸血症、肾衰竭、变态反应、皮疹等，以及由某些药物所致的特殊反应，如环磷酰胺引起的出血性膀胱炎、放线菌素D引起的再放射（radiation recall）反应、博来霉素等所致的发热、抽搐等。

②早期毒副作用：所谓早期毒副作用是指那些发生在给药数日至数周的反应，如白细胞减少、血小板减少、脱发、胃炎、腹泻、巨红细胞症，以及长春新碱所致麻痹性肠梗阻，顺铂所致低镁血症、耳毒性、甲氨蝶呤、博来霉素所致肺浸润，甲氨蝶呤所致结膜炎等。

③延迟期毒副反应：指的是那些发生在给药后数周乃至数月的反应，如贫血、无精、肝细胞损伤、色素沉着、肺纤维化、长春新碱所致周缘神经病，环磷酰胺、长春新碱所致抗利尿激素分泌失调综合征（SIADH），环磷酰胺、多柔比星所致心肌坏死，博来霉素所致雷诺现象等。

④晚期毒副作用：指那些发生在给药后数月乃至数年的反应，如不孕、性腺功能减退、提早绝经、急性白血病、淋巴瘤等其他肿瘤，以及甲氨蝶呤所致肝纤维化、肝硬化、肝性脑病，环磷酰胺所致膀胱癌等。

（2）按系统分类

①变态反应：一般变态反应临床主要表现为皮疹、血管性水肿、呼吸困难、低血压、过敏性休克等。引起变态反应的常见药物：左旋门冬酰胺酶、平阳霉素、博来霉素、紫杉醇、蒽环类药物等。应用易发生变态反应的抗肿瘤药物前，可预防性使用地塞米松、苯海拉明、西咪替丁等药物，输液期间严密观察，并对症处理。

②血液系统毒性：绝大多数抗肿瘤药物对血液系统都有不同程度的毒性，表现为骨髓抑制。骨髓抑制毒性较明显的药物：长春瑞滨、拓扑替康、多西他赛、紫杉醇、吉西他滨、顺铂、卡铂、环磷酰胺等。骨髓抑制的救治措施：粒细胞减少患者可选用利血生、鲨肝醇等口服，粒细胞集落刺激因子（G-CSF）支持，避免交叉感染；粒细胞严重低下患者应实行隔离。血小板生成素（TPO）、白细胞介素-11等药物能减轻化学治疗引起的血

小板减少，促进血小板水平提高。重度贫血可以输血。

③皮肤毒性：应用于恶性骨肿瘤化学治疗的药物可引起（如脱发、皮肤坏死、色素沉着、指甲改变等）皮肤毒副作用，这就需要临床工作者在化学治疗时注意区分引起皮肤改变的诸多因素，并给予适当治疗。

多柔比星、环磷酰胺通过作用于毛囊而引起严重的脱发，大剂量的甲氨蝶呤、长春新碱、博来霉素也可引起脱发。放线菌素D偶尔也可引起脱发，但甲氨蝶呤化学治疗应用甲酰四氢叶酸解救则无脱发发生。对于上述化学治疗药物引起的脱发，可应用降低头皮温度的方法来减轻其程度。脱发一般为可逆过程，通常需经过数周才能开始有毛发再生，恢复正常则需1年左右。

④心脏毒性：心脏毒性以蒽环类抗癌药最为常见，其中多柔比星的心脏毒性最为严重。呈剂量累积性。主要临床表现：心电图改变、心律失常，非特异性ST-T段异常，少数患者可出现延迟性进行性心肌病变。对于可能导致心脏毒性的药物，应根据说明，严格把握用药指征，控制用药累积剂量，联合化学治疗应注意避免心脏毒性药物合用，并应监测心电图、心功能。慢性心脏毒性与剂量呈线性关系，目前仍将累积剂量限制在小于550mg/m^{2}为安全界限。慢性心脏病表现为充血性心力衰竭，如可有乏力、气促、呼吸困难、双下肢水肿等表现。防治：用药前监测心脏状态。用药前或同时期使用保护心脏药物，如辅酶Q10、维生素E、维生素C、ATP、肌苷等。有心脏损害后可用皮质激素、洋地黄制剂，如地高辛。出现充血性心力衰竭时，治疗上首先停药。然后按常规的慢性心力衰竭治疗原则进行治疗。

⑤黏膜损伤：黏膜损伤包括口腔炎、舌炎、食管炎、唇炎、口腔溃疡、胃肠道黏膜损伤。甲氨蝶呤、多柔比星、博来霉素、环磷酰胺、放线菌素D等均可引起口咽黏膜炎、口腔溃疡等口腔毒副反应。发生口腔黏膜损伤后的处理：持续而彻底的口腔护理；合理调整进食，应进相当于室温的高营养流质饮食，避免刺激性食物。急性期疼痛明显时可在进食前15～30min用抗组胺药物或表面麻醉剂，如普鲁卡因或利多卡因镇痛。加强支持治疗，纠正水、盐及电解质失衡。

⑥恶心、呕吐：由化学治疗引起的恶心、呕吐等一系列胃肠道反应，现在已被越来越多的临床工作者重视。因为它可以导致患者厌食、营养不良、恶病质，有的患者甚至会因此而拒绝进行化学治疗。目前用于镇吐的药物：5-羟色胺3型（5-HT3）受体拮抗药、甲氧氯普胺、地塞米松、氯丙嗪等。目前常单用5-HT3受体拮抗药或联合地塞米松，可加用镇静药物，如地西泮、异丙嗪等。

⑦肝脏毒性：化学治疗药引起的肝功能损害，是降低化学治疗药物剂量强度的一个重要原因，临床工作中应予以充分重视，化学治疗前后肝功能检查是非常重要的，必要时应停用或换用化学治疗药。大剂量MTX、烷化剂、左旋门冬酰胺酶、阿糖胞苷等均可不同程度的损伤肝功能。患者会出现一过性不同程度的转氨酶、碱性磷酸酶、胆红素增高，血液中白蛋白降低，在肝细胞内合成的凝血因子水平降低等。有肝功能不全者应慎用或减量使用抗肿瘤药物，尤其是有肝损害的药物。化学治疗期间予以保肝支持治疗，可以有效预防肝脏损伤。

⑧腹泻：引起腹泻的主要抗癌药物有CPT-11、氟尿嘧啶（5-FU）、高剂量甲氨蝶呤、多西他赛等。如果出现化学治疗后的腹泻，处理原则：进低纤维素、高蛋白食物，补充足够液体；避免对胃肠道有刺激的药物；多休息；止泻药；必要时静脉补充液体和电解质；腹泻次数1日超过5次以上或有血性腹泻者应停用有关化学治疗药物。

⑨肺毒性：多种化学治疗药物可以导致肺损伤，绝大部分出现在治疗结束后2个月，最常见的表现为非特异性间质性肺炎和肺纤维化。抗癌药物的肺损伤起病快慢不一，需密切观察化学治疗患者的临床表现，注意区别肺转移与肺部感染，及时发现和治疗抗肿瘤药物的肺毒性，提高患者生存质量，延长生存时间。另外，年龄增长（>70岁）或既往曾行胸部放射治疗者，其肺部毒副反应的发生率亦增加。在治疗上可使用肾上腺皮质激素，但效果不明确。

⑩神经毒性：长春碱类药物对周围神经有较明显的毒副作用，可引起末梢神经炎，肠麻痹是其严重的不良反应。有效的治疗方案包括胆碱能受体激动剂，禁食和胃肠减压，静脉营养支持，大剂量复合B族维生素等。最主要的办法还是控

制累积剂量和降低剂量强度。

⑪泌尿系统毒性：很多化学治疗药物是经过肾脏排出体外的，因而化学治疗药物造成的肾毒性直接关系到这些药物在体内的蓄积，并因蓄积引起其他相关的毒副作用，所以了解化学治疗药的肾毒性在临床工作中是非常有意义的。顺铂是最易引起肾脏损害的药物，它所引起的肾损害是剂量相关的，顺铂用量较大时，要采用水化、利尿措施以保护肾功能，与还原型谷胱甘肽等保护剂合用，可减轻肾损害。化学治疗时大量细胞溶解释放大量尿酸，故在治疗前应采取措施防止肾衰竭。大量输液可防止尿酸在尿液中过饱和，应用碳酸氢钠以碱化尿液可防止尿酸沉淀。别嘌醇可以消耗嘌呤氧化酶，从而抑制尿酸形成。在应用大剂量 CTX 或异环磷酰胺时，高达40% 患者可出现出血性膀胱炎，充分的补液可减轻出血性膀胱炎，美司钠（Mesna）是特异性的尿路保护剂，它的应用显著减少了出血性膀胱炎的发生率。

⑫其他：一些化学治疗药物可引起不同程度的血栓性静脉炎，一旦外渗，可导致局部组织坏死；化学治疗药物还包括一些远期毒性，如生殖毒性和第二肿瘤的发生等。

化学治疗的不良反应可以长期或暂时影响患者的生活质量，可能限制治疗的剂量及疗程，严重者有时还会危及生命。这就要求研究者要研发出更多特异性的药物来减轻或消除某些特定的不良反应。理想的化学治疗辅助用药应该可以预防各种不良反应，同时对药物的抗肿瘤作用不产生任何影响，而且使用方便，费用低廉。这些都需要科研人员和临床工作者的共同努力。

（五）实体瘤疗效评价标准

由于作用机制各异，肿瘤治疗疗效的评价较为复杂，因而采用合适的标准进行评价非常重要。20 世纪 70 年代末，世界卫生组织（WHO）聚集了全球的癌症专家，针对癌症治疗疗效，归纳出全球一致性的评估规则：WHO 标准。并于1981 年发表在 *Cancer* 杂志上。WHO 标准的测量方法为二维测量法或称双径测量法，以肿瘤大小的变化来评判患者对治疗的反应，包括完全缓解（completeresponse，CR）、部分缓解（partialresponse，PR）、稳定（stabledisease，SD）和进展（prog-

ressivedisease，PD）。随后 20 多年，这个标准被国内外的研究者和研究组普遍采用，但随着时间的推移，人们发现 WHO 标准也有缺陷，如对有些病灶的定义模糊，对数目多而直径小的肿瘤病灶难以准确评价；一些新的影像技术的出现也对肿瘤大小测量和疗效评价产生了冲击。1999 年，James 等提出了以肿瘤最长径的长度代替面积来代表肿瘤大小的一维测量法（单径测量法），因为肿瘤长轴的直径与肿瘤细胞数量的变化关系比肿瘤双径乘积与肿瘤细胞数量的变化关系更为密切，一些结果也显示一维测量法方法简单且疗效判断更确切。在此基础上，欧洲癌症研究与治疗组织（european organisation for research and treatment of cancer，EORTC）、美国国立癌症研究所（national cancer institute，NCI）及加拿大国立癌症研究所的专家联合进行了必要的修改和补充，并于 2000 年在 *JNCI* 杂志发表了新的实体肿瘤疗效评价标准（response evaluation criteria in solid tumors，RECIST）。2009 年，RECIST 标准出现了 1.1 版，主要的不同：规定每器官最多 2 个目标病灶、增加了淋巴结的评价、对骨病灶等做了特殊说明。

1. WHO 实体瘤客观疗效评定标准

（1）完全缓解（CR）：所有可见病变完全消失并至少维持 4 周以上。

（2）部分缓解（PR）：肿瘤病灶的最大径及其最大垂直径的乘积减少 50% 以上，维持 4 周以上。

（3）无变化（NC）：肿瘤病灶两径乘积缩小不足 50%，或增大 < 25%，至少维持 4 周。至少经 2 周期治疗（6 周）才能评价为 NC。

（4）进展（PD）：肿瘤病灶两径乘积增大 > 25% 或出现新病灶。

2. 实体瘤的疗效评价标准（RECIST）

（1）目标病灶的评价

①完全缓解（CR）：所有目标病灶消失。

②部分缓解（PR）：基线病灶长径总和缩小 ≥ 30%。

③病变进展（PD）：基线病灶长径总和增加 ≥ 20% 或出现新病灶。

④病变稳定（SD）：基线病灶长径总和有缩小但未达 PR 或有增加但未达 PD。

（2）非目标病灶的评价

①完全缓解（CR）：所有非目标病灶消失和肿瘤标志物恢复正常。

②未完全缓解/病变稳定（IR/SD）：一个或多个非目标病灶持续存在和（或）肿瘤标志物高于正常。

③病变进展（PD）：出现一个或多个新病灶和（或）存在非目标病灶进展。

附：WHO 与 RECIST 疗效评价标准比较

WHO 与 RECIST 疗效评价标准见表 6-3-21。

表 6-3-21　WHO 与 RECIST 疗效评价标准

疗效	WHO（两个最大垂直径乘积变化）	RECIST（最长径总和变化）
CR	全部病灶消失至少维持 4 周	全部病灶消失维持 4 周
PR	缩小 50% 维持 4 周	缩小 30% 维持 4 周
NC/SD	介于 PR/PD 之间	介于 PR/PD 之间
PD	增加超过 25% 或出现新病灶	增加超过 20% 或出现新病灶

四、展望

即使现在靶向治疗和免疫治疗药物在一些癌症的治疗上大放异彩，化学治疗仍然是很多肿瘤患者综合治疗的基石，联合其他手段广泛应用于不同肿瘤类型不同期别患者的治疗中。但化学治疗在目前抗肿瘤治疗中仍存在很多问题亟须解决，如化学治疗疗效不理想、化学治疗耐药及化学治疗副反应等，针对这些问题未来研究方向可能有研制新药、多种药物及疗法的联合协同互补，以及针对各疗法的治疗剂量、治疗顺序等。化学治疗联合免疫治疗具有广泛应用前景，但是临床上仍有一系列问题亟须解决：如何设计最优的化学治疗剂量（大剂量、中等剂量、小剂量）和化学治疗给药顺序（免疫治疗前/中/后、间断大剂量、持续小剂量等），以期最大程度发挥化学治疗疗效；免疫激活作用如何控制化学治疗联合免疫治疗的不良反应；寻找化学治疗联合免疫治疗的疗效预测分子，筛选合适的患者接受化学治疗联合免疫治疗也是临床医师面临的重要问题。总之，人体是一个综合的有机整体，肿瘤的形成和发展也是一个动态、复杂的过程，因此任何一种针对某一靶点或某一机制的治疗，都不能解决所有肿瘤治疗的问题，因此将多种治疗手段联合，尤其是传统疗法与新型疗法，如免疫治疗、靶向治疗等相结合，可以在临床中取得更好的疗效，相信未来癌症患者将有更多机会享受综合治疗带来的生存希望。

（丁万宝　赵艳芳　卢久琴　戴　辉　张培先）

第四节　肿瘤生物治疗

癌症的治疗，过去传统上一般采用手术切除、利用细胞毒性物质实施化学治疗及利用放射线进行的物理治疗。然而，以上方法都具有不同程度的副作用：如对正常细胞的细胞毒活性和强宿主免疫应答。此外，这些治疗方法只对部分癌症具有疗效。因此，寻找更有效的治疗方法迫在眉睫。生物治疗是指利用一切生物大分子来进行治疗的方法，其中可以分为以细胞为基础的治疗和非细胞治疗（基因治疗、抗体、疫苗等）。

自从 20 世纪 80 年代末，应用细胞因子、肿瘤疫苗、基因治疗、单克隆抗体和免疫淋巴细胞等方法开始治疗各类癌症，生物治疗就显示出较强的应用前景，其几乎不具有毒副作用，并且能够与其他治疗方法相配合，减轻副作用，从而更好地治疗和延长患者生存期。

一、基因治疗

基因治疗是指利用基因物质去治疗各种原因

造成的基因疾病，其中 2/3 的关于基因治疗的临床试验都是用于治疗各种类型的癌症。

基因治疗的步骤构成　①构建携带基因的载体；②利用载体将基因导入到靶向的癌细胞中；③表达基因产物从而杀死癌细胞。其中，构建高效、低脱靶的载体去携带基因是基因疗法的关键所在。

载体主要分为非病毒类载体与病毒类载体：①非病毒类载体包括质粒、微泡、纳米颗粒、脂质体和聚合物等，这类载体比较安全，低廉，并且可以插入较大的基因。然而，体内试验的结果却显示此类载体虽然具有较低免疫原性，但其基因转染和表达效率很低。②病毒载体包括腺病毒、反转录病毒和慢病毒载体。此类载体显示出较高的基因转染和表达效率，然而却具有较高免疫排斥，以及致瘤的可能，插入突变性和有限的基因大小。利用载体携带肿瘤抗原、各类细胞因子、基因改造的抗原呈递细胞、体内基因编辑，通过 RNA 干扰载体、干扰 RNA，毒性基因治疗，基因改造或非改造的天然溶瘤病毒和细菌等都属于靶向肿瘤的不同基因治疗方法。

（一）基因疗法中的载体

1. 以各种病毒为载体的基因治疗

（1）腺相关病毒载体（adeno-associated virus vector，AAVV）：腺相关病毒载体是具有复制缺陷的细小病毒载体，比较其他的病毒载体，腺相关病毒载体相对来说较为安全并且具有低免疫原性和长期的基因诱导能力，对分裂与非分裂的细胞都可以转染。不同血清型的 AAVV 具有不同的组织特异靶向性，例如 AAV6 有效的介导了肌肉、肺、脑及包括肺腺癌和脑胶质瘤在内的大量肿瘤的基因转入，而与 AAV2 相比又引起血清中较低的抗体。AAVV 是怎样把基因转入这些组织的现在还不是很清楚。通过研究仅仅发现一些受体与共受体与不同血清型的 AAVV 有关。有研究发现，EGFR（epidermal growth factor receptor）和 HGFR（hepatocyte growth factor receptor）分别是 AAV6 和 AAV3 的共受体，参与了 AAVV 进入不同组织进而介导基因的转入。

AAVV 可以携带不同的基因靶向于癌细胞从而发挥抗癌作用。其中，肿瘤坏死因子相关凋亡诱导配体（tumor necrosis factor-related apoptosis-inducing ligand，TRAIL）作为可溶性细胞因子，可以特异性的诱导不同肿瘤细胞的死亡，却对正常组织与细胞没有影响。因此，利用重组腺相关病毒载体携带并表达 TRAIL 可以在小鼠模型与体外细胞模型中显著的抑制癌细胞的生长。AAVV 构建的 TRAIL 与人胰岛素（Insulin）信号肽 AAV-ISN-T 无论是口服还是腹腔注射后都有效抑制了肝癌小鼠抑制瘤的生长。有报道，用 AAVV 介导可以在体内外显著表达抗 DR5 的抗体 Adximab，从而发挥抗不同癌症的活性。除了 TRAIL，还可以利用 AAVV 构建携带白细胞介素 -2（interleukin 2，IL-2）发挥抑制乳腺癌的作用；携带人源端粒酶反转录酶 27 kDa C 端多肽（human telomerase reverse transcriptase，hTERTC27）的 AAVV 可以通过增加坏死、凋亡，中性粒细胞浸润和微血管密度来抑制 U87-MG 胶质母细胞瘤移植小鼠肿瘤的生长。然而，AAVV 也具有缺点：有效的病毒包装能力局限在 4.1 ～ 4.9kb 大小的基因，人类对不同血清型的 AAVV 出现中和抗体，对不同细胞群落的高效转导有待改善。共建一个二重的 AVVV 似乎可以解决这个问题。转基因表达盒可以分为两部分，每一部分包装入一个 AVVV 中。全长的转基因表达通过同源重组或者病毒反向末端重复介导重组来实现。AAVV 外壳的改进应该可以降低其与宿主免疫系统的接触所产生的抗体中和作用。定向选择 AAVV 变异体，"屏蔽"聚合物，定点突变，定向进化 AAVV 外壳都可以起到令 AAVV 逃脱被中和的命运。

RNA 干预是可以运用于癌症的一种生物治疗方法。临床试验表明：一系列包括 siRNA、shRNA 及 MicroRNA（miRNA）在内的非编码 RNA 都可以用于内源性的 RNA 干预途径。例如导入抗雄激素受体的 AAVV/shRNA 具有抑制前列腺移植瘤生长甚至是在 10d 后除掉肿瘤的作用。在小鼠模型中，系统性的给予 AAVV 介导的 miRNA-26a 抑制了肝癌细胞生长，诱导了肿瘤凋亡及延缓了病程。

（2）反转录病毒载体（retroviral vectors，RV）：利用重组的 γ-RV 向淋巴细胞中转递一个 T 淋巴细胞受体从而用于治疗黑色素瘤的临床试验开启了基因改造的免疫细胞治疗癌症的先河。

该类型的载体具有以下特点：可以通过产生稳定的细胞株从而得到无限量的表达载体；特定

与完整的载体拷贝，不容易发生突变与重排；其可以整合到靶细胞基因组中，从而保证了载体的持续稳定。缺点：不可以转染非分裂的细胞；不够稳定，需要保存在 -70℃ 来保证活性；需要在包装细胞时转递其他的反转录病毒元件，例如 virus like 30S（VL30）RNAs[10]。其中 α-RV 比 γ-RV 和慢病毒载体要安全。然而，反转录病毒在基因组中的整合是非定标性插入，有临床研究发现在成功治疗的 9 例患者（SCID-X1）中有 4 例出现 T 细胞白血病，这可能与基因治疗的 RV 载体在包括 LMO$_2$ 在内的致癌基因附近整合有关。

（3）慢病毒载体（lentiviral vectors，LV）：慢病毒载体可以在分裂和非分裂的细胞中完成稳定的基因转入，并且具有较低的基因毒性。相比较 γ-RV，LV 对于危险区域（这些位置富集原癌基因与生长控制基因）具有较低的插入，前者在当时大概具有 21%，而后者大概 8% 的插入。利用 LV 对骨髓细胞和肝细胞进行基因的转入主要发生在与生长不相关的位置，并且也没有观察到细胞克隆集落的扩增，表明其相对不易造成致瘤性。此外，LV 可以包装大到 10bp 的基因。而且，LV 对于免疫系统的激活效应也是非常值得探讨的。

2. 非病毒载体基因治疗（以外泌体为载体的基因治疗）　除了以病毒为载体的基因治疗外，质粒载体、脂类和聚合物等纳米颗粒、RNA 等也可以用作基因治疗。例如利用二氧化硅纳米颗粒携带 p53 基因，再整合转铁蛋白配体，从而有效的靶向转铁蛋白受体高表达的癌细胞并将 p53 基因导入。

近年来，随着外泌体的发现，其在基因治疗中的作用吸引了越来越多的注意。外泌体是细胞分泌的 30～100nm 的小囊泡。通过其携带的蛋白质、核酸、脂类等来发挥其对细胞间信号介导的作用。由间充质干细胞分泌并改造过的外泌体保留了其对肿瘤的"归巢"性，作为一种安全有效的载体运用于肿瘤的治疗。Kras^{G12D} 是胰腺癌里常见的基因突变。利用正常成纤维样间充质细胞的外泌体，设计以后携带特异性针对 Kras^{G12D} 的 siRNA 和 shRNA 来治疗胰腺癌。在多个动物模型上显著的抑制了癌症及延长了生存期。由于 CD47 避免了单核细胞和巨噬细胞对改造后的外泌体的吞噬，因此 CD47 以及胞饮作用促进了外泌体的疗效。另外，利用人胚胎肾细胞 HEK239 与间充

质干细胞来源的外泌体作为 PLK-1 siRNA 的载体作用于膀胱癌细胞。

（二）纠正癌基因和促进凋亡的基因治疗

Ad. K-RAS scAb（Ad 编码的单链可变片段，如 anti-p21-ras 单链抗体）在 MV 启动子下表达出来，从而中和 K-Ras，达到减弱胶质母细胞瘤、胰腺和结肠对放射治疗的抵抗性。p53、p16、Rb 等抑癌基因也是基因疗法很好的靶点。p53 基因作为抑癌基因调控细胞内包括细胞周期、凋亡、自噬及衰老等过程。50% 的癌症皆具有 p53 突变，因此在 p53 非活化的肿瘤中转入野生型 p53 可以成为具有潜力的抗癌方法。在临床研究中，利用 AV 将野生型 p53 导入的基因疗法（Ad-p53、Advexin、Gendicine、SCH-58500）与化学治疗药物 / 放射治疗合并使用于非小细胞肺癌、肝癌、食管癌、卵巢癌、胶质瘤以及膀胱癌等。分子机制研究发现 Ad-p53 载体可以激活 p53 下游的 p21^{WAF1}、BAX、DRAM。另外，没有转染到的肿瘤细胞也由于血管生成因子 VEGF 的下调和通过 CD95 配体（CD95L）上调了大量中性粒细胞浸润的间接作用而得到抑制。Rb 作为另一个抑癌基因，在一些癌症里也常失活。有研究表明，非小细胞癌中绝大多数 p53 和 Rb1 双等位基因失活，有时甚至有复杂的基因组重排。因此，利用基因治疗同时导入 p53、Rb 基因对肿瘤细胞进行干预效果比一种基因干预效果更好。超声处理的微气泡给药系统将 Ad.p53 和 Ad.RB 导入到前列腺癌移植瘤小鼠模型上显示出较好活性。此外，其与放射治疗合并使用后活性更好。FasL 是表达在细胞毒淋巴细胞、单核细胞、巨噬细胞、肿瘤细胞的跨膜区域或者是分泌出来的一个蛋白。FasL 的结合提高了 Fas 受体的齐聚，诱导了 Fas 死亡域与 pro-caspase 8 的招募从而激活 Fas 相关的凋亡程序。AV 介导的 FasL 基因治疗，可以诱导癌细胞的凋亡。然而最近研究发现 FasL 不仅仅依赖于肿瘤细胞 Fas 的表达，还可以在肿瘤微环境中诱导出强大的炎症反应。因此，利用 Ad-FasL 作为基因疗法，诱导肿瘤特异的，T 淋巴细胞的重新招募不但造成了肿瘤的局部破坏，其后的炎性反应也改善了自发骨肉瘤动物模型的生存期。

（三）与免疫调控有关的基因治疗

肿瘤的发生与生长，与免疫抑制和伴随抑制宿

主免疫功能的肿瘤密切相关。因此近几年，免疫调控与癌症的治疗之间的相关性引起了广泛的注意。其中细胞因子的调控能力，嵌合抗原受体 T 细胞及免疫检查点抑制药的运用都得到了迅速发展。

1. 导入细胞因子的基因治疗　利用 RV 做载体将 IL-12 转入到外周血单核细胞来源的 DC 细胞中。这种转入 IL-12 的 DC 细胞与在肺癌肿瘤抗原共同的作用下，成功的激活了抗原特异性细胞毒活性 T 细胞的增殖与活化，从而发挥出抗肺癌的作用。利用 AV 做载体将细胞因子 mda-7/IL-24 导入到肿瘤细胞中，诱导了凋亡和毒性自噬，并且对肿瘤细胞具有较好的选择性。进一步的 I 期临床试验发现在晚期上皮细胞癌和黑色素瘤患者中给予无复制功能的 Ad.mda-7；INGN 241，既安全又具有显著的临床效果。在治疗恶性胸膜间皮瘤的临床试验中发现，胸腔内注射腺病毒 AV 载入 IFNa2b，并与塞来昔布和化学治疗药物合并使用后安全，可行，耐受性良好。

2. CAR-T 细胞在癌症中的免疫治疗作用及 CRISPR/Cas9 技术的运用　CAR-T 细胞作为一种利用基因技术改造的人工免疫 T 细胞已开始被运用到血液系统癌症的治疗中。其中 RV 和 LV 都可用于作为构建 CAR 的载体。利用 LV 载体携带不同的真核启动子（EF-1a，ubiquitin C，PGK）在 T 细胞中构建 CAR，其中 EF-1α 启动子在 CD4，CD8 的转染效率最强也最持久。利用这个系统构建的 CAR 结构为 αCD19-CD28-4-1BB-TCRξ 的 T 细胞在体内外都显示出针对人类急性淋巴细胞白血病较好的杀伤能力。Porter 等利用自身灭活的慢病毒载体（GEMCRIS 0607-739）构建的 CD19-CD137-CD3ξ 的 CAR-T 细胞成功的治愈了一例慢性淋巴白血病患者。Maude 等的另一项临床研究也是利用 LV 构建了抗 CD19 的 CAR-T 细胞 CTL019，治疗了 30 例儿童或成年人复发性急性淋巴细胞白血病，临床观察 24 个月无复发。

CRISPR/Cas 系统是利用 RNA 分子去识别切割位点，并利用 Cas 核酸酶去实现切割的方法。该方法也可创建特定位点的双键断裂。多重基因与表观遗传的改变造成恶性细胞的增殖与化学治疗抵抗是癌症的特性。纠正或删除这些突变是治疗癌症的一种策略。CRISPR-CAS9 基因组编辑技术由于其精准性和高效性被广泛地应用于针对癌症的基因治疗的探索。如利用 CRISPR-CAS9 在活

化的膀胱尿路上皮癌细胞中编辑抑癌基因 p21、E-cadherin、hBax，特异性地抑制了膀胱癌细胞增殖和迁移，诱导癌细胞凋亡和降低细胞活力。使用病毒基因组特异性 CAS9/sgRNAs 复合物能够使病毒的基因组发生突变，从而在 DNA 水平上破坏病毒癌基因，永久的预防癌细胞中病毒癌基因表达，有效的对抗与病毒相关的癌症，如宫颈癌（HPV）、鼻咽癌（EBV）、肝癌（HBV、HCV）。CRISPR/Cas9 技术也能用于在耐药突变实验中的特异性药物靶点验证。如利用 CRISPR/Cas9 在 HeLa 细胞中产生 A133P 突变，发现 A133P 诱变细胞对 ispinesib 的抗性增强，从而证明了 kinesin-5 是 ispinesib 的直接靶点。Selinexor 被用于治疗多发性骨髓瘤与前列腺癌，利用 CRISPR/Cas9 证明蛋白 exportin-1 的半胱氨酸 528 残基是其最初的作用靶点。CRISPR/Cas9 系统还可以用来删除溶瘤病毒基因组中的胸苷激酶区域从而增强其对癌症的选择性。肿瘤免疫治疗是近几年抗癌治疗发展的新趋势，利用 CRISPR/Cas9 来改造并产生具有治疗活性的免疫细胞，利用 CRISPR/Cas9 敲出 CD4+ T 细胞上的 B2M 基因使 MHC-I 表面表达丧失；CRISPR/Cas9 另一个最吸引人的运用应该是其对 CAR-T 细胞的构建；通过电转将 sgRNA 和 Cas9 编码的质粒转入 T 细胞中用于敲出 PD-1，使得降低 PD-1 的表达从而增强 T 细胞免疫应答和对癌细胞的细胞毒活性。此外，CRISPR/Cas9 技术还能用于稳定的构建各类模拟人类癌症的转基因小鼠模型。例如 echinoderm microtubule-associated protein like 4（EML4）及 ana-plastic lymphoma kinase（ALK）作为癌基因在人非小细胞肺癌中存在。利用 CRISPR/Cas9 系统成功地建立了一个由 Eml4-Alk 驱动的小鼠癌症模型，为今后的研究提供很好的模型。

由于相同 DNA 或同源 DNA 序列带来的脱靶突变是这些基因编辑技术共同需要解决的问题。

（四）调节耐药性的基因治疗

放射治疗、化学治疗抵抗是癌症患者治疗失败的主要原因之一。复制能力受限的腺病毒 AV 为基础的基因治疗可以作为一个克服抵抗性的创新策略。吉西他滨在转化为其活性二磷酸盐和三磷酸盐形式之前需要被脱氧胞苷激酶（deoxycytidine kinase，dCK）磷酸化。dCK 的缺失与胰腺癌对吉

西他滨抵抗相关。因此，利用 dCK 与尿苷—磷酸激酶（uridine monophosphate kinase，UMK）的融合基因作为基因疗法，可以在体内、外试验中显著改善其抵抗性。此外，利用表达 TRAIL 的腺病毒载体的基因治疗可以大大加强化学治疗药物（包括多柔比星、紫杉醇、长春瑞滨、吉西他滨、伊立替康和氟尿嘧啶）对乳腺癌肿瘤细胞的作用。在乳腺癌耐药细胞株中也具有协同作用。

（五）抗血管生成的基因治疗

利用 AAVV 导入能够持续表达抗血管生成的内皮抑素 endostatin 和血管抑素 angiostatin，体内动物实验表明其能抑制卵巢肿瘤的生长。血管内皮生长因子（vascular endothelial growth factor，VEGF）是血管生成的重要因子，有研究表明单剂量静脉注射 AAV2/VEGF-Trap 抑制了乳腺癌原位癌的生长和自发性的肺转移。另外，利用基因疗法过度表达肝细胞生长因子（HGF）特异性拮抗剂 NK4，可以竞争性的对抗 HGF/c-Met 系统，通过抑制 c-Met 信号通路发挥抗肿瘤转移与额外的抗血管生成活性。

（六）导入毒性基因或酶激活前药的基因疗法

毒性基因或酶激活前药的基因疗法是现今用于癌症治疗最广泛的基因疗法。该方法将编码酶的基因导入癌组织内，通过该酶激活能够抑制 DNA 聚合酶或者阻止 DNA 复制的前药而发挥作用。其中，临床运用单纯疱疹病毒胸苷激酶基因 / 更昔洛韦前药（HSV-tk/GCV）系统来抗癌是最好的例子。该系统还能通过杀死并未转染上的癌细胞发挥作用，这有可能是通过抗代谢药物的自由被动扩散或者磷酸化 GCV 的分子跨过了细胞间隙而发挥作用。利用 RV 载体向神经胶质瘤细胞导入胞嘧啶脱氨酶（cytosine deaminase，CD），可以将抗真菌的前药氟胞嘧啶直接转化成抗癌的化学治疗药物氟尿嘧啶，并且具有放射增敏剂的效果。小鼠体内实验也证明 RV-CD 可以有效地抑制乳腺癌在脑部的生长，延长其生存期，并且在体内与体外实验模型中皆可抑制间皮瘤细胞。

（七）溶瘤病毒在癌症基因疗法中的作用

溶瘤病毒治疗癌症是利用活的，有复制能力的溶瘤病毒（oncolytic viruses）在肿瘤细胞中选择性复制从而导致肿瘤细胞被破坏的治疗方法。可以用于肿瘤治疗的溶瘤病毒主要为两类：一类是对人类不造成疾病只在肿瘤中复制的病毒，其 IFNr 的反应局限于肿瘤部分或者不具有功能性，例如呼肠孤病毒、纽卡斯尔病毒、水泡性口炎病毒；另一类是既可以用作常见致病病毒疫苗的（如牛痘病毒）又或是埃德蒙顿麻疹病毒株、脊髓灰质炎病毒、腺病毒等致病病毒。后者需要利用基因工程技术去改造它们从而增强其对肿瘤的选择性，主要是通过删除病毒在肿瘤中复制冗余的病毒的毒性基因来实现。从而达到病毒在正常组织中的复制减少，在肿瘤组织中复制不变。

H101 作为 CFDA 第一个批准的溶瘤病毒临床研究，与化学治疗药物合并用于抗各类癌症。与其他治疗方法的合并运用引发了强烈的免疫反应从而更加有效。例如与免疫检查点抑制药的合并使用。此外，talimogene laherparepvec，作为全球第一个批准上市的溶瘤病毒治疗方法主要用于治疗包括恶性黑色素瘤在内的癌症。在超声波的指引下在皮肤、皮下和（或）结节性病变处实时可见，可触及或可察觉的注射剂量为 10^6（或 10^8）PFU/ml。该溶瘤病毒疗法与其他治疗，例如彭布利单抗（pembrolizumab）或者化学治疗（顺铂），放射治疗的合并治疗也在开展各期临床试验。

基因治疗发展迅速，然而至 2015 年，还是没有基因治疗的产品得到 FDA 批准上市。对基因载体生物学的了解，体外和动物模型安全性的认识，基因长久持续性和对宿主的整合，病毒的脱落及在体内维持转基因表达能力的时间等都是需要解决的关键科学问题。

二、靶向治疗与免疫治疗

肿瘤细胞的增殖或者死亡是由癌基因和抑癌基因构成的复杂网络调控的。癌细胞的最终走向还由肿瘤微环境以及压力信号（如 DNA 损伤等）所控制。此外，现今研究还发现，肿瘤内一小部分具有干细胞特性的细胞在推动肿瘤发展中占有举足轻重的作用。这些研究提供了一个新兴的治疗思路——针对特异性癌症靶点所建立的靶向治疗：利用小分子抑制药或者单克隆抗体干预对肿瘤生长发展发挥重要作用的分子靶点，特别是一些蛋白。临床上运用最多的是靶向突变的激酶的各类抑制药。例如伊马替尼（imatinib）可以同时靶向 Bcr-Abl、c-Kit 或 PDGFR，从而对慢性髓系白血病、胃肠道间质瘤等发挥很好的疗效。吉非替尼靶向 EGFR 对肺癌有很好的作用。另外，靶向 VEGF 配体的单克隆抗体贝伐单抗在对抗结直肠癌上也发挥作用。靶向治疗还可以针对肿瘤干细胞及肿瘤微环境特别是肿瘤基质。靶向治疗在临床运用中也碰到了（如没有显示出疗效或者出现药物抵抗性）一些问题。研究发现靶向抑制药的靶点涉及癌症的早期病变会有更好的疗效；而在治疗过程中产生的包含靶点变异氨基酸位点的亚克隆癌细胞是产生耐药性的主要原因之一。与传统的放疗、化疗合并运用希望可以在临床上显示出更好的疗效，例如利用 ATM 或者 CDK 的特异性靶点抑制药，再结合局部放射治疗发现 DNA 损伤的细胞仅仅局限于放射的区域。

针对保护肿瘤免疫机制的探索发现了围绕肿瘤免疫治疗为核心的几种新的治疗策略，其中特别显著的是"免疫检查点"抑制药的使用，以及包括嵌合抗原受体 T 细胞等在内的一系列细胞治疗。

（一）抗体

1. 定义，抗体分类，主要的结构类型　在过去的 10 年中，单克隆抗体的临床应用已经实现，抗体药物现在是治疗癌症的主要方式之一。抗体药物可以特异性靶向并杀死肿瘤细胞，并且同时通过补体级联效应或抗体依赖性细胞毒性（ADCC）来激活免疫效应细胞从而杀伤肿瘤细胞。抗体或者免疫球蛋白具有五种不同的结构形式，赋予了它们独特的性质和功能，分别是 IgA、IgD、IgE、IgG 及 IgM，其中 IgG 是用于肿瘤免疫治疗最常见的亚型。抗体具有两个抗原结合片段（Fab）和一个恒定片段（FC）。Fab 通过互补决定区（CDRs）赋予抗原特异性，Fc 域通过 Fcγ 受体（FcγRs）将 IgG 抗体与免疫细胞〔如自然杀伤（NK）细胞、中性粒细胞、单核细胞、树突状细胞（DCs）和嗜酸性粒细胞等〕连接起来发挥免疫效应机制。抗体类药物主要通过四种机制来发挥作用：抑制肿瘤细胞信号传导、补体依赖性细胞毒性（CDC）的激活、抗体依赖性细胞毒性（ADCC）的激活及诱导获得性免疫效应。高度岩藻糖基化的 Fc 结构域会使抗体失去免疫活性，因此很多研究皆是构建了缺乏岩藻糖基化 Fc 的工程抗体。抗体样的分子结构还包括双特异性抗体、DARPins、adnectins、串联双抗体和单链抗体。

2. 单特异抗体　在抗体药物中，靶向上皮细胞生长因子及其受体（EGF 和 EGFR）及抗血管内皮细胞生长因子（VEGF）的研究已经取得较大的成绩。西妥昔单抗（Cetuximab）是一个嵌合 EGFR 特异性 IgG1 的单克隆抗体，可以通过阻断配体与受体的结合以及受体二聚来诱导癌细胞的细胞周期阻滞和凋亡。帕妥珠单抗（Pertuzumab）是靶向 HER2 的新型重组人源化单克隆抗体，它可以结合在胞外二聚子域Ⅱ从而干扰异源二聚。临床前研究发现，其可以在 HER2 无过表达的情况下通过抑制二聚来杀死癌细胞。此外，胰岛素样生长因子受体（insulin-like growth factor receptor，IGFR）在许多肿瘤细胞上过表达，并且调控其转化和生长。靶向 IGF-1R 的抗体 Dalotuzumab 选择性地结合在受体上并抑制其自磷酸化，临床前实验表明其在体内外皆具有抗乳腺癌与肺癌的作用。

近几年发现，免疫检查点阻滞的单克隆抗体能够维持 T 细胞表型的活化，以及增强 T 细胞介导的裂解。细胞毒性 T 淋巴细胞蛋白 4（cytotoxic T-lymphocyte protein 4，CTLA4）是在活化的 T 细胞表面表达的受体，可以下调 T 细胞应答。伊匹单抗（ipilimumab）可以阻碍 CTLA4，从而发挥较强的抗黑色素瘤的活性。FDA 批准其上市后，其疗效是显著与长效的。此外，FDA 还批准了另外两个作用于免疫检查点 PD-1/PD-L1 轴的单克隆抗体派姆单抗（pembrolizumab）和纳武单抗（nivolumab）治疗黑色素瘤。CTLA4 和 PD-1/PD-L1 轴虽然都是免疫检查点，但是前者主要调节新的免疫应答，后者是调控持续性 T 细胞免疫应答，因此两种抗体在有效性和毒性上还是有区别。

3. 双特异抗体　双特异性抗体（bispecific antibodies，BsAbs）属于第二代新型抗体，具有两个特异性的抗原结合位点，可同时结合靶细胞和效应细胞（或分子）。BsAbs 通常缺乏 Fc 结构域，例如双特异性的细胞连接器（bispecific T cell engager，BiTE）；如果其包含 Fc，就是三功能抗体，除了具有连接肿瘤细胞与免疫细胞的功能，还能发挥 CDC 和 ADCC 的作用。例如 Catumaxomab，其靶向肿瘤抗原 EpCAM 和 T 细胞刺激分子 CD3。目前在研的 BiAbs 多为两个靶点：一个肿瘤细胞靶点、一个免疫细胞募集位点。

肿瘤细胞靶点包括肿瘤细胞表面或肿瘤细胞外基质过表达的抗原，例如 p53、EGFR、VEGF、CEA、CD19、CD20 等靶点；免疫细胞募集位点包括 CD3 募集 T 细胞、CD16 募集 NK 细胞、CD47 募集巨噬细胞等。

4. 临床上单克隆抗体药物使用情况　临床上单克隆抗体的使用已经开始普及。到 2012 年有 11 个抗体药物用于癌症的治疗。例如曲妥珠单抗（商品名：赫赛汀）HER2 过表达的转移性乳腺癌和胃癌。帕妥珠单抗、曲妥珠单抗与多西紫杉醇联合被批准为 HER2 阳性的转移性乳腺癌的一线治疗药物。贝伐佐单抗是 FDA 批准上市的抑制肿瘤血管生成的药物，用于晚期结、直肠癌，非小细胞肺癌和乳腺癌。西妥昔单抗与 FOLFIRI（伊立替康、氟尿嘧啶、亚叶酸钙）化学治疗方案合并使用治疗转移性直肠癌（特别是以野生型 KRAS 等位基因的表达为特征的）。目前，已有两个双特异性抗体药物（卡妥索单抗 Catumaxomab 和博纳吐单抗 Blinatumomab）分别在欧洲和美国上市。卡妥索单抗的靶点是 CD3/EPCAM，用于治疗 EPCAM 阳性的恶性肿瘤性腹水和恶性上皮瘤；博纳吐单抗的靶点是 CD3/CD19，用于治疗急性 B 细胞淋巴性白血病。

（二）疫苗

1. 肿瘤疫苗定义和运用历史　肿瘤疫苗是设计来增强对抗肿瘤的特异性免疫应答的。最早的肿瘤疫苗是 1994 年或 1995 年，运用在小部分末期癌症患者身上的非突变的，以及共有的肿瘤抗原的疫苗，并显示出一定的临床效果。随着技术的发展，现在已经可以根据患者个体情况构建出针对突变抗原的疫苗。常见的肿瘤疫苗包括多肽、蛋白质、抗原呈递细胞、肿瘤细胞和病毒载体等。

2. 主要的肿瘤疫苗分类　大多数的肿瘤疫苗都是希望能够激活 CD8+ 的细胞毒活性 T 细胞，基本是基于肿瘤相关抗原的 MHC Ⅰ 类限制性多肽表位建立的。它们通过与细胞因子和 Toll 样受体（TLR）配体组成的佐剂制剂共同在体内利用抗原呈递细胞提升呈递作用。肿瘤疫苗主要可以分为以下几个类型。

（1）改造的肿瘤细胞疫苗：利用辐照过的肿瘤细胞或者细胞裂解物作为疫苗是最简单也是研究最多的肿瘤疫苗。这种方法不需要辨别特异的肿瘤抗原，也可以与 KLH、BCG 等佐剂一起使用。然而这种疫苗刺激免疫应答的能力有限，临床使用效果不明显。利用基因工程的方法改造肿瘤细胞，使其表达相关的抗原并且同时表达，例如 GM-CSF、IL-2 等的共刺激分子或细胞因子。此类细胞疫苗在临床上取得一定效果，例如利用辐照过的自体黑色素瘤细胞经过改造后表达 GM-CSF，能够在转移性的黑色素瘤患者体内产生抗肿瘤的免疫反应。然而，周期过长、需要体外培养、造价高是其缺点。现今，可以增加疫苗产量的利用异体肿瘤细胞株或者成纤维细胞来改造的细胞疫苗还在研究中。

（2）多肽疫苗：MHC 及与之结合的多肽的晶体结构的解析，以及多肽与 MHC 特异性结合的锚定残基序列的发现阐述了 T 细胞是以短肽的形式识别抗原。基于以上的发现一系列多肽疫苗应运而生。多肽疫苗通常与细胞因子 GM-CSF 和干扰素 γ 或是 TLR 配体组成的佐剂共同使用。9～10 个氨基酸多肽比较简单稳定，容易大规模制备。通过对多肽氨基酸序列的改造，可以增强多肽与 MHC 的结合力，增强 TCR 的启动，抑制血清肽酶对多肽的水解从而实现增强抗原决定簇。然而，由于 HLA 的限制，没有共同 HLA 类型的人群不可以使用此类疫苗。此外，多肽疫苗不能激活 CD4+ 辅助细胞，但是可以通过添加钥孔戚血蓝素、破伤风多肽、PADRE（pan-DR binding synthetic helper）多肽来解决这个问题。此外，通过合成包括 MHC Ⅰ 和 Ⅱ 抗原决定簇的长链多肽（23～45 个氨基酸）也能增强临床效果。

（3）表达肿瘤抗原的重组病毒载体：表达 CEA 与 PSA 的重组病毒载体，或者部分加入免疫刺激细胞因子的载体是现在研究比较多的重组病毒载体。其中腺病毒、牛痘和禽痘病毒载体运用较多。然而，除了鸡痘病毒外，机体对病毒产生的抗病毒的中和抗体制约了此类疫苗的使用。此外，机体对病毒抗原产生的免疫应答似乎大过对肿瘤抗原产生的应答。

（4）DNA 疫苗：肌内注射 DNA 质粒可以诱发免疫应答。构建的 DNA 质粒将肿瘤抗原基因介绍给 DC 细胞，DC 细胞再将其处理和呈递给细胞毒活性 T 细胞。这种疫苗的制造需要知道肿瘤抗原的 DNA 序列，其较容易生产，相对稳定。然而使用起来需要较高剂量的 DNA 质粒。12 例滤泡型淋巴瘤患者在使用了 idiotype DNA 疫苗后，有 7 例以上患者对疫苗有应答。针对乳腺癌过表达蛋白 Mammaglobin-A（MAM-A）的 DNA 疫苗在 14 例受试者中，有 8 例产生了应答。针对 MAM-A 的 T 细胞和 IFNr T 细胞都有所增加，并且对无进展生存期也有改善。然而，在另一项针对 17 例转移性结肠癌的研究中发现，利用编码 CEA 的质粒治疗（乙肝表面抗原 HBs 的质粒作为对照）虽然有 4 例对 CEA 有淋巴增生的反应，却没有能在体内诱导出抗 CEA 的抗体，因此 DNA 疫苗的使用还有待考察。

（5）树突状细胞疫苗：树突状细胞（dendritic cells, DC）是一群具有抗原呈递作用的异质细胞。其可以摄取抗原并对其环境取样，再将抗原处理及递呈给 CD4+，CD8+ 的 T 细胞从而激活免疫应答。利用肿瘤细胞裂解物冲击 DC 细胞后再回输到患跖骨纤维肉瘤的儿童患者身上，肿瘤出现显著的消退，并且没有明显副作用。另外一个针对转移性结直肠癌的研究也表明肿瘤细胞裂解物冲击 DC 细胞后诱导产生了肿瘤特异性免疫应答，其与无复发生存率 RFS 显著相关。

（6）外泌体在肿瘤疫苗中的运用：大多数的肿瘤相关抗原都是细胞相关的，不是位于细胞内部就是在细胞表面，未必能够很好地传递给抗原呈递细胞。无论是肿瘤细胞过表达的蛋白（如 HER2），还是突变蛋白 RAS、P53 或翻译改变的蛋白 MUC1 等，都是低免疫原性及在免疫抑制的微环境中表达。外泌体能够将细胞内的抗原直接传递给抗原提呈细胞，因此更加适合作为肿瘤疫苗来使用。第五因子（factor Ⅴ）的 C1C2 结构域可以使胞内的蛋白通过外泌体的形式排出到胞外，从而诱导出有效的抗肿瘤的免疫应答。利用重组腺病毒载体构建 C1C2 修饰的 CEA / ECD 和 HER2 / ECD，发现该蛋白在外泌体中大量存在。此外，体内分泌的囊泡相关型 CEA / ECD 和 HER2 / ECD 诱导了更强的抗原特异性免疫应答，从而增强了机体的抗肿瘤免疫活性。另外，构建前列腺癌特异性抗原（PSA）和前列腺酸磷酸酶（PAP）的（MVA-BN-PSA-C1C2）或者 PAP（MVA-BN-PAP-C1C2）到外泌体中，使得抗 PAP 的抗体增加 10 ～ 100 倍，与普通的 PAP 和 PSA 疫苗（MVA-BN-PRO）相比较，从而大大提高了 PSA 和 PAP 的抗原性。以上研究证明了，将靶向抗原转移到外泌体中是提高治疗潜力的可行方法。

树突状细胞 DC 的外泌体也可以用作肿瘤疫苗。有研究发现：TLR-3 的配体 poly（I：C）能够加强抗原处理过程中 DC 的成熟及 DC 外泌体的产生，从而增强其免疫应答，使黑色素瘤特异的细胞毒活性 T 细胞增多，抑制肿瘤的生长，延长小鼠生存期。

3. 常见的肿瘤抗原　最早发现的肿瘤抗原都是在肿瘤细胞上过表达而在正常细胞里低表达的蛋白。癌症抗原的基本类别有过表达抗原、癌睾丸抗原、癌胚抗原和突变抗原（或肿瘤特异性，自有）抗原。

过表达抗原是由 DNA、RNA、蛋白层面的扩增造成的过表达蛋白，包括癌胚抗原（CEA、直肠癌等）、前列腺特异性抗原、膜抗原（PSA、PSMA、前列腺癌）、Her2/neu（乳腺癌）、黑色素瘤系抗原（MART-1/Melan-A、酪氨酸酶及 gp100）、mucin1（包括直肠癌和胰腺癌等）。癌睾丸抗原主要表达在部分类型的肿瘤组织和生殖细胞中，由于其生理位置很容易被免疫细胞忽略。这类抗原包括 MAGE-A、MAGE-B、MAGE-C 家族和 Y-ESO-1。癌胚抗原是指在正常胚胎上表达，随着成长消失的抗原，这种抗原在癌变细胞中也会表达，包括癌胚抗原和甲胎蛋白 α。RAS 癌基因及 *p53* 抑癌基因是肿瘤中最常见的突变基因。然而，它们是否能导致 MHC 限制性多肽表位的发展，呈递及免疫原性还不是很清楚，因此临床中很难去判断其是否具有发展出靶向疫苗的潜力。当然随着测序技术与相关预测软件的发展，靶向此类突变抗原的 T 细胞被发现，从而使这类抗原研究又突飞猛进了。然而这些抗原最大的缺点是都是来自于宿主自身，并且如果是恶性病变非必要的蛋白，其在病变过程中也会散失从而造成免疫逃逸。因此，发展最好的就是外源的肿瘤抗原，例如病毒蛋白：宫颈癌中的人乳头瘤病毒 16 / 18（HPV-16 / 18）E6 和 E7 癌基因蛋白或者是 B 细胞恶性肿瘤中的 EBV 蛋白。

4.HPV 疫苗的使用与子宫颈等癌症　抗 HPV

的疫苗是迄今为止使用范围最广也最为人接受的抗子宫颈癌疫苗。2014 年 10 月，FDA 批准上市的 9 价抗 HPV 的疫苗（9vHPV）是一种无传染性的病毒样颗粒疫苗，其包括了 HPV6、HPV11、HPV16、HPV18、HPV31、HPV33、HPV45、HPV52、HPV58 病毒样颗粒。另外，先前上市的二价和四价抗 HPV 的疫苗（2vHPV，4vHPV）也都抗 HPV16、HPV18，这两者造成了 66% 的宫颈癌和 HPV 相关的其他癌症。9vHPV 具有较高的有效性，在一项选取 14 000 例 16～26 岁的女性接种 9vHPV 的研究中，96.7% 的人群得到有效保护。另一项包括 2000 例 9～15 岁的男性与女性，以及约 400 例女性（16～26 岁）的接种试验也显示 99% 的人群对 9vHPV 产生了抗体转阳。FDA 对 15 000 例个体分析了接种 9vHPV 的安全性研究，发现其耐受性好，大多数不良反应是注射部位疼痛，肿胀以及轻度至中度的红斑。此外，也有研究利用 4vHPV 对抗肛门 HPV 感染、预防肛门上皮肿瘤和与 HPV6、HPV11、HPV16、HPV18 相关的肛门癌的发生。

5. 肿瘤疫苗发展面临的主要障碍 2004 年的一篇综述报道指出，肿瘤疫苗在临床上显示出很小的功效，大概只有 3.8% 的患者有反应，利用 DC 细胞疫苗也就只能达到 7.1%。此外，由于大多数的肿瘤抗原是非突变型过表达抗原，因此其非特异性所带来的副反应有时会比较严重，甚至造成死亡。只有像 HPV、EBV 等病毒抗原，突变抗原（在 HLA-A2+ 患者体内的 *Kras* 突变），在正常细胞内消失的抗原才比较安全。现今的动物模型以及技术未必可以完全模拟肿瘤抗原的生物过程以及在正常组织中的分布。以上这些原因造成了肿瘤疫苗发展的主要障碍。想要解决这些问题，也许需要研究以下问题：①疫苗的组成和给予方式；②哪一类患者最可能对疫苗有免疫应答；③疫苗激活 T 细胞的哪些品质导致了肿瘤的消亡；④肿瘤疫苗与免疫检查点抑制药（抗 -CTLA-4、抗 -PD-1）的合并使用能大大增强抗癌能力。

（三）细胞免疫治疗

1. 定义和分类 过继性细胞治疗是指将供体的淋巴细胞通过改造或者扩增以后转移给受体，增强受体免疫功能从而达到抵抗疾病的治疗方法。其中又可以分了特异性和非特异性两类。

2. 主要的治疗方法 过继性细胞为基础的免疫治疗在 1988 年第一次出现。但是直到 2002 年将细胞移植入之前免疫耗竭的患者身上，其后观察到抗肿瘤的 T 细胞克隆再次增殖出现从而确定其决定性的治疗效果。过继性细胞治疗已经成为治疗转移性黑色素瘤最有效的方法。对于中晚期恶性肿瘤患者，大量研究已经表明，过继性细胞免疫治疗具有其他治疗方式无法比拟的优越性，是有效手段之一，具有十分广阔的临床应用前景。其中使用各种杀伤细胞过继性免疫疗法包括淋巴因子激活的杀伤细胞（lymphokine activated killer cells，LAK）、肿瘤浸润性淋巴细胞（tumor infiltrating lymphocyte，TIL）、自然杀伤细胞（natural killer，NK）、CD3 单克隆抗体诱导的杀伤细胞（anti-CD3 induced activated killer，CD3AK）、细胞因子诱导杀伤细胞（cytokine induced killer，CIK）、嵌合抗原受体细胞免疫疗法（chimeric antigen receptor T-cell immunotherapy，CAR-T）等。

3. 近年来的运用情况和相关进展 近年来临床运用的过继性免疫治疗方法主要有 DC-CIK、CAR-T、NK。据分析，利用 DC-CIK 治疗显著延长了乳腺癌患者的生存期，增强了免疫功能以及改善了治疗效果。利用 CD3 单克隆抗体 OKT3 诱导的杀伤细胞延长了胃癌患者总生存率，并且无明显副作用。采用自体 TILs 的过继性细胞治疗可以完全持久的造成黑色素瘤的消退。此外，2014 年的两个临床试验还利用 TILs 治疗宫颈癌和导管癌。利用基因工程改造的具有靶向 NY-ESO-1 受体的 T 细胞在治疗滑膜肉瘤的临床研究中出现 67% 的治疗反应。值得一提的是，近年来 CAR-T 细胞的运用应该是过继细胞治疗最成功的例子了，特别是其在血液肿瘤中的运用。靶向 CD19 的 B 系急（慢）性淋巴白血病和淋巴瘤的 CAR-T 细胞已取得很好的疗效。其中诺华公司研究的 CTL019 CAR-T（Kymriah，Tisagenlecleucel）以及 Kite Pharma 公司的 Yescarta（axicabtagene ciloleucel），经过 FDA 批准在 2017 年上市。这是过继性细胞免疫治疗的又一历史性里程碑。2020 年 7 月 FDA 再次批准了 Kite Pharma 公司的第二种 CAR-T 疗法 Tecartus，标志着抗肿瘤

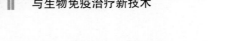

免疫细胞治疗包括基因治疗从此进入一个新的时代。

（李　琳　刘　萍）

参考文献

[1] 中国结直肠癌诊疗规范（2017年版）[J]. 中国实用外科杂志，2018，38（10）：1089-1103.

[2] Yumiko O, Tamura R, Takahashi S, et al. A Comparative Study Between Traditional Microscopic Surgeries and Endoscopic Endonasal Surgery for Skull Base Chordomas [J]. World neurosurgery, 2020, 134: 1099-1107.

[3] Saraswat L, Rehman H, Omar MI, et al. Traditional suburethral sling operations for urinary incontinence in women [J]. The Cochrane database of systematic reviews, 2020, 1: CD001754.

[4] 蔡平，戴晓宇，李坚炯. 自体血标记定位法在腹腔镜结直肠手术中的应用效果 [J/OL]. 中国内镜杂志，2020：1-5.

[5] Dell'Oglio P, Mazzone E, Lambert E, et al. The Effect of Surgical Experience on Perioperative and Oncological Outcomes After Robot-assisted Radical Cystectomy with Intracorporeal Urinary Diversion: Evidence from a Referral Centre with Extensive Experience in Robotic Surgery[J]. European urology focus, 2021, 7(2): 352-358.

[6] 刘忠宇. Davinci 机器人系统在宫颈癌手术中的临床应用研究 [D]. 中国人民解放军医学院，2015.

[7] 王超超，田海龙，姜慧峰，等. 荧光素钠"黄荧光"导航辅助高级别胶质瘤手术治疗的临床意义 [J]. 山东大学学报（医学版），2017，55（11）：32-37.

[8] 王绿化，朱广迎. 肿瘤放射治疗学 [M]. 北京：人民卫生出版社，2016.

[9] 陈光朋，崔剑雄，孙建国. 现代放射治疗的多维度特征及其智能化发展 [J]. 肿瘤预防与治疗，2020，33（7）：549-553.

[10] Yoneda K, Kuwata T, Kanayama M, et al. Alteration in tumoural PD-L1 expression and stromal CD8-positive tumour-infiltrating lymphocytes after concurrent chemo-radiotherapy for non-small cell lung cancer[J]. Br J Cancer, 2019, 121(6): 490-496.

[11] Saito G, Oya Y, Taniguchi Y, et al. Real-world survey of neumonitis/radiation pneumonitis among patients with locally advanced non-small cell lung cancer treated with chemoradiotherapy after durvalumab approval: A multicenter retrospective cohort study(HOPE-005/CRIMSON). 2020 ASCO Abstract 9039.

[12] Weathers SPS, Kamiya-Modsuoka C, Harrson RA, et al. Phase I/II study to evaluate the safety and clinical efficacy of atezolizumab (atezo; aPDL1) in combination with temozolomide(TMZ) and radiation in patients with newly diagnosed glioblastoma(GBM).2020 ASCO Abstract 2511.

[13] Welsh JW, Chen D, Bass P, et al. Radiotherapy to augment pembrolizumab responses and outcomes in metastatic non-small cell lung cancer: Pooled analysis of two randomized trials. 2020 ASCO Abstract 9548.

[14] Mahri DA, Lin R, Gristaff MW, et al. Local Cancer Recurrence: The Realities, Challenges, and Opportunities for New Therapies [J]. CA: A Cancer Journal for Clinicians, 2018, 68(6): 488-505.

[15] Hui D, Hannon BL, Zimmermann C, et al. Improving patient and caregiver outcomes in oncology: Team-based, timely, and targeted palliative care [J]. CA: A Cancer Journal for Clinicians, 2018, 68(5): 356-376.

[16] Kim ST, Cristescu R, Bass AJ, et al. Comprehensive molecu- lar characterization of clinical responses to PD-1 inhibition in meta- static gastric cancer[J]. Nat Med, 2018, 24(9): 1449-1458.

[17] Xie S, Wu Z, Niu L, et al. Preparation of highly activated natural killer cells foradvanced lung cancer therapy[J]. Onco Targets Ther, 2019, 12: 5077-5086.

[18] Vacca P, Pietra G, Tumino N, et al. Exploiting Human NK Cells in Tumor Therapy[J]. Front Immunol, 2019, 10: 3013.

[19] Heinhuis KM, Ros W, Kok M, et al. Enhancing antitumor response by combining immune checkpoint inhibitors with chemotherapy in solid tumors [J]. Ann Oncol, 2019, 30(2): 219-235.

[20] Gandhi L, Rod R, Guez-abreu D, et al. Pembrolizumab plus chemotherapy in metastatic non-smal- cel lung cancer [J].N Engl J Med, 2018, 378(22): 2078-2092.

[21] Rini BI, Plimack ER, Stus V, et al.Pembrolizumab plus axitinib versus sunitinib for advanced renal-cel carcinoma[J].N Engl J Med, 2019, 380(12): 1116-1127.

[22] Singh S, Hassan D, Aldawsari HM, et al.Immune checkpoint inhibitors: a promising anticancer therapy[J]. Drug Discovery Today, 2020, 25(1): 223-229.

[23] Postow MA, Sidlow R, Hellmann MD. Immune-related adverse events associated with immune checkpoint blockade[J]. N Engl J Med, 2018, 378(2): 158-168.

下篇
肿瘤免疫治疗进展及应用

第七章　肿瘤免疫治疗

第一节　肿瘤免疫治疗的历史

免疫系统能够识别和控制肿瘤生长的理念可以追溯到 1893 年，威廉·科利（William Coley）医师当时使用活细菌作为免疫激动剂来治疗癌症，虽然由于其临床疗效有限，并未引起人们对肿瘤免疫治疗的热情，但其开辟了肿瘤免疫治疗的先河。这种治疗有限的疗效是由于肿瘤细胞能够逃避被免疫系统识别和消除，从而使它们在患者体内发生发展。在过去的几十年里，人们对癌症是如何逃避免疫系统的监视与消除的认识取得了巨大进展，这反过来也为阻止癌症发生免疫逃避提供了新的途径，有利于消除癌细胞。"肿瘤免疫治疗"是指通过重新启动机体的免疫系统，并维持免疫系统对肿瘤的监视与杀灭，恢复机体正常的抗肿瘤免疫反应，从而达到控制与清除肿瘤的一种治疗方法。单克隆抗体类免疫检查点抑制药、治疗性抗体、肿瘤疫苗、各类型的细胞治疗和小分子抑制药都能归为肿瘤免疫治疗的方法。2013

年，"肿瘤免疫治疗"被《科学》杂志评为年度突破。近年来，使用细胞毒性 T 淋巴细胞抗原 -4（CTLA-4）和程序性死亡 -1（PD-1）的阻断抗体的免疫检查点疗法，以及通过嵌合抗原受体（CAR）T 细胞治疗癌症取得了突破性成功。以上临床治疗结果表明，打破肿瘤患者免疫系统的平衡有利于其消除癌细胞。此外，这些疗法的成功也说明仔细解读基础免疫学对于成功治疗癌症的临床转化具有重要性。为此，本章首部分将从 1893—2020 年的 100 多年历史进程中，针对与肿瘤免疫治疗有关的基础或临床发现较为重要的节点事件进行总结（图 7-1-1）。

1893 年，William B·Coley 医师发现感染可以促进免疫反应从而治疗骨肉瘤；溶瘤病毒的研究，2015 年上市的 Imlygic 是一种经过基因改造的单纯疱疹病毒，用于皮肤和淋巴结黑色素瘤治疗。

1909 年以后，Paul Ehrlich 提出了肿瘤免疫监

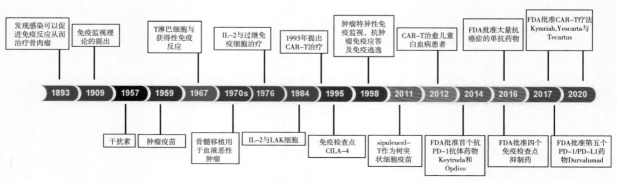

图 7-1-1　时间表：肿瘤的免疫治疗历史

视理论。

1957 年，干扰素的发现。

1959 年，Graham vaccine 肿瘤疫苗用于妇科肿瘤患者的研究。

1967 年，Jacques Miller 发表了开创性的研究结论，T 淋巴细胞的存在及在获得性免疫应答中的重要作用，以及其后一系列的重大发现：1973 年，树突状细胞；1974 年，MHC 限制性；1975 年，自然杀伤细胞。与此同时，1970 年分子生物学里第一限制性核酸内切酶的分离与鉴定。

19 世纪 70 年代，骨髓移植用于治疗血液类恶性疾病以及利用重组技术工业化生存干扰素 α 治疗慢性粒细胞白血病。

1976 年，发现利用白细胞介素 -2（IL-2）在体外刺激 T 淋巴细胞生长可以用于"过继性细胞"治疗。1982 年，静脉注射经过 IL-2 处理的免疫淋巴细胞有效地抑制了皮下 FBL3 淋巴癌的生长。1985 年，给予 IL-2 治疗的转移性黑色素瘤患者的病情得到了有效控制。

1984 年和 1988 年，癌症"过继细胞疗法"，IL-2 与 LAK 细胞协同治疗肾细胞癌、肺癌、黑色素瘤和结肠癌。1988 年，利用回输转移性黑色素瘤患者自身的肿瘤浸润淋巴细胞（tumor-infiltrating lymphocytes，TILs）有效地抑制了病情发展。

1998 年和 2001 年，Schreiber 等给出了 T 细胞介导的肿瘤特异性免疫监视，抗肿瘤免疫应答及免疫逃逸等的坚实依据。

T 淋巴细胞抗原 -4（T-lymphocyte antigen 4，CTLA-4）虽然在 1987 年已经被发现，但是它发挥免疫检查点的生物活性是在 1995 年才阐明。而后，其可以用于治疗癌症的潜力才慢慢被认同。直到 2011 年，能有效阻滞 CTLA-4 分子的单克隆抗体 ipilimumab 才被 FDA 批准治疗四期黑色素瘤。2015 年，Tremelimumab（阿斯利康）作为抗

CTLA-4 抗体被批准用于恶性间皮瘤治疗。

2006 年，利用反转录病毒使患者的 T 细胞表达 DMF4 的 TCR，并将其输注回患者体内。Steven Rosenberg 课题组的 Richard Morgan 发表了基因工程 MART-1 TCR 临床试验结果，从概念上证明了基因工程改造的外周血 T 细胞用于治疗晚期转移性癌症的可行性。

2011 年，历经 20 年及通过三期临床试验证明，sipuleucel-T 作为树突状细胞疫苗用于治疗晚期前列腺癌。

1993 年，提出了 CAR-T 细胞治疗；2010 年，构建的 CD19 CAR-T 细胞被证明对于晚期 B 细胞淋巴瘤具有疗效。2012 年，CAR-T 疗法治愈了儿童白血病患者，5 年复查无发现复发。从而使免疫疗法再次成为科学热点。

2014 年，FDA 批准首个抗 PD-1 抗体药物 Keytruda（默克）及其后的 Opdivo 成为 FDA 突破药称号。

2016 年，FDA 批准了约 50 种抗体药物上市，其中大多数是用于癌症的单抗药物。

2016 年，FDA 批准了四个免疫检查点抑制药。

2017 年 5 月，FDA 批准了第五个 PD-1/PD-L1 药物 Durvalumab；2017 年 8 月，批准了诺华的 CAR-T 疗法 Kymriah（适应证是儿童或年轻患者的复发或难治性的急性 B 细胞型淋巴性白血病（ALL））；2017 年 10 月，批准了另一种 CAR-T 疗法 Yescarta（Kite Pharma），用于治疗其他疗法无效或既往至少接受过 2 种方案治疗后复发的特定类型的成人大 B 细胞淋巴瘤患者。

2020 年 7 月，FDA 批准了 Kite Pharma 公司的第二种 CAR-T 疗法 Tecartus，这是第一款基于细胞基因疗法治疗套细胞淋巴瘤的产品。

（李　琳　李汝红）

第二节　肿瘤免疫治疗分类和方法

一、概述

在过去几十年里，对癌症怎样侵蚀机体免疫系统的研究反而成就了新的治疗方法——肿瘤免

疫治疗的发展。肿瘤免疫治疗已经成为一些癌症的标准治疗方法。怎样停止肿瘤免疫逃逸并加强免疫系统消灭肿瘤细胞是这一类疗法的核心。单克隆抗体、免疫佐剂和致癌基因病毒疫苗已在临床上很好

的使用。此外，免疫检查点抑制药与嵌合抗原受体T细胞疗法的运用是近几年肿瘤免疫治疗的转折点。它们的成功也再次强调了理解基础肿瘤免疫学的重要性，从而成功的将其在临床上转化服务于各类癌症患者。本节内容将对临床上使用过或者具有运用前景的肿瘤免疫治疗方法做出介绍。

二、细胞因子、趋化因子、白细胞介素

细胞因子涉及错综复杂的免疫应答中。利用来自白细胞介素-2（interleukin-2，IL-2）家族的细胞因子（如 IL-2、IL-7、IL-15 及 IL-21）来激活癌症患者的免疫系统，从而治疗癌症是现今免疫治疗的一个重要领域。低高剂量 IL-2 及 IFN-α 对转移性黑色素瘤与肾细胞癌癌细胞的根除作用首次验证了该种免疫疗法的有效性。IFN-α 通过诱导自身免疫应答发挥效力，其对Ⅲ期远端转移的黑色素瘤疗效显著，有 16% 的整体应答率和 5% 完全应答率。IL-2 家族的细胞因子具有独特的生物学效应，对不同时期淋巴细胞特异性亚群（如中心记忆 CD8$^+$T 细胞、Treg、效应 CD8$^+$T 细胞、NK 细胞）的发育、增殖、功能、分化都有调控。细胞因子疗法的副作用比较严重，并且常出现剂量限制。除了系统性给予细胞因子治疗，局部给予 TNF-α 通过对肿瘤细胞和肿瘤血管的毒性来治疗肢体软组织肉瘤和黑色素瘤。

三、预防性的免疫治疗：肿瘤疫苗

（一）抗原特异性疫苗（antigen-specific vaccines）

大量基于单一肿瘤抗原的疫苗已在实验中证明有效，其中部分也已进入临床试验。这些疫苗由重组蛋白或抗原肽与免疫佐剂相混合后组成，能够协调激发 T 细胞与 B 细胞的免疫应答，从而发挥对抗不同癌症的有效性。这类靶点最多的属于一类被称为癌睾丸抗原的蛋白质。这类蛋白质除了表达于内源性的睾丸免疫微环境中外，就是表达于各类癌症组织上，因此具有很好的肿瘤靶向性。其中具有代表性的有 MAGE-A3 和 NY-ESO-1。利用 MAGE-A3 的疫苗对抗黑色素瘤和非小细胞肺癌的Ⅰ期、Ⅱ期临床试验已经完成，Ⅲ期临床正在进行中。NY-ESO-1 的疫苗也被测试用于抗黑色素瘤、卵巢癌和非小细胞肺癌。此外，

部分肿瘤过表达而相对内源表达低的蛋白也可以有效地用于单一抗原疫苗。例如对抗 HER2/neu 的疫苗与曲妥珠单抗合并使用能够协同发挥抗肿瘤的活性。

（二）树突状细胞疫苗（dendritic cell vaccines）

从人外周血单核细胞中培养 DC 细胞的技术使的 DC 细胞能够作为疫苗来使用。通过将未成熟的 DC 细胞暴露在炎性细胞因子或者微生物产物中来获得抗原负载，从而成为成熟 DC 发挥其生理功能。对于向培养的 DC 细胞提呈抗原的方法有直接加载抗原肽或长重叠的肽混合物、暴露于整个重组蛋白中、转染抗原编码的 mRNA，以及与肿瘤细胞相融合。以上几种方法各有利弊，最有效的 DC 疫苗方案还没有建立起来。利用不同方案开展的大量临床研究有部分初步结果令人振奋。然而，一项针对黑色素瘤的大规模Ⅲ期临床试验迄今为止未能证明 DC 疫苗的有效性。因此，怎样优化 DC 疫苗方案并生产出有效的疫苗仍然是现在需要深入研究的领域。

（三）细胞因子肿瘤疫苗（cytokine-based tumor vaccines）

包括 IL-2、IL-12、IFN-α 及 GM-CSF 在内的细胞因子被当作疫苗佐剂来研究，其中 GM-CSF 研究最为广泛。GM-CSF 主要作用于髓细胞，可以招募和促进 DCs 成熟，从而增强免疫系统中肿瘤抗原的呈递作用。许多临床试验利用辐照过的基因工程改造后释放大量 GM-CSF 的肿瘤细胞做疫苗来治疗包括转移黑色素瘤、非小细胞肺癌、肾细胞癌、胰腺癌、前列腺癌、卵巢癌、多发性骨髓瘤与髓性白血病等实体瘤与血液肿瘤。

四、免疫佐剂（Immune Adjuvants）及化学治疗后支持疗法（Supportive Therapy）

肿瘤细胞常表达一些非正常蛋白（抗原）从而激活免疫应答。虽然针对肿瘤抗原的自发的免疫应答可以发生却不足以造成肿瘤的消退。但是，局部给予免疫激活剂（佐剂）可以诱导肿瘤相关炎症及产生保护性的免疫应答。总体上，以免疫佐剂为基础的治疗方法只对早期的癌症有效，在这种情况下，它们仍然能够在最小副作用下发挥最大疗效。表浅性膀胱癌的标准治疗方案是在手

术切除后内部注射活的芽孢杆菌卡介苗（bacilli Calmette-Gu'erin，BCG）。注射 BCG 后大多数患者会在膀胱壁产生局部的、自限性的炎性反应。这种疗法会导致尿频、血尿、膀胱炎、发热的副反应，但可以耐受，也很小概率发生播散性感染。多个临床试验证明，手术合并 BCG 的免疫治疗比传统的化学治疗更具疗效。一项 10 年跟踪疗效的研究表明，合并使用 BCG 后无进展生存期达到 61.9%，高于单纯手术的对照组（37%）。另外，在临床前的研究中发现，纯化过的 Toll-like receptor（TLR）的配体也可被用作免疫佐剂使用。TLR7 受体激动剂 imiquimod 显示出对低度上皮性肿瘤及癌前病变的效果，因此被批准使用于基底细胞癌、皮肤鳞状细胞癌前病变的治疗。imiquimod 还可以运用于与 HPV 感染相关的其他肿瘤，例如外阴上皮内瘤。

然而，无论是 BCG 还是 TLR7 激动剂都无法实现系统给药从而扩大抗癌谱。近年来 TLR9 激动剂的发现可能会改变这样的情形。TLR9 激动剂涉及非甲基化的 CpG DNA 信号传导，从而激活 T 细胞应答和 IFN-γ 的产生。一系列合成的 TLR9 激动剂在临床上试用于不同癌症。例如瘤内注射 TLR9 激动剂 PF-3512676 用于Ⅰ期、Ⅱ期临床治疗基底细胞癌、转移性黑色素瘤。系统性给予 PF-3512676 治疗皮肤 T 细胞淋巴瘤，或者合并使用利妥昔单抗治疗 NHL，合并紫杉烷类化学治疗药物治疗 NSCLC。此外，α- 半乳糖神经酰胺（α-galactosylceramide，α-galcer）是一个从海绵里分离得到的脂类化合物，是 NKT 细胞的特异性激动剂。很多恶性肿瘤都与 NKT 细胞显著下降相关。最近的研究表明，α-galcer 及其类似物具有通过增加 NKT 细胞发挥抗癌活性。

五、单克隆抗体

第一个运用于临床的单克隆抗体是利用基因工程嵌合鼠 - 人的抗 CD20 的单克隆抗体——利妥昔单抗，其被广泛用于 B 细胞来源的恶性肿瘤。此后，单克隆抗体在临床上治疗癌症陆续显示出显著的疗效，然而仍然有很多癌症在单克隆抗体疗法下产生复发。第二代的单克隆抗体针对现有的一些不足进行改进以便增强其抗肿瘤活性。高分子量四链结构抑制了抗体的扩散，从而减弱了

抗体对实体瘤的效果。因此，将 Fc 域去除保留 F（ab'）2 片段，抗体扩散入肿瘤的效率得到很大改善。然而不幸的是，Fc 域与抗体的很多功能密切相关，因此这类抗体最常用于抗体与细胞毒活性剂偶联的治疗方法。抗肿瘤抗体通过以下机制发挥抗癌活性：直接作用于肿瘤细胞、改善宿主免疫系统对恶性细胞的免疫应答、传递细胞毒性偶联体或者间接靶向细胞内的抗肿瘤免疫活性等。影响抗体效率的因素包括抗原的特异性、抗体的结构、抗体与靶向抗原的结合力及如何将单克隆抗体成分纳入可触发靶细胞死亡的结构中等。

利用癌细胞表面的不同抗原来构建直接靶向癌细胞的抗体，靶分子应当具备：恶性肿瘤细胞靶分子表达的密度和一致性，靶分子在生理性良性细胞中的有限表达，缺乏高表达的可溶性靶点，不容易出现抗原阴性的肿瘤变异体。部分抗体可以通过直接的跨膜信号来诱导凋亡。也有报道表明，补体诱导的细胞毒活性（complement mediated cytotoxicity，CMC）和抗体依赖的细胞毒活性（antibody dependent cellular cytotoxicity，ADCC）也可参与到单克隆抗体直接杀伤肿瘤细胞的作用中去。单克隆抗体可以通过干预活化配体与受体的结合，抑制受体的二聚化或者直接作用于受体的信号通路来发挥作用。其中研究最多，效果较好的是作用于 ErbB 家族受体的抗体曲妥珠单抗（trastuzumab）和培妥珠单抗（pertuzumab）。该受体家族具有多个配体，抗体可以改变它们的二聚化特性。并且一个抗体可以根据其作用于同源或者异源二聚体受体从而具有不同的信号通路特性。

抗体药物是否能固定住补体以及诱导 CMC 取决于抗体的浓度，其在细胞膜中的方向和该抗体是单体还是聚合物。抗 CD20 的利妥昔单抗（rituximab）和奥伐单抗（atumumab）及抗 CD52 的阿伦单抗（alemtuzumab）在体外实验中发现可以通过 CMC 杀伤肿瘤细胞。抗体药物通过与包括 NK 细胞、粒细胞、单核细胞、巨噬细胞表面的 FcR 结合来诱导 ADCC 作用。这些免疫效应细胞除了表达 FcR 外还表达免疫受体酪氨酸的激活基序（immunoreceptor tyrosine-based activation motifs，ITAMs）。抗体通过结合到 FcR 上激活 ITAMs 从而诱导效应细胞的活性。此外，抗体还能诱导免疫效应细胞产生和表达细胞因子从而发

挥控制肿瘤生长的作用。然而，在某些环境下，补体的固定作用虽然会诱导 CMC，但是也会抑制 ADCC 和后续发展起来的抗肿瘤免疫应答。

常见的抗体药物：①直接作用于肿瘤细胞的，例如抗 HER2 的曲妥珠单抗、帕妥珠单抗和抗 EGFR 的帕尼单抗，前两者用于 Her-2 过度表达的转移性乳腺癌（或胃癌），后者用于治疗化学治疗失败后转移性结直肠癌；②作用于 VEGF 靶点的抗血管生成的，例如贝伐单抗（bevacizumab）；③作用于免疫检查点 CTLA-4、PD-1/PD-L1 的抗体可以增强和维持 T 细胞的免疫应答与活性，例如 FDA 批准用于黑色素瘤的伊匹单抗（ipilimumab，抗 CTLA-4）、抗 PD-1 的彭布利单抗（pembrolizumab）和尼沃单抗（nivolumab）；④抗体携带放射性分子、细胞毒性小分子、免疫系统的细胞内成分所形成的"智能炸弹"，例如用于治疗 B 细胞非霍奇金淋巴瘤的替伊莫单抗（ibritumomab tiuxetan）和托西莫单抗（tositumomab），前者是利用单克隆抗体 ibritumomab 通过螯合剂 tiuxetan 将放射性物质 ^{111}In 和 ^{90}Yb 连接起来，从而靶向杀死淋巴瘤细胞的药物；托西莫单抗是靶向 CD20 的利用 Iodine ^{131}I 来杀伤肿瘤的药物；此外，治疗淋巴瘤的新型抗体偶联药物本妥昔单抗 Brentuximab Vedotin（抗 CD30）及抗乳腺癌的曲妥珠单抗 - 美坦新偶联物 ado-trastuzumab emtansine 是 FDA 第一批获批的抗体偶联细胞毒药物。

近年来，第二代新型抗体，具有两个特异性的抗原结合位点，可同时结合靶细胞和效应细胞（或分子）的双特异抗体药物（bispecific antibodies，BsAbs）得到了迅速的发展。目前在研的双特异性抗体靶点多为肿瘤细胞特异性靶点与 T 细胞募集位点。其中肿瘤细胞靶点通常是肿瘤细胞表面或肿瘤细胞外基质过表达的抗原，目前有 p53、EGFR、VEGF、CEA、CD19、CD20 等靶点；而效应细胞募集位点包括 CD3 募集 T 细胞、CD16 募集 NK 细胞、CD47 募集巨噬细胞。研究发现具有完整 Fc 域的双特异性抗体激活 T 细胞的非特异性活性，导致不可接受的毒性；如果缺乏 Fc 域又会缩短半衰期，需要持续输入才能发挥疗效。因此，BsAbs 的结构优化也是当前需要深入研究的重点。BsAbs 的结构以双特异性的细胞连接器（bispecific T cell Engager，BiTE）和三功能抗体（Triomab）为主，此外还有包括 iTAB，YBODY，tandAb 在内的其他结构。现在上市的 BsAbs 有治疗恶性肿瘤性腹水和 EpCAM 阳性的恶性上皮瘤的卡妥索单抗 Catumaxomab，以及治疗急性 B 细胞淋巴性白血病的博纳吐单抗 Blinatumomab。

六、过继性细胞治疗

利用过继性细胞治疗癌症是指采集和分离免疫细胞；体外基因修饰和扩增后回输到患者体内，直接杀死癌细胞，并激发和增强机体自身免疫功能，从而达到治疗肿瘤的目的。对于中晚期恶性肿瘤患者，大量研究已经表明，过继性细胞免疫治疗具有其他治疗方式无法比拟的优越性，是治疗中晚期恶性肿瘤的有效手段之一，具有十分广阔的临床应用前景。在不久的将来成为继传统肿瘤治疗方法（手术、化学治疗、放射治疗）后的第 4 种肿瘤治疗模式。其中使用各种杀伤细胞过继性免疫疗法包括淋巴因子激活的杀伤细胞（LAK）、肿瘤浸润性淋巴细胞（TIL）、自然杀伤细胞（NK）、CD3 单克隆抗体诱导的杀伤细胞、细胞因子诱导杀伤细胞 CIK 和嵌合抗原受体细胞免疫疗法（chimeric antigen receptor T-cell Immunotherapy，CAR-T）等（见图 7-2-1）。过继性细胞治疗之前通常建议使用环磷酰胺和氟达拉滨实施淋巴耗竭的处理，其目的是消除 Treg 以及内源性的其他正常淋巴细胞，从而降低这些细胞与输入的过继细胞竞争稳态细胞因子。

（一）肿瘤浸润性淋巴细胞（TIL）

肿瘤浸润性淋巴细胞（tumor-infiltrating lymphocytes，TIL）是指离开血液循环进入肿瘤组织及肿瘤基质的白细胞，其中包括 T 细胞、B 细胞、NK 细胞、巨噬细胞、中性粒细胞、DC 细胞、巨细胞、嗜酸性粒细胞、嗜碱性粒细胞。早期的临床研究表明，TIL 与包括头颈癌、乳腺癌、膀胱癌、尿道上皮癌、卵巢癌、直肠癌、肾癌、前列腺癌和肺癌等多种癌症的预后有正相关。在过去 20 多年里，Dr. Steven Rosenberg 及其团队致力于利用分离扩增 TIL 作为过继性细胞疗法来治疗转移性的恶性黑色素瘤。一项总结了 86 例黑色素瘤患者的研究表明，通过利用自体 TIL 和

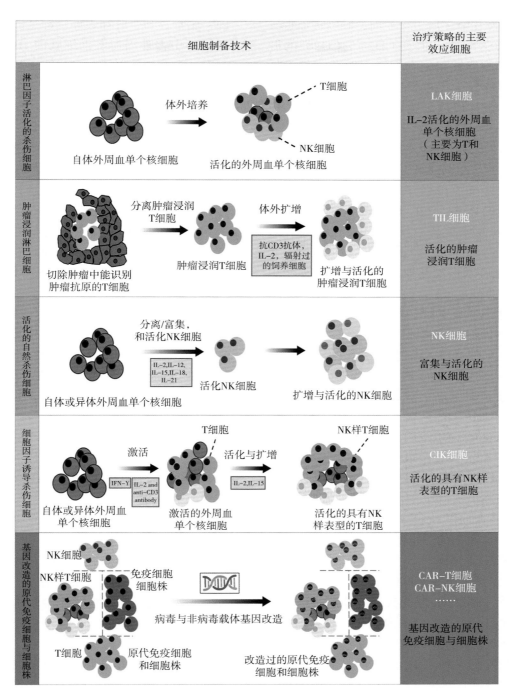

图 7-2-1　用于癌症治疗的免疫细胞产品制备。概述了典型的细胞来源及代表性免疫细胞产品的制备过程。（Wendel, P. et al., Cancers 2021, 13, 1481. http://doi.org/10.3390/cancers 13061481）

高剂量的 IL-2 治疗，有 34% 的患者对该治疗产生了应答。自体 TIL 作为过继性细胞疗法在黑色素瘤治疗上的成功，是 TIL 能够治疗转移性实体瘤的成功例子。黑色素瘤患者输注 TIL 后细胞可以在体内扩增，在 6 ～ 12 个月仍然可以检测到其存留。输注 T 细胞克隆型的存留和端粒酶长度与癌症的消退密切相关。端粒较长的细胞增殖能力也较强。用于治疗的抗原反应性 TIL 是晚期的效应性细胞，其表型是 CD27Lo、CD28 Lo、CD45RA⁻、CD62L⁻、CCR7⁻、IL-7RαLo；输注以后 IL-7Rα 在体内迅速上调和持续表达，表明了 IL-7Rα 对于 T 细胞即时和长久存活发挥了重要作用。虽然在输注后 1 ～ 4 周，肿瘤抗原特异的 T 细胞群落缩小，但是 CD27+、CD28+ 的肿瘤应答 T 细胞能够稳定存在，表明了它们发展为长效的，特异于黑色素瘤的记忆型 CD8+T 细胞。输注 2 个月以后，这些 T 细胞显示出效应记忆细胞的表型：CD27+、CD28+、CD62L-、CCR7-，从而发挥其持续摧毁肿瘤的活性。自体 TIL 可以广泛识别已经定义和没有定义的肿瘤抗原，这些抗原可以针对所有人类白细胞抗原（HLA）的限制。TIL 不仅可以识别自身 /黑色素细胞分化抗原，例如 Melan-A/MART-1（melanoma-specific）、gp100、tyrosinase 和 survivin，也可以识别其他未知的肿瘤抗原和患者个体特异的抗原。

利用免疫检查点抑制药或者抗肿瘤的过继淋巴细胞免疫治疗在高水平体突变的癌症中效果显著，例如黑色素瘤、吸烟引起的肺癌和膀胱癌；而在突变较低的常见上皮细胞癌例如胃肠道、乳腺和卵巢癌上效果就不明显。然而，2018 年，Rosenberg 团队对一例化学治疗复发的 hormone receptor（HR）阳性转移性乳腺癌患者实施了 TIL（特异性针对四种突变蛋白 SLC3A2、KIAA0368、CADPS2 和 CTSB）伴随 IL-2 以及抗 PD-1 的彭布利单抗治疗。结果表明，在细胞输入 6 周以后，所靶向的肿瘤减少了 51%；在细胞输入 22 周以后，靶向的、非靶向的肿瘤几乎在影像学检查中观察不到了。

（二）自然杀伤细胞 NK

自然杀伤细胞 NK 是先天免疫系统必要的组成部分并在宿主对抗癌症中发挥着重要的作用。对 NK 细胞免疫功能的研究与了解使得其成为过继性细胞治疗的一种。NK 细胞可以增强抗体依赖的细胞内细胞毒活性，控制受体介导的活化。与 T 淋巴细胞相比较，宿主的 NK 细胞不会攻击非造血组织，表明 NK 细胞介导的抗癌活性是不会产生移植物抗宿主病的。NK 细胞的治疗由于其在体内的持久性和扩增问题制约了其运用。NK 细胞识别和杀伤靶细胞不依赖于特异性抗原和主要组织相容性复合物（MHC）匹配。NK 细胞传统上认为来源于淋巴样祖细胞，在骨髓中分化成为成熟 / 未成熟的 NK 细胞，然后分布到外周淋巴或非淋巴器官组织中，包括骨髓、淋巴结、

脾、胎盘、肺、肝和腹腔。静息的 NK 细胞在血液循环中占外周血淋巴细胞的 10% ～ 15%。一旦对一系列细胞因子与趋化因子产生应答，即刻外渗与招募入发炎或恶性组织。近几年，NK 细胞根据其功能可以分为杀伤性 NK 细胞，调节性 NK 细胞和组织驻留型 NK 细胞（肝脏 NK）。其中用于免疫细胞治疗肿瘤的主要是可以杀伤靶细胞的 NK 细胞。NK 细胞作为免疫细胞治疗癌症具有以下特性：抗原谱广、亲和力高、群体性应答、反应迅速、无记忆性不引起自身免疫损伤、无相应的毒副作用、自体或异体皆可使用、便于产业化。利用基因修饰技术和体外细胞扩增培养技术所获得的 NK（CD3-/CD56+）、CAR-NK、TCR-NK、NCR-NK 都可运用于今后的过继细胞治疗中去。NK 细胞通过三条途径来裂解靶细胞：①通过释放含有穿孔素和颗粒酶的颗粒来诱导凋亡从而发挥直接的细胞毒活性；②通过与 TNF 家族成员（FasL 或 TRAIL）的结合来激活凋亡途径；③通过触发 NK CD16 受体激活抗体依赖的细胞毒活性 ADCC。此外，NK 细胞被认为是体内 IFN-γ 的主要来源。利用 NK 细胞过继疗法治疗癌症主要有几种：利用自体 NK 细胞、异体 NK 细胞、嵌合抗原受体（CAR）表达的 NK 细胞和记忆型 NK 细胞。

一项利用自体 NK 细胞治疗 10 例肾癌的研究表明：4 例患者具有完全的反应，另外 2 例的肿瘤也进一步减小；研究中使用大剂量的 IL-2 和淋巴因子激活过的 NK 细胞来治疗。IL-2 具有活化 NK 细胞和抗肿瘤免疫的作用。此外，另一项利用自体 NK 细胞和 IFN-γ 治疗 9 例胶质瘤的研究也证明其有效性与安全性。然而，Burn 等发现，体外 IL-2 刺激过的自体 NK 细胞回输并每日给予皮下注射 IL-2 并不能对非霍奇金淋巴瘤和肾癌产生疗效。其他利用自体 NK 细胞治疗转移性乳腺癌、直肠癌、肺癌的研究也没有观察到其对癌症病症的有效性。通过对以上失败案例的分析发现，不充分的 NK 细胞活化是主要原因之一。在对多发性骨髓瘤患者的治疗对比表明，长期的活化比短期的更能增强 NK 细胞的细胞毒活性。然而，Miller 等确信，肿瘤高表达 HLA-1 类受体，或者低表达活化受体所需的配体，因此对 NK 细胞介导的裂解细胞作用具有抵抗。因此，尝试利用异

体 NK 细胞及其他方法去降低 NK 抵抗性是现在研究的一个方向。

自体 NK 细胞疗法由于自体 MHC 抑制及肿瘤介导的免疫抑制造成不能杀死肿瘤细胞。成熟的 NK 细胞在遇到改变的 MHC 环境时能够重新配置，表明捐赠的 NK 细胞是能够被宿主的 HLA "再教育"的。这样的"再教育"使捐赠者的 NK 细胞能获得对宿主肿瘤细胞的细胞毒活性，并不产生移植物抗宿主病（graft versus-host disease，GvHD）。与 T 细胞为基础的过继细胞治疗更加便宜，可控并且制备时间较短。有许多利用 NK 细胞治疗癌症的临床试验在开展：中国，利用 NK 细胞来抑制因为肝移植以后肝癌的复发；法国，利用单倍体 NK 细胞治疗急性髓系白血病；德国，使用 NK 治疗非小细胞肺癌；美国，通过输注经细胞因子诱导的记忆性 NK 细胞来治疗急性髓系白血病和髓样发育不良综合征等。Yokoyama 及其团队发现，体外使用 IL-12、IL-15 和 IL-18 可以诱导 NK 细胞具有记忆类特性。许多研究证明，将 CAR 表达于 NK 细胞上可以使这些细胞更加有效的杀伤肿瘤。大量的临床前研究发现，通过基因修饰外周血 NK 细胞或者 NK-92 使其表达抗 HER-2、CD244、CD19、CD20 的 CAR，从而构建靶向杀伤相应表达肿瘤抗原的 CAR-NT 细胞。获批的临床研究项目有利用 CAR-NT 治疗 B 系急性淋巴细胞白血病。

（三）细胞因子诱导杀伤细胞（CIK）

细胞因子诱导杀伤细胞（CIK）是体外扩增的，具有潜在的 MHC 非依赖性的抗肿瘤活性的淋巴细胞。CIK 细胞具有 T 细胞和 NK 细胞的表型和功能。CIK 细胞作为一种过继性细胞治疗癌症具有特有的优势，包括能够在体外较为简单且高效的增殖到满足临床需要的数量，不需要在体内给予 IL-2 来启动激活。CIK 细胞利用外周血单核细胞，在添加 IFN-γ、OKT3（抗 CD3 的抗体）及 IL-2 等来完成体外增殖培养。此外，为了进一步改善培养条件，有的研究者还添加 IL-1、IL-7、IL-15 或者 thymoglobulin 等。成熟的 CIK 表型超过 90% 是 $CD3^+$，也有表达属于 NK 表型的（$CD3^-$、$CD56^+$）。成熟的 CIK 细胞也表达 NK 细胞的受体，例如 NKG2D、DNAM-1 和低表达量的 NKp30。不同于 NK 细胞，CIK 不表达 NKp44、NKp46、iKIR、NKG2A 和 CD94。由于 CIK 细胞发挥杀伤肿瘤效应的细胞群落主要是 $CD3^+$、$CD56^+$ 的细胞，因此其也是评价和控制 CIK 细胞"质量"的主要指标。在过去的 10 年，开展了一系列利用 CIK 细胞疗法治疗实体瘤与血液癌症的临床研究，包括肝癌、肺癌、胃癌、肾癌、乳腺癌等。2011 年，CIK 细胞国际注册处（IRCC）成立，旨在报道中心内 CIK 临床试验的结果。第一项报道的临床试验，招募了 426 例患者并利用自体与异体 CIK 细胞进行针对肝细胞癌、胃癌和复发淋巴瘤的治疗。其中 384 例患者在接受了 40 次 CIK 输注后出现了疗效。总缓解率达到 24%，3 例患者的肿瘤大小有减少。无病生存率 CIK 治疗组显著高于对照组。2014 年发表的数据表明，45 个 Ⅰ、Ⅱ 期临床试验包括 2729 例不同肿瘤实体的患者，其中 1520 例单独给予 CIK 细胞治疗或联合化学治疗。大多数的试验采用的是同种异体来源的 CIK，所输注的细胞数量也不同，平均输入 7.7×10^9 个 CIK 细胞。总体分析结果显示 CIK 细胞治疗对肝细胞癌、肾细胞癌、非小细胞肺癌、直肠癌和乳腺癌都具有改善。输入 CIK 细胞的数量多少与预后呈正相关。在 5 项统计的试验中，有 4 项对生活质量有改善。T 细胞绝对计数与 IFN-γ 在给予 CIK 治疗后都比原先的基数增加。部分试验结果还显示抑制性 T 细胞 Treg 的数量在 CIK 治疗后有所下降。不良反应包括有发热（40%）、头痛和疲倦（30%）；异体 CIK 细胞在 52 例治疗中引起了中等程度的移植物抗宿主病。通过以上研究，IRCC 推荐 CIK 细胞治疗单次输入至少使用 10×10^9 个 CIK 细胞，且 CD3+、CD56+ 双阳性的细胞至少大于 30%，间隔 2～4 周输注，1 个疗程至少 6 次。中国是癌症患者最多的国家，也是 CIK 细胞治疗使用最多的国家。利用中文 VIP 科技期刊数据库分析发现，563 例使用 CIK 的患者中 40 例实现完全缓解、126 例有部分反应、125 例有少许反应、135 例病情得到稳定、58 例病程有发展。剩下的 79 例患者没有显示出预期的疗效。总缓解率是 51.7%（291/563）。中间 10 项研究对总生存率进行了报道：其中有 4 项研究指出 1 年总生存率为 72.5%；另外六项研究报道发现 2 年总生存率 66.3%；一项研究指出 3 年总生存率为 75.5%；两项研究报道 5 年总生存率为 38.2%。

（四）嵌合抗原受体细胞免疫疗法（CAR–T）

利用基因工程改造 T 细胞，使其表达肿瘤特异性的嵌合抗原受体，将抗原抗体结合机制和 T 细胞的杀伤作用结合，从而特异性地杀伤肿瘤。利用这种改造过的 T 细胞进行治疗的方法称为嵌合抗原受体细胞免疫疗法（Chimeric Antigen Receptor T-cell Immunotherapy，CAR-T）。CAR-T 作为一种新型细胞免疫治疗，不需要依赖于主要组织相溶性复合体（major histocompatibility complex，MHC）的抗原提呈作用来特异性识别肿瘤抗原，并且不受人类白细胞抗原（human leukocyte antigen，HLA）限制，能有效避免肿瘤细胞通过下调 MHC 分子表达及降低抗原提呈等发生免疫逃逸。近几年，CAR-T 治疗的靶点不断增加，研究覆盖血液肿瘤和实体瘤。其中靶向血液肿瘤的靶点有 CD19、CD20、BCMA、CD22、CD30、CD33 等；靶向实体瘤的靶点有 Mesothelin、NGFR、IGFR、EGFR、EpCAM、CEA 等。其中靶向人 B 淋巴细胞白血病 CD19 的 CAR-T 细胞研究最为广泛，临床研究结果也最为显著，是第一批获得 FDA 批准上市的 CAR-T 产品。CAR 是一种基于 T 细胞受体的人工修饰融合蛋白，由细胞外抗原识别域与多种胞内信号域融合而成。胞外识别域包括抗体单链可变区（scFv）和铰链区；胞内域包括跨膜域和胞内信号域；胞内信号域通常包含 CD3ζ、CD28、4-1BB 或 OX40，主要是增加 T 细胞的增殖和活化的作用。根据 CAR-T 细胞构建发展的历史与趋势，其可分为第一～五代 CAR-T 细胞，迄今为止运用最多的属于第二代。第一代 CAR 只包含一种信号结构域（仅含 CD3ζ链）但由于缺乏协同刺激信号导致产生了无效细胞因子，且增殖较弱，使得 T 细胞往往无法完成体内杀伤肿瘤的目的。因此，第二代 CAR 被设计出来了，其在 CD3ζ 信号结构域之外增加一个协同刺激分子，例如 CD28，这种表达 ζ 链和 CD28 两种嵌合体的 T 细胞在增加增殖和细胞因子分泌（IL-2、IFN-γ、GM-CSF）方面有着更加强大的功能。为了进一步提高第二代 CARs 的功能，在信号结构域中再添加除了 CD3ζ 和 CD28 之外的其他协同刺激分子，例如 4-1BB 或 OX-40 产生了第三代 CARs。第三代 CARs 可以使 T 细胞具有更好的增殖能力及抗肿瘤作用，但是这三种激活序列位于一个单一的信号结构域上，理论上会导致灵敏度阈值降低。第四代 CAR-T 细胞能够通过基因改造后诱导表达细胞因子，间接作用于 T 细胞。例如通过加入 nuclear factor of the activated T cell（NFAT）-responsive expression cassette 从而诱导产生和释放 IL-2。IL-2 改善了 T 细胞的活化，调节免疫和血管肿瘤微环境以及招募额外的免疫细胞来对抗那些 CAR-T 细胞不识别的肿瘤细胞。第五代 CAR 也是在第二代基础上发展起来的，但它包含一个截短的细胞质 IL-2 受体 β 链，其具有转录因子 STAT3 的结合位点。当抗原特异激活受体时，TCR（通过 CD3ζ）、共刺激分子（CD28 胞内域）和细胞因子的 (JAK–STAT3/5) 信号通路同时启动，从而通过以上三个信号协同地促进 T 细胞活化和增殖。此外，用于改进肿瘤控制的双 CAR 设计、包含自杀基因作为安全开关以及精确基因组编辑的 CAR-T 研究都属于新一代 CAR-T。

CAR 的构建办法有重组反转录病毒载体、慢病毒载体和非病毒 DNA 质粒系统，后者将利用电穿孔和随后的转位将转基因整合到 T 细胞中去。这种非病毒系统是基于质粒，最常见的是利用两个质粒，其中一个表达的是 piggyBac 转位酶，另一个是转座质粒，能在倒置重复元素之间表达感兴趣的基因。此外，睡美人（Sleeping Beauty，SB）转座子系统是一个 Tc1/mariner 超家族重建的 DNA 转座子，也是通过"剪切 - 粘贴"机制进行 DNA 转移。该系统也可以被用于 CAR-T 细胞的构建。

由于同种异体 T 细胞所引起的 GVHD，CAR-T 细胞的制备通常需要患者的自体细胞。CAR-T 细胞治疗虽然取得很好的疗效，但其仍然具有副作用。CAR-T 细胞治疗的副反应比较复杂，并且没有完全了解。其中可能发生的副反应包括细胞因子释放综合征、低血压、可逆性神经毒性、低丙种球蛋白血症等，因此在给予治疗的同时和后期都必须警惕的监控并积极的给予干预。

提起 CAR-T 疗法，人们就常会将其与单克隆抗体相比较。因为双特异性抗体的靶点放在 CAR-T 的技术平台上也是有效可行的。然而抗体药物与 CAR-T 细胞疗法各有优缺点。抗体药物是一种现成试剂，易生产、易保存、培养周期短等优点，并且在发生自身免疫毒性反应时可及时停药，但是给药系统是一个挑战。CAR-T 细胞治疗是一种个体化治疗方案，其在体内可以继续扩增并发挥长效的抗肿瘤活性。两种方法都能在短时间内通过与抗原表达的细胞接触从而激活大量的 T 细胞，从而产生细胞因子风暴。

七、免疫检查点抑制

通过激活自体抗肿瘤活性的免疫系统从而发挥治疗作用的方法中，最有前景与疗效的方法之一就是免疫检查点抑制药。免疫检查点是指大量与免疫系统紧密相连的抑制途径，这些途径对于维持自身耐受和调节外周组织的生理性免疫反应的持续时间和幅度，从而最小化附加的组织损伤。肿瘤通过激活免疫检查点途径是发生肿瘤患者发生免疫耐受的最主要方式，特别是激活靶向肿瘤抗原的 T 细胞的免疫检查点途径。大多数免疫检查点途径的激活都是通过配体与受体相结合，因此能够通过抗体或者重组形式的配体或受体来发挥迅速阻断的作用。抗细胞毒性 T 淋巴细胞相关抗原 4 的抗体（Cytotoxic T-lymphocyte-associated antigen 4，CTLA4）是第一个 FDA 批准用于免疫治疗的抗体药物。CTLA4 大量表达于 T 细胞并调控 T 细胞早期的活化。CTLA4 主要抑制 T 细胞共刺激受体 CD28 的活性，虽然 CTLA4 的作用机制仍有待深入研究，但现今认为 CTLA4 与 CD28 具有相同的配体 CD80 和 CD86，因此 CTLA4 竞争性地阻止 CD28 与 CD80、CD86 结合，并同时传递抑制信号给 T 细胞。具体的信号通路仍在研究中，其中 SHP2 和 PP2A 是 TCR 和 CD28 诱导的重要的抗激酶信号通路。另外，CTLA4 还发挥着非信号通路 T 细胞活化机制，例如阻止 CD80、CD86 与 CD28 结合，或者从抗原呈递细胞（APC）表面主动去除 CD80 和 CD86。虽然 CTLA4 在 $CD8^+$ 的 T 细胞表面表达，但是其发挥主要的生理功能是通过调控 $CD4^+$ 辅助性 T 细胞：CTLA4 可以下调辅助性 T 细胞的活性，或者增强调节性 T 细胞 Treg 的免疫抑制活性。2011 年，FDA 批准抗 CTLA4 的伊匹单抗（Ipilimumab）用于治疗黑色素瘤，将其用于治疗肺癌、膀胱癌、转移性激素依赖难治性前列腺癌的临床试验正在进行中。另外一个药物曲美莫单抗（Tremelimumab）

也在开展多个抗肿瘤的临床试验，仍未得到批准上市。曲美莫单抗用于抗转移性黑色素瘤的三期临床试验结果显示：对比临床一线化学治疗药物达卡巴嗪，曲美莫单抗（15mg/kg，3 个月 1 次）并不能显著改善生存期。比较有趣的是伊匹单抗对于长期生存率的影响，数据显示，18% 的患者的生存期超过了 2 年。这一结果提示我们针对肿瘤的免疫治疗也许将宿主的免疫系统进行了"重教育"从而保证其在治疗以后也持续维持肿瘤监控。

此外，程序化细胞死亡蛋白 1（programmed cell death protein 1，PD-1）是近年来另一个能够发挥抗肿瘤活性的免疫检查点。与 CTLA4 比较，PD-1 的主要作用是当机体受感染或发生自身免疫时，限制外周组织 T 细胞活化从而降低炎性反应。PD-1 通过抑制磷酸酶 SHP2 来抑制与 T 细胞活化相关的激酶。PD-1 也在 Treg 上高表达，使得其在有配体存在时能增强 Treg 增殖。PD-1 有两个配体，分别是 PD-L1（也称作 B7-H1 或者 CD274）和 PD-L2（也称作 B7-DC 或者 CD273）。PD-1 主要调节 T 细胞的活性，而 CTLA4 调节 T 细胞活化。PD-1 的表达比 CTLA4 更为广泛，在其他非 T 淋巴活化细胞，例如 B 细胞和 NK 细胞上也有。因此，阻断 PD-1 除了增强组织和肿瘤微环境中的效应 T 细胞外，还可能增强了 NK 细胞的活性，以及通过直接或间接的作用于 PD-1+B 细胞从而增加了抗体的产生。肿瘤微环境是一个慢性的抗原暴露过程，能够造成 PD-1 的持续高表达，从而诱导同源抗原特异性 T 细胞衰竭或呈现无反应状态。因此，PD-1 抑制药可以有效地逆转这样的过程。包括黑色素瘤、卵巢癌、肺癌等在内的癌症的 PD-L1 都具有高表达。此外，肿瘤微环境中的髓细胞也表达 PD-L1。PD-L1 在肿瘤细胞或 TIL 细胞内的表达与患者预后有关。在肿瘤微环境中 TIL 增加了 PD-1 的表达及肿瘤细胞增加了 PD-L1 的表达，使得通过利用抗体或其他药物可以阻断这条通路从而发挥增强肿瘤内免疫反应的目的。临床前的许多动物实验通过抑制 PD-1 及其受体达到了抑制肿瘤的效果。其中一个全人类 IgG_4 PD-1 抗体的 I 期临床试验表明具有消退肿瘤的作用，包括对直肠癌、肾癌、肺癌和黑色素瘤。肿瘤的消退还伴随着转移病灶中浸润性淋巴细胞的增多。

另外一项针对黑色素瘤的Ⅱ期临床试验将抗PD-1治疗延长至2年，39例患者中有16例显示出疗效，14例患者出现了反应或者病情趋于稳定。利用动物模型来比较抗PD-1与抗CTLA4的毒性反应发现，前者造成免疫相关毒性反应的频率较后者少。一项Ⅰ期临床试验表明，39例患者中只有1例出现了免疫相关的严重副反应。怎样评估哪些患者适合使用抗PD-1药物成为需要解决的问题。一项研究发现，细胞质内表达PD-L1与细胞膜上表达的相比较，前者不能很好地激活PD-1信号通路，因此这部分患者对抗PD-1的治疗几乎没有应答。现今上市的5个主要的抗PD-1的药物：①派姆单抗pembrolizumab，用于治疗对其他治疗不再反应的晚期或不可切除黑色素瘤，其抗肺癌、肾癌、胃癌、结肠癌、卵巢癌、乳腺癌、血液肿瘤和脑肿瘤的疗效正在开展相应的临床试验。②纳武单抗（nivolumab）用于治疗不能切除或转移黑色素瘤或者转移鳞状非小细胞肺癌。③ atezolizumab是FDA批准的第一个抗PD-L1的抗体药物，用于膀胱癌的靶向治疗，2016年10月被批准用于治疗靶向药物治疗、化疗失败的非小细胞肺癌。④ avelumab是另一个治疗膀胱癌的抗PD-1药物。⑤ durvalumab是治疗局部晚期或转移性尿路上皮癌，膀胱癌与肺癌的抗PD-L1抗体药物。

除了CTLA4和PD-1以外，还有其他的一些免疫检查点受体，包括LAG3（Lymphocyte activation gene 3）、TIM3（T cell membrane protein 3）、BTLA（B and T lymphocyte attenuator）、A2aR（adenosine A2a receptor）等。免疫检查点抑制药在癌症上的使用及所取得的效果打开了癌症治疗的新篇章，机遇也带来了挑战：①要定义潜在的生物标志物来确定特定的肿瘤里是涉及哪些免疫检查点通路，这将对抑制药的选择具有指导作用。在很多肿瘤里持续激活的癌基因通路，如P13K-AKT或者STAT3，可能会诱导特异性免疫抑制分子的表达，因此能够被用于作为替代的生物标志物。②免疫检查点抑制药与包括肿瘤疫苗在内的其他治疗方法的联合使用，在临床前的一些试验当中已经获得了比其单一治疗更好的效果，这些治疗方法包括VEGF-VEGFR抑制药、RAF抑制药、某些化学治疗药物、酪氨酸激酶受体抑制药、表观遗传疗法等。

八、外泌体在肿瘤免疫治疗中的运用

外泌体是各类细胞均会分泌的亚微米大小的一类胞外囊泡，它涉及细胞与细胞之间的物质交流与运输。在20世纪90年代，对于外泌体在免疫治疗中的作用才逐渐被发现。Zitvogel等发现DC细胞可以分泌抗原递呈的外泌体，可以作用于MHC Ⅰ和Ⅱ、T细胞和其他共刺激分子。这些肿瘤抗原肽冲击DC细胞来源的外泌体（dendritic cell-derived exosomes，dexosomes）可以在小鼠体内激活特异性细胞毒T淋巴细胞从而根除或抑制肿瘤的生长。这表明以外泌体为基础的无细胞疫苗可以作为DC细胞过继疗法的一种有效替代方法。进一步的研究发现，该外泌体内含有多种胞质蛋白，包括膜联蛋白Ⅱ（annexin Ⅱ）、热休克同源蛋白Hsc73和异源G蛋白GI2α，以及不同的整合与外周膜蛋白。其中热休克蛋白家族的胞质蛋白Hsc73是引起抗肿瘤免疫应答的主要因素。Wolfer等利用人的体外模型也发现外泌体含有肿瘤抗原，并能将其传递给DC细胞。在另一项研究中也发现DC来源的外泌体对环磷酰胺的治疗产生了协同作用。环磷酰胺抑制了Treg细胞，从而大大增强了DC外泌体疫苗所产生的初级CTL应答。Chen等利用热休克小鼠B淋巴瘤细胞来源的外泌体来诱导抗癌免疫应答。此类外泌体内富含热休克蛋白Hsp60、Hsp90，与对照组相比具有更强的免疫诱导活性。此外，含有膜嵌合Hsp70的外泌体比含有胞质Hsp70的外泌体更能有效地激活抗肿瘤免疫应答。成熟DC细胞来源的外泌体比非成熟DC来源的更具有免疫调节性。Dexosomes还可以通过CD86分子来重编辑辅助性T细胞。Dexosomes可以通过诱导T细胞与B细胞依赖的免疫反应发挥其肿瘤疫苗的作用。Dexosomes与卵清蛋白、NK细胞活化配体α-galactosylceramide协同的诱导NK细胞增殖和细胞因子产生。

此外，肿瘤细胞来源的外泌体也可以作为肿瘤治疗的免疫刺激因素。肿瘤细胞来源的外泌体经过基因改造使其具有白细胞介素基因，从而发挥具有选择性的抗肿瘤免疫应答。例如利用鼠源黑色素瘤细胞株基因改造TNF-α后可以有效地刺激肿瘤抗原P1A特异性的CD8⁺的CTL细胞。腹水中分离出的外泌体也具有抗肿瘤的免疫活性，可诱导肿瘤细胞裂解和死亡。研究发现，从卵巢癌患者腹水中分离出的外泌体可以刺激 PBMC 产生对卵巢癌细胞的细胞毒活性。而外泌体本身不具备对肿瘤细胞的杀伤作用和促凋亡作用。

NK 细胞来源的外泌体也具有免疫调节活性，其中包括 Fas 配体和穿孔素 perforin 等杀伤蛋白可以选择性的杀伤肿瘤细胞。外泌体的运用所遇到的最大挑战是缺乏标准的程序去分离和纯化外泌体。

九、肿瘤免疫治疗研究的动物模型

动物模型在肿瘤免疫治疗的临床前研究中发挥着极其重要的作用。不同的动物模型有可能会导致研究结果的不同，也有可能会导致研究结果未能准确预测治疗的局限性和毒性。因此，在肿瘤免疫治疗的研究中，选用最为合适的动物模型就显得尤为重要。

用于研究癌症的小鼠模型通常分为三种：移植肿瘤模型、基因工程 / 转基因模型和人源化小鼠模型。其中运用最多的是将人源的肿瘤细胞株移植到免疫缺陷的小鼠身上。虽然这种模型可以洞察大量的肿瘤生物学，却没有考虑获得性免疫系统在肿瘤发生过程中的作用。因此，肿瘤免疫学家需要使用免疫完全的小鼠来研究免疫系统在肿瘤发生发展过程中所扮演的角色。鼠源的肿瘤细胞系可以用来评价治疗过程中的免疫应答。例如黑色素瘤的 B16 细胞株、前列腺癌的 TRAMP 细胞株、结直肠癌的 MC38 细胞株、淋巴癌的 EL4 细胞株是建立在 C57BL/6 鼠系下；另外，乳腺癌的 4T1 细胞株和结直肠癌的 CT26 细胞株是建立在 BALB/c 鼠系下的。移植肿瘤模型比较容易操作，并且便于肿瘤的分离和免疫细胞浸润的研究，是快速筛选新药物的理想方法。缺点：该模型不能很好地模拟肿瘤微环境及肿瘤免疫编辑的全部阶段。

利用现今发现的癌基因对小鼠进行转基因操作从而获得可自发（部分需诱导）癌症的小鼠模型。此类模型可详细研究肿瘤发生的多个阶段，以及肿瘤与基质间的相互作用。此外还可对特定基因进行深入的病理生理研究。此种模型较为费时，且价格昂贵。与移植瘤模型相比较，该模型在肿瘤免疫疗法的疗效也普遍下降。通常在移植瘤模型上获得效果的免疫疗法会再在转基因小鼠模型上进行验证。

人源化小鼠模型是指在免疫缺陷的小鼠上尝试用人类免疫细胞重建这些动物的免疫系统。例如将人源细胞输入到 IL-2 受体 γ 链遗传失活的小鼠上（$IL2ry^{null}$）可以增加其生长。因此，NOD-scid $IL2ry^{null}$ 小鼠上移植的人源黑色素瘤的肺转移要比 NOD-scid，NOD-scid $β2m^{null}$ 显著增多。NSG 小鼠也叫 NOG 小鼠（NOD. Cg-$Prkdc^{scid}$ $Il2rg^{tm1Wjl}$/SzJ）逐渐成为最常用的人移植瘤免疫缺陷小鼠。NSG 小鼠在造血细胞移植中显示出更高的效率。

抗体药物在抗肿瘤研究中占有举足轻重的作用。虽然 IgG 类型的抗体是比较普遍的治疗型抗体，但是 IgE 类型具有的某些特性使得其也有可能成为癌症免疫治疗潜在的药物。评价用于癌症的抗体药物通常是将同源的肿瘤细胞移植到免疫完全的小鼠上建模完成，然而由于鼠的 FcεRs 和人的 IgE 缺乏种属特异性，因此该模型不能用于评价 IgE 抗体对免疫系统的激活能力，只能用于评价 IgE 所诱导的直接细胞毒活性。此外，由于 FcεRs 在小鼠身上只表达在嗜碱性粒细胞和肥大细胞上，而人身上可以表达于包括抗原呈递细胞以及嗜酸性粒细胞上，因此免疫激活反应及下游的作用也会与人有很大不同。

利用免疫缺陷小鼠建立人源异种肿瘤模型可以很好的反映人的疾病情况。这种类型的模型由于具有物种特异性，不显示人与小鼠的交叉反应，因此通常是研究单克隆抗体药物疗效唯一的选择。这种模型通常使用免疫缺陷的小鼠，例如 SCID 小鼠或裸鼠。这类模型不能用于评价免疫疗法引起的适应性免疫应答，其中也包括治疗性抗体药物。并且由于其不与鼠 FcεRs 结合，不能检验人 IgE 所发挥的效应。但是该模型也可以用于评价人 IgE 所诱导的直接细胞毒活性。

为了在小鼠模型中实现人的 IgE 与细胞上 FcεRI 的结合，将鼠源 FcεRIa 敲出并将人源的敲入来构建转基因小鼠，该模型已在 BALB/c 和 C57BL/6 鼠系上实现。该类模型很好地表达了人源的 FcεRI，细胞表面分布了人源 FcεRI 很好地模拟了人类生理情况。此外，FcεRI 广范的表达于肥大细胞、嗜酸性粒细胞、嗜碱性粒细胞、朗格汉斯细胞和 DC 细胞上，使得该模型能更加准确的研究人 IgE 对全面效应细胞的作用。然而，该模型没有涉及 FcεRⅡ，因此 FcεRⅡ 的抗癌作用没有办法评估。由于长期给予人源 IgE，使得小鼠可能会潜在地出现小鼠抗人 IgE 体液应答。而且，由于该模型是建立在免疫完善的小鼠身上，因此人源的肿瘤细胞株不能用于该转基因小鼠上。

除了小鼠模型外，非人灵长类模型也可以用于肿瘤免疫治疗的研究，其中使用比较多的是食蟹猴（Macaca fascicularis, cynomolgus mon-key）。如果治疗所靶向的人类蛋白与猴的该蛋白同源性很相近，这个模型将非常有意义。例如：靶向 HER2/neu，两个物种之间该基因具有较高的序列同源性（约 99%）。因此，这些动物可以被用于靶向 HER2/neu 的 IgG 抗体研究。此外，食蟹猴模型还可以用于毒理和药动学的研究。

（李　琳　李汝红）

第三节　肿瘤免疫逃逸

一、肿瘤免疫编辑：清除、平衡、逃逸

近几年，Burnet 和 Thomas 提出的肿瘤免疫监视概念已被肿瘤免疫编辑所取代，后者能够更好的强调肿瘤与宿主免疫系统之间的动态过程。肿瘤免疫编辑包括三个阶段：清除、平衡和逃逸。

新生转化的细胞（癌细胞或前癌细胞）被免疫系统（固有或者适应性）识别并消灭属于肿瘤免疫编辑的清除过程。完成这一过程的主要效应物有 NK 细胞、NKT 细胞、γδT 细胞、细胞毒性 T 淋巴细胞、IFN-γ、穿孔素和 Fas/FasL 系统。肿瘤在生长过程中，肿瘤细胞、巨噬细胞、间质细胞释放炎性细胞因子，趋化因子等招募和激活固有效应细胞 NK 细胞、NKT 细胞、γδT 细胞，它们识别肿瘤细胞后，通过释放穿孔素、Fas/FasL 信号途径、TRAIL 和 IFN-γ 来杀伤肿瘤细胞。IFN-γ 初期通过抗增殖和凋亡机制来发挥部分抗肿瘤作用。另外，IFN-γ 也促进了肿瘤细胞或者周边正常的宿主组织产生许多趋化因子，其中包括 CXCL10、CXCL9、CXCL11。这些趋化因子中的一些至少具有抑制血管生成的作用。随着不断升级的炎症反应，趋化因子招募了 NK 细胞，巨噬细胞等进入肿瘤病灶。浸润的 NK 细胞和巨噬细胞通过与 IFN-γ、IL-12 等相互反应，通过激活 TNF 相关的凋亡诱导配体、穿孔素、活性氧、NO 等发挥杀死肿瘤的作用。除了经典的 IFN 可以激活免疫反应外，DAMPs（damage-associated molecular pattern molecules）的作用也需要考虑。DAMPs 包括直接从死亡的肿瘤细胞中释放的 HMGB1（high mobility group box 1）或者当实体瘤开始浸润时所破坏的组织释放出的透明质酸碎片等。此外，表达于肿瘤细胞表面的压力配体，例如：RAE-1、H60（鼠）或者 MICA/B（人）也可以与固有免疫细胞受体结合，释放炎性和免疫调节的细胞因子，塑造能够发挥肿瘤特异的适应性免疫应答的微环境。虽然，固有免疫应答可以在一定程度上阻止肿瘤的发展，但是额外的肿瘤获得性免疫应答能够更加有效的实行肿瘤免疫监视。此外，在抗肿瘤免疫应答的早期是需要 IFNα/β 的，其可以增加 CD8α⁺/CD103⁺ 的 DC 细胞将抗原呈递给 CD8⁺T 细胞。肿瘤细胞表达的 NKG2D 配体可以激活 NK 细胞发挥清除作用。Ras 信号通路和 DNA 损伤应答可以诱导 NKG2D 的表达。此外，抑癌基因 P53 的表达，使得肿瘤细胞衰老及释放出不同白细胞介素，包括 IL-6、IL-12 和 IL-15，以及趋化因子 CCL2，后者招募 NK 细胞到肿瘤病灶。

坏死的肿瘤细胞释放了肿瘤抗原，DC 细胞摄取到肿瘤抗原，迁移到淋巴结内，并将肿瘤抗原呈递给初始 CD4⁺T 细胞。这种呈递激活了肿瘤特异性 CD4⁺T 细胞和 CD8⁺T 细胞，CTLs 浸润入肿瘤部位，对表达肿瘤抗原的肿瘤细胞完成清除作用，完成免疫系统对肿瘤的获得性免疫反应。

不是所有的肿瘤细胞都能够被清除。那些在宿主免疫压力下由遗传不稳定性造成的更低免疫原性转化细胞或者由于宿主免疫反应减弱等逃脱掉的肿瘤细胞就导致了肿瘤免疫编辑的下一个步骤：肿瘤免疫平衡和（或）肿瘤免疫逃逸。免疫监视发生在免疫清除的过程中，针对肿瘤变异的自然选择发生在肿瘤免疫平衡阶段。这一过程

反过来将最终形成免疫逃逸和临床显著的肿瘤病灶。在肿瘤免疫平衡阶段，宿主的免疫系统与任一肿瘤变异体进入相对的动态平衡阶段。在这一阶段，淋巴细胞与 IFN-γ 对肿瘤细胞显示出了压力筛选的作用。虽然大多数原先逃脱的肿瘤细胞突变体被摧毁了，仍然有一些携带新的不同突变的癌细胞对免疫攻击具有抵抗从而得以存活。免疫平衡是三个阶段中最长的阶段，有的相信可以存在数年。IL-12 具有提高清除的作用，而 IL-23（与 IL-12 具有共同的亚基 p40）可以促进存活，它们使得肿瘤可以维持免疫平衡。IL-10 也具有一些促进肿瘤的作用，IL-4、IL-17A、TNF、IFN-αβ 在这一阶段的作用就比较微弱。另一项研究比较了免疫平衡阶段与逃逸阶段肿瘤微环境中的免疫细胞发现：免疫平衡阶段具有较高比例的 CD8$^+$ T 细胞、NK 细胞、γδ T 细胞，而 NKT 细胞、Foxp3+ Treg 细胞和 MDSCs 则比较少。该研究证明了在肿瘤微环境中免疫抑制性细胞与抗肿瘤免疫效应细胞的相对平衡维持了肿瘤细胞处于免疫介导的休眠状态。这种相对平衡的迁移将会造成免疫清除或者免疫逃逸，而决定迁移方向的应该就是肿瘤细胞进化过程中是否出现了缺乏重要的肿瘤特异抗原和提呈能力的突变体。肿瘤免疫平衡阶段比较难捕捉与研究，但随着合适的抗原标记成像技术的进步可以使得循环和病灶中的肿瘤细胞得到更进一步探索。

在肿瘤逃逸阶段，肿瘤细胞突变体由于基因或者表观遗传的改变获得了对免疫监测和消除的不敏感性，并处于无法控制的扩增状态。这一结果导致了临床上可检测到的恶性肿瘤疾病；如果该状态没有被诊断出来和进行干预将会造成宿主的死亡。肿瘤免疫逃逸可以由多种机制造成，包括降低的免疫识别性（缺乏强的肿瘤抗原，失去 MHC-Ⅰ类，似Ⅰ类和共刺激分子），增加抵抗性和存活性（如 STAT3 和抗凋亡蛋白 bcl-2 的表达增加），发展出免疫抑制的肿瘤微环境（如细胞因子 VEGF、TGF-β），免疫调节分子 IDO、PD-1/PD-L1、Tim-3/ galectin-9、LAG-3 等。此外，近年来发现的 CD73、腺苷受体和新的 B7 家族检查点分子 VISTA 和 BTLA 等都涉及肿瘤的免疫逃逸机制。

二、肿瘤免疫逃逸机制

肿瘤监测假说认为：免疫系统可以识别和摧毁新生的转化细胞。肿瘤细胞表达肿瘤相关抗原（tumor-associated antigens，TAAs），因而使得免疫系统可以有效地区分开正常细胞与癌细胞。在肿瘤发展早期，肿瘤细胞招募 NK、NKT、γδ T 细胞以及巨噬细胞。分泌的 IFN-γ 通过抑制肿瘤细胞生长和促进凋亡发挥第一道免疫屏障作用。此外，IFN-γ 还能促进宿主及肿瘤细胞的血管生成抑制因子生成。这导致了新生血管的减少，从而促进肿瘤细胞死亡。同时，这些趋化因子还起到招募 DC 细胞和 T 细胞的作用。DC 细胞通过吞噬死亡的肿瘤细胞获得 TAAs，通过处理后形成多肽，伴随着 DC 细胞在引流淋巴管结内通过主要组织相容性复合体（major histocompatibility complex，MHC Ⅰ 或者 Ⅱ）呈递给 CD8+，CD4+ T 细胞。T 细胞通过特异性的 T 细胞抗原受体识别 MHC 肿瘤抗原肽后，形成免疫触突，从而释放穿孔素和颗粒酶到触突间隙，穿孔素在肿瘤细胞表面打孔，颗粒酶通过孔进入，启动凋亡信号，使癌细胞凋亡。肿瘤抗原可以衍生自病毒蛋白、癌胚系基因编码的蛋白、分化抗原和体细胞突变或基因重排产生的蛋白。但是由于来自不同癌症患者的恶性肿瘤细胞甚至是同一患者的肿瘤细胞都具有异质性，如何有效的量化肿瘤抗原还不太清楚。其中一种方式是将癌内体细胞突变的频率作为新抗原的一个预测因子。但是这些产生新抗原的突变蛋白是否能用于肿瘤的免疫治疗还不太确定。研究发现，T 细胞可以识别浸润肿瘤组织的新肿瘤抗原，在体外扩增与过继性回输治疗后有效的消退了肿瘤的进展。针对实体瘤的突变分析发现，高突变率的癌症（如黑色素瘤）其免疫原性较显著，低突变率的胰腺癌属于非免疫原性癌症。然而，那些被认为突变率较低的癌症（如肾癌与膀胱癌）同样对免疫疗法有应答，因此说明单独使用突变状态来评估患者的肿瘤是否是高度抗原性肿瘤并不理想。可以确定的是：并非所有由突变产生的新抗原都必然是强免疫原性的，肿瘤缺乏强免疫抗原是发生免疫逃逸的机制之一。

此外，随着肿瘤对免疫环境的重塑，肿瘤细胞变异获得免疫逃逸。其中通过抗原呈递机制缺陷是一种方式，包括下调或缺失 MHC 分子，β$_2$ 微球蛋白的突变，tapasins 蛋白表达减弱（抗原肽生成发挥重要作用）。免疫检测依赖于肽在 MHC

复合物中呈递抗原的能力。失去 MHC 表达或获得抗原呈递缺陷的肿瘤可能发生免疫逃逸。在常见的实体瘤中包括黑色素瘤、肺癌、乳腺癌、肾癌、前列腺癌和膀胱癌，有 20%～60% 的 MHC Ⅰ类分子都是下调的。MHC 分子的下调与癌症的预后呈负相关。肿瘤中与抗原呈递机制相关的分子在表观遗传、转录和转录后水平上都显示失调。另外，丝氨酸蛋白酶抑制因子 PI9/SPI6 的表达抑制了颗粒酶 B，过表达凋亡抑制蛋白（inhibitor of apoptosis proteins，IAPs）或者 IAP 拮抗剂无法从线粒体转移到细胞质中。肿瘤细胞高表达 FasL，诱导活化 Fas 表达的 T 细胞的死亡。

在慢性感染和癌症过程中，T 细胞由于暴露在持续的抗原和炎性信号中，产生一种状态，称为 T 细胞耗竭。耗竭的 T 细胞散失了强大的活性功能，表达多个抑制受体（PD1，LAG3，CTLA4）及转录程序的改变。T 细胞功能紊乱还具有其他两种可能：T 细胞失能、T 细胞老化。以上三种情况都造成 T 细胞对突变肿瘤细胞免疫监视杀伤功能的减退或散失，从而发生肿瘤免疫逃逸。

另外，临床上肿瘤休眠与免疫逃逸肿瘤干细胞的存在也密切相关。具有干性的肿瘤再生细胞（tumor-repopulating cells，TRCs）比较柔软，穿孔素不易在其细胞膜表面打孔，颗粒酶无法穿入，无法启动凋亡杀死 TRCs，造成 TRCs 的免疫逃逸。TRCs 细胞通过 kynurenine（Kyn）-aryl hydrocarbon receptor（AhR）通道来上调 CD8+T 细胞中的 PD-1 表达。在荷瘤小鼠和肿瘤患者中都证实，通过阻滞 Kyn-AhR 通路可以增强抗肿瘤的过继性 T 细胞治疗疗效。该通路是 PD-1 上调的一个新的机制。有研究表明，IFN-γ 虽然可以通过 STAT1 通路诱导癌细胞的凋亡，却也可以通过激活 indolamine 2, 3-dioxygenase 1（IDO1）-kynurenine（Kyn）-aryl hydrocarbon receptor（AhR）-p27 通路使 TRCs 进入休眠状态。因此，同时运用 IFN-γ 及 IDO/AhR 抑制药可以成为更有效的肿瘤免疫治疗方法，在杀死普通肿瘤细胞的同时也降低了 TRCs 的免疫逃逸。

（一）肿瘤浸润性淋巴细胞（TILs）与免疫逃逸

肿瘤浸润性淋巴细胞（TILs）是存在于肿瘤组织中的免疫细胞异源群体，在肿瘤微环境中受到趋化因子和细胞因子的影响与调控，从而获得免疫抑制或调节表型，并发挥不同的功能。TILs 细胞群里的效应性 CD8+T 细胞被认为与肿瘤的良好预后呈正相关；但是也有学者认为，CD8+T 细胞与 Treg 细胞的比例能更好地显示肿瘤预后。抑制效应性 TILs 能够直接导致免疫逃逸，抑制效应性 TILs 的机制有以下几点。

1. 肿瘤浸润淋巴细胞表面的免疫抑制分子：TILs 表面存在的免疫抑制分子，例如 PD-1、LAG-3、TIM-3、Vista、CD244、CD160 和 BTLA 的表达。其中研究最多的是 T 淋巴细胞表面的 PD-1 和 CTLA-4（cytotoxic T lymphocyte-associated antigen-4）。肿瘤细胞表面的 ligand of programmed death 1 receptor（PD-L1）与活化的 T 细胞表面的 PD-1 分子相连从而诱导 T 细胞的死亡。PD-1 在 T 细胞活化时诱导表达，当与其配体结合时，通过 SHP2 磷酸化来抑制与 T 细胞活化相关的激酶。此外，PD-1 还可参与抑制 T 细胞受体的 "停止信号"，此途径可改变 T 细胞与抗原呈递细胞或 T 细胞与靶细胞接触的持续时间。PD-1 在 Treg 上也高表达，在配体的存在下增强其增殖。很多肿瘤被 Treg 浸润，因此通过抑制 PD-1 来抑制 Treg 可以抗肿瘤免疫应答。PD-1 的配体有 PD-L1（也称作 B7-H1 和 CD274）和 PD-L2（也称作 7-DC 和 CD273）。PD-1 也可以与 CD80 相结合。PD-L1 和 PD-L2 可以与 T 细胞上表达的共刺激受体相结合，通过 CD80 与 CD86 来静止 T 细胞。PD-1 主要调节肿瘤或组织中的效应性 T 细胞活性，CTLA4 主要调节 T 细胞的激活。PD-1 比 CTLA4 表达更为广泛，其能诱导非 T 淋巴细胞的激活，例如 B 淋巴细胞和 NK 细胞。癌症过程中，慢性抗原的长期暴露，使得持续的高表达 PD-1，从而发生同源抗原特异性 T 细胞无能和耗竭，发生免疫逃逸。

CTLA4 抑制 T 细胞共刺激受体 CD28 的活性。只有在识别抗原后，CD28 才能通过放大 TCR 信号通路来激活 T 细胞。CD80 和 CD86 是 CD28 与 CTLA4 共同的配体。此外，CTLA4 的抑制机制还与辅助性 T 细胞和 Treg 相关。当抑制了 CTLA4 后，增强效应 CD4+T 细胞活性和抑制 Treg 细胞依赖的免疫抑制。

2. 肿瘤和癌性腹水中存在的包括 IL-10、

TGF-β，TNF-α 和 VEGF 在内的调节性细胞因子对效应性 TILs 有免疫抑制作用。肿瘤细胞表达的半乳凝素与 TILs 的凋亡有关。

3. 耐受性诱导浆样细胞树突状细胞、B7-H4+巨噬细胞、髓源性抑制细胞 MDSCs 以及肿瘤相关巨噬细胞 TAMs 都可发挥抑制效应性 TILs 的作用。最近研究发现，B 淋巴细胞可以通过 IL-10 刺激M2 细胞极化，从而诱导 T 细胞无能。B 淋巴细胞中存在的一个亚群 Breg 细胞也可以发挥其免疫抑制活性。

在癌症治疗中也会发生免疫耐受，其中一个例子即是抗肿瘤 T 细胞所产生的 IFN-γ 在肿瘤微环境中诱导产生了吲哚胺 2，3- 双加氧酶（indoleamine 2，3-dioxygenase，IDO）。IDO 是一个催化必要氨基酸色氨酸到犬尿氨酸降解的酶，在此情况下，抑制 T 细胞。IDO 在大肠癌、卵巢癌与子宫内膜癌中的过表达影响了 $CD3^+T$ 细胞，$CD8^+T$ 细胞和 CD57+NK 细胞向肿瘤的浸润。且 IDO 存在于晚期肿瘤中，与生存期有关。临床前研究还发现，IDO 涉及免疫检查点抑制药治疗（包括抗 CTLA-4 和抗 -PD-1 抗体）的免疫抵抗中。因此，一项利用 IDO 选择性抑制药 NCB024360 与抗 CTLA-4 抗体联合用药治疗癌症的临床试验正在开展中。

4. Treg 细胞：调节性 T 细胞（Treg 细胞，CD4+CD25+FOXP3+）是促进肿瘤免疫逃逸和预示肿瘤不良预后的最重要细胞之一。在包括肺癌、胰腺癌、肝癌、胃肠肿瘤、头颈部癌、卵巢癌和乳腺癌等实体瘤中皆发现了浸润的 Treg 细胞，与早期病灶相比，晚期的癌症中更为丰富。肿瘤细胞或者肿瘤相关巨噬细胞分泌 CCL22，通过 CCR4 来招募 Treg 迁移到肿瘤病灶中。肿瘤缺氧也会促进 Treg 的招募，例如在卵巢癌肿瘤中 CCL28 与 HIF1a 的表达成为预后不良的生物标志物。与 Treg 可以通过限制抗肿瘤免疫体系和促血管生成来发挥作用。Treg 通过几个机制来发挥免疫调节功能：①分泌可溶性或膜系型免疫抑制分子；②直接的溶细胞活性；③代谢干预；④抑制 DC 细胞。其中 Treg 释放的 IL-10、TGF-β 和 IL-35 具有免疫抑制作用，这些细胞因子通过阻止控制肿瘤生长的效应细胞的扩增、细胞因子修饰和发挥细胞溶解的效应等来作用。此外，它们还诱导 DC 细胞成为耐受表型。有研究发现，Treg

还通过旁分泌 VEGF，抑制 DC 细胞的分化和功能。Treg 同样对靶向的效应细胞具有细胞溶解作用，通过激活不同的介质包括颗粒酶 B、TRAIL 通路和 galectin-1。Cao 与他的团队发现，Treg 通过释放穿孔素和颗粒酶 B 来抑制 NK 细胞与 CD8+ 细胞毒活性 T 细胞。Treg 还可以上调 DC 上免疫抑制分子 B7-H3 和 B7-H4 的表达，从而抑制 DC 介导的 T 效应性细胞活性。

虽然有部分争议，但是仍有研究表明 Treg 可以通过抑制效应 T 细胞的代谢来发挥作用。Treg 可以有效地通过剥夺 IL-2 来"饥饿"效应细胞，造成其凋亡。Treg 还通过表达 CD39 和 CD73 催化 ATP 转化为腺苷，而腺苷又抑制了效应 T 细胞的功能。Treg 将 cAMP 通过膜间隙连接的生理转化来抑制 T 细胞，这一机制在肿瘤免疫逃逸中发挥的作用还有待研究。

5. NK：随着肿瘤的发展，NK 细胞会发生耗竭从而限制了 NK 细胞的抗肿瘤活性。NK 细胞受体信号的失调，以及其他调节性细胞或可溶性因子在微环境中的抑制作用都可能造成 NK 细胞耗竭。细胞因子 TGF-β 和 IL-10 可以抑制 NK 细胞的活化和功能，从而使肿瘤逃避 NK 的免疫监视。肿瘤细胞分泌的 TGF-β 下调 NK 细胞上的活化受体 NKp30 和 NKG2D 从而造成 NK 功能紊乱。肿瘤患者瘤内与瘤周组织的 NK 细胞相比较，产生较少的 IFN-γ、CD107a、颗粒酶 B、穿孔素及受损的细胞溶解活性。胰腺癌、胃癌、直肠癌、乳腺癌和慢性淋巴细胞白血病患者的 NK 细胞的 NKG2D 显著下调。并且，NKG2D 信号适配器 DAP10 也随之下调。此外，CD16、NCRs（NKp30、NKp44 和 NKp46），CD226 和 2B4 在肿瘤存在的情况下也会降低。NK 细胞的激活是活化和抑制信号的整合结果，一旦活化信号受体弱化必然导致整合信号通路的平衡被打破，偏向于抑制信号为主，最终逐渐导致 NK 细胞耗竭。免疫检查点分子 PD-1 也调控 NK 细胞。高表达 PD-1 的NK 细胞降低了细胞因子诱导的增殖能力，损伤了脱颗粒作用，和较差的细胞因子产生能力。在肾细胞癌中，外周血 NK 细胞上 PD-1 分子的表达与癌症分期呈正相关，并且切除癌症病灶后，PD-1 的表达迅速下降。在肿瘤内的抑制类细胞（包括成纤维细胞、髓源性抑制细胞、Treg、巨噬细胞）及一些抑制性因素（包括肿瘤释放的外泌体）、免疫抑制细胞因子（如 TGF-β）、缺氧等导致了 NK 细胞的耗竭，从而导致及加强了免疫逃逸。缺氧诱导了 NK 细胞中 HIF-1α 的表达，抑制了活化受体 NKG2D，并废除了 NKP46、NKP30、NKP44 和 NKG2D 对活化细胞因子的上调，从而使 NK 细胞散失了对靶细胞的杀伤性。乳腺癌细胞分泌的 TGF-B 抑制了 NK 细胞活化标志物 CD69、脱颗粒标志物 CD107a 和效应细胞因子 IFN-γ 及 TNF-α 的表达，以及对靶细胞的细胞毒活性。TGF-β 诱导了 miR-183 来抑制 DAP-12 的转录。缺氧肿瘤分泌的外泌体里的 TGF-β、miR-210 和 miR-23a 抑制了 NK 细胞的功能。

免疫检查点抑制药可以逆转 NK 细胞的耗竭，从而再次激活其抗肿瘤的活性。NK 细胞上抑制性受体还有 NKG2A、Tim-3、TIGHT 和 CD96 等。肿瘤里的 NK 细胞表面高表达 TIGHT、TIGHT+ 的 NK 细胞抗肿瘤细胞因子 IFN-γ 和 TNF-α，抗肿瘤活性分子 CD107a、TRIAL、FASL、Perforin 和活化受体 CD226 都普遍下降。而抑制受体 CD96、PD-1、Tim-3、LAG3 表达和凋亡却上升。NK 细胞的消耗会使抗 PD-1 的免疫检查点抑制药疗法失效。而 TIGHT 是 NK 细胞与 T 细胞共同的免疫检查点受体，抑制 TIGHT 可以阻止 NK 细胞耗竭，展现出潜在的抗肿瘤免疫活性。

6. 自然杀伤性 T 淋巴细胞（natural killer T cell，NKT）：NKT 细胞是一群既有 T 细胞受体，又有 NK 细胞受体的特殊 T 细胞亚群。其中的两个亚群 NKT Ⅰ 或 NKT Ⅱ 已被确认。在实体瘤中，NKT Ⅰ 细胞数目、增殖、产生 IFN-γ 的能力和它们对 α- 半乳糖神经酰胺（NKT 细胞的 α-GalCer 特异性激活剂）的反应降低。在头颈部鳞状细胞癌和结直肠癌中 NKT Ⅰ 型细胞与预后有关。活化的 NKT Ⅰ 细胞能够产生 IFN-γ 和 IL-2，它们与 APC 细胞分泌的 IL-12 一起来活化 NK 细胞；此外，它们还通过上调 MHC Ⅱ 类分子，协同刺激分子了 IL-12 来诱导 DC 成熟。TGF-β 与 IL-10 可诱导 NKT 细胞的可逆性功能失调。

（二）髓源性抑制细胞与免疫逃逸

髓源性抑制细胞（MDSCs）是参与抑制宿主抗癌免疫反应的髓源性多功能细胞群，其表面标记是 CD11b+/GR-1+，可分为单核细胞 MDSCs（Ly6C+）或者粒细胞 MDSCs（Ly6G+）。单核 MDSCs 可以分化成巨噬细胞和成熟的 DC，可以通过 NO、抑制性细胞因子和精氨酸酶 1 来发挥调控作用；粒细胞 MDSCs 通过直接的细胞与细胞接触和产生活性氧中间体（ROI）/活性氮（RNS）来抑制免疫应答。MDSCs 可以通过抑制 CD8+T 细胞，NK 细胞，NKT 细胞的活性来发挥作用。NO 通过干预细胞内 JAK3 和 STAT5 信号通路来诱导 T 细胞凋亡，以及下调 MHC Ⅱ 类分子抑制效应性 T 细胞。MDSCs 也可以干预氨基酸的代谢，通过精氨酸酶 1 使精氨酸耗竭造成 CD3ξ 链翻译阻断；或者消耗半胱氨酸来抑制 T 细胞活化。MDSCs 通过释放 ADAM 17 来下调 T 淋巴细胞表面的归巢受体 CD62L（L-selectin），从而干预 T 细胞迁移到淋巴结中。还可以通过对趋化性 CCL 2 的过氧亚硝基修饰来抑制 CD8+T 细胞的瘤内迁移。MDSCs 增加 Treg 的扩增，并通过产生 IL-10、TGF-β、IFN-γ 和 CD40–CD40L 的连接来推动诱导型 Treg 的发展。

（三）肿瘤相关巨噬细胞 TAM 与免疫逃逸

与肿瘤微环境有关的多种细胞种类中，巨噬细胞是与肿瘤发展最为密切相关的一种。TAMs 抑制机体对肿瘤细胞产生的促炎症反应，使肿瘤细胞得以生长和分裂。巨噬细胞的功能由它们被激活的方式所决定，可以分为 M1 和 M2 型。在 IFN-γ、GM-CSF、TNF-α、脂多糖或其他 Toll 样受体的配体存在的情况下，Mφ 可以转变为 M1；而 IL-4、IL-10、IL-13 或者 TGF-β 的刺激下可转变为 M2 型。乳腺癌中有大量 TAM 存在，巨噬细胞通过释放 VEGF 使得肿瘤血管得以生成，同时还具有细胞外基质运输通道的功能。TAMs 释放因子可降低局部促炎性抗肿瘤反应。肿瘤内部的缺氧环境刺激 TAM 释放 VEGF。此外，TAMs 还会产生很多酶来降解细胞外基质，其中包括基质金属蛋白酶（MMP-2、MMP-9 等），尿激酶型纤溶酶原。细胞外基质溶解造成裂痕，使得肿瘤细胞能够侵蚀和转移。Ingman 等发现在小鼠模型上删除巨噬细胞后能降低胶原 Ⅰ 的合成，重新加入巨噬细胞后纠正了这个缺陷。进一步的研究需揭示巨噬细胞与胶原纤维合成之间的直接关系。在 Lewis 肺癌细胞株模型中发现，癌细胞可以通过 Toll 样受体 TLR2 和 TLR6 来激活巨噬细胞从而增加 IL-6 与 TNF-α 的产生。临床上，靶向巨噬细胞的制剂用于癌症的治疗越来越引起广泛关注。例如发现的新海洋来源的抗肿瘤药物可以通过影响巨噬细胞的分化和其产生的 CCL2 和 IL-6 的产生来发挥作用。此外，VEGF 抗体药物贝伐单抗除了抑制肿瘤血管生成外，也可靶向 VEGFR2 从而减少肿瘤微环境中的巨噬细胞浸润。对氨基双膦酸盐的研究也表明其抗癌活性涉及血管抑制作用及减少单核细胞的招募及分化成 TAMs。氨基双膦酸唑来膦酸降低浸润巨噬细胞的 MMP-9 表达和 ECM 的降解活性。在体外模型中还发现 LR-9 CpG 寡核苷酸和 IL-10 受体抗体的添加诱导了 M2 型肿瘤浸润巨噬细胞向 M1 型中转化。

（四）肿瘤相关中性粒细胞 TAN 与免疫逃逸

在包括胃癌、肾癌、胰腺癌和黑色素瘤在内的不同类型的实体肿瘤中，中性粒细胞是在肿瘤浸润性白细胞中的一类重要群落。肿瘤细胞分泌的强炎性介质与趋化因子可以刺激中性粒细胞迁移到肿瘤微环境中积聚起来，此类中性粒细胞被称作肿瘤相关中性粒细胞 TANs，具有 CD11b 阳性的表面标记。研究发现，TANs 与肿瘤患者的生存率成负相关。TANs 同样存在抗肿瘤的 N1 与促肿瘤的 N2 表型。TGF-β 可以促进 N2 的形成。N1 通过产生高水平的 TNF-α、IL-12、CCL-3、CCL-9，可溶性 TRAIL 蛋白以及表达 Fas 和 ICAM-1 分子发挥其抗肿瘤的活性。需要指出的是，肿瘤细胞上表达的 FasL 与中性粒细胞 Fas 相结合从而引起其凋亡，是肿瘤免疫逃逸的一种方式。然而，N2 产生大量抑制 T 细胞活性并下调 TCR 表达的精氨酸酶；此外，N2 也表达 MMP-9 与 VEGF 等促血管生成的蛋白和 CCL-2、CCL-5 等促转移因子。TANs 还可以通过从细胞外基质（ECM）水解释放 EGF、TGF 和 PDGF 蛋白来促进肿瘤发展。在非小细胞癌中抑癌基因 STK11/LKB1 的消融造成了中性粒细胞的累积及 T 细胞衰竭标志物表达的相应增加和促肿瘤细胞因子的释放。

（五）树突状细胞与免疫逃逸

DC 细胞是专职的抗原提呈细胞，然而肿瘤组织中的 DC 细胞大多是没有活性的非成熟 DC。因此，其不能有效刺激 T 细胞等发挥细胞毒性反应来杀伤肿瘤，造成肿瘤的免疫逃逸。肿瘤微环境中的具有很多调节 DC 功能的细胞因子与免疫调节因子。其中 VEGF、TGF-β、IL-10、IL-6 和 prostaglandin E2（PGE2）等细胞因子和 IDO 及 ROI 等影响了 DC 细胞的活化。有研究表明：VEGF 可以通过 VEGFR2 来抑制成熟 DC 的功能。多发性骨髓瘤产生的 IL-6 抑制了 DC 分化。此外，在肿瘤中由于缺乏免疫刺激因子 IL-12 和 IFN-γ，导致了 DC 细胞成熟缺陷。一些研究显示 TLR 信号在刺激肿瘤微环境中的调节性免疫应答方面具有积极作用。例如凋亡细胞释放的 HMGB1 蛋白（high mobility group box 1 protein）可以通过 DC 细胞表面的 TLR4 受体来激活 DC 细胞，使其发挥抗原呈递的作用（MHC Ⅰ）从而刺激 T 细胞应答。然而在转移性乳腺癌患者体内发现 TLR4 发生突变。

（六）肿瘤间质与免疫逃逸

实体瘤具有复杂的肿瘤微环境，其中除了肿瘤细胞，肿瘤浸润性免疫细胞外还包含有成纤维细胞、细胞外基质、内皮细胞等间质。肿瘤相关成纤维细胞 CAFs（cancer associated fibroblasts）是肿瘤间质里最为重要的一群细胞，其与肿瘤的发生与发展密切相关。CAFs 产生包括 EGF、FGF、TGF-β、PDGF 或 IGF 等生长因子来促进肿瘤细胞的生长。此外，CAFs 表达 CCL5、CXCL12 和 CXCL14 表达的趋化因子对肿瘤的转移有影响。CAFs 产生的 TGF-β 上调了相邻上皮细胞的生长能力和致癌潜力，并通过上调 NF-κB 提高其凋亡抗性。此外，TGF-β 还激活了上皮细胞中 CXCR4 的表达，使其对生长抑制信号不响应。在乳腺癌中，CAFs 旁分泌释放的 TGF-β 促进了 EMT 的发展。然而，CAFs 在肿瘤中的具体作用还不完全明确。有研究发现：在胰腺癌中成纤维细胞与纤维化的消除造成了免疫抑制，加速了癌症患者存活率的下降。无论是在早期的 PanIN 或是晚期的 PDAC 阶段，消除 CAFs 造成了肿瘤侵袭、未分化肿瘤、增强缺氧、上皮间质转化和肿瘤干细胞，以及模型动物生存率的降低。CAFs 的消除伴随着 Treg 细胞的增加从而造成免疫逃逸。CAFs 的消除不能增强吉西他滨的疗效，但与抗 CTLA-4 的免疫治疗相结合后 CAFs 的消除延长了动物的生存期。以上研究提示：CAFs 对肿瘤微环境中的免疫细胞有着调控的作用。另一项研究也发现：利用两种免疫检查点拮抗剂（抗 α-CTLA-4 和抗 α-PD-L1）并不能有效地提高 T 细胞功能发挥抗癌作用。而当消除了 FAP（fibroblast activation protein）蛋白表达的 CAFs 后，可以恢复以上两种免疫检查点拮抗剂的抗癌作用。由此表明 CAFs 的免疫抑制活性导致了 T 细胞检查点拮抗剂的失效。研究发现：趋化因子 CXCL12 涉及 FAP+ 的 CAFs 细胞的免疫抑制中。此外，在对口腔鳞状细胞癌的研究中发现：CAFs 细胞还会影响 TAMs 的极化。CAFs 的渗透与 CD68⁺ 和 CD163⁺ 的巨噬细胞数量相关。还与淋巴管侵犯、血管浸润、淋巴结侵犯和 TNM 分期有关。成纤维细胞释放的 IL-6 使单核细胞向巨噬细胞而不是 DC 细胞分化，还招募和激活肥大细胞。CAFs 产生的 IL- 4、IL -6 和 IL-5 可以诱导免疫抑制性髓细胞分化。

（七）炎症、抗凋亡与免疫逃逸

慢性炎症及在肿瘤部位出现的炎性细胞（主要是巨噬细胞）与某些恶性肿瘤密切相关。肿瘤部位的促炎性介质包括各类细胞因子、趋化因子、前列腺素、活性氧 / 氮等具有促进细胞增殖侵蚀、突变和血管生成的作用。此外，炎性环境被过度介导从而可以从多方面抑制免疫活性：识别肿瘤相关抗原、激活免疫系统和对肿瘤细胞的进一步溶解等。在炎性肿瘤部位对白细胞的局部抑制进一步限制了其抗肿瘤免疫功能的功能。外周单核细胞被招募入肿瘤部位，分化成巨噬细胞。其中 TAM 通过两个方面促进肿瘤的发生发展：一方面是促肿瘤生长，血管生长和 EMT；另一方面是通过抑制抗肿瘤的免疫反应。慢性炎症和活性氧还促进了热休克蛋白的产生，HSP90、HSP70 的存在提高了肿瘤细胞的存活和抗凋亡。Toll 样受体途径的激活也涉及炎性环境中肿瘤的生长与耐药性。卵巢癌中 TLR4+ 的表型与化学治疗耐药相关，TLR9+ 与高转移性有关。激活 TLRs 产生的促炎性细胞因子肿瘤坏死因子 TNF-α 能够通过激活 NF-κB 途径促进肿瘤存活。此途径还可调控抗凋亡分子、血管生成和转移。IL-6 是另一种炎性细胞因子，其可由肿瘤本身或由 M2 型巨噬细胞产生，其通过激活 STAT3 途径来促进细胞增殖，诱导 EMT 和细胞迁移。此外，IL-6 还可以诱导肿瘤浸润性 T 细胞向抑制性 Th2 表型转化。炎性细胞因子 IL-10 可由肿瘤细胞，免疫调节性 Tr1/Th3、Treg、TAMs 和 MDSCs 分泌，其高水平

的表达与肺癌的肿瘤分期、大小、淋巴结转移、淋巴血管浸润及低分化有显著相关。炎症途径环氧合酶 - 前列腺素 E_2（COX2-PEG2）与肿瘤的发生发展有关。肿瘤细胞与 TAMs 中，由于缺氧和 HIF-1α 的表达造成了 COX2-PEG2 的上调；并可调控包括 Ras/MAPK、PI3K/AKT 和 NF-κB 通路。COX-2 可以通过 PEG2 介导的 ARG-1 表达来调控 MDSCs 活性和促进 Treg 扩增。PGE2 还可以抑制 DC 细胞的成熟及其淋巴迁移，并上调 IL-4、IL-10 的表达。在肺癌里，PEG2 通过抑制 T 细胞和 NK 细胞以及增加血管生成和增殖来促进肺癌生长。另外，炎性细胞因子 IL-23、IL-18 和 IL-8 等也都能够通过促进血管生成、MMPs 表达及降低细胞毒活性抗肿瘤免疫反应等相关机制促进肿瘤的免疫逃逸。

肿瘤可以通过细胞凋亡途径来对抗宿主免疫效应性细胞。活化的 T 细胞可以通过上调 Fas 死亡受体并进入活化诱导的细胞死亡（AICD）。黑色素瘤、肺癌、胃癌、胰腺癌、乳腺癌等可以通过过表达 FasL 加速 ACID，从而清除 T 效应性细胞来逃逸免疫识别和破坏。

（八）外泌体在肿瘤免疫逃逸中发挥的作用

肿瘤病灶与免疫系统之间是怎样相互作用的机制还不是很清楚。在过去的 10 年里，研究发现血液与其他体液中包含有一些直径 30 ～ 100nm 的具有膜的微小囊泡，称为外泌体。外泌体里含有蛋白质、mRNAs 和 microRNAs，肿瘤细胞释放出的外泌体，被免疫细胞所摄取，可以从三个方面发挥调节作用从而造成肿瘤的免疫逃逸：①抑制 NK 细胞的数量与活性；②抑制 T 细胞的活性；③抑制 DC 细胞的数量与成熟。

包括黑色素瘤、直肠癌、乳腺癌和前列腺癌等在内的大多数癌症都会产生外泌体。每种癌症的外泌体似乎都含有特定来源的蛋白质，例如黑色素瘤含有 Melan A/Mart1。肿瘤外泌体抑制 NK 细胞的机制涉及：抑制了 NK 穿孔素的释放，减少了 cyclin D3 的表达，Jak-3 介导的信号通路的失活。此外，人源细胞株来源的外泌体还抑制 IL-2 刺激的 NK 细胞和 T 细胞增殖。外泌体抑制 T 细胞也是通过 Jak3 通路和 CD3ξ。来自于直肠癌和黑色素瘤的外泌体表面表达 FasL 与 TRAIL，这种活性的 FasL 与 TRAIL 能够靶向肿瘤特异性

T 细胞并诱导其凋亡。未成熟 DC 细胞暴露于 TS/A 小鼠乳腺癌外泌体后，Gr-1+、CD11b+ 细胞的成熟就被阻断了。同时 IL-6 与磷酸化 STAT3 也随之增加，后两者可以产生致癌细胞因子反应。肿瘤来源的外泌体还能够通过诱导髓系抑制细胞 MSCs 来抑制 T 细胞活性。MDSCs 细胞在体内介导的促肿瘤作用是依赖于肿瘤来源的外泌体内的前列腺素 E_2 和 TGF-β 分子。然而，DC 细胞分泌的外泌体可以刺激 T 细胞对肿瘤生长的应答，以及 DC 呈递抗原的寿命。DC 细胞外泌体还可以激活 NK 细胞从而发挥抗肿瘤活性。因此，利用外泌体在肿瘤免疫中所发挥的作用，未来肿瘤的治疗可以集中在减少外泌体的释放或者将外泌体开发成肿瘤疫苗来得以应用。

三、降低或消除肿瘤免疫逃逸的方法

为了能够有效地降低或消除肿瘤免疫逃逸，使免疫疗法获得疗效，可以从几点来入手：提高免疫效应细胞的质量或数量，揭示额外的具有保护作用的肿瘤抗原，消除癌细胞免疫抑制机制。为了实现以上目标，不同的免疫疗法相应产生：

①构建可以诱导强特异性免疫的疫苗（如针对肿瘤抗原 MAGE-3 和 NY-ESO-1 的疫苗）；②将体外扩增的自然产生的或基因工程改造的特异性淋巴细胞过继输入体内；③使用单克隆抗体药物靶向性消灭肿瘤细胞（如靶向白血病与淋巴瘤细胞 CD20 的利妥昔单抗或者靶向乳腺癌细胞 HER2 的赫塞汀）；④抑制或破坏肿瘤诱导的免疫抑制分子或细胞（如 CTLA-4、PD-1 或 Treg 细胞、肿瘤相关巨噬细胞 TAM、髓源性抑制细胞等）。近年来，抗 CTLA-4 的伊匹木单抗和 tremelimumab，抗 PD-1/PD-L1 的纳武利尤单抗（Nivolumab，可治疗黑色素瘤、NSCLC、肾细胞癌、经典型霍奇金淋巴瘤、头颈部鳞状细胞癌、尿路上皮癌、结直肠癌和肝细胞癌）；派姆单抗（pembrolizumab，可治疗黑色素瘤；atezolizumab，可治疗非小细胞肺癌）；德瓦鲁单抗（durvalumab，可治疗尿路上皮癌）及治疗默克细胞癌的 avelumab 都是利用阻断免疫抑制分子从而消除肿瘤免疫逃逸而达到治疗肿瘤的新兴方法。

（李　琳　李汝红）

第四节　免疫治疗的药物及疗效

随着基础免疫学和肿瘤生物学的迅速发展，人们对肿瘤的发生发展机制有了更多深入的研究，并开启了肿瘤免疫治疗研究的新阶段。目前在常规的放射治疗、化学治疗和手术等降低瘤负荷治疗后，如何延长患者的生存期及提高生活质量，已经成为肿瘤治疗的主要目的，而免疫治疗得益于其较好的疗效也在联合治疗过程中发挥更大的治疗作用。

目前的细胞过继免疫治疗、细胞因子治疗、肿瘤疫苗等治疗方式的出现，不断在血液肿瘤和实体瘤治疗中得到广泛关注，在以后的临床应用中，如何将这些治疗方式与传统治疗手段相结合，如何优化免疫治疗在实体瘤中的应用，使患者的临床获益最大化将成为下一步的重要目标。

一、肿瘤疫苗

疫苗是一种刺激机体免疫系统产生抗特异性靶物质的免疫反应的物质。疫苗的首次发现在

1796 年，乡村医师 Edward Jenner 发现健康人接种挤奶女工手上的牛痘可以预防天花感染，从此开启了疫苗研发的新时代。疫苗在预防和治疗感染性疾病上的作用为肿瘤治疗提供灵感。首次的肿瘤疫苗接种是 1893 年间外科医师 William Boley 观察到将活细菌接种于软组织瘤中，发现部分肿瘤在炎性反应后缩小。20 世纪 90 年代初，肿瘤疫苗开始逐步研发。2006 年，经美国 FDA 批准的第一个肿瘤疫苗——宫颈癌预防疫苗 Gardasil 正式上市，因其具有不良反应小、耐受性好，具有预防和治疗双重作用，目前有 8000 多个肿瘤疫苗开启临床前和临床试验研究。

肿瘤疫苗属于主动免疫范畴，随着肿瘤免疫学的发展和多学科交叉渗透，根据肿瘤抗原组分为细胞疫苗、DNA 疫苗、蛋白/多肽疫苗、糖类疫苗。

（一）细胞疫苗

1. **肿瘤细胞疫苗**　肿瘤细胞疫苗是应用得最

早的疫苗。此类疫苗通常通过化学或物理等理化方法使肿瘤细胞灭活，再加入佐剂或异种蛋白来制备疫苗。由于自体肿瘤细胞获取有限，常采用同种异体细胞制备肿瘤细胞。但由于不能解决肿瘤抗原的组织学类型和成分的一致性，其临床效果及远期效果并不理想。

采用肿瘤细胞的裂解物相较于肿瘤细胞更安全简单，也可避免肿瘤种植问题，在应用异体黑色素瘤细胞裂解物制备的肿瘤疫苗中发现Ⅰ、Ⅱ期临床研究中发现其反应率达到20%，长期存活达8%。

2. 树突状细胞疫苗　树突状细胞为功能最强的抗原提呈细胞，以此作为疫苗可以有效增强诱导特异性的抗肿瘤作用。其中包括肿瘤抗原致敏的树突状细胞疫苗和基因修饰的树突状细胞疫苗，树突状细胞疫苗在治疗黑色素瘤、前列腺癌、肾癌、乳腺癌、宫颈癌、肝癌、鼻咽癌取得疗效。经过不同形式的肿瘤抗原致敏的DC也能诱导特异性抗肿瘤免疫反应，已经上市的前列腺癌疫苗（Provenge），即是用前列腺酸性磷酸酶刺激从患者体内提取的树突状细胞后回输，研究显示Provenge能延长晚期前列腺癌患者4个月的生存期。

3. 融合细胞疫苗　融合细胞疫苗是一种极具希望的肿瘤疫苗，由于肿瘤细胞本身缺乏共刺激信号不能被有效呈递，而融合肿瘤细胞能弥补这一缺憾。将树突状细胞与肿瘤细胞融合成为统一的异核体，使肿瘤细胞具有抗原呈递的作用，诱导抗肿瘤免疫反应。还可将APC细胞与肿瘤细胞融合以补充共刺激分子，目前这类异核体具有不稳定的特性，对此可抗CD28的单抗处理T细胞激活所需的第一信号和第二信号来制备肿瘤细胞，可有效诱导抗肿瘤免疫反应，目前此类疫苗在恶性胶质瘤、肾癌、黑色素瘤和卵巢癌显示良好的临床应用前景。

（二）蛋白/多肽疫苗

多肽疫苗具有特异性高，安全性好和方便合成大量多肽的优点，但肿瘤抗原肽特异性受MHC限制，不同肿瘤患者的MHCⅠ类分子不同，因此针对肿瘤的不均一性，多肽疫苗常需要使用佐剂来增强免疫效应。目前临床研究的抗原和抗原肽包括黑色素分化抗原、CT抗原、癌基因抑癌基因突变抗原、肿瘤特异性抗原和热休克蛋白等，主要应用于黑色素瘤、前列腺癌、结肠癌、乳腺癌、卵巢癌、肺癌和肝癌等肿瘤。

（三）核酸疫苗

核酸疫苗是将编码某种抗原的外源基因直接导入体细胞，通过宿主细胞的表达系统合成抗原蛋白，诱导宿主产生对该抗原蛋白的免疫应答。目前应用的外源基因主要有抗原基因（CEA、PSA、AFP）、抗体可变区基因、细胞因子基因（IL-2、IFN、GM-CSF）、CTL表位基因、MHC基因和共刺激分子基因等。核酸疫苗通过增强肿瘤的免疫原性和提高T细胞对肿瘤抗原的反应性发挥作用。

二、免疫调节剂

（一）非特异性免疫刺激

1. 卡介苗　原是一种预防人类结核病的菌苗。20世纪60年代，Mathe报道化学治疗、BCG联合治疗小儿白血病取得较好疗效后，引起人们广泛兴趣，主要用于黑色素瘤、淋巴肉瘤、膀胱癌等的治疗。

2. 短小棒状杆菌（corynebacterium parvum，CP）　CP是一种革兰阳性厌氧杆菌，具有免疫佐剂的作用。CP的抗肿瘤作用可能通过激活巨噬细胞、增强溶酶体活性、诱导干扰素和提高NK细胞活性起抗肿瘤作用。

3. OK-432（商品名："沙培林"）　由溶血性链球菌A组Ⅲ组低毒变异株Su开发而来，是细菌类非特异性免疫调节剂。一般认为，OK-432是一种多细胞因子诱生剂，通过诱导产生IFNY和IL-12等细胞因子，可增强NK细胞和LAK细胞活性，非特异地提高机体的免疫力，发挥其抗肿瘤作用。临床上，OK-432可用于治疗（包括头颈部和消化系统等）多种肿瘤，还可用于甲状腺癌、肺癌、癌性浆膜腔积液等。

4. 多糖类　临床常用的有香菇多糖（lentinan）、云芝多糖（krestin，PS-K）、多抗甲素（axpolyresurtin），这些制剂都是属于非特异性免疫刺激剂，能刺激单核巨噬细胞的增殖，增强T细胞和NK细胞的活性，临床上主要用于消化道肿瘤的辅助治疗。

5. 免疫组织和细胞提取物　20世纪70年代兴起的免疫增强剂，主要有胸腺素（thymosins）、转移因子（transfer factor，TF）和免疫核糖核酸（iRNA）。

6. Toll 样受体配体　现已知的 Toll 样受体有 13 种，它们能识别细菌和病毒的核苷酸（TLR3TLR7、mLR8、TR9）、细菌细胞壁标记蛋白和鞭毛蛋白（TR4 和 T1R5）、细菌来源的脂蛋白和糖脂（TLR1 和 TLR2）、寄生虫来源的抑制蛋白（nBR11）。这些受体能刺激 DC 的活化，通过诱导 1 型干扰素、细胞因子（如 IL-2）、共刺激分子（如 CD80、CD86、CD40）的表达而增强 T 细胞增殖。目前，DB4 激活剂（Demobesin 4）已用于临床上黑色素瘤、乳腺癌、小儿恶性肿瘤的治疗。

（二）细胞因子

由免疫细胞（淋巴细跑、单核巨细胞等）是其相关细胞合成分泌的类低分子蛋白或糖蛋白的大家族。生物作用的特点是微量高效，在体内各种细胞因子构成复杂的网络关系、常以自分泌或旁分泌的方式在局部发挥免疫调节作用。临床上常用的抗肿瘤细胞因子有白细胞介素 -2（IL-2）、干扰素（IFN）、肿瘤坏死因子、粒细胞 - 巨噬细胞集落刺激因子。

1. 白细胞介素 -2（IL-2）　具有多种生物学功能，IL-2 通过激活 CTL 细胞、巨噬细胞、NK 细胞、LAK 细胞和 TIL 的细胞毒作用及诱导效应细胞分泌 TNF 等细胞因子而达到杀伤肿瘤细胞，也可能通过刺激抗体的生成而发挥抗肿瘤作用。IL-2 已经获得美国 FDA 的批准用于治疗转移性肾癌和恶性黑色素瘤，并在 5% ～ 10% 的患者引起持续完全缓解。其副作用会出现寒战、发热；严重反应可能出现低血压、毛细血管渗漏综合征，副作用出现程度与使用剂量及药品纯度有关。

2. 干扰素（IFN）　是由细胞对病毒感染或双链 RNA、抗原、丝裂原的刺激起反应而诱导产生的一组蛋白，分为 IFN-α、IFN-β、IFN-γ 三类分子。其作用机制：①减缓细胞增殖速度；②细胞毒作用直接杀伤癌细胞；③促进细胞分化，诱导肿瘤细胞向正常分化；④改变肿瘤细胞的表面性质增加 MHC Ⅰ 和 Ⅱ 类抗原在肿瘤细胞的表达；⑤活化单核巨噬细胞、T 细胞、NK 细胞，调节抗体生成等。IFN-α 目前已被美国 FDA 批准用于治疗黑色素瘤、肾癌、HV 相关的卡波西肉瘤、毛细胞白血病和慢性粒细胞白血病的治疗。IFN 的副作用表现为与剂量相关的流感样症状、发热、头痛等。

3. 肿瘤坏死因子（TNF）　　包括 TNF-α、TNF-β 两种。肿瘤坏死因子具有抗肿瘤、调节免疫效应细胞、调节机体代谢及诱导细胞分化、刺激细胞生长、诱导细胞抗病毒等多种生物学活性。TNF 通过巨噬细胞、NK 细胞、CTL 和 LAK 细胞的细胞毒作用对肿瘤细胞杀伤或抑制增殖，引起肿瘤坏死、体积缩小甚至消退。也可以阻断肿瘤血液供应、促进宿主炎症反应、刺激产生肿瘤特异性细胞毒抗体等。

4. 集落刺激因子（CSF）　　是一类调节血细胞生成的高度特异蛋白质，包括粒细胞集落刺激因子（GCSF）、巨噬细胞集落刺激因子（M-CSF）、粒细胞巨噬细胞集落刺激因子（GM-CSF）和多能集落刺激因子（ multi-CSF，即 IL-3），还包括促红细胞生成素（EPO）和血小板生成素（TPO）等。CSF 对造血细胞具有刺激增殖、诱导分化、增强成熟细胞功能和维持存活等作用。临床应用表明 G-CSF 或 GM-CSF 能迅速提高粒细胞数，帮助骨髓从放射治疗、化学治疗引起的抑制状态中得到恢复并增强抗感染能力。

三、过继性细胞免疫治疗

过继性细胞免疫治疗（adoptive cellular immu-notherapy）是指从患者外周血中分离的单个核细胞经过体外诱导、激活和扩增后输入患者体内，诱导或直接杀伤肿瘤细胞，达到调节和增强机体的免疫功能，从而达到治疗肿瘤的目的。过继性细胞免疫治疗的原则：①输注的效应细胞对宿主肿瘤细胞具有杀伤力，对正常细胞无害应符合组织相容性抗原，原则上以自体组胞为主；②输入足够数量的效应细胞；③在降低患者的肿瘤负荷后，用过继性细胞免疫治疗效果更好；④具有严格的质控标准，确保安全性。目前用于肿瘤过继性免疫治疗的免疫活性细胞主要包括以下几类。

（一）细胞因子激活的杀伤细胞（LAK）

是 NK 细胞或 T 细胞体外培养时加入高剂量 IL-2 等细胞因子诱导下产生的一种杀伤细胞。能够对 NK 细胞不敏感的肿瘤细胞进行杀伤。主要与细胞因子联合治疗黑色素瘤、肾细胞癌、淋巴瘤等肿瘤。治疗过程中最常见和最严重的毒副作用毛细血管渗漏综合征。

（二）肿瘤浸润淋巴细胞（TIL）

指浸润在肿瘤组织中具有抗肿瘤效应的淋巴

细胞，其主要是在于肿瘤间质内的 T 淋巴细胞。该细胞也是从实体瘤组织分离的 T 淋巴细胞在体外经 IL-2 激活后大量扩增所得。得益于其特异识别自体肿瘤的能力，TIL 抗肿瘤效应比常规 LAK 更强。且在治疗过程中可减少 IL-2 用量，副作用更小。目前临床试验表明 TIL 在肾癌、黑色素瘤有较好的疗效。

（三）细胞因子诱导的杀伤细胞（cytokine induced killer cells，CIK）

是将人的外周血单个核细胞在体外用多种细胞因子（如抗 CD3 McAb、IL-2、IFN-γ、IL-1α）共同培养一段时间后获得的一群异质细胞。该种细胞同时表达 CD3 和 C56 两种膜蛋白分子，故又被称为 NK 细胞样 T 淋巴细胞。兼具 T 淋巴细胞的抗肿瘤活性和 NK 细胞的非 MHC 限制性杀瘤优点。CIK 细胞增殖速度快，杀瘤活性高，对多种耐药肿瘤细胞同样敏感。在临床应用中，CIK 可用于任何一期的癌症患者，对于瘤负荷更小的患者效果更好，能有效改善患者生存质量和延长生存期效果。

（四）嵌合抗原受体 T 细胞免疫疗法（chimeric antigen receptor T-cell immunotherapy，CAR-T）

即通过基因工程改造患者的 T 细胞，使肿瘤细胞表面的抗原能被其特异性地识别，且以不依赖 MHC 的方式激活 T 细胞并刺激有效的细胞毒性应答。被认为是最具前景的肿瘤免疫疗法，急性白血病和非霍奇金淋巴瘤的治疗上有着显著的疗效。目前针对不同肿瘤抗原的嵌和抗原受体构建技术已趋于成熟，临床试验多集中于评估不同嵌和抗原受体 T 细胞的临床疗效。2017 年，诺华公司的首个 CAR-T 疗法（名为 Kymriah）经 FDA 批准上市，其 II 期临床试验的最新研究数据显示：81 例复发或难治性（r／r）DLBCL 患者在较早时间的随访中，ORR 为 53%，CR 为 40%，部分缓解率（PR）为 14%。在接受 Kymriah 输注 3 个月后，ORR 为 38%，CR 为 32%，第 6 个月与其保持一致（30%CR，7%PR）。且首次应答后 6 个月的无复发概率为 74%（52% ～ 87%），中位缓解持续时间尚未达到，总体生存期（OS）中位数也尚未达到（6.5 个月至不可估计），从输注到数据截止的中位时间为 5.6 个月。因此，在 2018 年 5 月 FDA 批准 Kymriah 除了用于难治／复发性 B 细胞急性淋巴细胞白血病以外的第

二个适应证，即用于治疗复发或难治性大 B 细胞淋巴瘤的成人患者（先前接受过两次或以上的系统治疗），其中包括最常见的非霍奇金淋巴瘤形式 -DLBCL 及由 FL 转化而来的高级别 B 细胞淋巴瘤和 DLBCL。

四、免疫结合点阻断治疗

（一）单克隆抗体

单克隆抗体抗肿瘤作用的机制主要是通过活化补体，构成复合物与细胞膜接触产生补体依赖的细胞毒性作用，引起靶细胞的溶解，有破坏及激活抗体依赖细胞发挥其抗体依赖性细胞毒作用破坏肿瘤细胞。还有一些抗体通过封闭肿瘤细胞表面的受体，以阻断细胞生长因子与受体结合诱发的促细胞增殖作用。

1. 利妥昔单抗（rituximab，MabThera，美罗华）　是美国 FDA 于 1997 年 11 月批准的首个用于治疗表达 CD20 的复发性、难治性的低分化 B 细胞淋巴瘤的单抗，是利用基因工程方法针对 B 细胞淋巴瘤 CD20 抗原研制的高纯度、部分可变区（V 区）为鼠源、其他部分和稳定去（C 区）为人源构成的一种嵌和型的单克隆抗体。利妥昔单抗能特异性的与 CD20 结合 B 细胞溶解的免疫反应，抑制其增殖，诱导 B 细胞凋亡和提高肿瘤细胞对化学治疗的敏感性。

2. 曲妥珠单抗（trastuzumab，Herceptin，赫赛汀）　是重组 DNA 人源化的单克隆抗体，其作用靶点是 Her2 基因调控的细胞表面 P185 糖蛋白。也是第一个被 FDA 批准用于治疗实体瘤是单抗。可用于 Her2 过表达的乳腺癌细胞，主要用于治疗晚期乳腺癌和早期乳腺癌术后的辅助治疗。

3. 贝伐单抗（bavacizumab，Avastin）　是抗 VEGF 的人源化 IgG1 单抗，主要用于治疗转移性结直肠癌和晚期非小细胞肺癌。它可通过中和与 VEGF 结合，阻断其与内皮细胞上的受体结合，抑制肿瘤血管生成发挥抗肿瘤效应。

（二）分子靶向药物

肿瘤的发生发展的过程中，肿瘤细胞表达大量特异性抗原进行免疫逃避，T 细胞表面表达的免疫检查点可以被肿瘤细胞利用来逃避免疫系统攻击，因此增强免疫系统的识别功能显得至关重要。近年来免疫检查点阻断剂的研发有如下几类。

1. 抗 CTLA-4 单抗　CTLA-4 是首个被发现的共抑制分子，参与免疫调控负调节，它表达于 T 细胞，对早期 T 细胞激活有调节作用。正常情况的 T 细胞活化需要第一信号的 TCR 与 MHC 提呈的抗原结合，还需第二信号共刺激分子 B7 与 CD28 竞争性结合。而 CTLA-4 可与 CD28 竞争结合到 B7 上，阻断 T 细胞受体信号并传递抑制性信号，这会引起 T 淋巴细胞细胞周期的阻滞，促进肿瘤细胞的逃逸。抗 CTLA-4 单抗（Ipilimumab）通过阻断 CTLA-4 和 B7 之间的相互作用，抑制负性免疫调控信号，它是首个临床试验证实可延长晚期恶性黑色素瘤生存期的药物，也是首个被 FDA 批准用于治疗恶性黑色素瘤的免疫检查点阻断剂。目前对其他肿瘤的研究也在进行，在小细胞肺癌、胰腺癌、前列腺癌的 II 期临床试验中均展现了较好的疗效。

2. 抗 PD-1 和 PD-L1 抗体　阿斯利康旗下 Imfinzi（durvalumab）、默沙 Keytruda、百时美施贵宝 Opdivo、罗氏 Tecentriq、辉瑞默克 Bavencio。

PD-1 也是重要的免疫检查点，与 CTLA-4 同属于 B7-CD28 超家族，主要表达于活化的 CD4+、CD8+T 细胞、NK 细胞、大部分肿瘤浸润淋巴细胞等细胞表面。它的配体为 PD-L1 和 PD-L2。

PD-L1 是 B7/CD28 协同刺激因子超家族中的成员。PD-L1 表达于抗原提呈细胞（APCs）、B 细胞、T 细胞、DC 细胞、单核细胞。PD-L1 与其受体 PD-1 结合后，可向 T 细胞传递免疫抑制信号，抑制 T 细胞免疫，对机体的免疫应答起负调控作用。

新型抗 PD-1 抗体可以阻断 PD-1 对 T 细胞的抑制作用，从而激活肿瘤患者体内的免疫效应细胞杀瘤效应。I 期临床试验显示抗 PD-1 抗体对部分非小细胞肺癌患者、黑色素瘤患者或前列腺癌患者有一定疗效。Nivolumab 是完全人源化的 IgG4 抗 PD-1 单抗。前期临床试验表明其对非小细胞肺癌、黑色素瘤、肾癌中有较好的应答率和较小的副作用。Lambrolizumab 在针对黑色素瘤和非小细胞肺癌的临床试验中展现了较高的应答率和较低的不良反应发生率。BMS-936559、MPDL-3280A 均是抗 PD-L1 的单克隆抗体，在多中心临床研究中表明其对黑色素瘤、非小细胞肺癌、肾癌和卵巢癌可观察到明显应答。

3. 抗 Tim-3 的抗体　T 细胞膜蛋白 3（TIM3）可以抑制 Th1 细胞的反应性，其配体半乳凝素 9 在多种肿瘤上调，因此 TIM3 抗体可有效增强肿瘤免疫。

4. 抗 LAG-3 的抗体　淋巴细胞激活基因 3（LAG3）可以抑制 CD8$^+$ 效应 T 细胞，增强 Treg 细胞的功能。LAG3 常和 PD-1 共表达于无反应或者耗竭状态的 T 细胞，阻滞这两种免疫检查点可以逆转 CD8$^+$ T 细胞的无反应状态。

（刘师节　李　琳　李汝红）

第五节　免疫检查点抑制药

免疫检查点分子（immune checkpoint molecules）是指免疫细胞/体细胞拥有的一组可调控免疫应答持久性，同时保持自我耐受的生物大分子。免疫检查点作为免疫系统的正/负向调节者，对于维持免疫应答位强度于较合理范围起着至关重要的作用。这种调节可防止免疫系统攻击正常细胞，减少自身免疫性疾病。免疫检查点可是刺激性的或是抑制性的。刺激性检查点分子（Stimulatory checkpoint molecules）包括 CD27、CD28、CD28H、CD30、CD40、CD122、CD137、OX40 等（表 7-5-1）。抑制性检查点分子（Inhibitory checkpoint molecules）包括 CTLA-4、PD-1、BTLA、KIR、LAG3、Tim-3、VISTA、A2AR、B7-H3、B7-H4 等（表 7-5-2）。免疫应答强度的平衡调节是通过刺激信号和抑制信号共同决定。近期研究发现，免疫检查点与肿瘤细胞的免疫逃逸息息相关，多种肿瘤细胞可通过"劫持"或"伪装"等方式削弱免疫系统的抗肿瘤功能，进而保护自己避免/减少受到免疫系统的打击。故而，免疫检查点分子成为肿瘤防治的重点研究方向，且基本都是抗体类药物。目前为止，多种以免疫检查点为靶点的药物（绝大多数为单靶向的单克隆抗体，小部分为双特异性抗体）已经上市或进入临床试验阶段，但目前上市

表 7-5-1　刺激性检查点分子

配　体	受　体
CD70	CD27
B7-1（CD80）	CD28
B7-2（CD86）	CD28
B7-H7	CD28H
CD153（CD30L）	CD30
CD154（CD40L）	CD40
IL-2	CD122
OX40L（TNFRSF4，CD252）	OX40（TNFSF4，CD134）
4-1BBL（TNFSF9）	4-1BB（TNFRSF9，CD137）
LIGHT（HVEM，CD258）	HVEM（TNFRSF14，CD270）
ICOSL（B7-H2，CD275）	ICOS（CD278）
GITRL（TNFSF18，AITRL）	GITR（TNFRSF18，AITR，CD357）

表 7-5-2　抑制性检查点分子

配　体	受　体
B7-1（CD80）	CTLA-4
B7-2（CD86）	CTLA-4
PD-L1（B7-H1，CD274）	PD-1
PD-L2（B7-DC，CD273）	PD-1
MHC Ⅱ	LAG-3（CD223）
CD160	HVEM（TNFRSF14，CD270）
BTLA（CD272）	HVEM（TNFRSF14，CD270）
GAL9	Tim-3（CD366）
MHC Ⅰ	KIR
adenosine	A2AR
?	B7-H3
?	B7-H4
?	BTLA
?	IDO
VISTA	?
CD155（CD112）	TITIG

药物靶点集中在抑制性检查点分子，刺激性检查点分子无进入市场。抑制性检查点中以 CTLA-4、PD-1、PD-L1 三个靶点为代表，三种靶点均有抗体类药物上市，并取得较好的临床治疗效果。国内外多家药企对免疫检查点药品的发展持乐观态度，其中既包括默沙东、辉瑞、罗氏、葛兰素史克等巨头，也包括国内诸多新兴药企。多项已上市或处于临床试验阶段的药物的适应证也在不断扩大，药物可治疗的肿瘤类型日益增多，免疫检查点相关药物的发展方兴未艾，值得重点关注。

一、免疫检查点抑制药的发现及其原理

1890 年，美国的外科医师科利（William Coley，1862—1936）在对外科病历查询时发现，某个肉瘤患者在感染链球菌后肿瘤被治愈。后来从德国微生物学家罗伯特·科赫（Robert Koch）的实验室中获得高质量的培养液，对提取于患者脓肿的链球菌进行体外培养。科利把体外扩增后的链球菌注射给 4 例肿瘤患者，最后 2 例患者病情好转，另外 2 例死于感染。后来科利将链球菌加热灭活制成药剂，史称"科利霉素（Coley's Toxins）"，也是肿瘤免疫治疗的开端。1984 年，

美国人 Rosenberg 通过大剂量的 IL-2 治愈了某黑色素瘤病例，展示了肿瘤免疫治疗的新方法。1997 年，Roche 公司的利妥昔单抗（美罗华）被用于治疗 CD20$^+$ 的 B 细胞淋巴瘤，开启了抗体类药物治疗肿瘤的新篇章。但进入 21 世纪之后发现，恶性肿瘤的免疫逃逸机制成为肿瘤治疗中难以逾越的障碍，其中免疫检查点分子对人体自身免疫系统的影响举足轻重。以 CD47 分子为例：CD47 分子也被称为整合素相关蛋白，是免疫球蛋白超家族成员。CD47 广泛表达于细胞表面，可与信号调节蛋白α、血小板反应蛋白以及整合素相互作用，介导凋亡、增殖、免疫等一系列的反应。衰老红细胞 CD47 低表达会诱发巨噬细胞（Macrophages，mø）对其吞噬。研究表明，几乎所有的肿瘤细胞和组织均高表达 CD47，通常为对应的正常细胞和组织的 3 倍。通过 CD47 的高表达，肿瘤细胞有效的躲避了巨噬细胞的吞噬作用。2017 年，Weissman 教授开发的一种靶向 CD47 的抗体，可以安全、有效地治疗多种类型的儿童脑部肿瘤，通过 CD47 分子抑制药，可以使肿瘤细胞表面的 CD47 无法与对巨噬细胞的吞噬作用产生免疫逃逸。目前，免疫检查点抑制药以抗体类药物为绝对主流，这与抗体类药物工业化生产较为成熟、抗体类药物临床使用中较为便捷可控有关。

二、免疫检查点抑制药在临床上的运用

（一）Cytotoxic T-lymphocyte-associated antigen 4（CTLA-4）

CTLA-4 又名 CD152，是由 *CTLA-4* 基因表达的一种跨膜蛋白，常见于活化的 CD4+ 和 CD8+ 的 T 淋巴细胞。研究发现，CTLA-4 和 CD28 均为免疫球蛋白超家族成员，且 CTLA-4 与 CD28 配体相同（B7-1、B7-2），CTLA-4 与 CD28 可竞争性结合 B7-1 与 B7-2，但研究发现 CTLA-4 的亲和力较 CD28 高数十倍，从而阻断 CD28 的共刺激信号。目前，关于 CTLA-4 抑制药的研究较多，有多种药物上市，如 2011 年，BMS 公司开发的抗 CTLA-4 单抗 Ipilimumab（商品名：Yervoy）在黑色素瘤中取得较好的疗效。

1.CTLA4 的生物学研究　T 细胞活化需要通过两个信号的作用：第一信号为通过抗原呈递细胞（antigen presenting cell，APC），如树突细胞（dendritic cells，DC），可将 MHC Ⅰ/Ⅱ类分子上的抗原提呈给 T 细胞受体（T cell receptor，TCR）；第二信号为共刺激信号，多来源于 T 淋巴细胞上的 CD28 受体和抗原提呈细胞上的 B7 配体的相互结合刺激而产生。CTLA-4 参与免疫调控主要体现在控制 CD4+FoxP3-、CD8$^+$ 的 T 淋巴细胞以及调节性 T 细胞（Regulatory cells，Tregs）。此外，CTLA-4 还具有中止活化的 T 淋巴细胞反应以及介导 Tregs 的抑制性功能。目前研究表明，CTLA-4 抑制 T 淋巴细胞功能主要通过两条途径：第一种主要途径是通过与 CD28 竞争性结合 CD80（B7-1）、CD86（B7-2）或募集磷酸酶（phosphatase）到 CTLA-4 的胞内结构域进而降低 TCR 和 CD28 的信号强度；第二种途径是降低抗原呈递细胞的 CD80 和 CD86 的表达水平或将 APC 内的 CD80、CD86 排到胞外，同样也可以减少 CD28 对 T 淋巴细胞激活作用。此外，CTLA-4 还会介导 DC 结合 CD80/CD86 并诱导吲哚胺 2, 3- 双加氧酶（indoleamine 2, 3-dioxygenase，IDO，可催化色氨酸转化为犬尿氨酸）的表达，从而使 TCR 活性抑制。CTLA-4 抗体通过结合 CTLA-4 来减少 Tregs，激活 TCR 活性。总而言之，CTLA-4 主要调节树突细胞和 T 淋巴细胞之间的抗原提呈与 T 淋巴细胞的功能。

2. CTLA-4 抗体药物在临床上的运用　目前获批上市的 CTLA-4 抗体有多种，其中最早的是施贵宝公司（Bristol-Myers Squibb，BMS）的 Ipilimumab（伊匹单抗；商品名：Yervoy）。Ipilimumab 是一种人源化的单克隆抗体类药物，在 2011 年被美国 FDA 批准用于治疗晚期黑色素瘤。在近期的相关临床试验结果显示，之前接受过治疗的无法手术切除或者转移性黑色素瘤的患者分别接受 ipilimumab 和 gp100（英国 Immunocore 公司研发，于 2016 年 FDA 批准上市用于治疗皮肤癌）联合治疗、ipilimumab 单药治疗、gp100 单药治疗后，三组受试者总存活期为 10.1、10.0、6.4 个月，2 年总存活率分别为 21.6%、23.5%、13.7%。ipilimumab 不良反应包括皮疹、皮肤瘙痒、腹泻等，试验中有 7 例患者死于不良反应。ipilimumab 治疗过程中并发症较多，可能与 CTLA-4 在体内的多个系统、多种细

胞都有表达有关。目前也有 ipilimumab 治疗其他肿瘤的临床试验，ipilimumab 的适应证有进一步扩大的潜力。此外，还有一种药物也进入审批阶段，tremelimumab 是靶点为 CTLA-4 的人单克隆抗体，最早是由辉瑞制药（Pfizer）研发，目前由 Medimmune 公司的子公司阿斯利康（AstraZeneca）在进行临床试验，tremelimumab 与 ipilimumab 都可与靶点 CTLA-4 蛋白相结合，CTLA-4 在活化的 T 淋巴细胞表面表达并抑制癌细胞的杀伤。tremelimumab 与 ipilimumab 作为阻断剂可以阻断 DC 细胞配体 B7-1 和 B7-2 与 CTLA-4 的结合，进而抑制 B7-CTLA-4 介导的 T 细胞活化下调。与此同时，B7-1 或 B7-2 可与另一种 T 细胞表面受体蛋白 CD28 相互作用，导致 B7-CD28 介导的 T 淋巴细胞活化，且不受 B7-CTLA-4 介导的抑制作用。不同于 ipilimumab IgG1 的结构类型，tremelimumab 是 IgG2 结构类型。不过由于临床试验结果不佳，故 Tremelimumab 无法获批用于原设计的黑色素瘤、间皮瘤和非小细胞肺癌的治疗，但目前基于 tremelimumab 和 imfinzi（durvalumab，PD-L1 单克隆抗体）的联合用药试验在非小细胞肺癌未取得实质进展，而间皮瘤治疗方向具有治疗效果，而且安全性良好。

虽然目前有多个药物处于上市或临床试验阶段，但目前也有多项研究表明 CTLA-4 抑制药的确有治疗肿瘤的能力，但该能力并不来源于 CTLA-4 的免疫检查点抑制药效果，简单说来就是怀疑 CTLA-4 是否是真正的"免疫检查点"。

有最新研究表明针对 CTLA-4 靶点的抗体类型药物并不是通过抑制 CTLA-4 与 B7-1 或 B7-2 的信号来发挥效果。来自美国哈佛大学麻省总医院和 Dana-Farber 癌症研究所的研究从另一个角度提出了 CTLA-4 抗体的抗肿瘤作用并不源自于免疫检查点。在该研究中，学者们研发了一款针对 CTLA-4 的重链抗体片段，命名为 H11。H11 缺少常规抗体的恒定区 Fc 部分，但 H11 可以有效结合 CTLA-4，并且可通过竞争性结合 CTLA-4 上的配体结构，进而竞争性抑制 CTLA-4 与其配体 B7-1 或 B7-2 之间的结合。试验中发现，H11 抗体介导的 CTLA-4 阻断并无抗肿瘤的效果。但如果在 H11 基础上加入鼠 IgG2a 重链恒定区 Fc 结构，实验结果显示这种有 Fc 结构的抗体抗肿瘤效

果加强。再将无 Fc 的 H11 与有 Fc 的 H11 混合后用于小鼠，发现了原来有 Fc 结构的 H11 抗肿瘤效果减弱。这三组小鼠的体内实验，充分证明了 CTLA-4 抑制药型抗体药物依赖的抗体和 Fc 受体的结合，而不是对 CTLA-4 与 B7-1 或 B7-2 的阻断作用，进而对 CTLA-4 的"真实身份"提出质疑。

另外一项研究结果也直接向 CTLA-4 免疫检查点的"身份"开火，并将 CTLA-4 抑制药型抗体药物抗肿瘤原理指向了 Tregs 细胞。来自洛桑大学医院的研究者对经过 ipilimumab 治疗的 29 例晚期黑色素瘤患者的药物反应进行研究，最终发现有 15 例患者对该抗体治疗有免疫应答，而剩余的 14 例对该抗体治疗无反应。研究者通过流式细胞术、ADCC 测定和免疫组化等实验方法分析了患者的 PBMC（peripheral blood mononuclear cell，外周血单个核细胞）及远处转移灶的肿瘤组织样本。与此同时，研究者第一次发现 ipilimumab 抗体药物可以使体外条件下的表达的非经典单核细胞（$CD14^+$，$CD16^{++}$）参与 ADCC 介导的对 Tregs 细胞的裂解作用，而经典单核细胞（$CD14^{++}$，$CD16^-$）无参与 ADCC 作用。研究还发现，对 ipilimumab 单抗有应答的受试者其表达 CD16 的非经典单核细胞在治疗前比例较高。在肿瘤微环境中，应答者在未接受 ipilimumab 治疗表达 Fc 受体的巨噬细胞的比率相对较高。并且在接受治疗 4 周以后，受试者肿瘤浸润的 Tregs 细胞的数量明显减少。与之前研究中的小鼠肿瘤模型相比，利用临床受试者的研究更具有可信度，也证明了 ipilimumab 是在体内通过消灭肿瘤组织中的 Tregs 细胞进而达到治疗效果。

虽然 CTLA-4 抑制药的抗体类药物杀瘤原理值得进一步探索，但所有试验结果并不否定其抗肿瘤效果，CTLA-4 抑制药依旧具有光明前景，基于 CTLA-4 抑制药与其他药物联合用药研究日益增多。

早在 2015 年，Opdivo 和 Yervoy 联合用药方案成为首个获得 FDA 批准用于治疗转移性黑色素瘤的联合免疫疗法。而在 2018 年，施贵宝公司在美国癌症研究协会（AACR）年会上展示了联合免疫疗法 Opdivo（3mg/kg）加上 Yervoy（1mg/kg）在肾癌受试者中的表现后，这种联合疗法获得了美国 FDA 的批准，并成为全球第一款可用于初治的中高危晚期肾细胞癌的联合免疫治疗方案。肾

细胞癌（renal cell carcinoma，RCC）是起源于肾实质泌尿小管上皮系统的恶性肿瘤，占肾脏恶性肿瘤的80%～90%。RCC包含起源于泌尿小管不同部位的各种肾细胞癌亚型，但起源于肾间质、肾盂上皮系统的肿瘤不属于RCC范畴。透明细胞肾癌（clear-cell RCC）是最常见的RCC类型，占全部RCC患者的70%～80%，而且统计发现RCC的男性发病率明显高于女性。RCC作为泌尿系统肿瘤中发病率与病死率都很高的疾病一直是肿瘤治疗中的难题，而Opdivo和Yervoy联合用药方案有助于RCC患者延长生存期。一项名为CheckMate-214的Ⅲ期临床试验为Opdivo和Yervoy联合用药方案提供了依据。在该临床试验，初治的中高危晚期RCC患者接受了为期4个疗程的Opdivo＋低剂量Yervoy联合疗法，再通过Opdivo维持治疗。试验结果显示，无论患者的PD-L1表达情况如何，Opdivo和Yervoy联合方案显示出相比目前的舒尼替尼（Sunitinib，Sutent）方案可显著改善受试患者的总生存期，同时也降低了受试患者的病死率。与此同时，试验中还发现新的联合方案对患者产生的不良反应也弱于舒尼替尼。

（二）PD-1/PD-L1通路

PD-1（programmed cell death protein 1，程序性死亡受体1）是一种重要的免疫抑制分子，也是免疫球蛋白超家族（CD28超家族）成员。PD-1是一个由268氨基酸残基构成的T细胞表面膜蛋白，在人体免疫中起着抑制性的调控作用。PD-1有两个配体，PD-L1（CD274或B7-H1）和PD-L2（CD273或B7-DC）。PD-1常与PD-L1发生特异性结合，不仅可以抑制T淋巴细胞的增殖与活化，使T淋巴细胞处于失活状态，也会启动T淋巴细胞的程序性死亡，使得肿瘤细胞免于受到免疫系统的制裁。PD-1与PD-L1结合本是属于T淋巴细胞与人体正常细胞之间的"暗号"，以免"误伤"引起的自身免疫性疾病，而多种肿瘤细胞通过高表达PD-L1进而"伪装"成为免疫系统的"友军"。目前，关于PD-1与PD-L1的药物研发是免疫检查点相关研究中最多的，有多种药品已通过FDA获得上市许可。如Pembrolizumab（Keytruda，帕博利珠/潘利珠单抗，简称K药）、Nivolumab（Opdivo，尼伏单抗，简称O药）、Atezolizumab（Tecentriq，阿替珠单抗，简称T药）、Durvalumab（Imfinzi，

度伐单抗，简称I药）和Avelumab（Bavencio，阿维单抗，简称B药）。这五种药物2017年销售额已达99亿美元，较2016年的61亿美元有较大的提升。销售额达到百亿美元级别，不仅表示药企获利颇丰，也表现出了患者对药物市场的刚性需求。

1.PD-1/PD-L1通路的生物学研究及其抑制药在肿瘤治疗中的原理　人体免疫系统在功能正常情况时，随着病原体或免疫原性物质进入机体，人体内的APC（如巨噬细胞、树突状细胞）会捕获/处理免疫原，再将其加工处理成多肽片段，这些多肽片段可与主要组织相容性复合物（major histocompatibility complex，MHC）在APC的外膜表面形成肽-MHC的复合物。T淋巴细胞通过TCR与该肽-MHC复合物相结合，且共刺激信号CD28与未活化的T淋巴细胞表面的B7-1/B7-2结合，共同诱导T细胞活化为针对免疫原的效应T细胞，这也是细胞免疫的基础。持续性的抗原刺激可能会使免疫应答过度，为避自身免疫疾病，人体内之前活化的T淋巴细胞外膜会表达PD-1分子，PD-1与APC表面的PD-L1相结合后向淋巴T淋巴细胞发出负向调控信号，使得T淋巴细胞的增殖受到抑制或诱发细胞程序性死亡。部分肿瘤细胞在应对人体免疫系统的清除行为时，选择性地高表达PD-L1，使周围的T淋巴细胞失去或减弱其清除肿瘤细胞的能力。PD-1与PD-L1的抑制剂原理基本一致，就是通过竞争性结合二者其中一个，使得PD-1与PD-L1之间结合难度增大，使这一组抑制性免疫检查点被人工抗体封闭，恢复T淋巴细胞对高表达PD-L1肿瘤细胞的杀伤作用。

2.临床上通过抑制PD-1通路达到抑制肿瘤的效果　PD-1/PD-L1抑制药一直是免疫检查点类型药物发展的先头部队。目前国内有两种药物已获批上市，根据临床试验登记平台显示，国内公开登记的PD-1的临床试验共60项，其中尚未招募的17项、招募中33项、招募完成9项、试验完成1项。PD-L1的临床试验共47项，其中尚未招募的14项、招募中26项、招募完成6项、主动暂停1项。项目涉及十余家国内企业的多个品种，以及6家国外企业的多个品种。从临床试验阶段看，Ⅲ期临床项目占比最多。上市销售的PD-1/PD-L1抑制药代表药物：以PD-1为靶点的Keytruda、Opdivo；以PD-L1为靶点的

Tecentriq、Imfinzi、Bavencio。这五种药物目前处于大规模的临床使用中，也是最早获得 FDA 批准的 PD-1/PD-L1 抑制药。

（1）靶向 PD-1 药物

① pembrolizumab（商品名：Keytruda，可瑞达）Keytruda 是世界上首个获 FDA 批准上市的 PD-1 抑制药，也是第二个登陆中国市场的 PD-1 抗体药物。Keytruda 是一种人源化的单克隆抗体。最早被用于黑色素瘤的治疗。2014 年 9 月 4 日，FDA 加速批准 Keytruda 为治疗对其他疗法（如伊匹单抗治疗）不再有反应的晚期或无手术切除机会的黑色素瘤。

【扩大适应证方面】 Keytruda 在 2015 年获批用于治疗：铂类药物化学治疗期间 / 治疗后肿瘤继续进展的非小细胞肺癌；转移性且 PD-L1 高表达的非小细胞肺癌。2016 年，FDA 加速批准 Keytruda 可用于治疗铂类药物化学治疗期间 / 治疗后肿瘤继续进展、复发或转移性的头颈部鳞状细胞癌（headneck squamous cell carcinoma，HNSCC）。随后 FDA 批准 Keytruda 用于一线治疗 PD-L1 表达水平≥ 50%，且没有 EGFR 或 ALK 基因突变的转移性的非小细胞肺癌。对于非小细胞肺癌的适用范围较 2015 扩大。2017 年，FDA 批准 Keytruda 可用于治疗：儿童、成人难治性经典型霍奇金淋巴瘤或之前接受过≥ 3 种疗法的复发性经典型霍奇金淋巴瘤；患者不能耐受的一线铂类药物治疗的局部晚期或已发生转移的尿路上皮肿瘤，以及二线铂类药物治疗后疾病进展的局部晚期或已发生转移的尿路上皮癌；治疗 PD-L1 阳性表达的复发性局部晚期或转移性胃癌 / 贲门癌。2017 年，FDA 加速批准 Keytruda 联合化学治疗（培美曲塞 ALIMTA ＋卡铂 Carboplatin）用于一线治疗已发生转移的非鳞状的非小细胞肺癌。这使得 Keytruda 用于治疗非小细胞肺癌的范围再次扩大。

【联合用药研究】 Keytruda 也可联合其他药物，如联合伊匹单抗治疗黑色素瘤。

② nivolumab（商品名：Opdivo，欧狄沃）。2014 年，Opdivo 获得 FDA 批准上市，用于治疗无法手术切除或已经出现转移且对其他类型药物无应答的晚期黑色素瘤。2018 年，Opdivo 获我国国家药品监督管理局批准在大陆上市，成为国内首个获批上市的 PD-1 抑制药。

【扩大适应证方面】 Opdivo 于 2015 年在 FDA 获批用于治疗：晚期或已发生转移的鳞状非小细胞肺癌；BRAF V600 基因野生型，且无法手术切除或已发生转移的黑色素瘤，但需要 Opdivo 与 Yervoy 联合用药；已发生转移的且铂类药物化学治疗后肿瘤继续进展的非小细胞肺癌；既往接受过抗血管生成治疗的晚期 RCC。Opdivo 于 2016 年，在 FDA 获批用于治疗晚期复发的头颈部鳞状细胞癌。2016 年 FDA 还加速批准了 Opdivo 用于治疗复发性、自体造血干细胞移植、移植后使用 Adcetris（brentuximabvedotin）治疗出现肿瘤继续进展的经典霍奇金淋巴瘤患者。

2017 年，FDA 批准 Opdivo 可用于接受过索拉非尼（Sorafenib）治疗后的肝细胞癌（hepatocellular carcinoma，HCC），这是首次将 PD-1 抑制药而药物的适应证推广到肝脏肿瘤，对于我国这样的大量慢性肝炎导致的肝癌高发的地区意义非凡。2017 年，FDA 加速批准 Opdivo 可用于治疗：曾接受过顺铂为主的化学治疗后疾病进展的局部晚期或已发生转移的膀胱癌；曾接受氟尿嘧啶（5-Fluorouracil）、奥沙利铂（Oxaliplatin）、伊立替康（Irinotecan）治疗后肿瘤进展的高微卫星不稳定性（MSI-H）或错配修复缺陷（dMMR）的成人或不小于 12 岁儿童的转移性结直肠癌。在日本，Opdivo 可用于治疗无法手术切除的晚期或手术后复发的胃癌。但在我国，目前 Opdivo 的适用限于成人的非小细胞肺癌。

【联合用药研究】 以 NKTR-214 和 Opdivo 联合用药为代表的研究进展值得关注。CD122 即为白细胞介素 -2 受体亚基 β（IL2RB），也被称为 IL15RB 或 P70-75，CD122 本身也属于刺激性免疫检查点。NKTR-214 就是一种尚处于研发阶段的 CD122 偏向激动剂，该药物可以通过靶向免疫细胞表面的 CD122 特异性受体，激活免疫细胞的抗肿瘤能力，并可增加有 CD122 受体的免疫细胞上的 PD-1 分子表达。此类细胞有 CD8+ 效应 T 细胞、自然杀伤细胞（natural killer cell，NK）以及 Tregs。而且研究发现，对于体内生长的肿瘤浸润淋巴细胞（tumor infiltrating lymphocyties，TILs），许多肿瘤患者缺乏足够数量的 TILs。而通过用 NKTR-214 治疗肿瘤患者可以使 TILs 快速扩增，并迁移到肿瘤微环境中。TIL 疗法目前取得良好的临床效果，本就是研究热点，而 CD122 刺激性抗体也会使免疫细胞上的 PD-1 分子表达增多，同时也会使 TILs 快速扩增，使得有了联合用药"三管齐下"的可能性。NKTR-214 联合免疫检查点抑制药（尤其是 PD-1/PD-L1）具有光明的前景。

NKTR-214 的开发者 Nektar Therapeutics 公司与施贵宝早于 2016 就开始 NKTR-214 和 Opdivo 联合用药的相关临床研究。研究开始于非小细胞肺癌，目前已扩大到黑色素瘤、肾细胞癌、三阴性乳腺癌等肿瘤。而且 NKTR-214、Opdivo、CTLA-4 抑制药的三联用药也进入研究计划。

（2）靶向 PD-L1 的药物

① atezolizumab（商品名：Tecentriq，阿替利珠单抗）。2016 年，FDA 批准了世界上首个 PD-L1 抗体 Tecentriq 用于治疗晚期膀胱癌。Tecentriq 是由罗氏集团成员基因泰克（Genentech）公司研发，目前尚未在国内上市，但已经申请了 17 项临床试验，其中包括 14 项 III 期试验。在 2017 年 FDA 扩大了该药在泌尿系统肿瘤的适用范围，同时获批的还有名为 Ventana PD-L1（SP142）的 Tecentriq 辅助诊断试剂盒，可用于 PD-L1 的检测。这种人性化的设计更体现了罗氏对 Tecentriq 及其他 PD-L1 抑制药的发展前景的信心。果不其然，2018 年年初，基因泰克公开了 Tecentriq 与化学治疗药物（卡铂和 ABRAXANE）联合用药治疗晚期鳞状非小细胞肺癌的 III 期临床试验结果。结果显示：这种联合治疗相对于化学治疗药物可以减少肿瘤恶化风险，降低病死率，延长预期寿命而且 Tecentriq 作为抗体类药物的生物安全性也处于正常水平。目前，罗氏公司和基因泰克也在进行 Tecentriq 治疗肺癌、肾癌、乳腺癌的相关研究及 Tecentriq 与其他药物的联合治疗。

② durvalumab（商品名：Imfinzi）。2017 年，Imfinzi 获美国 FDA 加速批准，用于治疗晚期或转移性尿路上皮肿瘤。Imfinzi 是一种由阿斯利康公司（Astra Zeneca）研发的全人源化的单克隆抗体，靶点为 PD-L1。Imfinzi 此次获批是基于一项尿路上皮癌的临床试验，此项试验共有 182 个局部晚期或已经转移的尿路上皮癌患者，每 2 周 1 次，单次剂量为 10mg/kg，试验治疗时间不超过 1 年。在这 182 例受试者中，有 31 例的肿瘤大小明显缩小，其中有 5 例受试者原发肿瘤完全消失。研究

者通过之前提到的 Ventana PD-L1（SP142）试剂盒对受试者的 PD-L1 的表达水平进行检测。检测结果显示：95 例 PD-L1 表达水平较高的受试者的客观缓解率为 26.3%；而 73 例 PD-L1 表达水平低或无表达的受试者的客观缓解率仅为 4.1%。这也说明患者的 PD-L1 的表达情况会对 Imfinzi 的疗效有直接影响。研究也发现 Imfinzi 输注后有超过 15% 的受试者出现精神疲惫、肌肉酸痛、便秘、恶心等消化道症状，以及尿路感染等药物不良反应。Imfinzi 适应证也逐步扩大，2018 年获得 FDA 的批准，用于治疗三期的非小细胞肺癌。

③ Avelumab（商品名：Bavencio，阿维单抗）。Bavencio 是美国辉瑞和德国默克共同研发的 PD-L1 抑制药，2017 年，美国 FDA 批准用于治疗成人或大于 12 岁的儿童的梅克尔细胞癌（metastatic Merkel cell carcinoma）。Bavencio 不仅是通过 FDA 批准的 PD-L1 抑制药，也是第一个具有强 ADCC 作用的 PD-L1 抑制药。这种作用能力与 Bavencio 的结构为 IgG4 有关。梅克尔细胞癌是一种全球范围内都十分罕见的皮肤癌，其发病可能与梅克尔细胞多瘤病毒感染有关。据统计，全美国每年约有 1600 人被诊断出患有这种肿瘤。虽然这种肿瘤罕见，但复发率很高（约 50%），而且该肿瘤的转移发生比例也较高（约 30%）。这种恶性肿瘤由于"小众"而受到的关注较少，药企若研发常规靶点的药物可能会有较高的风险。一个免疫检查点类药物可能对多种肿瘤都有效，这种可能性也就成为该肿瘤治疗中借来的"东风"。FDA 给予 Bavencio 优先的审批与资格认证过程就体现了对这类目标覆盖"小众"疾病的药物的重视。在一项招募了 88 例梅克尔细胞癌患者的 Bavencio 临床试验中结果显示：有 29 例受试者肿瘤完全/部分缩小，其中有 10 例出现完全应答；这 29 例应答者中，25 用药 6 个月后依旧有应答，13 例的应答时间超过 1 年。

同 PD-1/PD-L1 药物一样，Bavencio 的多个扩大适应证研究和联合用药研究也处于试验阶段。2018 年，有一项 Bavencio 治疗复发的晚期胃癌的试验中实验组与对照组（常规化学治疗）结果并不存在显著差异。但有一项临床试验中 Bavencio 联合阿昔替尼治疗肾癌取得令人振奋的结果：55 例晚期肾癌受试者中，有 32 例肿瘤体积明显缩小，

总体有效率 58%，其中包括 3 例受试者的肿瘤完全消失，比例为 5.5%；其余 23 例中有 11 例受试者出现肿瘤不进展，总体而言 55 例受试者中有 43 例肿瘤得到控制，比例高达 78%。

三、在研的其他免疫检查点抑制药靶点

以 CTLA-4、PD-1、PD-L1 为靶点药物的无限风光也预示了其他靶点的免疫检查点类药物的广阔前景。其中 OX40、4-1BB、BTLA、VISTA、TIM3、LAG3、TIGIT 等发展较快，而其余 2B4、B7-H3、B7-H4、B7-H5、B7-H6、CD27、CD40、CD47、CD48、CD96、CD155、CD160、HVEM、ICOS 等发展相对缓慢。

（一）OX40

OX40 又名 TNFSF4 或 CD134，配体为 OX40L，又名 TNFRSF4 或 CD252。OX40 是肿瘤坏死因子受体（tumor necrosis factor receptor，TNFR）超家族成员，表达于活化的 CD4+T 与 CD8+T 细胞表面。OX40 可以增强 T 淋巴细胞的杀伤能力，抑制 Tregs 的分化和活性，进而改善肿瘤微环境中的免疫抑制。属于刺激性免疫检查点。以 OX40 为靶点的药物研发起步很早，但目前还没有通过 FDA 批准的 OX40/OX40L 药物。各大医药公司依旧对 OX40 药物市场信心十足，其中进入临床试验阶段的有阿斯利康的 MEDI6469、葛兰素史克的 GSK3174998、辉瑞制药的 PF-8600 等。

以 OX40/OX40L 为靶点的药物与如 PD-1/PD-L1 抑制药为代表的联合疗法也处于研究之中，但目前研究表明，OX40 药物与 PD-1 药物同时使用影响 OX40 药物的作用，诱导 T 淋巴细胞凋亡，反而比 OX40 药物单独治疗疗效变差。与此同时，也有其他研究结果指向：OX40 药物与 PD-1 药物的使用顺序可能是影响疗效的主要原因。

（二）4-1BB

4-1BB 又名 CD137 或 TNFRSF9，是肿瘤坏死因子受体超家族的成员。4-1BB 主要表达于活化的 T 淋巴细胞和 NK 细胞，与 CD28 一样是 T 淋巴细胞协同刺激分子，其配体为 4-1BBL（TNFSF9），二者结合可刺激 B 淋巴细胞与 T 淋巴细胞的活化和增殖。属于刺激性免疫检查点。

2008 年，施贵宝的 4-1BB 抗体药物在早期临床试验中出现肝损伤，使这个靶点的前景变得扑朔迷离。目前施贵宝与辉瑞制药继续加大这个靶点的投入，多个临床试验已进入招募阶段，使 4-1BB 靶点起死回生。而且目前也有多个联合其他药物治疗肿瘤的临床试验，如联合赫赛汀（Herceptin）治疗乳腺癌。

（三）BTLA

BTLA 又名 CD272，是 B 细胞 T 细胞淋巴衰减因子（B- and T-lymphocyte attenuator），是免疫检查点抑制药配体，其受体为 HVEM（疱疹病毒进入介质）又名 TNFRSF14 或 CD270。BTLA 和 PD-1、CTLA-4 在体内功能类似，但与 PD-1 和 CTLA-4 不全相同，BTLA 可通过与肿瘤坏死家族受体的相互作用达到对 T 淋巴细胞与 B 淋巴细胞的抑制，而不仅仅局限于 B7 家族。BTLA 由于其功能上的特殊性使其发展潜力远远大于 PD-1/PD-L1 和 CTLA-4 等靶点，但能否在试验与临床中扬长避短关系到其未来发展命运，毕竟功能上的特殊性也可能带来 PD-1/PD-L1 和 CTLA-4 这些靶点不具有的风险性。

（四）VISTA

VISTA（V-Domain Immunoglobulin-Containing Suppressor of T Cell Activation）为免疫球蛋白家族成员，其胞膜外结构域和 PD-L1 同源，故又称为 PD-1H。VISTA 主要表达在 CD4+ 的 T 淋巴细胞、CD8+T 淋巴细胞、CD11b+ 的单核细胞、部分树突状细胞和中性粒细胞。目前 VISTA 的细胞表面受体未被发现。但 VISTA 对于 APC 细胞和 T 淋巴细胞的抑制作用毋庸置疑。顺理成章，VISTA 也属于免疫检查点抑制性靶点。

2015 年，首个靶点为 VISTA 的抗体上市，但该抗体是由 Cell Signaling Technology 研发的人类特异性 VISTA 兔单克隆抗体。2017 年年初，强生的 JNJ-61610588 抗体进入临床试验阶段。但由于商业原因，2017 年 8 月终止了美国、法国和西班牙的实体肿瘤的 I 期临床试验（NCT02671955）。

2017 年，名为 CA-170 的口服 PD-L1/VISTA 双重抑制药在实验室环境有较好的治疗效果，进入了临床研究阶段。目前也有 VISTA 抑制药在治疗非小细胞肺癌等肿瘤的相关研究。

（五）Tim-3

Tim-3 是 Tim 家族的一个受体蛋白，又名 CD366，配体为 GAL9。Tim-3 广泛表达于 T 淋巴

细胞、NK 细胞、DC 及单核细胞。Tim-3 可促进免疫抑制细胞（如 Tregs）的增殖，也有抑制外周组织中效应 T 细胞和 NK 细胞的活性的功能。Tim-3 表达与人类 EAE 有关，可以引起脱髓鞘病变。目前，诺华、罗氏和 Tesaro 公司正在进行 TIM-3 抗体药物的研发，部分药物已经入临床试验阶段。

（六）LAG-3

LAG-3（Lymphocyte Activation Gene-3）又名 CD223，配体为 MHC Ⅱ 分子。LAG-3 也是一种 CD4 相关分子，常表达于活化的 T 淋巴细胞和 NK 细胞。LAG-3 可促进 Tregs 扩增，抑制效应 T 细胞和 NK 细胞而产生抑制性免疫检查点的作用。

目前有多项关于 LAG-3 靶点药物的临床试验如 BM 的 BMS986016。还有多项联合 PD-1 或 Tim-3 抑制药的试验。但目前国内尚无进入临床试验阶段的靶点为 LAG-3 的抗体药物。

（七）TIGIT/CD155

TIGIT（T cell immunoglobulin and ITIM domain protein）主要见于活化的 T 淋巴细胞和 NK 细胞表达，属于 I 型跨膜蛋白，配体为 CD155（CD112）。TIGIT 是 T 淋巴细胞和 NK 细胞的抑制性受体，属于抑制性免疫检查点。TIGIT 可通过与共刺激受体 CD226、CD96 竞争性结合 CD155、CD112 进而发挥抑制性作用。基因泰克公司目前正在引领 TIGIT 相关抗体开发的时代潮流，其药物代号为 MTIG7192A 的抗体进入临床试验阶段。而且 MTIG7192A 联合 Tecentriq 治疗晚期或者转移性肿瘤也进入冲刺阶段。

CD155 分子作为 TIGIT 配体，同样也吸引了众多目光。多项关于 CD155 的抗体研究取得阶段性结果，针对 CD155 的抗体大有后来居上的趋势，未来超越以 TIGIT 为靶点的药物也是极有可能的。

四、免疫检查点所面对的挑战以及展望

抗体类药物目前在肿瘤新兴药物市场有着如日中天的地位。而免疫检查点类（刺激剂/抑制药）靶点药物利用抗体类药物优势，不仅成为肿瘤基础科研与临床运用的时代宠儿，更是各大药企争相攀登的高峰。与此同时，得益于科技进步与医药发展，不幸罹患肿瘤的患者多了一类药物选择才是此类药物发展的最大受益者。2015 年 8 月，美国前总统吉米·卡特宣布自己患有黑色素瘤，

且有脑和肝脏的远处转移。在接受手术治疗、放射治疗和 Keytruda 治疗后效果良好。这虽然只是免疫检查点抑制药成功治疗的案例之一，但也是刺激中国与美国兴起"精准医疗"之风的助力。

肿瘤的免疫逃逸机制是目前肿瘤治疗的难点，而免疫检查点已成为克服逃逸机制的核心突破口。目前，进入临床治疗的只有抑制药，刺激剂类药物仍在获得批准的道路上踟蹰前行。在这样的现状背后，真实原因是研究投入不足还是试验结果不尽如人意，我们不得而知，或二者皆有。若刺激剂能成功抵达抗肿瘤治疗的临床治疗，很可能会发挥出 1+1 > 2 的优势，三管齐下或多管齐下的抗体治疗方式更会给大家带来无限遐想。虽然在本节的 NKTR-214（靶点为 CD122）与 Opdivo 联合用药部分我们已经初见端倪，但是后续发展依旧需要大量的临床试验与严谨的科学论证。

部分免疫检查点，如 CTLA-4 的"真实身份"依旧需要证明。CTLA-4 抑制药可以治疗肿瘤也是不争的事实，但其治疗肿瘤的原理值得进一步探索，也许这方面的深入研究会给免疫逃逸机制的研究带来突破性进展。与此同时，MHC Ⅰ 与 MHC Ⅱ 这两种分子已经被很多学者划入免疫检查点的范畴，免疫检查点的疆域随着研究进展的深入也会不断扩大，相信会有更多的横跨不同分类与类型的分子会进入免疫检查点的"名单"。随着规模扩大，相信未来会有更具体或者更科学的分类方式去标注不同的免疫检查点，而不仅仅是现如今的"刺激性""抑制性"两个标签。

新兴靶点的增多与刺激性免疫检查点的发展也给免疫检查点药物治疗肿瘤的机制研究提供了新的方向。NKTR-214 治疗肿瘤患者时可以使其 TILs 快速扩增，这个实验结果是否可以在此基础上继续向 TIL 疗法继续研究，未来甚至是否可以有该类型抗体与细胞治疗联合应用，这些问题值得科研与临床工作者继续关注。TIL 疗法本就属于肿瘤生物治疗中细胞治疗的"明星疗法"；除此之外，还有 CAR-T、CIK、DC-CIK 等较新的细胞治疗方法可与免疫检查点类药物联合使用或者相互借鉴，包括 LAK 在内相对"过时"的细胞治疗方法也许都能与免疫检查点类药物碰撞出火花。

免疫检查点 4-1BB 与 CD28 一样是 T 淋巴细胞协同刺激分子，但目前关于 CAR-T 的相关研

究中发现，CD28 作为共刺激分子的安全性弱于4-1BB，在多个 CAR-T 的临床试验中出现了 CD28 作为共刺激分子的 CRA-T 细胞输注后脑水肿导致死亡的案例。这个现象也提示我们，免疫检查点（尤其是刺激性的）类药物也可能会像 CAR-T 一样诱发严重并发症（可能与细胞因子风暴有关）。但免疫检查点抑制剂也有与 CAR-T 联合使用的潜力，这也符合肿瘤的综合治疗的发展趋势。

PD-1 抑制药中抗体结构 IgG1 居多，而 PD-L1 抑制药中抗体结构 IgG4 居多。这种区别直接影响到抗体药物导致的 ADCC 作用的强弱不同。而抗体天然结构之间的差异并不仅仅有 IgG1、IgG2、IgG3、IgG4 之间的差别。更何况人工结构类型抗体进展日新月异，如双特异性抗体、纳米抗体等。目前上市销售的免疫检查点抑制药结构相对保守，但也是减少试验风险的稳妥做法。目前新的构型抗体也开始进入研发或提上日程，但抗体类药物研发成本高昂，使其售价居高不下，这样也导致了免疫检查点抑制药的市面售价让普通收入居民难以接受的困境。降低抗体类药物售价或研发非抗体药物以降低售价的道路任重而道远。

虽然在许多临床试验中部分受试者对免疫检查点类药物有着良好的应答，但依旧无法改变对应靶点表达阴性或弱阳性患者对该类药物无应答或应答很弱的事实。此问题可以通过以下方法改善：①使用前检测相关靶点的表达情况，如使用 Ventana PD-L1（SP142）的 Tecentriq 辅助诊断试剂盒相对方便快捷。②新的靶点药物上市，让患者拥有更多靶点的免疫检查点类药物供其选择。③两个或多个药物联合使用，增强抗肿瘤效果。④动态检测靶点的表达水平，及时合理调整用药。

整合本节内容不难发现，免疫检查点类药物

依据目前的发展，适应证集中于非小细胞肺癌、黑色素瘤、肾细胞癌和膀胱癌等。相对涉及胃癌、淋巴瘤、肝癌、乳腺癌等较少。虽然 Keytruda 被批准用于所有携带 dMMR 的晚期实体瘤，成为第一个广泛使用的免疫检查点类的抗肿瘤药物，但目前免疫检查点类药物推广到卵巢癌、宫颈癌、食管癌、胰腺癌等肿瘤治疗的阻力很大。而对于我国的疾病发生现状，胃癌、肝癌、食管癌、卵巢癌、宫颈癌、乳腺癌的发病率居高不下。免疫检查点类药物的适应证推广无论对于世界范围还是我国的现状，都还有很长的路要走。

据统计，抗体类药物从研发启动开始只有1/10 的比例可以进入临床试验，而同样是 1/10 的比例的临床试验药物可以达到上市的许可。对于每 100 个立项的免疫检查点类抗体药物而言，基本只有一个可以上市销售。而仅仅对于 PD-1/PD-L1 已有两位数的抗体上市，国内已有超过 100 个公开的临床试验。由于同靶点类似设计的抗体药物可能在疗效上的差距并不会很大，与此同时各个免疫检查点在功能上也有或多或少的重叠，这些原因都会导致免疫检查点类药物的差距减小，药物同质化或治疗效果类似。这样会使得已抢占上市或临床试验先机的药企站在巅峰，而这些企业中本来就是以跨国巨头为主，所以留给国内中小型的新兴企业机会不多了，但如果抓住机会，中小型企业也可能凭借着免疫检查点的"东风"而迅速崛起（如信达制药的信迪利单抗）。免疫检查点类药物发展现状背后折射的是巨大发展潜力，双特异性抗体以及刺激性免疫检查点可能是下一个十年的发展方向。

（李 潇 李 琳 李汝红）

第六节 抗肿瘤抗体治疗

抗体类药物是通过细胞工程与基因工程为主要技术方式生产的一类药物，以单克隆抗体为主。近年来，已成为多种炎症、恶性肿瘤、自身免疫性疾病的首选治疗药物。2019 年，世界上抗体类药物总销售额为 1400 亿～ 1600 亿美元，而在国内用于肿瘤治疗的抗体药物占比稳居第一。第五节内容中的免疫检查点类药物中绝大多数都属于抗体类药物，与本节内容重复，不再赘述。

一、单克隆抗体药物抗癌的作用机制与发展

单克隆抗体是指抗体工程细胞的单克隆细胞

株产生的抗体。该类型抗体具有高度均一性，对某个/某几个特异性靶点具有较高的结合能力。单克隆抗体最早是通过杂交瘤技术来生产的。杂交瘤抗体技术是建立在动物细胞（最早来源为小鼠）融合技术的基础上，将一个具可分泌某特异性抗体的 B 淋巴细胞和一个具有永久增殖能力的骨髓瘤细胞融合形成一个 B 细胞杂交瘤。用这样的单个杂交瘤细胞增殖培养成一个高度均一的细胞群，从而大量生产针对一种抗原靶点的特异性抗体即单克隆抗体。

目前上市的单克隆抗体绝大多数为哺乳类动物细胞表达系统。其中的中华仓鼠卵巢细胞（CHO）是重组蛋白与抗体生产用的常用工程细胞。CHO 细胞常用于生产高价值、高质量要求的生物制剂（如抗体），其与人具有相似的翻译后的蛋白修饰水平是该细胞作为抗体工程细胞的最大优势。目前超过 50% 的上市抗体通过 CHO 细胞表达系统生产抗体药物。

目前单克隆抗体主要类别：常规结构抗体，双特异性抗体，纳米抗体。

常规结构抗体中多利用天然抗体结构中的 IgG 类型。IgG 包括 4 个亚型，不同亚型的抗体结构特点赋予不同的抗体功能特点，进而在临床治疗的应用上有较大的区别。其中通过 ADCC 和 CDC 效应作用来达到杀瘤目的的抗体应为 IgG1 亚型。已上市的单克隆抗体药物中 50% 以上是 IgG1 亚型。IgG2 的 ADCC 活性和 CDC 活性都很弱，故应用罕见。而 IgG4 仅仅有弱的 ADCC 活性且无 CDC 活性。由于不需要有 ADCC 和 CDC 效应，故靶点阻断剂常选用 IgG4 类型抗体。IgG3 亚型由于其半衰期短且 hinge 区易被水解等缺点，目前的上市药物中无该结构药物。

双特异性抗体含两个或多个结合靶点的结构，因此可以同时结合一个抗原的 2 个表位或同时结合 2 种不同抗原的表位。双特异性抗体结构学发展迅速，以下 5 种为代表结构：① BiTE 结构，此类结构有两个特异性结合位点，运用串联单链 ScFvBsAbs 的优势。由一条多肽链将两条单链 Fv 串连而成，其分子量较小。② Trimab 结构，该结构的抗体具有三个位点，第一个可结合肿瘤抗原，第二个可结合 CD3 分子，第三个为 Fc 结构域。③ iTAB 结构，具有两个特异性结合位点，该结构

可显著降低抗体的免疫原性。④ YBODY 结构，具有两个特异性结合位点，采用非对称设计，在降低抗体免疫原性的同时具有较长的半衰期，增强了抗体药效、降低了抗体使用剂量。⑤ tandAb 结构，具有两个特异性结合位点，但每个位点有两个位置可结合抗原。该结构属于基于 BiTE 结构的改进形式。

纳米抗体是基于在骆驼体内发现的先天缺失抗体轻链的重链抗体，利用其原理可人工设计只有重链可变区（VH）组成的单域抗体，由于其分子量小，故称为纳米抗体（nanobody）。纳米抗体是目前已知的最小的功能性抗原结合片段。与普通结构抗体相比较，纳米抗体相对分子量小，结构简单，易于进行基因改造，且折叠后体积小，抗原特异性高，组织穿透力强，稳定性高等诸多方面具有明显优势，这也使其在疾病的诊疗方面具有广阔的应用前景。

抗体类药物发展从抗体结构来源分类为四个阶段：鼠源化单抗（-momab/- 莫单抗）、人鼠嵌合单抗（-ximab/- 昔单抗）、人源化单抗（-zumab/- 珠单抗）、全人源单抗（-mumab/- 木单抗）。但某些抗体发展中的代次划分可能与其结构划分有一定冲突。

二、单克隆抗体靶向肿瘤抗原

（一）白细胞分化抗原

白细胞分化抗原指的是白细胞在正常分化过程中成为不同谱系或在不同阶段及细胞活化的过程中，出现或消失的一类细胞表面标志分子。这些标志分子大部分是穿过细胞膜的蛋白/糖蛋白，在结构上包含膜外区、跨膜区和胞质区。此外，少部分白细胞分化抗原是以磷脂酰肌醇（inositol phospholipids，IP）的连接方式"锚"在细胞膜上。还有少数的白细胞分化抗原是糖类半抗原。常见的白细胞分化抗原有 CD19、CD20、CD24、CD34、CD44、CD133、CD200 等。由于和后续部分内容交叉重复，故本部分仅涉及 CD19 与 CD20。

1.CD19　CD19 是白细胞抗原较为常见的一种，是 B 淋巴细胞增殖、分化、活化及抗体产生有关的重要细胞膜抗原。CD19 表达于全体 B 淋巴细胞、毛细胞白血病细胞等恶性 B 淋巴细胞和滤泡树状细胞上，故成为诊断 B 淋巴细胞系肿瘤

（白血病、淋巴瘤）和鉴定 B 淋巴细胞最适用的
分子标志。

然而，近期研究发现 CD19 表达阴性导致的
肿瘤细胞免疫逃逸已经成为 CD19 靶点的生物治
疗中出现耐药性的主要类型。尤其是在急性淋巴
细胞白血病（ALL）的治疗中表现明显。目前发
现，CD19 引起免疫逃逸机制的主要原因可能为点
突变、剪接变体等。

2.CD20　CD20 分子是 B 淋巴细胞分化的一
个表面标志，仅存在于前 B 细胞和成熟 B 细胞。
CD20 分子不仅在超过 95% 的 B 细胞淋巴瘤表达，
同时在人造血干细胞、血浆细胞及其正常组织中
无表达。除在正常的 B 淋巴细胞及 B 细胞淋巴瘤
表达外，CD20 同时也在部分白血病肿瘤细胞表达，
因此 CD20 分子成为淋巴瘤和白血病诊断与治疗
中具有重要参考价值的分子标志。

以 CD20 为靶点的单克隆抗体是抗体类药物
中上市最早，也是发展相对最成熟的。CD20 相
关功能研究并不完善，有试验数据表明 anti-CD20
抗体杀伤 B 淋巴细胞来源的肿瘤涉及以下作用：
抗体依赖的细胞毒作用（antibody dependent cell
mediated cytotoxicity，ADCC），补体依赖的细胞毒
作用（complement dependent cytotoxicity，CDC），
抗体抗原直接结合引起的免疫反应。

以 CD20 为靶点的抗体数量很多，因为这些
抗体是由不同的公司研发，具有不同的结构类型
和特点，因此适应证也不完全相同。但根据抗体
的结构与鼠源化/人源化程度，大致将其分为三代：
第一代，以利妥昔单抗（Rituximab，RTX；商品名：
美罗华，Mabthera）为重要代表的嵌合型或者鼠
源单抗。第二代，以奥法木单抗为代表的完全人
源化单抗。第三代，以阿妥珠为代表的糖基化修
饰单抗。

（1）第一代：利妥昔单抗（美罗华）等。

利妥昔单抗不仅是世界范围内第一个抗 CD20
的单抗，也是第一个上市的用于肿瘤治疗的单抗，
在肿瘤治疗领域拥有划时代意义。利妥昔单抗由
Biogen 和罗氏两家公司研发生产，1997 年上市，
当时获批用于复发性或者耐药性的滤泡性中央型
淋巴瘤（follicular lymphoma，FL）的治疗，后逐
渐扩大适应证，包括非霍奇金淋巴瘤（NHL 包括
弥漫性大 B 细胞淋巴瘤和滤泡性淋巴瘤）、慢性

淋巴细胞白血病（CLL）等。除了肿瘤领域，目
前利妥昔单抗也用于治疗类风湿关节炎、Wegener
肉芽肿等疾病，同时在治疗多发性硬化（multiple
sclerosis，MS）的临床试验中也取得了良好的试
验结果。2000 年，利妥昔单抗进入中国市场；
2017 年，被纳入医保报销范畴；目前利妥昔单抗
联合 CHOP 化学治疗是治疗弥漫性大 B 细胞淋巴
瘤的标准方案，利妥昔单抗联合 CVP 化学治疗是
治疗滤泡性淋巴瘤的标准治疗方案。

第一代 CD20 单抗中，除利妥昔单抗以外，
还包括替伊莫单抗（Ibritumomab Tiuxetan；商品
名：Zevalin），该抗体是由 CD20 的单克隆抗体
ibritumomab 和连接螯合剂 tiuxetan 经共价键结合
而成的第一个可用放射治疗的抗体。替伊莫单抗
对 ^{111}In 和 ^{90}Yb 具有较高的结合能力。2002 年，在
美国上市，用于复发性的 B 细胞非霍奇金淋巴瘤的
治疗。^{111}In 和 ^{90}Yb 结合替伊莫单抗，形成了具有靶
向性和放射性的药物，可特异性结合肿瘤细胞表达
的 CD20 分子，通过射线辐射将肿瘤细胞杀死。

此外还有葛兰素史克（GSK）公司的托西莫
单抗（Tositumomab；商品名：Bexxar），该抗体
属于鼠源单抗。与替伊莫单抗原理相近，替伊莫
单抗可以与具有放射性的 ^{131}I 相结合。替伊莫单抗
于 2003 年在美国上市，但由于 2010 年之后同类
药物竞争激烈，市场需求下降后停产。

（2）第二代：奥法木单抗等。

2009 年，奥法木单抗（ofatumumab；商品名：
Arzerra）在美国上市，这也是世界第一个进入临
床治疗的全人源性（单抗第四阶段）的 CD20 单
抗，用于治疗慢性淋巴细胞白血病（CLL）。依
鲁替尼（ibrutinib；商品名：Imbruvica）。最早在
2013 年，被 FDA 批准治疗套细胞淋巴瘤（mantle
cell lymphoma，MCL）。但是到了 2016 年，随着
依鲁替尼适应证扩大至 CLL，挤压了奥法木单抗
在治疗淋巴瘤的市场份额。随后，奥法木单抗的
临床试验方向转移至以多发性硬化和类风湿关节
炎为代表的自身免疫性疾病。

第二代的 CD20 单抗除奥法木单抗外还有罗
氏公司开发的的人源化单抗奥瑞珠（商品名：
Ocrevus）和 Immunomedics 公司开发的维妥珠单
抗（Veltuzumab）。奥瑞珠是人源化单抗，2017
年成为第一个在多 MS 领域获得 FDA 批准通过的

药物，对于 MS 治疗具有划时代意义，但在肿瘤治疗领域的潜力有待探索。维妥珠单抗是人源化单抗，在研的适应证包括非霍奇金淋巴瘤和 CLL 等。维妥珠单抗的互补决定区与利妥昔单抗相比较，除 CDR3 的 VH 部分第 101 位氨基酸位置用天冬氨酸替代了天冬酰胺外，其余部分的序列与利妥昔单抗相同。

第二代 CD20 单抗在第一代的基础上，进行了部分人源化或全人源改造，显著降低了抗体药物的免疫原性与不良反应。但试验中发现第二代抗体较第一代而言，抗体与靶点的结合能力下降。第三代抗体，在人源化基础上，对人工合成的抗体的 Fc 段进行了改造。

（3）第三代：阿妥珠单抗等。

第三代 CD20 单抗在第二代的基础上，进行了 Fc 糖基化修饰，进而增加了抗体与抗原的结合能力。2013 年，罗氏公司的人源化单抗阿妥珠单抗（Obinutuzumab；商品名：Gazyva，GA101）获 FDA 批准上市。目前可用于治疗慢性淋巴细胞白血病和复发性滤泡性淋巴瘤。

除了阿妥珠单抗以外，目前处于研发阶段的第三代抗体还有 TG therapeutics 公司的 Ublituximab（TG-101）和 Mentrik Biotech 公司的 Ocaratuzumab（AME-133v）等。

虽然 CD20 单抗目前已经有超过三代发展，相关研究日臻成熟，但由于第二、三代药物并未将淋巴瘤中最常见的漫性大 B 细胞淋巴瘤纳入适应证范围，故第一代药物利妥昔单抗的市场份额目前仍处于一家独大状态。

（二）实体瘤细胞上表达的糖蛋白

糖蛋白（glycoprotein，GP）是含分支的寡糖链与多肽链（或蛋白质）共同形成的糖类与蛋白的复合物。目前研究发现，糖蛋白主链相对普通蛋白而言较短，寡糖链常作为缀合蛋白质的辅基，且寡糖链的相对分子质量绝大多数情况下小于多肽链。糖蛋白广泛存在于生物体内，具有多种生物学功能。糖蛋白可作为酶、激素、毒素、凝集素等的识别位点，与此同时又是细胞表面抗原和糖分化抗原。近期研究发现，某些糖蛋白上的寡糖链具有细胞识别、黏附、信号传导等功能，而且是参与细胞免疫应答、分化、增殖的物质基础结构。

糖蛋白可分为三类：①可溶性糖蛋白，指的是存在于细胞内液、生物的体液及器官中腺细胞分泌的黏液（如胃、肠液）中。血浆蛋白中除了白蛋白以外都属于糖蛋白。可溶性糖蛋白包含了所有类型的酶（核酸酶类、蛋白酶类）、肽类激素（如促红细胞生成素 EPO）、天然抗体、补体；此外，干扰素、凝集素及毒素等也属于这一类型。②膜结合糖蛋白，其肽链由疏水肽段和亲水肽段两种组成。疏水肽段可为一个或多个，利用相似相容原理嵌入磷脂双分子层的结构中，而亲水肽段则位于膜外。寡糖链连接于亲水肽段并具有方向性，细胞膜表面的寡糖链一律朝外，细胞内膜表面的寡糖链一般朝向细胞内侧。膜结合糖蛋白包括酶、凝集素、细胞表面受体及细胞表面载体蛋白等。膜结合糖蛋白常参与细胞识别工作，可作为特定细胞或特定阶段细胞的表面标志。③结构糖蛋白，此类糖蛋白是细胞外基质中的具有不溶性的大分子糖蛋白，如胶原及各种非胶原糖蛋白。它们不仅作为细胞外基质的重要组成起到支撑、连接和缓冲作用，同时也参与细胞的识别、黏附、迁移，调控某些细胞的增殖及分化。

1. P-糖蛋白　P-糖蛋白（P-glycoprotein，P-gp）有多个身份，不仅是多药耐药蛋白（MDR，包括 MDR1 与 MDR2），也是 ATP 结合盒亚家族 B 成员 1（ATP-binding cassette subfamily B member 1 transporter gene，ABCB1），同时还是白细胞分化抗原 243（CD243）。MDR 一共分为五类，而 P-gp 是 MDR 基因表达的相对分子量约为 170kD 的跨膜型糖蛋白。正常情况下 P-gp 表达在肠上皮细胞、肝细胞及多种屏障的上皮细胞表达，可在肠内将吸收的毒素或药物泵回肠腔，或在肝脏将毒素或药物泵入胆管，在正常细胞的功能中，起到"泵"的效果，减少正常细胞受到的损害。P-gp 可以与药物、ATP 结合，然后由 ATP 供能，将细胞内的药物排到细胞外，也是细胞产生耐药性的反应之一。MDR1 表达的 P-gp 见于癫痫和多种肿瘤，目前研究发现 MDR1 表达的 P-gp 与乳腺癌、卵巢癌、肝癌、肺癌、非霍奇金淋巴瘤、白血病等肿瘤的耐药性相关，且 MDR1 的表达水平在不同肿瘤或不同恶性程度的同类肿瘤中表达水平不同。据统计，卵巢癌恶性肿瘤全部高表达，而在良性的卵巢肿瘤中，阳性率约为 33%。而且患者在未接受化学治疗之前，部分肿瘤细胞可能已经有了 P-gp

的高表达。

2.EpCAM 靶点　EpCAM（Epithelial cell adhesion molecule）即上皮细胞黏附分子，也被称为 TACSTD1（tumor-associated calcium signal transducer1）或 CD326（cluster of differentiation）分子。EpCAM 是一种相对分子量为 40kD 的跨膜糖蛋白，具有改变细胞周期、促进细胞增殖与分化、促进免疫逃逸等多种生物学功能。部分学者认为 EpCAM 可作为肿瘤干细胞分子标志，原因在于表达 EpCAM 的肿瘤细胞不仅具有自我更新的能力，也具有在转移灶的致瘤能力。EpCAM 作为肿瘤表面标志，在肿瘤的早期诊断、治疗、预后判断的相关研究中都具有较大的潜力。

靶点为 EpCAM 的单克隆抗的药物能够特异性的杀灭肿瘤细胞，目前是研究热点，同时有多种针对 EpCAM 靶点的双特异性抗体也处于研发阶段。

（三）与血管生成相关的抗原

血管生成（Angiogenesis）本意为源于已存在的毛细血管和毛细血管后微静脉的新生毛细血管性血管的生长。实体肿瘤的血管生成是一个复杂而又必要的过程。多项研究表明，良性肿瘤血管生成少而慢，相对而言多数恶性肿瘤血管生成多而快。血管生成在肿瘤生长与扩散中起重要作用，关于血管生成的研究一直是肿瘤防治的前沿领域。目前，多个血管生成相关分子已被发现，如血管内皮生长因子（VEGF）、血小板源性生长因子（PDGF）、血管生成素（Ang）、肝细胞生长因子（HGF）、HER 家族等。

1.血管内皮生长因子（VEGF）　血管内皮生长因子（vascular endothelial growth factor，VEGF）是具有促血管内皮细胞生长作用的生物大分子。具体作用包括促进血管壁通透性增加、促进血管内皮细胞增殖、增加血管内皮细胞迁移能力等。根据氨基酸的数量不同，可将 VEGF 分为 5 个不同亚型：VEGF121、VEGF145、VEGF165、VEGF189 和 VEGF206，其中 VEGF165 为 VEGF 最常见的亚型。

目前相关研究发现，VEGF 在多种肿瘤内表达量明显增高，如结肠癌、肺癌、胃癌等。

贝伐珠单抗（Bevacizumab；商品名：Avastin）是一种重组人源化的 IgG1 型抗体，可与血管内皮生长因子（VEGF）相结合。2004 年 FDA 批准贝伐珠单抗用于治疗晚期结直肠癌。因此，贝伐珠单抗成为全世界首个进入临床应用的靶点为 VEGF 的药物。目前贝伐珠单抗的适应证已经扩大至非鳞状的非小细胞肺癌。关于贝伐珠单抗在恶性胸腔积液、腹水中的治疗也进入临床试验阶段。

除贝伐珠单抗外还有多种药物上市。阿柏西普是全球首个完全人源化的融合蛋白型抗体药物，其靶点为 VEGF-A、PlGF，于 2011 年上市，用于结肠癌的治疗。雷莫芦单抗（ramucirumab；商品名：Cyramza）是由 FDA 于 2014 年批准用于胃癌与贲门癌治疗。

2.血小板源性生长因子（PDGF）　血小板源性生长因子（platelet-derived growth factor，PDGF）属于调节因子，其相对分子量为 28～35kD，自然条件下多以二聚体形式存在。PDGF 可刺激血管平滑肌细胞、成纤维细胞等细胞的增殖，对于包括肿瘤在内的多种疾病具有重要意义。ranibizumab（商品名：LUCENTIS，兰尼单抗）用于治疗黄斑水肿等眼部疾病。目前有多项联合其他药物治疗肿瘤的临床试验正在进行中。

3.血管生成素（angiopoietin，Ang）　Ang 是属于生长因子范畴，该家族包括四种亚型：Ang-1、Ang-2、Ang-3 和 Ang-4，其中前两种与血管生成密切相关，可促进血管生成，减少血管退化。尤其是 Ang-2 在肿瘤的血管生成中起到举足轻重的地位。目前关于 Ang-2 的研究很多，多个药物处于研发阶段。

Nesvacumab 是一种再生元（Regeneron Pharmaceuticals）研发的靶向于 Ang-2 的全人源单克隆抗体，代号为 REGN910。在多项临床试验中，Nesvacumab 展示出了治疗多种实体瘤的潜力。而关于 Nesvacumab 与其他抗体药物联合治疗肿瘤的试验也成为研究热点。

安进公司目前也有用于治疗肿瘤的靶向于 Ang 的单克隆抗体，目前已进入临床试验阶段。罗氏公司研发的 Vanucizumab 是一种双特异性抗体，可同时靶向 Ang-2 和 VEGFA。该抗体在结直肠癌的临床试验中取得较好的结果，也有多项应用于其他肿瘤的研究进入临床试验阶段。

4.HER 家族　HER 家族包括四个成员：HER1（ErbB1/EGFR）、HER2（ErbB2）、HER3（ErbB3）和 HER4（ErbB4）。目前研究表明该家族在多种

细胞内参与了细胞增殖，而且对于肿瘤血管生成与细胞扩增也有明显影响。其中 HER1 与 HER2 的相关研较另外两个更多。其中针对 HER2 的曲妥珠单抗（商品名：赫赛汀，Herceptin）于 1998 年获得 FDA 批准在美国上市，并于 2002 年在我国上市。该药物虽已上市 20 年，但由于效果较好，销量依旧强劲。2018 年，国内甚至出现严重缺货，这与曲妥珠单抗正式进入我国医保报销范畴有关。目前有多项关于曲妥珠单抗联合其他抗体类药物治疗肿瘤的研究正在进行中。而且由于该药已到专利保护期，故多个国家陆续有仿制药上市。

抗肿瘤血管生成是一种新的治疗思路，不同于直接作用于肿瘤细胞的药物可以直接杀肿瘤，抗肿瘤血管生成药物可以使肿瘤血管生长减慢，也可使存在的肿瘤血管退化萎缩，对于改善肿瘤微环境起到重要作用。抗肿瘤血管生成药物与化学治疗药物联合使用在临床与研究中都取得令人满意的结果，但也有学者提出，血管减少可能会对化学治疗药物到达肿瘤细胞起到消极作用。抗肿瘤血管生成药物仍需要更多的相关研究去进一步提高疗效，进而摆脱"两害相权取其轻"的"帽子"。

（四）与生长和分化有关的信号通路的抗原

肿瘤细胞的增殖速度极快，而且缺乏端粒的限制，进而导致肿瘤细胞数目扩增迅速而患者体内营养物质迅速消耗出现恶病质，成为进一步降低患者免疫力的元凶。此外，肿瘤细胞的分化也是肿瘤相关研究中的热点。如化学治疗中耐药肿瘤细胞由少变多也是依靠肿瘤的增殖与分化作为基础。关于肿瘤细胞生长与分化的靶点范围很大，以 EGFR（HER1/ErbB1）蛋白和 STAT 通路为例，影响其信号通路的每个抗原都可能成为新的靶点阻滞剂的目标。西妥昔单抗目前属于临床上取得较好疗效的抗体。

西妥昔单抗是 IgG1 类结构类型的单克隆抗体，靶点为表皮生长因子受体 HER1（EGFR）。西妥昔单抗可与多种肿瘤细胞表达 EGFR 发生特异性结合，竞争性地阻断 EGF 和其他配体结合。西妥昔单抗在抑制表达 EGFR 肿瘤细胞增殖的同时也可诱导肿瘤细胞的凋亡，目前适应证为结肠直肠肿瘤，而扩大适应证包括鼻咽癌与肺癌。与此同时，国内关于 EGFR 的临床试验共 104 项，其中已完成 16 项、进行中 86 项、主动叫停 2 项。

（五）基质与细胞外基质抗原

细胞质基质（cytoplasmic matrix）是细胞质中填充于细胞器、细胞核与细胞内膜之间的胶体物质，故也被称为胞质溶胶。细胞质基质的成分复杂，从小分子质量的水、无机盐离子，到大分子质量的多糖、蛋白质、脂蛋白和 RNA 等都属于该范畴。肿瘤的细胞外基质是构成肿瘤微环境（tumor microenvironment，TME）的基础，细胞外基质对肿瘤细胞的增殖、分化、迁移、侵袭、耐药性等多个方面都有影响。以成纤维活化蛋白（fibroblast activation protein，FAP）为例，FAP 是活化状态成纤维细胞与部分肿瘤细胞表达的一种表面抗原，目前发现与多种肿瘤细胞的增殖相关。代号为 RG7386 的双特异性抗体是由罗氏公司研发的靶点为 FAP/DR5 的用于治疗实体瘤的抗体药物。在临床试验中发现 RG7386 对表达 FAP 的肿瘤细胞和肿瘤基质细胞具有诱导凋亡的作用。目前研究认为 FAP 表达的肿瘤包括胃癌、脑胶质瘤、结肠癌、胰腺癌、乳腺癌和食管癌等，国内多个实验室也在进行以 FAP 为靶点的抗体研发，但尚未有研究进入临床试验阶段。

（六）肿瘤干细胞抗原

肿瘤干细胞（tumor stem cell/cancer stem cell，TSC/CSC）也称为肿瘤起始细胞（tumor initiating cell，TIC）。CSC 是肿瘤细胞群体中存在一小群具有自我更新、多潜能分化及启动与重建肿瘤组织表型能力的瘤细胞。CSC 不仅具有高成瘤活性、高侵袭力，也被认为是导致肿瘤细胞耐药性、肿瘤扩散、复发的重要原因。CSC 能够自我更新并分化成肿瘤细胞的异质谱系，故关于 CSC 靶点研究是目前重要的方向之一。目前关于 CSC 的研究集中于 CXCR4、CD24、CD34、CD44、CD133、CD90、CD3 等靶点。

1.CXCR4　CXCR4 是 CXCL12 的特异受体。CXCR4 在体内多种组织和器官上都有表达，故属于肿瘤相关抗原，也被认为是肿瘤干细胞抗原。CXCR4 是由 352 个氨基酸组成的 G 蛋白偶联受体，可参与体内多种生理机制，如 HIV-1 病毒侵染、骨髓造血、胚胎发育、肿瘤迁移及归巢等。目前研究表明 CXCR4 参与了急性淋巴细胞（ALL）和髓细胞白血病（AML）的发病。

2.CD24　CD24 分子原本是用于乳腺上皮细

胞分离的蛋白标志物，而近期部分研究发现 CD24 具有肿瘤干细胞抗原的特性，CD24$^+$ 细胞具有肿瘤细胞异质性，同时展示出了转移后的致瘤性。目前关于 CD24 的研究涉及乳腺癌、肝癌、卵巢癌及肺癌。关于卵巢癌的研究中发现，超过 70% 的原发性卵巢癌组织中表达 CD24，且 CD24 也有诱导卵巢正常细胞的上皮细胞 - 间充质转化（epithelial-mesenchymal transition，EMT）。最近关于肺癌的研究中也发现 CD24 表达下调可以减少肺癌的骨转移。但目前尚未有 CD24 的抗体上市，而且国内尚无关于 CD24 的研究进入临床试验阶段。

3.CD34　CD34 分子是糖基化的 I 型跨膜糖蛋白，多表达于造血干 / 祖细胞表面，但会在细胞的成熟过程中逐渐消失。关于 CD34 的研究表明 CD34 具有肿瘤干细胞的特征，参与了淋巴细胞的归巢，且与 AML 的发病有关。

4.CD44　CD44 分子表达在多种正常的细胞和组织中，而对于肿瘤，包括头颈部肿瘤等多种肿瘤，CD44 基因表达的蛋白质有多个亚型，如 CD44v3、CD44v6、CD44s 等。研究表明不同的 CD44 亚型可能起到不同的作用。如 CD44v3 参与了肿瘤转移过程。目前国内关于 CD44 的相关研究较少，但关于 CD44 的相关研究潜力巨大。

5.CD133　CD133 分子最早作为肿瘤干细胞标志物是在一项关于脑瘤患者的研究中被发现的。2003 年，研究者在脑瘤患者的脑组织发现了 CD133 阳性表达的细胞。该群细胞具有高侵袭力、高转移活性的肿瘤干细胞特征。2007 年，研究发现在肝癌、结肠癌、胰腺癌等多种肿瘤细胞中的 CD133$^+$ 细胞群也具有同样的特征。故而 CD133 被认为是多种肿瘤的肿瘤干细胞标志。近期研究表明靶点为 CD133/CD3 的双特异性抗体在试验中取得良好的效果。也有研究表明，在加入改造后的 IL-15 会刺激自然杀伤细胞增强免疫作用，增加靶点为 CD133/CD3 的双特异性抗体在体内的杀瘤效果。

三、免疫细胞募集位点与免疫细胞在单克隆抗体药物中发挥的作用

常规结构抗体杀伤肿瘤细胞主要通过包括抗体依赖细胞介导的细胞毒作用（antibody-dependent cell-mediated cytotoxicity，ADCC）、补体依赖的细胞毒作用（complement-dependent cytotoxity，CDC）和抗体直接诱导细胞凋亡。除此之外，形成抗原抗体复合物后，分子量较小的可以通过肾脏直接排泄，而分子量较大的会被巨噬细胞吞噬后分解。

双特异性抗体由于结构不同于普通抗体，部分双特异性抗体可以在一个靶点募集免疫细胞，如通过 CD3 靶点募集 T 淋巴细胞，从而将细胞免疫与体液免疫相结合。

1.T 细胞　目前，在双特异性抗体领域的研究中，以 CD3 分子作为靶点的抗体比例超过 70%，其中双特异性的细胞连接器（bispecific T cell engager，BiTE）数量最多，研究最为成熟。BiTE 类中一端的靶点是固定靶向 CD3 分子的，所以也被称为双特异性 T 细胞衔接 / 连接分子。

2.NK 细胞　自然杀伤细胞（natural killer cell，NK）是机体免疫系统的重要组成部分。NK 细胞不仅参与抗肿瘤、抗病毒等免疫活动，同时也参与多种超敏反应和自身免疫性疾病的发生过程，因此 NK 细胞也成为目前研究的热门领域。NK 细胞选择性高表达 CD16、CD56 等分子，这为进一步拓展在肿瘤方向上的应用奠定了基础。其中 CD16 分子作为募集 NK 细胞的效应位点被运用于双特异性抗体的构建中。

目前有代号为 AFM13 的双特异性抗体，该抗体是鼠源四价抗体，可以特异性靶向 CD30/CD16。CD30 表达阳性的肿瘤细胞结合 AFM13 的同时也募集和激活 NK 细胞，最终使肿瘤细胞被裂解，从而达到治疗肿瘤的效果。AFM13 目前处于临床试验阶段，应用于治疗临床 Ⅱ 期的霍奇金淋巴瘤。同时也有靶点为 CD19/CD16、EFGRwt/CD16 的抗体用于血液肿瘤与实体肿瘤的治疗，但也处于研究阶段。

3. 巨噬细胞　巨噬细胞（Macrophages，mø）是一种位于组织内的免疫细胞，起源于单核细胞。巨噬细胞和单核细胞都属于吞噬细胞，在人体内可参与非特异性免疫和特异性免疫。主要功能为对病原体或抗原 - 抗体复合物的吞噬作用，并激活淋巴细胞及其他免疫细胞参与免疫反应。与此同时，巨噬细胞也吞噬衰老细胞，如循环血液中的衰老红细胞，这依赖于年轻红细胞 CD47 分子的高表达，而衰老红细胞 CD47 分子表达变低。因此，CD47 也被认为属于抑制性的免疫检查点。

目前研究表明，大部分的肿瘤细胞和组织都

有高表达 CD47 分子的特征，实验结果显示肿瘤细胞和组织 CD47 表达量为对应的正常细胞和组织的 3 倍或以上。而通过这种高表达 CD47 的"伪装"，肿瘤细胞在巨噬细胞面前成为"友军"，进而逃避了免疫系统对其清理。CD47 分子可作为特异性的靶点来构建常规抗体和双特异性抗体，形成抗原 - 抗体复合物后诱导巨噬细胞的吞噬，避免 CD47 这种抑制性免疫检查点的作用。两项研究分别以 CD47/CD19、CD47/CD20 为靶点的 BsAbs 在试验中取得良好的杀瘤结果，为下一步应用奠定基础。

四、双特异性抗体药物的发展

双特异性抗体属于第二代新型抗体，具有 2 个或 2 个以上的特异性结合位点，可同时结合多个不同的靶细胞和（或）靶分子。目前双特异性抗体是抗体药物中的"新贵"，此类抗体中以三功能抗体（Triomab）和 BiTE 为代表，在肿瘤、获得性免疫缺陷综合征（AIDS）和自身免疫性疾病（如银屑病）等多类疾病治疗方面展示出巨大的潜能。相对于普通结构与功能的抗体而言，BsAbs 不仅具有更强的特异性结合能力，而且还有引导免疫细胞（如 T 淋巴细胞）杀伤肿瘤能力，可将体液免疫与细胞免疫通过这种方式联合起来。BsAbs 在肿瘤治疗中不仅能够使免疫细胞精准定位到靶点表达阳性的肿瘤细胞，同时也可以阻断两个导致疾病发生的不同的信号通路。随着科技进步，BsAbs 更多的功能被开发出来，如作为药物载体而精准定位肿瘤细胞或结合放射性核素应用于医学影像学。

目前双特异性抗体中靶点为 CD3 的占多数，而且技术相对成熟。详见 7-6-1。

表 7-6-1 以 CD3 分子为靶点的双特异性抗体

药物名称或代码	靶点	结构类型	适应证
AMG211	CEA/CD3	BiTE	
AMG330	CD33/CD3	BiTE	粒细胞白血病
BI 836909	BCMA/CD3	BiTE	多发性骨髓瘤
Blinatumomab	CD19/CD3	BiTE	淋巴瘤
MT111	CEA/CD3	BiTE	晚期胃癌
	CD138/CD3	BiTE	
Catumaxomab	EpCAM/CD3	Trimab	恶性腹水
Lymphomun FBTA05	CD20/CD3	Trimab	B 细胞淋巴瘤
Ertumaxomab	HER2/CD3	Trimab	转移性乳腺癌
A-319	CD19/CD3	iTAB	
A-337	EpCAM/CD3	iTAB	肺癌、胃癌、肝癌
	HER2/CD3	YBODY	乳腺癌、胃癌
	EpCAM/CD3	YBODY	恶性腹水
	CD19/CD3	YBODY	淋巴瘤
	CD20/CD3	YBODY	淋巴瘤
	EGFR/CD3	YBODY	结肠癌
	EMP2/CD3	YBODY	卵巢癌
	CD133/CD3	YBODY	结肠癌
	HER3/CD3	YBODY	乳腺癌、胃癌
AFM13	CD16/CD3	TandAb	霍奇金淋巴瘤
	EFGR Ⅷ /CD3	TandAb	GBM
AMV564	CD33/CD3	TandAb	粒细胞白血病

（一）双特异性抗体简介及已上市抗体

目前进入临床试验阶段的双特异性抗体总数超过 100 种，但目前获得上市许可的只有 3 种。其中卡妥索单抗和博纳吐单抗用于治疗肿瘤类疾病。2017 年，FDA 批准罗氏公司的 Emicizumab（Hemlibra）上市，适应证为血友病，而并不能用于肿瘤治疗，故在此不予以讨论。而在国内，目前有三个抗体进入临床试验阶段、尚未招募阶段，登记号为 CTR20181212 的临床试验（武汉友芝友生物制药有限公司代号为 M701 的双特异性抗体治疗恶性腹水的 I 期临床试验）、登记号为 CTR20171194 的临床试验（武汉友芝友生物制药有限公司代号为 M802 的双特异性抗体治疗 HER2 阳性晚期实体瘤 I 期临床试验）。招募阶段，登记号为 CTR20180690 的临床试验（江苏康宁杰瑞生物制药有限公司代号为 KN026 注射用重组人源化双特异性抗体治疗 HER2 阳性晚期恶性乳腺癌、胃癌的临床试验）。

1. 卡妥索单抗　2009 年，卡妥索单抗（Catumaxomab）在欧盟上市，用于治疗 EpCAM 表达阳性的恶性肿瘤性腹水。该抗体属于 Trimab 结构，也是世界上第一个被用于治疗肿瘤的双特异性抗体（靶点为 CD3/EpCAM）。随后卡妥索单抗被欧盟批准用于治疗恶性上皮瘤。目前关于卡妥索单抗的临床试验已涉及卵巢癌、胃癌、肺癌、乳腺癌等肿瘤的治疗。

2. 博纳吐单抗　2014 年，FDA 和欧盟先后批准了博纳吐单抗（Blinatumomab）上市，该抗体的靶点是 CD3/CD19。该抗体可用于治疗急性 B 细胞淋巴性白血病，也用于治疗部分分期的弥漫性大 B 细胞淋巴瘤、临床 I 期的非霍奇金淋巴瘤。目前有研究证明，Blinatumomab 可诱导 T 细胞增殖，并释放如 TNF-α、IFN-γ、IL-2 等多种细胞因子。Blinatumomab 不同于 Catumaxomab 的 Trimab 结构，这种 BiTE 结构的抗体在极低浓度（10～100pg/ml）就能够使 T 细胞靶向到 CD19 表达阳性的肿瘤细胞。也有临床试验结果显示，部分患者会获得该抗体药物的耐药性，分析相关原因可能与肿瘤细胞 CD19 阳性表达减少、肿瘤细胞的 PD-L1 表达上调等原因相关。

（二）在研的双特异性抗体

双特异性抗体研究领域的进步日新月异，大量研究迈入临床试验阶段（表 7-6-2），伴随而来的是更多处于设计阶段的研究课题。双特异性抗体新兴方向，如靶向双信号通路类（如同时靶向 HER2/HER3）、药物载体（如 TF2）及核素标记类。在药物载体类中不仅可以将药物半衰期提高、精确靶向至靶细胞，同时也有应用在医学影像学与肿瘤放射治疗学上的潜力。

五、构建、分离提纯抗体药物的新技术

抗体发展是以抗体构建、分离等方面的技术进步为基础的。人工抗体的结构设计源于天然抗体但在其基础上已有较大的结构功能改变，近年来抗体新型结构类型不断发展，在保留部分可变区（VH、VL）基础上，很多结构已经对抗体恒定区进行了改造或舍弃，而且非对称性抗体逐渐登上发展舞台。

（一）抗体结构设计

随着近年来抗体工程技术的发展，计算机辅

表 7-6-2　部分进入临床实验阶段的双特异性抗体

药物名称或代码	靶点	结构类型	适应证
MT110	EPCAM/CD3	BiTE	结肠癌
MT111	CEA/CD3	BiTE	晚期胃癌
AFM13	CD30/CD16A	TandAb	霍奇金淋巴瘤
AMG211	CEA/CD3	BiTE	实体瘤
AMG330	CD33/CD3	BiTE	粒细胞白血病
MGD006	CD123/CD3		急性髓细胞白血病
MGD011	CD19/CD3		淋巴瘤
JNJ-63709178	CD123/CD3		急性髓细胞白血病

助抗体设计成为了一种逐渐适用于抗体结构设计的方法。计算机辅助可以模拟测试不同结构的同一靶点抗体在体内环境下与靶分子/靶细胞的结合效率、抗体的药动学。设计软件以药物发现与生物大分子计算模拟平台（discovery studio，DS）为代表，主要应用方向为蛋白质结构与蛋白质间相互作用关系、同源建模、分子动力学模拟、基于小分子的药物设计等。对于抗体设计，即便是同靶点的抗体采用的总基因序列一致，但更改不同的抗体设计结构也会使抗体这类免疫球蛋白的空间结构（主要是蛋白质的二、三、四级结构）发生改变，可直接影响到蛋白质直径，进而可能影响在进入肿瘤微环境通透毛细血管具有不同的能力，在肾脏排出时也可能有差异。方便研究人员选择出针对某一靶点最有效，同时有助于节约抗体研发时间、降低后续成本。

（二）抗体工程细胞的构建与筛选

抗体工程细胞构建与筛选是重组抗体产业化制备的基础工作，具有工业化生产价值的抗体工程细胞不仅应能够正确表达重组抗体（包括糖基化和蛋白质的四级结构），同时也应具有以下特点：体外培养下细胞生长良好，目标蛋白表达量高；可按设计要求成功表达异源蛋白；宿主细胞及重组细胞系遗传背景清晰、表型稳定；符合相关法规与伦理要求。

目前中华仓鼠卵巢细胞是最常用于生产高价值、高质量要求的生物制剂的宿主细胞。CHO与人类有着十分接近的翻译后蛋白修饰水平，这也是该细胞作为宿主细胞的最大优势。目前抗体类药物绝大多数都是由CHO生产的，如畅销近20年的赫赛汀。但是利用CHO细胞生产抗体类药物的过程依然遇到许多瓶颈，如低蛋白产率、细胞低耐压以及比大肠埃希菌或酵母表达系统成本高等劣势。但随着科技的发展及工程基因的knock in、knock out及翻译后沉默为代表的先进的宿主细胞工程技术已经为进一步的发展奠定了基础。

（三）大剂量重组蛋白的纯化与质控

抗体的高特异性是抗体临床运用的基础，抗体的质量高低将直接影响临床效果。由于抗体生产依赖于抗体工程细胞，故不论通过何种方法制备的抗体常与非目标蛋白或其他物质混杂在一起。若抗体作为药物进入临床，必须使其纯度达到要求，以降低临床风险。进行抗体纯化与质量控制便成为抗体上市前的重要步骤。从成分分析，抗体分子是一类蛋白质分子（天然抗体是免疫球蛋白），与其他不同结构的蛋白质一样，每种抗体都有一定的等电点、溶解度、荷电性及疏水性，故可以用电泳法、盐析沉淀法或其他层析技术进行分离与纯化。进而得到纯度高、杂质少、符合临床需求与药典标准的药物产品。

而随着越来越多的抗体药物进入临床，尤其近年来不断有新型结构类型的抗体问世，抗体生产过程中对纯化工艺的效能和成本要求也越来越高。而对于目前抗体生产（去除研发成本），抗体纯化环节介质的成本占据抗体生产成本的70%以上，纯化工艺已成为制约抗体行业成本控制与产能扩大的主要因素。

目前，工业生产多用色谱分离技术和盐析法进行抗体的分离纯化。色谱分离技术根据不同的状态与原理有着不同的分类方式。按照分离相与固定相的状态分为气相法、气固法、气液法、液相法、液固法等。根据分离原理可分为吸附色谱分离技术和离子交换色谱分离技术。目前，亲和色谱分离技术是抗体纯化分离技术中的主流，但依旧存在效率较低的问题。

通过改进工业技术提升抗体纯化技术，必须在保证所得抗体纯度的基础上提升抗体纯化效率，同时减少纯化步骤，降低纯化成本。

随着抗体类药物与疫苗的迅速发展，生物制剂的安全性成为首当其冲的问题。疫苗虽然与抗体药物原理不同但依旧有很多类似的特点：都是由宿主细胞产生、具有免疫原性和异物性等。疫苗界的每一次事故都会波及抗体行业，因此抗体类药物的质量控制成为抗体安全性的保证。从抗体结构设计、动物实验、临床试验进一步到抗体上市，都需要严格的质控。但要达成这样的目的，不仅需要研发人员的努力，同时也需要试验设计与生产技术上的严谨态度、制药企业的诚信精神、完善的法律规章制度以及政府与社会的监督。

六、抗体药物在体内的分布与药效学、药动学研究

虽然近年来抗体药物结构发展迅猛，但该类药物本质上依旧为蛋白/多肽。不同于大多数普通

药物的口服用药方式，蛋白质类药物的性质决定了在胃酸的酸性条件下极易变性失活，且消化道分泌的各种消化液含有大量的蛋白酶可以分解蛋白质。故目前抗体药物给药方式多采用皮下注射、肌内注射或静脉滴注等。

目前研究表明，抗体在体内分布主要依赖于血液 - 组织液对流和细胞内吞作用，且速度缓慢。与此同时，常规 / 天然抗体相对分子质量较大，难以从肾脏迅速排出，导致抗体半衰期较长。但目前新型抗体（如 BiTE 与纳米抗体）的相对分子质量较天然抗体的要小，故可在短时间内到达全身，易于通过多种身体内屏障，但半衰期也明显缩短。但是可以参考聚乙二醇干扰素（INFα-2a、INFα-2b）将干扰素聚乙二醇化来改变药物的相对分子质量，进而改变药动学、肾脏排出速度及半衰期。此外，抗体类药物的结构设计方式也从模仿天然抗体结构进入非天然甚至非对称时代。包括可变区氨基酸长度、是否保留 / 缩短恒定区、linker 设计、抗体蛋白的二级或以上结构可能都会影响抗体的药动学。

抗体药物的联合使用一直是研究热点，常规抗体、双特异性抗体、纳米抗体及上一节提到的免疫检查点（刺激剂 / 抑制药）类抗体可产生不计其数的组合方式。此外多项关于抗体类药物与化学治疗的联合治疗的临床试验也显示联合治疗效果明显优于单独化学治疗，因此探究各种联合治疗中的药动学也是未来的研究热点。而且从双特异性抗体进入医学影像学与放射治疗学研究领域来看，抗体的功能已经被拓展，边缘学科与交叉学科可能会成为抗体类药物新的爆发点与增长点。

七、上市的单克隆抗体药物及其作用机制

据统计，2017 年抗体类药物销售额已达 1200 亿美元，其中销售额前五的抗体分别为 Abbvie 公司的 Adalimumab（治疗自身免疫性疾病）、J&J 公司的 Remicade（治疗自身免疫性疾病）、罗氏公司的 Rituxan（美罗华 - 利妥昔单抗，治疗淋巴瘤等疾病）、herceptin（赫赛汀 - 曲妥珠单抗，治疗乳腺癌等多种肿瘤）、Avastin（阿瓦斯汀 - 贝伐单抗，治疗结肠癌等多种肿瘤）三种抗体。从上市药物所占比例即可发现，肿瘤治疗是抗体治疗的主要阵地。新兴的免疫检查点制剂（全部属

于抗体类药物）2017 年全年销售额已达 99 亿美元，这类抗体与纳米抗体、双特异性抗体形成了抗体药物的新的潜力增长点。

强烈的市场反应背后是患者对抗体类药物疗效的认可，目前 FDA 批准上市的抗体药物约 70 个，其中用于肿瘤治疗的超过 30 个。其中以 CD3 为靶点的抗体主要在双特异性抗体范畴：卡妥索单抗（靶点为 CD3/EpCAM）、博纳吐单抗（靶点为 CD3/CD19）等。以 CD22 为靶点的抗体：奥星 - 艾诺拖珠单抗。以 CD30 为靶点的抗体：轮妥昔单抗。以 CD33 为靶点的抗体：吉妥单抗。以 CD38 为靶点的抗体：达雷妥木单抗。其他靶点：CTLA-4、PD-1/PDL-1、HER2、EGFR、VEGF 等。（相关抗体介绍见于本节内容及前一节内容，此处不再赘述）。

八、肿瘤抗体治疗的局限性与展望

肿瘤的抗体治疗有良好的市场反应与明媚前景。目前在抗体类药物治疗血液肿瘤与实体瘤的临床应用中依旧存在诸多问题，亟待解决。

（一）实体瘤应用障碍

绝大多数实体肿瘤细胞被周围致密的肿瘤细胞基质包裹，分子量较大的抗体药物难以逾越这一屏障或速度很慢。同时绝大部分实体瘤或多或少由于肿瘤压迫存在淋巴系统回流障碍，进而导致细胞间质的渗透压升高，也妨碍了抗体药物进入病变部位。且少量进入实体瘤病变部位的抗体，会先经过毛细血管周围的肿瘤细胞而与其靶点相结合，致使抗体药物在作用于离血管较远的肿瘤细胞的难度增大。

如同本节关于抗血管生成药物部分阐述，抗肿瘤血管生成药物可以使肿瘤血管生长减慢，也可使存在的肿瘤血管退化萎缩，对于改善肿瘤微环境起到重要作用，但血管减少可能会对化学治疗药物到达肿瘤细胞同时起到消极作用。在抗血管生成与肿瘤微环境的改善中，某些药物的正向作用与负向作用很可能同时存在。而且以 FAP 蛋白为例，目前多项关于该靶点在肿瘤微环境内的作用与功能的相关研究的结果是相悖的。仅仅对于该蛋白对肿瘤细胞的促增殖作用的认识都未完全一致，这可能提示同一种蛋白在不同时期、不同类型肿瘤中可能起到不同的作用。这种类型靶

点的抗体研究势必难度巨大，同时也可能需要在临床试验中引入更细化的入组条件、更全面的对照分组与相关数据分析。

（二）抗体成本居高不下

治疗肿瘤的抗体药物用量大，且抗体本身的生物学活性使得市场对产品纯度要求极高，目前阶段抗体生产的工程生产超过 50% 需要通过 CHO 细胞来完成，但该细胞抗体产量极低。生产成本高昂再加上目前居高不下的研发成本及专利保护，使得抗体类药物价格长期处于高水平状态，2017 年上市的 Roche 公司治疗血友病的双特异性抗体 Emicizumab 根据定价，该药物第一年用药物收费为 48.2 万美元，之后每年需要支付 44.8 万美元。（这与本章第五节免疫检查点类药物遇到的问题一致。）如果要改变这种现状，应更多地关注抗体工程细胞上的技术进步，不仅仅只把目光集中在 CHO 细胞的改造升级，其他的哺乳类动物细胞表达体系、昆虫细胞表达体系、真菌 / 细菌表达体系同样很具有发展潜力。真菌 / 细菌表达体系是相对大规模生产成本最低的方法，但其蛋白质糖基化等修饰方式与人类差异较大。

赫赛汀在 2017 年进入我国医保报销范围，同时价格从 2.2 万元 / 支大幅度降至 7600 元 / 支，在推荐的总量 17 支的总疗程中让国内广大患者及其家属大幅受益。但进入 2018 年，这种在美国上市 20 年，国内上市近 15 年的药物在国内全面缺货，对广大患者的持续治疗造成不良影响，而罗氏公司只能临时增加该药物产量。这种现状反映了抗体市场内价格与患者需求的动态变化，同时也说明即便是"旧药"也可能具有良好的市场销售潜力。

（三）肿瘤异质性和肿瘤干细胞

目前的抗体治疗是针对某些肿瘤细胞某个或某几个特异性靶点，而肿瘤细胞并非只有一个类型的克隆细胞（因基因突变等原因而产生亚克隆细胞株），清除含有某种受体的肿瘤细胞并不代表彻底杀灭了肿瘤。随着肿瘤干细胞概念的提出，肿瘤干细胞与肿瘤细胞存在着不全相同的表型，而且肿瘤干细胞的表型也随着化疗药物的使用与放射治疗的刺激而发生着动态变化。这也是肿瘤细胞异质性的重要产生原因。

但目前研究阶段，很多研究者对肿瘤干细胞的定义尚不能完全统一，很多靶点并未受到学者一致认可。而且肿瘤干细胞抗原也与其他类型抗原的划分存在交叉，肿瘤干细胞在肿瘤的发生、发展、转移、耐药性等方面的功能研究仍需要大量的试验验证。肿瘤干细胞的表型也随着化学治疗药物的使用与放射治疗的刺激而发生着动态变化，这样的实际情况使得肿瘤治疗中需要大量的对肿瘤细胞抗原表达的检测，以便及时调整治疗方式。这不仅放大了抗体类药物相对于普通化学治疗治疗肿瘤的优势，也顺应了"精准治疗"的时代潮流。

（四）抗体类药物治疗肿瘤的时间选择与适应证扩大

目前对实体瘤的抗体治疗中，最重要也是最有效的依旧是肿瘤的手术切除，抗体治疗在多数的实体瘤治疗中起到的是"锦上添花"的作用。手术前是否可用抗体治疗？过去的手术禁忌证如发生了远处转移是否在当代条件下依旧属于禁忌证？抗体治疗限于手术后治疗微小残留或微转移灶？这些问题会成为现在及将来一段时间内的研究热点。

很多肿瘤靶点不仅仅在某一类型的肿瘤细胞或组织中表达，而且肿瘤相关性抗原（tumor-associated antigen，TAA）较肿瘤特异性抗原（tumor specific antigen，TSA）的上市药物更多。许多药物在上市后不断获得治疗其他类型肿瘤的许可，就像很多抗生素戴上"广谱抗生素"的帽子一样。这种发展趋势在给多种抗体联合用药的试验方面，由于药物可能在非目标的器官与组织中产生非预期的影响。这类影响最终会带来正向或负向的效果需要研究试验的结果支持，而且真实结果可能与预期结果相去甚远，值得警惕。此外，TAA 也在正常的细胞或组织中表达，这可能是抗体类药物产生临床副作用的主要原因之一，所以以 TSA 为靶点的抗体类药物可能具有更大的发展潜力。

虽然在肿瘤抗体药物研发与临床运用方面还存诸多挑战，但是在进入 21 世纪的近 20 年来用于治疗肿瘤的抗体类药物还是取得突破性进展与长足的进步。随着精准医疗概念的提出与发展，针对不同患者的个性化诊断、治疗、预后分析的临床需求在当代临床治疗中的地位日益凸显。而对于肿瘤患者，在肿瘤的综合治疗中，抗体治疗可以结合患者在治疗中的肿瘤细胞表型的动态变化而行调整，在不同的治疗阶段中，换用不同的抗体类药物或药物组合。在此方面，相对于肿瘤的化学治疗、放射治疗和细胞治疗，抗体治疗在灵活性上会具有更大的优势。与此同时，抗体类药物成药后药品的物理、化学、生物等性质均一稳定，运输储存较为方便，有效期较长而生产周期短，这些优势也为大面积临床使用奠定了坚实的基础。

肿瘤抗体治疗联合其他治疗方法是目前及未来一段时间内的主流发展方向。在外科手术后利用抗体治疗微小残留或微转移灶的确是有效可行的方法，但依旧不能抹杀外科手术的作用。同理，包括合理的化学治疗与放射治疗也是抗体治疗效果的前提保障。简而言之，手术治疗、化学治疗、放射治疗、生物治疗的联合应用不仅是肿瘤综合治疗的发展需要，更是医学进步的大势所趋。抗体类药物即便展示出巨大潜力与明显的效果，但依旧需要与时俱进，在增强疗效的同时降低毒副作用与不良反应，拓宽药物适应证范围的同时改善与其他治疗方式的"兼容性"。

对于近年来迅速崛起的肿瘤生物治疗而言，

虽然抗体治疗本身就是其中一部分，但依旧在生物治疗的其他方向，如细胞治疗（LAK、CIK、DC-CIK、CAR-T、TIL 等）、溶瘤病毒、基因治疗等具有联合用药治疗肿瘤的巨大潜力。多种肿瘤生物治疗药物制剂同时使用，可能在免疫学上有更多的相互促进，相互支持的效果，但也可能存在未知的问题。当我们在期待 1+1 > 2 的效果时，也要准备去应对与之而来的几何级数量增长的临床风险，包括抗体类药物在内的肿瘤的生物治疗领域，背后主要依靠的是医学免疫学这把"双刃剑"在作基础支持。抗体类药物的基础源自天然抗体，但潜力效果会高于天然抗体，在利用免疫学原理治疗肿瘤的道路上，依旧需要大量的基础研究与临床试验。对于肿瘤防治方向的医学免疫学研究范畴中，无论是体液免疫与细胞免疫的"制高点"，还是像嗜酸性粒细胞、嗜碱性粒细胞这样的"地图边缘"都可能为下一个抗体药物，甚至下一代抗肿瘤策略提供基础支持。

（李　潇　李　琳　李汝红）

第七节　抗肿瘤小分子治疗

一、酪氨酸激酶抑制药（PTKI）

酪氨酸激酶能催化多种底物蛋白质酪氨酸残基磷酸化，在细胞生长、增殖、分化中具有重要作用。

（一）胞内酪氨酸激酶信号抑制药

1. 伊马替尼　伊马替尼（imatinib，格列卫，Glivc）为一种苯氨嘧啶的衍生物，新型蛋白酪氨酸激酶抑制药。伊马替尼作用第一个被批准上市用于治疗慢性粒细胞白血病（chronic myelocytic leukemia，CML）的靶向药物，能切断 Bcr-Abl 介导的异常信号传导通路，伊马替尼在体内外均可抑制酪氨酸激酶的活性，特异性地抑制 v-abl 的表达和 Bcr-abL 细胞的增殖，能选择性地抑制 Bcr-abL 阳性克隆的特异酪氨酸激酶抑制药。它还是血小板衍化生长因子受体（PDGFR）和干细胞因子（SCF）受体 c-kit 的强抑制物，能抑制 PDGF 和 SCF 介导的生化反应。

由于 95% 慢性粒细胞白血病的患者有第 9 号染色体和 22 号染色体长臂的异位，即 Phl 原癌基因，能特异性产生融合蛋白 p210，这是一种具有较高酪氨酸酶激酶活性的蛋白，能刺激白细胞增殖从而导致白血病的形成。而酪氨酸激酶能抑制此激酶，达到完全缓解。目前临床口服剂量在 25 ～ 100mg，多中心临床试验表明，给予 400mg 初始剂量的 CML 患者，其中 88% 达到 CCR，给予干扰素 α 耐药和不能耐受的 CML 患者，12 个月随访过程中患者获得 CCR 平均为 93%。在 CML 加速期患者中 CCR 为 34%。而 CML 急变期的临床试验中 CCR 仅有 8%，对于不同疾病期获得临床完全缓解效率的不同，推进了此类药物的新进展。

2. 尼罗替尼与达沙替尼　对于伊马替尼耐药且 BCR-ABL 点突变的患者，达沙替尼和尼罗替尼作为抗伊马替尼耐药的第二代酪氨酸激酶抑制药，在各项临床研究中获得较高的缓解率。尼罗替尼（nilotinib，Tasigna，Novartis）于 2007 年经

FDA 批准应用于对于既往治疗（如伊马替尼）耐药或者不能耐受的慢性期、加速期费城染色体阳性 Ph+CML 的治疗。作为伊马替尼的衍生物，能更好地与 Bcr-abL 构象结合，具有较好的抑制活性及激酶选择性，研究表明其体外抑制 BCR-ABL 激酶活性比伊马替尼强 20 倍，Ⅰ期临床试验结果显示每日 2 次 400mg 的剂量，12 个月随访过程中患者获得 CCR 为 93%。达沙替尼作为一个多靶点酪氨酸激酶抑制药，对多种激酶（如 BCR-ABL、SFKs、PDGFR）均有抑制活性，体外抑制 BCR-ABL 激酶活性为伊马替尼的 325 倍，Ⅰ期和Ⅱ期临床试验表明对伊马替尼治疗不能耐受或耐药的 Ph+CML 或急性淋巴细胞白血病 ALL 患者显示出 79%～95% 的缓解率，目前临床推荐用量为每日 100mg。

（二）表皮生长因子为靶点的酪氨酸激酶抑制药

以表皮生长因子受体为靶点的酪氨酸激酶抑制药（吉非替尼、厄诺替尼、阿法替尼、奥斯替尼）可用于 EGFR 基因 19、21 外显子突变的晚期非小细胞肺癌的治疗。变性淋巴瘤激酶（ALK）通路的靶向药物克唑替尼用于 ALK 阳性晚期或转移性非小细胞肺癌的治疗。

1. 吉非替尼　吉非替尼（gefitinib，易瑞沙，Iressa，ZD1839）是苯胺奎那唑啉化合物，具有较强的 EGFR 酪氨酸激酶抑制药，通过胞内阻断 EGFR 信号转导抑制癌细胞的增殖。体外研究发现它可以增加化学治疗药物的抑瘤效果和抑制血管生成。临床试验证明其对小细胞肺癌有较好的疗效，特别是有 EGFR 基因突变的患者，在东方女性未吸烟的腺癌患者中也获得较好疗效。Ⅰ/Ⅱ期临床试验中显示，吉非替尼在其他 EGFR 高表达的肿瘤中有较好疗效，如晚期的头颈部鳞状细胞癌和乳腺癌，目前临床推荐剂量为每日 250mg。

2. 厄洛替尼　厄洛替尼（erlotinib，特罗凯，Tarceva）是一种Ⅰ型表皮生长因子受体/表皮生长因子受体（HER1/EGFR）酪氨酸激酶抑制药。厄洛替尼为间二氮杂苯胺，其能抑制细胞内与表皮因子受体相关联的酪氨酸激酶的磷酸化作用，可用于 EGFR 基因 19、21 外显子突变的晚期非小细胞肺癌（NSCLC）的治疗。也可与贝伐单抗及化学治疗联合治疗 NSCLC，该药物可用于至少一个化学治疗方案失败的局部晚期或转移的 NSCLC，临床推荐剂量为每日 150mg。

二、多靶点的激酶抑制药

多靶点的激酶抑制药索拉非尼（sorafenib，多吉美，Nexevar，Bayer）和舒尼替尼等可阻断 VEGF/RAF/MER/ERK 介导的多种信号转导通路和抑制肿瘤新生血管形成。索拉非尼最初是在对 cRAF 激酶的抑制药研发中被发现，其具有双重抗肿瘤作用，可通过抑制 RAF/MER/ERK 信号通路直接抑制肿瘤生长，还可以通过抑制 VEGF/PDGF 受体阻断肿瘤血管生成。RAF 作为刺激肿瘤细胞生长的信号转导通路中的重要激酶，能作用于下游信号通路蛋白从而导致细胞的过度增殖。体外实验中，索拉非尼能强效抑制 cRAF 和 bRAF 的丝氨酸/苏氨酸激酶活性，进而抑制促进细胞增殖的 RAF/MEK/ERK 信号传导通路，发挥直接抑制肿瘤细胞增殖的作用。在抑制 VEGFR 和 PDGFR 的活性过程中，可以抑制肿瘤新生血管的形成，切断肿瘤的营养供应。体外实验中证实其对众多实体瘤移植模型起到抗肿瘤作用。临床试验证实其在晚期转移性肾癌患者临床获益明显优于安慰剂组，在原发性肝癌中发现其对延长晚期肝癌的生存有益，索拉非尼联合化学治疗治疗黑色素瘤的临床试验也得到初步疗效的证实。

过继免疫细胞治疗与血管正常化学治疗相结合也取得了显著的成果。其中肿瘤相关抗原肽刺激过的 DC 细胞与抗 VEGF 抗体相结合后，发现 DC 细胞的数量与功能都提高了，从而抑制了肿瘤生长。另外，有针对进展性实体瘤的临床研究将 NK 细胞治疗与贝伐单抗 Bevacizumab（抗 VEGF）结合以期能获得更好的临床疗效。

索拉非尼（sorafenib，Nexavar）是拜耳开发的多靶点新药，已被 FDA 批准用于晚期肾癌和晚期肝癌，它能抑制 RAF-1、B-RAF 的丝氨酸/苏氨酸激酶活性，以及 VGFR-2、VEGF-3、PDGF-β、KIT、FLT-3 的多种受体的酪氨酸激酶活性。索拉非尼能通过 RAF/MEK/ERK 介导的细胞信号转导通路发挥抑制肿瘤细胞增殖的作用，也可作用于 VEGFR，抑制新生血管的形成来遏制肿瘤生长。越来越多的临床试验开始应用索拉非尼治疗各种肿瘤。

舒尼替尼作为一种小分子物质能抑制 VEGF-R1/R2/R3 受体和 PDGFR-β、KIT-3 和 RET 的酪氨酸激酶活性，特异阻断这些信号传导途径达到抗肿瘤效应。其抗肿瘤活性在各种晚期恶性肿瘤患者中得到印证，包括转移性肾细胞癌、胃肠间质瘤、神经内分泌肿瘤、肉瘤、甲状腺癌、黑色素瘤、晚期乳腺癌、结直肠癌和非小细胞肺癌。

伯舒替尼为 BCR-ABL 及 Src 激酶双靶点抑制药，能抑制伊马替尼敏感及耐药的 BCR-ABL 阳性细胞增殖，但其对 Kit 及 PDGFR 没有明显抑制作用，因此副作用相对较小，骨髓的不良反应仅在进展期患者中出现。

三、其他靶点的小分子化合物

（一）泛素 - 蛋白酶体抑制药

硼替佐米（bortezomin）是一种泛素 - 蛋白酶体抑制药，具有诱导细胞凋亡，化学治疗增敏等作用，可用于治疗两个方案失效的多发性骨髓瘤及部分难治性淋巴瘤患者。

（二）mTOR 抑制药

Temsirolimus 通过抑制 mTOR 激酶活性，阻断细胞周期从 G1 向 S 期进展，可用于晚期转移性肾癌，套细胞淋巴瘤，转移性乳腺癌。依维莫司（Afinitor）通过阻断 mTOR 达到干扰癌细胞生长分裂、代谢的作用，在晚期肾癌有较好的疗效。

（三）组蛋白去乙酰化酶抑制药

组蛋白酶去乙酰化在真核生物的转录调控中起到重要作用，而这一过程受组蛋白去乙酰化酶（HDACs）的调节，该酶能去乙酰化组蛋白末端碱性氨基酸的氨基，抑制基因转录。其过度表达和活化异常会抑制某些基因的正常转录，在白血病和实体瘤的发展中起重要作用。抑制 HDACs 的活性，能够引起细胞内乙酰化组蛋白的堆积，激活包括 p21、p53 在内的多种抑癌基因的转录，达到抑制肿瘤细胞增殖，诱导细胞分化和凋亡的目的。此外，研究发现 HDACs 能抑制缺氧诱导的 VEGF 表达，抑制新生血管生成，还能激活主要组织相容性复合物、细胞间黏附分子 ICAM-1、干扰素 Ⅰ / Ⅱ 的转录，促进免疫细胞的识别和激活。

目前在研的 HDACs 抑制药主要有异羟肟酸类、环四肽类、苯酰胺类。其中默克公司开发并经 FDA 批准上市的 SAHA（Zolinza，Vorinostat）是属于首个异羟肟酸类药物，率先批准用于皮肤 T 细胞淋巴瘤（CTCL）的治疗。我国自主研发的苯酰胺类 HDACs 抑制药西达本胺（爱谱沙，Epidaza）也进入针对 CTCL 和非霍奇金淋巴瘤的 Ⅱ / Ⅲ 期临床试验。基于 HDACs 抑制药的显著疗效和不良反应的减少，目前也在多项联合用药的临床试验中崭露头角。

（四）具有免疫调节功能的天然来源小分子化合物

1. 多酚　多酚类物质能抑制多种致突变剂和致癌剂引起的突变和癌变，其存在于十字花科蔬菜、水果和坚果中的鞣酸、没食子酸和鞣花酸中，在咖啡中的咖啡酸和阿魏酸中，绿茶中的儿茶酚和姜黄素中。其中鞣酸有抗氧化性，能够抑制促癌作用，调控 DNA 损伤和修复作用。没食子酸和鞣花酸能抑制苯并芘代谢激活，直接清除二醇环氧化物，具有抗氧化和减轻单线态氧造成的损伤。鞣花酸可以抑制小鼠皮肤癌和大鼠食管癌模型。儿茶酚及其衍生物能抑制脂质过氧化、抑制肝癌实体瘤的生长。姜黄素具有抗炎活性，能抑制二甲苯诱发突变。有研究发现姜黄素能通过抑制 Foxp3 的表达并促进 IFN-γ 的产生来将直肠癌患者的 Treg 细胞转化为 Th1 细胞。姜黄素 - 聚乙二醇共轭物能在晚期黑色素瘤动物模型中重塑肿瘤微环境，增强肿瘤疫苗的活性。白藜芦醇是一种非黄酮类多酚有机化合物，在 700 多种植物中被发现，多存在于葡萄、虎杖及花生等人类食品中。临床前与临床研究皆发现其具有广谱抗肿瘤活性和较好的安全性。临床研究还发现每天给予 1g 白藜芦醇并持续 2 周后，健康受试者外周血中的 NK 细胞 NKG2D 受体表达增强，以上研究表明白藜芦醇应该具有增强免疫监视的功能。

2. 黄酮与类黄酮　流行病学研究表明，类黄酮摄入量的增加与癌症发病率的降低密切相关。黄酮与类黄酮能抑制自由基产生，有研究发现它们除了具有直接抑制肿瘤细胞生长与转移的功能外，还能调控肿瘤微环境中的免疫细胞。例如槲皮素能够激活巨噬细胞的吞噬作用，并增强 NK 细胞活性，其还具有修复辐射致炎小鼠免疫功能的作用。动物实验发现绿茶中的儿茶素具有免疫检查点抑制药的功能，能够通过抑制 PD-L1 的表达来延缓肺癌的生长。EGCG（epigallocatechin-3-

O-gallate）的体内主要代谢物具有增加 CD4$^+$ T 细胞活性及 NK 细胞细胞毒活性的功能。一项临床研究表明，口服绿茶提取物能调节慢性淋巴细胞白血病早期患者的外周循环的 Treg 细胞。

3. 芳香异硫氰酸酯　主要存在于十字花科蔬菜中，可以通过抑制前致癌物活化到终致癌物而发挥作用。研究证实该类物质能抑制致癌剂诱发的小鼠肺癌和大鼠食管癌，并减少 DNA 甲基化。口服异硫氰酸烯丙酯（AITC）和异硫氰酸苯酯（PITC）可增强 Balb/c 小鼠的免疫应答。萝卜硫素与多柔比星联合使用能够通过降低髓源性抑制细胞 MDSCs 来抑制小鼠乳腺肿瘤的生长。莱菔硫烷抑制了小鼠 NLRP3 和 NLRC4 炎症小体的活化，但不抑制 AIM2 炎症小体。

4. 有机硫化合物　主要存在于十字花科蔬菜中，具有亲脂性，能预防和抑制多种致癌剂诱发的消化系统肿瘤，其衍生物能增加谷胱甘肽含量和解毒酶活性，也已证实在小动物肿瘤模型中能抑制多种致癌剂诱发的肿瘤。

5. 蛋白酶抑制药　这类物质主要抑制胰蛋白酶和胰凝乳蛋白酶，限制肿瘤生长过程中的过量氨基酸，还能抑制自由基的产生。食物来源的蛋白酶抑制药主要有亮肽素、抑糜素和 antipain，在动物实验中证实，外源性的增加饮食中的亮肽素能抑制化学诱发性皮肤癌、结肠癌、食管癌和白血病。亮肽素作为自噬降解的抑制药，逆转了 caspase-8 抑制药在 M2 巨噬细胞极化中的作用。

6. 萜类化合物　广泛存在于植物、昆虫、微生物和海洋生物体内的一大类有机化合物，具有较强的抗肿瘤活性和抗炎活性。单萜类化合物（如香樟醇）对宫颈癌的 Hela 细胞株有强烈的抗增殖作用，倍半萜类化合物中的青蒿素除了对各类肿瘤细胞具有细胞毒活性外，也具有调控免疫系统的功能，例如青蒿素能使肿瘤细胞对 NK 细胞介导的细胞溶解更敏感。青蒿琥酯能够通过 miR-142 促进 CD4$^+$ T 细胞 Th1 分化从而促进卵巢癌细胞凋亡。香樟醇能够刺激 IFN-γ、IL-13、IL-2、IL-21、IL-21R、IL-4、IL-6sR 和 TNF-α 的分泌，并诱导 Th1 细胞对人乳腺管癌细胞 T-47D 的免疫应答。红豆杉提取的紫杉醇为二萜类化合物，能通过干预有丝分裂过程抑制肿瘤细胞增殖，目前主要用于乳腺癌、卵巢癌、非小细胞肺癌的治疗。

有研究表明低剂量的紫杉醇能激发免疫细胞的抗肿瘤潜能，低毒性的紫杉醇纳米制剂被巨噬细胞吞噬，从而使巨噬细胞极化为抗肿瘤状态，研究发现该制剂在较低剂量下即能发挥出优于紫杉醇的抗肿瘤活性。紫杉醇通过以 TLR4 依赖的方式将肿瘤相关巨噬细胞重新编程为 M1 从而减少肿瘤生长。在一项紫杉醇、卡铂和贝伐单抗联合应用治疗非小细胞肺癌患者的临床试验中发现，以上三种药物联合使用能显著地诱导外周效应 CD8$^+$ T 细胞的增殖。紫杉醇合并顺铂治疗宫颈癌患者后，与单一的顺铂治疗相比较，紫杉醇合并顺铂增加了肿瘤浸润性 T 细胞。三萜类化合物（如熊果酸和灵芝酸 D）均在体外实验中证实其对肿瘤细胞株的抑制作用。此外，天然三萜如甘草酸、熊果酸、齐墩果酸和诺米林也具有免疫调节活性，例如熊果酸能够通过 TLR2 和（或）TLR4 激活人树突状细胞，并通过 CD4+ 幼稚 T 细胞诱导产生 IFN-γ。

（刘师节　李　琳　李汝红）

参考文献

[1] Topp MS, Stelljes M, Zugmaier G, et al. Blinatumomab retreatment after relapse in patients with relapsed/refractory B-precursor acute lymphoblastic leukemia [J]. Leukemia, 2018, 32(2): 562-565.

[2] Zacharakis N, Chinnasamy H, Black M, et al. Immune recognition of somatic mutations leading to complete durable regression in metastatic breast cancer [J]. Nature medicine, 2018, 24(6): 724-730.

[3] Rezvani K, Rouce RH. The application of natural killer cell immunotherapy for the treatment of cancer [J]. Frontiers in immunology, 2015, 17(6):578.

[4] Jain MD, Davila ML. Concise review: emerging principles from the clinical application of chimeric antigen receptor T cell therapies for B cell malignancies [J]. Stem Cells, 2018, 36(1): 36-44.

[5] Liu Y, Liang X, Dong W, et al. Tumor-repopulating cells induce PD-1 expression in CD8(+) T cells by transferring kynurenine and AhR activation [J]. Cancer cell, 2018, 33(3): 480-494.

[6] Zhang Q, Bi J, Zheng X, et al. Blockade of the checkpoint receptor TIGIT prevents NK cell exhaustion and elicits potent anti-tumor immunity[J]. Nature immunology,

2018, 19(7): 723-732.

[7] Takahashi H, Sakakura K, Kudo T, et al. Cancer-associated fibroblasts promote an immunosuppressive microenvironment through the induction and accumulation of protumoral macrophages[J]. Oncotarget, 2017, 8(5): 8633-8647.

[8] Jafari S, Molavi O, Kahroba H, et al. Clinical application of immune checkpoints in targeted immunotherapy of prostate cancer[J]. Cell Mol Life Sci, 2020, 77(19): 3693-3710.

[9] Fucikova J, Palova-Jelinkova L, Bartunkova J, et al. Induction of tolerance and immunity by dendritic cells: mechanisms and clinical applications[J]. Front Immunol, 2019, 10:2393.

[10] Mousavi-Niri N, Naseroleslami M, Hadjati J, et al. Anti-regulatory T cell vaccines in immunotherapy: focusing on FoxP3 as target[J]. Hum Vaccin Immunother, 2019, 15(3): 620-624.

[11] Ohta N, Fukase S, Kusano Y, et al. Treatment of auricular hematomas by OK-432: how and why it works[J]. Otol Neurotol, 2019, 40(8): 820-823.

[12] Green DS, Husain SR, Johnson CL, et al. Combination immunotherapy with IL-4 Pseudomonas exotoxin and IFN-alpha and IFN-gamma mediate antitumor effects in vitro and in a mouse model of human ovarian cancer[J]. Immunotherapy, 2019, 11(6): 483-496.

[13] Herbert KJ, Thomas MA, Remko P, et al. T-LAK cell-originated protein kinase (TOPK): an emerging target for cancer-specific therapeutics[J]. Cell Death Dis, 2018, 9(11): 1089.

[14] Introna M, Correnti F. Innovative clinical perspectives for CIK cells in cancer patients[J]. Int J Mol Sci, 2018, 19(2): 358.

[15] Vormittag P, Gunn R, Ghorashian S, et al. A guide to manufacturing CAR T cell therapies[J]. Curr Opin Biotechnol, 2018, 53:164-181.

[16] Szostak B, Machaj F, Rosik J, et al. CTLA4 antagonists in phase I and phase II clinical trials, current status and future perspectives for cancer therapy[J]. Expert Opin Investig Drugs, 2019, 28(2): 149-159.

[17] Jiang Y, Chen M, Nie H, et al. PD-1 and PD-L1 in cancer immunotherapy: clinical implications and future considerations[J]. Hum Vaccin Immunother, 2019, 15(5): 1111-1112.

[18] Sun L, Chen L, Li H. Checkpoint-modulating immunotherapies in tumor treatment: Targets, drugs, and mechanisms[J]. Int Immunopharmacol, 2018, 67: 160-175.

[19] Mitsuiki N, Schwab C, Grimbacher B. What did we learn from CTLA-4 insufficiency on the human immune system[J]. Immunol Rev, 2019, 287(1): 33-49.

[20] Faiena I, Cummings AL, Crosetti AM, et al. Durvalumab: an investigational anti-PD-L1 monoclonal antibody for the treatment of urothelial carcinoma[J]. Drug Des Devel Ther, 2018, 12: 209-215.

[21] Tobinai K, Klein C, Oya N, et al. A review of obinutuzumab (GA101), a novel type II anti-CD20 monoclonal antibody, for the treatment of patients with B-cell malignancies[J]. Adv Ther, 2017, 34(2): 324-356.

[22] Dervenis N, Mikropoulou AM, Tranos P, et al. Ranibizumab in the treatment of diabetic macular edema: A review of the current status, unmet needs, and emerging challenges[J]. Adv Ther, 2017, 34(6): 1270-1282.

[23] Hochhaus A, Baccarani M, Silver RT, et al. European LeukemiaNet 2020 recommendations for treating chronic myeloid leukemia[J]. Leukemia, 2020, 34(4): 966-984.

[24] Soria JC, Ohe Y, Vansteenkiste J, et al. Osimertinib in untreated EGFR-mutated advanced non-small-cell lung cancer[J]. N Engl J Med, 2018, 378(2):113-125.

[25] Svedberg A, Vikingsson S, Vikström A, et al. Erlotinib treatment induces cytochrome P450 3A activity in non-small cell lung cancer patients[J]. Br J Clin Pharmacol, 2019, 85(8): 1704-1709.

[26] Roskoski R Jr. Properties of FDA-approved small molecule protein kinase inhibitors: A 2020 update[J]. Pharmacol Res, 2020, 152:104609.

第八章　肿瘤细胞因子治疗

第一节　概　况

一、细胞因子简介

细胞因子是指一类由免疫细胞和相关细胞产生、分泌的高活性多功能小分子蛋白，不包括免疫球蛋白、补体和一般生理性细胞产物，具有很高的免疫调节活性。最早有关细胞因子的描述可以追溯到 20 世纪 70 年代，在古希腊语中，"cyto"是细胞的意思，而"kinos"意味着运动。细胞因子通过与靶细胞表面高亲和力特异性受体结合以旁分泌或自分泌形式发挥生物学效应，通常以极低的浓度就能发挥显著的生物学效应。目前已发现的细胞因子已有百余种，主要包括干扰素、白细胞介素、肿瘤坏死因子、表皮生长因子、转化生长因子、神经生长因子等。细胞因子在机体免疫应答、抗病毒、抗肿瘤及炎性反应中发挥着重要作用。

细胞因子可以非特异性方式发挥多种生物学作用而不受 MHC 限制，其对靶细胞作用的强弱取决于细胞因子本身浓度、作用靶细胞的类型以及同时存在的其他细胞因子种类。一种细胞因子可以具有多种生物学效应，而不同的细胞因子也可具有相同的生物学效应，如 IL-18 可以协调其他细胞因子刺激 T 细胞和 B 细胞增殖，但对神经细胞却有诱导凋亡的作用；TNF 不仅能诱导肿瘤细胞凋亡，还能促进成纤维细胞的生长。细胞因子之间可通过相互调节、调控，以网络的形式发挥生物学效应。一种细胞因子常影响其他细胞因子的

合成和分泌，而某些细胞因子受体表达受到其他细胞因子的调控，如 IL-1 和 TGF-β 分别促进或抑制 T 细胞 IL-2 的产生，TGF-β 可降低 T 细胞 IL-2 受体的数量，而 IFN-γ 可促进 T 细胞 IL-2 受体的表达。

20 世纪 80 年代初期至现在，是细胞因子飞速发展的时期，制备出了基因重组的细胞因子，对单种细胞因子的性质、结构和生物学功能加以确切地研究，并能应用细胞因子治疗很多临床疾病。

二、肿瘤的联合免疫治疗中细胞因子的作用

细胞因子参与细胞间信号的转导并可刺激免疫细胞向机体炎症、创伤、感染及肿瘤部位迁移。在肿瘤微环境中，细胞因子在肿瘤的发生、发展及预后过程中发挥着多效性的作用。细胞因子既可以直接激活免疫效应细胞并加强效应细胞杀伤肿瘤的能力，也可促进肿瘤细胞的生长、侵袭和转移。大量的研究表明，一些细胞因子在抗肿瘤的免疫反应中扮演着重要的角色。1986 年，IFN-α（Intron-A，默克公司）经美国食品药品监督管理局（FDA）批准用于治疗毛细胞白血病的患者。1995 年，IFN-α 成为第一个获得批准用于高危阶段 ⅡB/Ⅲ 期黑色素瘤患者的辅助免疫治疗。1992 年，IL-2 被 FDA 批准用于治疗转移性肾细胞癌（RCC）患者，1998 年，IL-2 被批准用于治疗转移性黑色素

瘤患者。深入了解细胞因子与肿瘤的相互关系将为改善肿瘤免疫治疗提供新的方法。

在过去的几十年中，肿瘤的免疫治疗取得了积极的疗效，但由于肿瘤的异质性及肿瘤免疫反应的差异性，肿瘤免疫治疗的功效非常受限，联合的肿瘤免疫治疗可能是提高肿瘤免疫治疗效果的理想方案。在肿瘤的联合免疫治疗方案中，细胞因子不仅对于体外抗肿瘤疫苗及转输细胞的培养十分重要，同时也能提高肿瘤免疫治疗在体内的持续时间和效用。IL-2、IL-7、IL-21 及 IL-15 是体外扩增 T 细胞的重要细胞因子，并且体内转输 T 细胞联合使用 IL-2 可有效维持体内转输 T 细胞的活性。树突状细胞疫苗是临床肿瘤免疫治疗的一个有效方案，IL-4 和 GM-CSF 可促进外周血中树突状细胞的生长及增殖。在临床治疗中，树突状细胞疫苗联合 IL-2 可有效降低肾癌和乳腺癌患者体内 TGF-β 和 CD4$^+$CD25$^+$T 细胞的水平并上调 IL-12 的表达，从而加强肿瘤抗原特异性的免疫反应。此外，IL-5 联合 mTOR 抑制药依维莫司的治疗可有效增加 CD4$^+$T 细胞和 NK 细胞的比例，并抑制乳腺癌的转移。IL-12 联合酪氨酸 DNA 疫苗及环磷酰胺的联合方案对于 B16-F10 小鼠的黑色素瘤的治疗效果显著。这些临床及实验室的研究揭示了细胞因子在肿瘤免疫综合治疗中的运用前景。

但是，细胞因子在肿瘤综合治疗中也可能产生一些反作用及不良反应。如 IL-2 是效应性 T 细胞重要的活化因子，同时高剂量的 IL-2 也可激活调节性 T 细胞从而抑制肿瘤的免疫反应并促进肿瘤的免疫逃逸。此外，在与化学治疗药物的联合治疗过程中，细胞因子也可能增加化学治疗药物的毒性。由于大多数的化学治疗药物都在肝脏中代谢，高浓度的促炎因子可降低细胞色素氧化酶 P450 及其辅酶在肝脏中的活性从而影响化学治疗药物在肝脏中的代谢。另外，一些化学治疗药物相关的器官毒性也和细胞因子的表达水平密切相关。因此，在选择细胞因子相关的免疫综合治疗方案时，各种联合因素的生物学特性及毒性效应是应该慎重考虑的。

三、细胞因子治疗肿瘤的前景

细胞因子在免疫细胞的分裂、迁徙、生长、分化及凋亡方面形成了一个复杂的网络。大量的临床及实验研究表明细胞因子在肿瘤的免疫治疗中扮演着重要的角色，并且细胞因子相关的免疫治疗不管是在实验研究中还是在临床运用中都取得可喜的效果。自 20 世纪 80 年代以来，细胞因子在治疗乳腺癌、肾细胞癌（RCC）、胶质母细胞瘤、淋巴瘤、白血病和黑色素瘤患者中开展了大规模的临床试验。IL-2、IFN-α 已被 FDA 批准用于临床肿瘤的治疗，其他一些细胞因子（如 IL-7、IL-12、IL-15、IL-18 等）也已经进入临床试验。肿瘤免疫的复杂性决定了细胞因子相关的肿瘤免疫治疗的综合方案。目前，细胞因子治疗肿瘤也有一些新的策略，如细胞因子基因治疗及抗体 - 细胞因子融合蛋白治疗肿瘤的方法。

细胞因子基因治疗主要是通过病毒或非病毒载体，将携带治疗性细胞因子基因的重组体直接转导入体内的肿瘤细胞中，在肿瘤中表达蛋白，起到作用效果。或者在体外，通过对树突状细胞、淋巴细胞等，进行基因工程操作，将细胞因子的基因 cDNA 导入进这些细胞，然后将这些改造过的工程细胞再植入宿主中。现在世界上有多达 1000 多个基因被用于治疗疾病的临床研究中，其中 70% 是用于治疗肿瘤患者，而细胞因子的基因占了临床试验研究的 25%。

随着现代基因工程和表达系统的发展，使得具有肿瘤特异性的抗体和免疫刺激性的细胞因子的融合技术得到很快的发展，如 IL-2、IL-12。这些抗体和细胞因子的融合体，具有抗体的靶向功能，同时具有细胞因子的活性。这项方法主要是使得细胞因子能够聚集在肿瘤的微环境中，提高直接破坏肿瘤的效果，也可以提高宿主的免疫性，以此来抑制肿瘤。抗体 - 细胞因子融合蛋白分别保留着抗体和细胞因子的各自功能，因此可以作用于治疗范围更广泛的肿瘤。抗体 - 细胞因子的融合蛋白比使用同等剂量单独作用的抗体或者细胞因子有着更强的抗肿瘤活性。一些抗体 - 细胞因子的融合蛋白已经进入早期的临床评价。

细胞因子治疗中也存在的一些问题，研究发现，细胞因子不仅与免疫细胞的分化增殖、功能发挥密切相关，也能够参与体内多种细胞生长、增殖和代谢的调节。某些长期炎症所释放的细胞因子，不但不能够促进宿主的抗肿瘤免疫系统，反而能够促进肿瘤的生长、增殖。肿瘤细胞在生长、增殖、浸润过程中也能分泌许多细胞因子，这些细胞因子能够抑制宿主的免疫系统，如转换生长因子（TGF-β）、IL-10、血管内皮生长因子（VEGF）等，可抑制 T 细胞的分化，促进 Th1-Th2 平衡向 Th2 漂移并下调 T 细胞黏附或协同刺激分子的表达，诱导对肿瘤免疫特异性 CTL 的耐受。免疫特异性细胞因子还通过下调编码穿孔素和颗粒酶 B 的基因而抑制 CTL 的产生。另外，越来越多的临床前和临床研究发现，细胞因子在治疗肿瘤的过程中，伴随着一定数量患者抑郁症症状的发生。抑郁患者在与健康人对照时，发现有着明显的免疫激活反应，同时在临床试验中，应用细胞因子的治疗伴随着患者神经精神的变化。精神抑郁的症状主要和接受细胞因子的治疗有关，主要相关的细胞因子有 IL-2、IFN-α。当抑郁症状严重时，甚至需要对治疗计划做出一定的更改。

随着现代生物技术的发展，通过调动宿主的天然防卫机制或给予机体某些物质来取得抗肿瘤效应的生物治疗，已经成为治疗肿瘤的第四手段。对抗肿瘤防卫机制基础理论的深入理解及生物技术的迅速发展使得临床上大规模运用生物反应调节剂成为可能。细胞因子治疗虽然仍是处于发展期，仍旧有着许多问题还没有解决，这可能与人类复杂的免疫系统和调控机制有关。但可看到，已有很多典型的病例及其反映出的理论探索的成功性足以激发人们将这一疗法继续向前推进。未来细胞因子相关的肿瘤免疫治疗将在提升抗肿瘤免疫反应，抑制负性免疫调节的作用以外降低相关的治疗毒性。当然，对于不同细胞因子与肿瘤细胞间相互作用的分子通路及机制的深入了解，是细胞因子相关的免疫治疗发展的关键。细胞因子仍将继续在不断发展的肿瘤免疫治疗中扮演重要角色。

（王晓丹　刘　萍）

第二节　干扰素

1957 年，Isaacs 和 Lindenmann 在利用鸡胚绒毛尿囊膜研究流感病毒的干扰现象时发现流感病毒感染的鸡胚能产生一种细胞因子，能干扰病毒的复制，因此命名为干扰素（interferon，IFN）。干扰素是由 NK 细胞和 T 细胞在遇到细菌、病毒及肿瘤细胞等抗原时合成并分泌的一组信号分子。自发现干扰素以来，由于其广谱抗病毒、抗肿瘤以及强大的免疫调节作用而成为肿瘤学等相关领域的研究热点。

干扰素（interferons，IFNs）疗法作为肿瘤免疫疗法中的重要一员，已有多年肿瘤治疗的临床经验。大量研究表明，干扰素对多种肿瘤的生长具有很好的抑制作用。如对于黑色素瘤、恶性淋巴瘤、肾癌等临床治疗均表现出明显的抗肿瘤效应。研究显示，采用 IFNs 与其他新兴疗法联合治疗肿瘤能够明显提高抗肿瘤疗效，为肿瘤治疗提供了新的契机。在我国，干扰素是第一个投放市场的基因药物，自 1989 年以来已经获得广泛的应用，尤其是在我国慢性乙型肝炎的治疗方面取得了重要的社会效益和巨大的经济效益。近年来在国际抗病毒、抗癌症的研究领域中，干扰素作为一种天然的人体抗病毒蛋白质受到人们的关注。从人类发现干扰素至今已有 80 多年的历史。现在我们已经在哺乳类动物中发现并区分出十种干扰素，其中人类拥有七种，它们被广泛认可并区分为三类：Ⅰ型 IFN（即 IFN-α、β）、Ⅱ型 IFN（即 IFN-γ）和Ⅲ型 IFN。

一、干扰素 -α

Interferon-α（IFN-α）属于 Ⅰ 型干扰素的家族。IFN-α 目前已经被 FDA 批准用于治疗黑色素瘤、艾滋病引起的卡波西肉瘤及一些血液病。在晚期肾癌患者的治疗中，IFN-α 和贝伐珠单抗被联合用于抗肿瘤血管生成。同时 IFN-α 还被认为是治疗慢性粒细胞白血病和毛细胞白血病的有效药物。临床上使用的重组配方中存在三个亚型（α2a、α2b、α2c）。干扰素 α 是 FDA 批准作为高危黑色素瘤患者的辅助治疗（α2b，聚乙二醇的形式），作为第一线治疗转移性 RCC（α2a、α2b 联合贝伐单抗）、艾滋病、卡波西肉瘤（α2b）、滤泡淋巴瘤（α2b）、毛细胞白血病（α2a、α2b）、慢性粒细胞白血病（PH 染色体＋，α2a）和宫颈上皮内肿瘤（α2b）。

IFN-α 具有显著的免疫调节作用，提高 NK 细胞的细胞毒性和生存，诱导 CTL 和记忆性 CD8⁺T 细胞的增殖和存活，积极调节抗体产生，并促进 DC 成熟，趋化性和启动 CD8⁺ T 细胞对肿瘤抗原的反应。除了具有刺激免疫系统的作用外，IFN-α 还能减缓肿瘤细胞的生长、促进肿瘤细胞凋亡及抑制肿瘤血管生成。

IFN-α 是第一个在随机对照试验中显示对高风险黑色素瘤患者的无复发和总体生存率有显著益处的药物。在 ECOG E1684 试验中，与观察结果相比，高剂量 IFN-α（HDI）对无复发生存率（RFS）和总体生存率（OS）的影响具有统计学意义。该项研究的结果在 1995 年通过了 FDA 的批准。EORTC18991 试验进行了聚乙二醇 IFN-α 作为 AJCC Ⅲ期黑色素瘤的辅助治疗的观察研究，2000—2003 年共招募了 1256 例患者。在中位随访7.6 年中，研究显示 RFS 的主要终点有改善，但观察和治疗之间的 OS 或远处无转移生存（DMFS）没有显著差异。聚乙二醇 IFN-α 获得 FDA 的批准在美国作为伴有淋巴结转移的术后高危黑色素瘤患者的辅助治疗。

生物标志物预测 IFN-α 治疗的疗效并不完善。希腊肿瘤学组的一份报告指出，自身免疫性疾病（白癜风、甲状腺功能障碍、血清学自身抗体滴度增强）的发展与接受 IFN 辅助治疗的黑色素瘤患者的良好预后密切相关，但后来的研究显示相关性较弱。在 E1694 试验高危患者人群中检测血清 S-100B 水平，发现其与复发和死亡风险增加相关。

治疗方案中，IFN-α 可以作为单一疗法也可以作为生物治疗方案的一部分。IFN-α 与 anti-CTLA-4 抗体替西木单抗联合治疗晚期黑色素瘤患者的Ⅱ期临床试验取得了 24% 的总体反应率与持久的缓解，并获得下调宿主免疫抑制机制的证据。这项研究表明，可以通过抑制肿瘤相关的免疫增强检查点机制（CTLA4 和 PD1 等）来放大 IFN-α 的免疫刺激活性。

多年临床研究表明，关于 IFN-α 用于高危黑色素瘤辅助治疗能改善无复发生存期已有较明确的证据，但对总生存期的效果仍不一致，IFN-α

剂量的确定还需积累更多的经验。美国用大剂量 IFN-α 做手术切除后的高危黑色素瘤的辅助治疗已成为标准的治疗方法。英国也批准用此方法治疗，但在法国和澳大利亚认为小剂量 IFN-α 治疗也能延长无复发生存期，而且不良反应明显较轻，已在欧洲批准用于原发性黑色素瘤手术后的辅助治疗，而对大剂量 IFN-α 做辅助治疗则不积极推荐。不同结果可能与治疗方案（如剂量、用药时间等）、肿瘤的性状、淋巴结转移和不良反应等多种因素有关。根据国内应用 IFN-α 的经验，在开始治疗时用小剂量，然后逐步加大剂量，使机体有适应过程，直至最大剂量维持较长时间。这样可以达到大剂量治疗的效果，而明显降低不良反应。

与黑色素瘤相比，IFN-α 在作为Ⅱ期和Ⅲ期肾细胞癌（RCC）患者的辅助治疗中未能证明有效。然而，它被用于晚期 RCC 患者，单独或联合使用。报道的有反应的患者主要发生在 MSKCC 分层的高危患者和术前肾切除术的高危患者。相比高剂量的 IL-2，选用毒性较低的 IFN-α 与血管内皮生长因子受体酪氨酸激酶抑制药（VEGFR TKIs）进行比较的Ⅲ期肾细胞癌（RCC）试验得以在社区开展。与 VEGFR TKIs 相比，IFN-α 通常表现较差，这大大减少了它在转移性 RCC 患者中的使用。尽管在两个Ⅲ期临床试验中，IFN-α 与贝伐单抗的联合是优于 IFN-α 单独使用，导致 FDA 批准联合治疗，增加的毒性与干扰素有关，但缺乏证据表明联合使用优于单独贝伐单抗使用和多个 VEGF 通路抑制药口服的疗效，极大地限制了在临床实践中使用这种联合治疗的应用。

IFN-α 的不良反应与使用剂量具有相关性。通常包括疲劳、发热、头痛、肌肉酸痛及一些胃肠道不适。这些副作用比较常见，通常 80% 的患者接受治疗后都会出现。此外，部分患者还会出现比较严重的精神疾病，如抑郁和躁狂。细胞因子引起的抑郁作用可能主要与其干扰血清素和肾上腺素的代谢有关，这两种物质在引起精神混乱的机制中起着重要作用。总的来说，细胞因子能够进入大脑，并且干扰涉及与抑郁症相关的领域，如神经传递素的代谢、神经内分泌的功能、神经中枢的可塑性。但一个完整的机制，还不是很清楚，有待进一步的研究。

二、干扰素 -γ

IFN-γ 主要由免疫反应或炎症刺激后的 T 淋巴细胞、NK-T 细胞、NK 细胞等细胞产生，树突状细胞（DC）、巨噬细胞甚至肿瘤组织亦可分泌 IFN。在免疫反应初期，IFN-γ 主要由 NK 细胞产生；反之，IFN-γ 调节 NK 细胞的增殖及效应功能；免疫反应适应期，IFN-γ 主要由 CD4⁺ T 淋巴细胞和 CD8+ T 淋巴细胞产生，同时，IFN-γ 促进 CD4⁺ T 淋巴细胞向 Thl 细胞成熟、分化，抑制 CD4⁺ T 淋巴细胞向 Th2 细胞分化。IFN-γ 受体包括 IFN-γR1 和 IFN-γR2。IFN-γR1 主要与配体相结合，而对于信号转导作用较小；IFN-γR2 对于 IFN-γ 的信号转导是必需的，其与配体结合的作用较小。

IFN-γ 可在促进机体抗感染、抗病毒和抗肿瘤方面发挥重要作用。主要生物学作用：促进 CD4⁺ T 淋巴细胞向 Thl 细胞转化，并调节 Thl 细胞的激活、分化、成熟；促进 DC 细胞及巨噬细胞表达主要组织相容性复合体（MHC）类分子表达，促进其抗原提呈功能激活 NK 细胞，增强其细胞毒性；招募中性粒细胞，刺激其分泌各种细胞因子和黏附分子。

最早提示 IFN-γ 具有抗肿瘤效应的实验是用化学方法诱导 BABLc 小鼠纤维肉瘤实验。在此实验中，移植到同基因小鼠皮下的纤维肉瘤很快生长，当给予治疗剂量的脂多糖（LPS）后，肿瘤的生长受到抑制，而给予 IFN-γ 拮抗蛋白后，发现肿瘤消退受阻。证明 IFN-γ 在抗肿瘤方面发挥重要作用。虽然这些实验证明 IFN-γ 对于皮下肿瘤具有抗肿瘤作用，但是对于原位肿瘤是否具有抑制作用还需要有足够的证据。IL-12 具有明确抗肿瘤作用，用 IL-12 治疗原位肿瘤模型中，用 IL-12 治疗荷瘤的小鼠，由于给予 IFN-γ 特异性拮抗蛋白而使其抗肿瘤作用消失。一系列的动物实验表明 IFN-γ 具有抗肿瘤作用，其主要抗肿瘤机制：直接抑制肿瘤的生长及代谢，促进肿瘤细胞的凋亡；抑制肿瘤血管形成；刺激 NK 等先天免疫细胞分泌穿孔素及凋亡素杀伤肿瘤细胞；促进巨噬细胞产生大量活性氧类物质、IL-12 从而杀伤肿瘤细胞；促进 CD4⁺T 淋巴细胞向 Th1 细胞转化及促进 CD8⁺ CTL 细胞产生杀灭肿瘤。

基于 IFN-γ 潜在的抗肿瘤活性，IFN-γ 已经作为一个有前途的肿瘤免疫疗法进行临床研究。虽然 IFN-γ 很少作为单一药物进行检测，但早期的临床试验大多检测了重组 IFN-γ（IFN-1b）作为手术或常规化学治疗辅助药物的抗肿瘤潜力。总的来说，IFN-γ 的临床试验取得了喜忧参半的结果，经常报道同一肿瘤类型的患者出现相互矛盾的结果。在一项研究中，IFN-γ 预防性治疗可预防经尿道肿瘤切除术后膀胱肿瘤的复发，取得了令人鼓舞的结果。同样 IFN-1b 用于治疗成人 T 细胞白血病患者已被报道能够诱导持久缓解。而表达 IFN-cDNA 的腺病毒载体的应用对皮肤 T 细胞和 B 细胞淋巴瘤患者有临床益处。IFN-γ 治疗导致人白细胞抗原 d 相关（HLA-DR）表达上调，人 MHC Ⅱ 类分子表达上调，改善结直肠患者预后。然而，在另一项临床研究中，IFN-γ 作为结肠癌手术切除后的辅助治疗没有显示出任何治疗效果。干扰素治疗黑色素瘤的早期临床试验在其疗效上还没有定论，因为只有少数患者参与。由于接受 IFN-γ 治疗的患者的临床效果比未接受 IFN 治疗的患者更差，因此将 IFN-γ 作为传统治疗辅助手段的黑色素瘤的其他试验不得不提前终止。在卵巢癌中，初步研究表明，IFN-γ 单一药物在二线治疗或包括在一线铂基治疗和结果改善了这些患者的无进展生存期，是一个很有前途的结果；相反，也有报道，IFN-γ 治疗卵巢癌患者出现严重的副作用，总体生存率较低。尽管之前的临床研究结果不一致，IFN-γ 目前仍在测试 HER-2 阳性乳腺癌、卵巢癌、输卵管癌、原发性腹膜癌和软组织肉瘤（临床试验 gov：NCT03112590、NCT02948426 和 NCT03056599）。尽管 IFN-γ 临床应用的研究结果存在不一致，但是较为肯定的是，IFN-γ 在新一代免疫治疗的成功中起着重要的作用。通过免疫检查点抑制药治疗的抗肿瘤免疫反应的恢复与 IFN-γ 和 IFN 诱导的趋化因子（CXCL-9 和 CXCL-10）的升高及 IFN-γ 在外周血和肿瘤组织中产生 T 细胞数量的增加密切相关。事实上，有一个正在进行中临床试验，即在 PD-1 抑制药 nivolumab 免疫治疗中加入 IFN-γ 治疗晚期实体瘤患者的耐受性良好，并具有额外的有益作用（ClinicalTrials.gov：NCT02614456）。期待未来有关 IFN-γ 的抗肿瘤研究能取得可喜的进展。

（王晓丹 刘 萍）

第三节　白细胞介素

一、白细胞介素 -2（IL-2）

白细胞介素 -2（IL-2）又称 T 淋巴细胞生长因子，首次由 Morgan 于 20 世纪 70 年代发现。随后编码的 IL-2 DNA 被克隆出来使其应用到临床成为可能。IL-2 主要由抗原刺激的 CD4$^+$ T 辅助细胞产生，少量由 CD8$^+$ T 细胞、NK、NK-T 细胞和活化的树突状细胞（DCs）产生。IL-2 的受体由三个亚单位构成，包括 IL-2Rα（CD25）、IL-2Rβ（CD122）和 IL-2Rγ（CD132）通常被称为细胞因子受体 γ 链（γc）。IL-2 不仅是 CD4+T、CD8+T 淋巴细胞的生长因子，还促进 NK 细胞、单核巨噬细胞和中性粒细胞的生长。IL-2 诱导 NK 细胞的增殖，增强细胞的溶解能力，促进 CD8+T 细胞的增殖和激活，促进 B 细胞的增殖和抗体分泌。IL-2 最初被认为是增强效应淋巴细胞免疫反应的关键因素。然而，它也可以通过扩展免疫抑制 CD4+FOXP3+T 调节性细胞（Treg）及促进活化 T 细胞的激活诱导死亡（AICD）来作为一种有效的免疫调节剂。IL-2 主要通过转录因子 STAT5 发挥作用，FDA 批准 IL-2 作为治疗黑色素瘤和转移性肾癌患者的细胞因子。

在 RCC 中，包括 255 例接受高剂量 IL-2 的患者在内的 7 项 Ⅱ 期临床试验结果显示，总有效率为 15%。在转移性黑色素瘤中，采用高剂量 IL-2 方案的 8 项临床试验回顾性分析了 270 例患者，随访至 1998 年 12 月，随后进行了更新，结果表明，客观反应率为 16%。然而，与该方案相关的主要毒性，包括导致低血压、肾功能不全和毛细血管渗漏综合征（CLS），阻碍了其广泛应用。高剂量 IL-2 的使用仅限于有经验的医师，一般只针对表现良好、器官功能良好的患者。

IL-2 可以作为单一药物或与免疫活性细胞联合使用，即所谓的过继免疫疗法。后者使用了两种类型的免疫细胞：淋巴因子激活的杀伤细胞（LAK）和肿瘤浸润淋巴细胞（TIL）。目前使用高剂量 IL-2 联合 LAK 细胞或者干扰素对晚期黑色素瘤患者进行治疗，应答率为 5%～27%，而单独使用 IL-2 的应答率只有 5%～7%。转移性肾癌患者接受高剂量 IL-2 治疗应答率与黑色素瘤患者相似。目前大剂量的 IL-2 已应用于转移性恶性黑色素瘤和转移性肾脏恶性肿瘤的治疗中，并获得了良好的总的生存率，但是由于毒副作用而不得不降低 IL-2 的应用剂量，从而降低了疗效。化学治疗或全身放射治疗使淋巴细胞耗尽，随后再输注体外扩增的肿瘤浸润淋巴细胞（TIL）联合大剂量 IL-2，在入选的患者中获得了 50%～72% 的应答率，其中包括许多对单独使用高剂量 IL-2 没有应答的患者。在过继免疫治疗方面继续努力，包括对 TIL 的简化和收获，可能获得较大的进展。

IL-2 对某些肿瘤的治疗有一定疗效，但由于用至有效剂量时往往会引起多系统毒性以及一些不良反应。目前需要研究的问题是选择最佳的给药途径，既能增强疗效，又减少其毒性。IL-2 可造成了大量的促炎细胞因子的释放（如 TNF-α、IL-1β、IL-6、IFN-γ），这可能造成治疗中"流感样"的不良反应，并增加了血管生成素 2 和一氧化氮的水平，引发毛细血管渗漏综合征（CLS）和低血压，这些不良反应在使用高剂量 IL-2 治疗的患者经常观察得到。IL-2 的不良反应主要与其引发的毛细血管渗漏综合征（CLS）相关。血浆迅速从血管渗透到组织间隙，引起全身水肿，也可能引起瘙痒、呕吐、腹泻、电解质失衡、高热等症状，还可能引起心律失常、心肌炎、肝肾功能损伤、肺水肿、血小板减少及贫血等，虽然这些不良反应并不都是由 IL-2 所直接介导的，但很大关系上是由 IL-2 激活的免疫细胞分泌的次级细胞因子引起的，因此这些不良反应也都有一定的延迟性。目前针对 IL-2 的改进方式很多，包括改变剂量及给药途径、修饰 IL-2 的结构等，但均没有收到很好的效果，需要进一步进行研究。

二、白细胞介素 -15（IL-15）

白细胞介素 -15（IL-15）与 IL-2 在受体结合、信号转导和生物活性方面具有共同特征，但在介导先天免疫反应和适应性免疫反应方面存在显著差异。尽管 IL-15 mRNA 在多种组织中大量存在，但由于复杂的翻译检查点和细胞内蛋白转运控制，其主要产生于单核细胞、巨噬细胞和树突细胞。IL-15 受体由三个亚基构成：高亲和力 IL-15Rα（CD215）链、IL-2R / IL-15Rβ 链和普通细胞因子 γ 链。IL-15 的表达受到 I 型干扰素和脂多糖（LPS）或其他树突细胞中的 toll 样受体激动剂刺激。IL-15 主要促进 CD8+ T 细胞和 NK 细胞的增殖和分化，是将目标免疫细胞招募到指定地点的趋化因子。与 IL-2 相比，IL-15 可以更持久的促进 CD8$^+$ 记忆 T 细胞表型，诱导更强的细胞增殖，通过上调 bcl-2 等抗凋亡基因或下调 BIM、NOXA 等促凋亡基因，提高细胞存活率，甚至保护它们不受 IL-2 诱导的 AICD 的影响。

IL-15 具有强大的免疫刺激能力，这推动了研究探索其作为抗癌治疗的作用。大量的临床前研究已经证明抗肿瘤的有效性。体外和动物研究表明，通过依赖于 NKG2D 的方式激活 IL-15 可以增强 NK 细胞溶解能力，并增加 ADCC 功能。也有报道 IL-15 增强细胞毒性淋巴细胞（CTL）的功能以及更有效的体外扩增 TIL 已用于过继免疫细胞移植。自从 IL-15 信号发生主要是通过转化来完成，IL-15 / IL-15Rα 复合物似乎比单独 IL-15 能更有效的起到免疫刺激作用。因此，在一些临床前模型中 IL-15 / IL-15Rα 复合物的开发相比 IL-15 展示了更卓越的临床价值。

目前正在进行一些测试 IL-15 的临床试验，这些包括单独使用 IL-15 或与 NK 细胞联合使用或 DC 疫苗接种联合，我们期待这些临床试验的结果。

三、白细胞介素 -21（IL-21）

白细胞介素 -21（IL-21）是一种多效细胞因子，作为一种强大的免疫调节剂出现连接着天然免疫和适应性免疫。它被作为一种免疫调节剂研究治疗癌症患者的作用。它的主要来源是活化的 CD4$^+$ T 细胞，它具有自分泌功能，以及对靶细胞的多种功能。IL-21 与 IL-2、IL-15 类似的，通过共同的细胞因子和信号 γc 受体绑定到一个特定的 IL-21R 上发挥作用。IL-21 与 IL-2、IL-15 不同的是，它主要优先通过 STAT1 和 STAT3 进行转导，其次才是通过 STAT5 进行转导，而后者则是 IL-2 和 IL-15 的主要转导通路。IL-21 也可以通过 PI3K 和 MAPK 通路发出信号，这意味着它可以促进细胞凋亡（STAT1）和细胞增殖（STAT3）。有趣的是，自身免疫性疾病患者在受损组织细胞中发现 IL-21R 存在过表达。IL-21 本身对于淋巴细胞的发育并不是必需的，但是，它是一种很强的活化淋巴细胞的共刺激因子，IL-21R 缺乏的患者表现出正常的淋巴细胞数量，但 B 细胞的活性是受损的。

IL-21 单独作用对 CD8$^+$ 静息 T 细胞的影响很小。然而，在细胞激活后，IL-21 能促进 CD8$^+$ T 细胞扩增和它的抗肿瘤能力，并促使其分化为 CTL 或记忆表型。它还能维持人类 NK 细胞的生存，诱导 NK 细胞的增殖，促使 NK 细胞成熟，最终导致 NK 细胞的凋亡。B 细胞表达高水平的 IL-21R，IL-21 是诱导 B 细胞和浆细胞分化、建立记忆表型和长期体液反应的关键细胞因子。然而，类似于 IL-2 的 AICD 功能，IL-21 也可以促进细胞凋亡，可能消除不适当激活的 B 细胞或浆细胞。

IL-21 的抗肿瘤活性已在多项临床前研究中得到证实。通过编码质粒注射在小鼠体内获得高剂量的 IL-21，通过 NK 和（或）CD8$^+$T 细胞介导的杀伤作用，抑制低免疫原性肿瘤如 B16F1 黑色素瘤、MethA 纤维肉瘤、结肠癌或乳腺腺癌的肿瘤生长，并具有持续的记忆保护，防止的肿瘤复发。与 IL-2 或 IL-15 联合 TIL 相比，IL-21- TIL 体外过继免疫细胞移植（ACT）能提高黑色素瘤小鼠寿命，并增强了体内抗肿瘤的活性。

自 2004 年单独对 rIL-21 进行临床试验以来，目前开展了较多 IL-21 结合靶向治疗、单克隆抗体、化学治疗或 ACT 免疫细胞移植的临床试验。总的来说，rIL-21 给药是相对安全的，不良事件通常包括 1～2 级头痛、疲劳、发热、恶心、肌痛 / 关节痛、皮疹、腹泻和注射部位反应。需要减少或停止使用 rIL-21 剂量的严重不良事件是罕见的，主要是 3～4 级血液学（粒细胞减少）和（或）肝（ALT、AST 升高）。虽然最初的单臂 II 期研究报告了转移性黑色素瘤患者的有希望的应答率，但随后的针对达卡巴嗪的随机 II 期研究报告显示临床活动很少。在 RCC 患者中使用 rIL-21 的治疗效果一般或由于毒性而过早终止，而在低级别淋巴瘤患者中联合利妥昔单抗的 I 期研究被报道为有希望。虽然这些早期的结果导致了一个相对停止 rIL-21 抗癌疗法的研究，但也有许多研究正在进行。

四、白细胞介素 -12（IL-12）

20 世纪 80 年代后期，Gately 等、Kobayashi 等分别发现了一种细胞因子，这种细胞因子可以有效刺激细胞毒性 T 淋巴细胞（cytotoxicity lymphocyte，CTL）和自然杀伤（natural killer，NK）细胞的活性，他们分别将其命名为细胞毒性淋巴细胞成熟因子和 NK 细胞刺激因子，后来证实它们是同一种细胞因子，现将其统称为白细胞介素 -12（interleukin-12，IL-12）。白细胞介素 -12（IL-12）是一种促炎症异二聚体细胞因子，是 IL-12 细胞因子家族的第一个成员，IL-12 细胞因子家族还包括 IL-23、IL-27 和 IL-35。IL-12 由一个 p35 和一个 p40 亚基组成，后者也被 IL-23 共享。白细胞介素受体（IL-12R）包括两个链：IL-12Rβ1、IL-12Rβ2，它主要通过作用于 STAT4 进行信号转导。研究表明：IL-12 可增强多种免疫效应细胞的活性，如它可以促进 T 细胞、NK 细胞的增殖和细胞毒作用、调节 Th1 细胞的发育、诱导多种细胞因子的产生等。由于它的这些免疫调节作用，IL-12 显示出良好的抗肿瘤活性，加上它对免疫细胞活性的调节具有作用强、范围广的特点，因此在抗肿瘤研究中显示出良好的应用前景。

但由于直接注射 IL-12 蛋白的毒副作用很强，因此研究人员重点在利用携带 IL-12 编码基因的载体或病毒进行基因治疗和联合治疗方面进行了多种尝试。多种基于 IL-12 的抗肿瘤基因治疗策略，在实验中已取得了良好的治疗效果，部分治疗策略已经进入 II 期临床试验。

由于 IL-12 在基础研究中所显示的强大抗肿瘤效果，其临床试验得以顺利开展。2007 年，Lenzi 等报道了腹腔给予重组 IL-12 用于治疗难治性卵巢癌或腹膜癌的 II 期临床试验结果。在该项试验中，共有 34 例患者接受治疗，患者腹腔注射重组 IL-12，最终 12 例患者完成了 II 期临床试验，并接受了反应性和毒性的评估。试验中没有发生治疗相关的死亡、腹膜炎或严重的导管并发症；反应最好的 2 例患者病情稳定，9 例患者出现病情进展；腹水中可检测到细胞因子水平，提示 NK 细胞或 T 细胞的活化。由于这些细胞因子中既包含抗肿瘤的 IFN-γ，也包含促肿瘤的 IL-8 和 VEGF，提示 IL-12 具有多效性。他们在研究中也观察到一些副作用，如中性粒细胞减少、疲劳、头痛、发热等，但总体上他们认为所使用的 IL-12 的剂量是安全的，部分患者实现了病情稳定，后续在如何控制 IL-12 的多效性方面，仍需进一步的深入研究。2013 年，在 1 项联合治疗的 I 期临床试验中，Anwer 等报道了腹腔给予 IL-12 质粒联合静脉给予卡铂 / 紫杉醇用于治疗铂敏感型卵巢癌患者的安全性和耐受性。虽然他们在研究中观察到一些由质粒引起的副作用，如腹痛、短暂低血压、低热、寒战、味觉障碍、恶心等，三级副作用表现为可控的腹痛和细胞因子风暴。但受试患者中 17% 的患者表现为完全缓解，33% 的患者表现为部分缓解，显示出一定的抗肿瘤疗效，因此认为患者可耐受腹腔给予的 IL-12，并且 IL-12 没有降低化学治疗药物的抗肿瘤活性，也没有增强化学治疗药物的副作用。在治疗方案方面，总体的趋势是联合治疗，包括传统治疗与基因治疗的联合、多种抗肿瘤策略的联合，以及局部治疗与系统治疗的联合等。令人鼓舞的结果是，腺病毒作为载体，利用 IL-12 的基因治疗具有胃肠癌的动物模型获得了批准，相信随着基础医学的进一步发展和临床实践的进一步成熟，IL-12 在抗肿瘤中的应用会取得更好的结果，然而其可能造成肌肉坏死等不良反应也需要引起高度重视。

（王晓丹　刘　萍）

参考文献

[1] Zitvogel L, Galluzzi L, Kepp O, et al. Type I interferons in anticancer immunity[J]. Nat Rev Immunol, 2015,15(7): 405-414.

[2] Snell LM, McGaha TL, Brooks DG. Type I Interferon in Chronic Virus Infection and Cancer[J]. Trends Immunol, 2017, 38(8): 542-557.

[3] Setrerrahmane S, Xu H. Tumor-related interleukins: old validated targets for new anti-cancer drug development[J]. Mol Cancer, 2017, 16(1): 153.

[4] Mojic M, Takeda K, Hayakawa Y. The Dark Side of IFN-gamma：Its Role in Promoting Cancer Immunoevasion[J]. Int J Mol Sci, 2017.

[5] Gajewski TF, Corrales L. New perspectives on type I

IFNs in cancer[J]. Cytokine Growth Factor Rev, 2015, 26(2): 175-178.

[6] Mizui M. Natural and modified IL-2 for the treatment of cancer and autoimmune diseases[J]. Clin Immunol, 2019, 206: 63-70.

[7] Dhupkar P, Gordon N. Interleukin-2; Old and New Approaches to Enhance Immune-Therapeutic Efficacy[J]. Adv Exp Med Biol, 2017, 995: 33-51.

[8] Borden EC. Interferons alpha and beta in cancer: therapeutic opportunities from new insights[J]. Nat Rev Drug Discov, 2019, 18(3): 219-234.

[9] Nalbant A. IL-17, IL-21, and IL-22 Cytokines of T Helper 17 Cells in Cancer[J]. J Interferon Cytokine Res, 2019, 39(1): 56-60.

[10] Lasfar A, Gogas H, Zloza A, et al. IFN-λ cancer immunotherapy: new kid on the block[J]. Immunotherapy, 2016, 8: 877-888.

[11] Marabondo S, Kaufman HL. High-dose interleukin-2 (IL-2) for the treatment of melanoma: safety considerations and future directions[J]. Expert Opin Drug Saf, 2017, 16(12): 1347-1357.

[12] Conlon KC, Miljkovic MD, Waldmann TA. Cytokines in the Treatment of Cancer[J]. J Interferon Cytokine Res, 2019, 39(1): 6-21.

[13] Berraondo P, Sanmamed MF, Ochoa MC, et al. Cytokines in clinical cancer immunotherapy[J]. Br J Cancer, 2019, 120(1): 6-15.

[14] Waldmann TA. Cytokines in Cancer Immunotherapy[J]. Cold Spring Harb Perspect Biol, 2018.

[15] Parker BS, Rautela J, Hertzog PJ. Antitumour actions of interferons: implications for cancer therapy[J]. Nat Rev Cancer, 2016, 16(3): 131-144.

[16] Shen J, Xiao Z, Zhao Q, et al. Anti-cancer therapy with TNFalpha and IFNgamma: A comprehensive review[J]. Cell Prolif, 2018, 51(4): 12441.

[17] Floros T, Tarhini AA. Anticancer Cytokines: Biology and Clinical Effects of Interferon-alpha2，Interleukin(IL)-2, IL-15, IL-21, and IL-12[J]. Semin Oncol, 2015, 42(4): 539-548.

[18] Hutmacher C, Neri D. Antibody-cytokine fusion proteins: Biopharmaceuticals with immunomodulatory properties for cancer therapy[J]. Adv Drug Deliv Rev, 2019, 141: 67-91.

[19] Murer P, Neri D. Antibody-cytokine fusion proteins: A novel class of biopharmaceuticals for the therapy of cancer and of chronic inflammation[J]. N Biotechnol, 2019, 52: 42-53.

[20] Valedkarimi Z, Nasiri H, Aghebati-Maleki L, et al. Antibody-cytokine fusion proteins for improving efficacy and safety of cancer therapy[J]. Biomed Pharmacother, 2017, 95: 731-742.

第九章　　肿瘤过继性细胞免疫治疗

第一节　抗肿瘤免疫细胞治疗的历史

近年来，恶性肿瘤的综合治疗是研究的热点，手术治疗、放射治疗和化学治疗是肿瘤治疗的三大常规手段，但目前三种方法都无法治愈绝大多数肿瘤。随着生物技术发展和对肿瘤发生分子机制的深入研究，生物治疗已经成为肿瘤综合治疗的第四种模式。作为辅助治疗，在提高手术、放射治疗、化学治疗效果及延长患者生存期、改善生活质量方面受到了越来越多的关注。过继性细胞免疫治疗作为生物治疗之一，是目前认为最有前景的生物治疗方法，过继性细胞免疫治疗不仅可以杀灭肿瘤细胞，还能调动机体自身的免疫功能来发挥抑制肿瘤的作用。

过继免疫治疗（adoptive cell therapy，ACT），它是指向肿瘤患者体内输入具有抗肿瘤活性的免疫细胞，直接杀伤肿瘤，从而达到治疗肿瘤的目的。肿瘤过继性细胞免疫治疗的效应细胞可分为 2 类：一类为肿瘤抗原非特异性免疫细胞，包括淋巴因子激活的杀伤细胞（lymphokine-activated killer，LAK）、细胞因子诱导的杀伤细胞（cytokine-induced killer，CIK）及自然杀伤细胞（natural killer cell，NK），这类细胞通过从外周血细胞中分离并经淋巴因子或细胞因子诱导刺激获得；另一类为肿瘤抗原特异性 T 细胞，包括肿瘤浸润性淋巴细胞（tumor infiltrating lymphocytes，TIL）、细胞毒性 T 细胞（cytotoxic T lymphocyte，CTL）及经基因修饰改造的 T 细胞。肿瘤抗原特异性 T 细胞为被肿瘤抗原激活的 CTL，一般具有主要组织相容性复合体（major histocompatibility complex，MHC）限制性，但经基因修饰改造过的 T 细胞，可以通过转入嵌合抗原受体（chimeric antigen receptor，CAR），使 T 细胞通过非 MHC 限制性途径杀伤肿瘤，具有高度特异性杀伤性能。

（孟明耀　解燕华）

第二节　抗肿瘤免疫细胞治疗方法

一、LAK 细胞

20 世纪 80 年代初，Rosenberg 等研究发现小鼠脾淋巴细胞经 T 细胞生长因子诱导后，其抗肿瘤活性明显增强。将这种由大剂量 IL-2 激活的具有杀瘤活性的 $CD3^-CD16^+CD56^+$ 样 NK 和 $CD3^+T$ 细胞命名为淋巴因子激活的杀伤性细胞。1984 年，将 LAK 细胞用于黑色素瘤细胞系 B16 小鼠肿瘤转移模型的治疗，治疗后肺转移灶明显缩小且存活率升高。1984 年 11 月，Rosenberg 等首次将 LAK

细胞给予 25 例常规治疗无效且已发生远处转移的肿瘤患者，25 例患者中有 11 例治疗有效，肿瘤缩小达 50% 以上，其中一例转移性黑色素瘤的患者完全缓解达 10 个月之久。该疗法对转移性肾细胞癌、黑色素瘤、结肠癌和非霍奇金淋巴瘤患者的疗效较显著。但回输 LAK 细胞的同时需使用大剂量 IL-2，会出现明显的毒副反应，同时 LAK 体外扩增能力较低，体内杀瘤活性不高，现已退出临床应用。

二、TIL 细胞

TIL 是 Rosenberg 研究组基于 LAK 细胞深入研究后所开创的另一种细胞免疫治疗方法，肿瘤杀伤力较 LAK 细胞明显提高，也无须联合大剂量的 IL-2。1986 年，发表在 Science 上的一篇文章中指出，TIL 细胞对肿瘤细胞的杀伤力是 LAK 细胞的 50～100 倍。1988 年，Rosenberg 等再次报道了 TIL 和 IL-2 及环磷酰胺联合治疗 20 例转移性黑色素瘤患者的治疗效果。研究发现，将从手术切除的黑色素瘤组织中提取的淋巴细胞在体外进行扩增，可以特异性裂解自体肿瘤细胞而不裂解异体肿瘤或自体正常细胞。当给予患者静脉注射环磷酰胺后，再将 TIL 和 IL-2 输注给转移性黑色素瘤患者，有 12 例患者部分和完全缓解。肿瘤消退发生于肺、肝、骨、皮肤和皮下结节，并维持 2～12 个月甚至更长的时间。因此，在转移性黑色素瘤患者中 TIL 联合 IL-2 能够产生比单独 IL-2 治疗或 LAK 治疗更高的缓解率。但由于 TIL 的取材不便，限制了其广泛应用，目前主要在黑色素瘤患者中效果最为明显。

三、CIK 细胞

CIK 细胞是国内外继 LAK 细胞治疗后在临床上广泛开展的细胞治疗方法。1986 年，Schmidt 等就发现在正常人外周血单个核细胞中有 2.5% 的细胞表达 CD3（T 细胞标志）和 CD56（NK 细胞标志）两种抗原，并且对 K562 有天然杀伤作用，这就是 CIK 细胞的雏形。CIK 细胞为外周血单个核细胞经 IFN-γ、IL-2、CD3 单抗和 IL-1a 等多种细胞因子诱导后获得的一群异质细胞。主要的效应细胞为 $CD3^+$-T 细胞和 $CD3^+CD56^+$ NK-T 细胞，较 NK 和 LAK 具有更强的增殖活性和细胞毒活性，

是肿瘤过继性细胞免疫治疗中有效的杀瘤效应细胞，对多重耐药肿瘤细胞同样敏感，对正常的造血干细胞影响甚微。CIK 细胞主要通过 3 种途径发挥杀瘤、溶瘤作用：①通过释放颗粒酶/穿孔素等毒性颗粒，导致肿瘤细胞的裂解；②同时释放大量细胞因子，不仅对肿瘤细胞有直接抑制作用，还可通过调节机体免疫系统的反应间接杀伤肿瘤细胞；③通过与肿瘤细胞膜表达的 FasL 结合，诱导肿瘤细胞凋亡。CIK 细胞治疗肿瘤的临床试验首次报道于 1999 年，研究证实，与对照组相比，CIK 细胞可提高晚期肿瘤患者的生活质量，延长生存期。2000 年，Takayama 等报道了利用 CIK 细胞治疗肝癌的临床试验，用 CIK 细胞治疗后肝癌复发的危险降低了 41%。

昆明市延安医院中心实验室课题组对 IL-15 和 IL-2 细胞因子诱导的 CIK 细胞进行全转录组、MiRNA 表达谱，以及培养过程中动态表达谱进行了全方位的研究和分析，对不同细胞因子诱导的 CIK 细胞其细胞增殖、细胞毒活性、安全性等方面进行研究，发现两种细胞因子均有较好的细胞增殖能力，而 CIKIL-2 表现出比 CIKIL-15 更强的肿瘤细胞毒作用。通过测序共鉴定出 374 个差异表达基因（DEGs），其中 CIKIL-15 上调基因 175 个，CIKIL-2 上调基因 199 个。CIKIL-15 差异基因与黏附和增殖有关，Wnt4 信号途径和局部黏附是 CIKIL-15 细胞抗肿瘤细胞毒性的主要生物学功能；CIKIL-2 具有较好的抗肿瘤活性，IL-2 刺激后，CD80 上调，与 CD28 相互作用提供 T 细胞激活和增殖共同刺激信号。同时，CTLA-4 结合到 CD80 提供 CD28 的抑制信号，形成了负反馈。CIKIL-2 增殖能力较 CIKIL-15 差。发现 miR-143-3p/miR-145-5p cluster 正向调节细胞增殖；相反，miR-340-5p/miR-340-3p cluster 通过细胞凋亡及死亡负调节 CIKIL-2 细胞增殖。重要的是，发现了 CIK 细胞中抑制性受体（KIR2DL4 和 KLRD1）和激活性受体（NKG2C 和 2B4）及调节它们的 miRNAs。课题组在传统的 CIK 培养基中加入 IL-15，能提高 CIK 细胞的增殖效率及细胞毒活性。体内研究发现，CIKIL-2 + IL-15 较 CIKIL-2 更好地抑制肿瘤活性。CIKIL-2 + IL-15 在体内能显著上调 TNF-α 和 IFN-γ 的表达，并且能显著下调肿瘤细胞表达 CyclinD1。因此，IL-2 和 IL-15 联合

诱导的增强型 CIK 较好地解决了增殖效率和体内细胞毒性低的问题。课题组进一步对培养 CIK 细胞进行动态转录组分析。提取第 0、1、7、14 日 CIK 的 mRNA 进行测序和生物信息学分析。利用加权相关网络分析（WGCNA），发现 CIK 细胞的激活和细胞毒性可能依赖于 CD8 及其蛋白伴侣 LCK 原癌基因，Src 家族酪氨酸激酶（LCK）。时间序列分析显示，CIK 细胞的免疫原性较低，部分源自于自身抗原的表达降低。在成熟的 CIK 细胞中其细胞毒性相关基因，包括编码 PRF1、GZMB、FASL 和几种细胞因子的基因的表达均有上调。在 CIK 细胞中，大多数免疫检查点分子和炎性肿瘤促进因子均下调，提示其在未来的临床试验中具有有效性和安全性。该研究中也发现胰岛素样生长因子 1（IGF-1）在 CIK 细胞中高表达，可能促进了细胞毒性能力。所展示的 CIK 细胞转录组图谱可能有助于在临床试验中改善 CIK 相关的肿瘤细胞毒性和安全性。

CIK 细胞凭借其增殖速度快、杀瘤活性高、非 MHC 限制、对正常骨髓造血影响轻微等优势成为新一代肿瘤过继性细胞免疫治疗的主力军。目前 CIK 细胞治疗正逐步成为肿瘤治疗中重要的辅助治疗方法，包括单独使用 CIK 细胞、CIK 细胞联合 DC（树突状细胞）等治疗方法。

四、DC-CIK 细胞

DC 细胞是目前发现功能最强大的抗原提呈细胞，能有效激活和诱导初始细胞的活化，引发机体的免疫应答和免疫耐受。DC 可有效提呈可溶性肿瘤抗原，增强机体对肿瘤的特异性免疫应答，在机体抗肿瘤免疫反应中发挥重要作用。DC 细胞主要通过以下机制发挥抗肿瘤作用：①诱导产生大量效应 T 细胞；②趋化效应 T 细胞迁移至肿瘤部位；③维持效应 T 细胞在肿瘤部位的长期存在；④分泌 IL-12、GM-CSF、IL-1β、TNF-α；⑤抑制肿瘤血管生成。在淋巴瘤、黑色素瘤、结肠癌、非小细胞肺癌多种恶性肿瘤患者中，采用肿瘤抗原负载的 DC 细胞免疫，无论 DC 细胞直接来自于外周血还是通过血液前体细胞体外诱导，都能够产生明显的肿瘤特异性免疫反应。

CIK 细胞与 DC 细胞共培养后细胞增殖速度明显快于单独的 CIK 细胞，共培养中 DC 细胞分泌共刺激分子和细胞因子促进 CIK 细胞的活化和分化，通过刺激抗原特异性 T 细胞增殖，间接激活 CIK 细胞，两者联合协同诱导高效的免疫反应，提高 CIK 细胞的肿瘤杀伤活性。

五、NK 细胞

NK 细胞属于先天免疫系统细胞，拥有无须抗原提呈识别就可以杀死恶性细胞的固有能力，同时还拥有抗病毒和抗微生物活性，在免疫反应中扮演重要作用。被认为是机体抗感染、抗肿瘤的第一道天然防线，表面标志为 CD3$^-$CD16$^+$CD56$^+$。NK 细胞与 T 细胞不同，NK 细胞无须肿瘤特异性抗原识别便可以直接杀伤肿瘤细胞，是肿瘤免疫治疗的重要效应细胞。它们能识别 MHC Ⅰ类分子缺乏的细胞，而 MHC Ⅰ类分子缺乏常是肿瘤细胞的特征之一。NK 是机体天然免疫的主要承担者，同时还是调节天然免疫和获得性免疫的关键细胞。因此，近年来针对 NK 的过继性细胞免疫治疗研究逐渐受到人们的关注。

NK 细胞分化过程中表达的第一个受体都是 CD94/NKG2A，它通常表达在 NK 细胞和 T 细胞表面，介导抑制性信号的传导；自然细胞毒性受体（激活性受体）NKp44 存在于 PBNK 细胞中，当 IL-2 或 IL-15 存在下培养时，成熟的 NK 细胞会上调 NKp44 表达，同样具有鉴定意义的自然细胞毒性受体还包括 NKp46，NKp46 在 NK 细胞上特异性表达，KIR 受体的表达通常意味着 NK 细胞的分化进入最后阶段。因此，选取 CD94/NKG2A、NKp44、NKp46、KIR2DL4（CD158d）几个受体作为代表，在 NK 细胞整个培养过程中，监测其表达水平的变化。NK 细胞的代表性表面标志都随着培养时间的增加而表达升高。不仅如此，CD94 和 NKp46 的表达高，NKp44 和 CD158d 的阳性表达率相对低也符合体外培养的 NK 细胞的特点。

六、CAR-T 细胞

细胞基因编辑技术使得构建特异性更强的 T 细胞成为可能，因此 CAR 技术的出现，使 T 细胞可通过非 MHC 限制性途径与肿瘤抗原发生反应，突破了抗原种类的限制，避免肿瘤通过抗原提呈缺陷而导致的免疫逃逸现象。T 细胞的遗传修饰，不只限于保证 T 细胞的抗原特异性，而且可以插入改善 T 细胞效能的基因。这些基因包括共刺激分子表达基因、凋亡抑制基因、肿瘤微环境调节基因、诱导稳定增殖基因及编码可以促进 T 细胞归巢的趋化因子受体基因。采用 scFv 的 CAR-T 细胞一个明显优势是，与常规 TCR 只能针对蛋白抗原相比，CAR 并不局限于蛋白抗原，可以靶向糖类和糖脂类肿瘤相关抗原，而这些抗原不像蛋白抗原那么容易突变。糖类抗原由于在肿瘤细胞上的异常高表达，也能够作为有效的免疫治疗抗原靶点。尽管最近在 CAR-T 细胞的免疫治疗方面取得了进展，但其成本和严重的毒性阻碍了它的广泛使用。为了改善 CAR-T 细胞免疫疗法的这些缺点，需要对 CAR-T 细胞进行改造，减少副反应的发生，优化制备工艺降低成本，能更好地应用于临床。

截至 2020 年 6 月 30 日，中国已注册 357 项 CAR-T 临床试验项目，美国 256 项，其他国家总数为 58 项。目前针对血液肿瘤最常见的靶点是 CD19、BCMA、CD22、CD20、CD123 等，在国内所有的 CAR-T 临床试验中，针对 CD19 是研究最多的靶点，其次研究较多的是 BCMA。在实体瘤方面，mesothelin 是研究数量排名第一的靶点，其次研究排名第二的是 MUC1，其他的如 GD2、GPC3、HER2、EGFR、PSCA、CEA、EGFRvIII、GUCY2C、EpCAM 和 TM4SF1 也都是热门的研究靶点。

七、抗肿瘤免疫细胞治疗的前景与展望

目前已有越来越多的证据表明，细胞免疫治疗是恶性肿瘤的有效治疗手段，有其他治疗方式无法比拟的优越性，具有十分广阔的临床应用前景。但在细胞免疫治疗过程中，也存在一些问题：①细胞质控缺乏统一的标准。培养的肿瘤杀伤细胞数量绝对或相对不足或细胞活性欠佳。②安全性问题，存在细胞污染、变态反应、毒性反应等副作用。③部分疗效不确切。一方面是体内免疫抑制微环境的存在，部分限制了输注免疫细胞的杀伤活性。如采用环磷酰胺对患者进行预处理，可减少免疫抑制细胞的数量，提高细胞免疫治疗的效果。另一方面是细胞免疫治疗是一种个体化很高的治疗，细胞治疗对每例患者都需要制作一种新的抗肿瘤"制剂"，这种个体化很强的特性使其商业化推广相对困难。随着肿瘤免疫学、肿瘤分子生物学及基因工程技术的不断发展和进步，人们对肿瘤认识和理解的不断深入，以及系统的临床研究，针对过继性细胞免疫治疗存在的问题，通过优化细胞培养、增强免疫细胞功能、改善免疫抑制微环境、优化免疫细胞组成成分及联合治疗方法，必能使其效果不断提高，为控制甚至治愈肿瘤带来希望。

（孟明耀　解燕华）

第三节　LAK 细胞治疗

一、背景与概念

IL-2 激活的具有杀瘤活性的 $CD3^-CD16^+$ $CD56^+$ NK 样和 CD3+T 细胞命名为淋巴因子激活的杀伤性细胞（lymphokine-activated killer cells，LAK），LAK 与 IL-2 作为过继免疫治疗（aboptive immunotherapy，AIT）肿瘤最为引人瞩目，而且已取得了令人鼓舞的效果。但 IL-2/LAK 疗法在临床应用中大剂量 IL-2 使用出现明显的毒副反应，限制了其疗效的提高和推广应用。

二、LAK 细胞的分离与培养方法

1. 试剂及材料　PHA、rhIL-2、10%FBS +RPMI-1640 培养液、淋巴细胞分离液、生理盐水、移液管、50ml 离心管、培养板等。

2. 操作方法

（1）抽取外周血 50 ~ 60ml，收集于含 400U/ml 肝素钠的生理盐水中，室温存放。

（2）在超净工作台内，1 : 1 倍比稀释外周血，50ml 离心管内加入 15ml 淋巴细胞分离液。

（3）用 10ml 移液管吸取稀释的外周血加入

淋巴细胞分离液液面上，每支加入 30ml 外周血。

（4）高速低温离心机离心，20℃，800g，离心 15min。

（5）能见到明显的分层，用移液管吸取离心后分离管中的血浆层中大部分血浆，收获淋巴细胞于另一支 50ml 离心管中。

（6）用生理盐水加满至 50ml，混匀，1500r/min，离心 8min，洗涤 2 次。

（7）离心洗涤后，去除上清液，用含 10%FBS 的 RPMI-1640 完全培养液调整细胞浓度至 1×10^6/ml，于饱和湿度，5%CO_2、37℃培养。

（8）将上述细胞加入 24 孔培养板孔中，同时加入 60μg PHA，rhIL-2（终浓度为 500U/ml），将细胞置于 37℃，5%CO_2 条件下培养。

（9）第 3 日或第 4 日，换液，吸弃 1/2 上清，加入含 100U/ml 的重组人 IL-2、10%FBS RPMI-1640 培养液，将细胞置于 37℃，5%CO_2 条件下培养。

（10）第 7 日，取样进行细菌，真菌检测。

（11）第 10 日，无菌室检测后结果阴性，取细胞采用台盼蓝进行细胞活性检测，细胞表型检测，同时在收集细胞前取培养液进行内毒素检测，如结果阴性即可收集所有的细胞进行离心，收集细胞 1500r/min，离心 8min，弃培养液，加入生理盐水，1500r/min，离心 5min，清洗 3 次。

（12）离心清洗后，去除上清，用生理盐水重悬细胞转移到 100ml 生理盐水中，抽取 2ml 细胞悬液，1ml 用于革兰染色镜检，1ml 保存备查。

三、LAK 细胞治疗的临床应用与治疗效果

1984 年 11 月，Rosenberg 研究组在美国食品药品监督管理局（U.S. Food and Drug Administration，FDA）批准下，首次应用 IL-2 与 LAK 协同治疗 25 例肾细胞癌、黑色素瘤、肺癌、结肠癌等肿瘤患者。治疗用 LAK 细胞数量在（0.6 ～ 18.4）$\times 10^{10}$，IL-2 用量为 2.8×10^5 ～ 3.32×10^6U/kg。其中 11 例肿瘤缩小超过 50%，1 例黑色素瘤完全消退。1988 年，该研究组总结了 IL-2 与 LAK 细胞协同治疗 222 例肿瘤患者，其中 16 例患者肿瘤转移灶完全消退，26 例患者肿瘤消退 50% 以上，

该疗法对转移性肾细胞癌、黑色素瘤、结肠癌和非霍奇金淋巴瘤患者的疗效较显著。有报道，乳腺癌、膀胱癌局部应用 IL-2 进行治疗也获得明显疗效。

四、LAK 细胞的副作用

由于 IL-2 用量大，在治疗过程中可出现毒副反应，比较常见和严重的毒副作用是出现毛细血管渗漏综合征（capillary leak syndrome，CLS），主要表现为全身性水肿和多器官功能失调，可引起胸腔积液、腹水、肺间质水肿和充血性心力衰竭。引起 CLS 的机制可能与内皮细胞损伤和产生血管活性物质有关。

五、LAK 细胞的前景及展望

从目前的研究报道中，LAK 细胞全身输入的过继免疫治疗方案对恶性肿瘤的总有效率平均为 20%，非霍奇金淋巴瘤 57%，对其他实体肿瘤（如肺癌、肝癌、结直肠癌等）疗效相对较差，因此不断优化 LAK 的培养体系及联合治疗将提高其疗效。

提高 LAK 细胞的纯度，应用活化 LAK 细胞贴壁的特性，纯化黏附 LAK（adherent-LAK，A-LAK）细胞，在 IL-2 诱导下数量可增加 100 倍，而且抗肿瘤转移的作用比 LAK 强 20 ～ 50 倍。

改变转移细胞在体内的分布，如改变注射细胞途径和方法，达到局部/区域免疫疗法的目的。

与其他细胞因子（如 IL-12、IFN、TNF-α 和 CSF）联合治疗，增强 LAK 的杀伤活性。另有报道，抗 CD3 单抗与 IL-2 协同，能显著提高 LAK 细胞的数量和杀伤活性。应用 CD3 单抗诱导的杀伤细胞称为 CD3 抗体激活的杀伤细胞（CD3McAb activated killer cells，CD3AK），CD3AK 激活需要单核细胞存在，其增殖速度和细胞毒活性均高于 LAK。所有的 $CD3^+CD8^+$T 细胞和 1% ～ 6% $CD3^+CD4^+$T 细胞可诱导出 CD3AK。CD3AK 已开始应用于临床。

将某些细胞因子（如 IL-2、TNF 等）cDNA 转染 LAK 用于基因治疗。

（孟明耀　解燕华）

第四节　CIK 细胞治疗

细胞因子诱导的杀伤性淋巴细胞（cytokine induced killer，CIK）是一种新型的免疫活性细胞，CIK 增殖能力强，细胞毒作用强，具有一定的免疫特性。

1991 年，Schmidt-Wolf 等在体外和体内的抗肿瘤作用中发现其 CIK 细胞能在体外扩增和活化。在过去的十年里，CIK 细胞已开始用于临床，如今在临床治疗上已是一种常规治疗。

细胞因子诱导的杀伤免疫疗法是一种个体化治疗，使用患者自己的 PBMC 来扩增抗肿瘤 CIK 细胞，然后再注入患者自身，很少会引起自身免疫反应。但存在部分患者健康状况不佳，如老年人和免疫缺陷疾病患者，很难获得足够数量的 CIK 细胞。为了解决这个问题，从捐献者的 PBMC 获得 CIK 细胞也是一种选择。研究表明，CIK 细胞可以跨过 HLA 屏障表现出较少的同种异体反应性，减少移植物抗宿主疾病（graft-versus-host disease，GVHD）的风险。许多 I 期临床研究都证明了在给同种异体造血干细胞移植后复发的患者输注同种异体 CIK 细胞将会减少 GVHD 的发生率。另一种获得足够的 CIK 细胞的方法就是从脐带血中分离扩增，脐带血衍生的 CIK 细胞（cord blood-derived CIK，CB-CIK）显示 HLA 的表达相对较低，表明免疫原性较弱，因此发生 GVHD 的风险较低。许多临床试验证明，CB-CIK 细胞对恶性肿瘤患者是有效且安全的。所有这些都表明 CIK 是一种安全的免疫疗法，降低了 GVHD 的风险。

一、CIK 细胞的分离与培养方法

CIK 细胞主要为 T 淋巴细胞与自然杀伤细胞表型的细胞亚群，具有较强的增殖能力、杀伤活性和非 MHC 限制性。主要从外周血淋巴细胞分离并加入 IFN-γ（1000U/ml）、单克隆抗体 CD3（50ng/ml）、IL-2（300U/ml）通过长时间刺激得到。在 CIK 细胞的培养扩增阶段，OKT3 为 T 淋巴细胞提供增殖分裂信号，IFN-γ 是通过激活单核细胞来提供膜表面分子接触信号（CD58/LFA-3），

以促进自噬和抗原交叉表达的生成，主要作用为增加细胞毒活性。在培养过程中，加入 IL-2 细胞因子能促进 T 细胞增殖和获得溶解细胞的能力。在培养的最后阶段，将会获得一群具有强大抗肿瘤活性的异质性的 CD3$^+$CD56$^+$ CIK 细胞。

对于不同的目的，培养 CIK 的条件与步骤也是不一样的，如侯宗柳研究团队发现，与单独加入 IL-2 相比，同时加入 IL-2 与 IL-15 两种细胞因子培养，可以提高其增殖效率与抗肿瘤能力。而另外的研究结果也显示，每隔 2～3d 加入 IL-6，CIK 细胞会抑制 Foxp3+Treg 细胞的产生和促进 CD3$^+$CD56$^+$ CIK 的增长；Zoll 团队进一步研究显示，在 CIK 细胞中添加外源性 IL-7 会上调 LFA-1（CD11a/CD18）和 CD28 的表达，这在 CIK 细胞的抗肿瘤效应与 T 细胞激活的共刺激信号中扮演了一个重要角色。

（一）试剂及耗材

无血清培养液、IFN-γ、IL-2、IL-1α、IL-15、CD3、生理盐水、淋巴细胞分离液、50ml 离心管、175cm^2 培养瓶、移液管等。

（二）操作步骤

1. 抽取外周血 50～60ml，收集于含 400U/ml 肝素钠的生理盐水中，室温存放。

2. 在超净工作台内，1∶1 倍比稀释外周血，50ml 离心管内加入 15ml 淋巴细胞分离液。

3. 用 10ml 移液管吸取稀释的外周血加入淋巴细胞分离液液面上，每支加入 30ml 外周血。

4. 高速低温离心机离心，20℃，800g 离心 15min。

5. 能见到明显的分层，用移液管吸取离心后分离管中的血浆层中大部分血浆，收获分离得到的淋巴细胞层细胞于另一支 50ml 离心管中。

6. 用生理盐水加满至 50ml，混匀，1500r/min，离心 8min，洗涤 2 次。

7. 离心洗涤后，去除上清液，用无血清培养液重悬细胞于 175cm^2 培养瓶中，并加入总浓度为 1000U/ml 的 IFN-γ，于饱和湿度，5%CO$_2$、37℃培养。

8. 培养 24h 后，细胞加终浓度为 500～1000U/ml 的 IL-2、0.5～1ng/ml 的 IL-1α、5～10ng/ml 的 IL-15、50～100ng/ml 的抗 CD3 抗体的无血清 CIK 培养液，于饱和湿度，5%CO_2、37℃培养。

9. 第 5 日，CIK 细胞观察生长状态，按 1：1 或 1：2 稀释分瓶培养，于饱和湿度，5%CO_2、37℃条件下继续培养。

10. 第 7 日或第 8 日，依据细胞状态和活性，按 1：3 比例稀释分瓶培养。

11. 第 9 日或第 10 日，依据细胞状态和活性，按 1：2 比例稀释分瓶培养。

12. 第 11 日或第 12 日，依据细胞状态和活性，按 1：2 比例稀释分瓶培养，同时取样进行细菌、真菌检测。

13. 第 14 日或第 15 日，无菌室检测后结果阴性，取细胞采用台盼蓝进行细胞活性检测，细胞表型检测，同时在收集细胞前取培养液进行内毒素检测，如结果阴性即可收集所有的细胞进行离心，收集细胞 1500r/min，离心 8min，弃培养液，加入生理盐水，1500r/min，离心 5min，清洗 3 次。

14. 离心清洗后，去除上清，用生理盐水重悬细胞转移到 100ml 生理盐水中，抽取 2ml 细胞悬液，1ml 用于革兰染色镜检，1ml 保存备查。

15. 收集完成的细胞悬液进行封口，核对姓名、性别、年龄、住院号、细胞数、无菌结果后送病区进行回输，同时填写详细实验记录签名后存档。

二、CIK 细胞治疗的临床应用与治疗效果

目前，随着 CIK 细胞体外扩增体系日益成熟，CIK 细胞可以采用有或没有化学治疗患者，同时也可以来源于健康人的外周血进行扩增培养，无放射治疗、化学治疗、骨髓移植后明显的毒副反应和风险，在对手术后的肿瘤患者清除残留微小的转移病灶，防止癌细胞的扩散和复发，提高患者自身免疫力等具有重要作用，目前在国内外已进行大量临床试验治疗多种肿瘤。对肾癌、肺癌、乳腺癌、胃癌、肝癌、大肠癌、卵巢癌等癌细胞的杀伤活性达 40%～70%。Schmidt-Wolf 等利用人 IL-2 cDNA 转染的 CIK 细胞对 10 例转移性实体瘤患者（包括 7 例结肠癌、2 例淋巴瘤、1 例肾癌）进行临床治疗，治疗过程中仅 3 例出现轻度发热，

1 例贫血，并在短期内恢复正常。经 CIK 治疗后有 1 例患者出现完全缓解，3 例患者病情得到稳定，表明 hIL-2 转染 CIK 细胞在治疗对化学治疗抵抗的进展期转移性实体瘤中具有应用前景。

结直肠癌术后辅助化疗是 II 期、III 期或部分 IV 期患者的标准治疗方式。然而，5 年总生存率仍不令人满意。辅助化疗和 CIK 细胞序贯免疫治疗对结直肠癌治疗具有明显的疗效。夏建川团队纳入 122 例术后辅助化疗的结直肠癌患者进行了 CIK 和化疗序贯组合的临床研究。其中，62 例患者仅接受辅助化疗（对照组），另外的 60 例患者，具有相似性别、年龄和临床特征，接受辅助化疗和 CIK 细胞序贯免疫治疗（CIK 组）。辅助化学治疗：FOLFOX（输注氟尿嘧啶与奥沙利铂），共 12 个周期治疗，2 周为 1 个周期。CAPOX（奥沙利铂＋卡培他滨）或单药卡培他滨方案，共 8 个周期治疗，3 周为 1 个周期。对 CIK 细胞治疗的患者，在最后一次化学治疗 4 周后开始输注 CIK 细胞。一般情况下，患者每周期输注 1 次，4 次为 1 个周期，共进行 2 个周期的 CIK 细胞治疗，2 个周期之间间隔 2 周。如果患者的病情稳定，即可间隔 1～3 个月再接受 CIK 细胞维持治疗。生存分析显示，与对照组相比，CIK 组显著改善无病生存期和总体生存率（图 9-4-1）。结果表明 CIK 细胞序贯辅助治疗联合化疗是一种有效的治疗策略，可预防疾病复发，尤其对于 T4 期及化疗时间不足的患者，可延长其生存期。

CIK 细胞免疫治疗联合标准放疗在治疗胶质母细胞瘤的应用。Choong-Hyun 将 180 例胶质母细胞瘤患者分为 CIK 细胞免疫治疗＋联合标准放疗 - 替莫唑胺（TMZ）放疗、化疗组（CIK 免疫治疗组）（91 例）或单纯标准 TMZ 放疗、化疗组（对照组）（89 例），具体如下：标准 TMZ 治疗包括同步放疗和 TMZ 化疗。TMZ 维持治疗在放疗结束 4 周后开始，进行 6 个周期治疗。CIK 免疫治疗组在行标准 TMZ 治疗时同步给予 CIK 细胞［10^9～（2×10^{10}），静脉输注］治疗，CIK 细胞治疗 14 次（第 1 周期为 4 次 / 周，第 2 周期为 4 次 /2 周，第 3 周期为每 4 周 6 次）。结果表明，CIK 免疫治疗组的中位无进展生存期（PFS）为 8.1 个月，对照组为 5.4 个月（单侧 log-rank，$P = 0.0401$）（图 9-4-2）。CIK 细胞免疫治疗联合标准放化疗延长了 PFS。

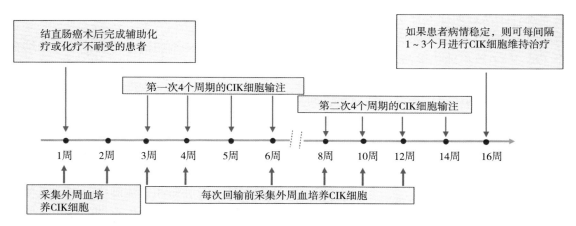

图 9-4-1　辅助化疗和 CIK 细胞序贯免疫治疗方案

图片参考来源：JianChuan Xia, ONCOIMMUNOLOGY, 2020, 9（1）：1752563

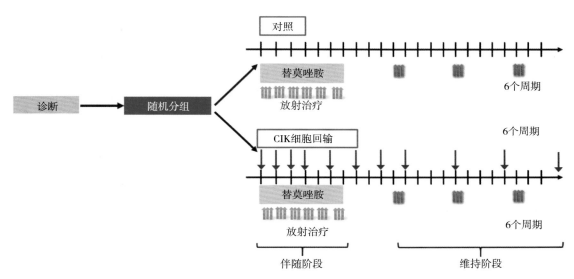

图 9-4-2　放疗联合 CIK 治疗方案

图片参考来源：Choong-Hyun Kim，Oncotarget, 2017, 8,(4)：7003-7013

Zhang 等在 2010 年建立了 CIK 细胞国际注册中心（international registry on CIK cells，IRCC）来收集和评估治疗癌症患者的临床试验。截至 2019 年，收集近 10 年临床研究数据，共 106 项临床试验，包括 10 225 例患者被纳入了 IRCC，其中 4889 例患者来自超过 30 个不同的肿瘤类型，单独使用 CIK 细胞或与传统或新疗法联合治疗。27 例试验显示中位无进展生存期和总生存期显著改善，9 例试验报告 5 年生存率显著提高。昆明市延安医院自 2007 年以来开展 CIK 细胞治疗多种肿瘤，其中王若天等对 110 例结直肠癌患者（结肠癌 70 例、直肠癌 40 例），其中男性 66 例、女

性 44 例，平均年龄 64 岁，采用随机分组方式，55 例为 CIK 联合治疗组（IL-2 和 IL-15 联合诱导 CIK 细胞联合化学治疗，患者化学治疗前 3 d，采血 80ml 进行 CIK 细胞培养，2 周左右收集 CIK 细胞，每日回输 1 次，分 3 次输完，每次回输细胞数在 $1 \times 10^9 \sim 3 \times 10^9$，28d 为 1 个周期，5 个周期进行疗效评价），55 例为单纯化学治疗组（单纯化学治疗组治疗方案：奥沙利铂 85mg/m²，静脉输注 2 h，第 1 日；LV 400mg/m² 静脉输注 2h，第 1 日；5-FU 400mg/m² 静脉输注 2h，第 1 日，然后 1200 mg/（m²·d）×2 持续静脉输注（总量 2400mg/m²，输注 46 ～ 48h，2 周重复）。临床

疗效主要表现：①从近期疗效评价中免疫治疗联合化学治疗确实提高了结直肠癌患者的生活质量，总提高率（87.3%）较单纯化学治疗组（69.1%）明显提高（$P<0.05$），说明免疫治疗联合化学治疗一定程度减轻患者的痛苦，提高生活质量，同时增强食欲、改善睡眠、增强体力，增加体重。②患者治疗后 $CD4^+$ 细胞百分率、$CD4^+/CD8^+$ 比值、NK/NKp46、NKG2D、CD11b、CD27 等细胞均升高，证实 CIK 细胞改善了患者体内的基础水平，诱导患者产生特异性的抗肿瘤免疫反应，并提高了患者自身免疫力。解燕华等采用 CIK 细胞治疗10 例泌尿系统肿瘤患者，观察 5～26 个月后，其中前列腺癌 2 例病情有较好的缓解，1 例前列腺特异抗原和游离抗原治疗后下降；4 例肾癌完全缓解，1 例 SF，AFP 和 CEA 在 CIK 治疗 3 个疗程后降至正常值。膀胱癌 4 例，部分缓解 3 例；与 CIK 细胞回输前相比，患者 $CD3^+$、$CD4^+$、$CD8^+$ 均有显著升高，这表示可以诱导患者产生特异性的免疫反应，CIK 细胞在杀灭潜在肿瘤细胞的同时也提高了患者的自身免疫力。同时，解燕华等对 35 例乳腺癌患者经规范化治疗后 4 周，取外周血分离单个核细胞（PBMC），CIK 细胞培养后，每次回输 $2×10^9$ 个，分 3 次回输为 1 个疗程，每例患者进行 4 个疗程后随访。35 例患者中，完全缓解 24 例、部分缓解 6 例、病情稳定 1 例，近期有效率为 85.71%，疾病控制率为 88.57%，无肿瘤进展时间为 2～31 个月，中位无肿瘤进展时间为 15 个月。35 例患者在输注 CIK 过程中 1 例出现一过性发热（37.5℃）反应。说明 CIK 细胞在乳腺癌免疫治疗中能诱导机体产生特异性的免疫反应，提高患者自身免疫力，结合传统的手术和化学治疗，有较好的临床疗效。

三、前景与展望

虽然 CIK 细胞治疗与其他治疗相结合取得了良好的疗效，但仍需进一步优化 CIK 治疗方法。首先，需要为 CIK 扩增制定统一的培养标准。其次，进行大规模、可控的、对不同肿瘤分期开展临床试验，收集更多 CIK 细胞治疗肿瘤有效性的数据。在昆明市延安医院和国内外报道的基础和临床研究表明，CIK 细胞治疗作为肿瘤治疗的辅助方法对血液系统肿瘤和实体肿瘤具有消灭微小病灶、抑制复发转移和延长生存期的作用。但同时也有临床研究显示：该细胞疗法对不同肿瘤、不同患者和不同肿瘤分期的治疗效果差异较大。原因：CIK 细胞的抗肿瘤机制尚未解析清楚，特别是在这一异质性细胞集群中有多少个细胞亚群？识别肿瘤的机制是什么？这是制约 CIK 细胞治疗技术临床应用的瓶颈。为了探寻 CIK 细胞的异质性和抗肿瘤活性，课题组在前期工作中对 CIK 细胞进行了单细胞转录组测序分析。测序数据经 tSNE 降维可视化后发现 CIK 细胞投射出 8 个细胞亚群，其中 $CD3^+CD56^+CD8^+$ 细胞是丰度最高的细胞亚群。$CD3^+CD56^+$ 占 CIK 细胞总数约 30%，是分化终末的 NK 样细胞。它具有非 MHC 限制性的抗肿瘤活性，其抗肿瘤活性显著高于 $CD3^+CD56^-$ 细胞亚群，肿瘤杀伤功能依赖于 Granzyme B、Perforin 和干扰素；$CD3^-CD56^+$ 亚群细胞具有经典 NK 的抗肿瘤活性。这些细胞亚群所具备的功能不同，因此在后期的研究工作中应投入更多的精力去研究了解 CIK 细胞的组成细胞群、功能细胞群、辅助调节细胞等，将更清楚的了解 CIK 细胞的肿瘤杀伤机制，更好地评价其临床疗效。

（孟明耀　解燕华）

第五节　DC-CIK 细胞治疗

一、DC-CIK 细胞治疗的概念

树突状细胞（dendritic cells，DCs）为已知功能最强大的抗原提呈细胞，可以处理和呈现抗原给 T 淋巴细胞。不同种类的 DC 疫苗已显示出抗肿瘤作用。1973 年，Ralph M·Steinman 教授发现了树突状细胞在免疫反应中的主要作用。虽然对 DC 细胞生物学的认识还处于初级阶段，但以 DC 细胞为基础的免疫疗法已经开始治疗癌症和感染性疾病。因此，在 2011 年，Ralph M·Steinman

教授因发现树突细胞及其在适应性免疫中的作用而被授予诺贝尔医学奖。成熟的 DC 细胞，发挥重要的免疫应答作用，可有效诱导静止 T 细胞增殖和应答，促进 CTL 和辅助性 T 淋巴细胞的生成，同时还可以通过调控 B 细胞的增殖，启动体液免疫应答，是机体免疫反应最大的启动者和参与者。DC 细胞适用于全身各个系统的肿瘤免疫治疗，能够有效清除肿瘤细胞的微小残留灶，预防肿瘤疾病的复发。目前大量研究表明 DC 细胞及 CIK 细胞抗肿瘤效果显著。将 DC 细胞及 CIK 细胞在体外联合共同培养，可促进 DC 细胞的成熟及 CIK 细胞的活化、增殖及功能，相互作用可增加在 DC 细胞表面上的刺激和抗原呈递分子的数量，使细胞具有更大的抗肿瘤能力，提高了免疫杀伤特异，降低培养过程中 Treg 细胞数，DC-CIK 共培养细胞活性显著高于单纯的 DC 细胞或 CIK 细胞。

二、刺激 DC 抗原的来源

树突状细胞来自 CD34 造血骨髓干细胞。前体分化为未成熟的树突状细胞，可以在不同的组织中发现，作为免疫系统的前哨。一旦它遇到病原体，树突细胞就会变成一个强有力的 APC，从淋巴组织中迁移到 T 细胞区。在向 T 细胞传递信号后，树突细胞可能会发生细胞凋亡。

三、DC-CIK 细胞的分离与培养方法

（一）试剂及耗材

无血清培养液、IFN-α、IL-2、IL-1α、CD3、IL-4、GM-CSF、生理盐水、淋巴细胞分离液、50ml 离心管、175cm² 培养瓶、移液管、离心机等。

（二）操作步骤

1. 抽取外周血 50 ～ 60ml，收集于含 400U/ml 肝素钠的生理盐水中，室温存放。

2. 在超净工作台内，1：1 倍比稀释外周血，50ml 离心管内加入 15ml 淋巴细胞分离液。

3. 用 10ml 移液管吸取稀释的外周血加入淋巴细胞分离液液面上，每支加入 30ml 外周血。

4. 高速低温离心机离心，20℃，800g 离心15min。

5. 能见到明显的分层，用移液管吸取离心后分离管中的血浆层中大部分血浆，收获分离得到的淋巴细胞层细胞于另一支 50ml 离心管中。

6. 用生理盐水加满至 50ml，混匀，1500r/min 离心 8min，洗涤 2 次。

7. 离心洗涤后，去除上清液，用无血清培养液重悬细胞于 175cm² 培养瓶中，于饱和湿度、5%CO_2、37℃静置培养 2h 后收获未贴壁细胞。

8. 轻摇细胞瓶，将不贴壁的悬浮细胞转移到新的 175cm² 培养瓶中，并加入总浓度为 1000U/ml 的 IFN-α，悬浮的细胞进行 CIK 培养；贴壁的细胞加入 DC 细胞培养液（无血清培养液 +10 ～ 30ng/ml、IL-4+50 ～ 100ng/ml GM-CSF）进行 DC 细胞的培养，于饱和湿度、5%CO_2、37℃培养。

9. 培养 24h 后，CIK 细胞加终浓度为 500 ～ 1000U/ml 的 IL-2、0.5 ～ 1ng/ml 的 IL-1α、50 ～ 100ng/ml 的抗 CD3 抗体的无血清 CIK 培养液，于饱和湿度、5%CO_2、37℃培养。

10. 第 3 日，DC 细胞补加 IL-4、GM-CSF，同时加入相关抗原或肿瘤组织裂解物，终浓度为 100μg/ml。

11. 第 5 日，CIK 细胞观察生长状态，按 1：1 或 1：2 比例扩瓶，于饱和湿度、5%CO_2、37℃ 条件下继续培养。

12. 第 6 日，DC 细胞补加 GM-CSF、IL-4、TNF-α。

13. 第 7 日或第 8 日，观察细胞生长状态，收集 DC 细胞后平均分配到每瓶 CIK 细胞中，将 DC 和 CIK 混合培养，24h 后，依据细胞状态和活性，按 1：3 比例进行扩瓶。

14. 第 9 日或第 10 日，依据细胞状态和活性，按 1：2 比例稀释分瓶培养。

15. 第 11 日或第 12 日，依据细胞状态和活性，按 1：2 比例稀释分瓶培养，同时取样进行细菌、真菌检测。

16. 第 14 日或第 15 日，无菌室检测后结果阴性，取细胞采用台盼蓝进行细胞活性检测，细胞表型检测，同时在收集细胞前取培养液进行内毒素检测，如结果阴性即可收集所有的细胞进行离心，收集细胞 1500r/min，离心 8min，弃培养液，加入生理盐水，1500r/min，离心 5min 清洗 3 次。

17. 离心清洗后，去除上清，用生理盐水重悬细胞转移到 100ml 生理盐水中，抽取 2ml 细胞悬液，

1ml 用于革兰染色镜检，1ml 保存备查。

四、DC-CIK 细胞治疗的临床应用与治疗效果

DCs 是一种专业的抗原呈递细胞（antigen-presenting cells，APC），可以捕获和处理与肿瘤相关的抗原（tumor-associated antigens，TAAs），由于它们具有刺激先天抗肿瘤免疫反应的特殊能力，DCs 已经在癌症免疫治疗中得到了广泛的关注及应用。

许多研究表明 DCs 可以通过细胞间接触促进 NK 细胞依赖性的抗肿瘤作用。近年来，研究已将重点放在 DCs 和 CIK 细胞的组合治疗上，证明了在晚期实体肿瘤有相对更安全、更有效的治疗效果，为临床提供了一种新的有效的免疫治疗策略。

Jung 等发现，在活体动物模型中，CIK+DC 免疫治疗比 CIK 或 DC 疫苗单独治疗肝癌肿瘤细胞更有效。最近，在临床试验中分析显示，DC-CIK 可以通过降低第四阶段乳腺癌患者疾病进展的风险来提高生存水平，DC-CIK 与化学治疗的结合可以显著提高结肠癌患者的生存率、DFS 率和总体反应率。此外，CD4$^+$T 细胞的数量也会明显

增加。DC-CIK 细胞拮抗药物抗性的性质使其适合于改善化学治疗的临床效果。Liu 等研究了在体外将 DC-CIK 培养的视网膜母细胞瘤细胞系，并以肿瘤抗原为研究对象，提供了卡铂联合 DC-CIK 细胞治疗在杀死癌细胞上优于卡铂的证据。根据对 27 项乳腺癌临床研究的 Meta 分析，DC-CIK 治疗延长 1 年生存率，提高生活质量，增强免疫功能。

DC 是重要的专职抗原呈递细胞，自身又能高表达 MHC-ll 类分子，具有活化幼稚 T 细胞的能力，免疫应答是从抗原提呈细胞对抗原的提取加工并递呈给其他淋巴细胞开始。因此，将特异性肿瘤抗原有效的转染单个核细胞，是 DC 递呈抗原的关键技术。ChangxuanYou 等用重组腺相关病毒（recombinant adeno-associated virus, rAAV）感染树突状细胞为基础的靶向性免疫治疗（AAV-DC-CTL 免疫治疗），是将无致病性的野生型腺相关病毒（adeno-associated virus, AAV）通过基因重组技术改建为携带特定肿瘤相关抗原决定簇基因的重组腺相关病毒，感染患者的外周血单核细胞（monocytes, Mo），经细胞因子诱导，单核细胞转化为具有强大抗原提呈功能的 DC。所构建的前列腺癌 PMSA 抗原刺激的树突状细胞 (DC) 在 1 周内可以获得特异 PMSA，MHC- Ⅰ 限制的

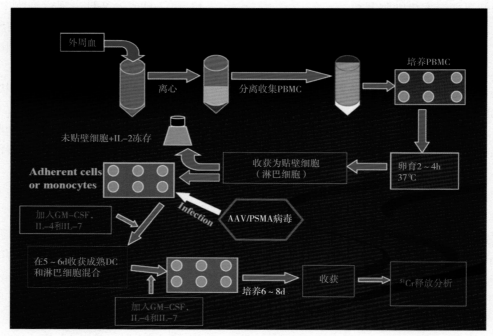

图 9-5-1 Generation of DC and CTL

图片参考来源：You CX. Research Signpost Cancer and Gene Therapy, 2007

CTL；并且 T 细胞显著增殖并分泌 IFN-γ，高表达 CD80 和 CD86，CD8∶CD4 和 CD8∶CD56 T 细胞比率高；成熟的 DC 其 IL-12 分泌增高（具体操作流程见图 9-5-1）。结果表明，针对前列腺癌 PSMA 抗原开发的有效方案可能适用于细胞介导免疫治疗方案，作为其他癌症的标准治疗的辅助治疗手段。

过继转移抗原特异性细胞毒性 T 淋巴细胞（CTL）在治疗癌症中具有重要的前景，Th1 细胞因子对其刺激至关重要。其中 IL-12 是影响 DC 和 T 细胞重要作用的 Th1 细胞因子。Chang-Xuan You 等使用 2 型腺相关病毒（rAAV）构建了 AAV/IL-12、AAV/CEA，AAV/IL-12+AAV/CEA 分别转染单核细胞 /DC。其 AAV/IL-12+AAV/CEA 转染对癌胚抗原（CEA）特异性 CTL 杀伤的刺激显著优于自分泌基因转染（或外源 IL-12 添加）。

相比独立转染 AAV/IL-12、AAV/CEA，AAV/IL-12+AAV/CEA 转染使得 DC 分泌 IL-12/IL-10 的比例最高，CD40、CD80、CD83 和 CD86 的表达也最高。此外，rAAV/IL-12-DC 可刺激 T 细胞大量增殖，IFN-γ 分泌水平高、CD69$^+$/CD8$^+$ 比率高以及 CD25$^+$/CD4$^+$Treg 表达最低。这些结果表明 IL-12 在 CTL 产生过程活化了 DC（图 9-5-2）。rAAV/IL-12+AAV/CEA(或特异性肿瘤抗原基因) 的细胞内基因转染的 DC 在涉及抗原特异性 CTL 的免疫治疗方案具有重要的应用价值。

五、前景与展望

DC-CIK 细胞免疫治疗作为一种新兴的治疗手段，尽管在临床治疗上被初步证实有一定的疗效，但是 DC-CIK 细胞免疫治疗作为一种新近开展的治疗手段，目前缺乏统一的治疗标准及方案，也

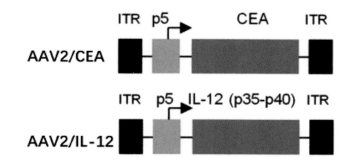

AAV2/细胞因子递送到DC或T细胞

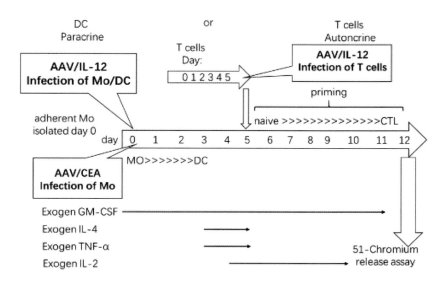

图 9-5-2 AAV/CEA、AAV/IL-12 结构，转染 DC、T 细胞刺激 CTL 流程

图片参考来源：You CX, Shi M, Liu Y.et.al. ONCOIMMUNOLOGY, 2012, 1(6): 847-855.

缺乏大规模的随机试验数据及长期的疗效观察，随着基础研究和临床应用的不断深入开展，以DC-CIK为主的过继细胞免疫治疗未来将可能成为治疗癌症继手术、介入、射频消融等治疗后的又

一重要手段。

（孟明耀　解燕华）

第六节　TIL 细胞治疗

一、概念及背景

肿瘤浸润性淋巴细胞（tumor infiltratin glymphocyte，TIL）最初是从肿瘤组织中发现的肿瘤抗原特异性 CD4[+]、CD8[+]T 细胞群，其中 CD8[+]T 细胞具有肿瘤杀伤作用，在体外经白细胞介素 -2（interleukin- 2，IL- 2）的刺激、活化、扩增后可应用于临床肿瘤过继细胞治疗（Adoptive cell therapy，ACT）。TIL 抗肿瘤机制主要包括 3 种途径：① TIL 中的 T 细胞在 TCR 和 CD28 提供的双刺激信号下转变为效应 T 细胞，直接杀伤肿瘤细胞或分泌细胞因子杀伤肿瘤细胞；② T 细胞通过其表面的 Fas 与肿瘤细胞表面的 FasL 结合，通过细胞内信号转导诱导靶细胞凋亡；③在 Ca^{2+} 存在下，靶细胞表面形成多聚穿孔素"孔道"，通过渗透压改变或与颗粒酶协同作用，引发靶细胞溶解或凋亡。临床使用 TIL 过继治疗前需对肿瘤患者进行全身放射治疗处理，清除患者体内的淋巴细胞，联合化学治疗药物（如环磷酰胺、氟达拉滨等）对肿瘤患者疗效显著，将成为以后肿瘤免疫治疗的主要方向。除化学治疗药物外，还可开发肿瘤疫苗、单克隆抗体等联合 TIL 过继治疗。

二、肿瘤组织细胞的分离及 TIL 的纯化

（一）试剂和材料

1. 手术切除的肿瘤组织。

2. 淋巴细胞分离液；培养液：RPMI1640 培养液＋10%AB 型血清＋IL-2(200U/ml)或 X-VIVO15 培养液。

3. 消化液：Ⅳ型胶原酶（230U/g）、Ⅰ型 DNA 酶 3600U、Ⅴ型透明质酸酶（1500U/g）。

4. 器皿与仪器：$75cm^2$ 培养瓶、15ml 聚丙烯试管、手术器械、CO_2 培养箱、三角烧瓶、磁力搅拌器等。

（二）操作步骤

1. TIL 细胞的扩增培养

（1）超净工作台内将新鲜瘤体组织去除坏死部分与结缔组织，用 RPMI1640 培养液冲洗干净，移至无菌平皿内用手术剪将肿瘤组织剪碎至 $1\sim 2mm^3$ 小块，加入含 3600U DNA 酶、50μg 胶原酶和 125U 透明质酸酶的 RPMI1640 培养液 40ml 中，轻轻混匀后转三角烧瓶内放入磁棒，于 37℃恒温的磁力搅拌器上搅拌 $1\sim 2h$。

（2）采用 200 目孔径的不锈钢滤网将酶消化后的细胞悬液过滤，去除未消化好的肿瘤组织块。1500r/min 离心，培养液清洗细胞 2 次，细胞重悬。

（3）密度梯度离心分离 TIL 细胞：于 50ml 离心管内分层加入 100% 及 75% 的淋巴细胞分离液，其上再沿管壁轻轻加入细胞悬液，经 2000r/min 离心 20min，收集 100% 分离液界面上的细胞为富含 TIL 细胞的悬液（75% 的界面上是肿瘤细胞），再用培养液将 TIL 细胞洗 2 次，去除细胞分离液。

（4）TIL 细胞用含 10%AB 型血清、20%LAK 细胞培养上清液及 200U/ml IL-2 的 RPMI1640 培养液再悬浮（或用 X-VIVO15 培养液代替 RPMI1640 培养液基础液），细胞浓度调至 $(3\sim 5)\times 10^5$ 个 /ml，分装于 $75cm^2$ 培养瓶中，置 5%CO_2 孵箱中 37℃培养。每周换液 $1\sim 2$ 次，培养 $15\sim 20d$ 可回输给原患者。TIL 细胞最多可培养 3 个月。

2. 质控

（1）TIL 细胞在低浓度（50U/ml）或高浓度（1000U/ml）的 IL-2 作用下能扩增。

（2）来源于黑色素瘤及肾细胞癌组织中的 TIL 细胞，扩增培养的成功率在 70%。未扩增成功主要为肿瘤标本的大部分已坏死或浸润淋巴细

胞数量太少。

（3）若加入饲养层细胞（feeder cell），如用 EB 病毒感染的同种异体 B 淋巴细胞（B-EBV）作为饲养细胞，可加快 TIL 的扩增速度，但目前主要为实验研究，未应用于临床。为增强 TIL 杀伤自身肿瘤细胞的活性，有些研究人员在培养 TIL 细胞时加入自体肿瘤细胞。

三、TIL 的临床应用

（一）TIL 过继治疗肿瘤

自 1986 年 Rosenberg 利用 TIL 对荷瘤小鼠进行治疗发现其疗效是淋巴因子激活的杀伤细胞（lymphokine-activated killer，LAK）疗效的 50 ～ 100 倍后，TIL 应用于临床抗肿瘤已成为研究热点，现已进入临床阶段。TIL 应用联合 IL-2、CTX 治疗 20 例转移性黑色素瘤，其中 12 例达到部分或完全缓解。美国加州大学采用 TILs 细胞治疗 48 例肾透明细胞癌，TILs 全部来自于根治术后的原发肿瘤组织，结果 8 例完全缓解、8 例部分缓解，客观有效率 33%，总体疗效比其他的治疗方法高。研究发现，使用 TIL 治疗转移性黑色素瘤患者可见肿瘤消退，黑色素瘤的 TIL 过继治疗的总体客观反应率达 56%。Tran 等发现，把进行体外扩增的 TIL 回输至转移性黑色素瘤患者可产生 51% 的客观反应，而使用 IL-2 和达卡巴嗪治疗仅获得 12% 和 15% 的客观反应。而另一研究发现，采用 TIL 过继细胞治疗对肝癌等其他肿瘤治疗效果并不明显，肝癌中肿瘤浸润 $CD8^+T$ 细胞表达 PD-1，导致肝癌患者的预后差，由于 PD-1 表达与 Foxp3+ Treg 浸润相关，高密度的 Foxp3+Treg 细胞是肝切除术后预后不良的指标。因此，现目前 TIL 过继治疗肿瘤存在一定的局限性，应积极寻找新的治疗方法，使 TIL 更广泛地有效地应用于临床。

（二）TIL 联合放射治疗、化学治疗治疗肿瘤

TIL 过继免疫治疗结合放射治疗、化学治疗可以有效地提高肿瘤的临床治疗效果。化学治疗和放射治疗能够杀死肿瘤细胞，并释放肿瘤抗原，可被 APC 提呈给回输的免疫细胞，进而产生抗肿瘤免疫应答，同时可以清除患者体内的免疫抑制细胞。也可以使肠道细菌进入组织以释放 Toll 样受体，诱导 DC 成熟，提呈抗原，这些因素使得回输的 TIL 在体内能够更好地发挥作用。单纯使用细胞免疫治疗不能有效治疗进展期胰腺癌等恶性肿瘤，因此在进行 TIL 过继治疗前，对肿瘤患者全身放射清除淋巴细胞，同时在治疗过程中辅以化学治疗药物的使用，如环磷酰胺、氟达拉滨等，其治疗效果将提高 20% ～ 30%。Dudley 等发现使用 TIL 过继治疗黑色素瘤，同时对患者进行 2Gy、12Gy 的放射治疗，可分别产生 52%、72% 的客观疗效；Wrzesinski 等研究发现，放射剂量由 5Gy 增至 9Gy 时，进行 TIL 过继治疗并联合 IL-2 作用，IL-2 可降低 $CD4^+CD25^+Treg$ 的数量，TIL 杀伤肿瘤细胞的效率会随之提高。使用吉西他滨联合过继免疫治疗可增强细胞毒性 T 淋巴细胞的杀伤活性，同时可显著抑制 Treg 的数量。Mastrangelo 等研究发现，TIL 过继免疫治疗与环磷酰胺化学治疗在肿瘤治疗中起协同作用，环磷酰胺可抑制 $CD4^+Treg$ 细胞的增殖，但并不抑制 $CD8^+T$ 细胞的肿瘤杀伤活性，可显著提高实体瘤或恶性淋巴瘤的疗效，且产生的毒性作用较少。

（三）TIL 过继细胞治疗面临的问题

目前，TIL 临床过继细胞治疗中仍然存在一些问题：①回输的 TIL 经血液循环后存在数量较少。研究发现 TIL 回输到体内经血液循环后仅为原来的 0.01%，为了扩增足够数量的 TIL 细胞，就需要在体外进行长时间的扩增培养，对维持细胞活性提出了更高的要求，同时也有污染的风险存在。②现在回输的 TIL 还无法完全去除 Treg。裸鼠 TIL 的过继细胞治疗研究发现，经过全身辐照的荷瘤小鼠进行 TIL 过继细胞治疗，结果却并未出现肿瘤消退，这一现象提示，除了裸鼠自身免疫细胞外，TIL 本身存在抑制肿瘤消退的细胞成分，这些起到抑制作用的细胞主要是 Treg。因此，在免疫治疗前需排除 Treg 等不利于 TIL 回输的因素。③ TIL 过继治疗联合化学治疗与单独化学治疗等相比，虽一定程度上提高了疗效，但需更高昂的医疗费用，制约了其在肿瘤治疗中的普及。

（孟明耀　解燕华）

第七节　NK 细胞治疗

一、概念及背景

NK 细胞由造血干细胞分化发育而来，来源丰富，包括外周血、脐带血、细胞系 NK-92、诱导多能干细胞（iPCs）等，在限制肿瘤转移方面尤为重要。NK 细胞占外周血淋巴细胞的 10%～15%，NK 细胞标志是 CD56$^+$、CD16$^+$、CD19$^-$、CD3$^-$，同时不表达 B 细胞和 T 细胞的表型。依据 NK 细胞表达 CD56 情况，将其分为 CD56^{bright} 和 CD56^{dim} 两个亚群，CD56^{dim}NK 细胞是完全成熟的 NK 细胞，以杀伤功能为主，可介导抗体依赖性细胞介导的细胞毒性作用（antibody-dependent cellular cytotoxicity，ADCC）。CD56^{bright}NK 细胞以分泌细胞因子为主，CD56^{dim}NK 细胞比 CD56^{bright}NK 细胞更具天然细胞毒性。

NK 细胞表面具有两类受体：①激活性受体，可以激活 NK 细胞的杀伤作用，包括 NKG2D、NCR 等；②抑制性受体，可以抑制 NK 细胞的杀伤作用，包括杀伤细胞免疫球蛋白样受体（Killer cell immunoglobulin-like receptor，KIR）和 NKG2 家族（NKG2A、NKGB、NKGC、E/CD94）。目前认为 NK 细胞是通过活化和抑制受体信号之间的平衡来区分正常的健康细胞和敏感靶细胞，最终决定 NK 细胞效应功能。活化的 NK 细胞主要通过 4 种途径发挥细胞毒作用：①穿孔素/颗粒酶途径，通过细胞膜渗透性的增加引起靶细胞裂解。②Fas/FasL 途径，Fas 向细胞传递"死亡信号"，与 FasL 结合，使靶细胞凋亡。③细胞因子途径，激活目标细胞核酸内切酶，降解基因组 DNA。④表达 IgGFc 受体，通过 ADCC 效应杀伤靶细胞。因此，NK 细胞是临床肿瘤免疫治疗中极具潜力的淋巴细胞。

二、材料与试剂

淋巴细胞分离液、生理盐水、细胞因子 IL-2、IL-21，NK 细胞诱导试剂盒因子 NK2、NK3、NK4、细胞培养袋、流式抗体、无血清培养液、血细胞分离机等。

三、NK 细胞的制备

外周血单个核细胞的采集：用血细胞分离机采集患者自身的外周血单个核细胞 50～100ml；淋巴细胞分离液密度梯度离心法进一步纯化单个核细胞（PBMC）；无血清培养液洗涤 2 次，获得纯度在 90% 以上的 PBMC。

四、NK 细胞的扩增培养

（一）NK 细胞的培养及鉴定

1. 将从外周血分离得到的 PBMC 用培养液重悬后，接种培养瓶中，同时添加 IL-2 和 IL-21 因子进行刺激培养。

2. 第 2 日，添加 NK-2、NK-3、NK-4 三种因子。

3. 培养 4 日后，将细胞转移到透气的细胞培养袋中继续扩大培养。

4. 持续扩大培养至第 21 日，收获细胞，完成 NK 细胞的制备。

（二）NK 细胞质控

1. 台盼蓝染色检测　活细胞应在 80% 以上。

2. 流式细胞仪检测细胞表面 CD3、CD8、CD56 等分子的表达　CD3$^-$、CD56$^+$ 细胞的比例应在 80% 以上。

3. 细胞杀伤试验　以 NK 细胞为效应细胞，以肿瘤细胞（可为原代肿瘤细胞或肿瘤细胞株）为靶细胞，将效应细胞与靶细胞按 10∶1（数目比）的比例加入 96 孔 U 形板中，每孔含靶细胞 1×10^4 个，终体积为 200μl，设 3 个复孔。培养 4h，然后取培养上清，用乳酸脱氢酶（LDH）试剂盒检测效应细胞对靶细胞的杀伤率。

4. 收获细胞前　取少量培养物进行细菌、真菌培养，并检测支原体、衣原体及内毒素（标准：病原学检测阴性，内毒素 <5 EU）。

五、NK 细胞的临床应用

NK 细胞的泛特异性杀伤作用使其抗肿瘤谱不受限制，无副作用，在血液肿瘤治疗中展现出巨大的应用潜力。NK 细胞过继免疫治疗应用于造血系统恶性肿瘤主要有两种方案：①联合放疗中、化疗等常规治疗或干细胞移植，作为清除微小残留病灶，防止肿瘤复发。②抗肿瘤治疗。Ciurea等报道，进行干细胞移植并联合 NK 细胞治疗的白血病患者 2 年总生存率约 36%，而单纯干细胞移植患者 2 年总生存率约 15%。在防治肿瘤复发方面，NK 细胞治疗可延长白血病患者无病生存期至平均 1.5 年。对于无法接收干细胞移植的复发难治型白血病，NK 细胞治疗可获得高达约 40% 的完全缓解。在对多发性骨髓瘤的临床研究显示，NK 细胞治疗联合干细胞移植，83% 的患者达到部分缓解，而 NK 细胞单独治疗，约 25% 的患者达到部分缓解、17% 患者无疾病进展。而应用 NK 细胞治疗实体肿瘤的效果并不理想。在治疗卵巢癌中约 29% 的患者达到部分缓解、57% 患者病情无进展。约 50% 的黑色素瘤细胞表面 HLA 分子表达缺失或降低，提示黑色素瘤细胞易诱导 NK 细胞活化，是潜在的 NK 细胞治疗的敏感适应证，但临床试验中仅 18% 患者无疾病进展，其余均无临床应答；另外，在结肠癌、胃癌、直肠癌、肾癌、肺癌及食管癌的临床试验中，NK 细胞的转输治疗均未有临床应答。实体瘤免疫治疗效率较低的主要原因与肿瘤微环境的免疫抑制作用有关。针对实体瘤，NK 细胞联合疗法应用可能会显著增强疗效。目前，靶向肿瘤免疫微环境、靶向肿瘤细胞同时联合 NK 细胞治疗的研究显示出肿瘤治疗潜力。NK 细胞联合 IgG1 抗体治疗胃癌与结肠癌中约 50% 的患者部分缓解、17% 的患者病情稳定；NK 细胞联合单克隆抗体和化学治疗复发难治型神经母细胞瘤，患者 1 年生存率可达 77%。NK 细胞也具有免疫调节功能，细胞因子干扰素 γ 可促进调节性 T 细胞凋亡，降低免疫抑制微环境，招募树突状细胞，增强肿瘤局部免疫细胞浸润。

NK 细胞杀伤活性，以及瘤内浸润数量与患癌风险和癌症治疗预后显著相关，因此增加 NK 细胞数量、提高 NK 细胞活力成为靶向 NK 细胞免疫治疗的主要策略，基于 NK 细胞的免疫治疗策略主要包括几类：① NK 细胞过继免疫治疗，将外周血来源、干细胞来源以及 iPS 诱导来源 NK 细胞回输患者体内，增加 NK 细胞数量和活性；②免疫检验点抑制药，阻断 NK 细胞免疫检验点，逆转细胞免疫抑制状态；③双特异性或三特异性抗体增强 NK 细胞靶向性、增强 NK 细胞活性；④基因修饰 NK 细胞，将 CAR 装载于 NK 细胞上，增强 NK 细胞的肿瘤靶向性。

（一）免疫检查点阻滞疗法

近年来，有研究报道认为，在某些情况下活化的 NK 细胞也会表达程序性细胞死亡蛋白（programmed death 1，PD-1）和细胞毒 T 淋巴细胞相关抗原 4（cytotoxic T lymphocyte-associated antigen-4，CTLA4），这 2 个都是 FDA 已批准的用以增强 T 细胞活性的肿瘤免疫治疗药物的靶点分子。同时有研究表明，在罹患骨髓瘤的患者中，其 NK 细胞上也有 PD-1 的表达，通过抗 PD-1 的单克隆抗体 CT-011 阻断 PD-1/PD-1 配体（PD-1 ligand，PD-L1）通路即可恢复 NK 细胞介导的抗肿瘤活性。不仅如此，NK 细胞经过针对 PD-L1 的单克隆抗体处理后，也能够重新恢复其较强的肿瘤杀伤能力，这是由于 NK 细胞上 PD1/PD-L1 间抑制性的相互作用被阻滞，以及人免疫球蛋白 G Fc 段受体 III（FcγR III，即 CD16）的激活而引起的抗体依赖性细胞介导的细胞毒性作用（antibody-dependent cell-mediated cytotoxicity，ADCC），这两者之间协同作用的结果。

尽管 CTLA4 在 NK 细胞中的作用仍不明确，但有研究显示 CTLA4 同样在一些肿瘤细胞上表达。在给予针对 CTLA4 的抗体，如易普利姆玛（ipilimumab）后，通过激活 CD16 可以引起 ADCC。除此之外，还有研究发现，感染了溶瘤病毒的肿瘤细胞通过诱导并活化其细胞表面上的配体，可以直接对 NK 细胞起到刺激作用。近年来，研究在阻滞了 CTLA4 通路的同时再感染溶瘤病毒，可以取得很强的抗肿瘤效果，且这些效果一定程度上是依赖 NK 细胞的。与此同时，由于一些靶向 PD-1 和 CTLA4 通路的单克隆抗体已经通过或是进入到了临床试验阶段，那么进一步研究它们在 NK 细胞活性上的影响就显得尤为重要。

由于杀伤抑制受体（killer inhibitory receptor，KIR）与自身 MHC I 分子相互作用可以强烈抑制 NK 细胞介导的细胞毒作用，所以 KIR 或许能作为 NK 细胞免疫检查点阻滞的一个靶点。单克隆抗体

1-7F9 可以与 KIR2DL1、KIR2DL2 和 KIR2DL3 这 3 个抑制性受体相互作用，阻滞它们的抑制性信号通路，从而增加 NK 细胞的抗肿瘤活性，且对正常细胞无害，所以阻滞 KIR 这一方法为肿瘤免疫治疗提供了一个诱人的靶点。NKG2A 是 NK 细胞上的另一个抑制性受体，它可以识别 MHC Ⅰ 的配体人类白细胞抗原 E（human leukocyte antigen E，HLA-E），从而抑制 NK 细胞的活性。近年来，有研究发现，将 NK 细胞上表达的 T 细胞免疫球蛋白黏蛋白 3（T cell immunoglobulin and mucin-domain-containing molecules-3，TIM3）和人淋巴细胞激活基因 3（lymphocyte-activation gene 3，LAG3）这 2 个抑制性免疫检查点受体作为有效的靶点与 PD-1 阻滞剂联用，当 PD-1 和 TIM3 或 LAG 同时被抑制，荷瘤小鼠的存活率明显高于单纯抑制 PD-1 的小鼠。由此提示，这种新的免疫联合疗法将是提高 NK 细胞抗肿瘤活性的一条非常有效的途径。除此之外，还有其他在小鼠肿瘤模型中显示有效的共刺激分子已经被考虑作为肿瘤治疗中受体激动剂抗体的靶点，例如在 NK 细胞上表达的 CD357 和 CD27，被刺激后可以增强 NK 细胞的抗肿瘤活性。相信如果把 NK 细胞上的这些共刺激分子的受体激动剂和 T 细胞或 NK 细胞表达的抑制性受体的阻滞剂联合使用，会成为未来肿瘤免疫疗法发展的一种趋势。

（二）双特异性抗体疗法

除了会引起 ADCC 的肿瘤特异性抗原的传统抗体，近年来一些双特异性抗体的设想已引起研究者极大的关注。双特异性抗体，顾名思义就是该抗体的一端能够识别肿瘤抗原，而另一端则能与受体相互作用激活 NK 细胞。这种交联作用促进了 NK 细胞和肿瘤细胞间的相互作用，刺激 NK 细胞对靶细胞的溶解。考虑到 ADCC 的效价，大多双特异性抗体设计时，会注意使其 Fc 段相比于一般抗体的 Fc 段与 CD16（FcγRⅢ）的结合更加有力和稳定，如采用高亲和力的 CD16 靶向性可变区（fragment of variable region，Fv）结构域和具有 2 个 CD16 结合位点的四价的抗体来增加稳定性。而通过这些抗 CD16 的 Fv 结构域和其他分子进行连接，可以靶向不同类型的肿瘤细胞，例如将 CD16 的 Fv 结构域连接到抗 CD19 抗体和抗 HLA-Ⅱ 抗体即可以靶向到 CD19 和 HLA-Ⅱ

高表达的 B 细胞瘤，连接抗 CD30 抗体就可以靶向到 CD30 高表达的霍奇金淋巴瘤，连接人类表皮生长因子受体 2（human epidermalgrowth factor receptor-2，HER2）抗体可以靶向乳腺癌，连接 CD33 抗体可靶向急性髓细胞性白血病（acute myeloid leukemia，AML），以及连接上皮细胞黏附分子可以靶向从上皮组织中发展而来的恶性肿瘤。这些蛋白在体内外诱导特异性抗肿瘤活性的功效令人鼓舞，相信在临床研究中会得到进一步的发展。

双特异性抗体还可以靶向的另一个 NK 细胞受体是 NKG2D。有一种基于 NKG2D 的双特异性抗体，其一端是 NKG2D 的配体，而另一端则为肿瘤抗原的特异性 Fv 结构域。因此，该双特异性抗体可以引起 NKG2D 介导的细胞毒性。而人长独特序列 16 结合蛋白重组蛋白 2（recombinant protein of human unique long 16 binding protein 2，ULBP2）联合抗 CD138 抗体的融合蛋白就是第一个这类试剂，抗 CD138 抗体可以靶向到 CD138 高表达的多发性骨髓瘤，ULBP2 可以与 NK 细胞上的 NKG2D 受体特异性结合，从而增加 NK 细胞与骨髓瘤细胞的相互作用。同样的双特异性抗体还有 ULBP2 与癌胚抗原（carcino-embryonic antigen，CEA）共表达的融合蛋白，其在体内外试验中都可以促进 NK 细胞与 CEA 高表达的结肠癌细胞相互作用，从而对结肠癌的治疗起到一定效果。另一项研究使用的是重组人类 MHC Ⅰ 类链相关基因结合 CEA、HER2 或 CD20 的特异性单克隆抗体，这些抗体可以使 NKG2D 依赖型肿瘤细胞被 NK 细胞所溶解。由于 T 细胞也表达 NKG2D，所以所有靶向这一受体的双特异性抗体有着同时调节 NK 细胞和 T 细胞的优势。有研究使用了包含 RAET1H 和 CD33 特异性 Fv 结构域的融合蛋白定向 NK 细胞和 T 细胞去溶解 AML 细胞。由此可见，这种基于 NKG2D 的双特异性疗法极具前景。

（三）嵌合抗原受体疗法

虽然目前基因工程修饰的免疫细胞主要着眼于 T 细胞，但 NK 细胞在抗肿瘤免疫应答中也发挥着重要的作用，所以从基因水平修饰 NK 细胞可以为肿瘤的免疫治疗增色不少。例如：近来有研究使用基因工程手段修饰 NK 细胞使其表达嵌合抗原受体（chimeric antigen receptors，CAR），从而对肿瘤细胞抗原产生特异性。有研究发现，利用基因工程技术使原代的人 NK 细胞表达特异性 CAR 后，可以靶向到在多发性骨髓瘤细胞上表达的细胞表面蛋白 SLAMF7 及 CD19 等，从而增强肿瘤细胞的免疫应答并抑制肿瘤的生长。尽管这些 CARs 最初被认为只是提供了类似于 ADCC 的活性，但实际上引起了强于 ADCC 的 NK 细胞毒性反应。这也许是因为 CAR 的配体绑定蛋白有更强的亲和力且 CAR 的胞质区域被修饰后产生了更强的胞内信号。由于使用寿命更短，表达 CAR 的 NK 细胞可能更优于 T 细胞，因为 NK 细胞不

需要"自杀基因"来抑制生长，也不产生自分泌生长因子（如 IL-2），从而减少脱靶效应这一不良反应的发生。此外，即使肿瘤上的目标抗原迅速丢失，表达 CAR 的 NK 细胞仍能被其内源性受体（如 NKG2D 和 NDAM1 等）刺激。相信如果能在 I 期临床应用表达 CAR 的原代 NK 细胞来治疗肿瘤等疾病，会有助于进一步了解这些修饰过的 NK 细胞在患者体内所能发挥作用，以及与表达 CAR 的 T 细胞有何不同，从而为利用 CAR 构建 NK 细胞提供更多的策略。

（孟明耀　解燕华）

第八节　基于嵌合抗原受体的细胞治疗（CAR-T、CAR-NK）

免疫治疗是通过激活自身免疫系统，利用自身免疫细胞来识别和杀灭癌细胞。CAR-T 细胞〔嵌合抗原受体（chimeric antigen receptor，CAR）〕修饰的 T 淋巴细胞免疫治疗是一种靶向细胞治疗手段。它通过基因工程手段对 T 淋巴细胞进行改造，使 T 淋巴细胞可以特异识别在细胞膜和胞内表达特异性膜蛋白的肿瘤细胞，并进而与之结合而特异性杀伤肿瘤细胞。CAR-T 细胞免疫疗法是目前广为看好的治疗恶性肿瘤的疗法之一。目前 CAR-T 细胞免疫疗法对治疗血液系统肿瘤已显示出强有力的疗效，CAR-NK 细胞免疫疗法也逐渐进入人们的视野获得关注。这种 CAR-T 细胞或者 CAR-NK 细胞不依赖于 MHC 限制去识别表面抗原，当出现靶向肿瘤表面抗原时，免疫细胞与其接触快速增殖并杀死肿瘤细胞。

一、CAR-T 的研究背景

（一）CAR-T 细胞组成元件

CAR 是一种基于 T 细胞受体的人工修饰融合蛋白，利用基因工程技术将能够与肿瘤表面抗原结合的受体部分与胞内的信号转导部分相结合而形成的嵌合型抗原受体。CAR 的结构包含五部分：抗原识别区、铰链区、跨膜结构域、胞内共刺激分子、胞内 T 细胞活化分子（图 9-8-1）。

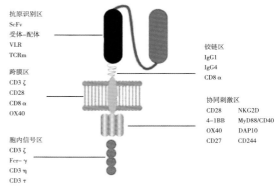

图 9-8-1　CAR 结构元件

图片参考来源：Oldham. Expert Opin Biol Ther. 2017 Aug; 17（8）：961-978

胞外抗原识别区由抗体的单链可变区序列（single-chain variable fragment，scFv）或者从受体配体相互作用、TCR 模拟物、可变的淋巴细胞受体（variable lymphocyte receptors，VLR）衍生而来，但目前最常见来源是抗体的 scFv 段，负责特异性地识别并结合肿瘤细胞表面的抗原，通过针对不同肿瘤细胞表面的特异性抗原来设计 CAR 的胞外抗原结合区，目前设计较多的是能识别间皮素（Mesothelin）、癌胚抗原（CEA）、前列腺特异性膜抗原（PMSA）、白细胞分化表面标记抗原 CD19 和 CD20、表皮生长因子受体（EGFR）、跨膜表皮生长因子受体家族成员（HER-2）等多种肿瘤细胞表面抗原的 scFv。

铰链区作用于 CAR 抗原结合区和跨膜结构域（TM）之间的连接区域，这个区域通过给予抗原结合域一定范围的活动，允许 CAR 识别抗原，并且也可以形成免疫突触。主要来源于 IgG1、IgG4 的 FC 区域，CD28、CD84、IgD 和 CD7 也有少量使用。

跨膜区负责连接胞外抗原结合区和胞内信号转导区，由同源或异源的二聚体膜蛋白组成，通过改变跨膜区的设计可以调节 CAR 基因的表达程度；不同的结构域可以影响 CAR 的表达和稳定性，不直接参与信号传递，通过相互作用可以提高下游信号传递。CD3 为最早第一代 CAR 分子使用的跨膜结构域，之后的 CAR 分子采用 CD2、CD88 的比较多。

胞内共刺激分子，目前已有多个研究组研究了不同胞内共刺激分子对 CAR-T 细胞活化、增殖和细胞因子分泌的影响，存在不同的特性，目前使用最多的为 CD28 和 4-1BB，还有 OX40、CD27、NKG2D、CD244、MyD88/CD40 等分子，应根据研究不同选择不同的组合。

胞内 T 细胞活化分子，胞内信号分子主要来源于 CD3，也有 FcR 等。转导区通常采用免疫受体酪氨酸活化基序（immunoreceptor tyrosine-based activationmotifs），最常见的是 CD3 ζ 和免疫球蛋白 Fc 受体 γ 链。

（二）不同代次 CAR-T 技术发展及构建策略

1. 第一代 CAR-T 技术　根据 CAR 结构元件不同，目前 CAR-T 细胞结构分为四代，第一代 CAR 主要由引导肽、抗原识别区（scFv 片段）、铰链区（hinge）、跨膜结构域和胞内 T 细胞活化分子（CD3 ζ）组成（图 9-8-2）。引导肽，scFv 序列前有一被称之为引导肽的短肽，其作用是引导细胞内合成的重组蛋白质输出到细胞外，常用的有人 CD8α 和 GM-CSF 受体 α 链引导肽。scFv 片段负责结合肿瘤表面的特异性抗原，这种结合的最大优点是不依赖于 MHC 分子的呈递，可有效地避免肿瘤细胞 MHC 表达水平下调这一免疫逃逸机制。scFv 的靶点为特异表达在肿瘤细胞表面的蛋白质、表面标志分子、糖蛋白、糖脂类和神经节苷脂等，目前常用的靶点为 CD19、CD20、VEGF、NKG2D、Her2 等。跨膜区，CAR 结构的跨膜区连接胞外结合域和胞内信号域，一般由二聚体膜蛋白组成，主要包括 CD3 ζ、CD4、CD8、CD28 等，该结构可使 CAR 锚定于 T 细胞膜上，跨膜区的不同设计方式会直接影响导入 CAR 基因的表达。胞内信号域，采用免疫受体酪氨酸活化基序，作用是当胞外区与其识别的抗原结合时，负责向胞内转到 TCR 样信号，第一代 CAR-T 细胞的胞内区主要为 CD3 ζ 结构域。

2. 第二代 CAR-T 技术　第二代 CAR 在第

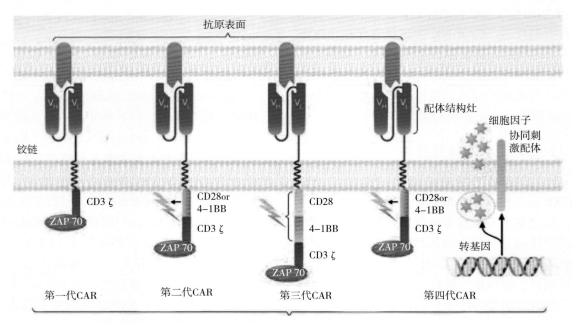

图 9-8-2　不同代次 CAR-T 细胞结构

图片参考来源：Jessica Hartmann. EMBO Mol Med. 2017 Sep；9（9）：1183-1197

一代 CAR 基础上，增加了一个胞内共刺激因子 CD28 或者 CD137。T 细胞活化需要两种信号，第一信号是 TCR/CD3 复合物的刺激，第二信号是 CD28 与其配体 B7 结合形成的共刺激信号，当 T 细胞受到第一和第二信号同时刺激时，T 细胞克隆活化并增殖，产生免疫应答。当仅有第一信号时，T 细胞无应答，反而对抗原刺激形成无能状态。仅有第二信号刺激时，T 细胞不产生任何免疫反应。CD28 分子是 T 细胞表面跨膜糖蛋白，属于免疫球蛋白超家族成员。CD28 在控制免疫应答中起着非常重要的作用，在具备第一信号的情况下，T 细胞表面的 CD28 分子与 APC 表面的 B7 分子结合形成第二信号后，T 细胞即可增殖活化，有 CD28 介导的第二信号体系可作用于 Th1、Th2 细胞，诱导 CD4$^+$ 和 CD8$^+$ 细胞毒 T 淋巴细胞（CTL）亚群的活化及克隆增殖。CD137 分子又称 4-1BB，是肿瘤坏死因子受体超家族成员，是一种可诱导的 T 细胞膜表面受体，主要表达于活化的 T 细胞、NK 细胞和 NKT 细胞表面，其配体 CD137L 主要表达于活化的抗原递呈细胞表面。研究表明，CD137-CD137L 是继 CD28-B7 之外的另一对重要的协同刺激分子，使 CD4$^+$T 细胞和 CD8$^+$T 细胞活化、增殖及分化。在适应性免疫应答中，尤其是初次应答晚期以及 CD8$^+$T 细胞再次应答中发挥着举足轻重的作用。有研究表明，4-1BB 比 CD28 更适合作为第二代 CAR-T 细胞的共刺激元件，因为 4-1BB 可使 CAR-T 细胞产生更为持久的抗肿瘤效应，但在体外的研究表明二者的效果是类似的。

3. 第三代 CAR-T 技术　在第二代 CAR 的基础上，为了优化 CAR 的设计、增强抗肿瘤活性、增殖能力与存活时间，促进细胞因子的释放，进一步优化共刺激信号分子，将 2 个或 2 个以上的胞内共刺激分子串联起来，组成第三代 CAR，目前使用较多的两个胞内共刺激分子分别是 CD28 和 4-1BB（CD137）。肿瘤微环境中肿瘤或基质细胞释放的细胞因子 IL-10，能抑制 CAR-T 细胞的抗肿瘤活性。含共刺激分子 OX40 的 CD4$^+$T 能分泌较高水平的 IL-2，较低水平的 IL-10。因此联合共刺激分子 CD28 和 OX40，可抑制 T 细胞分泌 IL-10，促进 CAR-T 细胞增殖和分泌促炎症因子，同时可使特定的 T 细胞亚群（CD62L-T）免于发生凋亡，进而增强 CAR-T 细胞的疗效。有部分临床前研究显示，同时含两种共刺激分子 CD28/4-1BB 的第三代 CAR-T 细胞在抗肿瘤活性、存活时间、细胞因子释放、体内动物学实验等方面优于第二代 CAR-T 细胞。2009 年，Carpenito 等在《PNAS》上发表文章，采用腺病毒载体，构建靶向间皮素抗原（mesothelin），含一个共刺激分子 CD28 或 4-1BB，或同时含有 CD28、4-1BB 两个共刺激分子的 CAR-T 细胞。小鼠体内实验中，分别采用经腹腔、肿瘤内、静脉注射三种方式注射 CAR-T 细胞，结果显示经瘤内和静脉注射的治疗效果最佳，含两种共刺激分子的 CAR-T 细胞疗效优于含一种共刺激分子的 CAR-T 细胞。

4. 第四代 CAR-T 技术　激活 T 细胞需要 TCR、共刺激分子和细胞因子等三种信号分子。在过继免疫细胞治疗中为了增强细胞治疗的疗效，在治疗方案中会联合应用给予细胞因子，但全身应用细胞因子会导致一些严重并发症的发生。为了增强 CAR-T 治疗的效果、同时又避免全身使用细胞因子所带来的毒副作用，科学家设计在普通 CAR-T 细胞 CD3ζ 元件后连接细胞因子 IL-7、IL-12、IL-18 等基因。这些细胞因子能够在局部刺激 CAR-T 细胞的增殖，延长 T 细胞的生存时间，招募机体免疫细胞，改善局部免疫抑制的微环境等，通过多种机制增强 CAR-T 细胞的抗肿瘤免疫反应，这种可以自己分泌细胞因子并且刺激自身增殖的 CAR-T 细胞也称为武装 CAR-T 细胞（armed CAR-T cells），即第四代 CAR-T 细胞。Chmielewski 等也将第四代 CAR-T 细胞称作 "TRUCKs"，意思是能够像卡车一样，装载和运载细胞因子到肿瘤局部。这些 CAR-T 细胞在分泌细胞因子的同时也增强 CAR-T 细胞的抗肿瘤作用。因细胞因子存储在 CAR-T 细胞内，只要 CAR-T 细胞激活即可释放高水平持续的细胞因子，因此研究者可根据不同的组织类型调整和诱导细胞因子的释放，从而缓解这些细胞因子全身使用所带来的毒副作用。目前多个临床前试验证实，第四代 CAR-T 细胞较普通 CAR-T 细胞的抗肿瘤能力增强，但是临床试验还相对较少。

5. 其他构建增强 CAR-T 细胞疗效的策略　CAR-T 在应用过程中存在脱靶效应、细胞因子风暴等并发症，以及在实体瘤治疗由于肿瘤微环境等因素造成疗效不明显，因此为了增强 CAR-T 疗效，减轻脱靶效应、细胞因子风暴等并发症的发生，缓解肿瘤免疫抑制的微环境，使 CAR-T 细胞治疗更加精准、可控，科研人员一直不断在 CAR 载体的结构设计上进行改进和创新。

（1）针对肿瘤异质性及抗原表达改变的构建策略

①双靶点 CAR-T 细胞的构建：目前双靶 CAR 靶点构建依据目的分为两种策略。

一种目的是同时靶向双重目标抗原 CAR-T 为解决脱靶效应的方法之一，分别构建两个载体，分离共刺激信号结构域和 T 细胞激活信号为两个独立的 CAR，分别连接不同的肿瘤相关抗原。一个 CAR-T 细胞连接两个 CAR，对应连接不同的肿瘤抗原，其中一个 CAR 连接 T 细胞活化分子 CD3ζ，另一个 CAR 连接共刺激信号分子。只有当肿瘤细胞表面的两个肿瘤相关抗原同时表达及被 CAR-T 细胞所识别时，CAR-T 细胞才能被充分地活化和产生杀伤效应功能，对于只表达一个靶抗原的细胞，这样的 CAR-T 细胞杀伤作用减轻，因此会减少对只表达一个抗原的正常细胞的杀伤作用。

另一种目的是当肿瘤抗体发生改变时，只要有一个肿瘤抗原被识别，CAR-T 细胞仍可被活化。以往的临床研究中 CD19-CAR-T 细胞治疗复发性、难治性 B 细胞恶性肿瘤已具有好的效果，但也还有约 11% 的患者在 CAR-T 细胞治疗后仍然出现 CD19- 的肿瘤复发，因此双靶或多靶的 CAR-T 细胞的构建在全面清除 B 细胞肿瘤就极为重要。Zah 等设计 CD19 和 CD20 两个靶向抗原的双靶及胞内区含 CD28 和 4-1BB 两个共刺激分子的第三代 CAR-T 细胞。结果表明，该双靶 CAR-T 细胞既可以提高对于 B 细胞恶性肿瘤的杀伤能力，又减少

CD19- 的 B 细胞肿瘤的复发率。

②通用 CAR-T 的设计构建策略：在已报道的临床研究及 FDA 批准的两个 CAR-T 药物中，绝大部分都是使用患者自身 T 细胞进行构建，属于个体化细胞药物，但肿瘤具有异质性，其抗原会发生改变，因此当肿瘤抗原发生改变后就需要重新设计和制备新的 CAR-T 细胞，增加了时间和成本。为了解决肿瘤抗原靶点的变化、治疗反应强度不可控、不具有通用适应能力等问题，就需要构建通用 CAR-T 细胞。Cho 等报道了一种新的 CAR-T 细胞疗法"split, universal and programmable（SUPRA）CAR-T"（图 9-8-3）。SUPRA CAR-T 与传统的 CAR-T 疗法不同，CAR 的设计分为两部分：一部分是在 T 细胞表面表达"通用受体"（zipCAR receptor）；另一部分则是单独的"肿瘤受体"（zipFv）。通用 zipCAR 的构建过程与传统 CAR-T 一样，只需构建一次，只是 scFv 结构域更换为亮氨酸结构域。zipFv 根据不同的肿瘤抗原，体外构建靶向不同肿瘤抗原的 zipFv。但无论"肿瘤受体"结合的是哪一种抗原，"肿瘤受体"都能与"通用受体"结合和激活 T 细胞，让 T 细胞对癌细胞进行攻击杀伤。zipCAR 含有亮氨酸结构域（BZip）、α 铰链区、跨膜结构域、共刺激分子 D28 和 4-1BB、T 细胞刺激分子 δ。在 SUPRA CAR-T 疗法中，只需要重复体外构建含不同肿瘤特异性抗体的融合蛋白即可，不需重新设计 T 细胞，而基因修饰 T 细胞的设计又是 CAR-T 治疗中最昂贵的部分。因此，该疗法会大大降低 CAR-T 疗法的成本，SUPRA CAR-T 的这些特性可以有效防止癌症复发，还能精确地调节 T 细胞反应的活性，从而有助于减轻

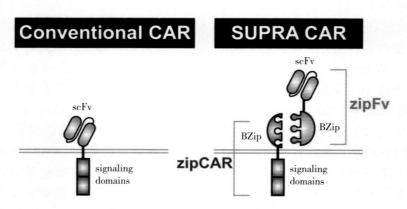

图 9-8-3　SUPRA CAR-T 结构示意

传统 CAR-T 疗法的毒副作用。

（2）改善肿瘤微环境的 CAR-T 细胞治疗

①构建分泌免疫检查点抑制药抗体的 CAR-T 细胞：在 CAR 胞内区 CD3ζ 后连接 IRES（internal ribosome entry site）序列，在连接 PD-L1 单抗的 scFv 序列，使 CAR-T 细胞在与肿瘤细胞接触过程中不仅能杀灭肿瘤细胞，并且局部分泌的抗 PD-L1 单抗能与肿瘤细胞表面的 PD-L1 结合，进而封闭肿瘤细胞表面 PD-L1 的表达，解除因 T 细胞 PD-1 分子与肿瘤细胞表面 PD-L1 分子结合所导致的 CAR-T 细胞免疫抑制状态，下调了 CAR-T 细胞免疫抑制分子 PD-1、TIM3、LAG3 的表达，上调 NK 细胞对肿瘤细胞的抗体依赖性的细胞介导的细胞毒作用，增加细胞溶解、提高细胞因子分泌水平，进而增强 CAR-T 细胞对肿瘤细胞的杀伤活性。

②使用基因编辑技术 CRISPR-Cas9 去除 CAR-T 细胞 PD-1 的表达：因为 T 细胞表面有负向调控信号 PD-1，与肿瘤细胞表面的 PD-L1 结合后能抑制 T 细胞的活性。Rupp 等采用 CRISPR-Cas9 敲除 T 细胞表面的 PD-1，再制备 PD-1 缺失靶向 CD19 的 CAR-T 细胞。动物实验证明，较 PD-1 正常的 CAR-T 细胞，PD-1 缺失的 CD19 CAR-T 细胞在体内能更加高效地清除肿瘤细胞，尤其是在肿瘤高负荷状态，基因编辑的 CAR-T 细胞杀伤肿瘤细胞的作用更强。

③表达趋化因子的 CAR-T 细胞能有效进入实体瘤组织：肿瘤细胞及肿瘤基质细胞等周围组织能分泌某些趋化因子，而表达趋化因子受体的 T 细胞，较易进入分泌趋化因子的肿瘤组织周围。因此，Craddock 等制备靶向 GD2 的 CAR-T 细胞，并转染趋化因子 CCR2b 受体基因进入 CAR-T 细胞。因此，含抗 GD2、CCR2b 的 CAR-T 细胞，明显提高了 CAR-T 细胞对于肿瘤组织迁移能力的影响，使得 CAR-T 细胞和肿瘤更充分地进行接触，提高了 CAR-T 细胞杀伤肿瘤细胞和进入肿瘤组织的能力。Adachi 等在 CAR 结构 CD3ζ 元件连接 IL-7 和趋化因子 CCL19 两个分子，构建能同时分泌 IL-7、CCL19 蛋白、靶向 CD20 的第四代 CAR-T（命名为 7×19 CAR-T 细胞）。IL-7 是免疫调节因子，能增强 T 细胞增殖和维持 T 细胞生存。CCL19 是趋化因子，能吸引 T 细胞、DC 等

免疫细胞到肿瘤局部。小鼠体内试验证明，7×19 CAR-T 细胞较普通 CAR-T 细胞的抗肿瘤能力增强，能明显延长小鼠生存期，病理学检查证明肿瘤组织内有大量 T 细胞、DC 的浸润。

④细胞因子刺激或者表达构建的 CAR-T 细胞：CAR-T 细胞反应的阶段和记忆 CAR-T 细胞的维持是由细胞因子形成的，最显著的是 IL-2、IL-7、IL-21 和 IL-15。IL-7 和 IL-15 的稳态生成对于 CD4+ 和 CD8+ 记忆 T 细胞的增殖和稳态生存是必要的。IL-15 保留了 CAR-T 细胞的记忆表型，并改善了它们的代谢适应性，从而在体内具有优越的抗肿瘤活性；此外，将 IL-7 基因引入 NKG2D-CAR 骨架以抗原依赖的方式增强了 IL-7 的产生。NKG2DIL7-CAR-T 细胞在体外培养表现出更好的抗肿瘤效果，并能更有效地抑制异种移植瘤模型的肿瘤生长。在 CD8+ T 细胞中的增殖和 Bcl-2 表达增强，凋亡和衰竭减少，以及低分化细胞表型的增加可能是 NKG2DIL7-CAR-T 细胞持续和生存改善的原因。分泌 IL-12 的 CAR-T 细胞表现出增强的抗肿瘤功效，是通过增加生存期、延长 CAR-T 细胞的持续时间确定体现的。

（三）CAR-T 的制备及扩增培养

CAR-T 细胞的培养周期一般为 14～28d，常规的流程是采集外周血后分离淋巴细胞，经 CD3 单抗刺激，磁珠分选后，在 IL-2 细胞因子的培养基中细胞富集增殖，之后将携带目的基因的 CAR 结构转染/转导至 T 细胞，扩增培养并筛选后达到临床需要的回输数量，经鉴定合格后收集冻存或回输。

目前将携带目的基因的 CAR 转染/转导方法主要包括病毒和非病毒转染的方法。病毒载体转染方法有反转录病毒载体、慢病毒载体、腺病毒相关病毒载体等。①反转录病毒载体作为基因转染载体的特点：大多数反转录病毒基因组能被转导的目的基因代替，其转染的目的基因能在细胞分裂的过程中整合到宿主细胞的基因组中。②慢病毒载体除具有反转录病毒的特点外，慢病毒表达载体需要顺式呈递 rev 基因，以及可以提高 gag-pol mRNA 核输出的中央终止信号。另外慢病毒载体可以通过完整的宿主核膜，在整合到靶细胞时不需要细胞处于分裂期；另一个优势是在靶细胞基因组整合位点与启动子区域无关，这样可以减少插入突变的风险。③腺病毒相关病毒

（adeno-associated virus，AAV）是单链 DNA 小脱氧核糖核酸病毒，在每一个单链基因组的末端具有一个倒置的末端重复序列（inverted terminal repeat，ITR），是基因组复制和包装需要的顺式作用元件，AAV 在 19 号染色体上的特定整合位点，是基因插入比较安全的区域，有利于CAR-T细胞的基因转染。

非病毒转染目的基因方法目前采用的有质粒 DNA 依赖的载体，转座子依赖的基因转移和 mRNA 介导的基因转导等方法。通过电转可以将质粒 DNA 有效地转移到淋巴细胞中，使目的基因瞬时表达。电转也可以导致基因组的整合，但与病毒载体相比其整合的概率非常低。因此，使用电转 DNA 方法是安全的，但转染效率较低，同时由于电转对 T 细胞有一定的损伤，会影响细胞寿命。还有采用转座子依赖的表达系统进行基因转染，转座子是不连续的 DNA 片段，具有在染色体位点之间迁移和携带基因信息的能力，目前采用的两种不同转座子系统分别是睡美人 SB 系统和来源鳞翅目昆虫的 PB 系统。Manuri 等报道，通过两种转座子系统可以将表达 CD19 CAR 导入 T 细胞，整个制备过程需要 3 ～ 4 周。另外，还可以用 mRNA 介导的基因转导方法，通过电转将 mRNA 转导进 T 细胞可以获得接近 100% 的转染效率，且目的基因在靶细胞中能有效表达。就 CAR-T 细胞的生成而言，mRNA 的直接转移可能是最迅速的方法，在这种情况下，分离的 T 细胞直接被电转入 mRNA，在基因转移后不久就可以表达 CAR。因此，mRNA CAR-T 细胞用于过继免疫治疗是可行的方式，它可避免激活前准备和扩增的需要。然而，为了在临床应用中能产生足够多的 CAR-T 细胞，显然需要大规模的 mRNA 生产和符合标准的 RNA 转移技术。目前已有几项临床前的研究已经成功使用 mRNA 电转的方法制备 CAR-T 细胞。

为了优化基因转移，T 细胞需要通过在外周血单核细胞（PBMC）添加促有丝分裂的抗体（最常见的 anti-CD3 ζ 有或没有 anti-CD28）来接受细胞循环扩增或者使用顺磁珠技术和类似与 anti-CD3 ζ 和 anti-CD28 的磁珠分离筛选 PBMC 中的 T 细胞来激活 T 细胞，T 细胞在含有细胞因子的培养基中扩增，以获得足够数量的 CAR-T 细胞进行实验或临床应用。这个过程总共需要 14 ～ 28d，

但在培养的过程中，磁珠或抗体不能特异性的扩增 CAR-T 细胞，需要使用一定剂量的嘌呤霉素筛选提高 CAR-T 细胞阳性率，但这个筛选过程同时会导致 CAR-T 细胞的活性降低。最近，用 K562 细胞作为人工抗原提呈细胞的载体，人工抗原提呈细胞是根据 T 细胞活化的原理制备而成的，在一定的载体表面偶联上诱导 T 淋巴细胞活化增殖所需要的共刺激分子以及特异性的 MHC 肽复合物，模拟抗原提呈细胞的功能来研究抗原特异性的 T 淋巴细胞的重要工具，它可以特异性的扩增所需的 CAR-T 细胞，从而避免运用嘌呤霉素筛选细胞导致 T 细胞的损伤。

本课题杨利蓉等研究运用两种刺激方法扩增 CAR-T 细胞：抗 CD3 /CD28 mAb 磁珠扩增与表达 CD19/CD64/CD86/CD137L/mIL-15 膜受体的细胞 aAPCs 扩增，对其两种方法扩增的 CAR-T 细胞进行比较差异。结果表明，4-1BB 和 CD28 共刺激结构域的 CD19 特异性 CAR-T 细胞，在数量上 aAPCs 刺激的明显大于磁珠扩增的 CAR-T 细胞。此外，与磁珠相比，aAPCs 扩增的 CAR-T 细胞中记忆标记物 CD45RO 表达较高，而耗竭分子表达较低。两种 CAR-T 细胞均显示出显著的靶向杀瘤作用。aAPCs 刺激的 CAR-T 细胞分泌凋亡相关细胞因子及表达凋亡相关蛋白。对 NAMALWA 异种移植小鼠模型也有明显的抗肿瘤作用。该研究结果为两种利用 piggyBac 转座子系统扩增 CAR-T 细胞的方法的安全性和优越性提供了证据。

下面主要介绍课题组具有知识产权的采用 K562 制备的人工抗原提呈细胞（aAPC）作为刺激因子扩增 CAR-T 细胞。

1. 试剂　辐照后的携带靶点 aAPCs；T 细胞培养基：X-VIVO-15 Medium，Human IL-2、Human IL-21 细胞因子，PiggBac transposon and transposase plasmids，2b- Nucleofector kit，DNA 酶，生理盐水。

2. 耗材及设备　设备：Nucleofector 2b（Lonza）、超净工作台、酒精灯、酒精喷壶、试管架、离心管架、离心机、显微镜、细胞计数仪等。

一次性耗材：1、5、10ml 无菌进口吸管，6 孔培养板，75、175cm² 无菌进口培养瓶，50ml 离心管等。

3. 操作步骤　依据 PBMC 细胞来源不同，如冻存的 PBMC 和新鲜血分离的 PBMC 而采用不同

的工艺进行。

4. 冻存细胞

（1）准备足够量的细胞，因为在离心与2h孵育过程中会丢失0～20%的细胞量。

（2）复苏：将一支冻有PBMC的冻存管在40℃水浴锅中慢慢融化，直至剩下一点冰晶时拿出。用1ml的移液枪将其移至15ml离心管中，再慢慢滴加10ml放于冰浴的培养基。

（3）离心：1000rpm，5min，不要用刹车。

（4）弃上清，加入适量的培养基重悬进行计数，将其浓度调整为10^6/ml，再将移到合适的培养瓶或者培养板中在37℃，5%CO_2培养箱中孵育2h（如果是在培养瓶中，请将其竖着孵育）。

（5）37℃，5%CO_2孵育2h后，将细胞转移到离心管中，离心（1000rpm，5min，不要用刹车，弃上清，加入适量的buffer重悬，计数。

（6）计算所需电转的细胞数量〔（15～20）×10^6/ml /reaction〕，分装至1.5ml的EP管中。

（7）离心：1000rpm，5min，不要用刹车，弃上清。

5. 新鲜血分离细胞

（1）将外周血加PBS，1∶1稀释。

（2）用50ml的离心管，每管加入淋巴细胞分离液。

（3）小心将PBMC-PBS加入淋巴细胞分离液上面。

（4）800g，20min，不要用刹车；如果血液存储时间超过2h，建议离心时间30min。

（5）移去上层血浆，将界面的单核细胞层吸出。

（6）用培养液洗单核细胞1次。

（7）计算所需电转的细胞数量〔（15～20）×10^6/ml /reaction〕，分装至1.5ml的EP管中。

6. 电转

（1）预热培养基：将培养基放入37℃，5%CO_2预热。

（2）准备电转液：100μl/reaction。

（3）加入DNA质粒：将准备好的1.5ml EP管的电转液中加入DNA质粒，10μg PB-19CAR-puro和5μg Super PiggyBac Transposase，并混匀。

（4）将质粒+电转液的混合液加入上述步骤制备好的细胞管内。

（5）一旦重悬混匀，马上转移到电转杯中，注意在转移时不能有气泡出现。

（6）电转，电转时轻拍电转杯底部确保液面覆盖底部，电转未经刺激的T细胞时，依据电转仪预设程序选择T淋巴细胞程序。

（7）电转好的电转杯移至生物安全柜中，用小吸管吸取500μl左右预热的培养基加到电转杯中，将细胞悬液及培养液转移到预热的培养基中。

（8）孵育。在37℃，5%CO_2培养箱中孵育2h。

7. 电转后

（1）2h后，观察细胞，加入1mg/ml DNA酶处理（DNA酶：细胞体积=1∶100），重悬并收集细胞，离心，弃尽上清。

（2）加入适量的培养基重悬细胞，计数，调整为10^6/ml的浓度。

（3）将其放入合适的培养板或者培养瓶中，在培养箱中过夜。

（4）加入aAPC刺激：培养24h后，加入CD19-aAPC至转染的T细胞中；并加入细胞因子IL-2与IL-21。

（5）培养至3d左右，观察细胞的状态进行半量换液。

（6）每2日半量换液，培养至第5日传到25cm² 瓶，加入IL-2和IL-21，观察细胞增殖状况。

（7）培养至第6～7日，进行第2次刺激，加入aAPC、IL-2、IL-21至培养瓶。

（8）每2日半量换液，培养10d左右，观察细胞增殖状况，扩增到75cm² 瓶。

（9）培养至第14天左右，进行第3次刺激，加入aAPC、IL-2、IL-21至培养瓶。

（10）培养18～20d，观察细胞增殖状况，取细胞进行流式检测细胞标志及杀瘤试验。

8. 收集细胞　细胞加入100ml生理盐水瓶中，用生理盐水稀释到40～50ml。输注患者，回输时间不能超过1h（质控点：回输前无菌试验；检定：外观、无菌实验、内毒素、CD8、CD19、HLA-DR、CD62L、CD45RO、CD4细胞数、细胞存活率）。

9. 其他　清场。

（四）CAR-T的临床应用

依据Clinicaltrials.gov查询显示，全球最早CAR-T临床试验于2003年在美国发起。中国最早则是于 2012 年开展。英国和德国于 2010 联合发起除中美以外的最早一起临床试验。从 2013 年起，CAR-T 临床试验得到了迅速的发展。截至 2020 年 6 月 30 日，中国已注册 357 项 CAR-T 临床试验项目，美国 256 项，其他国家总数为 58 项。

目前针对血液肿瘤最常见的靶点是 CD19、BCMA、CD22、CD20、CD123 等，在国内所有的 CAR-T 临床试验中，针对 CD19 是研究最多的靶点，一共 175 个项目。其中 128 项是 CAR-T-19 单独治疗，其他的则是 CAR-T-19 联合其他治疗，包括 CAR-T-22（18 项）和 CAR-T-20（13 项）。其次研究最多的靶点是 BCMA，共 43 项临床试验。其中 27 项是 CAR-T-BCMA 单独治疗，8 项是联合 CAR-T-19 治疗。

在实体瘤方面，mesothelin 是研究最多的靶点，目前共有 21 个项目在进行中，其中 8 个临床实验是与其他靶点联合进行。其次研究最多的靶点是 MUC1，14 项临床研究，其中 6 项是仅依靠 CAR-T-MUC1 进行治疗。GD2、GPC3、HER2、EGFR、PSCA、CEA、EGFRvIII、GUCY2C、EpCAM 和 TM4SF1 也都是热门的研究靶点。

国内全部的 357 项临床研究中，306 项处于临床 I 期、19 项处于临床 II 期。进入 III 期临床研究的仅有 1 项，注册于 2020 年。而美国全部 256 项临床试验中，已知进入 I 期、II 期和 III 期的项目分别为 209 项、25 项和 4 项；其他国家的 58 项研究中，这一数字分别为 42、7、1 项。绝大多数的国内研究仍然处于早期研究阶段，主要目的是验证药物的安全性。主要原因是，国内的临床试验都是由研究者发起的非商业的实验研究，因此这些项目都缺乏进行药物开发的动力和潜力。

1. CAR-T 在血液肿瘤中应用　在表 9-8-1 和表 9-8-2 中详细总结了 CD19 特异性 CAR 的临床试验。有超过 350 例 B-ALL 患者和超过 200 例 NHL／CLL 患者报告结果。这些试验之间存在显著的异质性，包括 CAR 设计、T 细胞亚群、淋巴衰竭疗法、自体免疫细胞和同种异体 T 细胞的差异，以及使用的 CAR 剂量。在较大的试验中，CR 的比率 50%～90%。考虑到在美国，所有的儿科和成人患者都使用了 CD19 特异性的 CAR、CR 或继续 CR 的总比率估计接近 80%，MRD - 阴性 CR 率超过 60%。B-NHL 和 CLL 的疗效略低，

估计总体反应率在 60% 左右。

2. CAR-T 细胞在实体肿瘤中的应用　嵌合抗原受体修饰的 T 细胞作为肿瘤过继免疫治疗中的一种，最初在 1989 年由 Gross 等提出，经过多年的研究和技术发展，采用 CAR-T 细胞治疗白血病已取得突破性的进展，特别是 Emily Whitehead 案例，在细胞治疗后完全缓解维持了 6 年未复发，更是激励了很多科研工作者投身于其中。目前，已报道的临床研究中靶向 CD19 的 CAR-T 细胞治疗对 B 细胞急性淋巴细胞白血病（acute lymphocytic leukemia，ALL）最为有效，CR 可达到 70%～94%，总体客观有效率为 93% 左右。在 B 淋巴细胞瘤治疗中总体客观有效率也在 62% 左右。CAR-T 细胞在治疗血液肿瘤中取得惊人效果，但在实体肿瘤中的治疗就差强人意了。实体肿瘤与血液系统肿瘤相比，其组织成分更为复杂，因此 CAR-T 细胞治疗实体瘤面临更大的挑战，造成治疗效果不佳可能有关的因素：①难以找到特异的靶点；② CAR-T 细胞的在体内如何向肿瘤组织的运输，存活和（或）增殖；③肿瘤微环境对 CAR-T 细胞的抑制作用。

与血液系统肿瘤相比，实体肿瘤的靶点缺乏特异性，在血液系统肿瘤中，CD19 或 CD20 在 ALL 中几乎所有的肿瘤细胞都有表达，因此这两个靶点制备的 CAR-T 细胞有望清除所有肿瘤细胞，治愈血液系统肿瘤。而实体肿瘤由于其组成成分复杂并且肿瘤细胞的异质性问题，不同肿瘤细胞会有不同的蛋白表达，一个靶点难以覆盖所有肿瘤细胞。目前报道的研究中，很多抗原都用在不同的实体肿瘤中，如间皮素（mesothelin）应用于恶性胸膜间皮瘤、恶性胰腺癌、间皮素阳性的肿瘤、转移性乳腺癌等；HER2 应用于乳腺癌、胶质母细胞瘤、神经胶质瘤等；GD2 应用于成神经细胞瘤、神经胶质瘤、GD2 阳性肉瘤等；EGFR 等用于胶质母细胞瘤、乳腺癌、卵巢癌、胰腺癌等。而现目前治疗实体肿瘤中的抗原靶点是肿瘤中特异高表达的抗原，其在一些正常组织中也有表达，如 HER2、EGFR 等，这也是造成 CAR-T 细胞治疗肿瘤的同时会发生攻击正常组织的可能性，即"脱靶毒性（on-targeer，off tumor）"。随着 CAR-T 细胞抗肿瘤的能力增强，脱靶效应带来的副作用也随着提高。

表 9-8-1　CAR-T 临床数据：B-ALL

年份	抗原	可变区单链抗体/共刺激域	载体	CAR-T 剂量	毒副作用	疗效
2013	CD19 +virus-specific	FMC63/CD28	RV	$(3.8\sim9.7)\times10^7$/kg（allogeneic）	No Gr ≥ 3 toxicities reported	ORR: 3/4; CR: 1/4（3mo）；Continued CR: 2/4（2+ to 8+ mo）
2015	CD19	FMC63/4-1BB	LV	$1.1\times10^6\sim1.7\times10^7$/kg	Any Gr CRS: 52/59; sCRS: 16/59; Neurotoxicity NR（Any Gr neurotoxicity in 13/30 pts in initial combined analysis of pediatric/adult trials）	CR: 56/60, MRD（−）in 51/56; 12mo RFS: 60%; 24mo RFS: 53%; 12mo OS: 79%; 24mo OS: 61%
2015	CD19	FMC63/4-1BB	LV	$3\times10^6\sim1\times10^7$/kg	Any Gr CRS: 4/9; Gr ≥ 3 CRS: 3/9	ORR: 4/9; CR: 2/9（9 wks, 38+ wks），MRD（−）in 2/2; PR: 2/9; 18wk OS: 5/9
2016	CD19	FMC63/4-1BB	LV	$(0.2\sim4)\times10^6$/kg（median 2.9×10^6）	Any Gr CRS: 28/34; Gr 3 CRS: 7/34; Gr 4 CRS: 8/34; Gr 3-4 neurotoxicity: 7/34	CR/CRi: 24/29, MRD（−）in 24/24; 6mo OS: 89%; 6mo RFS: 60%
2016	CD19	FMC63/4-1BB	LV	$(2.0\sim5.0)\times10^6$/kg（≤50 kg）；$(1.0\sim2.5)\times10^8$（>50 kg）	Gr 3-4 CRS: 11/29; Gr 3 neurotoxicity: 1; Gr 4-5 neurotoxicity: 0	CR/CRi: 20/29, MRD（−）in 18/20; 6mo RFS: 66.4%; 6mo OS: 75.7%
2016	CD19	HuCART19/4-1BB（humanized）	LV	Not reported	Gr 3 CRS: 3/30; Gr 4 CRS: 1/30; Any Gr encephalopathy: 5; Any Gr seizure: 4	CR: 26/30（7/11 with prior murine CAR-T therapy），MRD（−）in 19/19 without prior CAR-T therapy, 5/7 with prior CAR-T therapy
2016	CD19	FMC63/4-1BB（EGFRt）	LV	$2\times10^5\sim2\times10^7$/kg; defined 1:1 CD4+: CD8+ ratio	CRS: 25/30; sCRS: 7/30; one pt died due to CRS; Gr 3-4 neurotoxicity: 14/30; Gr 5 neurotoxicity: 1/30（Gr ≥ 3 neurotoxicity in 6/6 who received CAR-Ts dose ≥ 2×10^6/kg）	CR: 28/30（17/17 Cy+Flu, 11/13 Cy），MRD（−）in 16/17 CyFlu, 10/11 Cy; Alive in CR: 12/17 CyFlu（median f/u 300 days），1/13 Cy（f/u 600+ days）
2016	CD19	CD19scFv/CD28-41BB-CD27（iCasp9）	LV	1.05×10^6/kg（average）	Gr 0-1 CRS: 73/102; Gr 3-4 CRS: 3/17（BM blasts > 80%），8/38（BM blasts ≥ 50%）；Neurotoxicity NR	CR: 91.3%（<50% BM blasts, n=69），75.8%（≥ 50% BM blasts, n=33）；median OS: 485 days（<50% BM blasts），317 days（≥ 50% BM blasts）
2016	CD19	CD19scFv/4-1BB	LV	$5\times10^3\sim1.4\times10^6$/kg（median 1.0×10^5/kg）	Median CRS grade 2（range 1-5）；Gr ≥ 3 CRS and Gr 5 CRS NR; neurotoxicity NR	CR/CRi: 31/35, MRD（−）in 29/35（15 remained in CR with median f/u 197 days）
2016	CD19	FMC63/CD28	SB	$1\times10^6\sim1\times10^8$/m²	No CRS or neurotoxicity reported; Acute GVHD: 3/17	Continued CR: 9/17（median duration 6mo at last follow up）；Died in CR: 1/17

续表

年份	抗原	可变区单链抗体/共刺激域	载体	CAR-T剂量	毒副作用	疗效
2016	CD19	SJ25C1/CD28	RV	$(1\sim3)\times10^6$/kg	sCRS: 14/51 (13/31 baseline morphologic dz, 1/20 baseline MRD); Gr 3-4 neurotoxicity: 15/51 (11/31 baseline morphologic dz, 4/20 baseline MRD); Note: development of this CAR-T product was discontinued after 5 deaths due to cerebral edema in a multicenter phase II trial.69, 70, 95	CR: 41/50 (CR in 23/30 with baseline morphologic dz, 18/20 with baseline MRD), MRD(-) in 33/39 CRs (no MRD testing in 2 pts); 15/33 with MRD(;) CR relapsed, 9/33 MRD(-) CR dz free 1+y); 6mo OS: 73% (baseline morphologic dz), 57% (baseline morphologic dz), 92% (pts attaining MRD(-) CR)
2016	CD19	FMC63/CD28	RV	1×10^6/kg vs 2×10^6/kg (target)	Any Gr CRS: 5/5; No Gr ≥3 CRS; Gr ≥3 neurotoxicity: 3/5 (3/3 adult pts); tocilizumab +/- corticosteroids +/- siltuximab (5/5)	CR: 5/5, MRD(-) in 5/5 (duration NR)
2016	CD19	FMC63/CD28	RV	$(4.2\sim7.0)\times10^6$/kg allogeneic	Gr 3-4 sinus tachycardia: 3/5; Gr 3-4 hypotension: 4/5; Neurotoxicity NR	CR: 4/5; MRD(-) in 4/4
2016	CD19	FMC63/CD28	RV	$(1\sim3)\times10^6$/kg	Gr 3-4 CRS: 7/51; Gr 1-2 seizures: 2/51; Gr 3 neurotoxicity: 3/51	CR: 31/51 (18/21 <25% BM blasts, 13/32 >25% BM blasts, 29/44 FluCy, 2/8 other LD), MRD(-) in 28/31, median RFS 18mo for MRD(-); median OS 13.3mo (FluCy) vs 5.5mo (other LD)
2016	CD22	m971/4-1BB	LV	3×10^5/kg vs 1×10^6/kg	Gr 1-2 CRS: 6/9; Neurotoxicity NR	CR: 4/9, MRD(-) in 4/4; 3/3 pts treated at higher dose are in sustained remission at 3mo
2016	CD19	FMC63/4-1BB (EGFRt)	LV	5×10^5/kg~4×10^6/kg defined 1:1 CD4+: CD8+ ratio	CRS: 40/43; sCRS: 10/43 (severity correlated to dose level, but not dz burden; no toxic deaths); Any Gr neurotoxicity: 21/43; Severe neurotoxicity: 10/43	CR: 40/43, MRD(-) in 40/40; 12mo OS: 69.5%; Median CAR-T persistence: 6.4mo (>15% CD19+ BM cells), 1.7mo (<15% CD19+ BM cells); Loss of CAR-T persistence associated with CD19+ relapse, HR 34
2016	CD19	FMC63/4-1BB	LV	5×10^7/kg vs 5×10^8/kg	Gr ≥3 CRS: 22/30; Gr 5 CRS: 3/30 (each received 5×108 CAR-Ts in single infusion, each received tocilizumab + corticosteroids); Gr ≥3 neurotoxicity: 1/30 (Gr 3 encephalopathy)	CR: 15/27; PR: 1/27
2017	CD19	4g7/4-1BB	LV	$(4.0\sim4.6)\times10^6$/kg "universal" (allo-geneic, TCR-/CD52- via TALEN gene-editing)	No CRS or neurotoxicity reported; Gr 2 skin GVHD in 1/2	CR: 2/2 (duration 12+ and 18+ mo), both MRD(-)

表 9-8-2　CAR-T 临床数据：B-cell NHL 与 CLL

年份	抗原	可变区单链抗体/共刺激域	载体	CAR-T 剂量	毒副作用	疗效
2012	CD19	FMC63/CD28	RV	$3.0 \times 10^6 \sim 3.0 \times 10^7$/kg	CRS not graded; Gr ≥ 3 hypotension (n=2), Gr ≥ 3 hypoxemia (n=2), Gr ≥ 3 acute renal failure (n=3)	ORR: 6/7 (1/8 NE); CR: 1/7 (CLL, 15+ mo); PR: 5/7 (CLL, n=2; FL, n=2; sMZL, n=1)
2013	CD19 + virus-specific	FMC63/CD28	RV	$6.8 \times 10^7 \sim 1.13 \times 10^8$/kg (allogeneic)	No Gr ≥ 3 toxicities reported	ORR: 1/4; PR: 1/4 (duration 8 wks); SD: 1/4 (duration 15+ mo)
2013	CD19	FMC63/CD28	RV	$4.0 \times 10^5 \sim 7.8 \times 10^6$/kg (allogeneic)	Gr ≥ 3 fever: 2/15; Gr ≥ 3 hypotension: 2/15; Gr ≥ 3 hypoxia: 1/15	ORR: 2/10; CR: 1/10 (CLL, duration 9+ mo); PR: 1 (MCL, duration 3+ mo)
2015	CD19	SJ25C1/CD28	RV	5×10^6/kg (n=7) vs 1×10^7/kg (n=1)	CRS: 4/8; sCRS: 1/8; Tocilizumab: 4/8	ORR: 5/8; CR: 5/8 (duration 10+ to18+ mo)
2015	CD19	FMC63/CD28	RV	$(1.0 \sim 5.0) \times 10^6$/kg	CRS not graded; Gr ≥ 3 hypotension: 4/15, Gr ≥ 3 hypoxia: 2/15, Gr ≥ 3 neurologic toxicity: 6/15; Tocilizumab: 2/15	ORR: 11/13 (2 NE); CR: 4/7 DLBCL (duration 6 to 22+ mo), 3/4 CLL (duration 14 to 23+ mo), 1/2 indolent B-NHL (duration 11+ mo)
2015	CD19	FMC63/4-1BB	LV	$1.4 \times 10^7 \sim 1.1 \times 10^9$/kg (flat dose)	Any Gr CRS (UPenn62): 9/14; Gr 3 CRS: 2/14; Gr 4 CRS: 4/14; Gr ≥ 3 neu-rotoxicity (Gr 4 confusion) in 1/14, con-current with CRS; Tocilizumab: 4; Cor-ticosteroids: 2	ORR: 8/14; CR: 4/14, MRD (-) in 4/4; PR: 4/14; Median PFS: 7mo; Median OS: 29mo; 18mo OS: 71%
2016	CD19	FMC63/CD28 + FMC63/CD28-4-1BB	RV	$(1 \sim 20) \times 10^6$/m² (both 2nd and 3rd gen CAR-Ts simultaneously)	Gr 2 CRS: 2/6; No neurotoxicity reported	ORR: 4/5; CR: 2/5 (1 NE), longest 9+ mo; continued CR: 1/5; PR 1/5; 3rd gen CAR-Ts had mean 23-fold (1.1-109-fold) higher expansion, longer persistence
2016	κ-light chain	CRL-1758/CD28	RV	$1.7 \times 10^7 \sim 1.9 \times 10^8$/m²	No CRS or neurotoxicity observed. Gr 3 lymphopenia in one pt. No other Gr ≥ 3 treatment related toxicity.	ORR: 3/9; CR: 2/9 (both DLBCL, one relapsed after 6wks, other with CR 32+ mo); PR: 1/9
2016	CD20	AY160760.1/4-1BB	LV	$4.1 \times 10^6 \sim 1.5 \times 10^7$/kg	No CRS or neurotoxicity observed. No Gr ≥ 3 toxicities observed other than hypokalemia (n=1), herpes zoster (n=1)	ORR: 9/11; CR: 6/11 (duration 5 to 27+ mo); PR: 3/11; median PFS: 6 mo; pt with longest CR had 2nd CAR-T infusion at 16 mo

续表

年份	抗原	可变区单链抗体/共刺激域	载体	CAR-T 剂量	毒副作用	疗效
2016	CD19	FMC63/4-1BB (EGFRt)	LV	$2\times10^5 \sim 2\times10^7$/kg; defined 1 : 1 CD4+: CD8+ ratio	Any Gr CRS: 17/17; Gr 3-4 CRS: 4/17; Gr $\geq$ 3 neurotoxicity: 4/17. Tocilizumab + corticosteroids: 3/17	ORR: 13/17; CR 5/17, MRD (-) in 4/4 (1 NE), none relapsed with median f/u 8.4mo; PR 8/17
2016	CD19	FMC63/4-1BB (EGFRt)	LV	$2\times10^5 \sim 2\times10^7$/kg; defined 1 : 1 CD4+: CD8+ ratio	sCRS: 4/32 (all cases in pts treated with CyFlu and 1×10^6 CAR-Ts/kg); tocilizumab: 3; Gr $\geq$ 3 neurotoxicity: 9/32 (7/9 had received CyFlu, 8/9 had received 1×10^6 CAR-Ts/kg)	ORR: 19/30; CR: 10/30 (8/21 DLBCL, 2/5 FL, 0/4 MCL); 9/10 CRs in pts who received CyFlu; CAR expansion and persistence better with CyFlu
2016	CD19	FMC63/CD28	SB	$1\times10^7 \sim 5\times10^9$/m^2 (autologous or allogeneic)	No CRS or neurotoxicity reported.	Continued CR: 6/7 autologous (median duration 26mo at last follow up), 0/2 allogeneic
2016	CD19	SJ25C1/CD28	RV	1×10^7/kg (median)	sCRS: 2/11 (2/5 ibrutinib, 0/6 non-ibrutinib)	ORR: 5/11 (4/5 ibrutinib, 1/6 non-ibrutinib); CR 2, MRD (-) in 2/2 (duration 16+ and 50+ mo); continued CR: 1/11; PR: 2/11
2016	CD19	FMC63/CD28	RV	2×10^6/kg (target)	Any Gr CRS: 6/6; No Gr $\geq$ 3 CRS; Any Gr neurotoxicity: 4/6; Gr 3-4 neurotoxicity: 2/6	ORR: 6/6; CR: 6/6 (median f/u 3.2 mo)
2016	CD19	FMC63/4-1BB	LV	5×10^7/kg	Gr 1-2 CRS: 3 (grading system NR) Gr $\geq$ 3 CRS: 0 Gr $\geq$ 3 neurotoxicity: 2 (1 Gr 4 encephalo-pathy, 1 Gr 4 seizure)	DLBCL (n=13, 2 NE) – ORR: 9/11; CR: 8/11 (7/8 remained in CR, follow up duration NR); PR: 1/11. MCL–ORR: 0/1
2016	CD19	FMC63/CD28	RV	$4\times10^5 \sim 8.2\times10^6$/kg	CRS not graded; Gr $\geq$ 3 fever: 4/15; Gr $\geq$ 3 tachycardia: 3/15; Gr $\geq$ 3 hypotension 3/15; Gr $\geq$ 3 headache 1/15	ORR: 4/15; CR: 2/15 (1/5 CLL with duration 30+ mo, 1/5 DLBCL with duration 6+ mo)
2016	CD19	FMC63/CD28	RV	$(1.0 \sim 6.0)\times10^6$/kg	Gr $\geq$ 3 Neurotoxicity 12/22 (confusion, dysphagia, encephalopathy, gait disturba-nces); Gr $\geq$ 3 hypotension 4/22	ORR: 16/22; CR: 12/22; (9/19 DLBCL with duration 7-20mo, 2/2 FL, 1/1 MCL); PR: 4/19DLBCL
2016	CD19	HuCAR19/CD28 (fully human)	LV	$(6.6 \sim 2.0)\times10^6$/kg	Any Gr CRS (NCI61): 9/8 (1NE); Gr 3-4 CRS: 3/8	ORR: 6/8 (1NE); CR: 2/7 (duration 2+ mo)

续表

年份	抗原	可变区单链抗体/共刺激域	载体	CAR-T 剂量	毒副作用	疗效
2016	CD19	FMC63/4-1BB	LV	5×10^7/kg vs 5×10^8/kg（phase I）；5×10^8/kg（phase II）	Any Gr CRS（Upenn62）：19/35；Gr 3-4 CRS：7/35；Tocilizumab：4；CAR-T dose not associated with CRS development or severity	ORR：13/30（4/13 low-dose，9/17 high-dose）；CR：7/30（1/13 low-dose，6/17 high-dose；duration 5 to 34+ mo）；PR：3/17
2016	CD19	FMC63/4-1BB	LV	DLBCL－（3.10～6.75）×10^6/kg FL－（3.08～8.87）× 10^6/kg	DLBCL－Any Gr CRS （Upenn62）：9/13；Gr ≥ 3 CRS：1/13；Gr ≥ 3 Neurotoxicity：1/13. FL－Any Gr CRS：6/14 Gr ≥ 3 CRS：2；Gr 5 encephalitis（possibility treatment-related）	DLBCL－ORR：7/13；CR：6/13，none relapsed；Median PFS：5.8mo FL－ORR：11/14；CR 9/14；11mo PFS：77%
2017	CD19	FMC63 /CD28	RV	（1.1～2.0）×10^6/kg（target：2.0×10^6/kg）	Any Gr CRS（NCI61）：6/7；Gr ≥ 3 CRS：1/7；Gr ≥ 3 neurotoxicity：4/7；Gr 4 CRS，Gr 4 neurotoxicity，and Gr 5 intracranial hemorrhage in one pt（death deemed unrelated to CAR-Ts）；Tocilizumab：6/7 Corticosteroids：4/7	ORR：5/7；CR：4/7（3 ongoing with duration 12+ mo）

目前 CAR-T 细胞治疗基本上都是采用静脉血液回输的方式进行，回输体内后首先在血液系统和淋巴系统内循环，因此对在同样生存环境中的血液肿瘤细胞就有更直接和充分的接触机会和杀瘤效果。而实体肿瘤都是局限性的，并在特定的部位，CAR-T 细胞如何高效地"导向"至肿瘤部位是需要解决的一个问题。T 细胞穿透血管壁浸润实体组织主要受到趋化因子的调节，而肿瘤组织中驱动 T 细胞浸润的趋化因子表达水平都很低，如趋化因子配体 CXCL-9、CXCL-10、CXCL-11。同时 CAR-T 细胞能否在体内持久存活和增殖并维持正常的功能对其疗效有着重要的影响，与血液肿瘤相比，实体瘤中 CAR-T 细胞的存活增殖并不好，大部分患者在 CAR-T 细胞输注 4 ~ 6 周后就难以检测到。若能延长 CAR-T 细胞在患者体内的存活时间，促进其在体内增殖，将为实体瘤患者带来更持久的临床应答。Chrystal 等用 GD2-CAR-T 细胞治疗成神经细胞瘤患者中发现，CAR-T 细胞回输后存活时间越长，患者无疾病进展期维持的越长。

肿瘤微环境对进入肿瘤部位的 CAR-T 细胞能否发挥抗肿瘤效应具有十分重要的作用，肿瘤微环境对 T 细胞功能的抑制是多种因素参与的，包括一些免疫抑制因子、肿瘤细胞及抑制性免疫细胞等都参与了肿瘤抑制微环境的组成

（图 9-8-4）。

肿瘤部位的炎性反应有很多细胞因子的参与，会影响肿瘤的免疫应答，如前列腺素 E2（PGE2）和腺苷等会抑制 T 细胞的增殖和活性。肿瘤微环境中含有许多的抑制性细胞因子（如 IL-10、IL-4），而其中最重要的抑制性细胞因子 TGF-β 会同时抑制 T 细胞和巨噬细胞的功能，Newick 等报道阻断 TGF-β 受体可有效增强 T 细胞治疗的疗效。在肿瘤微环境中还包含有很多与抑制相关的免疫细胞，如调节性 T 细胞（Treg）、肿瘤相关巨噬细胞 / 中性粒细胞和骨髓源抑制细胞等，其中 Treg 是最为熟悉的免疫抑制细胞，可通过抑制细胞间的直接接触及释放抑制因子，如 TGF-β 和 IL-10 等发挥对 T 细胞的抑制功能。同时肿瘤细胞也会通过表达 T 细胞分泌的 PD-1（程序性死亡蛋白 -1）和 CTLA-4（细胞毒性 T 细胞相关抗原 -4）相关的配体，如 PD-L1 来抑制 T 细胞的活性，从而产生免疫逃逸。

为了使 CAR-T 细胞在实体肿瘤治疗中发挥理想的效果，需要从几个方向进行努力：①改变 CAR 的设计构建策略，优化 CAR-T 细胞，如 CAR-T 细胞中表达 IL-12 使 CAR-T 细胞表现出更优异的体内存活能力和抗肿瘤活性；构建表达 IL-7 和 CCL19 的 CAR-T 细胞，在治疗小鼠实体瘤模型中发现，组织病理学分析肿瘤组织中 DC

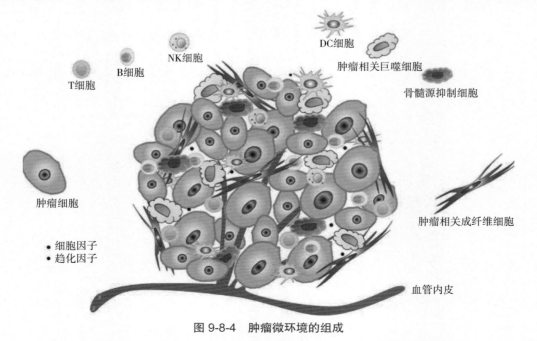

图 9-8-4　肿瘤微环境的组成

图片参考来源：Lina Zhang. Cancer Letters. 2020 Jan 28；469：355-366

和 T 细胞的浸润明显增加；加入趋化因子受体的 CAR-T 细胞可以更好地趋化至肿瘤部位，浸润能力增强；改造 CAR-T 可以结合免疫抑制因子，如加入 TGF-β 可将其免疫抑制效应逆转，成为 T 细胞活化的激动剂；构建 PD1 嵌合受体，可将免疫抑制信号转化为激活 T 细胞的信号，从而达到抵抗 PD-L1/PD-1 抑制途径的目的。②双靶和（或）多靶点 CAR-T 细胞联合应用。多靶点覆盖可以通过输注混合的 CAR-T 细胞实现，也可以通过在 CAR 分子上整合两个（或多个）靶向不同抗原的 scFV 区段来实现。多靶点的覆盖可以提高 CAR-T 细胞杀伤肿瘤细胞的比例，更高比例肿瘤细胞的清除预期或许可以提高患者的生存获益。③脱靶效应的减少，为了克服脱靶毒性，如加入自杀机制使 CAR 只得到暂时的表达；通过调节 scFV 的亲和能力，使 CAR 分子只能识别抗原高水平表达的肿瘤细胞等；构建双靶激活的 CAR 分子，保证 CAR 分子只有在同时识别两个抗原的情况下才能发挥激活功能。④ CAR-T 细胞治疗与放射治疗、化学治疗等联合也可以提高实体肿瘤的治疗效果。与放射治疗、化学治疗联合，可以为 CAR-T 细胞提供扩增的空间、有效清除 Treg 细胞等免疫抑制细胞、通过松散致密的肿瘤组织促进 T 细胞的浸润能力等；与 PD-1 抗体联合，可以直接提高 CAR-T 细胞抵抗免疫抑制微环境能力，同时对内源免疫系统抗肿瘤功能的发挥也有帮助作用。此外，由于 CAR-T 细胞治疗实体肿瘤的特殊性，其治疗强度既不能太低而使治疗无效，也不能因为强度太高引发严重的副作用。所以，在临床实施的过程中，应充分评估 CAR-T 细胞治疗实体肿瘤的有效性和安全性，选择适当的治疗强度。

（五）CAR-T 细胞的毒性作用及临床治疗措施

CAR-T 细胞目前在急性白血病、弥漫大 B 细胞淋巴瘤和多发性骨髓瘤等已取得很好的效果，但是随着研究的深入和应用的增多，伴随着的一些不良反应也得到认识和关注，轻则引起不适和变态反应，重则引起严重的毒副反应，甚至死亡，常见的严重毒副反应有细胞因子释放综合征（CRS）、神经毒性（CRES）、脱靶效应、基因整合突变引起的致瘤性等。

细胞因子释放综合征（cytokine-release syndro-me，CRS），主要是有 T 细胞、B 细胞、NK 细胞及单核巨噬细胞等释放大量细胞因子及趋化因子所引起剧烈的全身炎性反应。CRS 的临床表现主要有发热、乏力、头痛、惊厥、呕吐、寒战、肌痛、呼吸困难、急性呼吸窘迫综合征、低血压、急性血管渗漏综合征、心动过速、肝肾功能损害等。

1. CRS 的发病机制 各临床研究中 CRS 的发生率及严重程度具有很大的差别，即使同一治疗方案进行 CAR-T 细胞的回输，因患者个体差异其反应也存在很大的差别，这与 CAR 的设计结构、肿瘤类型等因素有关。CAR 基本结构中的 CD3ζ 链提供了 T 细胞活化的第一信号，使其能发挥分泌细胞因子及杀伤靶细胞的作用。在第二代 CAR 结构设计中，由于整合了 CD27、CD28、4-1BB 及 ICOS 等共刺激分子，使得 CAR 活化信号、细胞因子分泌及其抗肿瘤的活性均明显增强。这些增强 CAR-T 细胞功能的设计在应用过程中也会增加细胞因子风暴发生的概率。而不同的肿瘤类型产生的反应程度不同，实体肿瘤引起的 CRS 较白血病轻，这主要是在血液肿瘤中，CAR-T 细胞在输注后短时间内与外周血中肿瘤细胞接触而活化，释放大量的细胞因子所致。细胞因子的升高水平也和输入的 CAR-T 细胞的数量密切相关。

2. CRS 发生的病理生理 CRS 的发生由 CAR-T 细胞回输后活化的 T 细胞释放的细胞因子，也可由靶细胞直接裂解所释放的 IFN-γ、TNF-α 等诱发。而 IFN-γ 又进一步激活巨噬细胞产生大量的细胞因子，如 IL-6、TNF-α、IL-8、IL-10 等，在表达的这些因子中，除 IL-10 能抑制细胞免疫外，其他的因子都可进一步活化 T 细胞从而加剧炎症反应。由于细胞因子和免疫细胞之间形成正反馈环路，细胞因子大量释放并出现细胞因子风暴，引发强烈的免疫反应和全身炎症，出现发热、头痛、眩晕、呕吐、寒战、皮疹、低血压、心动过速、呼吸困难及肝肾功能损伤等。急性血管渗漏综合征能导致体液潴留、全身水肿，肺部水肿可引发 ARDS，严重者可出现心律失常及心搏骤停。

3. CRS 临床诊断及治疗 患者接受 CAR-T 细胞治疗后 3 周内出现以下症状或体征应考虑为 CRS：体温 ≥ 38℃，收缩压 < 90mmHg，动脉血氧饱和度 < 90% 的缺氧，脏器毒性反应（表 9-8-3）。由于上述症状和体征也可由其他并发症或治疗引

表 9-8-3　CRS 临床分级标准

CRS 参数	1 级	2 级	3 级	4 级
发热	体温 ≥ 38℃	体温 ≥ 38℃	体温 ≥ 38℃	体温 ≥ 38℃
低血压（收缩压 < 90mmHg）	无	静脉补液或低剂量血管升压药	需要使用一种或多种血管升压药	需要升压素以外的多种血管升压药
缺氧	无	仅需要低流量鼻导管吸氧（≤ 6L/min）	需要高流量鼻导管吸氧（≥ 6L/min），面罩	需要正压通气
器官毒性				
心脏：心动过速，心律失常，心脏传到阻滞，射血分数低	1 级	2 级	3 ～ 4 级	≥ 4 级
呼吸：呼吸急促，胸腔积液，肺水肿				
胃肠道：恶心，呕吐，腹泻				
肝脏：血清 ALT、AST 或胆红素水平升高				
肾脏：急性肾损伤（血清肌酐水平升高），尿量减少				
皮肤病：皮疹（少见）				
凝血障碍：弥散性血管内凝血（少见）				

起，临床医务人员需要进行鉴别诊断，密切观察患者，每日应至少进行两次 CRS 分级。目前使用的分级方法为 Lee 等依据 CTCAE v4.03（REF.43）优化后进行 CRS 分级。该分级方法包括体温、血压和血氧饱和度、任何器官毒性的等级。

4. CRS 的临床护理　CRS 的临床护理主要为一般性预防和支持护理。患者应在输注 CAR-T 细胞后至少住院 7d 以上密切观察，每 4 小时检测一次生命体征，每日进行各器官系统评估和体格检查、全血细胞计数和完全代谢谱、凝血指标及血清 CRP 和铁蛋白水平的检测，严格监测日常体液平衡和体重，为了方便及时给予治疗毒副反应所需的任何药物，应在 CAR-T 细胞输注之前建立中心静脉通路，最好是双腔或三腔导管。

5. CAR-T 细胞治疗的支持护理注意事项

（1）CAR-T 细胞输注前和输注过程中：基线脑 MRI 可排除任何中枢神经系统（CNS）疾病。建立中心静脉通路、最好是双腔或三腔导管输注，以便出现毒副作用后给予静脉补液或其他药物。从 CAR-T 细胞开始输注到细胞因子释放综合征（CRS）得到完全控制前，持续给予心电监护，以监测心律失常。根据诊疗指南，应对肿瘤负荷较大的患者可能出现肿瘤细胞溶解时做好相应的预防措施。接受 CAR-T 细胞治疗后一旦确诊发生 CAR-T 细胞相关性脑病综合征（CRES），即给

予左乙拉西坦 750mg，每 12 小时口服一次。连续 30d，以防癫痫发作。CAR-T 细胞治疗后应留院观察至少 7d。

（2）CAR-T 细胞输注后的患者监护：每 4 小时监测一次生命体征，密切监测胃肠道液体摄入量和静脉液体输入量及排尿量，每日监测体重。每日回顾病史和体格检查。每日血常规检测，完善代谢和凝血功能检测。从 CAR-T 细胞输注开始，每日监测 C 反应蛋白和铁蛋白水平。每日至少进行两次 CRS 的评估和分级，当患者状态发生变化时也应进行 CRS 的评估和分级。根据 CAR-T 细胞治疗相关神经系统毒副作用的 10 分评估系统（CARTOX-10），至少每 8 小时进行一次 CRES 的评估和分级。用生理盐水维持足够的静脉液体输入量。

（3）注意事项和意外事件：出现以下任何一种情况应通知医师，收缩压（SBP）>140mmHg 或 <90mmHg：心率 >120 次 / 分或 <60 次 / 分，或心律失常；呼吸频率 >25 次 / 分或 <12 次 / 分：未吸氧状态下动脉血氧饱和度 ≤ 92%；尿量 <1500ml/d；血肌酐水平或肝功能检查结果有上升的趋势；四肢运动出现震颤或不平稳；精神状态变化（警觉性、方向性、读写能力或 CARTOX-10 分数的变化）。对于体温 ≥ 38.3℃的患者，应进行血培养（中枢和外周）、尿常规及尿培养、床旁胸部

X 线片，并通知医师。对于中性粒细胞减少和发热患者，应开始给予常规广谱抗生素治疗。若无医嘱不得使用皮质类固醇。如果患者出现 CRES，禁止饮食和口服药物并通知医师。根据需要使用药物：发热≥ 38.3℃可给予冷却毯降温，药物首选对乙酰氨基酚，若无禁忌也可选用布洛芬；收缩压＜ 90mmHg，给予生理盐水 500 ～ 1000ml 静脉推注，若收缩压仍＜ 90mmHg，再次给予生理盐水 500 ～ 1000ml 静脉推注。有医嘱方能使用 tocilizumab 或 cetuximab 进行抗 IL- 6 治疗。

6. CRS 临床分级管理方案　使用 CAR-T 细胞治疗的患者有 29% ～ 34% 还会出现细胞治疗相关性脑病（CAR-T cell related encephalopathy

syndrome，CRES），典型表现为中毒性脑病，伴有注意力降低、语言障碍、书写障碍等早期体征，还会出现焦虑、失语症、嗜睡和震颤等神经症状，严重的会发生癫痫、肌无力、失禁、颅内压高压、视盘水肿和脑水肿等。CRES 主要分两个阶段：第一阶段常发生于 CAR-T 细胞回输 5d 内，与高热和其他 CRS 症状同时发生；第二阶段通常发生回输 5d 后，高热和 CRS 症状消退后，约有 10% 的患者在第三或第四周出现延迟性神经毒性反应，表现为癫痫或昏迷，持续时间可从数小时至数周不等，一般为 2 ～ 4d。CRES 目前已报道有少数几例死亡病例，但大部分患者都是可逆的（表 9-8-4）。

表 9-8-4　CAR-T 分级临床干预方案

CRS	症状与体征	干预措施
1 级	发热和器官毒性	对乙酰氨基酚和低温毯用于治疗发热
		如无禁忌，布洛芬可作为发热的第二治疗选择
		如中性粒细胞减少可使用经验性广谱抗生素和非格司亭
		给予静脉补液维持体液平衡
		对全身症状和器官毒性给予对症处理
		对于持续性（持续＞ 3d）和难治性发热可考虑静脉给予 tocilizumab 8mg/kg 或 ceruximab 11mg/kg
2 级	低血压	静脉注射 500 ～ 1000ml 生理盐水
		如果收缩压仍＜ 90mmHg 可以再次静脉推注生理盐水
		对于补液维以纠正的低血压，可静脉给予 tocilizumab 8mg/kg cetuximab 11mg/kg：如需要，tocilizumab 6h 后可重复使用
		如果两次补液和抗 IL-6 治疗后仍不能纠正低血压，可给予血管升压药，建议转入重症监护病房，做超声心动检查，并启动其他血流动力学监测方法
		对于高风险的患者，或在 1 ～ 2 剂量的抗 IL-6 治疗后低血压仍持续存在的患者，可每 6 小时静脉给予地塞米松 10mg
		发热和全身症状的干预措施同 CRS1 级
	缺氧	补充氧气
		同控制低血压的措施，使用 tocilizumab 或 cetuximab ± 皮质类固醇并给予支持性护理
	器官毒性	根据诊疗指南对器官毒性进行对症处理
		同控制低血压的措施，使用 tocilizumab 或 cetuximab ± 皮质类固醇并给予支持性护理
3 级	低血压	同 CRS2 级干预措施，给予静脉补液
		如之前未使用，可依照 CRS2 级干预措施使用 tocilizumab 和 cetuximab
		根据需要使用血管升压药
		转入重症监护室，做超声心动检查，并进行血流动力学监测，同 CRS2 级
		每 6 小时静脉注射地塞米松 10mg，如无效，每 6 小时可增加至 20mg
		发热和全身症状的干预措施同 CRS1 级
	缺氧	补充氧气，包括高流量吸氧和无创正压通气
		使用 tocilizumab 或 cetuximab+ 皮质类固醇和支持性护理同 CRS2 级
	器官毒性	根据诊疗指南对器官毒性进行对症处理
		使用 tocilizumab 或 cetuximab+ 皮质类固醇和支持性护理同 CRS2 级

续表

CRS	症状与体征	干预措施
4级	低血压	静脉补液，抗 IL-6 治疗，血管升压药和血流动力学监测同 CRS3 级
		静脉给予甲泼尼龙 1g/d
		发热和全身症状的干预措施同 CRS1 级
	缺氧	机械通气
		使用 tocilizumab 或 cetuximab+ 皮质类固醇和支持性护理同 CRS1 级
	器官毒性	根据诊疗指南对器官毒性进行对症处理
		使用 tocilizumab 或 cetuximab+ 皮质类固醇和支持性护理同 CRS1 级

CAR-T 细胞治疗相关性脑病：CRES 的发生机制目前不是很明确，其主要的病理生理认为可能有两种机制。①由于 CAR-T 细胞回输治疗后血液循环中高浓度 IL-6 和 IL-15 等细胞因子被动扩散至大脑产生严重的神经毒性有关。②认为 CAR-T 细胞回输后血管内皮细胞活化，包括弥散性血管内凝血、毛细血管渗漏和血 - 脑屏障通透性增加甚至遭到破坏，CAR-T 细胞随外周循环进入中枢神经系统产生神经毒性引发的一序列神经毒性反应。

7.CRES 的诊断及治疗 CRES 主要依据意识水平、日常生活能力（在脑病的背景下）、定向能力、言语、震颤、癫痫、尿失禁、肌无力等常见不良事件进行分级，目前 MD 安德森癌症研究中心开发了一个新的 CRES 分析系统和 CARTOX 10 分神经系统评估（CARTOX-10）工具（表 9-8-5、表 9-8-6）。

CAR-T 细胞回输治疗另一常见并发症是"脱靶效应"，是由于 CAR-T 靶点目前选择的肿瘤特异性抗原大多数在肿瘤组织中高表达，但其在正常组织中也能少量表达，因此 CAR-T 细胞回输后在攻击肿瘤组织的同时，也会造成对正常组织的损伤，从而称为"脱靶效应"。目前针对这样的情况，研究者们对 CAR-T 细胞结构进行了优化，如加入诱导 CAR-T 细胞凋亡或自杀的基因和开关，在 CAR 设计时引入 *caspase8*、*caspase9* 基因，当加入小分子化合物 AP1903 时，*caspase8*、*caspase9* 基因被诱导发生二聚体，启动诱导 CAR-T 细胞凋亡。另外，设计靶向双重目标抗原的 CAR-T，这样一个 CAR-T 细胞同时含有两个 CAR，靶向两个肿瘤抗原，一个 CAR 连接 T 细胞活化分子 CD3ζ，另一个 CAR 连接共刺激信号分子，只有当肿瘤细胞表面的两个肿瘤相关抗原同时表达并被 CAR-T 细胞识别时，CAR-T 细胞才能被充分活化和产生杀伤效应功能，这样对只表达一个抗原的正常细胞就会减少其杀伤作用。

表 9-8-5 CRES 分级系统

症状或体征	1级	2级	3级	4级
神经系统评估分数（依据 CARTOX-10[①]）	7～9（轻度损伤）	3～6（中度损伤）	0～2（重度损伤）	患者处于严重状态和（或）麻木无法进行评估
颅内压升高	不适用	不适用	视盘水肿[②]1～2 级或脑脊液压力 < 20mmHg	视盘水肿[②]3～5 级或脑脊液压力 ≥ 20mmHg 或脑水肿
癫痫或运动能力下降	不适用	不适用	脑电图显示对苯二氮䓬类药物反应为癫痫部分性发作或非惊厥性发作	癫痫全省性发作、惊厥或非惊厥持续状态或新的运动能力下降

①在 CARTOX-10 中，以下每项测试内容正确完成记 1 分（正常认知功能记总分为 10 分）：能回答年、月、城市、医院、国家主席 / 总理（共 5 分）；能指认三件物品，例如指认时钟表、笔、纽扣（最多 3 分）；能写一个标准的句子（1 分）；从 100 倒数到 10（1 分）。②根据修改的 Frisen 量表进行视盘水肿分级

表 9-8-6　CRES 分级治疗方案

级别	方　　案
1 级	1. 支持性护理，防止误吸，静脉补液
	2. 禁止饮食和口服药物，并评估吞咽功能
	3. 若吞咽能力受损，将所有口服药物和营养转为静脉滴注
	4. 避免使用引起中枢神经系统抑郁的药物
	5. 对于烦躁不安的患者，可给予低剂量的劳拉西泮（每 8 小时静脉滴注 0.25 ～ 0.5mg）或氯哌啶醇（每 6 小时静脉滴注 0.5mg），需密切观察
	6. 神经病学会诊
	7. 眼底检查评估视盘水肿程度
	8. 脑 MRI 结果对比：诊断性腰椎穿刺测量脑脊液压力；如有周围神经功能障碍应进行脊椎 MRI 检查；如不适合做脑 MRI 检查，可行头颅 CT 扫描
	9. 神经毒性症状缓解前每日进行 30min 脑电图检查；若脑电图结果显示无发作，继续服左乙拉西坦，每 12 小时一次
	10. 如脑电图结果显示非惊厥持续状态，按推荐方案进行
	11. 若 CRES 并发 CRS 可给予抗 IL-6 治疗 tocilizumab 8mg/kg 或 cetuximab 11mg/kg 静脉滴注
2 级	1. 支持性护理和神经系统检查同 CRES1 级
	2. 若并发 CRS，给予 tocilizumab 8mg/kg 或 cetuximab 11mg/kg 静脉滴注
	3. 若抗 IL-6 治疗不能缓解或未并发 CRS，可给予每 6 小时静脉滴注 10mg 地塞米松或每 12 小时静脉滴注 1mg/kg 甲泼尼龙
	4. 若 CRES 并发 2 级以上的 CRS 建议将患者转至 ICU
3 级	1. 支持性护理和神经系统检查同 CRES 1 级
	2. 建议转至 ICU
	3. 若并发 CRS，抗 IL-6 治疗同 CRES 2 级；若未并发 CRS，同 CRES1 级处理
	4. 如上所述，如 CRES 2 级虽经抗 IL-6 治疗但症状恶化，或未并发 CRS，可使用皮质类固醇直到病情改善至 CRES1 级，再逐渐减量
	5.1 级或 2 级视盘水肿伴脑脊液压力＜ 20mmHg，乙酰唑胺 1000mg 静脉滴注，再每 12 小时 250 ～ 1000mg 静脉滴注（每日 1 ～ 2 次监测肾功能和酸碱平衡，根据检查结果调整剂量）
	6. 若患者 CRES 持续≥ 3 级，应每 2 ～ 3 日重复进行神经影像学（CT 或 MRI）检查
4 级	1. 支持性护理和神经系统检查同 CRES 1 级
	2. ICU 监护：考虑气道保护性机械性通气
	3. 抗 IL-6 治疗和重复性神经影像学检查同 CRES 3 级
	4. 应用大剂量皮质类固醇直至改善为 CRES 1 级，然后逐渐减量。例如：甲泼尼龙 1g/d 静脉滴注，持续 3d；再快速减量至每 12 小时静脉滴注 250mg，持续 2d；每 12 小时静脉滴注 125mg，持续 2d；每 12 小时静脉滴注 60mg，持续 2d
	5. 惊厥性癫痫持续状态患者应推荐方案治疗
	6. 视盘水肿 3 级以上伴有脑脊液压力≥ 20mmHg 或脑水肿，按推荐方案进行

（六）CAR-T 的前景及展望

我们正进入一个新的医疗创新时代，通过重新编程患者自己的细胞来攻击致命的癌细胞，基因和细胞疗法等新技术有可能推动转化医学的发展，并为我们治疗和治愈许多难治性疾病创造了新的希望。CD19 CAR-T 细胞药物批准上市，让癌症和其他严重和危及生命的疾病有了新的治疗选择。目前，批准的 CAR-T 都是使用自体 T 细胞进行制备和扩增，存在一些问题：①由于是个体化 CAR-T 细胞，特异性比较强，其制备周期长和成本高；②自体的 T 细胞由于患者本身 T 细胞质量的因素影响，在体外扩增效率不高及培养周期长。而异体 CAR-T 细胞则需要免疫配型，存在免疫排斥、GVHD 等风险，也不能进行广泛的推广应用。因此提出如果能制备"通用型 CAR-T 细胞"，进行大规模的工业化生产，获得标准化的通用产品，应用于大多数患者的治疗。这样可以缩短 CAR-T 细胞制备流程及降低生产成本，实现 CAR-T 细胞的产业化和商业化。

　　随着技术不断发展，采用基因编辑技术制备异体通用性 CAR-T 细胞成为可能，基因编辑技术是指对基因组进行定点修饰的一项新技术，目前采用以 RNA 引导的 CRISPR/Cas9 编辑技术，可以精准定位基因位点进行剪切编辑，其效率更高，构建时间短，成本低。应用 CRISPR/Cas 对 CAR-T 细胞进行编辑，可以提高 CAR-T 细胞治疗的疗效，减少不良反应和降低成本。其制备的通用性 CAR-T 细胞有几方面优势：①针对肿瘤微环境免疫抑制问题，在 CAR-T 细胞中敲除 PD-1 等免疫检查点抑制基因，解除免疫抑制，从而提高 CAR-T 细胞疗效；②通过定向敲除引起免疫排斥的相关基因，可大批量生产异体 CAR-T 用于治疗，解决异体治疗、规模生产和标准化治疗等问题；③消除基因整合致瘤风险，由于通过病毒介导或其他方式将 CAR 基因导入 T 细胞基因组内为随机方式插入，有潜在的致瘤风险，利用基因编辑技术，可以定向插入 CAR 基因，解除 CAR-T 本身的致瘤风险。目前针对这些 CAR-T 细胞的各种改造，CAR-T 细胞在疗效提高和相应的毒副反应都得到了极大的改善。随着免疫学，特别是肿瘤免疫学、免疫疗法的知识更新和技术的不断发展，将基因编辑技术等应用于 CAR-T 细胞治疗中，相信一定可以帮助 CAR-T 等疗法攻克实体瘤等目前存在的难题。

二、CAR-NK 的研究背景

　　自然杀伤细胞（Nature killer cell，NK 细胞），在 20 世纪 70 年代左右由 Rolf Kiessling 和 Ronald Heberman 发现的一种机体内重要的天然免疫系统淋巴细胞。其主要来源造血干细胞分化发育而来，细胞表型为 $CD3^-CD16^+CD56^+$。NK 细胞无须抗原致敏和 MHC 的限制即可以识别并且杀伤肿瘤细胞；同时 NK 细胞还能分泌多种细胞因子和趋化因子，调节获得性免疫应答，是连接固有免疫应答和获得性免疫应答的桥梁，故 NK 细胞在机体抗肿瘤、早期抗病毒或胞内寄生菌感染的免疫应答中起重要作用。

　　CAR-NK 具有 CAR-T 的基本框架，包括细胞外抗原识别部分、跨膜结构域和细胞内信号传导结构域。胞外抗原结合域：衍生自 mAb 的单链抗体可变区（scFv），可将免疫细胞定向到肿瘤相关抗原，无须进行抗原提呈；跨膜结构域是细胞内信号传导组分的连接，细胞内信号传导结构域衍生于 T 细胞受体（T cell receptor，TCR）/CD3。CAR-NK 通常使用 CD3ζ 作为第一信号基序，加入共刺激分子，如 CD28/CD137 或 CD28-CD137，以形成细胞内信号区域。近年来，CAR-T 在多种血液肿瘤临床治疗取得明显的疗效，但也存在如细胞因子风暴、GVHD 等负面效应。异体 NK 细胞输注不需要进行 HLA 配型，是肿瘤免疫治疗中最理想的免疫细胞。CAR-NK 的目标是建立新的激活途径以增强细胞的抗肿瘤作用并改善肿瘤细胞靶向，它能够对多种恶性肿瘤表现出较强的细胞毒性。与 CAR-T 细胞相似，CAR-NK 细胞在体外和体内对肿瘤细胞的靶向特异性和细胞毒性都有改进。NK 细胞对肿瘤细胞的杀伤不需要提前刺激，对 MHC-Ⅰ类分子低表达的细胞也有杀伤作用，可以监视肿瘤细胞的免疫逃逸。由于 NK 细胞不需要 MHC 特殊抗原的表达，异基因 NK 细胞可以作为效应细胞使用，不会攻击（如肝、肺和肾等）组织，不会引起 GVHD 的危险。此外，过继性回输自体或异体 NK 细胞，在体内存活的时间较短，引起 CRS 风险较小，比 CAR-T 细胞相对更为安全。

　　NK 细胞在外周血淋巴细胞中所占的比例较低，因此需要建立一种 NK 细胞体外扩增技术提供足够数量的 NK 细胞，为细胞免疫治疗肿瘤奠定基础。细胞因子在 NK 细胞增殖及生物学功能方面具有重要的作用，在 NK 细胞分化过程中，不同的细胞因子具有不同的作用。目前主要的 NK 细胞培养体系为添加 IL-2、IL-15、IL-21 等细胞因子以促进 NK 细胞增殖，IL-21 是 NK 细胞功能的重要调节因子，能够促进 NK 细胞增殖，增强 NK 细胞毒性作用及 ADCC 作用。IL-15 主要促进 NK 细胞的增殖与分化成熟，可以与 CD137L 联合，通过细胞间的接触刺激及协同联合其他细胞因子共同刺激 NK 细胞的增殖；同时 IL-15 联合 IL-21 分子还能促进 NK 细胞的分化成熟。但目前这些细胞因子的联合应用由于扩增效率也并未达到理想状态而未能得到广泛应用，随着分子生物学的快速发展，采用基因工程的方法在 K562 细胞上同时表达 IL-21、IL-15、CD137L 等分子，作为"饲养层"细胞刺激 NK 细胞的增殖也是目前采用的扩增方法之一。侯宗柳等就在同时构建 IL-2、IL-21、IL-15 和 CD137L 的 aAPC 细胞上同时表达四种细胞因子，经 γ 射线辐照后作为刺激细胞，对 NK 细胞进行体外扩增，可使 NK 细胞纯度达到 90% 以上，体外实验中对 K562 等细胞均有较好的杀伤效果。

下面就主要介绍采用自主构建的 aAPCs 作为"饲养层"细胞培养 CAR–NK 细胞的制备体系。

（一）CAR–NK 的制备及扩增培养

1. 试剂及耗材　辐照后携带细胞因子的 aAPCs；T 细胞培养基：X-VIVO-15 Medium；PiggBac transposon and transposase plasmids；2b-Nucleofector kit；DNA 酶；青霉素 - 链霉素、二甲基亚砜（DMSO）、淋巴细胞分离液、正常人外周血、K562（人白血病细胞）。一次性耗材：1、5、10ml 无菌进口吸管，6 孔培养板，75、175cm² 无菌进口培养瓶，50ml 离心管等。

2. 操作步骤

（1）将外周血加 PBS，1 ∶ 1 稀释。

（2）用 50ml 的离心管，每管加入淋巴细胞分离液。

（3）小心将 PBMC-PBS 加入淋巴细胞分离液上面。

（4）800g，20min，不要用刹车；如果血液存储时间超过 2h，建议离心时间 30min。

（5）移去上层血浆，将界面的单核细胞层吸出。

（6）用培养液洗单核细胞 1 次。

（7）计算出所需电转的细胞数量 [（15 ～ 20）×10⁶/（ml·reaction）]，分装至 1.5ml 的 EP 管中。

3. 电转

（1）预热培养基：将培养基放入 37℃，5%CO₂ 预热。

（2）准备电转液：100μl/reaction。

（3）加入 DNA 质粒：将准备好的 1.5ml EP 管的电转液中加入 DNA 质粒，10μg PB-CAR-puro 和 5μg Super PiggyBac Transposase，并混匀。

（4）将质粒 + 电转液的混合液加入细胞管内。

（5）一旦重悬混匀，马上转移到电转杯中，注意在转移时不能有气泡出现。

（6）电转：电转时轻拍电转杯底部确保液面覆盖底部。电转未经刺激的 T 细胞时，依据电转仪预设程序选择 T 淋巴细胞程序。

（7）电转好的电转杯移至生物安全柜中，用小吸管吸取 500μl 左右预热的培养基加到电转杯中，将细胞悬液及培养液转移到预热的培养基中。

（8）孵育：在 37℃，5%CO₂ 培养箱中孵育 2h。

4. 电转后

（1）2h 后，观察细胞，加入 1mg/ml DNA 酶处理（DNA 酶：细胞体积 =1 ∶ 100），重悬并收集细胞，离心，弃尽上清。

（2）加入适量的培养基重悬细胞，计数，调整为 10⁶/ml 的浓度。

（3）将其放入合适的培养板或者培养瓶中，在培养箱中过夜。

（4）加入 aAPC 刺激：培养 24h 后，加入 aAPC 至转染的 T 细胞中。

（5）培养至 3d 左右，观察细胞的状态进行半量换液。

（6）每 2 日半量换液，培养至第 5 日传到 25cm² 瓶，观察细胞增殖状况。

（7）培养至第 6 ～ 7 日，进行第二次刺激，加入 aAPC 至培养瓶。

（8）每 2 日半量换液，培养 10 日左右，观察细胞增殖状况，扩增到 75cm² 瓶。

（9）培养至第 14 日左右，进行第三次刺激，加入 aAPC 至培养瓶。

（10）培养 18 ～ 20d，观察细胞增殖状况，取细胞进行流式检测细胞标志及杀瘤实验。

5. 收集细胞　细胞加入 100ml 生理盐水瓶中，用生理盐水稀释到 40 ～ 50ml。输注，回输时间不能超过 1h 输注（质控点：回输前无菌试验；检定：外观、无菌试验、内毒素、CD86、CD80、HLA-DR、细胞数、细胞存活率）。

6. 其他　清场。

（二）CAR–NK 的临床应用

目前已报道了大量 CAR-T 细胞的临床试验，但只有少数几项临床试验研究了 CAR-NK 细胞，其中包括 CAR NK-92 和原发性 NK 细胞。有四个实验是由中国苏州研究，目的是评估 CAR-NK92 细胞对复发或难治性恶性肿瘤的安全性和有效性，包括白血病、淋巴瘤和实体肿瘤。淋巴瘤和白血病的抗原目标包括 CD19、CD7 和 CD33，而 MUC1 则针对复发或难治性实体肿瘤，包括肝细胞癌、非小细胞肺癌、肾癌、三阴性浸润性乳腺癌、恶性胶质瘤、结直肠癌、胃癌。虽然 NK-92 细胞系已经成功进入临床试验，但它的临床应用受到了安全性差、体内扩增和持久性差的限制，因为这种细胞系必须在回输前进行辐照，并表达更少的天然 NK 细胞受体。

目前，有 3 个临床试验集中在人类原始 NK 细胞上，主要为治疗 B-ALL 的 CD19 CAR。第一次试验（NCT00995137）在圣裘德儿童研究医院进行，Ⅰ期已完成。在此试验中，表达膜结合的 IL-15 和 4-1BB 配体的 K562 细胞（K562 -mb15-41BBL）被辐照作为饲养细胞，用于促进供体 CD19 CAR-NK 细胞（CD19 - BB - zeta）的扩增。

第二次试验（NCT01974479）采用类似的方法扩增 NK 细胞。具体来说，原始 NK 细胞被转染抗 CD19 - BB -zeta mRNA 去构建 CD19 CAR-NK 细胞。第三次试验（NCT03056339）采用了 iC9 / CAR。UCB 来源的 NK 细胞被转染 CD19 与 IL-15，并由 MD 安德森癌症中心赞助。CAR 包含 CD28 / CD3 ζ 信号域、诱导 caspase-9（iCasp9）自杀基因、激活细胞因子和 IL-15。这一阶段 Ⅰ / Ⅱ 期试验于 2017 年被批准用于 B 淋巴恶性肿瘤（表 9-8-7）。

（三）CAR-NK 的前景及展望

与 CAR-T 细胞相比，CAR-NK 细胞在治疗复发性恶性肿瘤中具有很大的应用前景。CAR-NK 细胞具有更小的毒性，比 CAR-T 细胞更安全。然而，CAR-NK 细胞也存在一些问题仍有待解决。由于 NK 细胞目前的来源主要有自体或者异体外周血 NK 细胞和 NK 细胞系。NK-92 细胞系是体外扩增培养经辐照后回输给患者使用，存在一

表 9-8-7　CAR-NK 的临床试验

注册号	年份	疾病	靶点细胞
NCT04324996	2020	COVID-19	NK cells，IL15-NK cells，NKG2D CAR-NK cells，ACE2 CAR-NK
NCT04639739	2020	NHL	CD19 CAR NK
NCT03940833	2019	Multiple Myeloma	BCMA CAR-NK 92 cells
NCT03940820	2019	Solid Tumor	ROBO1 CAR-NK cells
NCT03692637	2018	Epithelial Ovarian Cancer	Mesothelin Car NK Cells
NCT03692663	2018	Castration-resistant Prostate Cancer	PSMA CAR NK cells
NCT03692767	2018	Refractory B-Cell Lymphoma	CD22 CAR NK Cells
NCT03690310	2018	Refractory B-Cell Lymphoma	CD19 CAR NK Cells
NCT03415100	2018	Solid Tumours	NKG2D CAR-NK Cells
NCT03824964	2019	Refractory B-Cell Lymphoma	CD19/CD22 CAR NK Cells
NCT03579927	2018	CD19 Positive Mantle Cell Lymphoma Recurrent Diffuse Large B-Cell LymphomaRecurrent Follicular Lymphoma Refractory B-Cell Non-Hodgkin Lymphoma	CD19-CD28-zeta-2A-iCasp9-IL15-Transduced Cord Blood NK Cells
NCT02944162	2016	Acute Myelogenous Leukemia Acute Myeloid Leukemia Acute Myeloid Leukemia With Maturation Acute Myeloid Leukemia Without Maturation ANLL	anti-CD33 CAR-NK cells

定的安全隐患。自体 NK 细胞经证实疗效受限，目前开展 NK 细胞免疫治疗多采用半相合或同种异体 NK 细胞，没有观测到安全问题。因此，可以通过建立同种异体 NK 细胞库来解决细胞制备周期长的问题，同时同种异体 NK 细胞不会引发 GVHD，并降低长期存在产生的毒副作用。另外由于 NK 细胞具有异质性，包含不同功能特征的 NK 细胞亚群，如何选择合适的 NK 细胞亚群（如杀伤细胞亚群）选择性扩增和构建特异性 CAR-NK 细胞仍有待探索。由于 NK 细胞在体内的寿命较短，不会诱导产生细胞因子风暴，但其在体内的短暂持续可能也限制了其对肿瘤的溶细胞作用。同时还需要解决 NK 细胞快速大量扩增的问题，目前 NK 细胞快速大量扩增多采用与表达 4-1BB

配体和 IL-15 的 K562 共培养细胞体系，K562 细胞的残留导致 NK 细胞的安全性需要进一步验证，因此开发无饲养细胞、无血清快速大量扩增 NK 细胞是十分必要的。构建 CAR-NK 细胞多采用病毒载体的转染方式，而 NK 细胞的转染效率低，影响 CAR-NK 细胞的治疗效果，研发新的载体和转染方式，如电转染或者优化条件来提高转染效率。尽管存在一些问题，但鉴于近年来 NK 细胞扩增和基因编辑改造等技术的快速发展，采用更有效 CAR 载体介导 NK 细胞对肿瘤细胞的毒性杀伤作用将会把肿瘤免疫治疗推向更高的巅峰。

（孟明耀　解燕华）

第九节　流式细胞术在肿瘤免疫治疗中的应用

细胞免疫治疗是继外科手术治疗、化学治疗、放射治疗后第四种具有显著优势及临床疗效的治疗方法，改变了多种恶性肿瘤的治疗模式及预后。造血干细胞移植是最早应用的免疫治疗之一，是许多血液系统恶性肿瘤的支柱治疗方式。近年来，新型免疫治疗（如 CAR-T、CIK、NK 细胞治疗及靶向 PD-1 的治疗）（图 9-9-1，图 9-9-2）在恶性肿瘤的治疗方面发展迅猛，受到国内外学者的广泛关注。

嵌合抗原受体 T 细胞（chimeric antigen receptor T cell，CAR-T 细胞）疗法原理是通过基因编辑技术，靶向结合肿瘤细胞表位的嵌合抗原受体基因导入正常 T 细胞，获得表达嵌合抗原受体的 T 细胞，将符合标准的 T 细胞回输至患者体内，使其能够特异性识别和结合肿瘤表面抗原，并杀伤肿瘤细胞。2017 年，FDA 相继批准 Yescarta 和 Kymriah 两种嵌合抗原受体 T 细胞（CAR-T）产品上市，分别用于治疗成人难治复发性弥漫大 B 细胞系淋巴瘤（DLBCL）患者和儿童 /25 岁以下难治复发性的 B 细胞系急性淋巴白血病（B-ALL）患者。这成为细胞免疫治疗的里程碑，显示出 CAR-T 细胞治疗的巨大应用前景（图 9-9-3）。

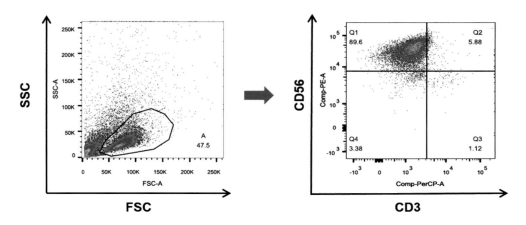

图 9-9-1　流式细胞术检测造血干细胞诱导分化的自然杀伤细胞 NK（$CD56^+CD3^-$）

图片数据来源于昆明市延安医院中心实验室

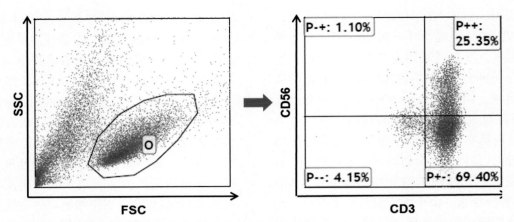

图 9-9-2　流式细胞术检测分离培养的多种细胞因子诱导的杀伤细胞 CIK（CD56⁺CD3⁺）

图片数据来源于昆明市延安医院中心实验室

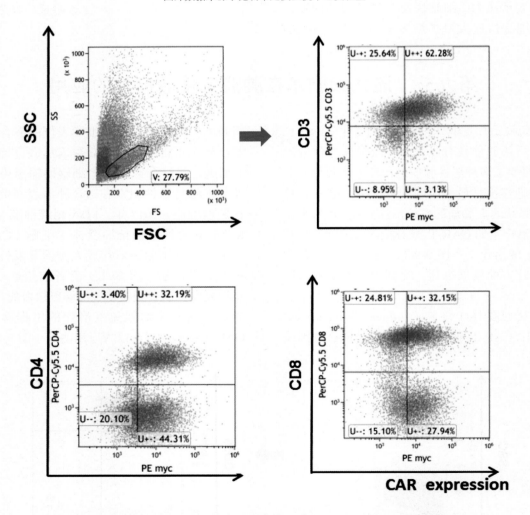

图 9-9-3　流式细胞术检测抗 CD19 嵌合抗原受体 T 细胞的 CAR 阳性表达

图片数据来源于昆明市延安医院中心实验室

　　CAR-T 细胞的制备流程包括细胞纯化和分离、活化和分化、基因修饰、体外扩增、表型质控、存储和回输。制定合理的制备方法和发展高效的检测技术，是目前 CAR-T 细胞治疗快速发展和进入临床应用所面临的重大挑战。流式细胞仪强大的分析模式,在 CAR-T 治疗的各阶段,从淋巴细胞收集到 CAR-T 细胞制备,再到体内监测注入的细胞及其在肿瘤环境中的功能评估,将发挥越来越大的作用。因此,对于临床应用和科学研究中,CAR-T 相关的流式细胞检测设计与实施,以及新的运用方向的透彻理解非常重要。

流式细胞术在 CAR-T 细胞免疫治疗中有多种应用。可用于识别和量化供体样品中载有抗原的细胞,评估细胞活力和功能,评估 CAR 在治疗细胞上的表达情况,评估效应细胞的活化和细胞毒性杀伤作用,量化肿瘤表达的抗原和免疫抑制分子,并监测患者体内细胞的持久性和治疗效果。在开发准确可靠的鉴定 CAR-T 细胞流式细胞检测方案时,临床实验室会面临若干挑战:与常规 T 细胞表型相比,获得阳性对照的机会有限,缺乏适合的检测试剂以及需要不同的门控和分析策略;在流式检测时,CAR-T 细胞的几个固有特性需要特别考虑。

一、检测细胞数量,评估细胞效果

流式细胞术可以在整个生产过程中监测 CAR-T 细胞的数量,并评价细胞在体内的持久性和治疗效果。

在 CAR-T 制造的最早阶段,流式细胞仪可用于分析单采血液分离产品的成分,并确定与预后更好或更差相关的供体 T 细胞的特定群体,例如:提高 $CD27^+CD45RO-CD8^+T$ 细胞的表达率。经基因表达分析发现,在早期记忆分化相关的基因(如 TCF7 和 LEF1)被富集,这与抗 CD19 的 CAR-T 细胞治疗 CLL 患者实现持续缓解有关,而这些基因的缺乏与治疗失败有相关性。同样地,在研究中发现,白细胞分离技术产生的具有 $CD8^+CD45RO-CD27^+$ 表型较高百分比的 B 细胞成熟抗原(b cell maturation antigen,BCMA)CAR-T 细胞,在多发性骨髓瘤患者中能够产生更有效的 BCMA 特异性 CAR-T 细胞。另一项研究显示,从儿科急性淋巴细胞性白血病(B-ALL)患者外周血分离成分中获得的外周血 T 细胞,其 T 细胞的表型特征为 $LAG-3^+$/TNF-α- 低表达 $CD8^+$,这些患者后来持续抗 CD19 的 CAR-T 治疗失败。这些研究表明,尽管 T 细胞的表型在不同疾病和不同治疗方法下会有所不同,但是对外周血分离成分中 T 淋巴细胞的表型分析可以为 CAR-T 细胞制备及进一步的患者管理提供预后信息。

流式细胞仪还可在输注细胞之前和过继细胞转移后评估 CAR-T 细胞表型和功能。从抗 CD19 治疗慢性淋巴细胞白血病(CLL)表现出完全应答的患者获得的高功能 CAR-T 细胞显示,细胞会产生更多数量的 STAT3 相关细胞因子,包括 IL-6、IL-17、IL-22、IL-31 和 CCL20 和与 CAR-T 细胞扩增相关的血清 IL-6。$CD27^+PD-1-CD8^+CAR-T$ 细胞表达高水平 IL-6 受体可以预测治疗反应改善。

在小鼠白血病模型中发现,先前有效的 CAR-T 细胞中,$CD27^+PD-1-CD8^+$ 表型的 CAR-T 细胞群的耗尽导致肿瘤失去控制。相反地,某些标志物的存在预示着治疗失败。未能达到完全缓解患者的 $CD8^+PD-1+CAR-T$ 细胞百分比明显高于完全缓解的患者,并且在一些研究中显示,共同表达 PD-1 和 LAG-3 或 TIM-3 与不良预后有相关性。用流式细胞术确定 CAR-T 细胞的生物学标志,来预测患者对免疫治疗的反应,有助于建立预后模型,并最终寻找到更具有针对性的治疗方式。

输注后,流式细胞仪可成为监测治疗细胞的扩增和持久性,评价血液系统恶性肿瘤患者治疗反应的理想工具。例如:抗 CD19 的 CAR-T 细胞治疗儿童和成人复发性难治性急性前体 B 细胞性淋巴细胞白血病(pre-B-ALL)和急性淋巴细胞白血病(ALL)的临床试验中,流式细胞仪可以量化 CAR-T 细胞扩增程度,并检测那些对治疗有反应的患者的骨髓和脑脊液中是否存在 CAR-T 细胞。用流式细胞术对这些患者进行纵向随访,可以证实持续缓解患者不存在微小残留病,也可以发现复发的患者。在复发的情况下,流式细胞仪有助于进一步确定白血病细胞的数量和免疫表型。例如:在儿童 B-ALL 复发病例中曾发现有患儿的原始细胞显示 CD19 抗原丢失。

在输注前和输注后,评价嵌合抗原受体产品最重要的是确保设计的免疫标志组合可以识别 CAR 阳性转化的白血病细胞。尽管非常罕见,有研究发现在 CAR-T 细胞制备的期间,白血病细胞也发生了转化。这样会导致白血病细胞的 CAR 可以结合在同一白血病细胞上表达的目标抗原表位上将其掩盖，而使目标抗原表位与治疗性 CAR-T 细胞结合受阻，并赋予了白血病细胞对治疗的抗性。这种耐药机制是在接受抗 CD19 CAR-T 细胞治疗复发性 B-ALL 的患者中发现的，该患者死于单个表达 CAR 的白血病细胞的克隆扩增，其 CD19 抗原被同一细胞上表达的抗 CD19 的 CAR 顺式结合所掩盖。用 CD19 和 CD22 CAR T 细胞在体外和体内均成功模拟出了这种表位掩蔽。此研究还对其他患者的回顾性分析显示，另一例表达 CAR 的白血病细胞，尽管该人群的规模较小（< 0.1%），并且缺乏克隆扩增，因此不太可能发生显著的表位掩盖。这些数据表明，CAR 转导的白血病细胞的流式细胞术评估应纳入到 CAR 细胞的释放测试及患者随访中。尽管目前尚无关于最终产品中可接受的转导白血病细胞所占百分比（如果有）的指南，但这是一个重要的研究领域，并且可能对患者预后和 CAR-T 细胞生产实践产生重大影响。这些案例凸显了流式细胞术的一个重要优势，它使我们能够确定正在扩增的 CAR 阳性细胞是否包括非 T 细胞群体，而不是仅仅依靠 qPCR 监测 CAR-T 的扩增。

二、检测 CAR 表达

CAR 表达的检测具有其独特的挑战。传统上，CAR 是通过流式细胞术使用针对 CAR 胞外部分的荧光标记抗体来检测。山羊抗小鼠抗体已经用于鉴定用鼠 scFv 构建的 CAR，但是该方法不适用于使用人源化或完全人源抗体构建的抗原识别域的 CAR，或基于非抗体的 CAR。此外，许多多克隆抗体之间的变异可能导致结果不一致。

针对其同源 CAR 受体的抗原结合结构域，抗独特型单克隆抗体可以高度特异性地检测 CAR。但是，对于临床实验室来说，一个重要的问题是，尽管存在很多用于检测 CAR-T 产品的抗独特型抗体，但 CAR-T 制造商并未将其商品化。这就导致缺乏鉴定抗原特异性 CAR 的"金标准"，CAR 检测的标准化变得困难。可以使用其他试剂和策略来检测 CAR 表达，但是这些试剂不是通用的，需要在每种 CAR-T 产品类型上进行验证。有研究验证了一种可行的流式细胞术方案，其允许检测"通用"同种异体 CAR-T 细胞，其中 CAR 源自抗人 CD19 鼠单克隆抗体的 scFv，并剔除了

TRAC 和 *CD52* 基因。

基于抗体的流式细胞仪固有的一个问题是抗体与白细胞和死细胞非特异性结合会产生背景荧光。添加死细胞排斥染料（如 7AAD），能帮助识别死细胞群，并得到非特异性结合的占比。CAR-T 细胞通常很大且被激活，因此它们的前向散射与侧向散射（FSC/SSC）谱图在某种程度上会与单核细胞重叠。单核细胞标志物（如 CD14）有助于排除单核细胞。IgG1 和 IgG2a 与单核细胞上表达的 Fc 受体的非特异性结合可以通过使用商业 Fc 封闭剂，即小鼠或人血清或高浓度的小鼠或人 IgG 来有效消除。然而，对于基于 Fc 模块的 CAR-T 细胞，Fc 受体阻断可能会掩盖 CAR 分子的抗原识别结构域。所以，阻断剂对 Fc 段的识别必须使用对 CAR 构造中非抗原结合部分具有特异性的检测分子来完成。

基于蛋白 L 的检测方法可检测基于抗体的 CAR，而无须涉及其抗原结合位点。蛋白 L 是一种细菌的表面蛋白，从大肠拟肽链球菌中分离出来。它选择性地结合免疫球蛋白和 Fab 片段的 kappa 轻链，但不结合它们的 Fc 段。蛋白 L 具有识别单链抗体片段的能力，使其成为检测细胞表面 CAR 表达的便捷试剂。含生物素标记蛋白 L 的染色淋巴细胞，与 PE 偶联的抗生蛋白链菌素孵育，可以高度特异性地检测鼠和人 scFv 衍生的 CAR，其结果与使用山羊抗小鼠抗体或抗原 -Fc 或山羊抗人 IgG 的结果相当。该方法的缺点是它也标记 kappa 阳性的 B 细胞，因此需要双重 CD3 染色将 CD3⁺CAR+T 细胞与已经被 CAR 构建体转导的 B 细胞区分开。

使用 CAR 的检测抗体的替代方法是利用 CAR 分子结合其同源抗原的能力，与荧光染料偶联。基于可溶性抗原的检测方法，不仅可以评估 CAR 在细胞表面的表达，还可以确认 CAR 能够与其同源的抗原结合。如使用 CD19sIg，这种融合蛋白由人源 CD19 细胞外的结构域和与 Alexa Fluor 488 偶联的人源 IgG1 Fc 区构建而成，可通过流式细胞术检测低至 0.5% 的 CAR-T 细胞，而且背景染色最少。另一组使用可溶性重组 BCMA，通过流式细胞仪检测转导 T 细胞表面的抗 BCMA CAR 表达。目前，用于 CAR-T 细胞检测多种荧光标记或前生物素化的可溶性抗原已经商业化，包括

CD19、CD22、CD33、BCMA 和 EGFR 等。这些试剂为具有相同靶抗原的 CAR 提供了检测的通用手段。需要注意的是，配体的 CAR 结合表位不能被荧光染料"隐藏"或阻塞，以确保 CAR 结合不受阻碍。

可溶性抗原系统的另一个例子，是最近开发的一种新的基于荧光素酶的方法（研究人员称之为 Topanga 试验），用于检测 T 细胞表面 CARs 的表达。这个方法利用了一种称为 Topanga 试剂的重组融合蛋白，由 CAR 细胞外的结构域和海洋荧光素酶或者其衍生物组成，比常用的萤火虫荧光素酶明亮 1000 倍。这个方法的步骤涉及将表达 CAR 的细胞与 Topanga 试剂共同孵育、几次洗涤以及荧光检测。此法可以检测基于免疫球蛋白或者非免疫球蛋白抗原结合结构域的 CAR。研究人员还发现在 Topanga 试剂上加上一个表位标签不仅可以实现一步纯化过程，还使得这个试剂可以通过流式细胞术来检测表达 CAR 的细胞。同时，包含分泌的 Topanga 试剂的上清液可以不经任何蛋白纯化直接用于生物发光检测或者是流式细胞术检测。基于此，可以认为 Topanga 试验是一种高度敏感、高度特异性、方便、实惠而功能齐全的检测 CAR 的新方法。

有研究已证实 Topanga 试剂可与由各种人 CD19 表位构建的试剂一起使用，这些表位包括完整的 CD19 细胞外域、非 CD19 抗原和不同的海洋荧光素酶。结合表位标签，可以用亲和色谱法纯化 Topanga 试剂，并将其用于流式细胞术中以确定表达 CAR 的细胞的百分比。使用 Alexa Fluor 647 标记的 Topanga 试剂通过单步流式细胞术获得的结果与使用生物素化蛋白 L 的多步法获得的结果相当。

三、评估 CAR-T 细胞效应功能

近年来，已开发出许多不同的评估效应细胞细胞毒性的方法。其中包括测定放射性核素或染料从死细胞中释放或被活细胞所保留，评估活细胞中 ATP 含量和酶活性，测定上清液中死亡的靶细胞释放的细胞内物质水平，以及定量测定表达萤火虫荧光素酶的靶细胞发出的荧光。这些方法中，每一种都有其优点和缺点，但是只有流式细胞仪才能测定单个细胞，并且评估效应细胞及其

靶细胞的多个参数。

高通量流式细胞仪方案可以实现同时量化 CAR 表达，分析 CAR 阳性细胞的活化，脱粒和衰竭，以及区分 CAR-T 细胞和靶细胞群。CAR-T 细胞活化的迹象包括含有细胞毒性蛋白（如穿孔素和颗粒酶）颗粒的胞吐作用，脱粒指标（如 CD107a）的出现，活化标志物（如 PD-1 或 CD25）的存在，死亡信号分子（如 Fas-L 或 TRAIL）的表达，以及各种炎症细胞因子的产生。单细胞溶解活性测定表明 CD8+ 和 CD4+ 的 CAR-T 细胞均具有细胞毒性，并且它们产生的炎性细胞因子组成具有 Th1 和 Th2 标记的混合物，包括 IFN-γ、TNF-α、IL-5 和 IL-13。

由于肿瘤细胞的黏附性质，需要通过超声或酶消化制备单细胞悬液。酶消化（如胰蛋白酶处理）可能会破坏表面蛋白。因此，虽然阳性结果可能是真正的阳性结果，但由于存在假阴性结果，因此不应过分解释标记物的缺失。

效应细胞靶细胞聚集是细胞介导的杀伤所固有的特征，但是它会极大地阻碍传统流式细胞仪进行细胞分析。解决此问题的方法之一是用细胞核而不是整个细胞的流式细胞术。根据细胞核是来自靶细胞还是效应细胞，以及在测定结束时细胞是活的还是死的，对细胞核进行差异标记。原代细胞和贴壁或悬浮培养的细胞系中，该方法已显示出具有多功能性，并且灵敏度高，可用在细胞数少，低效靶比及孵育时间短的情况。

四、评估肿瘤抗原表达和免疫抑制分子

流式细胞术在细胞治疗中的另一个重要应用是评估肿瘤抗原表达和评估肿瘤微环境。研究表明，确保 CAR-T 细胞起到有效的作用，足够的抗原表达是必要的。研究发现 CD19 阳性 B-ALL 的临床缓解持久性与输注时白血病细胞上 CD19 表达的水平有关，并且需要足够高的抗原负荷才能触发 CAR-T 细胞增殖。在另一项研究显示，在 CD22 阳性 ALL 中低抗原的表达与抗 CD22 的 CAR-T 细胞在体内和体外的持久性和功能降低有关，以及剩余 CAR-T 细胞中幼稚的表型增加有关。虽然增加 CAR 亲和力并不能改善低抗原性白血病的反应，但 Bryostatin1 是一种上调白血病细胞上 CD22 表达的治疗剂，可以改善 CAR-T 细胞的功

能和在体内的持久性。

量化肿瘤靶抗原密度可应用在两种情况：①可以用于输注前的筛选，确定异常细胞表达 CAR 靶抗原的比例和细胞表面表达的分子数量。该信息可能很有价值，因为很难知道哪种抗原密度阈值足以通过 CAR 激活 T 细胞。②在患者输注后，以定量的方式跟踪监测靶抗原的表达水平可能有助于了解耐药机制。这可以使用微球试剂与增加的确定量的荧光染料分子偶联，保持与患者样品相同的仪器设置，通过使用流式细胞仪来实现。微球用于生成标准曲线，该曲线将荧光染料的平均荧光强度转换为可溶性荧光染料的分子当量，并滴定用于抗原检测的抗体以确保靶抗原饱和。

肿瘤微环境是实体瘤中免疫疗法临床反应的重要介体。流式细胞术可以提供众多浸润肿瘤的免疫细胞亚型的广泛表型特征信息，明确免疫抑制标志物，如 IDO1、PD-L1、FoxP3、TDO、IL-10 和 TGF-beta，并在肿瘤异质区域之间进行比较研究。然而，这需要开发有效的方法来解离黏性肿瘤细胞，分离免疫浸润物，以高通量的方式运行复杂的分析模板来实现。

（何　珊）

参考文献

[1] Lopez-Diaz DCA, Garcia-Munoz R, Pena E, et al. Maintenance therapy with ex vivo expanded lymphokine-activated killer cells and rituximab in patients with follicular lymphoma is safe and may delay disease progression[J]. Br J Haematol, 2020, 189(6): 1064-1073.

[2] Badalamenti G, Fanale D, Incorvaia L, et al. Role of tumor-infiltrating lymphocytes in patients with solid tumors: Can a drop dig a stone[J]. CELL IMMUNOL, 2019, 343: 103753.

[3] Schmidt-Wolf IG, Negrin RS, Kiem HP, et al. Use of a SCID mouse/human lymphoma model to evaluate cytokine-induced killer cells with potent antitumor cell activity[J]. J EXP MED, 1991, 174(1): 139-149.

[4] Wei C, Wang W, Pang W, et al. The CIK cells stimulated with combination of IL-2 and IL-15 provide an improved cytotoxic capacity against human lung adenocarcinoma[J]. Tumour Biol, 2014, 35(3): 1997-2007.

[5] Wang W, Meng M, Zhang Y, et al. Global transcriptome-wide analysis of CIK cells identify distinct roles of IL-2 and IL-15 in acquisition of cytotoxic capacity against tumor[J]. BMC MED GENOMICS, 2014, 7: 49.

[6] Wang W, Li R, Meng M, et al. MicroRNA profiling of CD3+ CD56+ cytokine-induced killer cells[J]. Sci Rep, 2015, 5: 9571.

[7] Mohsenzadegan M, Peng RW, Roudi R. Dendritic cell/cytokine-induced killer cell-based immunotherapy in lung cancer: What we know and future landscape[J]. J cell physiol, 2020, 235(1): 74-86.

[8] Brudno JN, Kochenderfer JN. Recent advances in CAR T-cell toxicity: Mechanisms, manifestations and management[J]. BLOOD REV, 2019, 34: 45-55.

[9] Yang LR, Li L, Meng MY, et al. Evaluation of piggyBac-mediated anti-CD19 CAR-T cells after ex vivo expansion with aAPCs or magnetic beads[J]. J Cell Mol Med, 2020.

[10] Garcia-Munoz R, Lopez-Diaz-de-Cerio A, Feliu J, et al. Follicular lymphoma: in vitro effects of combining lymphokine-activated killer(LAK) cell-induced cytotoxicity and rituximab- and obinutuzumab-dependent cellular cytotoxicity(ADCC) activity[J]. IMMUNOL RES, 2016, 64(2): 548-557.

[11] Zhang Y, Schmidt-Wolf I. Ten-year update of the international registry on cytokine-induced killer cells in cancer immunotherapy[J]. J CELL PHYSIOL, 2020, 235(12): 9291-9303.

[12] Meng M, Li L, Li R, et al. A dynamic transcriptomic atlas of cytokine-induced killer cells. J BIOL CHEM[J]. 2018, 293(51): 19600-19612.

[13] Garofano F, Gonzalez-Carmona MA，Skowasch D, et al. Clinical Trials with Combination of Cytokine-Induced Killer Cells and Dendritic Cells for Cancer Therapy[J]. INT J MOL SCI, 2019, 20(17): 4307.

[14] O'Brien SM, Klampatsa A, Thompson JC, et al. Function of Human Tumor-Infiltrating Lymphocytes in Early-Stage Non-Small Cell Lung Cancer[J]. CANCER IMMUNOL RES, 2019, 7(6): 896-909.

[15] Shimasaki N, Jain A, Campana D. NK cells for cancer immunotherapy[J]. NAT REV DRUG DISCOV[J]. 2020, 19(3): 200-218.

[16] Lin CY, Gobius I, Souza-Fonseca-Guimaraes F. Natural killer cell engineering - a new hope for cancer immunotherapy[J]. SEMIN HEMATOL, 2020, 57(4): 194-200.

[17] Burger MC, Zhang C, Harter PN, et al. CAR-Engineered NK Cells for the Treatment of Glioblastoma: Turning Innate Effectors Into Precision Tools for Cancer Immunotherapy[J]. FRONT IMMUNOL, 2019, 10: 2683.

[18] Zhuang X, Long EO. Inhibition-Resistant CARs for NK Cell Cancer Immunotherapy[J]. TRENDS IMMUNOL,

2019, 40(12): 1078-1081.

[19] Afolabi LO, Adeshakin AO, Sani MM, et al. Genetic reprogramming for NK cell cancer immunotherapy with CRISPR/Cas9[J]. IMMUNOLOGY, 2019, 158(2): 63-69.

[20] Siegler EL, Zhu Y, Wang P, et al. Off-the-Shelf CAR-NK Cells for Cancer Immunotherapy[J]. CELL, STEM CELL, 2018, 23(2): 160-161.

[21] Alizadeh D, Wong RA, Yang X, et al. IL-15-mediated reduction of mTORC1 activity preserves the stem cell memory phenotype of CAR-T cells and confers superior antitumor activity[J]. Cancer Immunol Res, 2019.

[22] Wei J, Guo Y, Wang Y, et al. Clinical development of CAR T cell therapy in China: 2020 update[J]. CELL MOL IMMUNOL, 2020, 18(4): 1-13.

[23] Li CG, Mei H, Hu Y. Application Advance of Flow Cytometry in the CAR-T Cell Therapy-Review[J]. Zhongguo Shi Yan Xue Ye Xue Za Zhi, 2020, 28(1): 329-332.

[24] 梅恒，胡豫，李成功. 流式细胞术在 CAR-T 细胞治疗中的应用进展 [J]. Zhongguo Shi Yan Xue Ye Xue Za Zhi，2020，28（1）：329-332.

[25] Finney OC, Brakke HM, Rawlings-Rhea S, et al. CD19 CAR T cell product and disease attributes predict leukemia remission durability[J]. J Clin Invest, 2019, 129(5): 2123-2132.

[26] Pan QZ, Zhao JJ, Yang CP, et al. Efficacy of adjuvant cytokine-induced killer cell immunotherapy in patients with colorectal cancer after radical resection[J]. Oncoimmunology, 2020, 9(1): 1752563.

第十章　肿瘤疫苗

第一节　肿瘤疫苗的历史

1796 年，英国爱德华·詹纳医师为一个 8 岁的男孩接种牛痘疫苗以预防天花，奠定了现代医学免疫学基础。而近 100 多年来人们开启了尝试激活非特异性免疫系统来控制肿瘤的新时代。William B. Coley，开创了将对细菌产物的免疫反应用作免疫治疗的全新方法。在某些情况下，细菌或其细胞壁产物，如卡介苗（BCG）、小棒状杆菌、诺卡菌（OK）等，炎症激活剂成功显示出抗肿瘤的药物活性。随后，能够激活 T 淋巴细胞和自然杀伤（natural killer，NK）细胞的白细胞介素（interleukin，IL）-2 等细胞因子也被证实对肾细胞癌和黑色素瘤有治疗作用。在过去 30 年中，肿瘤的免疫治疗已经开始探索免疫系统如何识别、发现并破坏肿瘤，包括可以被免疫效应器识别的肿瘤抗原表达，以及由此引发的破坏相应肿瘤的级联效应。这些研究思路使得设计能够在体内激活肿瘤抗原特异性免疫应答的疫苗成为可能。

肿瘤疫苗与传统临床使用的疫苗有一些差异。临床使用的疫苗是以具有高度免疫原性的外来抗原（如病毒等）传染性病原体作为靶抗原，诱导机体产生保护性体液免疫反应，达到预防感染性疾病的目的。而肿瘤疫苗旨在清除肿瘤细胞，针对的靶抗原通常是难以诱导免疫反应的自身抗原。因此，向免疫系统提供肿瘤抗原并诱导有效的免疫应答十分困难。目前，大量开展的研究正努力克服这一难题，并初见成效，包括从恶性肿瘤患者的 cDNA 文库筛选新抗原、利用共刺激分子来增强 T 细胞介导的免疫反应、基因修饰以增加抗原暴露量等。经过不懈努力，肿瘤疫苗研发产品现有 800 余种，已有大批肿瘤疫苗获批上市。随着生物学和基因工程的发展，肿瘤疫苗的研发将取得更大的突破性进展，造福更多肿瘤患者。

（黄　芸　王　辉）

第二节　全细胞疫苗

一、肿瘤细胞疫苗

（一）免疫学机制

将肿瘤细胞注射到机体内时，肿瘤细胞或其片段会被原位树突状细胞（dendritic cells，DC）摄取。这些树突状细胞迁移到区域淋巴结后，将肿瘤抗原呈递给具有该抗原受体的初始 T 淋巴细胞及必要的共刺激分子，激活抗原特异性免疫应答。如果肿瘤细胞在淋巴组织中达到足够数量，并且肿瘤细胞悬液在皮下或皮内注射后保留时间足够长，那么肿瘤细胞就可以直接激活细胞毒性T淋巴细胞（cytotoxic lymphocyte，CTL）产生免疫应答。因此，全肿瘤细胞可以通过直接激活所需的CD4$^+$T细胞和交叉启动来产生抗肿瘤免疫。

（二）肿瘤细胞疫苗的佐剂

由于肿瘤细胞表达的抗原是机体免疫系统耐受的自身抗原，而且肿瘤微环境本身可能含有免疫抑制分子，如白细胞介素（interleukin，IL）-10和转化生长因子（transforming growth factor，TGF）-β，因此无论以哪种方式激活T细胞，都需要足够强度的刺激信号来启动免疫系统。为了能够排除免疫原性弱和免疫抑制的双重障碍，让肿瘤疫苗的效力得以充分释放，佐剂的作用就显得尤为重要。

简言之，能够协助肿瘤疫苗有效激活特异性T淋巴细胞的制剂都可以称之为佐剂。佐剂的分类方法较多。从作用机制出发，肿瘤疫苗常用的佐剂可分为几类：①增强肿瘤抗原的免疫原性，促进APC对肿瘤抗原的摄取、提呈。此类佐剂包括传统的铝盐凝胶、水包油乳剂和细菌细胞壁成分（如卡介苗），也包括近年研制的新型佐剂（如纳米颗粒和脂质基囊泡等）。②增强共刺激信号。包括细菌脂多糖、单磷酰基脂质A等病原体相关模式分子或其模拟物，以及线粒体DNA、ATP和热休克蛋白等内源性危险信号相关膜式分子。这类佐剂能够激活机体固有免疫应答，加强肿瘤疫苗的作用。③免疫检查点抑制药。全人源化CTLA-4、PD-1、PD-L1单克隆抗体Ipilimumab、Nivolumab和Atezolizumab是这类佐剂的代表，能够抑制T细胞激活抑制信号，维持T细胞持续激活，因此能够促进肿瘤疫苗充分发挥其效能。④混合佐剂，用多种不同作用机制的佐剂制备多佐剂肿瘤疫苗，以求互补缺点、联合作用、效能最大化。如由单磷酰基脂质A、QS21、CpG免疫刺激DNA序列和脂质体组成的AS15佐剂被用于黑色素瘤和非小细胞肺癌疫苗的临床试验研究。

综上可以看出，伴随着肿瘤疫苗的研发，佐剂也得到了长足的发展。因其高精准度及不易溶解降解的特质，新型纳米乳佐剂大大提高了肿瘤抗原的利用率，诱导的免疫应答更强，且易于制备及存储，能够流式化生产，将是今后研究的重点。

（三）自体或同种异体肿瘤细胞疫苗的应用

使用自体还是同种异体疫苗一直是全细胞疫苗研究的一个问题。自体疫苗因其个体化特性固然更有优势，但通过活检获得的许多组织标本体积过小，难以获得足够数量的肿瘤细胞，因此自体疫苗生产制备十分困难。而体外培养肿瘤细胞可以增加可用细胞的数量，但如果优势克隆超过存在于肿瘤样本中的其他细胞，则最终培养物可能已经从根本上改变了肿瘤细胞的特征。相较而言，建立同种异体肿瘤细胞库更实用可行。尽管同种异体肿瘤细胞不会直接引发免疫反应，但它们的同种异体抗原可以提供激活免疫应答所需的刺激信号。

自体肿瘤全细胞疫苗（autologous tumor cell vaccine，AWTCV）含有肿瘤特异性抗原（tumor-specific antigen，TSA）和肿瘤相关抗原（tumor-associated antigen，TAA），源自于患者自身肿瘤组织，特异性高，可避免MHC不匹配诱发的自身免疫反应。但AWTCV免疫原性较弱，无法诱导有效的抗肿瘤免疫反应。因此，一些增强AWTCV免疫原性的方法应运而生。成纤维细胞激活蛋白（fibroblast activation protien，FAP）和血管内皮生长因子（vascular endothelial growth factor，VEGF）是促进肿瘤微环境形成的重要成分，通过基因修饰制备高表达FAP或VEGF的AWTCV，能够减少免疫抑制细胞在肿瘤微环境中聚集，增强AWTCV的抗瘤作用。含DEP结构域的蛋白质1（DEP domain containing 1，DEPDC1）是一种在多种肿瘤中高表达的新型肿瘤抗原。研究发现将其作为靶分子抑制其表达可以抑制激活的抗凋亡基因，并诱导特异性CTL效应，达到增强AWTCV效能的目的。另外，AWTCV联合抗协同刺激分子的抗体，或联合免疫佐剂共同应用，都是现今增强AWTCV抗肿瘤免疫反应的研究热点。

同种异体肿瘤全细胞疫苗（Allogeneic WTCV，Allo-WTCV）取材于同种异体的肿瘤细胞系，可进行标准化质量控制，易于大批量制备和存储。通常选择匹配1～2个HLA等位基因以避免或减少由同种异体造成的自身免疫反应。与AWTCV一样，Allo-WTCV同样缺乏强免疫原性。将同基因的肿瘤细胞与异基因细胞杂交之后制备而成的半同种异体 WTCH 显著提高了 Allo-WTCV 的免疫原性,较好的克服了这一缺陷。另外,Allo-WTCV 联合免疫检查点抑制药或联合纳米材料、半导体生物材料等,均可增强 Allo-WTCV 的抗肿瘤效能。

二、树突状细胞(DC)疫苗

树突状细胞是启动和调节免疫的专职抗原递呈细胞(antigen-presenting cell,APC),也是一种天然的疫苗佐剂,可以协助机体免疫系统识别肿瘤细胞。肿瘤疫苗以消除已经存在于宿主体内的肿瘤细胞为目的。很多研究表明肿瘤患者存在 DC 活化或成熟缺陷,导致抗原提呈水平降低,不仅难以有效启动效应 T 细胞反应,还可能促进了包括调节性 T 细胞在内的免疫耐受发生。因此,利用 DC 有效提呈肿瘤细胞抗原是肿瘤疫苗成功起效的重要环节。除了将抗原成功装载到 DC 上以外,科研人员还进行了大量研究旨在提高 DC 的抗原提呈能力,如联合应用 DC 与细胞因子诱导杀伤细胞,能够弥补 DC 对于不表达 MHC Ⅰ 类抗原的肿瘤细胞杀伤力不足,还能促进 DC 的增殖成熟,扩大其杀瘤谱,提高其对肿瘤细胞的杀伤作用。有研究报道将装载有肿瘤相关抗原的 DC 与 TLR7 激动剂 Imiquimod 一起用于治疗小鼠乳腺肿瘤,发现 DC 诱导的免疫应答明显增强,显示出良好治疗效果。作为目前进入 Ⅲ 期临床试验数量最多的一类肿瘤疫苗,DC 疫苗为肿瘤患者带来了治疗希望。

(一)DC 的重要生物学特性

DC 通过复杂机制提呈 MHC Ⅰ、Ⅱ 类抗原肽,诱导有效的 $CD4^+T$ 细胞反应,进一步放大 $CD8^+T$ 细胞反应,发挥其佐剂作用。正常情况下机体大多数 DC 处于分化不成熟阶段。未成熟的 DC 可以捕获抗原,但只有分化成熟的 DC 才能成为强烈的免疫诱导剂。因此,疫苗不仅要提供能被 DC 捕获的保护性抗原,还需诱导 DC 成熟。有两类 DC 的成熟刺激信号:①由微生物或疫苗通过 Toll 样受体(toll-like receptor,TLR)发出信号,②由向 DC 递送肿瘤坏死因子(Tumor necrosis factor,TNF)型信号的淋巴细胞和其他细胞提供,包括 T 细胞、B 细胞、自然杀伤(natural killer,NK)细胞、自然杀伤 T(NKT)细胞、血小板或

肥大细胞。DC 成熟过程极其复杂,抗原加工递呈受到多层面调控,特别是通过控制细胞内蛋白酶的活性。减少吞噬系统中半胱氨酸蛋白酶抑制剂 C 的水平,增强组织蛋白酶 S 的分解代谢,可促进抗原肽与 MHC Ⅱ 类分子结合。通过活化的 T 细胞、肥大细胞及血小板上 CD40L 诱导的 CD40 信号传导可导致 DC 细胞因子和趋化因子的产生,并增强 DC 迁移和存活。成熟 DC 通过改变其共刺激分子 CD80、CD86 以及 TNF 家族成员的表达来影响免疫应答的程度和质量。

此外,DC 需要在各种趋化因子的作用下迁移到淋巴组织中发挥作用。DC 不仅可以活化 NK 细胞,还能促进抗体分泌 B 淋巴细胞增殖。DC 表达高水平的 NK 细胞必需共刺激分子,可以释放大量的关键细胞因子,如 IL-12 和干扰素(interferon,IFN)$-\alpha$,从而改善 NK 细胞功能。DC 诱导 T 细胞产生的 IL-2 也可以增加 NK 细胞的数量。尽管 NK 细胞是先天性免疫应答的一部分,但它们可以被 DC 动员以增强对肿瘤细胞的杀伤作用并避免肿瘤逃逸。DC 通过促进抗原特异性 CD4+ 辅助 T 细胞的形成来增强抗体形成,这类 T 细胞可以诱导抗原特异性 B 淋巴细胞增殖并产生抗体。DC 也可以直接作用于 B 细胞,显著增加免疫球蛋白(immunoglobulin,Ig)的分泌和同种型转换,包括产生抗体的 IgA 亚类等。因此,理论上靶向 DC 疫苗可以促进抗肿瘤 B 细胞和 T 细胞免疫反应。

(二)DC 抗原装载的策略

将 TAA 加载于 DC 最常用的方法是用 MHC Ⅰ 类分子加载来源于目标抗原的抗原肽。但肽的使用受限于特定的 HLA 类型、肿瘤相关抗原数量的限制及限制性 T 细胞克隆库的诱导。抗原肽加载的数量和寿命也很难控制,使其使用受到极大限制。因此,需要一些替代策略,可以同时提供 MHC Ⅰ 类和 Ⅱ 类表位并能诱导包含 CD4+ T 细胞和 CTL 克隆的不同免疫应答。这些方式包括重组蛋白、外来体(富含 MHC- 肽复合物和热休克蛋白的微泡)、病毒载体、质粒 DNA、RNA 转染、灭活的肿瘤细胞、免疫复合物或肿瘤细胞与 DC 的融合。理论上这些方法具有可以针对肿瘤多个表位甚至包括一些隐蔽表位的优势,但潜在问题是容易诱导针对自身抗原的免疫反应。近年应用最多的有肿瘤细胞裂解产物、重组 TAA 蛋白和

含有 TAA 信息的 mRNA 转染三种方式。肿瘤细胞裂解产物，尤其是自体肿瘤细胞的裂解产物，更加接近肿瘤抗原的复杂性，因此能够诱发较为全面的特异性免疫反应，但抗原成分复杂也增加了抑制性免疫反应的风险。重组 TAA 制备简单，诱发的免疫反应特异性强，但受 HLA 类型限制，且无法产生持续免疫反应。而含有 TAA 信息的 mRNA 转染 DC，产生的免疫反应持续时间长，没有 HLA 限制，但只能通过 MHC Ⅰ 类分子递呈，诱导产生 CD8$^+$ T 细胞，缺乏 CD4$^+$ T 细胞参与。

（三）DC 疫苗诱导免疫反应的评价

评价抗原特异性疫苗功效的关键点是诱导 CD8$^+$ T 细胞的反应。目前，载有相应肽的 IFN-γ 酶联免疫斑点检测（ELISPOT）和重组 MHC Ⅰ 类多聚体应该是接种针对所选抗原肽的 DC 疫苗后监测 CTL 应答的比较常用和灵敏的检测方法。此外，四聚体染色可用于癌症患者病灶和淋巴结活检中抗原肽特异性 CTL 的原位检测。还可以通过荧光激活细胞分选（fluorescence activated cell sorter，FACS）选择性分离抗原特异性 CTL。然而，使用复杂免疫原（如全蛋白）需要开发新方法以便有效灵敏监测更为复杂的免疫效果。在使用全长酪氨酸酶（tyrosinase，Ty）免疫转移性黑色素瘤患者的接种试验中，开发了一种监测技术，其中使用编码 Ty 蛋白的重组腺病毒转染的自体 DC 评估 Ty 特异性反应性新鲜外周血淋巴细胞。使用实时定量反转录聚合酶链式反应（qRT-PCR）测量用 Ty 表达 DC 短暂温育之后 T 细胞产生的细胞因子 mRNA。在接受疫苗接种期间和接种后，10 例患者中有 2 例表现出 Ty 蛋白特异性反应增加，而其中一例患者也对 HLA-A1 相容的 Ty 肽起反应，而另一例患者不识别任何已知的 Ty 表位，显示了这项技术对监测复杂疫苗效果的重要性。

三、全细胞疫苗的临床应用

全细胞疫苗包含了全部肿瘤细胞及细胞裂解物，含有全系列的肿瘤相关抗原（TAA），能够同时表达 MHC Ⅰ、类限制性抗原，激活 CD8$^+$ T 细胞和 CD4$^+$ 辅助 T 细胞，诱发全面的抗肿瘤免疫应答。随着基因工程技术的发展，现可将全细胞疫苗进行细胞因子、趋化因子等基因修饰，克服其免疫原性低的弱点，以此激发更强劲有效的免疫应答。粒细胞 - 巨噬细胞集落刺激因子（granulocyte macrophage colony stimulating factor，GM-CSF）是一种免疫调节细胞因子，能够刺激巨噬细胞和 DC 等抗原递呈细胞增殖、分化和成熟。GM-CSF 基因修饰的肿瘤细胞疫苗称之为 GVAX 疫苗。GVAX 疫苗在体内可分泌 GM-CSF，增加局部的炎性反应，募集粒细胞、巨噬细胞和 DC 等浸润，DC 等抗原递呈细胞加工处理肿瘤相关抗原，在 GM-CSF 作用下逐渐增殖、成熟并迁移到局部引流淋巴结，将肿瘤相关抗原递呈给 T 淋巴细胞，激活 T 细胞依赖的抗肿瘤免疫应答。

BioSante 制药公司制造的 GVAX Pancreas 是 GVAX 疫苗家族中具有代表性的一员，适用于胰腺癌。它来自于异体胰腺癌细胞，经过基因修饰产生 GM-CSF，进而刺激机体免疫系统发挥抗肿瘤作用。2011 年，GVAX Pancreas 的 Ⅱ 期临床试验结果表明，其可使胰腺癌切除患者的中位生存期提高 25% 以上，1 年生存率提高 35% 以上。而另一项在转移性胰腺癌患者中开展的 Ⅱ 期临床试验结果显示出 GVAX Pancreas 和 CRS-207 免疫组合疗法积极的治疗效果。CRS-207 是一种活的减毒李斯特菌，能够诱导天然的和 T 细胞介导的适应性免疫反应。CRS-207 能够表达肿瘤相关抗原间皮素（Mesothelin），该蛋白在许多肿瘤中过度表达，包括间皮瘤和胰腺癌、非小细胞肺癌、卵巢癌和胃癌。这是一项包含有 90 例转移性胰腺癌患者的多中心随机对照试验，结果表明与 GVAX Pancreas 疫苗组（Arm B）的 3.9 个月相比，GVAX Pancreas + CRS-207 联合疫苗组的平均总生存期（overall survival，OS）6.1 个月，显示出具有统计学意义的显著生存利益（$P=0.02$）。在对接受了至少三次剂量（两剂 Cy / GVAX 加一剂 CRS-207 或三剂 Cy / GVAX）的两组患者预先分析中，OS 为 9.7 个月比 4.6 个月（$P=0.02$）。同时观察到，无论治疗分组如何，增强的间皮素特异性 CD8+ T 细胞应答都与更长的 OS 有关。由此得出 GVAX Pancreas 和 CRS-207 免疫组合疗法能够延长胰腺癌患者的生存期并且毒性最小的结论。基于这项令人振奋的研究进展，FDA 授予了其突破性疗法认定。

NewLink Genetic 公司开发的 HyperAcute Pancreas（Algenpantucel-L）也是一种全细胞疫苗。

Algenpantucel-L 由经射线照射的两种人胰腺癌细胞系（HAPa-1 和 HAPa-2）组成，经过基因修饰以插入鼠 GGTA1 基因的反转录病毒来表达 α- 半乳糖苷酶（galactosidase，Gal）。人类循环免疫球蛋白中含有高水平的抗 Gal 抗体。抗 Gal 抗体与 α-Gal 表位的结合通过激活补体介导的细胞毒性作用来破坏裂解表达 α-Gal 的细胞，以此诱导人体内超急性移植排斥级联反应。Algenpantucel-L 正是利用这种超急性排斥反应来增强抗原提呈细胞对肿瘤相关抗原的摄取，并迁移到区域淋巴结以活化 CD4$^+$ 和 CD8$^+$T 细胞。在一项接受 R0 或 R1 手术切除后的胰腺癌患者的 II 期多中心研究中，Algenpantucel-L 治疗组的中位和 1 年的无病生存期（disease free survival，DFS）分别为 21 个月和 62%，1 年总生存期（OS）为 86%。关于 Algenpantucel-L 的多项 III 期临床试验正在进行，并有一项应 FDA 要求拟为所有受试者提供长达 15 年期限的长期随访研究已经立项，以确保已经接受至少一次 Algenpantucel-L 治疗的受试者能够得到适当的随访。该研究预计包含 500 例受试者，目前尚未开始招募，预计结束时间为 2031 年（ClinicalTrials.gov# NCT03165188）。

DC 疫苗是另一种全细胞疫苗。DC 是功能最强的专职抗原提呈细胞，是启动和调节免疫反应的关键。但肿瘤患者体内的 DC 存在活化或成熟缺陷，无法启动有效免疫应答，还诱导免疫耐受发生。因此，将装载有肿瘤相关抗原的自体 DC 在体外进行培育，制备成 DC 疫苗再回输到患者体内，是一种激发强烈免疫应答的有效策略。

Northwest Biotherapeutics 公司研发的 DCVax-prostate 就是这样一种装载了前列腺特异性膜抗原（prostate-specific membrane antigen，PSMA）肽的自体 DC 疫苗，适应证为晚期去势抵抗性前列腺癌。早期临床试验中 DCVax-prostate 在一些患者身上显示出令人鼓舞的免疫学反应和临床获益，并且耐受性良好。尽管进一步的研发停滞了，但 DCVax-prostate 是一个很有吸引力的发展方向，为类似肿瘤疫苗的研制提供了思路。DCVax-L 是基于 DC 疫苗策略研发的另一种治疗性疫苗，用于多形性胶质母细胞瘤。先前的 I、II 期临床试验和正在进行的 III 期试验初步结果都为初诊和复发的多形性胶质母细胞瘤患者带来了治疗希望。

Dendreon 公司研发的 Sipuleucel-T（Provenge）于 2010 年 4 月获 FDA 批准上市。作为首个被批准的治疗性 DC 疫苗，Provenge 是前列腺癌的自体树突状细胞产物，其表达一种重组融合蛋白，能够产生前列腺酸性磷酸酶（prostatic acid phosphatase，PAP）作为 TAA 和粒细胞 - 巨噬细胞集落刺激因子（GM-CSF）作为佐剂，适用于无症状或轻微症状的转移性去势抵抗性前列腺癌。同为 DC 疫苗，Provenge 的基本制备流程与 DCVax 类似。该药提取患者自体末梢血单核细胞，经 PAP 抗原转染并在体外培养后回输到患者体内，激发针对前列腺癌细胞的特异性免疫反应。Provenge 每 2 周静脉内给药 3 次。一项纳入 512 例患者的临床研究表明，Provenge 治疗组患者的 OS 为 25.8 个月，而对照组 OS 为 21.7 个月。尽管 OS 较对照组仅延长了 4.1 个月，这个令人鼓舞的结果已然让 Provenge 成为整个肿瘤疫苗免疫治疗进程中的一个重要里程碑。

另一种在研的 DC 疫苗 Eltrapuldencel-T（NBS20）来自于 NeoStem Oncology 公司，适应证为黑色素瘤。Eltrapuldencel-T 是一种装载了 TAA 的 DC 疫苗，具有患者特异性。其 TAA 是经射线照射的自体肿瘤细胞，源于一种自体肿瘤细胞系。Eltrapuldencel-T 分别于第 1、2、3、8、12、16、20、24 周给药，每次给药均是制备成含有 500μg GM-CSF 的细胞悬液进行注射。该药目前正处于 III 期临床试验中，有望在不久的将来为晚期黑色素瘤患者带来更好的治疗选择。

虽然前景良好，但全细胞疫苗在临床应用中仍然存在一些问题：①缺乏有效的方法来评价其诱发的免疫反应强度，尽管可以通过检测迟发性超敏反应和活化 T 细胞产生的细胞因子反应 T 细胞活性，但无法准确诠释机体的免疫状态。②全细胞疫苗副作用较少，但抗原成分复杂，仍有诱发自身免疫性疾病的风险，甚至耗竭体内的 CTL。③ DC 疫苗的研究及应用最多，但仍缺乏特异性最高的抗原装载方法，另外用于致敏 DC 的最佳抗原剂量及最佳致敏时机也需要继续探索。因此，全细胞疫苗的研发应用之路任重道远。

（黄　芸　王　辉）

第三节　多肽疫苗

一、Ⅰ、Ⅱ类肽的特性和识别

CD8⁺细胞毒性T细胞能够杀死表达特异抗原的细胞。CD8⁺T细胞的作用需要识别已被MHCⅠ类分子加工并呈现为肽片段的抗原性蛋白质，即Ⅰ类抗原肽。Ⅰ类抗原肽通常是长度为8～10个氨基酸并锚定在MHCⅠ类分子主槽内每一端的肽，氨基酸序列的特异性很强。研究发现，能与某个HLAⅠ类分子超型结合的很多肽也表现出兼并结合，即结合多个等位基因。因此，可将设计超型多表位疫苗作为未来研究方向以提供广泛的群体覆盖，减少Ⅰ类肽疫苗的使用限制。Ⅰ类肽识别的最初方法是从肿瘤细胞上洗脱MHCⅠ类分子结合的天然肽。随着研究进展，洗脱肽的测序鉴定以及肽与MHCⅠ类分子的结合数据让预测特异性肽与Ⅰ类分子的结合成为可能。目前已经开发了几种预测最常见Ⅰ、Ⅱ类MHC分子结合序列的方法，以及将其作为Ⅰ类抗原肽效用的评估系统。当某种Ⅰ类抗原肽被识别鉴定，可以通过HLA-A2转基因小鼠的主动免疫等方法来评估该抗原肽是否能够产生足够的T细胞，以杀死表达靶抗原的HLA匹配的肿瘤细胞。Ⅰ类基因的快速预测以及肽特异性T细胞对完整肿瘤细胞反应能力的体内外筛选方法的进步使得许多Ⅰ类抗原肽已被鉴定用于多种抗原相关黑色素瘤、乳腺癌、卵巢癌、肺癌和结肠癌等疾病。

CD4⁺辅助性T细胞（helper t cells，Th）具有通过分泌细胞因子增加抗原特异性免疫应答的潜力。CD4⁺T细胞的作用需要识别已被MHCⅡ类分子加工并呈现为肽片段的抗原蛋白，即Ⅱ类抗原肽。与MHCⅠ类分子不同，MHCⅡ类分子在结合肽的长度和确切氨基酸序列方面更宽容。Ⅱ类抗原肽多为大于12个氨基酸和小于31个氨基酸并且通常在14～16个氨基酸范围内的肽。此外，Ⅱ类抗原肽可以是"通用的"或"混杂的"，能够结合多个等位基因。Ⅱ类抗原肽的识别除了通过洗脱与特定MHCⅡ类分子结合的肽这种传统方法外，还可以筛选来源于目标抗原的重叠肽。

此外，类似于Ⅰ类分子序列的鉴定，计算机程序在识别Ⅱ类分子结合序列方面也起到重要作用。

二、增强多肽疫苗效能的策略

1. 除了CTL表位以外，还需要辅助表位以诱导最佳的CTL应答。为了使两个抗原决定簇进入相同的抗原递呈细胞，两种肽的物理缔合可以促使辅助T细胞激活抗原递呈细胞从而进一步激活CTL，以及分泌细胞因子。因此，能被设计成同时含有辅助表位和CTL表位的多肽疫苗可以更好的发挥效用。

2. 细胞因子、趋化因子、共刺激分子或免疫刺激性DNA序列（CpG寡核苷酸）的加入可以增强机体对多肽疫苗的应答。GM-CSF是使用最广泛的细胞因子之一，能够增加引流区域淋巴结中抗原递呈细胞的数量并增强其功能。GM-CSF和IL-12、CD40L之间也有协同作用。共刺激分子也可以增加CTL反应的幅度，以及选择能够更有效清除病毒或杀死肿瘤细胞的CTL。一些化学治疗药也被成功用作佐剂，将T细胞吸引到疫苗注射部位。含有CpG的免疫刺激性寡核苷酸不仅可用于诱导Th1细胞因子产生，甚至能够与抗原共价结合以诱导更强的CTL反应。

3. 阻断抑制免疫应答的负向调节路径有很大意义。如由调节性NKT细胞产生的IL-13抑制或部分抑制由CTL介导的天然肿瘤免疫监视，用可溶性受体构建体IL-13Rα2-Fc阻断IL-13，或消除介导抑制的CD4⁺NKT细胞可以增强免疫监视，防止肿瘤复发或提高疫苗效力，引发CTL反应。

4. 树突状细胞是激活天然T细胞最有效的专职抗原递呈细胞，并可以用作天然佐剂。因此，将多肽结合到成熟DC上作为自体细胞疫苗，不仅能够上调共刺激分子的表达，更为有效地激活T细胞，还能避免肿瘤血管内皮生长因子（vascular endothelial growth factor，VEGF）及其他因素对DC成熟的抑制。

5. 可以通过修饰肽结构以增强其免疫原性，

又称之为表位增强。许多肿瘤抗原是自身蛋白质，机体免疫耐受可能会清除对主要表位特异的高亲和力 T 细胞。因此，耐受性较差的亚优势表位可能是最有效的肿瘤抗原。为了提高免疫原性，可以通过修饰序列来增强表位以增加对 MHC 分子的亲和力，或修饰与 T 细胞受体相互作用的氨基酸残基，以便产生对特定 T 细胞受体具有更高亲和力的肽 -MHC 复合物，创建出更具免疫原性的多肽疫苗。

三、多肽疫苗的肿瘤靶抗原

P53、Ras、VHL 是研究较多的肿瘤靶抗原。在近乎 50% 的常见类型癌症中可以检测到肿瘤抑制基因 *p53* 的突变，突变蛋白通常在癌细胞中过表达。基因突变可以作为一个癌细胞的特异性标志物，而突变蛋白的过表达也可以用于区分癌细胞和正常细胞。基于以上两方面特性，*p53* 成为了肿瘤疫苗免疫治疗的潜在靶点。相较于野生型 *p53* 等位基因，T 细胞表现为优先杀死过表达突变型 *p53* 的肿瘤细胞，推断突变蛋白过表达可以有利于 CTL 识别肿瘤。此外，加入佐剂细胞因子，如 IL-12 或将突变型 *p53* 肽与树突状细胞结合能够诱导抗肿瘤免疫，甚至可以治疗小鼠模型中已形成的肿瘤。这种鼠突变型 *p53* 的 CTL 也能裂解表达 *p53* 突变的人肿瘤细胞。使用 *p53* 作为靶点也有缺点，因为 *p53* 突变具有高度特异性，理论上只能为每种肿瘤订制特定的疫苗。因此，研究人员已经在癌细胞中寻找可能更具免疫原性的共同序列，如由 HLA-A2 呈递的一些分子。CTL 与野生型 *p53* 表位还可以识别其他 HLA 分子（包括 HLA-A24、HLA-B51、HLA-B46 等），已经发现结合了突变肽的树突状细胞刺激体外培养的人 CTL 可以裂解过表达 *p53* 的人肿瘤细胞。除此之外，*p53* 特异性 CD4⁺ T 细胞应答也在研究中，并且已经显示出对诱导 CTL 的重要性。总之，无论是专门针对表达 *p53* 突变肿瘤的特异性多肽疫苗，还是针对过表达野生型 *p53* 序列的非特异性疫苗，*p53* 都将成为用于癌症免疫治疗的重要靶分子。

Ras 突变发生在许多人类肿瘤中，包括约 33.3% 的结直肠癌和大部分的胰腺癌。与野生型 *ras* 序列相比，突变实际上增加了表位递呈的能力，但亲和力仍然相对较低。许多研究显示了在小鼠肿瘤模型中针对突变型 *ras* 产生的 CTL 效应。此外，体外实验观察到人体 CTL 效应，针对从未经免疫或用突变 *ras* 肽免疫患者血液中提取出来的一些常见的密码子 12 或 13 突变肽，显示出对人类肿瘤的杀伤力。因此，突变型 *ras* 肽仍然是治疗许多类型肿瘤的潜在靶点。

VHL 突变蛋白最初在遗传性肾细胞癌综合征中被发现，之后在散发型肾细胞癌中也有发现。突变发生在序列的许多位置，其中一些在预测与 HLA-A2.1 具有结合基序的序列内，因此临床试验正在检测包含这些突变的肽是否可以诱导 HLA-A2 + 肾细胞癌患者中的 CTL 应答和（或）临床缓解。

四、多肽疫苗的临床应用

GV1001 是多肽疫苗的代表之一，也是一种端粒酶疫苗。端粒是染色体末端的一种特殊结构，由一段重复非编码 DNA 序列组成，会随着细胞分裂逐渐缩短，最终导致染色体被降解，调控细胞衰老与凋亡。而端粒酶是介导端粒 DNA 合成保护端粒末端的一种核糖核蛋白酶。端粒酶在正常组织中的表达受到限制，却在几乎所有肿瘤组织中高表达。绝大多数肿瘤细胞通过激活端粒酶来维持端粒长度，避免染色体降解和细胞凋亡。因此，端粒酶活性被认为是肿瘤永生化和无限增殖生长不可缺少的重要因素。端粒酶包含了 RNA 模板和端粒酶反转录酶（telomerase reverse transcriptase，TERT），一种端粒酶复合物的限速酶亚基。端粒酶肽段是一种理想的肿瘤相关抗原，不仅可以激活 CD4⁺ 和 CD8⁺T 细胞，还能诱导 hTERT 特异性的 CTL 激活，因此是癌症疫苗的有利靶标。GV1001 是表达 hTERT 亚基 611-626 位氨基酸的 16 肽疫苗，由韩国 KAEL-GemVax 公司生产，主要用于胰腺癌治疗。GV1001 能够结合多个 HLA Ⅱ类分子并具有推定的 HLA Ⅰ类表位，因此可以引发组合的 CD4⁺ / CD8⁺T 细胞应答，从而启动肿瘤根除免疫反应和长期记忆。晚期胰腺癌和肺癌患者的 Ⅰ / Ⅱ期临床试验证明，超过 50% 的受试者中检测到 GV1001 特异性 T 细胞应答并且无严重临床毒性发生，表明 GV1001 特异性免疫反应与生存期延长之间存在相关性。在 Staff 的一项临床试验中，17 例受试者中有 10 例检测到端粒酶特异性免疫反应，且细胞因子呈现出 Th1 样模式。尽管并未引起强烈而持久的免疫反应，但试验结果证明 GV1001 与化学治疗药物的组合治疗是安全的，这些数据为进一步临床试验奠定了基础。目前，一项用于评估 GV1001 联合吉西他滨 / 卡培他滨与吉西他滨 / 卡培他滨治疗局部晚期胰腺癌和转移性胰腺癌患者疗效和安全性的Ⅲ期临床试验正在进行（ClinicalTrials.gov# NCT02854072），该试验为前瞻性随机开放多中心平行设计，包含 148 例受试者，预计于 2018 年 5 月初步完成。

除了胰腺癌，GV1001 在黑色素瘤、非小细胞肺癌等疾病中也展示了良好的疗效和患者耐受性。在 Jon Amund 的研究里，25 例Ⅳ期黑色素瘤患者接受了 GV1001 和替莫唑胺的组合治疗。其中的免疫应答者继续接受每月的疫苗治疗。结果 23 例评估受试者中有 18 例显示出 GV1001 特异性免疫应答（78%），产生长期 T 细胞记忆的患者比那些迅速失去应答的患者存活更久。免疫应答表现出几种可能的具有临床意义的特征，包括高 IFN-γ/IL-10 比率、多功能细胞因子谱和天然抗原的识别。荟萃分析显示试验组生存率明显优于对照组（1 年：44% 比 24%；2 年：16% 比 6.6%）。尽管保留了低毒性，但与之前没有伴随化学治疗相比，GV1001 的免疫应答率相当可观。这些结果不仅证实了 GV1001 的有效性，也为接种肿瘤疫苗与化学治疗相结合的治疗方式提供了有力佐证。另一项研究探讨了 GV1001 在非小细胞肺癌患者中的免疫应答、毒性和临床结局。在这一患者放疗、化疗后接受 GV1001 接种的Ⅱ期临床试验及 8 年后对之前报道的Ⅰ/Ⅱ期临床试验的更新中可以看到，GV1001 在患者中的耐受性良好，可以免疫大部分非小细胞肺癌患者并建立持久的 T 细胞记忆。尤其更新试验中提到，对 4 例长期存活者的随访表明他们都具有持久的 GV1001 特异性 T 细胞记忆应答和 IFN-γ（高）/IL-10（低）/IL-4（低）的细胞因子模式，有 2 例患者更是分别在 108 个月和 93 个月后被观察到痊愈。这些高免疫反应率和低毒性证据给放疗、化疗联合疫苗接种的概念提供了支持，也为今后开展随机试验进一步观察免疫应答者的生存优势奠定了基础。

人乳头瘤病毒（human papillomavirus，HPV）

疫苗家族也是一种典型的多肽疫苗。HPV 为嗜上皮无包膜双链 DNA 病毒，有 120 多个亚型，其中 1/3 的亚型可感染生殖道上皮细胞。*HPV* 基因组必须依赖宿主的感染细胞 DNA 复制而完成其自身复制。L1 蛋白（主要衣壳蛋白）和 L2 蛋白（次要衣壳蛋白）是 HPV 晚期基因（late genes）的表达蛋白，用于包被 HPV 基因组形成病毒颗粒，在 HPV 致病过程中起到重要作用。当 HPV 感染人体后，机体能够产生针对 L1 蛋白和 L2 蛋白的保护性抗体，以此预防 HPV 感染。重组 HPV 疫苗家族正是利用这一特性进行制备。重组 L1 蛋白通过组装成病毒样颗粒，诱导机体产生高水平 L1 抗体，阻止 HPV 与基底膜的结合及之后的构型变化过程，终止新的感染周期启动。目前上市销售的 HPV 疫苗有三种。葛兰素史克公司研发的 Cervarix 是二价疫苗，于 2009 年获 FDA 批准上市。Cervarix 的重组 L1 蛋白采用杆状病毒作为表达系统，含有 HPV16 和 HPV18 型蛋白，用于预防宫颈癌及其癌前病变。2016 年 7 月，Cervarix 获国家食品药品监督管理总局（CFDA）许可上市，成为我国首个获批的预防宫颈癌 HPV 疫苗。默沙东公司研发的 Gardasil 于 2006 年获 FDA 批准上市。作为四价疫苗，Gardasil 除 HPV16 和 HPV18 外还含有 HPV6 和 HPV11 型 L1 蛋白，因此能够预防宫颈癌、癌前病变及生殖器疣。之后，默沙东公司在此基础上继续改进，2014 年其二代九价疫苗 Gardasil 9 也获批上市。Gardasil 9 与 Gardasil 一样，均采用酿酒酵母表达系统，以 L1 病毒样颗粒作为抗原。但 Gardasil 9 增加了 5 种可以引起约 20% 宫颈癌的 HPV 亚型，分别为 HPV31、HPV33、HPV45、HPV52 及 HPV58，使其能够预防约 90% 的宫颈癌。此外，Gardasil 9 还可预防 85%～95% 与 HPV 相关的外阴、阴道及肛门肿瘤。在一项纳入了 14 215 例年龄在 16～26 岁女性的试验中，Gardasil 9 的 4 种共有亚型（HPV6、HPV11、HPV16、HPV18）的抗体应答并不差，而与新增 5 种亚型相关的高级别病变减少了 96.3%，这些亚型的 6 个月持续感染减少了 96%，由此可见 Gardasil 9 对宫颈癌癌前病变具有更强的保护作用。

（黄 芸 王 辉）

第四节　基因工程疫苗

一、DNA 疫苗

DNA 本身不具免疫原性，人类基因组测序也揭示了许多"寄生" DNA 序列的存在，提示过去存在多种基因组侵袭的可能性，意味着宿主的免疫系统可能忽略了以最纯粹形式存在的外源 DNA（通常称之为"裸 DNA"）。为了显示出免疫原性，DNA 中编码的信息必须被翻译成蛋白质，从而激活免疫系统，这就是 DNA 疫苗接种的原理和本质。DNA 本身具有免疫系统几乎无法识别的非常保守的结构。然而，将 DNA 递送到生物体之后，其编码的信息被转化为特异性蛋白质，被 APC 处理和递呈后启动了抗原特异性免疫应答。因此，由遗传物质 DNA 组成的疫苗兼具现有疫苗的所有特性，没有致感染性，而且随着基因组学和生物技术方面的飞速发展，DNA 疫苗显现出易于制造和储存、稳定等优点，将成为肿瘤疫苗研发的重点方向。

DNA 疫苗诱导免疫的机制

质粒 DNA "潜入"某种生物体中而不引起强烈免疫反应的能力使其具有疫苗中独一无二的特性。受体介导的单核细胞激活是 DNA 疫苗诱导免疫调节最可能的机制。众多 Toll 样受体（toll-like receptor，TLR）通常作为模式识别受体（pattern recognition receptor，PRR）来启动先天性免疫反应，只有在 B 淋巴细胞、DCs 和 NK 细胞表面表达的 TLR-9 才能识别免疫刺激序列（immunostimulatory sequence，ISS），特别是细菌 DNA 中未甲基化的 CpG 基序。DC 中信号传导途径的激活不仅产生了针对 Th1 免疫应答很重要的 IL-12，还产生对于 NK 细胞释放 IFN-γ 很重要的 TNF-α 和 Ⅰ 型干扰素。Ⅰ 型干扰素对于引发通过含有 DNA 疫苗的 ISS 刺激的 Th1 型免疫反应尤其重要。由 ISS 刺激的 APC 分泌 IFN-α 和 IFN-β 不仅可以上调 B7，而且可以上调与抗原加工相关转运体（transporter associated with antigen processing，TAP）表达相关的肽转运蛋白，这些是有效的抗原交叉表达必不可少的条件。

成功的免疫接种需要从单核细胞到成熟 DC 的所有步骤，每种细胞在 DNA 免疫中都发挥着关键作用。IFN-γ 在刺激单核细胞成熟以及几种共刺激和抗原提呈分子（如 Ⅱ 类 MHC、B7.1 / CD80、B7.2 / CD86、ICAM-1 / CD54）的上调中具有重要作用。IFN-γ 还可以显著影响细胞内处理的抗原，使免疫蛋白酶体更有效地产生由 MHC Ⅰ 类分子提呈给 CD8$^+$ T 细胞的抗原肽。DC 达到以抗原提呈时表达几种共刺激分子为特征的更成熟表型，这种应答也可以通过降低 MHC / 肽 -TCR 结合亲和力的阈值而实现。由此包括亲和力相对较低的 T 细胞受体（t cell receptor，TCR）在内的更多前体就有机会被激活，从而增加了 T 细胞反应的多克隆性。

诱导免疫的程度取决于淋巴结内幼稚 T 淋巴细胞和 APC 相遇的概率。直接转染的 DC 迁移到次级淋巴器官对于引发 DNA 疫苗接种后的免疫反应非常关键。质粒 DNA- 微粒复合物几乎可以被注射部位的单核细胞全部吞噬，然后迁移到淋巴结成为功能完好的 DC。我们可以通过包含有编码参与 DC 迁移趋化因子的基因来改进 DNA 疫苗。这些趋化因子在质粒转染的细胞中过度表达可能增加了 T 细胞和 DC 之间直接接触的机会，因此可以改善共表达抗原的提呈。

淋巴细胞一旦被活化就需要在有利条件下生存和继续壮大。Th1 型细胞必须在分化后立即重新获得抗原，以避免活化诱导的细胞死亡。T 细胞的额外保护则可通过适当配制的质粒 DNA 来提供。另外，低剂量的提呈抗原可确保对有效 CTL 应答至关重要的高亲和力 T 细胞的存活。

从接种 DNA 疫苗到表达编码蛋白之间存在几小时的时间间隔，这时次级淋巴器官中会提前出现一些抗原。淋巴结中抗原的出现可产生足够强的刺激信号以启动 T 细胞效应，还能支持现有记忆细胞的增殖，从而导致强烈的 CTL 反应。事实表明，DNA 疫苗淋巴结内给药的效率比传统途径免疫效率高 100 ～ 1000 倍。将适当的免疫调节剂包含在递送到淋巴结的 DNA 疫苗中能够显著改善这种免疫方法，而不必提供更多抗原量。如编码抗原和 IFN-γ 诱导蛋白 -10（IP-10）的 DNA 疫苗导致 Th1 淋巴细胞保留在引流淋巴结中，加强与 DC 接触并改善较弱的抗原表达。这种疫苗制剂特别适用于肿瘤疫苗，因为它可以将较弱的肿瘤相关抗原与 IP-10 结合在一起，并且已经在小鼠模型中表现出有效的肿瘤保护性 CD8⁺T 细胞应答。然而，由于个体宿主分子和临床疾病谱的巨大异质性，筛选可用于人类的 DNA 疫苗最佳组成极具挑战性，需要更加个体化的方法。

二、基因修饰的肿瘤疫苗

（一）细胞因子、趋化因子修饰的肿瘤疫苗

能够增强抗原特异性免疫的细胞因子包括 IL-2、IL-4、TNF、IFN-γ、IFN-α、MCP-1（macrophage chemotactic protein-1，巨噬细胞趋化蛋白 -1）、G-CSF（granulocyte colony-stimulating factor，粒细胞集落刺激因子）、IL-7、IL-12、Flt-3（fms-like tyrosine kinase，FMS 样酪氨酸激酶 3）配体和 GM-CSF（granulocyte-macrophage colony-stimulating factor，粒细胞巨噬细胞集落刺激因子）。IL-12 是一种多效细胞因子，介导继发于 NK 和 CD8+T 细胞活化以及分泌 IFN-γ 的有效抗肿瘤作用。在 IFN-γ 反馈在 APC 上，通过放大效应增加其分泌 IL-12。IL-12 的抗肿瘤机制之一是 IFN-γ 介导的抑制血管生成作用。分泌 IL-12 的肿瘤疫苗在各种实验模型（包括乳腺癌、结肠癌和黑色素瘤）中引发了抗肿瘤免疫。IL-12 转导的自体肿瘤疫苗在结肠癌的 C26 模型中引发能够治愈转移性疾病的 CD8⁺T 细胞依赖性抗肿瘤免疫。CD80 / CD28 共刺激通路和 IL-12 激活途径是 T 细胞活化的协同信号。IL-18 还与 IL-12 协同诱导 IFN-γ 产生。通过基因工程改造分泌 IL-12 或 IL-18 的 SCK 乳腺癌细胞未能抵抗未修饰 SCK 细胞的攻击，但注射混合的 IL-12 和 IL-18 分泌细胞保护了 70% 的小鼠免受肿瘤攻击，治愈了 30% 的荷瘤小鼠。幸存的小鼠没能抵抗后来的肿瘤攻击，提示并未诱导持久的抗肿瘤免疫。这与显示抑制血管生成的基质胶栓试验一起支持了 IL-12 的抗血管生成活性是这些实验中抗肿瘤作用的主要机制，而非诱导继发性抗肿瘤免疫。

DC 作为专职 APC 诱导抗肿瘤免疫的关键作用涉及它们摄取、加工和递呈相关抗原的能力，包括了激活 CD8⁺ 和 CD4⁺ T 细胞免疫。引起 DC 动员、增殖和成熟的两种最有效的细胞因子是 GM-CSF 和 Flt-3 配体。Flt-3 配体能导致 DC 显著扩增，并诱导持久的抗肿瘤免疫，这些作用都与肿瘤特异性 T 细胞和 NK 细胞有关。Flt-3 配体诱导淋巴样型（CD8α⁺ 和 CD11b⁻）和髓样型（CD8α⁻ 和 CD11b⁺）DC 的分化，并且 T 细胞应答倾向于 Th1 型。相反，GM-CSF 分泌型疫苗产生的是高表达 B7-1 和 CD1d 的髓样型 DC，以及不倾向于 Th1 型或 Th2 型的 T 细胞的细胞因子谱。在所修饰的肿瘤疫苗抗肿瘤活性方面 GM-CSF 远优于 Flt-3 配体。

GM-CSF 是基因修饰的肿瘤疫苗中很有希望的一类。GM-CSF 被确定为在免疫原性较差的 B16F10 黑色素瘤模型中诱导系统性抗肿瘤免疫最有效的细胞因子。除了能够广泛刺激由 Th1 型和 Th2 型细胞启动的免疫应答，分泌 GM-CSF 的疫苗也能激活由抗血管生成因子和活化巨噬细胞分泌趋化因子介导的天然免疫。随着研究过程中分泌 GM-CSF 肿瘤疫苗重要参数的完善，将其用于癌症患者已逐步成为现实。增加疫苗细胞的数量可以增加全身性抗肿瘤免疫的效力，疫苗在多个淋巴结区域的空间分布也会增加其免疫活性。射线照射是激活其凋亡程序的有效手段，同时允许细胞在体内保持代谢活性以分泌 GM-CSF，来确保接种细胞不会形成肿瘤并且不降低疫苗功效。为皮下和肌内给药是最佳途径。

趋化因子是具有多种生物学活性的大分子家族。尽管最初是通过引起白细胞定向迁移的能力来定义的，但现已知趋化因子在血管生成、转移和原发肿瘤生长中均起到重要作用。另外，趋化因子配体与受体相互作用正在成为另一种用以增加 T 细胞和 NK 细胞效应功能的共刺激途径。差异性趋化因子反应是 CD4⁺ 辅助 T 细胞和记忆 T 细胞分化状态的决定因素。Th1 型细胞优先表达 CCR3 和 CCR5，而 Th2 型细胞优先表达 CCR4 和 CCR8。记忆 T 细胞则以表达 CCR7 为特征。趋化因子在吸引 APC 或 T 细胞中的作用表明将其合理应用于基因修饰的肿瘤细胞疫苗制剂，应该能够增加诱导的免疫应答强度。免疫启动位点

处 DC 与初始 T 细胞的相互作用可增强疫苗功效。次级淋巴组织趋化因子（secondary lymphoid chemokine，SLC）通常在次级淋巴组织中高表达，并吸引 DC 从皮肤迁移到引流淋巴结，在 DC 激活幼稚 T 细胞中发挥重要作用。疫苗激活的免疫反应越强，其抗肿瘤作用越大。因此，转染趋化因子将所需类型的免疫细胞吸引至疫苗注射位点，以及用于诱导免疫应答的免疫调节细胞因子（如 IL-2 和 GM-CSF）都是提高疫苗治疗作用的有效方式。

基质细胞衍生因子 1（stromal cell-derived factor-1，SDF-1）是一种由基质细胞组成的趋化因子，能促进血管生成，对 T 细胞和前 B 淋巴细胞也有强力的趋化作用。它不仅能够活化 CD4$^+$ T 细胞，还可作为 CD4$^+$ T 细胞的存活因子，下调促凋亡基因，增加与细胞存活有关的基因转录。一些研究已经检测了在肿瘤微环境中异位表达的 SDF-1 的抗肿瘤活性。SDF-1 活性是剂量依赖性的，与高表达 SDF-1 的 MethA 纤维肉瘤或 HM-1 卵巢癌细胞相比，表达低水平 SDF-1 的骨髓瘤细胞或 B16F1 黑色素瘤细胞确实诱导了肿瘤消退。

淋巴细胞趋化因子可以诱导 T 细胞和 NK 细胞迁移，而不影响单核细胞或粒细胞的趋化性。研究比较了淋巴细胞趋化因子与不同细胞因子组合所引起的抗瘤效应，结果表明仅分泌淋巴细胞趋化因子的疫苗制剂产生很小的抗肿瘤活性，而淋巴细胞趋化蛋白和 IL-2 的联合表达导致肿瘤细胞与 CD4$^+$ 和 CD8$^+$ T 细胞大量浸润，所形成的肿瘤明显消退。淋巴细胞趋化蛋白与 GM-CSF 的组合也显示了很好的抗肿瘤活性。

（二）共刺激分子修饰的肿瘤疫苗

在 T 细胞激活的双信号假说中，当 T 细胞受体与肽 /MHC 复合物结合，CD28 也与 APC 上的共刺激分子 CD80 或 CD86 结合时，T 细胞能够达到最佳激活状态。与 APC 相反，来自实体瘤的大多数细胞不表达共刺激分子。因此，基因修饰的肿瘤疫苗通过表达共刺激分子能产生更加强大的肿瘤细胞 APC。CD80 或 CD86 转导可以在体外将肿瘤细胞转化为 APC。原始主要在淋巴器官内循环，T 细胞通常在次级淋巴组织内发生初次激活，只有当肿瘤细胞转移到淋巴组织时才会直接活化 T 细胞。当肿瘤细胞被基因工程修饰表达共刺激

分子时，通过宿主 APC 的交叉启动可以更为有效地激活 T 细胞。

由 NK 细胞、T 细胞和巨噬细胞表达的新一类免疫刺激性受体 NKG2D 能够调节多种免疫应答，包括抗肿瘤免疫。人类 NKG2D 结合 MHC Ⅰ类分子（MICA、MICB）和 CMV UL16 结合蛋白（ULBP1、ULBP2、ULBP3），而小鼠 NKG2D 结合视黄酸早期转录蛋白 1（retinoic acid early transcript-1，Rae-1）家族、次要组织相容性抗原 H60 和鼠类 ULBP 样转录物 1（MULT1）。MICA 和 MICB 通常在胃肠道上皮细胞表达，也可在某些上皮来源的肿瘤细胞如肺、乳腺、肾、前列腺和结肠肿瘤）中上调。Rae-1 家族成员在人胚胎发育早期阶段性表达，正常成人组织中 Rae-1 并不表达。研究发现，MIC 和 Rae-1 在机体对肿瘤的免疫监视中发挥重要作用。用表达高表达 H60 或 Rae-1 的肿瘤细胞接种小鼠不仅可以预防肿瘤生长，还能诱导 CD8+ T 细胞依赖的抗肿瘤免疫。尽管具体机制仍未阐明，NKG2D 配体为开发基因修饰的肿瘤疫苗增添了一种更有潜力的新方法。

三、基因工程疫苗的临床应用

Prostvac-vf 是一种典型的基因工程疫苗，由丹麦的 Bavarian Nordic 公司研发。Prostvac-vf 疫苗是由两种不同的重组病毒载体组成的异源性初免 - 加强方案。两种重组病毒载体都含有前列腺特异抗原（prostate specific antigen，PSA）作为 TAA 和三联 T 细胞共刺激分子 B7.1 和 ICAM-1 及 LFA-3（TRICOM）。载体之一的牛痘病毒，可刺激机体产生初始免疫反应。另一种载体鸡痘病毒，用于增强并维持免疫反应，以引发针对前列腺特异抗原的免疫应答。Prostvac-vf 分别于第 1、14、28、56、84、112、140 日皮下给药，并且于每次注射当日及接下来的 3 天就近部位注射 100μg GM-CSF 作为佐剂。一系列Ⅰ／Ⅱ期临床试验初步证实了 Prostvac-vf 的安全性和免疫活性。在一项Ⅱ期安慰剂对照临床试验中，Prostvac-vf 用于治疗有症状且化学治疗无效的转移性去势抵抗性前列腺癌患者，不仅耐受性良好，还使病死率降低了 44%。多篇文献报道了 Prostvac-vf 治疗组的总生存期有统计学意义的改善。其中一项多中心Ⅱ期临床试验显示出在无明显转移前列腺癌

患者中 Prostvac-vf 联合去势治疗的良好疗效。该项试验中，第一部分 63% 的合格受试者 6 个月时观察到疾病无进展，第二部分 74% 的合格受试者 7 个月时达到了完全缓解。Prostvac-vf 可以显著改变前列腺癌的转归，不仅可以作为单药治疗，还能与其他新型药物（如免疫检查点抑制药）和新型雄激素受体阻滞剂联用，因其新颖的作用机制和良好的耐受性为前列腺癌患者带来了福音。Bavarian Nordic 继续开展了 Prostvac-vf 的 Ⅲ 期临床试验。这项纳入 1298 例受试者的随机双盲试验旨在探讨 Prostvac-vf 单独或联合 GM-CSF 治疗是否能够有效延长几乎没有症状的转移性去势抵抗性前列腺癌患者的总生存期（ClinicalTrials.gov# NCT01322490），该试验目前已完成，尚处于数据统计分析中。

尽管已有三种预防性 HPV 疫苗上市，Inovio 公司仍致力于研制一种 HPV 相关性宫颈癌及癌前病变的治疗性 DNA 疫苗——VGX-3100。该疫苗通过电穿孔法（一种伴随注射的小型电脉冲）向患者细胞内插入一段合成质粒 DNA，其所编码的特异性蛋白能够激活免疫系统，以 HPV 16 和 HPV 18 的 E6、E7 蛋白作为靶点攻击 HPV 感染细胞，促使癌症消退。VGX-3100 能够引起宫颈上皮内瘤变（cervical intraepithelial neoplasia，CIN）2/3 患者的组织病理学改善。一项随机双盲安慰剂对照 Ⅱ b 期临床研究评估了 VGX-3100 在 HPV 16 和 HPV 18 相关性 CIN 2/3 患者中的疗效、安全性和免疫原性。以第一次接受治疗 36 周后组织病理逆转为 CIN1 或正常组织学表现作为主要判定终点，VGX-3100 治疗组中发生组织学改善的比例明显高于安慰剂组。这项令人振奋的研究结果激发了更多的 Ⅱ、Ⅲ 期临床试验。Inovio 正在开展两项临床研究，预计在 2020 年能够完成。一项随机开放 Ⅱ 期试验用于测试 VGX-3100 单独或联合咪喹莫特对 HPV16/18 相关性外阴高级别鳞状上皮内病变的有效性（ClinicalTrials.gov# NCT03180684），另一项前瞻性随机双盲安慰剂对照 Ⅲ 期研究旨在评估 VGX-3100 在 HPV16/18 相关性宫颈高级别鳞状上皮内病变患者中的治疗作用（ClinicalTrials.gov# NCT03185013）。VGX-3100 是第一个对 HPV 16/ 18 相关性 CIN 2/3 显示出疗效的治疗性疫苗，可为 CIN 2/3 患者提供非手术治疗选择，改变了这类常见疾病的治疗前景。

（黄　芸　王　辉）

第五节　单克隆抗体疫苗

一、抗独特型抗体疫苗

（一）抗独特型抗体的原理

主动特异性免疫治疗（active specific immuno-therapy，ASI）是一种极具吸引力的癌症治疗方法。与被动免疫相反，ASI 旨在通过输注大剂量预先制备的抗肿瘤抗体或特异性 T 细胞来增强或诱导宿主抗肿瘤反应。传统 ASI 给患者接种的抗体来源于纯化肿瘤特异性抗原或肿瘤相关抗原，这种方法有很多局限性，肿瘤抗原通常表现为弱免疫原性，会诱导机体免疫耐受。其次，难以获得足够数量的纯化抗原用于疫苗制备接种。尽管通过使用重组 DNA 技术合成特定抗原可以在一定程度上克服这个限制，但重组分子与蛋白质的天然结构并不完全相同。此外，重组 DNA 技术不可能大规模生产非蛋白质抗原，如糖类或脂质。而通过使用抗独特型（anti-idiotypic，Id）抗体就可以克服这些局限性以达到良好的 ASI。

简言之，抗 Id 抗体方法是基于内部图像概念提出的。独特型代表了外源性抗原和内部免疫谱之间的联系。T 淋巴细胞和 B 淋巴细胞的抗原受体表达可以被识别并引发细胞或体液免疫应答的抗原决定簇。诱导体液免疫的抗 Id 概念原理：假设抗体 Ab1 可以识别某抗原的特异性决定簇，如肿瘤抗原，通过其可变区发生 Ab1 与抗原表位的相互作用。Ab1 的可变区也可以作为诱导合成异源群体抗体的决定簇，称为 Ab2 或抗 -Id 抗体。基于 Ab1 的可变结构域的不同区域可以形成三类 Ab2 抗体。Ab2α 识别位于抗原结合位点之外的特异性元件。如果靶标位置接近结合位点并干扰抗原结合，则称为 Ab2γ。Ab2β 识别 Ab1 的结合位点，并且与 Ab1 识别的表位相似，因此可以作为抗原替代物用作疫苗。Ab2β 抗体有三个标准：① 免疫学标准。阻断 Ab1 与其抗原结合的能力。Ab1 的抗原结合不受 Ab2α 的影响，可能部分被 Ab2γ 阻断。②功能标准。模拟指定抗原的能力，因此能够诱导各种物种中相同抗原的特异性抗体形成。用 Ab2β 免疫动物引起多克隆抗 -Id 抗体或 Ab3 应答，Ab3 能够识别指定抗原，这个 Ab3 亚型被称为 Ab1'，以表明它可能与 Ab1 的其他独特型不同。③结构标准。抗原表位与抗体可变区的片段之间存在结构同一性，是定义 Ab2β 的基本标准。尽管结构标准是评判用蛋白质抗原特异性抗体免疫引发的 Ab2β 的最佳指标，免疫学和功能标准可用于定义针对多糖、脂蛋白、核苷酸或合成药物特异性抗体产生的 Ab2β。互补性特征是制造抗 Id 抗体疫苗用于癌症和许多传染病的基础。

（二）抗独特型抗体诱导的免疫路径

在大部分癌症患者和注射抗 Id 抗体的动物血清中可检测到 Ab1' 抗体。产生的 Ab1' 可以通过抗体依赖性细胞介导的细胞毒性作用（antibody-dependent cell-mediated cytotoxicity，ADCC）或诱导细胞凋亡来根除肿瘤细胞。抗 Id 级联反应的启动是 T 细胞依赖性的，由抗 Id 抗体诱导的 Ab3 抗体群主要含有 IgG，表明抗 Id 抗体激活的是辅助性 T 细胞。用 Ab2 抗体免疫动物后，抗 Id 抗体激发了对指定抗原的迟发型超敏（delayed-type hypersensitivity，DTH）反应。Ab2 治疗的许多肿瘤患者也显示出对 Ab2 及指定抗原的 DTH 应答。被激活的 T 细胞分泌了 IL-2 或 IFN-γ 等细胞因子，表明是 Th1 型辅助细胞，这些细胞因子可以为细胞毒性 T 细胞或 NK 细胞提供帮助。

二、抗体诱导的多价肿瘤疫苗

（一）抗体疫苗的原理

细胞表面表达的肿瘤抗原通常是糖脂或糖蛋白。糖类也是一种细胞表面有效的免疫识别和肿瘤攻击目标，针对糖类组分的免疫通常仅产生抗体应答，主要是 IgM 抗体应答。已知这些 IgM 抗体通过网状内皮系统诱导补体依赖性细胞毒性（complement-dependent cytotoxicity，CDC）、炎

症和肿瘤细胞的吞噬作用。蛋白质抗原通常主要诱导 IgG 抗体反应，也可以诱导补体激活，以及补体介导的效应器机制。某些亚类的 IgG 抗体如 IgG1 和 IgG3 也是诱导抗体依赖性细胞介导细胞毒性作用的已知途径。这些抗体非常适用于根除游离肿瘤细胞和微转移灶。免疫干预的理想时机是手术和化学治疗完成后，特别是用于指导免疫系统识别和杀死少数剩余癌细胞。如果能够针对肿瘤抗原诱导足量滴度的抗体从血液和淋巴系统中消除肿瘤细胞并根除微转移，使其不再可能建立新的转移灶，这将给肿瘤患者的治疗方法带来革命性的改变。

（二）细胞表面抗原的选择

通过对 25 种表达于恶性肿瘤组织和正常组织中用于免疫治疗的潜在靶抗原进行筛查，筛选出 15 种免疫组化阳性细胞数过半的细胞表面靶抗原，包括 sTn、Tn、TF、globo H、sLea、Ley、GM2、GD2、GD3、FUC GM1、Polysialic acid、KSA、MUC1、PSMA、CA125 MUC16。其中 12 种在乳腺癌、卵巢癌、前列腺癌、黑色素瘤、肉瘤和小细胞肺癌（small cell lung cancer，SCLC）中超过 50% 的活检标本中过表达。这 15 种抗原在胚胎来源（即上皮与神经外胚层）肿瘤中的表达惊人相似。上皮癌（乳腺癌、卵巢癌、前列腺癌、结肠癌等）而非神经外胚层起源的肿瘤（黑色素瘤、肉瘤、神经母细胞瘤）表达 MUC1、Tn、sTn、TF、globo H 和 Ley，而只有神经外胚层肿瘤表达 GD2 和 GD3。小细胞肺癌除了兼具上皮癌和神经外胚层肿瘤各自的一些特征，还表达两种在任一背景肿瘤中均不表达的抗原：岩藻糖基 GM1 和聚 -α2，8- 唾液酸长链。

神经节苷脂是在细胞表面表达的含有糖脂的唾液酸，其脂质部分（神经酰胺）并入细胞表面脂质双分子层中。大部分神经节苷脂主要在神经外胚层来源的组织和肿瘤中表达。同样的情况适用于黑色素瘤、肉瘤和成神经细胞瘤抗原 GM2、GD2 和 GD3，以及小细胞肺癌抗原岩藻糖基转移酶 GM1。

（三）抗体疫苗针对细胞表面抗原的效应机制

含有不同糖脂的疫苗诱导的是介导 CDC 的抗体，而黏蛋白分子携带的含糖类或肽表位的疫苗

则诱导了不能介导 CDC 的抗体。通过比较细胞表面反应性、补体固定能力和一组单克隆抗体对相同两种肿瘤细胞系的 CDC 活性，以确定这种结果是否与诱导抗体所使用的靶细胞或靶抗原性质不同有关。发现针对糖脂 GM2、globo H 和 Ley，蛋白 KSA 和黏蛋白抗原 Tn、sTn、TF 和 MUC1 的抗体全部与在肿瘤细胞和所有固定补体上表达的这些抗原发生反应。CDC 是由针对糖脂和球形蛋白 KSA 的抗体介导的，而非针对黏蛋白抗原的抗体介导。虽然显示黏蛋白不是补体介导肿瘤细胞裂解的优势靶点，但研究已经表明诱导针对糖脂或黏蛋白抗原的抗体可以防止几种不同小鼠模型中的肿瘤复发。因此，补体介导的炎症、调理作用和 ADCC 可能是在针对黏蛋白抗原动物实验中观察到的延长存活的机制。

三、单克隆抗体疫苗的临床应用

单克隆抗体疫苗是肿瘤疫苗中最蓬勃发展的一类，种类繁多，涉及多种肿瘤疾病类型。近几年呈"井喷"态势，成为 FDA 批准新药中的重磅成员，是各大制药公司竞相角逐的热点研发领域。全新作用机制不断涌现，新兴靶点涉及 PD-1、PD-L1、CTLA-4 等，为肿瘤免疫治疗带来了良好的前景。

2011 年 3 月，FDA 批准了第一个抗肿瘤单克隆抗体疫苗 Ipilimumab（商品名：Yervoy）上市，用于治疗不可切除或转移性成人晚期恶性黑色素瘤。Ipilimumab 的作用靶点是细胞毒性 T 淋巴细胞相关蛋白 -4（cytotoxic T-lymphocyte-associated protein 4，CTLA-4）。CTLA-4 是机体免疫检查点（Immune checkpoint）共抑制信号受体家族成员之一，其与 B7 分子结合后非特异性诱导 T 细胞失活，导致肿瘤细胞免疫逃逸。Ipilimumab 的出现标志着肿瘤免疫治疗时代的开始。

程序性死亡受体 -1（programmed death-1，PD-1）也是免疫检查点共抑制信号受体中的一种。PD-1 在活化的 T 细胞、NK 细胞、调节 T 细胞和 B 细胞表面表达。其配体 PD-L1、PD-L2 表达于 T 细胞、肿瘤细胞、内皮细胞及抗原递呈细胞等。PD-1 与配体的结合可抑制 T 淋巴细胞增殖活化，对机体免疫应答过程起到负性调节作用。肿瘤细胞正是利用这一点来逃避机体的免疫监控，

进而避免受到免疫系统攻击。与其他共抑制信号通路不同的是，PD-1 抑制呈可逆性，即已被诱导免疫耐受的 T 细胞在阻断 PD-1/PD-L1 通路后可被重新激活，因此该通路成为肿瘤免疫治疗的重要靶点。在此基础上由百时美施贵宝公司研发的 nivolumab（商品名：Opdivo）于 2014 年 7 月在日本获批，成为全球首个获准上市的 PD-1 抑制药。nivolumab 是一种全人源化 IgG4、抗 PD-1 单克隆抗体，其作用机制正是抑制 PD-1 与 PD-L1、PD-L2 结合，阻断 PD-1 信号传导通路，使 T 细胞恢复抗肿瘤免疫应答。2014 年 12 月，nivolumab 获 FDA 批准用于不再对其他药物响应的不可切除或转移性黑色素瘤。2015 年，又获批用于晚期鳞状非小细胞肺癌。另有报道，在晚期肾癌患者中，与依维莫司的 19.6 个月相比，nivolumab 治疗组的中位生存期为 25 个月，死亡风险比为 0.73，显示出良好疗效。此外，用于评估 nivolumab 单药或联合其他药物在众多晚期肿瘤中治疗作用的一系列早期临床试验正在开展，包括小细胞肺癌、胃癌、胃食管癌、卵巢癌和霍奇金淋巴瘤，以期在不久的将来为患者带来突破性治疗进展。

另一具有代表性的 PD-1 抑制药是默沙东公司的 Pembrolizumab（商品名：Keytruda），于 2014 年 9 月获 FDA 批准上市，并被授予突破性治疗药物资格。pembrolizumab 的作用机制与 nivolumab 相同，适应证为接受 ipilimumab 治疗后病情仍有进展的晚期恶性黑色素瘤。在扩大适应证范围及联合用药方面 pembrolizumab 同样势头强劲。一项纳入了 495 例晚期非小细胞肺癌患者的 I 期临床试验结果表明，pembrolizumab 的客观反应率为 19.4%，中位反应持续时间为 12.5 个月，中位无进展生存期为 3.7 个月，中位总生存期为 12.0 个月，显示出良好抗肿瘤活性。另一项开放性多中心 I 期临床研究则体现了 pembrolizumab 在 PD-L1 阳性复发或转移性头颈部鳞状细胞癌患者中的有效性。pembrolizumab 在 HPV 阳性患者（20.6%）和阴性（26.3%）患者中均有效，总体客观有效率为 24.8%，57% 的患者观察到瘤体缩小，约 25% 的患者病情稳定，疾病控制率约为 50%。pembrolizumab 的耐受性良好，不良反应主要包括疲倦感、甲状腺功能减退、食欲缺乏和皮疹等。pembrolizumab 在其他恶性肿瘤（如晚期食管癌、

胃癌、结直肠癌等）中的治疗作用或与顺铂、氟尿嘧啶等联合用药的疗效评估则有待进一步研究。

　　PD-L1 是 PD-1 的主要配体，研究发现其在多种实体肿瘤中表达上调，包括黑色素瘤、肺癌、肾癌、膀胱癌、食管癌、胃癌等。PD-1/PD-L1 通路上的另一类药物——PD-L1 抑制药近年成为了各大医药公司争相研发的热点。目前上市的 PD-L1 抑制药有两种，罗氏公司的 atezolizumab 和阿斯利康公司的 durvalumab，都是以 PD-L1 为靶点设计的全人源化 IgG1 单克隆抗体，通过选择性结合 PD-L1 阻断其与 PD-1 及 B7.1 的相互作用，同时避免 PD-L2 与 PD-1 相互作用，诱导 T 淋巴细胞活化，重建机体对肿瘤细胞的免疫监控及杀伤能力。atezolizumab（商品名：Tecentriq）2016 年 5 月获 FDA 批准用于前期治疗后病情进展的局部晚期或转移性尿路上皮癌，成为首个获批的 PD-L1 抗体药物。除了在晚期尿路上皮癌患者中展现的良好治疗作用之外，Atezolizumab 对局部晚期或转移性非小细胞肺癌患者的安全性和有效性也得到验证，并且获得 FDA 优先评审资格。同时，Atezolizumab 用于治疗转移性肾细胞癌、三阴性乳腺癌、结肠癌等多种肿瘤的临床试验正在开展，以期筛选出疗效最好的适应证以服务患者。Durvalumab（商品名：Imfinzi）于 2017 年 5 月获 FDA 批准上市，适应证同 Atezolizumab。目前开展了许多临床试验用于研究 durvalumab 在晚期非小细胞肺癌、胃癌、胃食管交界腺癌、胰腺癌等疾病中单药或联合用药的治疗作用。相信随着医学技术的不断进步，肿瘤患者的治疗难题终将有攻克的一天。

（黄　芸　王　辉）

参考文献

[1] Bowen WS, Svrivastava AK, Batra L, et al. Current challenges for cancer vaccine adjuvant development[J]. Expert Rev Vaccines, 2018, 17(3): 207-215.

[2] Kashyap SK, Jain VK, Jain S, et al. A direction to prepare the cancer vaccine[J].J Exp Ther Oncol, 2018, 12(4): 331-332.

[3] Shindo Y, Hazama S, Nagano H. Cancer Vaccine Focused on Neoantigens[J]. Gan To Kagaku Ryoho, 2019, 46(9): 1367-1371.

[4] Patricia M Santos, Lisa H Butterfield. Dendritic Cell-Based Cancer Vaccines[J].J Immunol, 2018, 200: 443-449.

[5] Patel A, Fong L.Immunotherapy for Prostate Cancer: Where Do We Go From Here-PART 1: Prostate Cancer Vaccines[J]. Oncology(Williston Park), 2018, 32(3): 112-120.

[6] Handy CE, Antonarakis ES. Sipuleucel-T for the treatment of prostate cancer: novel insights and future directions[J].Future Oncol, 2018, 14(10): 907-917.

[7] Carretero-Iglesia L, Couturaud B, Baumgaertner P, et al. High Peptide Dose Vaccination Promotes the Early Selection of Tumor Antigen-Specific CD8 T-Cells of Enhanced Functional Competence[J]. Front Immunol, 2020, 10: 3016.

[8] Billeskov R, Beikzadeh B, Berzofsky JA. The effect of antigen dose on T cell-targeting vaccine outcome[J].Hum Vaccin Immunother, 2019, 15(2): 407-411.

[9] Quandt J, Schlude C, Bartoschek M, et al. Long-peptide vaccination with driver gene mutations in p53 and Kras induces cancer mutation-specific effector as well as regulatory T cell responses[J].Oncoimmunology, 2018, 7(12): 1500671.

[10] Schrank Z, Khan N, Osude C, et al. Oligonucleotides Targeting Telomeres and Telomerase in Cancer[J]. Molecules, 2018, 23(9): 2267.

[11] Brunsvig PF, Guren TK, Nyakas M, et al. Long-Term Outcomes of a Phase I Study With UV1, a Second Generation Telomerase Based Vaccine，in Patients With Advanced Non-Small Cell Lung Cancer[J].Front Immunol, 2020, 11: 572172.

[12] Arbyn M, Xu L, Simoens C, et al. Prophylactic accination against human papillomaviruses to prevent cervical cancer and its precursors[J].Cochrane Database Syst Rev, 2018, 5(5): 009069.

[13] De Dios R, Nguyen L, Ghosh S, et al. CpG-ODN-mediated TLR9 innate immune signalling and calcium dyshomeostasis converge on the NF κ B inhibitory protein I κ B β to drive IL1 α and IL1 β expression[J]. Immunology, 2020, 160(1): 64-77.

[14] Kriegsman BA, Vangala P, Chen BJ, et al. Frequent Loss of IRF2 in Cancers Leads to Immune Evasion through Decreased MHC Class I Antigen Presentation and Increased PD-L1 Expression[J]. J Immunol, 2019, 203(7): 1999-2010.

[15] Gil M. Kim KE. Interleukin-18 Is a Prognostic Biomarker Correlated with CD8+ T Cell and Natural Killer Cell

Infiltration in Skin Cutaneous Melanoma[J].J Clin Med, 2019, 8(11): 1993.

[16] Tzeng SY, Patel KK, Wilson DR, et al. In situ genetic engineering of tumors for long-lasting and systemic immunotherapy[J].Proc Natl Acad Sci USA, 2020, 117(8): 4043-4052.

[17] Bhat J, Dubin S, Dananberg A,et al. Histone Deacetylase Inhibitor Modulates NKG2D Receptor Expression and Memory Phenotype of Human Gamma/Delta T Cells Upon Interaction With Tumor Cells[J].Front Immunol, 2019, 10: 569.

[18] Rajan A, Kim C，Heery CR, et al. Nivolumab, anti-programmed death-1 （PD-1） monoclonal antibody immunotherapy: Role in advanced cancers[J].Hum Vaccin Immunother, 2016, 12(9): 2219-2231.

[19] Rosenberg JE, Hoffman-Censits J, Powles T, et al. Atezolizumab in patients with locally advanced and metastatic urothelial carcinoma who have progressed following treatment with platinum-based chemotherapy: a single arm, phase 2 trial[J].Lancet, 2016, 387(10031): 1909-1920.

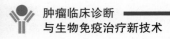

附录 1　细胞治疗产品研究与评价技术指导原则（试行）

附录 2　涉及人的临床研究伦理审查委员会建设指南（2019 版）

附录 3　嵌合抗原受体修饰 T 细胞（CAR-T 细胞）制剂制备质量管理规范

附录 4　医疗机构管理嵌合抗原受体 T 细胞治疗产品临床应用的规范

附录 5　体细胞治疗临床研究和转化应用管理办法（试行）

附录 6　免疫细胞制剂制备质量管理自律规范

附录 7　免疫细胞治疗产品临床试验技术指导原则（试行）